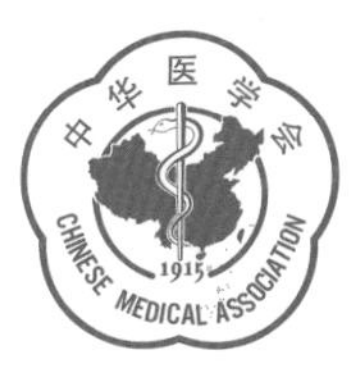

中国医学发展系列研究报告

重症医学

【2020】

中华医学会　编著

管向东　于凯江　陈德昌　康　焰　主编

中華醫學電子音像出版社
CHINESE MEDICAL MULTIMEDIA PRESS
北　京

图书在版编目（CIP）数据

重症医学. 2020 / 管向东等主编. —北京：中华医学电子音像出版社，2020.8
ISBN 978-7-83005-184-6

Ⅰ. ①重…　Ⅱ. ①管…　Ⅲ. ①险症－诊疗　Ⅳ. ① R459.7

中国版本图书馆 CIP 数据核字（2020）第 122320 号

重症医学【2020】
ZHONGZHENG YIXUE【2020】

主　　编：管向东　于凯江　陈德昌　康　焰
责任编辑：裴　燕　史晓娟
文字编辑：史晓娟　郁　静　宫羽婷　赵文羽　崔竹青青　周寇扣
责任印刷：李振坤
出版发行：中华医学电子音像出版社
通信地址：北京市西城区东河沿街 69 号中华医学会 610 室
邮　　编：100052
E - mail：cma-cmc@cma.org.cn
购书热线：010-51322675
经　　销：新华书店
印　　刷：廊坊市团结印刷有限公司
开　　本：889mm×1194mm　1/16
印　　张：40.75
字　　数：1035 千字
版　　次：2020 年 8 月第 1 版　　2020 年 8 月第 1 次印刷
定　　价：118.00 元

内容简介

本书为“中国医学发展系列研究报告”丛书之一，旨在记录中国重症医学领域的创新发展和学科建设，以期对本专业后续发展起到良好的指导和推动作用。2020年新型冠状病毒肺炎疫情突发，疫情之下出版的《重症医学【2020】》仍然秉持最前沿、最客观、最实用的理念，为重症医学同道系统化了解本专业前沿进展及最新成果提供简便、客观的途径，除继续传播重症感染、呼吸、循环、凝血、神经、镇静、镇痛、消化、营养、超声、康复、护理、儿科、产科、免疫和科研等最前沿的学术动向外，还新增主委看重症、重症新型冠状病毒肺炎、高原重症等内容，以期更全面、广泛地覆盖重症医学临床及基础研究的焦点与难点。本书具有学术引领性和规范性，是重症医学同道的案头经典著作，可作为重症医学专业医疗、护理人员以及在校研究生的参考用书。

中国医学发展系列研究报告

重症医学【2020】

编委会

名誉主编 刘大为 邱海波

主　　编 管向东 于凯江 陈德昌 康 焰

副 主 编 严 静 马晓春 王春亭 杨 毅 赵鸣雁 王小亭 李建国

编　　委（按姓氏笔画排序）

于凯江 马四清 马晓春 王小亭 王春亭 王洪亮 王常松
尹万红 司 向 朱 然 任 宏 刘 玲 刘 娇 刘大为
刘丽霞 刘海涛 许 媛 许强宏 严 静 李 旭 李文雄
李建国 李尊柱 杨 毅 吴健锋 邱海波 张丽娜 张继承
陈德昌 欧阳彬 周飞虎 赵鸣雁 胡 波 胡振杰 段 军
秦秉玉 钱素云 钱淑媛 高恒妙 郭凤梅 崔 娜 康 凯
康 焰 隆 云 彭志勇 詹庆元 蔡国龙 管向东 廖雪莲
潘文君

秘　　书 廖雪莲 潘 盼 尹万红 廉 慧

序

习近平总书记指出："没有全民健康，就没有全面小康"。医疗卫生事业关系着亿万人民的健康，关系着千家万户的幸福。随着经济社会快速发展和人民生活水平的提高，我国城乡居民的健康需求明显增加，加快医药卫生体制改革、推进健康中国建设已成为国家战略。中华医学会作为党和政府联系广大医学科技工作者的桥梁和纽带，秉承"爱国为民、崇尚学术、弘扬医德、竭诚服务"的百年魂和价值理念，在新的百年将增强使命感和责任感，当好"医改"主力军、健康中国建设的推动者，发挥专业技术优势，紧紧抓住国家实施创新驱动发展战略的重大契机，促进医学科技领域创新发展，为医药卫生事业发展提供有力的科技支撑。

服务于政府、服务于社会、服务于会员是中华医学会的责任所在。我们从加强自身能力建设入手，努力把学会打造成为国家医学科技的高端智库和重要决策咨询机构；实施"品牌学术会议""精品期刊、图书""优秀科技成果评选与推广"三大精品战略，成为医学科技创新和交流的重要平台，推动医学科技创新发展；发挥专科分会的作用，形成相互协同的研究网络，推动医学整合和转化，促进医疗行业协调发展；积极开展医学科普和健康促进活动，扩大科普宣传和医学教育覆盖面，服务于社会大众，惠及人民群众。为了更好地发挥三个服务功能，我们在总结经验的基础上，策划了记录中国医学创新发展和学科建设的系列丛书《中国医学发展系列研究报告》。丛书将充分发挥中华医学会88个专科分会专家们的聪明才智、创新精神，科学归纳、系统总结、定期或不定期出版各个学科的重要科研成果、学术研究进展、临床实践经验、学术交流动态、专科组织建设、医学人才培养、医学科学普及等，以期对医学各专业后续发展起到良好的指导和推动作用，促进整个医学科技和卫生事业发展。学会要求相关专科分会以高度的责任感、使命感和饱满的热情认真组织、积极配合、有计划地完成丛书的编写工作。

本着"把论文写在祖国大地上，把科技成果应用在实现现代化的伟大事业中"的崇高使命，《中国医学发展系列研究报告》丛书中的每一位作者，所列举的每一项研究，都是来自"祖国的大地"、来自他们的原创成果。该书及时、准确、全面地反映了中华医学会各专科分会的现状，系统回顾和梳理了各专科医务工作者在一定时间段内取得的工作业绩、学科发展的成绩与进步，内容丰富、资料翔实，是一套实用性强、信息密集的工具书。我相信，《中国医学发展系列研究报告》丛书的出版，让广大医务工作者既可以迅速把握我国医学各专业蓬勃发展的脉搏，又能在阅读学习过程中不断思考，产生新的观念与新的见解，启迪新的研究，收获新的成果。

《中国医学发展系列研究报告》丛书付梓之际，我谨代表中华医学会向全国医务工作者表示深深的敬意！也祝愿《中国医学发展系列研究报告》丛书成为一套医学同道交口称赞、口碑远播的经典丛书。

百年追梦，不忘初心，继续前行。中华医学会愿意与全国千百万医疗界同仁一道，为深化医疗卫生体制改革、推进健康中国建设共同努力！

中华医学会会长

前　言

现代医学，是进步、创新和变化中的科学。自 2010 年起，中华医学会重症医学分会为了动态反映每一年国内外重症以及相关领域的最新临床与基础研究结果和趋势，最新的认知进展，以及每一年向全国同道传送全球重症专业动向，开始推出“重症医学年鉴”（简称年鉴），年鉴记录了中国和世界重症专业认识与实践的发展变化历程，迄今已经十年整。自 2018 年起，年鉴被纳入“中国医学发展系列研究报告”丛书。

己亥年末，庚子年春，“新型冠状病毒肺炎”疫情突如其来。重症医学专业，是在现代医学中面对灾难、瘟疫、战争和临床医疗生命支持与救治首当其冲的专业，注定了这个专业工作者的责无旁贷。全国重症同道，牢记重症医师“天职”，奔赴临床一线救治患者，用最新、最强的理论与实战能力，取得了令人骄傲的战绩。中国的重症专业，得到了高度肯定和称赞！

每一年的年鉴编撰，与每一年的年会召开，在时间上紧密契合，几乎与中华医学会全国重症年会学术版块工作同时启动，由中华医学会重症医学分会年鉴工作小组进行组织，在全国范围由重症同道协同完成。从文献检索、初拟版块、立题到相关文章撰写，再由学会专家组共同审稿、修改并最终出版。编写过程中始终秉持最前沿、最客观、最实用的理念，反复对年鉴内容进行完善。重症专家们每一年都在为此事辛苦劳作，无怨无悔。因为他们坚信，辛苦的耕耘带来的将是金色的丰收。随着我国重症专业不断发展，近年来，越来越多的年轻医师加入年鉴的编写工作。他们如火的工作热情、严谨的工作态度，展示出重症专业人员的力量与精神。2020 年年鉴——《重症医学【2020】》现在如期完成，共设 24 章，140 余个选题，涵盖了重症管理与培训、重症心脏、重症呼吸、重症消化与营养、重症神经、血流动力学和重症肾脏等重症医学的方方面面。在参编专家们的努力下，年鉴内容关注重症领域国内外共识及热点，突显学科内涵，内容详实、丰富、新颖，紧跟学术前沿。

年鉴为广大同道呈现了 2019—2020 年重症与相关领域的最新研究解读、前沿文献剖析及最新成果讨论等精华内容。编写过程认真严谨，反复审阅校正，入选文章经过层层选拔、严格修改。但是，因时间紧迫、信息量巨大，可能会存在不足之处，为改进以后年鉴的编写工作，恳请全国同道批评指正。

中华医学会重症医学分会

主任委员

2020 年 7 月

目　录

第一章　主委看重症

第一节　血流动力学 2019——血流动力学理念的核心导向作用

"休克的血流动力学分类，今天还重要吗"？回答这个问题，应该首先了解，目前临床上是如何将休克的分类用于治疗的。第一种，休克治疗开始前应该先行分类，因为休克的低容量性、心源性、分布性和梗阻性类别，分别指出了休克形成的血流动力学机制，要先将患者归入不同的休克群体，以便进行更精准的治疗。第二种，即使当时无法准确判断休克类型，先认定是混合型休克，临床医师会根据自己的经验，抢时间开始实施治疗方法，把自己能用的方法逐一用到治疗中来，直至患者病情好转。如果方法用尽，休克还未被纠正，即被认定为"顽固性休克"，之后的临床分析或死亡讨论时，一定会用到休克的分类，以便经验总结。第三种，目前关于休克的培训和学习，大多是按照血流动力学分类对休克分别进行讲解，以归纳相应的治疗策略和方法。第四种，现在还有人不知道休克的血流动力学分类，仍然按照之前根据诱发因素的分类方法进行休克的临床治疗。所以，休克的血流动力学分类很重要。

我们不妨分析一下这几种临床现象：第一种现象是按类型进行分组，对休克患者进行群体化治疗；第二种现象中只是以抢时间的借口，对治疗方法的盲目叠加；第三种情况只是停留在理论的讲解，未涉及临床的具体实施；第四种情况是将这种血流动力学的休克分类方法用于扫盲。

Weil MH 医师在 20 个世纪 70 年代就提出了这个休克分类的方法，这也是人类认识和治疗重症进程中的里程碑，但是，几十年已经过去了，我们真的站在巨人的肩膀上了吗？休克的分类就是如此重要吗？今天的答案，应该是否定的。

一、重症医学整体化观念的临床实践

重症医学临床治疗的整体化观念如何能够在临床治疗中得到具体落实，一直都是值得关注的问题。重症治疗的整体化观念，有着明确的学科优势和治疗特点。虽然在讨论中经常提及，但由于每个人的理解不同，整体化观念的临床实际应用就显得明显不同。

重症医学所指的整体，是整个机体，机体是一个功能整体。重症的临床治疗是为了机体的整体功能稳定，回到生命的位点。机体由多个器官或系统组成，人体的每一个器官，无论其解剖位置或功能位置如何，都具有明确的自身特点。器官的结构复杂，每个不同的组织结构可以有不同的细节功能，但这些细节功能的存在都是共同围绕着一个核心功能，即一个可以直接表达这个器官存在的功

能。也就是说，器官正是因为有了这个核心功能的存在，才被称为器官，才赋予了这个器官在机体内的功能位置，才真正具有了与其他器官进行联系、交流的基础，才具有了器官与器官之间的连接点。

血流，是器官与器官之间功能连接的主要方式，所有器官的功能递进地、有机地连接在一起，才形成了机体。血流动力学理论应用于临床实践之后，人们开始注意到，血流像是一张大网，将机体所有的器官、系统、组织紧密地连接在一起，形成一个整体。不仅是在心血管系统之内，血流的目的是以不同成分的形式进入组织间液，参与细胞代谢，成就细胞功能。血流的改变可引起机体所有器官发生相应的改变，同时，任何器官的功能改变也会导致血流或血液组成成分的变化。急性呼吸窘迫综合征（acute respiratory distress syndrome，ARDS）肺部血流变化的特点，使其成为全身血流动力学紊乱的肺部表现；休克也是如此，肾、脑、肝、胃肠道等其他器官或系统的损伤也都是如此。多器官功能障碍综合征（multiple organ dysfunction syndrome，MODS）除了血流量的变化导致的损伤之外，血流中增加了炎症因子，改变了血液的组成成分，被认为是造成远隔器官损伤的重要机制。

在这个基础上，有了机体作为功能整体，又有了器官作为机体的组成部分，才有了重症的治疗整体化观念，才有了整体化观念临床落实的可操作性。目前临床上常用的治疗方法，多是以某个器官或系统作为治疗方法的作用位点，针对的是器官功能的独立性，但治疗方法导致的某个器官的功能变化，会导致机体几乎所有的器官或系统功能发生相应变化。重症治疗的整体化观念，是将每个器官的核心功能作为治疗的位点，而以机体多个器官的整体功能作为评判的标准，或作为治疗的终点，以实现整体功能的稳定。

相对于群体化治疗而言，重症医学的整体化观念带来的是个体化治疗。将重症患者按照不同的标准进行分类，发现同一群体的共同特点，得到趋于一致的治疗方法，是群体化治疗的重要内涵。大多数随机对照临床研究按照不同指标对重症进行分组，比较不同组群对干预方法的反应或预后，从而作为证据被写入指南。可见，目前大多数临床指南是群体化治疗的典型表现形式。群体化治疗促进了医疗水平在同一个平台的体现，有利于低水平治疗的提高，高水平的治疗及时得到总结和推广。

重症的个体化治疗应在重症医学整体化观念的基础上，有别于群体化的治疗。不难理解，诸如，开放性和限制性治疗，“先开枪后瞄准”，或是所谓“边开枪边瞄准”都不属于个体化治疗的范畴。经历了群体化治疗之后，才能够真正理解和进行重症临床的个体化治疗。个体化治疗所强调的个体，一定是患者的个体、病情的个体，而不是医务人员的个体。虽然医务人员每天面对个体患者，但不一定进行的就是个体化治疗。个体化治疗应该基于共同的理论基础，遵守共同的治疗原则，根据个体的病情决定治疗的策略，根据患者实时的指标，定量管理治疗方法的实施。应该看到，目前临床监测指标已经能够显示重症病情深层次的细节变化，这些监测指标是临床表现的组成部分，是临床观察的延伸。从而使得重症个体化治疗更具有临床可操作性。

二、重症医学的器官化治疗

重症患者的个体化治疗，既突出了整体化观念，又参照了个体病情的特点，但是，在临床应用策略和具体治疗方法实施的过程中，仍然面对巨大的挑战。临床治疗方法上的矛盾，甚至针锋相对，使临床医师不免产生彷徨。休克治疗必须进行液体复苏，但同时存在的肺水肿提示了明确相反的指征；心输出量已经达到或超过正常值范围，组织灌注仍然有待改善；应用血管收缩药物使血压继续上升，但组织灌注指标反而恶化等这些常见的临床场景，对于重症医学的专业医师，不是一句“顽固性休克”就可以了事。医师站在个体患者面前，休克的基本理论已经明白，治疗原则也已经知晓，但真正的问题是：下一步治疗应该如何进行?

重症的器官化治疗是在个体化治疗的基础上，以改善目标器官功能为目的，针对导致目标器官功能损伤原因的治疗。根据个体化治疗原则，机体是一个功能整体，每个器官是一个独立的功能个体。当治疗方法作用于某个具体的器官时，先将这个治疗的目标器官放入机体整体功能的系统当中，以这个器官作为治疗开始位点。

重症器官化治疗不是器官替代治疗，而是针对导致器官功能改变的病因进行的针对性治疗。休克治疗在整体指标血乳酸水平＜2mmol/L 之后，并不一定每个器官的灌注血流都得到复苏，所以，必须对每一个器官的血流继续进行判断、治疗。器官化治疗也不是单纯的器官功能支持，而是对器官受损原因的针对性治疗，以期望器官本身的功能得到恢复。器官功能恢复的标准是基于整个机体的功能标准，是为了让目标器官找到自己在整个机体中应有的位置，而不是根据教科书上或是医务人员自己认为的正常值。如休克治疗中，静 - 动脉血二氧化碳分压差值正常，上腔静脉血氧饱和度不低，即使心输出量明显低于教科书的正常值，也不一定需要强心治疗。只有组成机体的每个器官功能恢复，机体内环境可以保持平衡、稳定，才有整个机体的功能正常。同理，只有机体的整体功能表现正常，每个器官的功能才有可能得到最终恢复。

器官化治疗，不仅是关注一个器官，而是将整个机体看成是多个器官的功能组合。因为每个器官有自己的功能特点，这些特点也通常是具体治疗方法的作用位点，由此产生了多个器官化的治疗位点。将与这些位点相应的治疗方法按照器官与器官之间的功能联系有机地结合在一起，形成完整的治疗方案。

按照器官化治疗的思路，面对必须的液体复苏与同时合并的肺水肿，出现了需要不同对待的两个器官。同一治疗方法，使心脏功能因为前负荷的增加而获益，而肺可以因为水肿的加重受到损伤，但同时，器官化治疗需要从整个机体的角度同时为两个器官着想。首先，液体复苏的必要性是休克的有效循环血流量不足，否则，无论循环容量状态如何都不应该进行液体复苏。同时，因为液体复苏必要性的存在，肺的血流也处于休克状态，也有提升的必要性，恢复血流对肺有益。可见，增加血流可使两者共同受益。而血流对肺水肿形成的危险主要来自于肺血管内的静水压，并不是血流量。

这样，就可以根据每个器官的不同特点，找出对治疗方法实施的具体要求的结合点。临床方法的实施可以乳酸或心输出量为治疗目的指标，根据液体反应性相关指标作为治疗起始目标，同时，用相应的压力指标为控制条件，限制血管内静水压升高。器官化的思维方式还推动了对原有监测指标临床意义的重新认识，如中心静脉压越低越好。

三、重症血流动力学治疗不仅只是针对休克

血流将器官联系在一起，血流使每个器官的独立功能成为机体的功能整体。在血流的网络上分

布着众多的器官功能位点，每个位点带着相应的临床干预方法。也就是说，血流的网络上也分布着不同的治疗方法。不难看出，这是病情特点的组合，是器官与其他器官功能之间关系的连续，是一种治疗方法与其他治疗方法的作用整体。血流动动力学理念带来了重症医学治疗的整体化观念，血流动力学指标明确了个体化治疗的器官作用位点。

血流确定了器官的功能位置，每个器官由于功能的不同而被有序地排列在机体的不同功能位置。尤其是当以血流的系统性循环走向对器官的位置进行划分时，则更为清晰地显示了每个器官在重症的发生、发展中的作用和在重症临床治疗中应有的位置。器官的这种位置排列不仅形成了器官之间的相互影响，也形成了器官对血流的控制。器官通过对血流的流量、压力、容积、组成成分等因素的调节，对血流的运动起到了决定性作用。一个器官的功能通过血流影响其他器官，其他器官也同样通过血流对这个器官产生影响；治疗作用、损伤物质也是经过血流在器官间传播开来，产生对多个器官的不同影响。血流在器官功能之间的这种无缝连接作用，也代表了临床治疗方法的作用位点之间的连接。从而，血流动力学理念和指标为重症治疗的策略形成提供了核心的理论机制，为治疗方法的具体落实提供了明确的作用位点。

肺的功能血流是指由肺动脉进入肺的血流，几乎等于 100% 的心输出量。所以，除通气功能外，肺也是一个通血器官。气体与血流在由血管内皮细胞、肺泡上皮细胞及其之间组织共同构成的气 / 血交换屏障两侧经过，进行物质交换。这是肺的核心功能，也是重症相关治疗的核心作用位点。ARDS 病因的起源也是在这里。无论肺内源性或肺外源性，ARDS 都起源于气 / 血交换屏障功能的整体破坏。而肺内广泛的微血栓形成，肺泡和间质水肿，本身就是血流成分的运动变化。ARDS 的临床治疗方法可以被归纳为改变以氧和二氧化碳为代表的血流成分的方法。即使是肺部感染，如果已成为重症，其严重程度通常已经累及肺的血流。血流中氧或二氧化碳等指标通常也是评估肺部感染程度不可缺少的指标。机械通气中的压力、潮气量等指标也是反映血流动力学影响的重要指标。气体与血流的匹配和交换是肺功能恢复的基础，是血流动力学治疗导向，是 ARDS 机械通气管理不可缺少的核心内容。

肾是对血流进行滤过的器官，血流管理是肾相关重症的核心问题。短而粗大的肾动脉直接发自于腹主动脉，大量而高压的血流很快进入肾小球。继而，形成相对低压力的血流以适应肾小管的重吸收功能。肾功能血流的改变是导致肾相关重症的主要原因，包括血流量的改变、血流组成成分的改变。改善肾局部的血流量，恢复肾的灌注血流，是急性肾损伤（acute kidney injury，AKI）的主要治疗方法。血液净化治疗更是直接通过对血流动力学产生影响而起作用的治疗方法。

脑功能的执行虽然不是主要直接通过血流来完成，但由于脑对营养血流极端的依赖特点，使脑功能与血流动力学形成了几乎苛刻的直接相关性。临床上常见的与脑功能相关的重症，无不是以血流动力学改善为主要治疗导向。由于颅脑局部的特殊结构，多年来脑血流的改善除局部减压等方法外，更多的是通过对体循环相关血流动力学的调整，如血压、血二氧化碳、血氧等。近年来由于监测方法的进步，直接测量脑血流的方法已经可以作为临床监测方法，血流动力学管理已经将中枢神经系统相关重症的临床治疗推向一个更高的层面。

当然，除了循环系统之外，重症血流动力学治疗也不只针对肺、肾和神经系统。血流动力学理念完整地体现了重症医学的整体化治疗观念，以具体器官为治疗位点，使重症治疗的个体化治疗方法得到具体临床实施。

四、从分类方法到临床治疗的具体作用位点

临床血流动力学研究从循环系统，从休克开始，逐渐走向全身的多个器官，面对机体的功能整体。回到今天的休克临床治疗，其实不难发现，重症医学的休克治疗早已经不仅局限于对循环功能的管理。氧输送概念带来了休克概念的改变：休克是指氧输送不能满足组织代谢的需求。这里的"氧"已是作为反映流量的指标，而相应以血乳酸水平＞2mmol/L 作为有效血流量不足的标准，既符合休克的原始特点，又对临床治疗方法的性质进行了重新定义。由此，临床治疗中不必限定维持血压的正常值，更没有必要将心输出量提高到教科书上的正常值范围。相对于之前的治疗方法，血流动力学治疗的理念带来了临床治疗原则的进步，同时也使治疗方法的临床应用具有更为规范的可操作性。

休克是一种典型、常见的临床重症。休克的研究和临床治疗的发展过程也代表了重症临床治疗的发展过程，乃至重症医学的发展过程。当年，将休克按照血流动力学特点分为低容量性、心源性、分布性和梗阻性休克，强调了与之前按诱发因素分类的不同，推进了对休克机制的理解，更为重要的是，改变了休克主要治疗方法的临床位点。

按照血流动力学理念带来的临床思路，每一种休克的类型代表了一种病情产生机制，代表了一种临床治疗方法。若以器官化治疗的原则看待休克，那么，不同的类型代表了构成休克的不同功能个体。每个类型可以独立存在，具有自己明确的特点。正是因为有这些特点，不同的类型之间才形成了紧密的联系，成为整体休克治疗中的一个必要的组成部分。同样，相应的治疗方法的作用机制相连，也使休克的临床治疗成为一个整体。站在几十年后的今天，是将分类作为患者分组的标准，作为对休克患者进行群体化治疗的依据，还是将分类带来的血流动力学机制作为治疗方法的作用位点，对临床治疗策略和方法进行管理，已经成为重症临床治疗思维方式的问题，甚至是对重症医学的理解问题。

回到本文开始的问题。站在患者床旁，不是试图将患者归入某一个具体的休克类型，而是发现个体化的血流动力学特点，根据器官化治疗的思路，确定首先进行干预的作用位点。治疗作用点确定使相应的治疗方法显而易见。如果将液体复苏作为首选的方法是因为低容量性休克或是其他类型休克的低容量状态。在临床监测指标的控制下，液体复苏的过程被严格定量管理。今天，血流动力学临床治疗对操作方法的定性和定量管理，使同时存在肺水肿、心功能损伤已经不再是液体复苏的禁忌。心输出量、下腔静脉宽度与变异度、血管内压力等指标有效地避免了液体复苏对肺水肿及心功能的不良影响。如果病情只是由于单纯低容量性原因，则休克可以被彻底纠正。

若液体复苏达到控制标准后心输出量仍在较低水平，心源性问题成为休克治疗的主要方面。这时，临床监测的重点应转向心功能相关指标的获得。随着临床监测指标增加，心脏的治疗位点也开始明确，治疗方法也就相应出现。治疗后心脏做功增强，液体反应性可以发生改变，治疗方法应该再回到液体复苏的起点。与之前不同的是，这时的液体复苏是作用于一个不同功能的心脏，使心脏做功处于最佳状态。继而，若是心输出量明显增加，但动脉压仍然较低，尤其是氧输送已经增加，静脉氧饱和度正常或升高，但组织缺氧仍然存在。临床治疗位点应发生转变，分布性休克成为治疗方法的主要选择依据。不断进行这个过程，重要的问题总是排列在前面。继续这样的临床思维方式，每一项干预

措施通过某一点的作用影响整体，带来新的病情机制，强调出新的、相应的治疗位点，严格地、一步接一步地控制着方法的具体实施。

同样的治疗思路，以血流动力学机制作为核心导向，根据病程不同时间点上的个体指标，实施了不同的治疗方法。即使休克治疗不是从液体复苏开始，个体患者的临床重要信息不同，临床医师对信息的判断能力也可以不同，如首先选择应用血管收缩药物，也是一样。第一个方法实施之后，无论效果如何，必须回到这个共同的治疗思路上来。血流动力理念的核心导向作用，按照病情机制的严重程度，将临床治疗方法进行有机排列，有序进行。从而，虽然医务人员的知识水平和个人能力存在差别，但血流动力学理念的核心导向作用最大程度保证了具有病情针对性的治疗方法的实施。

今天，从一个器官，到由多个器官组成的机体；从循环系统，到机体所有系统的功能一致，血流动力学理念已经成为重症临床治疗的核心导向，重症血流动力学治疗方法已经成为重症临床治疗的重要基石。需要注意的是，重症医学的专业人员，在与时俱进、不断增加自己知识储备的同时，更应该努力建立适合重症临床治疗的思维方式。

有人曾经说："如果你现在不觉得一年前的自己是个蠢货，那说明你这一年没学到什么东西"。虽然，这句话听起来似乎有些激进，但是今天，面对每天出现的临床重症，或许，可以悄悄地自问一句。

（中国医学科学院北京协和医院　刘大为）

参考文献

［1］Weil MH, Shubin H, Carlson R. Treatment of circulatory shock. JAMA, 1975, 231: 1280-1286.

［2］Rhodes A, Evans LE, Alhazzani W, et al. Surviving Sepsis Campaign: International Guidelines for Management of Sepsis and Septic Shock: 2016. Crit Care Med, 2017, 45: 486-552.

［3］刘大为．重症的病因治疗："先瞄准，后开枪"．中华内科杂志，2018，57：617-620.

［4］刘大为，王小亭，张宏民，等．重症血流动力学治疗——北京共识．中华内科杂志，2015，54（3）：248-271.

［5］刘大为．肺血流："气来血来，气走血走"．中华内科杂志，2018，57：1-4.

第二节　急性呼吸窘迫综合征 2019

急性呼吸窘迫综合征（acute respiratory distress syndrome，ARDS）是临床常见的呼吸衰竭，病死率仍高达 40%，而我国流行病学研究发现重度 ARDS 病死率高达 60%，仍高于国际水平。2019 年 ARDS 诊断治疗理念及呼吸支持策略仍不断更新，主要包括对"肺开放"和"肺休息"以及神经肌肉阻滞剂应用的反思、发生 ARDS 预测指标、机械功与 ARDS 患者预后及床旁肺可复张性的评估方法等。准确地把握和理解 ARDS 诊疗理念的进展并进行深入反思，对于从整体上提升我国 ARDS 患者诊疗水平至关重要。

一、急性呼吸窘迫综合征患者“肺开放”和“肺休息”的反思

1992 年 Lachmann 教授提出了 ARDS 患者的“肺开放”策略。建议采用肺复张手法积极地复张 ARDS 患者塌陷的肺泡，并采用恰当的呼气末正压（positive end expiratory pressure，PEEP）维持肺泡处于开放的状态，以改善氧合并减缓吸、呼气过程中肺泡反复塌陷和开放导致的肺萎陷伤。然而，自肺复张的概念提出以来，虽然荟萃分析提示肺复张及高 PEEP 有助于改善中 / 重度 ARDS 患者的临床预后，但最近的一项大规模多中心研究发现，给予中 / 重度 ARDS 患者积极的肺复张和最佳 PEEP 滴定的治疗（n=501）与对照组使用常规 PEEP 治疗（n=509）相比，肺复张组患者病死率及气压伤的发生率增加。该研究引发了学术界对肺开放策略的深入反思，对个体患者而言，肺开放策略是否有益取决于患者是否具有肺可复张性，以及肺开放策略对于塌陷和正常通气肺组织影响的综合作用，同时还需要考虑其对循环的影响。

既往研究发现，高 PEEP 并不能改善 ARDS 患者肺通气的均一性，也未能减少反复塌陷开放肺泡的比例。此外，有研究发现非重力依赖区过度膨胀导致的肺损伤比重力依赖区的萎陷伤更重。也有动物实验显示保持肺泡塌陷并减少过度膨胀能够减轻呼吸机相关性肺损伤，且过度膨胀的程度与前炎症因子的释放正相关。同时，减少过度膨胀的通气策略还能降低肺应力、改善淋巴回流和右心功能等。因此，考虑到“肺开放”通气策略有增加非重力依赖区过度膨胀的风险，针对个体患者而言，在低可复张性 ARDS 患者或“肺开放”通气策略并非确定有益的情况下，采用“肺休息”通气策略可以更好地避免非重力依赖区肺泡过度膨胀的发生，可能是肺保护通气策略的有益选择。

二、急性呼吸窘迫综合征患者神经肌肉阻滞剂治疗的反思

中 / 重度 ARDS 往往存在自主呼吸努力过强，导致跨肺压增加、肺内气体摆动及人机不同步，并加重肺损伤。2010 年一项纳入 340 例中 / 重度 ARDS（PaO_2/FiO_2＜150mmHg）患者的多中心随机对照研究显示（ACURASYS 研究），在深镇静的基础上，早期 48 小时使用神经肌肉阻滞剂治疗能够降低患者 28 天病死率。此后，神经肌肉阻滞剂应用于早期中 / 重度 ARDS 患者以抑制过强的自主呼吸减缓肺损伤的观点被广大临床医师接受。然而 2019 年同样针对中 / 重度 ARDS（PaO_2/FiO_2＜150mmHg）患者更大规模的多中心随机对照研究（ROSE 研究）显示，在对照组采用浅镇静的基础上，早期 48 小时深镇静联合应用神经肌肉阻滞剂未能降低 ARDS 患者的病死率。两个类似的研究得到不同的结果值得反思，也为临床上针对中 / 重度 ARDS 患者是否应该常规采用神经肌肉阻滞剂治疗带来争议。

对比上述两个研究方案的差异，可能为临床医师深入了解 ARDS 患者采用神经肌肉阻滞剂治疗的病理生理背景提供帮助。首先，两组患者入组时间不同（16 小时 *vs.* 8 小时），ROSE 研究纳入疾病早期患者，该研究中患者的入组时间为 8 小时，比 ACURASYS 研究的 16 小时明显提前，因此，

ROSE 研究更可能纳入一些病情过于危重和快速缓解的患者，从而导致未降低病死率的阴性结果。其次，ROSE 研究中患者入组前的机械通气及镇静并未进行最优化，以及 ROSE 研究中患者接受俯卧位通气的比例低于 ACURASYS 研究（13.6% *vs.* 28%），可能是两个研究结果差异的原因之一。第三，ROSE 研究中的 PEEP 水平高于 ACURASYS 研究（13cmH_2O *vs.* 10cmH_2O），以往研究显示 PEEP 的升高可能通过避免肺泡塌陷进而降低 ARDS 患者的自主呼吸努力，这可能是 ROSE 研究中神经肌肉阻滞剂未能降低病死率的另外一个原因。第四，ROSE 研究中因为在入选前已经应用了神经肌肉阻滞剂而被排除的患者高达 31.8%，而 ACURASYS 研究这一比例仅为 11%，一方面提示目前针对 ARDS 患者采用神经肌肉阻滞剂的治疗较 10 年前更为普遍，另一方面提示 ROSE 研究可能排除了很多对神经肌肉阻滞剂治疗反应良好的患者，进而得到阴性结果。第五，ROSE 研究的对照组并未像 ACURASYS 研究一样采用深镇静的策略。研究显示深镇静可能增加 ARDS 患者的反向触发并导致呼吸叠加，明显增加患者潮气量并导致肺损伤。ROSE 研究的对照组采用浅镇静的策略，可能通过减少对照组患者的反向触发进而减轻呼吸叠加导致的肺损伤。这可能是 ROSE 研究与 ACURASYS 研究不同得到阴性结果的另一原因。目前，神经肌肉阻滞剂仍不能作为中 / 重度 ARDS 患者的常规治疗，但是当 ARDS 患者由于自主呼吸过强而可能导致肺损伤时，应考虑应用神经肌肉阻滞剂抑制自主呼吸以实现肺保护。

三、血浆线粒体 DNA 预测肺外源性急性呼吸窘迫综合征的发生

损伤相关分子模式（damage-associated molecular patterns，DAMP）是导致肺外源性肺损伤发生的分子机制，而线粒体 DNA 是一种典型的 DAMP，会触发固有免疫引起多器官功能损伤。早期监测线粒体 DNA 的表达能够预测创伤及脓毒症引起肺损伤的发生。近期发表在 *Chest* 上的研究发现，脓毒症或创伤 48 小时内血浆线粒体 DNA 的水平与脓毒症及创伤导致的 ARDS 发生率正相关，并且与肺内源性 ARDS 相比，脓毒症引起肺外源性的 ARDS 引起线粒体 DNA 显升高。因此，线粒体 DNA 可能作为生物标记物用以早期预测肺外源性 ARDS 的发生。

四、机械功与急性呼吸窘迫综合征患者预后

机械功是单位时间内（每分钟）每次呼吸潮气量产生的动态应变施加在肺部的能量的总和，与 ARDS 患者预后相关。近期一项回顾 MIMIC Ⅲ 和 eICU 数据库的研究表明，当机械功超过 17J/min 时，ARDS 患者的病死风险明显升高。另一项纳入 ARDSnet 研究中 5159 例 ARDS 患者的回顾研究，通过理想体重对机械功进行校正发现，对于轻度 ARDS 患者，校正后的机械功与预后无关，但校正后的机械功与中 / 重度 ARDS 患者病死率风险增加有关［（*OR*=1.11，95%*CI* 1.02～1.23，*P*=0.021）及（*OR*=1.13，95%*CI* 1.03～1.24，*P*＜0.008）］。此外，最近一项前瞻性观察性研究发现，在纳入的 731 例 ARDS 患者中，机械功与 ARDS 患者的 3 年生存率密切相关，机械功＞22J/min 是 ARDS 患者 28 天病死率和 3 年病死率的独立危险因素。这些研究提示过高机械功与 ARDS 患者预后不良相关，在 ARDS 患者机械通气过程中应避免机械功过高，但如何根据机械功对患者进行个体化机械通气设

置仍需要进一步研究证实。

五、通过计算 R/I 指数进行床旁肺可复张性评价

ARDS 肺可复张性的评价是指导机械通气的一项重要指标。CT、超声、电阻抗成像、压力 - 容积曲线、功能残气量的监测等都是临床可以实施的方法，然而，这些方法往往需要将患者转运出病房或者需要线下分析，不能及时判断等原因，在临床的应用受到限制。近期研究显示基于 PEEP 调整后引起的呼气末肺容积的变化，进而计算 R/I（Recruitment-to-Inflation Ratio）指数，其方法主要是通过测量 PEEP 增加后（从 5cmH_2O 升高至 15cmH_2O）引起的呼气末肺容积的变化，计算 PEEP 变化后引起的复张容积变化和复张容积部分的肺顺应性，然后再通过计算复张容积顺应性与低 PEEP 下顺应性的比值即为 R/I 指数。R/I 指数与压力 - 容积曲线进行比较能够准确地反应患者的肺可复张性，R/I>0.5 认为患者具有肺可复张性。与其他的肺可复张性评价方法比较，首先，R/I 指数可以在床旁呼吸机上监测，操作并不复杂；其次，与压力 - 容积曲线相比较，R/I 指数有类似的预测价值。但是，这种监测手段也存在一些问题：第一，其分界点是通过有限的病例数计算得到的中位数，可能需要 CT 进一步验证；第二，在区分可复张性的基础上无法指导临床 PEEP 的滴定。R/I 指数已经应用于新型冠状病毒肺炎患者可复张性的评价，有一定的临床应用价值。

总之，近年来 ARDS 治疗尚未能取得重大突破，但针对肺保护性通气及避免肺损伤的呼吸支持策略的理解仍不断深入，这也将带来 ARDS 临床治疗理念的进步。ARDS 临床特征及治疗反应的异质性仍被忽略，结合信息技术及大数据分析的发展，推动实现 ARDS 精准化治疗是未来发展的重要方向。

（东南大学附属中大医院　刘　玲　邱海波）

参 考 文 献

[1] Liu L, Yang Y, Gao Z, et al. Practice of diagnosis and management of acute respiratory distress syndrome in mainland China: a cross-sectional study. J Thorac Dis, 2018, 10: 5394-5404.

[2] Bellani G, Laffey JG, Pham T, et al. Epidemiology, patterns of care, and mortality for patients with acute respiratory distress syndrome in intensive care units in 50 countries. JAMA, 2016, 315: 788-800.

[3] Lachmann B. Open the lung and keep the lung open. Intensive Care Med, 1992, 18 (6): 319-321.

[4] Goligher EC, Hodgson CL, Adhikari NKJ, et al. Lung recruitment maneuvers for adult patients with acute respiratory distress syndrome. A systematic review and meta-analysis. Annals of the American Thoracic Society, 2017, 14: S304-S311.

[5] Writing Group for the Alveolar Recruitment for Acute Respiratory Distress Syndrome Trial I, Cavalcanti AB, Suzumura EA, et al. Effect of lung recruitment and titrated positive end-expiratory pressure (PEEP) vs low PEEP on mortality in patients with acute respiratory distress syndrome: A Randomized Clinical Trial. JAMA, 2017, 318: 1335-1345.

[6] Cressoni M, Chiumello D, Algieri L, et al. Opening pressures and atelectrauma in acute respiratory distress syndrome. Intensive Care Med, 2017, 43 (5): 603-611.

[7] Tsuchida S, Engelberts D, Peltekova V, et al. Atelectasis causes alveolar injury in nonatelectatic lung regions. Am J Respir Crit Care Med, 2006, 174: 279-289.

[8] Chu EK, Whitehead T, Slutsky AS. Effects of cyclic opening and closing at low- and high-volume ventilation on bronchoalveolar lavage cytokines. Crit Care Med, 2004, 32: 168-174.

[9] Guldner A, Braune A, Ball L, et al. Comparative effects of volutrauma and atelectrauma on lung inflammation in experimental acute respiratory distress syndrome. Crit Care Med, 2016, 44: e854-e865.

[10] Malbrain M, Pelosi P. Open up and keep the lymphatics open: they are the hydraulics of the body! Crit Care Med, 2006, 34: 2860-2862.

[11] Repesse X, Charron C, Vieillard-Baron A. Acute cor pulmonale in ARDS: rationale for protecting the right ventricle. Chest, 2015, 147: 259-265.

[12] Yoshida T, Fujino Y, Amato MB, et al. Fifty Years of research in ARDS. spontaneous breathing during mechanical ventilation. Risks, mechanisms, and management. Am J Respir Crit Care Med, 2017, 195: 985-992.

[13] Papazian L, Forel JM, Gacouin A, et al. Neuromuscular blockers in early acute respiratory distress syndrome. N Engl J Med, 2010, 363: 1107-1116.

[14] National Heart L, Blood Institute PCTN, Moss M, et al. Early neuromuscular blockade in the acute respiratory distress syndrome. N Engl J Med, 2019, 380: 1997-2008.

[15] Morais CCA, Koyama Y, Yoshida T, et al. High positive end-expiratory pressure renders spontaneous effort non-injurious. Am J Respir Crit Care Med, 2018, 197: 1285-1296.

[16] Faust HE, Reilly JP, Anderson BJ, et al. Plasma mitochondrial DNA levels are associated with acute respiratory distress syndrome in trauma and sepsis patients. Chest, 2020, 157 (1): 67-76.

[17] Serpa Neto A, Deliberato RO, Johnson AEW, et al. Mechanical power of ventilation is associated with mortality in critically ill patients: an analysis of patients in two observational cohorts. Intensive Care Med, 2018, 44 (11): 1914-1922.

[18] Zhang Z, Zheng B, Liu N, et al. Mechanical power normalized to predicted body weight as a predictor of mortality in patients with acute respiratory distress syndrome. Intensive Care Med, 2019, 45 (6): 856-864.

[19] Parhar KKS, Zjadewicz K, Soo A, et al. Epidemiology, mechanical power, and 3-year outcomes in acute respiratory distress syndrome patients using standardized screening. An observational cohort study. Ann Am Thorac Soc, 2019, 16: 1263-1272.

[20] Chen L, Del Sorbo L, Grieco DL, et al. Potential for Lung Recruitment Estimated by the Recruitment-to-Inflation Ratio in Acute Respiratory Distress Syndrome. A Clinical Trial. Am J Respir Crit Care Med, 2020, 201: 178-187.

[21] Pan C, Chen L, Lu C, et al. Lung Recruitability in COVID-19-associated Acute Respiratory Distress Syndrome: A Single-Center Observational Study. Am J Respir Crit Care Med, 2020, 201: 1294-1297.

[22] Beloncle FM, Pavlovsky B, Desprez C, et al. Recruitability and effect of PEEP in SARS-Cov-2-associated acute

respiratory distress syndrome. Ann Intensive Care, 2020, 10: 55.

第三节　急性肾损伤与连续性肾脏替代治疗 2019

急性肾损伤（acute kidney injury，AKI）是重症医学病房（intensive care unit，ICU）的常见疾病，在住院患者中发生率可达 10%～15%，而据报道在 ICU 中的发生率可达 50% 以上。发生 AKI 后，肾功能障碍或损害可能持续较长时间，并影响预后。此外，因 AKI 引起的住院费用也是十分巨大的。目前对于 AKI 的重视程度也在逐渐加深：AKI 不只是一种单一疾病，而是综合性疾病。基于对 AKI 认识的提高，目前关于 AKI 早期发现、预警、评估及治疗等方面的研究逐渐增多。

对于 AKI 的认识已有 50 余年，从 1967 年的急性肾衰竭（acute renal failure，ARF）逐渐演变为 AKI，其定义和标准逐渐完善，使得各国的数据研究具有一定的参考性。研究显示，AKI 在各国家及地区的发生率及病因也有所不同，但在脓毒症引起的 AKI 研究中，其发生率和死亡率均较高，应值得特别重视。由于肾脏的损伤通常可能没有明显的临床表现，常常被忽视，而未得到早期的诊断和治疗，这也是 AKI 发生率较高的原因。目前临床上通常采用血清肌酐、尿量、胱抑素 C 来评估肾功能，采用超声、CT 等评估肾的形态学变化，但这些评估方法均不能在早期预警 AKI 的发生，且敏感度不强。在目前的研究中，AKI 生物标志物的发现和人工智能的应用，有可能极大地改善 AKI 诊断方法和治疗。在血清肌酐升高之前，已经鉴定出几种分子可以作为早期发现肾损害的潜在标志物。其中，金属蛋白酶组织抑制剂 2（TIMP-2）和胰岛素样生长因子结合蛋白 7（IGFBP7）已被纳入美国食品药品监督管理局批准的首例 AKI 诊断试验中——Nephrocheck（美国加利福尼亚州圣地亚哥的 Astute Medical）。此外不同部位的损伤可能有不同的生物标志物来标记，这可能为今后的精准治疗打下基础。除生物标志物外，也有一些其他诊断工具，以完善风险评估和 AKI 的诊断。其中包括实时肾小球滤过率测量、肾功能储备评估（肾小球压力测试）和肾小管储备评估（呋塞米压力测试）。尽管它们具有潜在的实用性和明确的原理，但这些测试仍在评估中，因此，尚未在临床中广泛使用。随着计算机大数据及各种程序算法的进步与成熟，人工智能已经逐渐应用到 AKI 的诊断及治疗中，期待今后人工智能能更精准地预测及诊断 AKI。目前虽然在预警及诊断 AKI 方面有了长足的进展，但在治疗领域，目前仍没有新的、有效的药物或其他治疗手段出现，这可能是今后研究的重点。

当 AKI 发展到一定程度，需要连续性肾脏替代治疗（continuous renal replacement therapy，CRRT）。虽然目前仍没有证据证明 CRRT 干预 AKI 的合理性，但不能否认，当患者出现严重的电解质紊乱、酸碱失衡、代谢失衡、炎症反应加重时，CRRT 能发挥不可替代的作用。在多项研究中，确实也观察到 CRRT 可降低死亡率，虽然这些研究并非多中心研究，但 CRRT 治疗确实起到了至关重要的作用，特别是在血流动力学不稳定的患者中，已成为常规治疗措施。CRRT 开始的时机，目前仍没有定论，通常情况下有以下表现时即可开始 CRRT：容量超负荷、严重的代谢性酸中毒和电解质紊乱，以及明显的尿毒症症状。虽然这些适应证比较明确，但并没有定量分析，故大多数开始 CRRT 的时机是由医师半客观决定的。此外，许多患者无上述适应证，但存在持续性或进行性 AKI，CRRT 同样被应用，这就需要临床医师根据实际情况，评估患者风险，在从 CRRT 中能否获益和疾病本身所处风险之间进行平衡考量。CRRT 的并发症仍然是目前不能回避的问题，例如管路相关的问题、凝血功能障碍、导管相关感染、电解质异常、体温异常、营养失衡等情况，这些问题通常需要在 CRRT 的管理过程中特别注意。此外，CRRT 期间的药物剂量调整需要更精细化的管理，要充分考虑到除体外药物去除以外的多种因素，包括非肾脏清除、残余肾功能、分布量和蛋白质结合的变化、药物剂量的错误使用等均可导致两者剂量减少，并可因为药物毒性和剂量不足导致治疗失败。特别是对合并 AKI 的败血症患者进行抗生素治疗时，治疗剂量是否达标可能是治疗成功与否的关键，值得特别注意。对于 CRRT 的终止时机仍然没有客观的数据支撑，目前主要是监测肾功能的恢复情况及周身状态变化，由临床医师综合考虑决定，但也受一些非病情因素干扰，例如患者的经济状况等。

随着计算机科学的进步及计算机与医学的相互融合程度加深，相信未来在 AKI 的预警、诊断方面可能有进一步的发展。此外，应用大数据对相关标志物的分析及模拟，可能会开发出更加符合临床实践的新型监测手段，可能为预警、恢复及预后提供数据支撑。关于 AKI 的治疗，目前仍是整个过程中的短板，开发新的药物，找到相关治疗靶点，仍是未来研究的主要方向。虽然 CRRT 在临床中已广泛应用，但对于 CRRT 治疗及管理的规范化及同质化方面仍有待提高，标准化的流程及精细化的治疗对患者的预后影响至关重要。

（哈尔滨医科大学附属第一医院　于凯江）

第四节　休克 2019——休克液体复苏再认识

休克，作为临床一种常见的危及生命的疾病状态，是重症患者最常见和最重要的临床问题。重症专业医师每天大部分的临床工作都与休克相关，如休克的识别、评估、监测、治疗等。随着对休克的基础研究与临床实践不断深入，人们对休克的认知也越来越接近休克本质，下面就迄今为止对休克的认知进展作一简要概述。

一、休克定义的变迁

“休克”一词最早于 1737 年由法国外科医师所使用，直到 1827 年，英国外科医师首次将“休克”与对损伤的生理反应联系起来，但仅限于描述明显的临床症状，并未涉及创伤后综合征的表现。1930 年，Blalock 等将动脉低血压作为休克的必要表现，将休克定义为“血管床和血管内容量不匹配造成的外周循环功能衰竭”。此后由于认识到组织灌注的重要性，Fink 等将休克定义为“全身灌注异常导致的以广泛细胞缺氧及重要器官功能障碍为特征的临床综合征”。当氧输送的概念提出后，休克被定义为氧输送的减少不足以满足组织代谢的需求，包括氧运输障碍和组织利用障碍。

2014 年欧洲重症协会在休克与血流动力学共识中将休克定义为伴有细胞氧利用不充分的危及生命的急性循环衰竭。中国教科书上对休克的定义是：有效循环血容量减少、组织灌注不足所导致的细胞缺氧和功能受损的临床综合征。然而，准确地说，休克并非一种具体疾病，而是机体出现循环功能紊乱进而导致代谢障碍的一种综合征，是多种致病因素都有可能触发的一种病理生理过程。休克的发生与发展是一个渐进的、连续的、无法绝对分割的临床过程。因此，休克的定义应避免一味强调结果，而忽视其发生、发展的过程，否则，对于临床的意义是出现了这些结果后再去治疗，而错过了提早预防休克发生的最佳时机。国内重症医学专家们经过充分讨论商榷后，提出对休克中国定义的思考：各种原因引起全身灌注流量改变，导致组织器官氧输送不足与氧代谢异常的急性循环综合征。

休克的新定义，一方面回归到休克形成的本质——灌注流量改变；另一方面更加强调休克的病理生理过程，因为无论组织器官灌注的降低在早期导致可逆性的细胞损伤，抑或组织器官灌注不足持续存在导致细胞损伤的不可逆状态，均是休克在不同阶段的不同表现形式。

二、休克分类

休克有多种分类方法，多年来临床上一直按照病因进行分类。曾有学者将休克分为7类，包括低血容量性、心源性、感染性、过敏性、神经源性、梗阻性和内分泌性休克。这种分类方法明确指出了导致休克的病因，便于针对病因直接治疗，但随着对休克认知的不断深入以及血流动力学理论应用于临床，导致休克患者死亡的主要原因，不再是基础病因，而是由此造成的循环功能紊乱。并且，不同病因导致的休克可以表现为相同或相近的血流动力学改变。因此，针对病因进行休克分类无法反映其共同的血流动力学特点，显示出明显的不足。1971年Weil教授提出基于血流动力学改变的新分类方法，创造性地将休克分为4种类型，即低血容量性、心源性、分布性和梗阻性休克。这种休克分类方法反映了休克的诊断和治疗是以纠正血流动力学紊乱和氧代谢障碍为目标，从医学生接受最初的临床医学教育阶段就开始灌输，目前这一分类方法已在全球医学领域得到普遍认同，更被重症专业人员广泛接受。

三、休克液体复苏的进展

（一）液体复苏的“六个”原则

液体复苏不足容易导致血流动力学不稳定、组织低灌注和器官功能不全；液体复苏过度导致严重的组织水肿，损害器官功能，并且导致发病率和死亡率增加。一项全球的队列研究评估了46个国家的液体复苏方法，得出的结论是：重症患者液体管理的当前实践及评估似乎是任意的、非循证的，并且可能有害。为优化重症患者的液体治疗，避免过度液体复苏，Paul E. Marik提出了液体复苏“六个”原则。

1. 液体反应性：液体复苏的基石　从根本上来说，给予患者进行补液试验的唯一目的就是增加每搏输出量（stroke volume，SV）。如果SV没有增加，液体治疗就没有达到目的，并且可能有害。如果在进行补液试验后患者的SV至少增加10%，被认为存在液体反应性。液体治疗要提升SV，需满足以下两个条件：①液体输注增加张力性容量导致体循环平均充盈压的增加大于中心静脉压（central

venous pressure，CVP）的增加，从而增加静脉回流的压力梯度。②两个心室的功能均处于 Frank-Starling 曲线的上升支。然而，临床上许多患者容量不足与心功能不全同时存在，心功能并不是处在 Frank-Starling 曲线的上升支。因此，在严重脓毒症、严重创伤以及那些接受手术的血流动力学不稳定的高龄患者中大约只有 50% 存在液体反应性，需要谨慎监测和判断。

2. 临床特征、胸部 X 线片、CVP 和超声不能用于确定有无液体反应性　尽管临床症状（如低血压、心律失常、脉压降低、皮肤低灌注以及毛细血管再充盈减慢）对提示低灌注是有帮助的，但是这些症状不能判定容量状态及液体反应性。使用 CVP 或补液试验后的 CVP 变化预测容量反应性，不比抛硬币准确多少，应该被抛弃。虽然广泛推荐超声的方法，但超声测量腔静脉及其随呼吸的变异并不优于 CVP。超声心动图用于评估容量状态和液体反应性也不尽理想。经胸超声测量速度时间积分（velocity time integral，VTI）评估 SV 很大程度上依赖于操作者的能力，且在重症监护病房（intensive care unit，ICU）患者身上难以获取和重复。

3. 被动抬腿试验或液体冲击与实时 SV 监测联合使用是判断液体反应性的唯一准确方法　目前，只有两种评估容量反应性的方法被大家广泛接受、实用、合乎生理、易于操作且非常准确的是被动抬腿试验（passive leg raising，PLR）和补液试验。由于晶体液重新分布快，常需要尽可能快地输注，最好是在 10～15 分钟，推荐快速输注 200～500ml。20～30ml/kg 的大量液体快速输注虽然被广泛推荐，但是非生理的，可能引起严重的组织水肿及明显的液体过负荷，临床需要警惕。

4. 液体冲击后血流动力学反应通常较小并且短暂　Nunset 等对循环性休克患者进行快速输液相关的血流动力学效应进行评估，发现 65% 的患者有容量反应性，心脏指数（cardiac index，CI）在输液结束时（30 分钟）增加 25%。但是，CI 在输液结束后 30 分钟回归到基线水平。Glassford 等的系统性综述中观察了脓毒症患者对于快速输液的血流动力学反应。作者报道，虽然平均动脉压（mean arterial pressure，MAP）在快速输液后立即增加了（7.8±3.8）mmHg，但 1 小时内 MAP 接近基线水平且尿量并没有增加。在急性呼吸窘迫综合征（acute respiratory distress syndrome，ARDS）液体管理的回顾性分析中，Lammi 观察了 127 例患者 569 次快速输液后的生理效应。根据试验设计，低血压或少尿的患者予以补液试验，该研究中，输液后 MAP 增加 2mmHg 而尿量没有增加。这些数据表明，对于低血压、循环性休克和少尿的患者而言，快速输液常常是无效的。

5. 液体反应性并不等同于患者需要补液　每次输液前，都要对其潜在的益处和风险进行评估。只有在患者有容量反应性并且可能从中获益时才可以进行快速输液。只有血流动力学获益可能大于累积的液体正平衡带来的风险，患者才应继续快速输液。容量反应性消失时，患者不应再进行快速输液。

6. 过高的 CVP 是损害器官灌注的主要因素　更多器官血流是由动脉循环和静脉循环间的压力差驱动的。MAP 与 CVP 的差值是器官血流的驱动力。但是当 MAP 在器官自身调节范围内时，CVP 则成了决定器官和微循环血流量的主要因素。肾是最易受静脉压力影响的器官，静脉压力增高导致肾包膜下压力增加，引起肾血流量和肾小球滤过率降低。Legrand 等报道 CVP 增加与急性肾损伤（acute kidney injury，AKI）发生率呈线性关系，高 CVP 作为唯一血流动力学变量与 AKI 独立相关。在危重病和心力衰竭患者，CVP 大于 8mmHg 能高度预测 AKI 发生。目前有较为确凿的证据表明重症、创伤和接受手术的患者血流动力学的初级治疗目标是 MAP 大于 65mmHg，CVP 小于 8mmHg。值得注意的是该 CVP 目标与目前指南推荐的 CVP 大于 8mmHg 有所矛盾。此外，少尿伴低 CVP 患者液体负荷目标大于 8mmHg 可能会增加患者进展为 AKI 的风险。

（二）液体复苏的“三个”层次

休克的本质特征是组织低灌注和组织氧债，我们给患者液体治疗的终极目标是要纠正组织细胞缺氧，恢复氧供（DO_2）和氧耗（VO_2）之间的平衡即氧代谢平衡。患者有液体反应性，补充液体之后是否就一定能改善氧代谢呢？ Josh Farkas 提出了三个液体治疗时的“反应性”，即：液体反应性、氧供反应性和氧耗反应性。

1. 液体应该要增加心输出量（液体反应性） 液体输注以期改善心输出量（cardiac output，CO），右心室和左心室都必须在 Starling 曲线的陡峭部分工作（其中增加充盈可以改善 CO）。这取决于两个心室的容积状况和功能。液体反应性将根据患者群体和临床情况而变化。总体估计通常表明，只有 50% 的重症患者对液体有反应。所以一开始，很多患者不会从补液中获益。

2. 增加了 CO 必须转变为改善了的氧供（氧耗反应性） 液体反应性的定义通常是基于 CO 增加＞15%。液体反应性这样定义是因为测量 CO 的变化在临床研究中很容易实现。然而，对身体真正重要的不是 CO，而是输送给身体的氧气量：

$$氧气输送量（DO_2）＝动脉血氧含量（CaO_2）×CO\ [ml/（min·m^2）]$$

$$CaO_2＝1.34×血红蛋白（Hb）×动脉血氧饱和度（SaO_2）＋0.003×动脉氧含压（PaO_2）$$

成年人的平均血容量约为 5L。1L 液体输注可引起血液稀释，使血红蛋白浓度降低约 16%。如果一次液体输注导致 CO 增加 15%，同时血红蛋白浓度下降 16%，那么总的来说 DO_2 没有变化。Pierrakos 等评估了 71 例重症患者在接受补液治疗后 CO 和 DO_2 的变化。在这些患者中，只有 27 人对液体有反应，其定义是 CI 增加了 15%。在这 27 例患者中，只有 21 例患者 DO_2 升高了 15%。因此，只有一小部分对液体有反应的患者的组织供氧量会显著增加。

3. 改善的氧供应该改善氧利用（氧耗反应性） 增加氧气输送是必要的，但不足以引起临床改善。只有在增加组织耗氧量（氧耗反应性）的情况下，增加对组织的供氧量才是有益的。不幸的是，经常会遇到这样的情况，增加全身的氧气输送并不会增加组织的氧气利用率。这个令人沮丧的难题可以用以下现象来解释：线粒体功能障碍损害细胞水平的氧气利用；微循环功能障碍导致分流，导致含氧血液绕过组织缺氧区域；组织已经获得了足够的氧气，实际上不需要任何额外的氧气。氧耗反应性的缺乏部分解释了为什么诸如将血红蛋白增加到 100g/L 或以超常氧输送为目标的干预措施未能改善临床结果。仅仅增加全身供氧量并不一定对患者有帮助，反而可能造成伤害。组织永远不会百分之百地利用输送给它们的氧气。这意味着增加 DO_2 可能高估了这种增加带来的任何真正的临床益处。

（三）液体复苏“Less is more”与阶段性液体管理

近年来，有学者提出感染性休克采取“Less is more”液体管理策略，提倡感染性休克患者复苏液体尽可能少。液体复苏的目的是改善组织脏器灌注，减轻组织脏器缺血、缺氧。寻找合适的启动时机是感染性休克患者液体复苏实行“Less is more”的关键。当感染性休克患者不能从液体复苏中获益，或液体复苏弊大于利时，应该启动“Less is more”。当感染性休克患者不存在组织脏器缺氧时，应立即采取“Less is more”液体复苏策略。

感染性休克的救治分为4个阶段：抢救阶段、优化阶段、稳定阶段、撤离阶段。4个阶段没有一个明确时间分界点，如果病情出现变化，4个阶段可以互相转换。研究表明，早期采取积极液体复苏，后期采取限制性液体管理策略可明显改善感染性休克患者预后。因此，“Less is more”液体管理策略不是一成不变的，应根据感染性休克所处的不同阶段，选择相应的液体管理策略。抢救阶段：需要保持一个能维持组织灌注的最低血压，抢救患者生命。该阶段需进行积极充分的液体复苏。不宜进行“Less is more”液体复苏策略。撤离阶段：需及时撤离相关治疗，包括呼吸机、抗生素、血管活性药物，以及实现液体负平衡，积极实施液体的“Less is more”。优化阶段和稳定阶段：需要充分利用临床监测和支持手段，优化治疗，提供合适的氧气输送，降低氧气消耗，减轻组织缺氧，维持脏器功能稳定。这两阶段能否实行“Less is more”，取决于患者组织脏器是否存在低灌注、有无容量反应性。

随着对休克认知的不断深入和血流动力学理论实践的发展，我们对休克的定义、休克的本质、休克的病理生理以及休克的液体复苏理念有了进一步认识。在此基础上，中国的重症医学专家们尝试提出休克的中国定义，同时对于休克分型有了新的思考。这些再认知的过程帮助我们更好地理解休克、评估休克、管理休克。尽管如此，对于休克未来仍有广阔的探索空间，而认知的改变必然带来休克理念的进步，使更多的临床休克患者从中获益。

（中山大学附属第一医院　刘勇军　管向东）

参考文献

[1] Millham FH. A brief history of shock. Surgery, 2010, 148: 1026-1037.

[2] Cecconi M, De Backer D, Antonelli M, et al. Consensus on circulatory shock and hemodynamic monitoring. Task force of the European Society of Intensive Care Medicine. Intensive Care Med, 2014, 40: 1795-1815.

[3] 管向东，聂垚．休克治疗的理念与进展．中华重症医学电子杂志，2015，1：53-57.

[4] Weil MH, Shubin H. Proposed Reclassification of Shock States With Special Reference to Distributive Defects. Adv Exp Med Biol, 1971, 23 (0): 13-23.

[5] Cecconi M, Hofer C, Teboul JL, et al. FENICE Investigatorsandthe ESICM Trial Group: Fluid challenges in intensive care: TheFENICE study: A global inception cohort study. Intensive Care Med, 2015, 41: 1529-1537.

[6] Paul E Marik. Fluid Responsiveness and the Six Guiding Principles of Fluid Resuscitation. Crit Care Med, 2016, 44 (10): 1920-1922.

[7] Nunes TS, Ladeira RT, Bafi AT, et al. Duration of hemodynamic effects of crystalloids in patients with circulatory shock after initial resuscitation. Ann Intensive Care, 2014, 4: 25.

[8] Glassford NJ, Eastwood GM, Bellomo R. Physiologicalchangesafter fluid bolus therapy in sepsis: A systematic review of contemporary data. Crit Care, 2014, 18: 696.

[9] Lammi MR, Aiello B, Burg GT, et al. Response to fluid boluses in the fluid and catheter treatment trial. Chest, 2015,

148: 919-926.

[10] Legrand M, Dupuis C, Simon C, et al. Association between systemic hemodynamics and septicacute kidneyinjury in critically ill patients: A retrospective observational study. Crit Care, 2013, 17: R278.

[11] Pierrakos C, Nguyen T, Velissaris D, et al. Acute oxygen delivery changes in relation to cardiac index changes after bolus fluid treatment in critically ill patients: Results of an observational study. J Clin Anesth, 2019, 57: 9-10.

[12] Amir A, Saulters KJ, Muhindo R, et al. Fluid Resuscitation of Patients With Severe Infection in Uganda: Less Is More. J Crit Care, 2017, 42: 348-349.

[13] Dries D. Fluid Resuscitation: Less Is more. Crit Care Med, 2014, 42 (4): 1005-1006.

[14] Vincent JL, De Backer D. Circulatory Shock. N Engl J Med, 2013, 369 (18): 1726-1734.

第五节　重症消化 2019

重症消化领域一年来的进展：超声在重症消化中应用越来越广泛，对胃肠道结构及功能判断有重要作用。此外，对胰腺炎患者腹腔高压是否腹腔开放这一话题，一直是重症监护病房（intensive care unit，ICU）医师与普外科医师争论的焦点，也是困扰决策的临床难点，因此世界急诊外科学会通过两版指南，希望能进一步明确答案。同时，也关注到粪菌移植的研究在全球逐渐开展，但主要集中在消化内科炎症性肠病的患者，针对 ICU 患者的相关研究较少，且主要为抗生素相关腹泻患者，但样本量偏少，尚不能得出确切结论。故此，本文就超声在胃肠道中的应用及胰腺炎腹腔高压患者是否需腹腔开放作一综述。

一、超声在胃肠道中的应用

胃肠道功能障碍在重症患者中非常常见，由此引起的菌群易位是导致多器官功能障碍综合征（multiple organ dysfunction syndrome，MODS）的重要原因之一。但目前临床上缺乏胃肠道功能障碍的公认标准。2012 年欧洲提出新定义，即急性胃肠损伤（acute gastrointestinal injury，AGI），在临床应用较为广泛。AGI 分级将患者胃肠道功能进行分级，但是重症患者不但需要明确患者胃肠道功能分级，更重要的是了解胃肠道功能状态，包括胃肠道是否出现水肿、动力障碍、血供异常等。

床边实时超声（bedside point-of-care ultrasonography，POCUS）越来越多地用于精准诊断、监测液体状态和指导紧急和危重治疗过程中。胃肠道是空腔脏器，现在超声诊断胃肠道疾病逐渐被接受与认可。我们可以通过超声评估胃肠功能，通过对胃肠管腔、壁及周围结构的评估提供解剖信息；通过对胃肠道蠕动及血供了解胃肠道功能状态。超声可分辨正常肠壁四层结构（从内到外）：①最内层高回声代表消化液和黏膜的边界；②高回声层为黏膜下层；③低回声层代表肌肉层，肌肉层的厚度取决于被检查的消化道段；④外高回声层代表消化道周围脂肪层和浆液层之间的边界。其中黏膜、固有层、肌层回声偏低。超声不但可以辨别胃肠道组织结构，多普勒超声还可评估内脏血流。临床医师可通过多普勒超声评估上、下肠系膜血管，通过搏动指数（pulsatility index，PI）、阻力指数（resistance index，

RI）、收缩期与舒张期血流速度、血流量等参数反应了解血供状态。

消化道全程长且结构有重叠，超声辨别具体结构有一定困难，对此有学者制定胃肠道超声检查流程，按照胃—小肠—结肠顺序观察结构位置相对固定的肠段，每个肠段按照结构、蠕动、血供顺序评估肠道结构与功能。这将规范重症胃肠超声的操作，且有利于胃肠超声临床研究的开展。

重症超声技术的发展为重症患者带来更多获益，使床边快速评估患者胃肠道结构及功能状态成为现实，有利于医师对于患者病情的评估与治疗策略的调整。

二、胰腺炎腹腔高压：腹腔开放？

腹腔高压是急性胰腺炎患者常见并发症，腹腔压力升高，往往预示着患者较差的预后，重症急性胰腺炎患者腹腔高压发生率明显升高，且腹腔压力更高。2018 年一篇国际性多中心研究表明，急性胰腺炎患者随着腹腔内压力升高，感染坏死、需要手术、机械通气、连续肾脏替代疗法比例均更高，同时患者发生休克、呼吸衰竭、肾衰竭、死亡概率更高。这表明腹腔高压与患者高死亡率直接相关，故腹腔高压需要得到有效干预。

对于胰腺炎腹腔高压的患者，特别是腹腔压力超过 25mmHg 时，ICU 医师常常与外科医师为是否需要行腹腔开放辩论。对此 2018 年世界急诊外科学会（The World Society for Emergency Surgery，WSES）提出对于保守治疗无效的重症急性胰腺炎患者，手术减压和腹腔开放手术治疗腹腔间隔室综合征是有效的；但是对于感染性胰腺坏死手术后不建议腹腔开放，除非患者有发生腹腔间隔室综合征的高危因素。在 2019 年，WSES 针对重症胰腺炎的处理再出新指南，该指南除了明确手术时机，即保守治疗无效的患者，可考虑腹腔开放，但推荐级别为 1C 级，其原因是缺乏高质量随机对照试验证实腹腔开放的有效性，但腹腔开放带来的并发症多且可能致命。同时该指南还对重症急性胰腺炎早期复苏及腹腔开放手术的操作内容作出进一步详细建议。

总体来说，WSES 的两版指南对于腹腔开放的态度十分谨慎，均建议在其他治疗无效时再尝试，这可能与腹腔开放导致的相关并发症有关，目前缺乏大规模重症急性胰腺炎患者腹腔开放治疗的临床研究。

综上所述，超声在 ICU 中应用开展迅速，应用范围越来越广，超声在胃肠道中的应用可能给患者带来更多获益；对于重症胰腺炎腹腔高压患者，WSES 建议腹腔开放仅在保守治疗无效的重症急性胰腺炎患者实施。

（上海交通大学医学院附属瑞金医院　黄焰霞　陈德昌）

参 考 文 献

[1] Reintam Blaser A, Malbrain ML, Starkopf J, et al. Gastrointestinal function in intensive care patients: terminology, definitions and management. Recommendations of the ESICM Working Group on Abdominal Problems. Intensive Care

Med, 2012, 38 (3): 384-394.

[2] Sporea I, Popescu A. Ultrasound examination of the normal gastrointestinal tract. Med Ultrason, 2010, 12 (4): 349-352.

[3] Perez-Calatayud AA, Carrillo-Esper R, Anica-Malagon ED, et al. Point-of-care gastrointestinal and urinary tract sonography in daily evaluation of gastrointestinal dysfunction in critically ill patients (GUTS Protocol). Anaesthesiol Intensive Ther, 2018, 50 (1): 40-48.

[4] Stojanovic M, Svorcan P, Karamarkovic A, et al. Mortality predictors of patients suffering of acute pancreatitis and development of intraabdominal hypertension. Turk J Med Sci, 2019, 49 (2): 506-513.

[5] Marcos-Neira P, Zubia-Olaskoaga F, López-Cuenca S, et al. Epidemiology of Acute Pancreatitis in Intensive Care Medicine study group. Relationship between intra-abdominal hypertension, outcome and the revised Atlanta and determinant-based classifications in acute pancreatitis. BJS Open, 2018, 1 (6): 175-181.

[6] Coccolini F, Roberts D, Ansaloni L, et al. The open abdomen in trauma and non-trauma patients: WSES guidelines. World J Emerg Surg, 2018, 13: 7.

[7] Leppäniemi A, Tolonen M, Tarasconi A, et al. 2019 WSES guidelines for the management of severe acute pancreatitis. World J Emerg Surg, 2019, 14: 27.

第二章　重症新型冠状病毒肺炎

第一节　新型冠状病毒肺炎所致呼吸衰竭：是急性呼吸窘迫综合征吗

新型冠状病毒肺炎（corona virus disease 2019，COVID-19）是由 SARS-CoV-2 感染所致的疾病，主要侵犯呼吸系统，出现干咳、发热等临床症状，病情严重可出现呼吸窘迫、低氧血症等呼吸衰竭表现。如同其他病原学一样，诸多临床研究表明 COVID-19 所致的急性呼吸衰竭符合急性呼吸窘迫综合征（acute respiratory distress syndrome，ARDS）表现，但随着对疾病临床表现及病理生理特征认识的逐渐深入，越来越多证据表明，COVID-19 所致的 ARDS 并不完全是典型意义上的 ARDS，认识到这一点，是对重症患者实施个体化治疗的第一步。

一、新型冠状病毒肺炎与急性呼吸窘迫综合征的比较

（一）新型冠状病毒肺炎的临床特征

典型的 ARDS 患者因低氧血症出现代偿性呼吸增快甚至窘迫，而临床中发现部分 COVID-19 肺炎患者无明显呼吸急促症状甚至无症状，这种低氧程度与临床表现不成比例的现象被称为“沉默的低氧血症（silent hypoxia）”，而这可能与人体内 O_2 稳态传感系统（homeostatic O_2-sensing system，HOSS）失效有关，HOSS 包括肺循环、颈动脉体、肾上腺髓质细胞和神经上皮小体。HOSS 失效一方面降低了缺氧对呼吸中枢的反馈效应，同时可导致缺氧性肺血管收缩（hypoxic pulmonary vasoconstriction，HPV），反应敏感度下降，而 HPV 是在肺部疾病（如肺炎）中肺循环对气道低氧的稳态反应，可收缩供氧不足的肺段血管，将血液转移到通气更好的肺泡中，从而优化通气 / 血流比例。同样的情况“分离现象”也在部分患者的影像学上体现，CT 已出现双肺的多发磨玻璃状阴影和（或）浸润影，提示已出现严重弥漫性肺损害，但患者仍无症状或仅出现轻微呼吸道症状。因此，单纯从临床表现上判断患者病情严重程度，很可能贻误干预时机，影响患者预后。

此外，相对于其他病原学，COVID-19 患者出现呼吸衰竭的时间较迟。Wang 等报道了 138 例 COVID-19 病例，其中从首次出现症状到呼吸衰竭的中位时间为 8（6～12）天。另一个纳入 41 例 COVID-19 患者的研究揭示从首发症状到呼吸衰竭出现的时间中位数为 9（8～14）天，而根据柏林定义，ARDS 发病必须在已知或新出现的感染灶，或原有呼吸系统症状加重后 1 周内发生。因此，从时间定义上说，COVID-19 肺炎所致的呼吸衰竭并不是典型的 ARDS，但这也提醒临床医师在对病程的

观察过程中需保持更大的耐心。

（二）新型冠状病毒肺炎所致呼吸力学特征

ARDS 患者往往伴有呼吸力学改变，出现不同程度肺顺应性改变，且顺应性变化程度可以体现肺损伤的严重程度及范围，而 COVID-19 引起的呼吸衰竭患者中，有相当一部分患者出现低氧血症的严重程度与维持得较好的呼吸力学之间不匹配的现象。Gattinoni 等对意大利北部 150 例 COVID-19 引起的呼吸衰竭患者进行分析，一半以上呈现上述现象。他们根据呼吸力学改变，将 COVID-19 引起的呼吸衰竭患者分为两种类型，即非 ARDS 型（1 型）和 ARDS 型（2 型），两种类型的患者具有不同的病理生理学改变。1 型患者虽然存在严重低氧血症，但却保持肺顺应性＞50ml/cmH$_2$O，可复张性极小，低氧血症可能是由于出现肺血管麻痹，从而使得肺血流调节受损，进而出现严重肺内分流。对于这类患者采取“小潮气量通气策略”不但无法改善氧合，更有可能出现加重肺泡塌陷，但部分 1 型患者仍可从 PEEP 的调节及俯卧位治疗中获益，原因在于肺血流的重新分布改善了通气 / 血流比例，而 2 型患者符合典型 ARDS 的呼吸力学改变，肺顺应性＜40ml/cmH$_2$O，这可能是疾病本身所致的原发性损伤，也可能与早期呼吸治疗方式不当、患者仍存在强烈呼吸驱动所造成的自我通气相关性肺损伤（patient self-inflicted lung injury，P-SILI）有关。这部分患者可复张性强，更容易从高 PEEP、肺复张及俯卧位治疗中获益。值得一提的是，疾病本身的进展，或者高应力通气引发的肺损伤均可能使 1 型患者转变为 2 型患者。

此外，影像学可以帮助临床更好地判断患者分型。Gattinoni 等分别描述了两种类型的影像学特征（图 2-1-1），1 型患者以外侧带磨玻璃样改变及散在条索状斑片影改变为主要特征，含气量大，顺应性好；2 型患者则肺含水量增多，含气量明显减少，表现为典型“baby lung”改变，呈重力依赖性，顺应性差。

由此可见，从病理生理角度，并非所有 COVID-19 肺炎引起的严重呼吸衰竭均属于 ARDS，影像

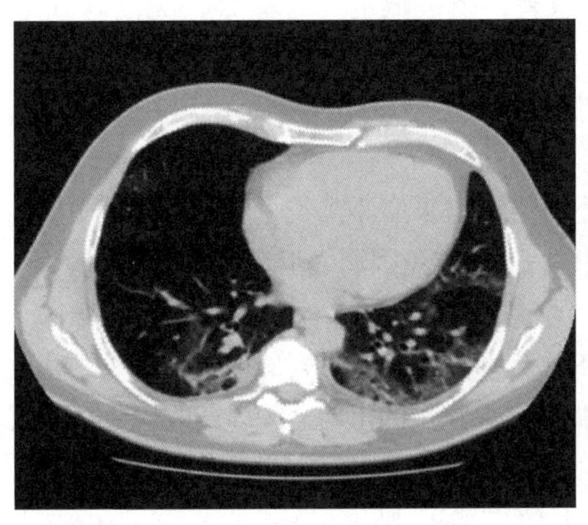

1 型

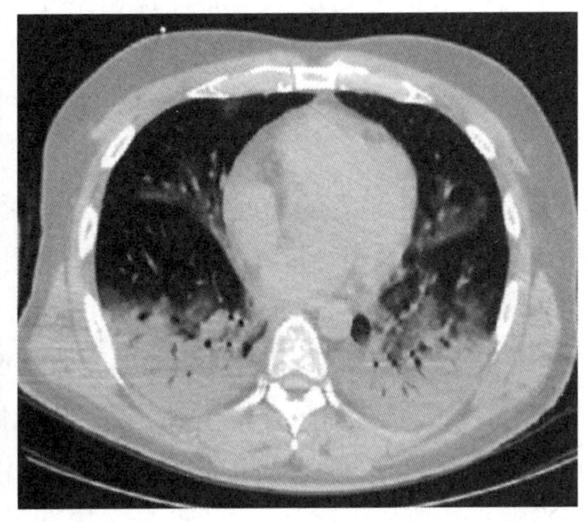

2 型

图 2-1-1　两种类型影像学比较

注：2 例患者氧合指数水平大致相同（68mmHg *vs.* 61mmHg），但 1 型患者较 2 型患者含气量更高（2774ml *vs.* 1640ml），非充气肺组织比例更低（8.4% *vs.* 39%），顺应性更好（80ml/cmH$_2$O *vs.* 43ml/cmH$_2$O）

学和呼吸力学的监测有助于临床医师区别分型，选择合适的治疗措施有助于在最小化通气损伤的基础上改善氧合。

二、新型冠状病毒肺炎所致呼吸衰竭的救治

COVID-19 肺炎引起“ARDS”并不完全属于典型意义的 ARDS。了解 COVID-19 肺炎相关呼吸衰竭的临床及呼吸力学特性，有利于对患者病情进行预判，及早干预，防止病情的进一步发展，同时也有助于在进一步完善相关治疗手段。

（一）通气方式选择

与标注氧疗方式方法相比，高流量经鼻给氧（high-flow nasal oxygen，HFNO）减少了 ARDS 患者插管概率。同样，HFNO 对于 COVID-19 肺炎引起的轻度或中度“ARDS”是安全的，可防止或延缓“ARDS”的进展。

而对于 HFNO 无法改善的低氧血症或呼吸窘迫，应尽快考虑进行无创通气（noninvasive ventilation，NIV）以减少呼吸做功。部分患者 NIV 仍无法改善，则考虑及早行气管插管，以避免和（或）限制因 P-SILI 加重肺损伤，从而使 1 型转变成 2 型，导致患者不良预后风险增加。

（二）机械通气设置

即使并非所有 COVID-19 肺炎相关呼吸衰竭均属于 ARDS，但其治疗仍可遵循 ARDS 通气的基本原则：在最小化呼吸机相关性肺损伤（ventilator-induced lung injury，VILI）的基础上改善通气 / 血流比例，但在进行通气设置选择时应同步监测患者呼吸力学（有条件的单位应包含食管压监测），或进行影像学检查，区分患者分型以个体化进行通气设置。

1. 呼气终末正压设定　顺应性保留的 1 型患者，因极低的可复张性，无高呼气终末正压（positive end-expiratory pressure，PEEP）的先决条件，高 PEEP 可能导致血流动力学紊乱及液体潴留，因此，PEEP 设定不应超过 10cmH_2O，而对于复张性良好的 2 型患者，谨慎地滴定 PEEP 至高水平状态可能是有益的。

2. 潮气量　2 型患者的典型“baby lung”状态决定其需采取小潮气量通气。对于 1 型患者，因其肺含气量大，更大的潮气量常常可以降低呼吸频率，同时避免因通气不足可能出现的肺不张及高碳酸血症。

3. 俯卧位通气　2 型患者同典型的重度 ARDS 患者一样，可从长时间俯卧位通气中获益。对于 1 型患者，俯卧位则被认为是一种补救手段，用以促进肺血流量的重新分配以期改善通气 / 血流比例，但这类患者难以从长时间俯卧位中获益，且需付出大量人力资源代价。

ARDS 是一个临床症候群，而非疾病，因而对于 COVID-19 肺炎相关呼吸衰竭，临床医师应优先侧重对于其病理生理特异度的观察，而非禁锢于定义的限制。

（福建省立医院　尚秀玲　许镜清）

参 考 文 献

[1] Wilkerson RG, Adler JD, Shah NG, et al. Silent hypoxia: A harbinger of clinical deterioration in patients with COVID-19. Am J Emerg Med, 2020, S0735-6757 (20): 30390-30399.

[2] Archer SL, Sharp WW, Weir EK. Differentiating COVID-19 Pneumonia from Acute Respiratory Distress Syndrome (ARDS) and High Altitude Pulmonary Edema (HAPE): Therapeutic Implications [published online ahead of print, 2020 May 5.

[3] Wang D, Hu B, Hu C, et al. Clinical Characteristics of 138 Hospitalized Patients With 2019 Novel Coronavirus-Infected Pneumonia in Wuhan, China [published online ahead of print, 2020 Feb 7]. JAMA, 2020, 323 (11): 1061-1069.

[4] Huang C, Wang Y, Li X, et al. Clinical features of patients infected with 2019 novel coronavirus in Wuhan, China [published correction appears in Lancet. 2020 Jan 30]. Lancet, 2020, 395 (10223): 497-506.

[5] ARDS Definition Task Force, Ranieri VM, Rubenfeld GD, et al. Acute respiratory distress syndrome: the Berlin Definition. JAMA, 2012, 307 (23): 2526-2533.

[6] Loring SH, Malhotra A. Driving pressure and respiratory mechanics in ARDS. N Engl J Med, 2015, 372 (8): 776-777.

[7] Gattinoni L, Chiumello D, Caironi P, et al. COVID-19 pneumonia: different respiratory treatments for different phenotypes? Intensive Care Med, 2020, 46 (6): 1099-1102.

[8] Gattinoni L, Chiumello D, Rossi S. COVID-19 pneumonia: ARDS or not? Crit Care, 2020, 24 (1): 154.

[9] Ou X, Hua Y, Liu J, et al. Effect of high-flow nasal cannula oxygen therapy in adults with acute hypoxemic respiratory failure: a meta-analysis of randomized controlled trials. CMAJ, 2017, 189 (7): E260-E267.

[10] Li X, Ma X. Acute respiratory failure in COVID-19: is it "typical" ARDS?. Crit Care, 2020, 24 (1): 198.

[11] Gattinoni L, Coppola S, Cressoni M, et al. COVID-19 Does Not Lead to a "Typical" Acute Respiratory Distress Syndrome. Am J Respir Crit Care Med, 2020, 201 (10): 1299-1300.

[12] Gattinoni L, Taccone P, Carlesso E, et al. Prone position in acute respiratory distress syndrome. Rationale, indications, and limits. Am J Respir Crit Care Med, 2013, 188 (11): 1286-1293.

第二节　新型冠状病毒肺炎看院感防控

由于新型冠状病毒具有高度传染性，因此，由新型冠状病毒肺炎（corona virus disease 2019，COVID-19）引起的医院感染将可能导致患者交叉感染，医务人员感染、隔离，甚至导致医疗机构关闭，这将进一步加剧医疗资源的短缺。在 COVID-19 疫情暴发早期，由于对疾病认识不足、防护意识差、防护物资短缺、医护人员与确诊患者密切接触，导致在疫情早期阶段医院内 COVID-19 的感染率高达 15%～29%，其中医护人员占感染病例的 29%。随着对新型冠状病毒认识的逐渐深入，证实新型冠状病毒的传播途径包括经呼吸道飞沫和密切接触传播，并在相对封闭的环境中长时间暴露于高浓度气溶胶情况下存在经气溶胶传播的可能，也有研究报道经过眼表传播，而且具有人群普遍易感性。因此，在采取针对性的分级防护措施的情况下，院内 COVID-19 感染的发生大幅降低并得到完全控制。而对于确诊新型冠状病毒感染的肺炎住院患者，住院期间自身的医院感染发生率也高达 7.1%（65/918），其中最常见的医院感染为医院获得性肺炎，其次为败血症、尿路感染。最常见的病原学为革兰阴性菌、其次为革兰阳性菌、真菌等。研究表明，COVID-19 合并医院二重感染患者的病死率（15.3%）较未合并医院感染患者的病死率（7.3%）明显升高。而且，死亡 COVID-19 患者的医院感染率（16%）较治愈患者的医院感染率（1%）明显更高。医院感染的严峻形势，不仅在此次 COVID-19 疫情中体现出来，而且既往研究表明，对于住院的脓毒症患者导致后期（住院 16～150 天）死亡的主要原因便是医院感染。因此，不管是面对此次暴发的 COVID-19 疫情还是日常医院管理，医院感染控制都显得尤为重要，而此次院内 COVID-19 交叉感染防控的成功，则为平时日常院感防控提供了非常好的经验。

一、新型冠状病毒肺炎疫情下的院内交叉感染防控

COVID-19 疫情暴发，大量疑似患者聚集于医疗机构，同时由于新冠病毒的高传染性，使医疗机构院感防控面临前所未有的挑战。如何阻止新型冠状病毒的传播、防止门诊及住院患者的交叉感染以及预防医护人员被感染将是医院感染控制需要解决的核心问题。院感防控不仅是保障前线医务人员安全的重要基础，也是防止疫情扩散的基本措施。基于此，大量研究报道了在 COVID-19 疫情形势下医院感染控制的相关措施，不仅有效地阻止了新型冠状病毒的传播，同时也大幅降低了医护人员的感染风险。总结如下：

成立感染控制小组，进行感染控制培训，提高防护意识和防护能力，规范医护人员行为，合理空间布局。朱仕超等人报道总结了四川省第一、二批援鄂医疗队感染控制人员开展感染控制工作的经验，包括成立感染控制小组、进行感染控制培训、制定驻地感染控制措施、感染和暴露的监测处置、优化三区布局和穿脱个人防护用品流程、督导穿脱个人防护用品、指导清洁消毒、制定各项疫情时期的感染控制制度，以及督导临床感染控制问题等，不仅保障了医护人员的安全，同时也兼顾了住院患者的医院感染防控。做到了该医疗队队员零感染，有效控制了交叉传染。

也有研究报道了一种新颖的感染控制措施“鹰眼观察者”，即医院专门设置感染控制观察员使用“鹰眼监控系统”用于监控指导医护人员防护及医疗行为，以减少医院感染的发生。此感染控制措施起源于国家紧急医疗队现场救援，据报道可将医院感染的风险降至最低，并为医护工作者在抗 COVID-19 方面提供心理疏导。“鹰眼观察者”的监控指导分为 3 个阶段：医护人员进入隔离病房之前、医护人员进入隔离病房期间以及医护人员离开隔离病房后。在进入隔离病房前，测量医护人员的体温，并记录相关信息，指示医护人员进入更衣室（入口、清洁区）。指导医护人员正确穿戴个人防护服，并提供预防执业暴露措施的详细说明，尤其是对于首次进入隔离病房的工作人员。进入隔离病房后，通过计算机监控器观察患者的疾病状况和情绪，响应患者和值班人员的通话需求，及时与医护人员沟通并协助他们工作。在可能发生职业暴露时提醒医护人员，并在必要时指导其隔离和处理。同时可以协调标本运输、患者进出和检查。接收药物、食品和医疗设备，然后通过运送窗口将其转移到

隔离病房。记录负压病房的负压参数和气流运行参数，保持负压隔离病房的正常运行，并监督实施消毒等。医护人员离开隔离病房后，使用“鹰眼观察者”监督和指导医护人员脱个人防护服。测量出隔离病房时的体温，记录相关信息，并指示工作人员离开隔离病房。同时可以检查防护服库存，指导补充、分发个人防护服，以确保防护设备的充足供应。该医院通过使用“鹰眼观察者”监督指导医护人员行为，做到了医护人员零感染。

另外，深圳 COVID-19 患者定点收治医院开创了“发热筛查系统”，用于门诊就诊患者的筛查，在预防和控制医院感染中发挥了重要作用。为了减少门诊就诊患者交叉感染风险，华西医院及其他定点收治医院在门、急诊实施“三级预检分诊模式”（图 2-2-1）。第一级分诊为预检及分诊阶段，需要医师和护士测量患者体温及进行分诊评估。分诊工作人员需详细了解患者流行病学史及临床症状。对于存在发热（体温＞37.3℃）的患者，发放外科口罩并且填写详细信息，根据填写内容设置健康二维码的颜色为红色、黄色或者绿色。对于健康二维码为红色的患者将由专职人员按指定路线陪同前往发热门诊，黄色二维码用于在患者出院后向随访门诊发出警报。健康二维码为绿色的患者则可以进入门诊大厅。第二级分诊为专科分检阶段。患者首先展示在预检分诊阶段的二维码颜色，分诊护士再次测量患者的体温，患者口述流行病学史。第三级分诊为患者进入诊室后，门诊或急诊医师再次询问患者发热及流行病学史并签署记录有患者流行病学史和病史的书面文书。在第二次和第三次分诊中，对于存在发热的患者将由指定的人员按照指定的路线送至发热门诊，患者经过的区域要立即消毒。同时对于存在发热的患者根据其不同的流行病学史分别分诊到发热门诊 1 和发热门诊 2 进行分诊治疗（图 2-2-2）。以上严格的三级分诊及发热门诊再分诊策略，保证了深圳 COVID-19 患者定点收治医院 1264 名医务人员零感染。此外，在同一时期的 1870 例住院患者零交叉感染。

对于非定点收治 COVID-19 患者的专科医院，如何快速筛查发现疑似患者，避免就诊患者交叉感染，是降低医院感染的关键。Tang 等根据德尔菲评分法，联合多个肿瘤专科医院建立了评估 COVID-19 医院感染风险的快速评估模型，用于预测肿瘤医院就诊患者新型冠状病毒感染的风险。该模型根据患者是否有流行病学史、呼吸系统症状、慢性疾病史等将就诊患者分为低风险、中风险、高风险 3 个等级，根据所处等级不同给予相应等级的处理和响应措施，将医院感染风险降至最低（图 2-2-3）。

二、新型冠状病毒肺炎疫情院感防控的成功对常态下院感防控的启示

本次 COVID-19 疫情暴发早期阶段医护人员较高的感染率不仅暴露了目前医院感染控制的不足，同时也为医院感染管理敲响了警钟，而一旦得到重视并采取体系化的措施，COVID-19 院感的防控便取得了巨大成功。这给平时常态下的院感防控极大的启示，特别是在目前中国细菌耐药监测网的监测数据显示出多重耐药医院感染的严峻形式下，医院感染控制可以说是重症救治成功的关键。

常态的院感防控主要从以下 3 个方面考虑：

1. 患者方面　研究表明，患者住院时间越长，基础疾病越多、侵入性操作越多，医院感染的概率就越高，由医院感染导致的死亡率也越高。因此，积极治疗原发疾病、减少患者细菌负荷的持续存在、减少患者物理屏障的破坏、合理使用抗生素、缩短住院时间是降低医院感染的关键。对于 ICU

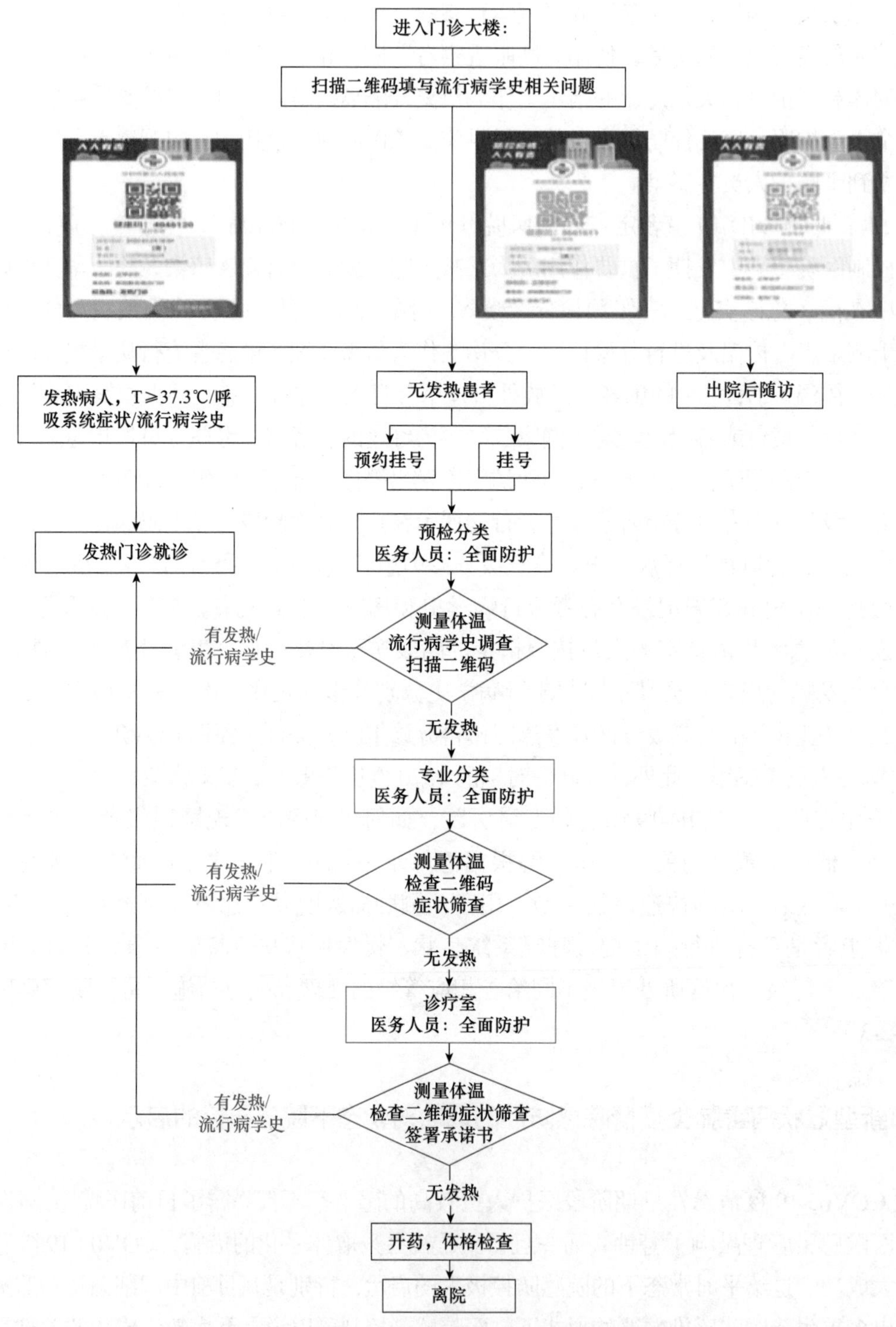

图 2-2-1　三级预检分诊模式

内基础疾病多、免疫功能低下的危重症患者更是如此。正如 COVID-19 救治中强调合理的抗生素使用、规范激素使用，强调患者的支持和营养治疗——避免治疗的“错”与“滥”和增加患者的防御能力才是核心。

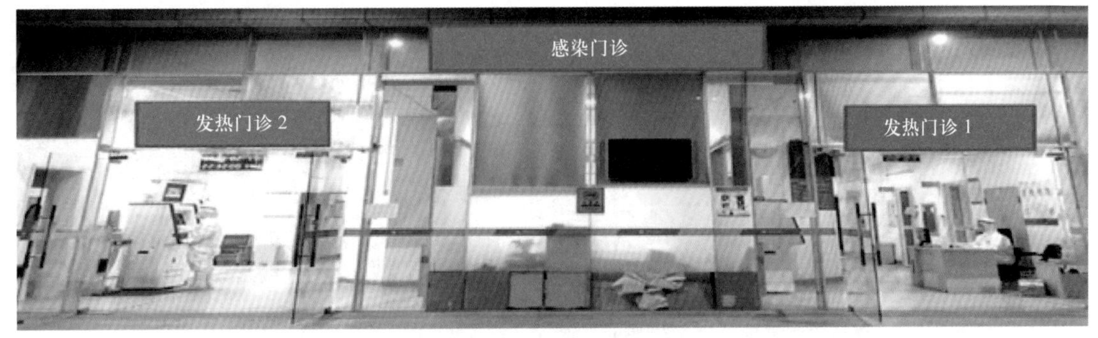

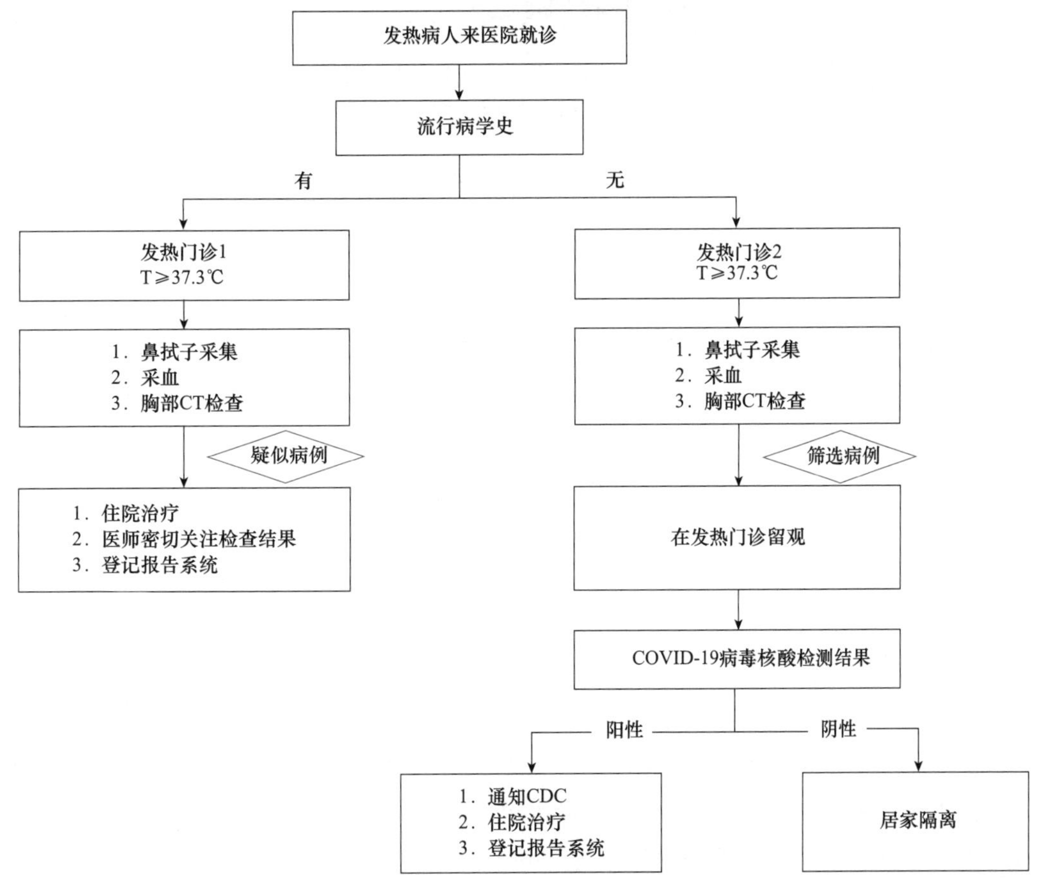

图 2-2-2　发热门诊分诊

2. 医护人员方面　加强对医护人员的教育和行为监管。强调以院感防控监督小组为推手的全套院感防控机制，包括通过宣传教育不断强化医务人员的院感防控意识；通过定期培训来不断提高医务人员的行为规范性；通过常态化监控和互动来提升防控质量，并引入更多元的监控方式等。

3. 环境控制方面　环境控制是院感防控的重要环节，研究表明不仅无意义的接触可能导致医院内感染的传播，日常工作行为如翻身、更换床单元、病房清洁产生的扬尘等也可导致医院感染的发生。如此传播强度，正需要像 COVID-19 防控一样，加强病房环境感染的监测、做好病房清洁消毒管理、合理的分区、条件允许时设置单间、负压病房等，这一系列措施将会有助于减少医院感染

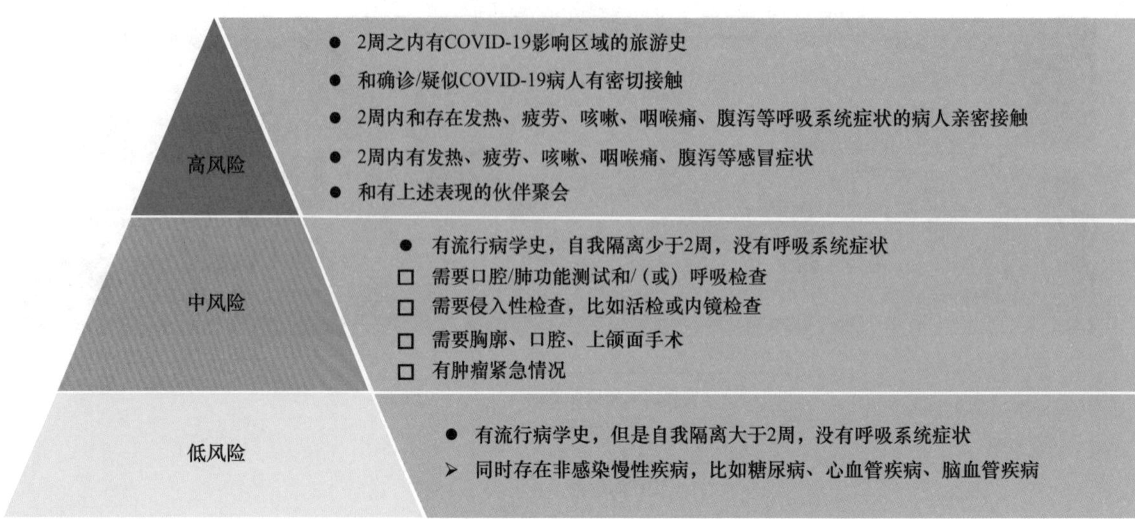

图 2-2-3　新型冠状病毒肺炎医院感染风险的快速评估模型

的发生。

院感的严峻形势和其对重症救治的极大影响，决定了院感防控不亚于另一场常态下的 COVID-19 战疫。只有从上至下地重视，自下而上地践行，从医疗到管理全方位的努力，才能打好这场防控阻击战，真正地造福于重症患者。

（四川大学华西医院　尹万红　邹同娟）

参 考 文 献

［1］Wang D, Hu B, Hu C, et al. Clinical Characteristics of 138 Hospitalized Patients With 2019 Novel Coronavirus-Infected Pneumonia in Wuhan, China. JAMA, 2020, 323 (11): 1061-1069.

［2］Li Q, Guan X, Wu P, et al. Early Transmission Dynamics in Wuhan, China, of Novel Coronavirus-Infected Pneumonia. N Engl J Med, 2020, 382 (13): 1199-1207.

［3］Rickman HM, Rampling T, Shaw K, et al. Nosocomial transmission of COVID-19: a retrospective study of 66 hospital-acquired cases in a London teaching hospital. Clin Infect Dis, 2020. ciaa816.

［4］Zhang X, Chen X, Chen L, et al. The evidence of SARS-CoV-2 infection on ocular surface. Ocul Surf, 2020, 18 (3): 360-362.

［5］Wilson NM, Norton A, Young FP, et al. Airborne transmission of severe acute respiratory syndrome coronavirus-2 to healthcare workers: a narrative review. Anaesthesia, 2020, 10. 1111/anae. 15093.

［6］He Y, Li W, Wang Z, et al. Nosocomial infection among patients with COVID-19: A retrospective data analysis of 918 cases from a single center in Wuhan, China. Infect Control Hosp Epidemiol, 2020: 1-2.

［7］Ruan Q, Yang K, Wang W, et al. Clinical predictors of mortality due to COVID-19 based on an analysis of data of 150 patients from Wuhan, China. Intensive Care Med, 2020, 46 (5): 846-848.

［8］Goldenberg NM, Leligdowicz A, Slutsky AS, et al. Is nosocomial infection really the major cause of death in sepsis? Crit Care, 2014, 18 (5): 540.

［9］Huang T, Guo Y, Li S, et al. Application and effects of fever screening system in the prevention of nosocomial infection in the only designated hospital of coronavirus disease 2019 (COVID-19) in Shenzhen, China. Infect Control Hosp Epidemiol, 2020: 1-4.

［10］Tang Z, Sun B, Xu B. A quick evaluation method of nosocomial infection risk for cancer hospitals during the COVID-19 pandemic. J Cancer Res Clin Oncol, 2020, 146 (7): 1891-1892.

［11］Peng J, Ren N, Wang M, et al. Practical experiences and suggestions for the 'eagle-eyed observer': a novel promising role for controlling nosocomial infection in the COVID-19 outbreak. J Hosp Infect, 2020, 105 (1): 106-107.

［12］Luong-Nguyen M, Hermand H, Abdalla S, et al. Nosocomial infection with SARS-Cov-2 within Departments of Digestive Surgery. J Visc Surg 2020, 157 (3S1): S13-S18.

［13］朱仕超，向钱，杨翠．新冠肺炎疫情时期援鄂医疗队医院感染监控工作经验．中国感染控制杂志，2020，6（19）：504-509.

［14］文进，曾锐，徐才刚．华西医院抗击新型冠状病毒肺炎疫情的十大管理举措．中国循证医学杂志，2020，3（20）：365-368.

［15］Olesen B, Ulriksen I, Kreiner-Moeller M, et al. Challenges remain for nosocomial infection control in China. J Hosp Infect, 2019, 103 (2): 232-233.

第三节　新型冠状病毒肺炎的诊治武器：重症超声，谁与争锋

自 2019 年 12 月以来，由一种新型冠状病毒（SARS-CoV-2）引起的新型冠状病毒肺炎（corona virus disease 2019，COVID-19）在世界多个国家相继暴发。世界卫生组织（WHO）的疫情报告显示，截至 2020 年 6 月 10 日，全球累计确诊 727 万人，死亡 41 万人，其中约 14% 患者发展为重症，需要进入 ICU 监护治疗。研究表明，COVID-19 越早治疗，效果越好，但确诊 COVID-19 主要依靠核酸检测，研究报告显示 RT-PCR 核酸检测敏感度在 71%～88%，这表明有相当一部分患者出现假阴性，需要反复检测，可能因误诊或延迟诊断而造成疾病的进展及传播。因此，可用于疾病早期的快速、易于操作且敏感度和特异度都较高的检测方法，对于指导疫情防治至关重要。由于 COVID-19 患者肺部 CT 有相对特异度的表现，即肺野外带散在出现的磨玻璃样浸润，因此，包括我国在内的多个国家即将 CT 作为主要的筛查手段，但当患者病情进展至重症阶段，需要强呼吸支持及其他生命支持设备时，转运至 CT 室进行检查就变得困难而危险，且确诊病例可能在转运过程中造成疾病向人群传播。更为重要的是，COVID-19 重症患者存在包括肺部损害、心肌损害、凝血功能紊乱导致 DVT 形成等多器官损害的表现，临床需要监测评估器官异常，明确病理生理改变异常环节，并动态监测指导治疗。为此，临床上迫切需要寻找便携性强、能床旁实施、敏感度及特异度均较好的检查和动态监测手

段，因此，便携、可床旁开展，并能在治疗过程中连续监测的重症超声技术在COVID-19诊治中显示了极大的价值。重症超声是最近10年中在临床上迅速普及的技术，从已发表的研究、国家和国际组织的声明以及与国际公认专家的非正式病例讨论中获得的新证据显示，重症超声对COVID-19患者从诊断到监测治疗和随访管理、从心肺氧输送器官评估到氧耗器官评估都发挥有重要作用。

一、重症肺部超声

COVID-19可引起包括肺、心脏、肾、肝等多个重要脏器的急性功能损害，其中肺部表现最为显著。一项总结了37例系统尸检和微创尸检的研究显示，新型冠状病毒感染引起的肺部病变病理特征的肺实质病变为弥漫性肺泡损伤和渗出性炎症，可见透明膜形成，伴Ⅱ型肺上皮细胞增生。在病程较长病例中还观察到了肺间质纤维化改变。COVID-19患者的肺部影像学表现早期呈多发小斑片影及间质改变，以肺外带明显，进而发展为双肺多发磨玻璃影、浸润影，严重者出现肺实变。这些表现在肺部超声中均有相应表现，这使得重症肺部超声在COVID-19肺部病变评估中的应用成为了可能，并且可以早期快速帮助鉴别病毒性肺损伤和继发性损伤，指导治疗决策。由于重症COVID-19患者需要呼吸支持和定期监测，以早期识别病情恶化的患者并进行病情评估。连续的肺部超声检查可能有助于动态了解肺部病情变化，有助于快速筛查呼吸衰竭病因，辅助制定氧疗方式，指导和保障肺保护性通气策略实施，以及机械通气患者的精准脱机。

正常的肺部超声表现为胸膜线和A线。胸膜线是胸膜与肺表面界面声阻抗的差异所形成的强回声反射，在超声下呈光滑、清晰、规则的线性强回声。A线是位于胸膜线下方，在超声下呈一系列与胸膜线平行的线性高回声，彼此间距相等，在肺野内由浅入深，回声逐渐减低，表明胸膜以下肺组织存在通气过程。当空气含量降低时，一些渗出液、漏出液及血液等会使肺密度增加，肺与周围组织之间的回声失落效应也减少，超声便能一定程度上反应更深区域的影像。B线是类似“彗星尾”的高回声激光伪影，起源于胸膜线，并与滑动的肺协同运动。B线一般会消除A线。B线与间质综合征和肺通气减少有关。融合B线提示“白肺”，相当于CT中的磨玻璃影，表明肺通气功能损伤更严重。肺实变在超声上表现为肝样变，可伴有支气管充气征或支气管充液征。

肺部超声扫描的区域越多，获得整个脏器受累的代表性图像的可能性就越大。在新型冠状病毒肺炎患者推荐应用8分区或12分区肺部超声扫查，以便能提供更多的病理改变信息。张丽娜教授团队总结了20名COVID-19患者12分区法的肺部超声的特征，包括：①胸膜线增厚并且不规则；②各种类型的B线，包括局灶性、多灶性和融合B线；③各种类型的实变，包括多灶性小实变、不跨肺叶和跨肺叶实变，有时可见支气管充气征；④疾病恢复期出现A线；⑤胸腔积液不常见。Xing等通过肺部超声评价患者肺部病变，发现双肺受累多见于肺后段，且不同密度的B线组成和实变面积与临床严重程度呈平行变化等特点。轻症患者超声一般表现为：B线的出现，胸膜线不规则和小的肺不张（＜1cm）。重症患者B线的数量和分布继续增加，并开始累及上肺和前肺，肺实变的数量和面积增大。病危患者表现为广泛融合的B线和小片肺不张累及肺的上部和前部，肺的后基底段由明显的双侧肺泡间质综合征进展为肺实变合并或不合并空气支气管征。

除了上述定性诊断和评估外，也有很多研究团队对COVID-19患者肺部超声表现进行了评分和分级，这有助于重症肺部超声用于快速评估 COVID-19 的严重程度、跟踪疾病的发展，同时在监测肺复张、指导俯卧位通气、体外膜肺的管理，以及协助制定呼吸机治疗等临床决策中具有重要意义。意大利的医疗团队对肺部超声 12 分区法中各个分区进行评分：A 线为 0 分，局灶性或多灶性 B 线（每个肋间隙≤3 条 B 线）记为 1 分，融合 B 线记 2 分，实变为 3 分。各个区域分值相加，0 分为正常，36 分为最差。评分增加意味着肺通气量减少，反之，评分减少意味着肺通气量增加。

在 COVID-19 中存在一些特殊患者群体，如孕妇和儿童。目前有关母体 COVID-19 感染对胎儿影响的数据有限，但据报道，孕妇的病毒性肺炎与早产、胎儿生长受限和围生期死亡风险增加有关。虽然肺部 CT 对 COVID-19 的诊断具有较高的敏感度，但对于孕妇这一特殊群体，高剂量辐射仍存在一些不良作用，其中胎儿生长受限、小头畸形和智力障碍最为常见。在儿童中反复放射学检查也存在导致发育不良、内分泌腺体损害等潜在严重不良反应。重症超声在这类患者中的应用具有不可替代的优势。Yassa 等报道了 8 例经 PCR 确诊为 COVID-19 的孕妇，其中 7 人肺部超声有异常表现（3 人拒绝行 CT 检查），在这 7 位孕妇中，肺部超声均对疾病的治疗产生了积极影响。MORO 等发表了对于孕妇的 14 分区肺部扫查流程，以指导超声操作者进行可重复性的肺部顺序检查。一项纳入了武汉儿童医院 5 名新生儿的研究探讨了肺部超声在新生儿 COVID-19 诊断中的应用。5 名婴儿入院时肺超声均显示胸膜线异常及不同程度肺水肿，表现为 B 线增多、融合及肺间质综合征，其中 1 例有小范围实变，出院时复查超声均有所改善，与同期 CT 表现一致。另一项对 3 名西班牙新生儿 COVID-19 的报道得出了相似的结论，即肺部超声对 COVID-19 新生儿肺部病变的监测和评价有一定价值。

二、重症心脏超声

有报道称 COVID-19 患者有明显的心血管系统受累，病理表现为心肌细胞变性、散在坏死、间质水肿；单核细胞、淋巴细胞和（或）中性粒细胞轻度浸润。先前的一项研究报道中，急性心肌损伤的发生率为 7.2%，心源性休克的发生率为 8.7%，心律失常的发生率为 16.7%。此外，重症患者心肌损伤的发生率明显高于非重症患者（约为非重症患者的 13 倍），既往有心血管疾病的 COVID-19 患者 ICU 入住率和死亡率似乎都更高。川崎病和应激性心肌病在 COVID-19 患者中也都有报道。澳大利亚和新西兰心脏学会（CSANZ）发表的声明中，对 TnI 持续升高、伴有或不伴有心电图改变的患者，以及血流动力学不稳定或任何需要强心药物治疗或心力衰竭的患者都建议进行心脏超声检查，以确定和治疗这些患者。重症心脏超声结合肺部超声，有助于快速明确 COVID-19 患者循环状态，指导循环管理。通过心脏超声（心尖四腔心、胸骨旁左心室长轴、胸骨旁左心室短轴、剑下四腔心、剑下下腔静脉长短轴平面）和肺部 12 分区法，按照血流动力学诊治六步法评估路径可快速了解患者的容量、心脏功能、流量状态和器官灌注，制定血流动力学管理方案。

三、血管超声

许多住院的 COVID-19 重症患者是老年人，病程相对较长且在 ICU 中缺乏活动。由于疾病的严重性和独特的危险因素，静脉血栓栓塞症（venous thromboembolism，VTE）的发病率相对较高。最近的研究表明，COVID-19 患者处于血液高凝状态。实验室检查结果显示，在病程早期，CRP 增高、淋巴细胞减少、轻度血小板减少、PT 延长、D- 二聚体增高、纤维蛋白原水平升高，严重的病例随后可能会合并低纤维蛋白原血症。即使在预防剂量的抗凝治疗下，在 ICU 住院的 COVID-19 患者中，VTE 的发生率估计约为 25%。脱落血栓造成的肺栓塞加重患者的呼吸困难、影响心功能并增加死亡率。虽然血管加压超声成像仅在 30%～50% 的肺栓塞患者中发现深静脉血栓形成（deep venous thrombosis，DVT），但对近端症状性 DVT 的敏感度＞90%，特异度≥95%，是诊断肺栓塞的一级指征。对于 DVT 和肺栓塞这样可以预防的并发症，使用超声筛查深静脉血栓，即使怀疑度较低，也会对患者的命运产生重大影响，确定早期血栓形成的可能，并在治疗决策中发挥关键作用。

四、心肺以外器官超声

重症 COVID-19 患者在心、肺损伤后，常快速出现多器官受累。对心肺以外器官的支持，重点强调以保护心肺氧输送为基础，认识器官灌注的前向动脉血流量的自我调节功能，重视器官灌注的后向管理。重症超声（肾、颅脑、腹部等）可对不同器官功能和器官血流调节功能进行评估，指导器官导向的重症管理治疗方案。

五、局限性

虽然重症超声，尤其是重症肺部超声在 COVID-19 治疗中的价值得到了重症医学科医师的普遍认同，但它仍然存在很多不足。首先，COVID-19 患者肺部超声的改变与肺部病理改变一致性较高，但是无法全面立体地对肺部进行扫查，这就决定了肺部超声不能像 CT 一样成为早期诊断的工具；其次，肺部超声不能检测到远离胸膜肺脏深处的病变，因为通气的肺组织阻碍了超声的传播，即肺内病变必须接近胸膜才能在超声检查中看到，同时，肋骨等骨性结构的阻挡也是导致其分辨率不足的重要因素；再次，重症超声的解读具有主观性，检查操作者之间的异质性较大，对重症的基本功和将重症超声与重症临床信息整合解读的能力要求高。在一份关于 COVID-19 中 POCUS 意大利经验的报道中，Vetrugno 等建议，基本培训和 25 次监督考试是达到基本熟练程度的最低要求。虽然这种培训在短期内很费时，但在长期内会产生更大的收益。

六、总结

COVID-19 目前已经成为全球大流行的疾病，未来可能会长时间存在。重症肺部超声对 COVID-19 患者肺部病变的评估、治疗过程中的连续追踪、治疗决策制定及预后评估等方面均具有重要意义。同时，重症超声能够对包括心脏、肾、脑、腹腔、血管等多个脏器进行一站式诊治监测，提高了医师诊治水平和改善患者预后。这些优势使得重症超声成为 ICU 治疗 COVID-19 这种特殊传染性疾病的有着不可替代的作用，但同时，我们仍应认识到，重症超声在 COVID-19 的早期诊断、定量评估、操作者能力等方面存在局限性，临床中应当扬长避短，结合其他必要的监测手段和患者具体临床状况，综合分析制定决策，真正体现重症超声，重在重症的内涵，更好地使其服务于患者。

（中南大学湘雅医院　蔡君婷　张丽娜）

参考文献

［1］Mustafa Z, Ghaffari M. What Do We Need to Know to Improve Diagnostic Testing Methods for the 2019 Novel Coronavirus? Cureus, 2020, 12 (5): e8263.

［2］Xie X, Zhong Z, Zhao C, et al. Chest CT for Typical 2019-nCoV Pneumonia: Relationship to Negative RT-PCR Testing. Radiology, 2020: 200343.

［3］Chen J, Qi T, Liu L, et al. Clinical progression of patients with COVID-19 in Shanghai, China. J Infect, 2020, 80 (5): e1-e6.

［4］Wooten WM, Shaffer LET, Hamilton LA. Bedside Ultrasound Versus Chest Radiography for Detection of Pulmonary Edema: A Prospective Cohort Study. J Ultrasound Med, 2019, 38 (4): 967-973.

［5］Fox S, Dugar S. Point-of-care ultrasound and COVID-19. Cleve Clin J Med, 2020 May 14.

［6］Wan DY, Luo XY, Dong W, et al. Current practice and potential strategy in diagnosing COVID-19. Eur Rev Med Pharmacol Sci, 2020, 24 (8): 4548-4553.

［7］Xing C, Li Q, Du H. et al. Lung ultrasound findings in patients with COVID-19 pneumonia. Crit Care, 2020, 24 (1): 174.

［8］Peng QY, Wang XT, Zhang LN, et al. Findings of lung ultrasonography of novel corona virus pneumonia during the 2019-2020 epidemic. Intensive Care Med, 2020, 46 (5): 849-850.

［9］Bian XW, Team CP. Autopsy of COVID-19 victims in China. National Science Review, 2020.

［10］Sekiguchi H, Schenck LA, Horie R, et al. Critical care ultrasonography differentiates ARDS, pulmonary edema, and other causes in the early course of acute hypoxemic respiratory failure. Chest, 2015, 148 (4): 912-918.

［11］Smith MJ, Hayward SA, Innes SM, et al. Point-of-care lung ultrasound in patients with COVID-19 - a narrative review. Anaesthesia, 2020, 10. 1111/anae. 15082.

［12］Vetrugno L, Bove T, Orso T, et al. Our Italian experience using lung ultrasound for identification, grading and serial follow-up of severity of lung involvement for management of patients with COVID-19. Echocardiography, 2020, 37 (4): 625-627.

［13］Poon LC, Yang H, Lee JCS, et al. ISUOG Interim Guidance on 2019 novel coronavirus infection during pregnancy and puerperium: information for healthcare professionals. Ultrasound Obstet Gynecol, 2020, 55 (5): 700-708.

［14］Yassa M, Birol P, Mutlu AM, et al. Lung Ultrasound Can Influence the Clinical Treatment of Pregnant Women With COVID-19. J Ultrasound Med, 2020 Jun 1.

［15］Moro F, Buonsenso D, Moruzzi MC, et al. How to perform lung ultrasound in pregnant women with suspected COVID-19. Ultrasound Obstet Gynecol, 2020, 55 (5): 593-598.

[16] Feng XY, Tao XW, Zeng LK, et al. [Application of pulmonary ultrasound in the diagnosis of COVID-19 pneumonia in neonates]. Zhonghua Er Ke Za Zhi, 2020, 58 (5): 347-350.

[17] Gregorio-Hernandez R, Escobar-Izquierdo AB, Cobas-Pazos J, et al. Point-of-care lung ultrasound in three neonates with COVID-19. Eur J Pediatr, 2020 Jun 5.

[18] Wang D, Hu B, Hu C, et al. Clinical Characteristics of 138 Hospitalized Patients With 2019 Novel Coronavirus-Infected Pneumonia in Wuhan, China. JAMA, 2020, 323 (11): 1061-1069.

[19] Sattarzadeh Badkoubeh R, Almassi N, Farahani MM, et al. The Iranian Society of Echocardiography (ISE) Statement on Performing Echocardiography During the COVID-19 Pandemic. Curr Probl Cardiol, 2020, 45 (8): 100620.

[20] Wu Z, McGoogan JM. Characteristics of and Important Lessons From the Coronavirus Disease 2019 (COVID-19) Outbreak in China: Summary of a Report of 72314 Cases From the Chinese Center for Disease Control and Prevention. JAMA, 2020 Feb 24.

[21] Li B, Yang J, Zhao F, et al. Prevalence and impact of cardiovascular metabolic diseases on COVID-19 in China. Clin Res Cardiol, 2020, 109 (5): 531-538.

[22] Jones VG, Mills M, Suarez D, et al. COVID-19 and Kawasaki Disease: Novel Virus and Novel Case. Hosp Pediatr, 2020, 10 (6): 537-540.

[23] Roca E, Lombardi C, Campana M, et al. Takotsubo Syndrome Associated with COVID-19. Eur J Case Rep Intern Med, 2020, 7 (5): 001665.

[24] Lal S, Hayward CS, Pasquale CD, et al. COVID-19 and Acute Heart Failure: Screening the Critically Ill - A Position Statement of the Cardiac Society of Australia and New Zealand (CSANZ). Heart Lung Circ, 2020, S1443-9506 (20): 30133-30135.

[25] Tal S, Spectre G, Konrnowski R, et al. Venous Thromboembolism Complicated with COVID-19: What Do We Know So Far? Acta Haematol, 2020, 1-8.

[26] Cui S, Chen S, Li X, et al. Prevalence of venous thromboembolism in patients with severe novel coronavirus pneumonia. J Thromb Haemost, 2020, 18 (6): 1421-1424.

[27] Tang N, Li D, Wang X, et al. Abnormal coagulation parameters are associated with poor prognosis in patients with novel coronavirus pneumonia. J Thromb Haemost, 2020, 18 (4): 844-847.

第四节　新型冠状病毒肺炎患者激素治疗的使用或不使用

我国抗击新型冠状病毒肺炎（corona virus disease 2019，COVID-19）目前已经取得了重大战略成果，但在全球来说 COVID-19 的新发病例数仍在持续增长，给世界人民的生命安全造成极大的威胁。COVID-19 往往会诱发机体过度的炎症反应而引起多器官功能衰竭。糖皮质激素能够抑制炎症反应被应用于严重急性呼吸综合征（severe acute respiratory syndrome，SARS）和中东呼吸综合征（Middle East respi-ratory syndrome，MERS）的治疗中。然而，糖皮质激素在 COVID-19 的治疗中仍存在争议。

一、新型冠状病毒肺炎发病特点

1. 炎症反应的加剧　炎症反应是 COVID-19 发病的主要特点，并且炎症因子的上调是预测病情危重程度的重要标志。病毒感染后适当的固有免疫反应是阻挡病毒损伤的第一道防线，然而感染中的免疫失调和过度的免疫反应会导致患者自身的损伤。Han's 研究发现过度的炎症反应是导致 COVID-19 患者临床病情恶化的主要因素，其中把白介素 10 和白介素 6 可以作为预测早期 COVID-19 患者病情危重程度的主要指标。因此，调整过度的炎症反应，抑制炎症相关肺损伤的发生和进展是改善 COVID-19 呼吸功能的重要措施。

2. 肾上腺皮质功能的损伤　重症患者往往存在肾上腺皮质功能不足，冠状病毒的感染能够通过宿主反应，抑制宿主的肾上腺皮质功能。在动物实验中发现，冠状病毒包含的类似于促肾上腺皮质激素（adreno cortico tropic hormone，ACTH）氨基酸序列，在宿主产生抗体清除病毒时，往往会将宿主自身的 ACTH 误识别，并且将肾上腺皮质损伤，进而影响皮质醇的产生，所以，在大部分冠状病毒感染的患者往往存在皮质功能相对不全的表现，此外，在冠状病毒感染患者尸体解剖中也发现肾上腺细胞的坏死，提示病毒感染后存在肾上腺细胞的损伤。但是，这一现象尚未在新型冠状病毒感染患者身上得到确认。

3. 免疫功能紊乱　新型冠状病毒感染后往往会导致患者免疫功能的紊乱。对于冠状病毒感染，既往研究发现与非存在淋巴细胞减少的患者比较，淋巴细胞减少患者体内的皮质醇水平明显升高。新型冠状病毒感染的患者大部分存在淋巴细胞减少，但目前仍缺乏新型冠状病毒感染患者体内皮质醇浓度的变化，如果 COVID-19 患者合并存在淋巴细胞减少和血浆皮质醇浓度的升高，激素的使用可能会加重其不良反应，而并不会发挥激素的有效作用。

二、糖皮质激素对新型冠状病毒肺炎临床治疗的作用

COVID-19 的糖皮质激素治疗仍然存在争议，目前尚未能有随机对照研究证实糖皮质激素对 COVID-19 治疗有效，但是，在一些个案报道中使用甲泼尼龙每天 40～80mg 能够改善临床症状及预后。近期自然杂志报道了一篇新闻，关于低剂量地塞米松治疗 COVID-19 的随机对照命名为 ROCOVERY 的研究，在给予机械通气的 COVID-19 患者每天 6mg 地塞米松连续治疗 10 天与对照组比较能够降低患者的病死率，这篇研究的结果值得期待，但目前还没有发表，因此，对于 COVID-19 的糖皮质激素治疗，目前仍无确切循证医学证据证实其有效性。

三、糖皮质激素对新型冠状病毒肺炎的作用弊大于利

低剂量的糖皮质激素治疗虽然在个案报道中提示能够控制 COVID-19 患者炎症反应，并改善临床预后，但糖皮质激素对于 COVID-19 患者的不良影响还是非常巨大，并影响患者临床预后。

1. 延长病毒清除　新型冠状病毒感染患者体内病毒的载量与病情危重程度相关。不同严重程度

新型冠状病毒感染患者呼吸道病毒载量与严重程度相关，病毒载量高的患者其病情往往更为危重。因此，尽快降低新型冠状病毒载量清除病毒是治疗 COVID-19 的主要手段，但是，糖皮质激素的使用能够延长新型冠状病毒的清除时间。在一项 MERS 的回顾性研究中发现，糖皮质激素的治疗能够延长病毒的清除时间。对于新型冠状病毒，作者本人在武汉的经验及一些个案报道中发现，不管是全身使用激素，还是雾化吸入激素，都能够延长新型冠状病毒的清除，进而影响患者的预后。

2. 诱导淋巴细胞凋亡　糖皮质激素能够诱导淋巴细胞凋亡，可能会进一步损伤 COVID-19 患者的免疫功能。COVID-19 患者往往合并淋巴细胞降低，重症患者的发生率高达 82.8%，并且淋巴细胞下降与患者预后不良相关。既往的研究发现，自身免疫性疾病、过敏性疾病等，糖皮质激素能够促进调节性 T 淋巴细胞扩增，但对于免疫功能抑制的患者，糖皮质激素可能诱导非激活的 T 淋巴细胞凋亡并且减少其比例。对于冠状病毒感染的患者，往往也存在淋巴细胞减少，并且糖皮质激素的使用会导致一些患者淋巴细胞进一步下降。虽然目前尚无糖皮质激素对 COVID-19 患者淋巴细胞影响的研究证据，但糖皮质激素对 COVID-19 患者淋巴细胞的影响值得进一步关注。

3. 继发感染　继发感染是糖皮质激素使用的并发症。在对于病毒感染的肺炎中，糖皮质激素会导致继发感染的发生。对于 H1N1 患者，糖皮质激素的使用会导致继发细菌感染的发生，并且 2019 年针对病毒感染肺炎的荟萃分析提示，糖皮质激素会导致继发性细菌和真菌感染发病率增加，并且会导致患者住院时间延长，因此，COVID-19 患者在使用糖皮质激素时需要警惕继发感染的发生。

4. 影响临床预后　糖皮质激素的使用会影响 COVID-19 患者的临床预后。两项较大的荟萃分析纳入 COVID-19 患者，结果并未能体现出激素治疗的有效性，反而会增加患者的病死率。近期针对 COVID-19 的一项荟萃分析纳入患者的研究，结果提示使用激素虽然能够控制发热的时间，但并不降低 COVID-19 患者的病死率和肺部炎症的持续时间，并且会延长患者的住院时间。因此，目前的研究结果并不支持糖皮质激素能够改善 COVID-19 患者的临床预后。

总之，目前尚无糖皮质激素对于 COVID-19 治疗有效的证据，如果针对患者的炎症反应、免疫功能和血浆皮质醇水平进行精准的治疗，可能够在临床筛选出应用糖皮质激素治疗有效的患者，但需要临床进一步研究的证实。

（东南大学附属中大医院　潘　纯）

参 考 文 献

[1] WHO. WHO Coronavirus Disease (COVID-19) Dashboard. Updated May 25, 2020. 2020. Available from: https: //covid19. who. int/.

[2] Guan WJ, Ni ZY, Hu Y, et al. Clinical Characteristics of Coronavirus Disease 2019 in China. N Engl J Med, 2020, 382 (18): 1708-1720.

[3] Soy M, Keser G, Atagunduz P, et al. Cytokine storm in COVID-19: pathogenesis and overview of anti-inflammatory

agents used in treatment. Clin Rheumatol, 2020, 39 (7): 2085-2094.

[4] Channappanavar R, Fehr AR, Vijay R, et al. Dysregulated Type I Interferon and Inflammatory Monocyte-Macrophage Responses Cause Lethal Pneumonia in SARS-CoV-Infected Mice. Cell Host Microbe, 2016, 19 (2): 181-193.

[5] Han H, Ma Q, Li C, et al. Profiling serum cytokines in COVID-19 patients reveals IL-6 and IL-10 are disease severity predictors. Emerg Microbes Infect, 2020, 9 (1): 1123-1130.

[6] Wheatland R. Molecular mimicry of ACTH in SARS - implications for corticosteroid treatment and prophylaxis. Med Hypotheses, 2004, 63 (5): 855-862.

[7] Panesar NS. What caused lymphopenia in SARS and how reliable is the lymphokine status in glucocorticoid-treated patients? Med Hypotheses, 2008, 71 (2): 298-301.

[8] Dai J, Xiong Y, Li H, et al. Corticosteroid treatment in severe COVID-19 pneumonia: two cases and literature review. Clin Rheumatol, 2020, 39 (7): 2031-2037.

[9] Ledford H. Coronavirus breakthrough: dexamethasone is first drug shown to save lives. 2020. Available from: https: // www. nature. com/articles/d41586-020-01824-5.

[10] Zheng S, Fan J, Yu F, et al. Viral load dynamics and disease severity in patients infected with SARS-CoV-2 in Zhejiang province, China, January-March 2020: retrospective cohort study. BMJ, 2020, 369: m1443.

[11] Arabi YM, Mandourah Y, Al-Hameed F, et al. Corticosteroid Therapy for Critically Ill Patients with Middle East Respiratory Syndrome. Am J Respir Crit Care Med, 2018, 197 (6): 757-767.

[12] Ma SQ, Zhang J, Wang YS, et al. Glucocorticoid therapy delays the clearance of SARS-CoV-2 RNA in an asymptomatic COVID-19 patient. J Med Virol, 2020, 10. 1002/jmv. 26086.

[13] Han Y, Jiang M, Xia D, et al. COVID-19 in a patient with long-term use of glucocorticoids: A study of a familial cluster. Clin Immunol, 2020, 214: 108413.

[14] Zheng Y, Zhang Y, Chi H, et al. The hemocyte counts as a potential biomarker for predicting disease progression in COVID-19: a retrospective study. Clin Chem Lab Med, 2020, 58 (7): 1106-1115.

[15] Tabata S, Imai K, Kawano S, et al. Clinical characteristics of COVID-19 in 104 people with SARS-CoV-2 infection on the Diamond Princess cruise ship: a retrospective analysis. Lancet Infect Dis, 2020, S1473-3099 (20): 30482-30485.

[16] Cari L, De Rosa F, Nocentini G, et al. Context-Dependent Effect of Glucocorticoids on the Proliferation, Differentiation, and Apoptosis of Regulatory T Cells: A Review of the Empirical Evidence and Clinical Applications. Int J Mol Sci, 2019, 20 (5): 1142.

[17] Yang M, Li CK, Li K, et al. Hematological findings in SARS patients and possible mechanisms (review). Int J Mol Med, 2004, 14 (2): 311-315.

[18] Zhang Y, Sun W, Svendsen ER, et al. Do corticosteroids reduce the mortality of influenza A (H1N1) infection? A meta-analysis. Crit Care, 2015, 19 (1): 46.

[19] Ni YN, Chen G, Sun J, et al. The effect of corticosteroids on mortality of patients with influenza pneumonia: a systematic review and meta-analysis. Crit Care, 2019, 23 (1): 99.

[20] Lansbury L, Rodrigo C, Leonardi-Bee J, et al. Corticosteroids as adjunctive therapy in the treatment of influenza. Cochrane Database Syst Rev, 2019, 2 (2): CD010406.

[21] Lu S, Zhou Q, Huang L, et al. Effectiveness and safety of glucocorticoids to treat COVID-19: a rapid review and meta-analysis. Ann Transl Med, 2020, 8 (10): 627.

第五节　新型冠状病毒肺炎相关凝血病

新型冠状病毒肺炎（corona virus disease 2019，COVID-19）的病原体——严重急性呼吸综合征冠状病毒 2（SARS-CoV-2）入侵宿主后，通过与血管紧张素转化酶 2（ACE2）受体结合（该受体可以在多种细胞表达，尤其在Ⅱ型肺泡上皮细胞上高表达），引起大量炎症细胞浸润肺组织进而导致肺和全身炎症反应。有研究表明 COVID-19 并发症包括凝血障碍，表现为高 D- 二聚体水平，而且这与 COVID-19 患者预后不良有关，尸检结果显示：死于 COVID-19 的患者有明显的肺微血管弥漫性微血栓形成。

一、新型冠状病毒肺炎相关性凝血症特征

COVID-19 患者凝血障碍的最初表现为 D- 二聚体浓度显著增加，而活化部分凝血活酶时间（activated partial thromboplastin time，APTT）、凝血酶原时间（prothrombin time，PT）和血小板计数等指标显著改变的相对少见。另外，COVID-19 患者纤维蛋白原水平升高提示机体可能处于高凝状态，血栓弹力图结果也证实了这一点。有报道表明 COVID-19 患者深静脉血栓（DVT）和急性肺栓塞（acute pulmonary embolism，APE）的发病率很高，甚至一些研究者指出，在 ICU 中治疗的重型 COVID-19 患者，即使应用了治疗剂量的肝素，深静脉血栓和急性肺栓塞的发病率也仍然很高。鉴于 COVID-19 相关凝血病的特点，一些指南还建议常规肝素抗凝治疗。当然，抗凝药应用的时机和指征仍然存在争议。Tang 等的研究表明，给予 CPVID-19 患者肝素抗凝治疗可降低 D- 二聚体浓度增加 6 倍以上或 SIC 得分≥ 4 分患者的死亡率。

二、肺血管内凝血病特征

最近，丹尼斯 · 麦戈纳格尔等根据 COVID 凝血病特点提出了肺血管内凝血病（PIC）的概念，他们认为肺血管内凝血病是一种与弥漫性肺内免疫血栓形成有关的类 MARS 综合征。循环系统中 D- 二聚体浓度的增加反映了肺血管床血栓形成与继发纤溶，心肌酶浓度的增加则表明肺动静脉高压引起了急性心室应激反应。

肺血管内凝血病是类 MARS 综合征，这只是丹尼斯的假设，因为在此之前的一些研究报道表明，在 COVID-19 死亡患者的肺组织中有很多巨噬细胞和其他免疫细胞浸润，这是与非典型肺炎（SARS）类似的组织病理学变化。然而，目前还不清楚这些死亡患者是否继发性细菌或真菌性肺炎。然而更多验尸结果显示，COVID-19 的肺病理变化是以淋巴细胞浸润为主，而非巨噬细胞。因此，我们需要进一步探讨 COVID-19 相关急性肺损伤的炎症反应机制和炎症与凝血之间的相互作用。

到目前为止，脓毒症相关凝血病的诊断没有统一标准。脓毒症相关凝血症（sepsis induced coagulopaphy，SIC）评分是由 Toshiaki 等率先提出，只包含两个凝血指标，血小板和 PT，没有纤维蛋白降解产物和纤维蛋白原。许多临床医师认为 SIC 是 DIC 的早期阶段，如果引起脓毒症的原发病病因得不到解决，SIC 可以进展为弥散性血管内凝血（disseminated inrav-ascular coagulation，DIC）。与 SIC 或 DIC 不同，COVID-19 诱发的 PIC 的主要特征是纤溶指标 D- 二聚体的增加，而其他凝血指标的变化并不明显。那么，COVID-19 凝血障碍的变化是否呈现为从 PIC 进展为 SIC，继而进展为 DIC 的线性进程呢？这一点目前还无法确定。我们认为，当 COVID-19 患者发展为 SIC 或 DIC 时，表明患者的凝血功能障碍可能已由肺局部发展为全身。PIC 发展为 SIC 或 DIC 可能涉及因素包括病毒血症、肝功能障碍、继发性感染、继发性多器官功能障碍、休克、严重缺氧和医源性因素，如 CRRT、频繁采血等。

由此可见，深刻理解 COVID-19 凝血病，不仅有助于早期识别高死亡风险的重症患者，及时予以治疗，降低病死率，而且有助于提高 ICU 医师对炎症和凝血交互作用等病理生理机制的认识。

（中国医科大学附属第一医院　丁仁彧　高　翔　马晓春）

参考文献

［1］ Arno RB, Amaal EA, Timens W, et al. Angiotensin-converting enzyme 2 (ACE2), SARS-CoV-2 and the Pathophysiology of Coronavirus Disease 2019 (COVID-19). J Pathol, 2020, 10. 1002/path. 5471.

［2］ Henry BM, Wikse J, Benoit S, et al. Hyperinflammation and Derangement of Renin-Angiotensin-Aldosterone System in COVID-19: A Novel Hypothesis for Clinically Suspected Hypercoagulopathy and Microvascular Immunothrombosis. Clin Chim Acta, 2020, 507: 167-173.

［3］ Wang D, Hu B, Hu C, et al. Clinical Characteristics of 138 Hospitalized Patients With 2019 Novel Coronavirus-Infected Pneumonia in Wuhan, China. JAMA, 2020, 323 (11): 1061-1069.

［4］ Tang N, Li D, Wang X, et al. Abnormal coagulation parameters are associated with poor prognosis in patients with novel coronavirus pneumonia. J Thromb Haemost, 2020, 18 (4): 844-847.

［5］ Zhou F, Yu T, Du R, et al. Clinical course and risk factors for mortality of adult inpatients with COVID-19 in Wuhan, China: a retrospective cohort study. Lancet, 2020, 395 (10229): 1054-1062.

［6］ Ding Y, Wang H, Shen H, et al. The clinical pathology of severe acute respiratory syndrome (SARS): a report from China. J Pathol, 2003, 200 (3): 282-289.

［7］ Ackermam M, Verleden S, Kuehnel M, et al. Pulmonary Vascular Endothelialitis, Thrombosis, and Angiogenesis in Covid-19. N Engl J Med, 2020 May 21.

［8］ Spiezia L, Boscolo A, Poletto F, et al. COVID-19-Related Severe Hypercoagulability in Patients Admitted to Intensive Care Unit for Acute Respiratory Failure. Thromb Haemost, 2020, 120 (6): 998-1000.

［9］ Panigada M, Bottino M, Tagliabue P, et al. Hypercoagulability of COVID-19 Patients in Intensive Care Unit. A Report of

Thromboelastography Findings and Other Parameters of Hemostasis. J Thromb Haemost, 2020, 18 (7): 1738-1742.

[10] Helms J, Taquard C, Severac F, et al. CRICS TRIGGERSEP Group (Clinical Research in Intensive Care and Sepsis Trial Group for Global Evaluation and Research in Sepsis) et al. High Risk of Thrombosis in Patients With Severe SARS-CoV-2 Infection: A Multicenter Prospective Cohort Study. Intensive Care Med, 2020 (4): 1-10.

[11] Cui S, Chen S, Li X, et al. Prevalence of venous thromboembolism in patients with severe novel coronavirus pneumonia. J Thromb Haemost, 2020, 18 (6): 1421-1424.

[12] Llitjos JF, Leclerc M, Chochois C, et al. High Incidence of Venous Thromboembolic Events in Anticoagulated Severe COVID-19 Patients. J Thromb Haemost, 2020, 18 (7): 1743-1746.

[13] Thaohil J, Tang N, Gando S, et al. ISTH Interim Guidance on Recognition and Management of Coagulopathy in COVID-19. J Thromb Haemost, 2020, 18 (5): 1023-1026.

[14] Bikdeli B, Machavan MV, Jimenez D, et al. COVID-19 and Thrombotic or Thromboembolic Disease: Implications for Prevention, Antithrombotic Therapy, and Follow-up: JACC State-of-the-Art Review. J Am Coll Cardiol, 2020, 75 (23): 2950-2973.

[15] Kollias A, Kyriakoulis KG, Dimakakos E, et al. Thromboembolic Risk and Anticoagulant Therapy in COVID-19 Patients: Emerging Evidence and Call for Action. Br J Haematol, 2020, 189 (5): 846-847.

[16] Tang N, Bai H, Chen X, et al. Anticoagulant Treatment Is Associated With Decreased Mortality in Severe Coronavirus Disease 2019 Patients With Coagulopathy. J Thromb Haemost, 2020, 18 (5): 1094-1099.

[17] Oudit GY, Kassiri Z, Jiang C, et al. SARS-coronavirus modulation of myocardial ACE2 expression and inflammation in patients with SARS. Eur J Clin Invest, 2009, 39 (7): 618-625.

[18] Nicholls JM, Poon LL, Lee KC, et al. Lung pathology of fatal severe acute respiratory syndrome. Lancet, 2003, 361 (9371): 1773-1778.

[19] Franks TJ, Chong PY, Chui P, et al. Lung pathology of severe acute respiratory syndrome (SARS): a study of 8 autopsy cases from Singapore. Hum Pathol, 2003, 34 (8): 743-748.

[20] Fox SE, Akmatbekov A, Harbert JL, et al. Pulmonary and cardiac pathology in Covid-19: the first autopsy series from New Orleans. Lancet Respir Med, 2020, S2213-2600 (20): 30243-30245.

[21] Tian S, Hu W, Niu L, et al. Pulmonary pathology of early-phase 2019 novel coronavirus (COVID-19) pneumonia in two patients with lung cancer. J Thorac Oncol, 2020, 15 (5): 700-704.

[22] Iba T, Nisio MD, Levy JH, N. et al. New criteria for sepsis-induced coagulopathy (SIC) following the revised sepsis definition: a retrospective analysis of a nationwide survey. BMJ Open, 2017, 7 (9): e017046.

[23] Iba T, Levy JH, Warkentin TE, et al. the Scientific and Standardization Committee on DIC atSaSCoPaCCotISoTaH. Diagnosis and management of sepsis-induced coagulopathy and disseminated intravascular coagulation. Journal of Thrombosis and Haemostasis. 2019, 17 (11): 1989-1994.

[24] Renyu Ding, Zhong Wang, Yuan Lin, et al. Comparison of a New Criteria for Sepsis-Induced Coagulopathy and International Society on Thrombosis and Haemostasis Disseminated Intravascular Coagulation Score in Critically Ill Patients With Sepsis 3. 0: A Retrospective Study. Blood Coagul Fibrinolysis, 2018, 29 (6): 551-558.

[25] Iba T, Levy JH, Yamakawa K, et al. Proposal of a two-step process for the diagnosis of sepsis-induced disseminated intravascular coagulation. J Thromb Haemost, 2019, 17 (8): 1265-1268.

第三章 脓 毒 症

第一节 毛细血管充盈时间——液体复苏的新目标

休克是患者入住重症监护病房（intensive care unit，ICU）及死亡的最重要原因之一。在解除休克原因的基础上，早期液体复苏是减少患者器官衰竭和死亡的关键因素。理想的液体复苏应该是一个精确的、个体化的滴定过程，复苏不足可导致组织持续缺氧，而复苏过度会造成液体过负荷，进而加重肺水肿、延长机械通气时间等后果，甚至死亡。因此该采用何种指标来指导液体复苏，始终处于争论的焦点。

一、液体复苏的传统目标

目前的临床实践中，液体复苏终点的判断主要基于中心循环相关参数和组织代谢指标。前者包括平均动脉压、中心静脉压、心输出量等。然而诸多研究发现，危重症患者中心循环参数的正常化并不能带来病死率的下降。这是因为危重症患者在病情发展及复苏过程中，中心循环与微循环的变化可能并不一致，中心循环参数并不能反映组织灌注的情况，即存在“脱耦联”现象。经过复苏及血管活性药物等治疗虽然可使中心循环参数稳定在正常范围，但微循环灌注可能并未得到有效改善，也就没有达到休克治疗的根本目的。这种大循环与微循环脱耦联的发生是病情恶化的早期预警指标，与患者的不良预后密切相关。

因此，中心循环稳定仅仅是复苏过程的第一步，微循环的改善才是危重症患者治疗的关键。随着中心循环紊乱逐渐纠正后，液体复苏进入优化阶段，此时重点应转移至微循环状态和器官灌注。那么该如何准确地判断和监测微循环？目前被广泛认同的监测指标包括：乳酸、中心静脉血氧饱和度、动静脉二氧化碳分压差、胃黏膜 pH 值等，均为间接反映微循环的指标。例如《拯救脓毒症运动指南》推荐每 2～4 小时监测乳酸水平直至正常，以此指导液体复苏。但单纯依靠乳酸水平变化具有局限性，如导致持续高乳酸血症的原因不只是组织低灌注，存活患者乳酸清除率亦低，或由于条件所限无法实现乳酸监测。Hernandez 等在感染性休克液体复苏过程中的动态监测表明，乳酸的变化呈双相表现，即早期（前 6 小时）迅速下降，随后下降速度趋于平缓，部分持续高乳酸血症患者甚至需要 1 周才能恢复至正常水平。如果把乳酸全程作为液体复苏的终点，患者将面临极大的液体过负荷风险。

因此我们需要寻找更直观、实时地监测微循环状态的方法。在重症患者中，深部器官微循环难以直接监测。而外周皮肤与肌肉的血流往往最早被牺牲，外周循环的改变甚至早于血压、心率的波动，又最后被恢复，可以敏感、准确地反映机体最差的微循环状态。最新的《重症血流动力学治疗——北京共识》中指出，外周循环接近于微循环。目前研究较多的外周循环评估指标包括：毛细血管充盈时间、花斑评分、外周皮肤 - 中心温度差、灌注指数、组织血氧饱和度、经皮氧分压和二氧化碳分压、血管阻断试验、氧负荷试验和正交偏振光谱成像或旁流暗视野成像等。其中毛细血管充盈时间（capillary refill time，CRT）是外周循环监测最便捷、最常用的观察指标。

二、毛细血管充盈时间的基本概念

毛细血管充盈时间的基本定义是远端毛细血管床在受压后恢复其原有颜色所需要的时间，为临床医师通过毛细血管再充盈试验获取的定量数据。这一概念最初用于识别外周血管疾病，于 20 世纪 80 年代开始用作休克的分级判断指标，但因其敏感度与特异度存在争议，曾一度被舍弃。

1981 年 Champion 等最先将 CRT 上限定义为 2 秒。考虑到年龄、性别等影响因素，对 CRT 标准一概而论并不合适，所以后人陆续对 CRT 上限做出修正：女性 2.9 秒，老年人 4.5 秒，儿童 2～3 秒。2011 年版《儿童高级生命支持指南》指出 CRT 的正常上限为 2 秒，2015 年国内《重症血流动力学治疗——北京共识》中提出健康人群的 CRT 应小于 4.5 秒。两个权威指南都未说明研究依据，推测正常上限设置的不同可能与年龄因素有关。

三、毛细血管充盈时间在液体复苏中的应用

越来越多的研究表明，CRT 与重症患者临床结局有关。更重要的是，CRT 已不仅仅是反映微观血流动力学的窗口，而是作为评估组织灌注的方法。CRT 监测简便、经济且无创，尤其在紧急情况（如急诊室）或医疗条件有限的地区具有得天独厚的优势。Lara B 等报道，脓毒症伴高乳酸血症患者入急诊室时，CRT 异常比例为 31%；经液体复苏后仍有 8.4% 的患者 CRT 延长，不良事件发生率及住院死亡率均明显升高。此外，CRT 正常者机械通气、肾替代治疗及 ICU 入住比例明显降低。Lime A 等报道，休克患者经液体复苏后，即使血流动力学已恢复稳定，仍有部分患者表现出持续的外周灌注异常（CRT＞5 秒），且与高乳酸、继发器官衰竭和高死亡率息息相关。如果遵循传统的治疗理念，因血压达标而在此时就停止液体复苏，那么此部分患者仍处于休克未纠正的代偿状态，仍将面临不良的临床结局。因此监测 CRT 可以提示临床医师对此类患者加以关注，调整优化治疗方案。

虽然 CRT 可以作为预测感染性休克患者预后的指标之一，但是以 CRT 作为终点指导液体复苏的研究仍属少数，直至近几年才逐渐崭露头角。主张外周灌注导向治疗的学者认为，CRT 可以在周围组织血流层面上对液体复苏做出实时应答。如果外周组织灌注指标已经恢复正常，我们就有理由确信液体复苏量已经足够，此时应过渡至相对保守的治疗阶段，避免液体过量。2015 年，van Genderen 等发表了第一个基于外周灌注指标（包括 CRT、外周灌注指数、前臂 - 指尖温度差、组织氧饱和度）作为感染性休克患者液体复苏终点的随机对照临床试验，表明试验组静脉补液量更少，住院时间缩短，序贯器官衰竭估计（sequential organ failure assessment，SOFA）评分降低。在众多组织灌注参数中，CRT 最为灵敏，最早在液体复苏 2 小时后就会发生变化；且如果在 6 小时内 CRT 恢复正常，提示液

体复苏成功，反之则提示休克恶化。Jacquet-Lagrèze M 等报道，被动抬腿试验过程中 CRT 的变化值可以很好地预测患者的液体反应性，说明 CRT 可能成为识别复苏患者的一个新指标。

最近在 *JAMA* 上发表的一项多中心随机临床试验 ANDROMEDA-SHOCK 表明，以 CRT 作为外周循环导向的液体复苏策略和以血乳酸（Lac）为导向的液体复苏策略相比，主要研究终点——28 天死亡率两组结果无统计学差异（34.9% *vs*.43.4%，$P=0.06$）。然而从临床角度来看，CRT 组 28 天死亡率均值下降 8.5%，这一数值是非常可观的，仅凭刻板的统计学结果（即 $P>0.05$）就判定阴性结论值得推敲。同时次要研究终点显示，CRT 组 SOFA 评分降低，液体入量更少（在 8 小时长的研究期内两组补液量差距可达 1500ml），继而使液体过负荷的风险降低。在亚组分析中，基线器官功能衰竭较少的患者（SOFA 评分＜10 分）经 CRT 导向的液体复苏后，28 天死亡率降低。因此该研究团队再次对 ANDROMEDA-SHOCK 的数据进行贝叶斯统计分析，CRT 组 28 天死亡率下降的绝对值经推算可达 9%，且与 Lac 组相比具有统计学意义（$P=0.022$），CRT 组患者 72 小时 SOFA 评分更低。

四、毛细血管充盈时间监测的局限性及展望

CRT 影响因素众多，包括年龄、性别、环境温度和光线以及施加的压力和部位。对 CRT 的评估主观性强，缺乏标准化操作流程和可重复性。2019 年发表的最新研究表明，肉眼评估 CRT 的精确性和稳定性都低于偏振光谱仪的定量分析，导致对 CRT 的估计过于乐观；而专业人士（医师、经验丰富的护士）的判断与非专业人士（医疗秘书）相比并无优势。另外，对 CRT 结果的解读尚无统一标准。上述因素都限制了其在临床上的广泛应用。

为了使 CRT 在液体复苏中得到更广泛的应用，可以从以下方面进行完善：制定标准化的操作流程，测量使用秒表或精密计时器，重复测量取平均值，明确界定阈值区间和复苏终点。Anderson 等测量了 1000 名健康成人的 CRT，间隔 1 分钟重复测量 2 次，结果表明 CRT 差值平均为 0.1 秒，具有可重复性。测量时尽量选择胸骨、膝盖等一致性较好的部位。经过培训的 ICU 医师使用仪器进行客观测量，可信度高于主观测量。

（中山大学附属第一医院 聂 垚 司 向 管向东）

参 考 文 献

［1］ He HW, Liu DW, Long Y. Shock resuscitation: macrocirculation-microcirculation couple. Zhonghua Yi Xue Za Zhi, 2018, 98: 2781-2784.

［2］ Hallisey SD, Greenwood JC. Beyond Mean Arterial Pressure and Lactate: Perfusion End Points for Managing the Shocked Patient. Emerg Med Clin North Am, 2019, 37: 395-408.

［3］ Greenwood JC, Orloski CJ. End Points of Sepsis Resuscitation. Emerg Med Clin North Am, 2017, 35: 93-107.

［4］ Rhodes A, Evans LE, Alhazzani W, et al. Surviving Sepsis Campaign: International Guidelines for Management of

Sepsis and Septic Shock: 2016. Intensive Care Med, 2017, 43: 304-377.
[5] Hernandez G, Luengo C, Bruhn A, et al. When to stop septic shock resuscitation: clues from a dynamic perfusion monitoring. Ann Intensive Care, 2014, 4: 30.
[6] 刘大为，王小亭，张宏民，等. 重症血流动力学治疗——北京共识. 中华内科杂志，2015，54：248-271.
[7] Champion HR, Sacco WJ, Carnazzo AJ, et al. Trauma score. Crit Care Med, 1981, 9: 672-676.
[8] Schriger DL, Baraff L. Defining normal capillary refill: variation with age, sex, and temperature. Ann Emerg Med, 1988, 17: 932-935.
[9] Misango D, Pattnaik R, Baker T, et al. Haemodynamic assessment and support in sepsis and septic shock in resource-limited settings. Trans R Soc Trop Med Hyg, 2017, 111: 483-489.
[10] Lara B, Enberg L, Ortega M, et al. Capillary refill time during fluid resuscitation in patients with sepsis-related hyperlactatemia at the emergency department is related to mortality. PLoS ONE, 2017, 12: e0188548.
[11] Lima A, Jansen TC, van Bommel J, et al. The prognostic value of the subjective assessment of peripheral perfusion in critically ill patients. Crit Care Med, 2009, 37: 934-938.
[12] van Genderen ME, Engels N, van der Valk RJP, et al. Early peripheral perfusion-guided fluid therapy in patients with septic shock. Am J Respir Crit Care Med, 2015, 191: 477-480.
[13] Hernandez G, Pedreros C, Veas E, et al. Evolution of peripheral vs metabolic perfusion parameters during septic shock resuscitation. A clinical-physiologic study. J Crit Care, 2012, 27: 283-288.
[14] Jacquet-Lagrèze M, Bouhamri N, Portran P, et al. Capillary refill time variation induced by passive leg raising predicts capillary refill time response to volume expansion. Crit Care, 2019, 23: 281.
[15] Hernández G, Ospina-Tascón GA, Damiani LP, et al. Effect of a Resuscitation Strategy Targeting Peripheral Perfusion Status vs Serum Lactate Levels on 28-Day Mortality Among Patients With Septic Shock: The ANDROMEDA-SHOCK Randomized Clinical Trial. JAMA, 2019, 321: 654-664.
[16] Toll John R, Henricson J, Anderson CD, et al. Man versus machine: comparison of naked-eye estimation and quantified capillary refill. Emerg Med J, 2019, 36: 465-471.
[17] Bridges E. CE: Assessing Patients During Septic Shock Resuscitation. Am J Nurs, 2017, 117: 34-40.
[18] Anderson B, Kelly A-M, Kerr D, et al. Impact of patient and environmental factors on capillary refill time in adults. Am J Emerg Med, 2008, 26: 62-65.
[19] Ait-Oufella H, Bige N, Boelle PY, et al. Capillary refill time exploration during septic shock. Intensive Care Med, 2014, 40: 958-964.

第二节　改善脓毒症淋巴细胞耗竭——免疫检查点抑制剂的新探索

免疫检查点是免疫系统中起抑制作用的调节分子，其对于维持自身耐受、防止自身免疫反应，以及通过控制免疫应答的时间和强度而使组织损伤最小化等至关重要。其抑制剂现已广泛应用于癌症的免疫治疗。与某些肿瘤的免疫状态相似，脓毒症后期也存在免疫抑制状态。所以本文主要探索免疫抑制剂在脓毒症中的作用。

一、淋巴细胞耗竭是脓毒症预后差的重要因素

脓毒症仍然是高度致死性疾病，每 2～3 例院内死亡中就有 1 例为脓毒症患者。急性期治疗涉及多种途径，包括快速使用抗生素、进行大量液体复苏、进行血流动力学支持以及通过引流或切除感染源来控制感染部位。大多数脓毒症患者在疾病初始急性期中存活，但在几天或几周后的后续并发症中死亡。现亟须新的治疗方法来解决这些威胁生命的并发症。

几乎所有长期的脓毒症患者都可以在最初的高炎症阶段幸存下来，然后发展为免疫抑制的长期阶段，其特征在于潜伏病毒的激活，继发于医院的二次感染、器官衰竭以及死亡。

脓毒症诱导的免疫抑制的特性之一是 T 细胞耗竭。T 细胞耗竭有三大特征。首先，耗竭的 T 细胞效应器功能受损。其中的一个例子是在脓毒症时，机体无法正常使用细胞因子对体外抗原做出攻击反应。第二，耗竭的 T 细胞表面上，抑制性免疫检查点分子的表达持续增加。例如，在脓毒症患者中可以看到程序性细胞死亡受体 1（PD-1）及其配体（PD-L1）的表达增加。PD-1 的上调导致 T 细胞功能抑制，关键细胞因子如干扰素 γ（IFN-γ）产生减少，细胞凋亡增加。PD-1/PD-L1 的这种上调与动物脓毒症模型和脓毒症患者的死亡或发病风险增加相关。但重要的是，PD-1 既不是唯一的也不是与 T 细胞衰竭有关的最重要的抑制性免疫检查点分子。第三，耗竭的 T 细胞具有独特的转录状态，从而损害了高效的 T 细胞记忆的发生和持久性。耗竭的 T 细胞上转录状态的改变尚未在细菌性脓毒症中得到验证，但在高病毒载量的病毒感染患者和癌症生物学中已得到充分表征。在脓毒症患者淋巴细胞的体外实验中，使用抗体阻断 PD-1 或 PD-L1，减少了正在加速的淋巴细胞凋亡，并恢复了一些免疫细胞效应器功能，不同免疫佐剂对重组白介素 7 具有最大的反应性。

二、针对不同免疫检查点治疗脓毒症 T 淋巴细胞耗竭的问题

以下将分别阐述 PD-1、细胞毒性 T 淋巴细胞相关蛋白 4（CTLA-4）和 T 细胞激活抑制物免疫球蛋白可变区结构域（v-domain immunoglobulin suppressor of T-cell activation，VISTA）等多种检查点调节因子，在脓毒症后期免疫调节中的作用及其对脓毒症后期免疫抑制的贡献。

1. 程序性细胞死亡受体 1　如前所述，脓毒症的特征在于全身性免疫功能障碍。与其他免疫相关疾病一样，如癌症和慢性病毒感染，脓毒症的发展也与 T 细胞无反应性有关。淋巴细胞活性对免疫功能障碍的巨大影响促使 Huang 等研究了 PD-1 在脓毒症发展中的作用。该研究小组发现，通过盲肠结扎穿刺术（cecum ligation and puncture，CLP）进行腹腔内脓毒症感染后，成年 PD-1-/- 小鼠具有生存优势。PD-1 缺陷小鼠维持巨噬细胞功能，细菌清除率提高，炎性细胞因子产生减少。Young WA 等使用新生盲肠浆液技术在新生鼠脓毒症模型中做生存分析：与野生型小鼠对比，PD-1 缺乏促进了新生儿小鼠的存活，但却没有改变杀菌效果。

Monaghan 等通过分析脓毒性休克患者的 PD-1 表达模式和细胞因子谱，扩展了成年小鼠的发现。与健康对照组相比，在脓毒症患者中循环单核细胞、粒细胞和淋巴细胞上的 PD-1 表达显著上调。这

种上调与 IFN-γ、白介素 4 和白介素 2 水平呈正相关，这与辅助性 T 细胞 1/2（Th1/2）反应和细胞因子风暴有关。PD-1 表达和细胞因子产生的上调也与疾病的严重程度相关，由急性生理与慢性健康评分（APACHE）II 来确定。因此，疾病严重程度的增加（APACHE II＞20 分）与 PD-1 过度表达相关的研究证明了阻断 PD-1 作为脓毒症治疗干预的潜力。

2. 细胞毒性 T 淋巴细胞相关蛋白 4　CTLA-4 被认为是脓毒症免疫抑制的关键介质。Inoue 等的早期研究表明，使用 CLP 模型进行脓毒症造模后，$CD4^+$ T 细胞，$CD8^+$ T 细胞和 Tregs 上的 CTLA-4 表达增加。腹腔内给予抗 CTLA-4 抗体可产生剂量依赖性的存活率的改变：低剂量使用可显著提高生存率，并减少脓毒症诱导的脾细胞凋亡；大剂量使用抗 CTLA-4 抗体的保护作用较弱，导致死亡率增加。

CTLA-4 在原发性和继发性白色念珠菌真菌脓毒症的病理生理中也显示出重要作用。无论是尾静脉注射诱导的原发性脓毒症，或是 CLP 72 小时后再经尾静脉注射诱导的继发性模型，小鼠经抗 CTLA-4 抗体治疗后，存活率均得到改善。这种改善与脾细胞来源的 IFN-γ 的产生增加有关，表明体内 CTLA-4 表达抑制了这种保护性的 IFN-γ 表型。

CTLA-4 在脓毒性免疫抑制中的作用延伸到了病毒病原体，在两种当代的高度病态病毒——人类免疫缺陷病毒（human immunodeficiency virus，HIV）和丙型肝炎病毒的致病机制中发挥着重要作用。尽管当前的抗反转录病毒疗法通过抑制病毒复制极大地改善了艾滋病的长期结局，但体内潜在的 HIV 储存已被证明是最终治愈疾病的主要障碍。CTLA-4 $CD4^+$ T 细胞已被鉴定为潜在的病毒颗粒的主要储存库，因此是未来治疗的靶标。此外，CTLA-4 的特定遗传变异与慢性丙型病毒肝炎感染相关，这表明某些变异可能使个体在病毒暴露时存在慢性转化的风险。

3. T 细胞激活抑制物免疫球蛋白可变区结构域　尽管 VISTA 主要是在癌症和自身免疫性疾病的背景下讨论的，但 Bharaj 等的一项最新研究表明：CLP 造成脓毒症模型后，在人源化骨髓、肝、胸腺（BLT）小鼠中单核细胞上 VISTA 上调了。BLT 小鼠具有严重的免疫缺陷的非肥胖糖尿病表型，并产生炎性单核细胞。在 BLT 小鼠中进行 CLP 后，单核细胞上 VISTA 表达显著上调。这些结果支持 VISTA 在激活单核细胞和促进脓毒症发展过程中的炎症反应中的作用。

综上所述，基于大量的临床前和临床研究，有大量证据表明免疫抑制在脓毒症中起有害作用。靶向治疗可能在脓毒症期间逆转先天性和适应性系统低反应性的免疫检查点而使脓毒症患者受益。但是，这种治疗需要根据特定患者的免疫状况进行个体化治疗。总而言之，单独或联合使用免疫检查点抑制剂进行治疗有望成为未来脓毒症免疫治疗的方向。

（哈尔滨医科大学附属肿瘤医院　王常松）

参考文献

[1] Fleischmann C, Scherag A, Adhikari NK, et al. International Forum of Acute Care, Assessment of Global Incidence and Mortality of Hospital-treated Sepsis. Current Estimates and Limitations. Am J Respir Crit Care Med, 2016, 193 (3): 259-272.

[2] Daviaud F, Grimaldi D, Dechartres A, et al. Timing and causes of death in septic shock. Ann Intensive Care, 2015, 5 (1): 16.

[3] Venet F, Monneret G. Advances in the understanding and treatment of sepsis-induced immunosuppression. Nat Rev Nephrol, 2018, 14 (2): 121-137.

[4] Wherry EJ, Kurachi M. Molecular and cellular insights into T cell exhaustion. Nat Rev Immunol, 2015, 15 (8): 486-499.

[5] Boomer JS, To K, Chang KC, et al. Immunosuppression in patients who die of sepsis and multiple organ failure. JAMA, 2011, 306 (23): 2594-2605.

[6] van der Poll T, van de Veerdonk FL, Scicluna BP, et al. The immunopathology of sepsis and potential therapeutic targets. Nat Rev Immunol, 2017, 17 (7): 407-420.

[7] Patera AC, Drewry AM, Chang K, et al. Frontline Science: Defects in immune function in patients with sepsis are associated with PD-1 or PD-L1 expression and can be restored by antibodies targeting PD-1 or PD-L1. J Leukoc Biol, 2016, 100 (6): 1239-1254.

[8] Thampy LK, Remy KE, Walton AH, et al. Hotchkiss, Restoration of T Cell function in multi-drug resistant bacterial sepsis after interleukin-7, anti-PD-L1, and OX-40 administration. PLoS One, 2018, 13 (6): e0199497.

[9] Huang X, Venet F, Wang YL, et al. Ayala, PD-1 expression by macrophages plays a pathologic role in altering microbial clearance and the innate inflammatory response to sepsis. Proc Natl Acad Sci USA, 2009, 106 (15): 6303-6308.

[10] Young WA, Fallon EA, Heffernan DS, et al. Ayala, Improved survival after induction of sepsis by cecal slurry in PD-1 knockout murine neonates. Surgery, 2017, 161 (5): 1387-1393.

[11] Monaghan SF, Thakkar RK, Tran ML, et al. Heffernan, Programmed death 1 expression as a marker for immune and physiological dysfunction in the critically ill surgical patient. Shock, 2012, 38 (2): 117-122.

[12] Inoue S, Bo L, Bian J, et al. Hotchkiss, Dose-dependent effect of anti-CTLA-4 on survival in sepsis. Shock, 2011, 36 (1): 38-44.

[13] Chang KC, Burnham CA, Compton SM, et al. Hotchkiss, Blockade of the negative co-stimulatory molecules PD-1 and CTLA-4 improves survival in primary and secondary fungal sepsis. Crit Care, 2013, 17 (3): R85.

[14] McGary CS, Deleage C, Harper J, et al. Paiardini, CTLA-4 (+)PD-1 (-) Memory CD4 (+) T Cells Critically Contribute to Viral Persistence in Antiretroviral Therapy-Suppressed, SIV-Infected Rhesus Macaques. Immunity, 2017, 47 (4): 776-788, e5.

[15] Sepahi S, Pasdar A, Gerayli S, et al. Meshkat, CTLA-4 Gene Haplotypes and the Risk of Chronic Hepatitis C Infection; a Case Control Study. Rep Biochem Mol Biol, 2017, 6 (1): 51-58.

[16] Bharaj P, Ye C, Petersen S, et al. Gene array analysis of PD-1H overexpressing monocytes reveals a pro-inflammatory profile. Heliyon, 2018, 4 (2): e00545.

第三节 关注亚型——脓毒症治疗不能“一刀切”

脓毒症在全球范围内都具有非常高的发病率和死亡率，是导致重症患者死亡的首要原因。2016

年发表的第三版脓毒症定义，将其定义为感染引起失调的宿主反应所导致的致命性器官功能不全。其实，从本质上看，脓毒症不是某一个具体的疾病，而是一个感染引起的导致器官功能不全的综合征，多因而同果，因此存在非常大的异质性。近年来，许多大规模多中心临床试验，都以阴性结果告终，甚至有学者提出脓毒症是临床试验的“坟墓”，也进一步佐证了脓毒症存在很大的异质性，需要对其进行分门别类，探讨亚型，不仅是为了更好地判断临床特点和预后，更重要的是为了针对不同的亚型采取精准治疗，进而改善脓毒症患者的预后。

一、不同类型的脓毒症亚型

目前关于脓毒症亚型的研究还处于初步阶段，还没有关于纳入指标和研究方法的统一规范。根据分类基础不同，脓毒症亚型主要分为以下几类：①基于基因组学指标的脓毒症内型；②基于生物标志物的脓毒症亚型；③基于临床数据的表型。这些不同亚型的分类依据、数据来源、预后指标和治疗异质性都各有特点，下面进行详细阐述。

1．基于基因组学的脓毒症亚型　关于基因组学脓毒症亚型的研究多为前瞻性的小样本队列研究。来自英国的Davenport等2016年的一项前瞻性队列研究，探索数据库来自265例社区获得性肺炎所导致的脓毒症患者，检测外周血白细胞的全基因表达，通过聚类来确立不同的脓毒症亚型，然后在另外106例患者中验证上述亚型。本研究确立了2个脓毒症亚型，即脓毒症反应特征（sepsis response signatures，SRS）1型（108例，41%）和SRS 2型。SRS 1型表现出免疫抑制特性，包括内毒素耐受、T细胞衰竭和人类白细胞抗原（human leukocyte antigen，HLA）Ⅱ表达下调。临床特征方面SRS 1型疾病严重程度更重，更容易出现低血压和使用血管活性药物。SRS 1型的14天、28天和6个月死亡率也均显著高于SRS 2型。上述结果在验证数据库中均得到了很好的验证。另外一项关于基因组学脓毒症亚型的研究同样来自英国，探索数据来自306例脓毒症患者，第一验证数据为216例脓毒症患者，第二验证数据为上述Davenport等的265例社区获得性肺炎所导致的脓毒症患者。基因检测为包含140个基因的外周血全基因表达。结果发现4个脓毒症亚型，即Mars 1～4型，其中Mars 1型病情最重，发生休克的比例最高，死亡率也显著高于其他三型。并且二磷酸甘油酸变位酶（BPGM）和三磷酸腺苷结合蛋白家族B转运因子2（TAP2）基因对于Mars 1型的诊断具有特异度。以上两项研究纳入的均为成人脓毒症患者。Wong等的研究旨在探索儿童脓毒症的基因组学亚型。该研究的探索数据纳入了168例儿童脓毒症患者，验证数据为132例脓毒症患者，检测了100个基因。结果将儿童脓毒症患者分成A和B两个亚型，其中A型的病情更重，预后更差。并且该研究还分析了不同亚型对糖皮质激素治疗的异质性，发现A型患者糖皮质激素治疗显著获益，而B型则为阴性结果。

另外3项基于基因组学脓毒症亚型的研究也与上述结果类似或基于上述亚型，并且Wong等的另一项在儿童脓毒症中的研究同样发现了不同亚型对糖皮质激素治疗的异质性。

上述这些脓毒症亚型的优点是从根源上分型，与肿瘤等传统疾病的分型及精准治疗类似。缺点是研究的样本量都较小，并且基因的检测时间长，而脓毒症病情急、变化快，临床决策需要非常及时、随时调整。另外，基因检测的费用也较高。

2．基于生物标志物和临床指标的脓毒症亚型　这一类脓毒症亚型的研究都来自于美国Calfee教授的团队，该团队研究所纳入的患者都来自于既往的 RCT 研究，因此不仅可以探索不同亚型的临床特征及预后情况，还可以分析不同亚型对于某种治疗的效果差异。起初该团队研究的是急性呼吸窘迫综合征（acute respiratory distress syndrome，ARDS）的亚型，他们根据临床指标和 8 个生物标志物指标，采用聚类统计的方法（非监督机器学习），将 ARDS 患者分成 2 个亚型，2 型具有高炎症反应型，病情更重，死亡率更高。并且对于 2 型患者，高呼气末正压（positive end-expiratory pressure，PEEP）治疗能降低死亡率，1 型则相反，高 PEEP 治疗增加死亡率。

2018 年该团队又对既往的一项关于辛伐他汀治疗 ARDS 的多中心 RCT（HARP-2）的数据进行了二次分析。该研究纳入了 540 例脓毒症引起的 ARDS 患者。同样根据临床治疗和生物标志物，进行聚类分析，确立了 2 个亚型，1 型的炎症反应性更高，预后更差，28 天死亡率更高。HARP-2 研究的原始结果为阴性结果，但本研究二次分析后发现，对于高炎症反应性的 1 型患者，辛伐他汀能显著降低患者的死亡率，而 2 型则不能。然而，同年，该团队的另外一项对于既往 RCT 的二次数据分析，虽然也发现了 2 个亚型，并且 1 型为高炎症反应性、预后更差，但却没有发现两个亚型对阿托伐他汀治疗的异质性。

3．基于临床大数据的脓毒症亚型　脓毒症患者的特点为病情重、发展快，需要临床上快速做出决策，因此，对于临床医师来说，可能没有足够的机会去花数天时间等待基因组学的结果。而另一方面，脓毒症患者正因为病情危重，所以拥有非常丰富的电子病历资料，因此对于这类患者，应用快速获取的、丰富的临床数据来进行分型似乎更具有临床可实施性。

对于脓毒症而言，2019 年度影响最大的文章，无疑是来自美国匹兹堡大学的 Seymour 等发表在 *JAMA* 上，根据临床大数据和机器学习方法探索脓毒症表型的研究。该研究采用聚类统计、机器学习及模拟的方法回顾性分析数据。在 2 万多例脓毒症患者中根据 29 个早期临床指标，确定了 α、β、γ 和 δ4 个表型，并在另外 4 万多例脓毒症患者、1 个既往队列研究和 3 个既往 RCT 的数据中验证上述表型。研究结果发现上述 4 种脓毒症表型具有不同的临床特征：α 表型最常见，使用升压药物剂量最小；β 表型患者年龄较大，合并症多，如肾功能不全；γ 表型患者炎症反应和呼吸功能不全更多；δ 表型更多发生肝功能不全及休克。4 种表型 28 天和 365 天死亡率显著不同，并且炎症标志物的水平也存在显著差异。模拟模型还发现，在既往的 RCT 数据中，改变表型频率能够显著改变试验结果。该研究开创性地应用重症医学中比较容易获取的早期临床指标，应用大数据和机器学习的方法确定了与宿主反应、临床预后和治疗效果相关的 4 种表型，具有重要意义。但关于大数据和精准治疗方面，不同医院数据的异质性和统计模型的选择仍是未来研究需考虑的方面。

国内浙江的章仲恒团队根据 MIMIC Ⅲ 数据库的临床资料，纳入了 14 993 例脓毒症患者，亦采用聚类统计学的方法，基于 24 小时内的临床指标，将脓毒症患者分成 4 个亚型，1 型为相对轻的患者，2 型的特征为呼吸功能不全，3 型为多器官功能不全和休克，4 型为神经功能不全。其中，3 型的 90 天病死率和住院病死率均显著高于其他亚型，1 型的死亡率最低。3 型患者液体入量最多，并且对于该型患者，液体入量多能降低病死率，而对于 4 型患者液体入量多反倒增加病死率。

对于基于临床大数据的脓毒症分型，其优点是数据来自真实世界，获取简单，时效性强，费用低。但也存在一些缺点：①电子病历数据异质性大，指标繁杂，缺少统一标准；②数据缺失严重，部分指标的缺失率非常大，数据插补后会影响聚类的效果；③各项临床指标的选择时间窗不统一；④缺乏微生物和生物标志物等感染密切相关指标。

二、脓毒症亚型与精准治疗

如前所述，脓毒症是不同原因感染所导致的致命性器官功能不全，因此，脓毒症是一个综合征，治疗上不能“一刀切”，可能需要根据类别进行精准治疗。最近关于脓毒症亚型的一些研究，为脓毒症的精准治疗开辟了崭新的道路，不同亚型对于某种治疗的异质性，也让我们看到了脓毒症治疗的希望。

正如前所述，基于基因组学的亚型中，Wong 等在儿童脓毒症中的两个研究都分析了不同亚型对于糖皮质激素治疗的效果，结果均发现，免疫抑制、病情重、预后差的亚型（A 型）患者，糖皮质激素治疗能显著降低病死率，而对于病情相对轻的 B 型则不能降低病死率。Calfee 团队的 4 篇文章都是对既往 RCT 数据的二次分析，这 4 篇文章纳入指标和方法学类似，都确定了两个亚型，即高炎症反应的 1 型和低炎症反应的 2 型，3 篇文章发现了不同亚型的治疗异质性，另外一篇则对阿托伐他汀治疗不同亚型间没有治疗异质性。Seymour 等基于临床大数据的脓毒症表型，通过模拟的方法发现，既往的 RCT 数据中，改变某一表型患者出现的频率能够显著改变治疗的结果，即增加某一亚型的患者比例可能会使原本阴性的结果变为阳性，或者使原本阳性的结果变为阴性。国内章仲恒等基于 MIMIC III 数据发表在 *Critical Care* 上的文章，同样发现不同类型的患者对于液体治疗的效果存在差异。

确实，关于亚型的研究让我们看到了脓毒症精准治疗的希望，但无论是脓毒症亚型，还是精准治疗都仅仅是起步阶段，还有很多方面有待完善。如：①究竟应该选择基因组学指标、炎症标志物指标、易于获取的临床指标，还是某几种指标的组合？目前没有定论，还需要大量研究来验证。②人工智能蓬勃发展，机器学习将各种复杂的算法变为可能，为疾病的分类提供了很多便捷，但大部分临床医师并不能很好地理解这些模型建立的原理和方法，因此在机器学习与临床结合方面可能会存在鸿沟，因此，究竟选用什么样的模型？哪种模型能达到统计和临床意义的完美结合？这些问题也存在很大的研究空间。③我们寄希望于脓毒症的亚型能为我们带来治疗上的惊喜，希望各种治疗在不同的亚型间能体现出不同的治疗效果，但这些基于既往 RCT 的数据二次分析还存在很大的局限性，未来可能需要通过亚型来指导前瞻性的临床试验分组，为新治疗方法的开展提供更强有力的证据。

总之，脓毒症是一个综合征，治疗上不能“一刀切”，需要根据不同的亚型精准治疗，但前路漫长，现有的研究仅仅是一个开端，需要后续大量的研究来确立脓毒症亚型，并指导精准治疗！

（北京大学人民医院　赵慧颖）

参考文献

[1] Rhee C, Dantes R, Epstein L, et al. Incidence and Trends of Sepsis in US Hospitals Using Clinical vs Claims Data, 2009-

2014. JAMA, 2017, 318 (13): 1241-1249.

[2] Fleischmann C, Scherag A, Adhikari NK, et al. Assessment of Global Incidence and Mortality of Hospital-treated Sepsis. Current Estimates and Limitations. Am J Respir Crit Care Med, 2016, 193 (3): 259-272.

[3] Singer M, Deutschman CS, Seymour CW, et al. The Third International Consensus Definitions for Sepsis and Septic Shock (Sepsis-3). JAMA, 2016, 315 (8): 801-810.

[4] Seymour CW, Gomez H, Chang CH, et al. Precision medicine for all? Challenges and opportunities for a precision medicine approach to critical illness. Crit Care, 2017, 21 (1): 257.

[5] Vincent JL. The coming era of precision medicine for intensive care. Crit Care, 2017, 21 (Suppl 3): 314.

[6] Davenport EE, Burnham KL, Radhakrishnan J, et al. Genomic landscape of the individual host response and outcomes in sepsis: a prospective cohort study. Lancet Respir Med, 2016, 4 (4): 259-271.

[7] Scicluna BP, van Vught LA, Zwinderman AH, et al. Classification of patients with sepsis according to blood genomic endotype: a prospective cohort study. Lancet Respir Med, 2017, 5 (10): 816-826.

[8] Wong HR, Cvijanovich NZ, Anas N, et al. Developing a clinically feasible personalized medicine approach to pediatric septic shock. Am J Respir Crit Care Med, 2015, 191 (3): 309-315.

[9] Sweeney TE, Azad TD, Donato M, et al. Unsupervised Analysis of Transcriptomics in Bacterial Sepsis Across Multiple Datasets Reveals Three Robust Clusters. Crit Care Med, 2018, 46 (6): 915-925.

[10] Antcliffe DB, Burnham KL, Al-Beidh F, et al. Transcriptomic Signatures in Sepsis and a Differential Response to Steroids: From the VANISH Randomized Trial. Am J Respir Crit Care Med, 2019, 199 (8): 980-986.

[11] Wong HR, Sweeney TE, Hart KW, et al. Pediatric Sepsis Endotypes Among Adults With Sepsis. Crit Care Med, 2017, 45 (12): e1289-e1291.

[12] Calfee CS, Delucchi K, Parsons PE, et al. Subphenotypes in acute respiratory distress syndrome: latent class analysis of data from two randomised controlled trials. Lancet Respir Med, 2014, 2 (8): 611-620.

[13] Calfee CS, Delucchi KL, Sinha P, et al. Acute respiratory distress syndrome subphenotypes and differential response to simvastatin: secondary analysis of a randomised controlled trial. Lancet Respir Med, 2018, 6 (9): 691-698.

[14] Sinha P, Delucchi KL, Thompson BT, et al. Latent class analysis of ARDS subphenotypes: a secondary analysis of the statins for acutely injured lungs from sepsis (SAILS) study. Intensive Care Med, 2018, 44 (11): 1859-1869.

[15] Famous KR, Delucchi K, Ware LB, et al. Acute Respiratory Distress Syndrome Subphenotypes Respond Differently to Randomized Fluid Management Strategy. Am J Respir Crit Care Med, 2017, 195 (3): 331-338.

[16] Seymour CW, Kennedy JN, Wang S, et al. Derivation, Validation, and Potential Treatment Implications of Novel Clinical Phenotypes for Sepsis. JAMA, 2019, 321 (20): 2003-2017.

[17] Knaus WA, Marks RD. New Phenotypes for Sepsis: The Promise and Problem of Applying Machine Learning and Artificial Intelligence in Clinical Research. JAMA, 2019, 321 (20): 1981-1982.

[18] Zhang Z, Zhang G, Goyal H, et al. Identification of subclasses of sepsis that showed different clinical outcomes and responses to amount of fluid resuscitation: a latent profile analysis. Crit Care, 2018, 22 (1): 347.

[19] Hasegawa D, Nishida O. Patient selection in sepsis: precision medicine using phenotypes and its implications for future clinical trial design. J Thorac Dis, 2019, 11 (9): 3672-3675.

[20] Moser J, van Meurs M, Zijlstra JG. Identifying Sepsis Phenotypes. JAMA, 2019, 322 (14): 1416.
[21] Moseley PL, Brunak S. Identifying Sepsis Phenotypes. JAMA, 2019, 322 (14): 1416-1417.

第四节　脓毒症患者长期失衡的免疫反应——你关注了吗

随着器官功能支持手段不断改进，脓毒症这一危及生命的急性综合征所致的病死率已有显著下降。然而，在这令人鼓舞的好消息后面却暗藏危机。因为全球每年将面临至少 1.41 千万的存活出院的脓毒症患者，他们并非因为达到通常临床研究选择的短期终点而达到真正治疗的终点。在出院的脓毒症生存患者中，约 50% 的患者无法正常生活和工作，其身体和心理均有严重后遗症，往往需要反复住院，远期病死率较高。造成这种状态的原因是多方面的，包括高龄、基础疾病、残留的器官功能损害、持续的免疫紊乱、治疗的附加损害等。近年有较多的研究关注到脓毒症生存后期处于持续的免疫紊乱状态，这可能是导致脓毒症患者远期预后不良的重要机制之一，这既是未来值得热点关注的研究领域，也是使脓毒症患者最终获益亟待突破的难点。

一、脓毒症患者的远期预后是当今关注的重要问题

发达国家的数据告诉我们，在出院的脓毒症患者中，完全或接近恢复正常的患者只有约 1/2，有 1/3 会在接下来的一年内死亡，而有至少 1/6 的患者残留严重的生理和认知功能障碍。与非脓毒症出院的存活患者比较，脓毒症存活者发生急性肾功能不全、新的心血管事件、新的感染等异常事件的比例更高。与快速恢复的脓毒症患者比较，慢病状态的脓毒症患者需要再入院的次数和天数明显增加，生存质量指数显著降低，对医疗资源的消耗也非常惊人。脓毒症后综合征（post-sepsis syndrome）、PICS 综合征（persistent inflammation，immunosuppression，and catabolism syndrome）、慢重病（chronic critical illness）等词汇相应而生，均是为了体现存活的脓毒症患者无法回归正常生活和工作、身体的物理和心理不健康、需要长期消耗医疗资源这样一种状态。

二、脓毒症长期免疫失衡的主要表现

近年来，国际上已有许多研究关注到脓毒症后的长期免疫反应及其表现。2019 年的一项队列研究随访了脓毒症患者出院后不同时间点（纳入研究队列后的第 3、6、12 个月）的生物学指标，包括炎症［白介素 6，超敏 C 反应蛋白（hsCRP）]，免疫功能抑制［可溶性程序性死亡配体 1（soluble programmed death-ligand 1，sPD-L1）]，凝血［纤溶酶原激活物抑制剂 -1（plasminogen activator inhibitor type-1，PAI-1），D- 二聚体（D-dimer）]，内皮功能障碍［E- 选择素，细胞间黏附分子 1（intercellular cell adhesion molecule-1，ICAM-1），血管细胞黏附分子 1（vascular cell adhesion molecule 1，VCAM-1）］及氧化应激生物标志物（nitrate）等。结果显示，约 2/3 的患者伴有 hsCRP 及 sPD-L1 增高，表现为出院后长期持续的炎症增强及免疫抑制状态。这些患者长期预后不佳，一年死亡率及再入院率明显高于

同研究队列中 hsCRP 及 sPD-L1 正常的患者，并且这种病死率及再入院率的增高主要是出于心血管疾病及癌症等非感染性疾病。也有研究报道，在脓毒症长期存活患者的免疫细胞层面上，$CD4^{+}T$ 细胞、$CD8^{+}T$ 细胞、$CD25^{+}CD127$-Tregs 比例无明显异常，而 Dectin-1 阳性的单核细胞比例升高，Toll 样受体 5（TLR5）阳性的单核细胞比例下降。在细胞表面蛋白表达水平，$CD4^{+}T$ 细胞表面 PD-1 受体密度下降，而 B 和 T 淋巴细胞衰减因子（BTLA）表达上升，单核细胞人类白细胞抗原 -DR（mHLA-DR）表达正常，但单核细胞表面 TLR5 密度显著下降，提示机体免疫功能受损。

在脓毒症所致的远期神经精神障碍方面，有研究指出，有 1/6～1/2 的脓毒症患者残留了认知功能障碍，表现为记忆力、注意力、学习能力和决策能力等下降，有些患者出现焦虑、抑郁、创伤后应激障碍等，其中的致病机制也涉及患者的长期免疫失衡，例如高迁移率族蛋白 B1（HMGB1）可能是其中介导免疫失衡的重要介质。

除此之外，近年的研究显示，脓毒症存活者中有 6.4% 超过 65 岁的老年人会在 90 天内因脓毒症再次入院。一项来自中国台湾的研究也显示在 10 818 名脓毒症的生存者中，有 35% 会再次发生脓毒症。这与脓毒症患者通常经历多种抗生素暴露，肠道菌群失调和长期免疫紊乱有关，除此之外，上述患者认知功能障碍及其他功能受损也参与其中，如常见的吸入性肺炎，通常是由于患者的吞咽功能受损导致。

这些研究结果都提示我们，尽管在临床恢复之后，脓毒症依然会长期影响患者的固有和适应性免疫功能，使得免疫抑制及慢性炎症的状态持续存在，导致患者长期预后不佳。

三、脓毒症远期免疫失衡可能的机制

经过几千年的探索，脓毒症急性期免疫失衡的简图已有初步的轮廓。然而，我们对脓毒症长期免疫失衡的表现及潜在的机制应该说知之甚少。在复杂和深奥的机制中，表观遗传调控可能在其中扮演了重要的角色。脓毒症可通过染色体的甲基化、乙酰化、磷酸化、泛素化等修饰引起某些基因的上调、下调或沉默，这种改变可通过母细胞遗传给子细胞，脓毒症引起的异常表达也会由此进行延续，使得脓毒症的表型短时间内可能无法回到脓毒症前的状态。这无论是在脓毒症动物模型，还是脓毒症患者免疫细胞的体外实验均得到了证实。除此之外，代谢的调节、神经内分泌调节以及微生态系统的改变均可能在脓毒症长期的免疫失衡中起作用，值得未来做进一步探索。

四、调节脓毒症远期免疫失衡可能是潜在的治疗手段

由于脓毒症患者长期的免疫失衡与患者的器官功能损害、生活质量及病死率均有密切的相关性，提示对其中的某些重要机制进行干预可能是改善脓毒症远期预后的潜在靶点。然而，脓毒症人群的异质性非常大，长期免疫失衡的原因与患者的基础状态、基因表型，接受治疗的时机和手段、感染的病原等都有相关性，而免疫系统本身又很复杂，现有的临床资料还不足以支撑直接对患者进行免疫干预。随着脓毒症动物模型不断改进、免疫监测手段不断提高、数据库系统逐渐完善，期待未来在这个领域能有所突破。截至目前，对于改善脓毒症存活者的预后主要还是依靠脓毒症早期合理的处理，以

及早期对患者开展物理治疗和功能锻炼等综合措施。

（四川大学华西医院　周　月　廖雪莲）

参 考 文 献

［1］Prescott HC, Angus DC. Enhancing Recovery from Sepsis: A Review. JAMA, 2018, 319 (1): 62-75.

［2］Mostel Z, Perl A, Marck M, et al. Post-sepsis syndrome an evolving entity that afflicts survivors of sepsis. Mol Med, 2019, 26 (1): 6.

［3］Gardner AK, Ghita GL, Wang Z, et al. The Development of Chronic Critical Illness Determines Physical Function, Quality of Life, and Long-Term Survival Among Early Survivors of Sepsis in Surgical ICUs. Crit Care Med, 2019, 47 (4): 566-573.

［4］Yende S, Kellum JA, Talisa VB, et al. Long-term Host Immune Response Trajectories Among Hospitalized Patients with Sepsis. JAMA New Open, 2019, 2 (8): e198686.

［5］Arens C, Bajwa SA, Koch C, et al. Sepsis-induced long-term immune paralysis--results of a descriptive, explorative study. Crit Care, 2016, 20: 93.

［6］Zorio V, Venet F, Delwarde B, et al. Assessment of sepsis-induced immunosuppression at ICU discharge and 6 months after ICU discharge. Ann Intensive Care, 2017, 7 (1): 80.

［7］Annane D, T Sharshar. Cognitive decline after sepsis. Lancet Respir Med, 2015, 3 (1): 61-69.

［8］Chavan SS, Huerta PT, Robbiati S, et al. HMGB1 mediates cognitive impairment in sepsis survivors. Mol Med, 2012, 18: 930-937.

［9］Mostel Z, Perl A, Marck M, et al. Post-sepsis syndrome -an evolving entity that afflicts survivors of sepsis. Mol Med, 2019, 26 (1): 6.

［10］Delano MJ, Ward PA. The immune system’s role in sepsis progression, resolution, and long-term outcome. Immunol Rev, 2016, 274 (1): 330-353.

第四章　重症感染

第一节　2019 版美国胸科学会 / 美国传染病学会成人社区获得性肺炎临床诊治指南：重症社区获得性肺炎部分解读

自 2007 年美国胸科学会（ATS）/ 美国传染病学会（IDSA）发表关于成人社区获得性肺炎（community-acquired pneumonia，CAP）临床诊治指南已逾十年，由于多年来大量新的循证学证据的涌现、新的诊疗技术的诞生、治疗理念的变更与病原微生物流行病学的衍变，2019 年版指南在这样的背景下应运而生。这一版指南主要针对非免疫缺陷成人的社区来源确诊肺炎患者，围绕 16 个临床问题进行探讨并给出相关推荐。

重症社区获得性肺炎（severe community-acquired pneumonia，SCAP）在院死亡率高达 25%～50%，是当今全球各国所共同面临的棘手卫生保健问题，随着老龄化增加，其发病率有逐年上升的态势。本文将针对 2019 版 IDSA/ATS 成人社区获得性肺炎临床诊治指南中关于 SCAP 的部分进行解读和阐述。

一、重症社区获得性肺炎患者的识别

众所周知，严重程度评估是 CAP 患者初始评估的重要组成部分，但对于评估工具的选择学界尚未达成共识。肺炎严重指数（pneumonia severity index，PSI）和 CURB（C，意识；U，尿素；R，呼吸频率；B，血压）65 评分是两个使用最为广泛的 CAP 严重度评估工具，在预测 30 天死亡时表现良好。但由于器官障碍分值占两者的权重不高，故而识别需要入住 ICU 的 SCAP 方面差强人意。

2019 ATS/IDSA CAP 指南中的 SCAP 诊断标准沿用了 2007 版的定义（表 4-1-1）。Lim 等进行了前后对照研究，采用 ATS/IDSA 标准对患者进行分诊，可显著降低患者在院死亡率、避免延迟入住 ICU 的情况。因此，ATS/IDSA 标准仍然是预测入住 ICU 最实用，最可靠的工具。此外，有研究表明 Sepsis-3.0 标准也可以帮助识别有入住 ICU 需求的患者。

二、重症社区获得性肺炎的经验性抗菌药物治疗

2007 年与 2019 年 ATS/IDSA 成人社区获得性肺炎临床诊疗指南的区别见表 4-1-2。关于 SCAP 的经验性抗菌药物使用，2019 年 ATS/IDSA 指南列出了非常详细的推荐意见，主要根据是否存在耐甲

氧西林金黄色葡萄球菌（MRSA）或铜绿假单胞菌感染风险因素分为两部分探讨。

1. 对于不存在耐甲氧西林金黄色葡萄球菌（MRSA）或铜绿假单胞菌感染高危风险因素的SCAP患者，推荐采用β内酰胺类/大环内酯类或β内酰胺类/氟喹诺酮类联合用药方案。

表 4-1-1　2007 ATS/IDSA CAP 指南关于 SCAP 的诊断标准

次要标准	呼吸频率≥30次/分
	氧合指数≤250
	多个肺叶浸润
	意识障碍/定向力异常
	血尿素氮水平≥20mg/dl
	白细胞减少*（计数<4×10^9/L）
	血小板减少（计数<100×10^9/L）
	低体温（核心体温低于36℃）
	需要积极液体复苏的低血压
主要标准	需要血管活性药物支持的脓毒性休克
	呼吸衰竭需要机械通气支持
满足1条以上主要标准或3条以上次要标准即可诊断	

注：*，单纯因感染引起（非化疗等因素导致）

表 4-1-2　2007 年与 2019 年 ATS/IDSA 成人社区获得性肺炎临床诊疗指南区别摘要

推荐内容	2007 ATS/IDSA 指南	2019 ATS/IDSA 指南
痰培养	重症患者推荐采集	推荐重症患者及经验性抗 MRSA 或铜绿假单胞菌的住院患者采集
血培养	重症患者推荐采集	推荐重症患者及经验性抗 MRSA 或铜绿假单胞菌的住院患者采集
大环内酯类单药治疗	强烈推荐用于门诊患者	用于门诊患者的推荐程度根据耐药状况决定
降钙素原测定	未涉及	不推荐用于初始抗菌药物选择的决策参考
糖皮质激素使用	未涉及	不推荐使用；对于某些难治性休克患者可考虑选择
关于卫生保健相关肺炎的定义使用	于 2005 年 ATS/IDSA 医院获得性及呼吸机相关性肺炎指南中提出并被采纳	推荐废除此项定义；应注重本地流行病学及 MRSA 和铜绿假单胞菌的高危因素；重视培养阴性后的降阶梯治疗
重症 CAP 的标准经验性药物治疗	β内酰胺类/大环内酯类与β内酰胺类/氟喹诺酮类组合同等推荐	两种组合仍适用，但前者证据级别更高
常规影像学随访	未涉及	不推荐；如有临床指征可用以筛查肺癌

由于缺乏对于SCAP治疗评估的随机对照试验，目前的推荐基于观察性研究的结论。一项前瞻性研究提示早期联用喹诺酮的方案优于头孢菌素单药使用；Sligl团队的Meta分析结果显示：对于SCAP患者，联合应用大环内酯类的用药方案较不联用者可显著降低死亡率。针对两种不同的联用方案，一项系统综述提示β内酰胺类/大环内酯类的联用方案有更低的死亡率，但由于证据级别不高，不作为较高等级推荐。对这样的结论，有三种理论支持经验性联用大环内酯类的优势：①更好地覆盖

非典型病原体，包括军团菌；②抑制肺炎链球菌的外毒素生成；③宿主免疫调节作用。

2. 对存在 MRSA 或铜绿假单胞菌感染高危风险因素的 SCAP 患者，推荐在联用 β 内酰胺类 / 大环内酯类或 β 内酰胺类 / 氟喹诺酮类的基础上增加针对 MRSA 或铜绿假单胞菌的抗菌药物覆盖，并积极留取标本培养、PCR 检测等病原学检查，以备临床决策抗菌药物的继续使用或降阶。

针对 MRSA 的经验性抗菌药物方案：万古霉素（每次 15mg/kg，每 12 小时给药，根据血药浓度调整）或利奈唑胺（每 12 小时 600mg）。

针对铜绿假单胞菌的经验性抗菌药物方案：哌拉西林 - 他唑巴坦（每 6 小时 4.5g），头孢吡肟（每 8 小时 2g），头孢他啶（每 8 小时 2g），氨曲南（每 8 小时 2g），美罗培南（每 8 小时 1g）或亚胺培南（每 6 小时 500mg）。

耐药病原体在 CAP 中的总体发病率较低（约 6%），但有 20%～30% 需入住重症医学病房（intensive care unit，ICU），远高于其他病原体感染的患者。在 2005 年 ATS/IDSA 医院获得性及呼吸机相关性肺炎指南中引入了卫生保健相关性肺炎（health care-associated pneumonia，HCAP）的定义，以期通过此定义识别潜在高耐药风险的患者（特别是 MRSA 及铜绿假单胞菌），指导经验性抗菌药物的使用。然而，之后的大量研究否定了该定义的价值，认为 HCAP 定义并非这些病原体的良好预测工具，更无法预测是否需要入住 ICU 治疗。在某项前瞻性多中心队列研究中发现，CAP 耐药病原体的总体发生率为 5.2%，HCAP 的耐药病原体检出率为 10.9%，但仅有 6.4% 的患者需入住 ICU 治疗。与此同时，随着 HCAP 定义设立后，大量广谱抗生素（尤其是万古霉素与抗假单胞 β- 内酰胺类）应用于此类患者，却未见到患者预后有明确改善。因此，2019 版指南中推荐废除此项定义，并强调临床医师们注重本地流行病学及 MRSA 和铜绿假单胞菌的高危因素。

已有大量研究试图阐明耐药病原体的高危因素，然而遗憾的是目前已知的大多数个体高危因素与这些病原体的关联性较弱。较为可靠的 MRSA 或铜绿假单胞菌高危个人因素包括：①先前曾有检出此类病原体，尤其是来源于呼吸道；②近期（90 天内）住院和肠外抗生素使用史。因此，指南中强调了这些个体高危因素，以帮助指导这些病原体的初始微生物检测和经验性覆盖。

也有不少研究者期望通过专项评分系统来辅助判断存在耐药高危风险的 CAP，但 MRSA 或铜绿假单胞菌流行病学的复杂性使评分系统的建立困难重重，截至指南发布前尚未有理想的评分系统可以改善患者临床结局或减少广谱抗生素的使用，因此仍有学者在这方面进行不断地探索和尝试。

三、糖皮质激素的应用

糖皮质激素在 CAP 治疗中的应用一直是争议的焦点之一。不同的随机对照试验得出的结论并不统一，有些临床阳性结果也无法提示预后改善。对于 SCAP 患者也存在同样的争论，有系统综述结果显示糖皮质激素可改善 SCAP 患者的临床结局；另有研究未得出相似阳性结果，同时认为糖皮质激素相关的不良反应（包括高血糖和继发感染概率增加）需要得到临床的重视。此外，对于流行性感冒引起的 SCAP，亦无高质量证据支持糖皮质激素的使用，甚至有增加住院死亡率和院内获得性感染的风险。因此，2019 ATS/IDSA 版指南对于糖皮质激素采取保留态度：不建议 SCAP 成人患者常规使用糖皮质激素；不建议严重流行性感冒肺炎的成人患者常规使用糖皮质激素。

然而考虑到SCAP患者异质性较高，有学者认为应将患者根据不同炎症反应类型进行分层，已有研究显示高炎症反应的亚群患者可能在糖皮质激素使用中获益。对此指南提出，可能需要更多进一步的临床研究分析。

同时，考虑到脓毒性休克患者可能获益，指南表示赞同《拯救脓毒症运动》的建议，对于进行标准液体复苏和血管活性药物使用后仍存在难治性休克的脓毒症患者采用糖皮质激素治疗。

四、流行性感冒病毒肺炎的治疗

多项观察性研究表明，奥司他韦治疗可降低流行性感冒病毒检测阳性的CAP住院患者的死亡风险。此外，虽然在感染症状出现后48小时内开始用药治疗的益处最大，但也有研究显示稍后开始亦可获益，甚至延至4或5天内仍有好处。因此，指南建议，无论患者处于哪个病程阶段，均应采取抗流行性感冒药物治疗。

对于流行性感冒病毒检测阳性的CAP患者，指南建议在使用抗流行性感冒药物同时，应常规采用标准抗菌药物覆盖。由于合并细菌感染是流行性感冒常见且严重的并发症，流行性感冒病毒检测阳性的CAP患者也无法排除合并细菌感染的情况。尽管降钙素原等标志物的降低提示患者发生细菌感染的可能性较低，但对于SCAP患者，这些标志物并不能可靠地排除细菌性肺炎，亦不能准确指导停止抗生素治疗。指南在此处进行了强推荐，因为在CAP患者中延迟适当的抗菌治疗会导致治疗失败的巨大风险。不过，对于早期达到临床稳定的患者，如无细菌病原学证据（包括降钙素原水平低），可以考虑在48～72小时停止抗菌药物治疗。

由于SCAP的死亡率高，并发症多，短期和长期预后不佳，是ICU中的巨大挑战。但是，在指南中，SCAP仍然只占CAP推荐中的一小部分，要在这一亚群患者中进行干预和RCT研究存在较大困难，循证级别往往不高。时至今日，对于SCAP仍然没有很好的标准化治疗方案。因此，临床需要更多高质量的研究结论来提供参考和佐证。

（上海交通大学医学院附属瑞金医院　邓云新　陈德昌）

参 考 文 献

[1] Cilloniz C, Dominedo C, Garcia-Vidal C, et al. Community- acquired pneumonia as an emergency condition. Curr Opin Crit Care, 2018, 24: 531-539.

[2] Laporte L, Hermetet C, Jouan Y, et al. A Ten-year trends in intensive care admissions for respiratory infections in the elderly. Ann Intensive Care, 2018, 8: 84.

[3] Waterer G. Severity scores and community-acquired pneumonia. Time to move forward. Am J Respir Crit Care Med, 2017, 196: 1236-1238.

[4] Chalmers JD, Mandal P, Singanayagam A, et al. Severity assessment tools to guide ICU admission in community-

acquired pneumonia: systematic review and meta-analysis. Intensive Care Med, 2011, 37: 1409-1420.

[5] Lim HF, Phua J, Mukhopadhyay A, et al. IDSA/ATS minor criteria aid pre-intensive care unit resuscitation in severe community-acquired pneumonia. Eur Respir J, 2014, 43: 852-862.

[6] Torres A, Chalmers JD, Dela Cruz CS, et al. Challenges in severe community-acquired pneumonia: a point-of-view review. Intensive Care Med, 2019, 45: 159-171.

[7] Ranzani OT, Prina E, Menendez R, et al. New sepsis definition (sepsis-3) and community-acquired pneumonia mortality. A validation and clinical decision-making study. Am J Respir Crit Care Med, 2017, 196: 1287-1297.

[8] Leroy O, Saux P, Bedos JP, et al. Comparison of levofloxacin and cefotaxime combined with ofloxacin for ICU patients with commu- nity-acquired pneumonia who do not require vasopressors. Chest, 2005, 128: 172-183.

[9] Sligl WI, Asadi L, Eurich DT, et al. Macrolides and mortality in critically ill patients with community- acquired pneumonia: a systematic review and meta-analysis. Crit Care Med, 2014, 42: 420-432.

[10] Vardakas KZ, Trigkidis KK, Falagas ME. Fluoroquinolones or macrolides in combination with b-lactams in adult patients hospitalized with community acquired pneumonia: a systematic review and meta-analysis. Clin Microbiol Infect, 2017, 23: 234-241.

[11] Anderson R, Steel HC, Cockeran R, et al. Clarithromycin alone and in combination with ceftriaxone inhibits the production of pneumo- lysin by both macrolide-susceptible and macrolide-resistant strains of Streptococcus pneumoniae. J Antimicrob Chemother, 2007, 59: 224-229.

[12] Prina E, Ranzani OT, Polverino E, et al. Risk factors associated with potentially antibiotic-resistant pathogens in community- acquired pneumonia. Ann Am Thorac Soc, 2015, 12: 153-160.

[13] Kollef MH, Shorr A, Tabak YP, et al. Epidemiology and outcomes of health-care-associated pneumonia: results from a large US database of culture-positive pneumonia. Chest, 2005, 128: 3854-3862.

[14] Webb BJ, Dascomb K, Stenehjem E, et al. Predicting risk of drug- resistant organisms in pneumonia: moving beyond the HCAP model. Respir Med, 2015, 109: 1-10.

[15] Maruyama T, Fujisawa T, Ishida T, et al. A therapeutic strategy for all pneumonia patients: a 3-year prospective multicenter- cohort study using risk factors for multidrug resistant pathogens to select initial empiric therapy. Clin Infect Dis, 2018, 68 (7): 1080-1088.

[16] Rothberg MB, Zilberberg MD, Pekow PS, et al. Association of guideline-based antimicrobial therapy and outcomes in healthcare-associated pneumonia. J Antimicrob Chemother, 2015, 70: 1573-1579.

[17] Brandon JW. Antibiotic Use and Outcomes After Implementation of the Drug Resistance in Pneumonia Score in ED Patients With Community-Onset Pneumonia. Chest, 2019, 156 (5): 843-851.

[18] Torres A, Sibila O, Ferrer M, et al. Effect of corticosteroids on treatment failure among hospitalized patients with severe community-acquired pneumonia and high inflammatory response: a randomized clinical trial. JAMA, 2015, 313: 677-686.

[19] Horita N, Otsuka T, Haranaga S, et al. Adjunctive systemic corticosteroids for hospitalized community-acquired pneumonia: systematic review and meta- analysis 2015 update. Sci Rep, 2015, 5: 14061.

[20] Briel M, Spoorenberg SMC, Snijders D, et al. Ovidius Study Group; Capisce Study Group; STEP Study Group.

Corticosteroids in patients hospitalized with community-acquired pneumonia: systematic review and individual patient data metaanalysis. Clin Infect Dis, 2018, 66: 346-354.

[21] Lansbury LE, Rodrigo C, Leonardi-Bee J, et al. Corticosteroids as Adjunctive Therapy in the Treatment of Influenza: An Updated Cochrane Systematic Review and Meta-analysis. Crit Care Med, 2019, 8 (2): 1.

[22] Torres A, Sibila O, Ferrer M, et al. Effect of corticosteroids on treatment failure among hospitalized patients with severe community-acquired pneumonia and high inflammatory response: a randomized clinical trial. JAMA, 2015, 313: 677-686.

[23] Gibbison B, Lopez-Lopez JA, Higgins JP, et al. Corticosteroids in septic shock: a systematic review and network meta-analysis. Crit Care, 2017, 21: 78.

[24] Rhodes A, Evans LE, Alhazzani W, et al. Surviving sepsis Campaign: international guidelines for management of sepsis and septic shock: 2016. Intensive Care Med, 2017, 43: 304-377.

[25] Lee N, Choi KW, Chan PK, et al. Outcomes of adults hospitalised with severe influenza. Thorax, 2010, 65: 510-515.

[26] McGeer A, Green KA, Plevneshi A, et al. Toronto Invasive Bacterial Diseases Network. Antiviral therapy and outcomes of influenza requiring hospitalization in Ontario, Canada. Clin Infect Dis, 2007, 45: 1568-1575.

[27] Louie JK, Yang S, Acosta M, et al. Treatment with neuraminidase inhibitors for critically ill patients with influenza A (H1N1)pdm09. Clin Infect Dis, 2012, 55: 1198-1204.

[28] Metersky ML, Masterton RG, Lode H, et al. Epidemiology, microbiology, and treatment considerations for bacterial pneumonia complicating influenza. Int J Infect Dis, 2012, 16: e321-e331.

[29] Kamat IS, Ramachandran V, Eswaran H, et al. Low procalcitonin, community acquired pneumonia, and antibiotic therapy. Lancet Infect Dis, 2018, 18: 496-497.

[30] Rodrı́guez AH, Avile´s-Jurado FX, D´ıaz E, et al. SEMICYUC/GETGAGWorkingGroup. Procalcitonin (PCT) levels for ruling-out bacterial coinfection in ICU patients with influenza: a CHAID decision-tree analysis. J Infect, 2016, 72: 143-151.

第二节　免疫生物标志物对重症感染的预测价值

2016 年，脓毒症 3.0 定义指出，宿主免疫系统功能失衡是感染导致器官功能损伤的核心机制，在重症感染发生、发展过程中发挥重要作用，重症感染可以影响免疫系统功能，而机体免疫状态又对于重症感染的发生和预后具有决定性作用。尽管重症感染患者免疫功能监测日益受到重视，但由于免疫系统构成和功能的复杂性，精准评估重症感染患者免疫系统功能、探索免疫相关生物标志物在重症感染临床诊疗中的意义仍存在一定困难。

一、重症感染与免疫系统功能概述

1. 固有免疫　固有免疫是人体抵御致病菌入侵的第一道防线，主要由中性粒细胞、单核巨噬细胞、树突状细胞、自然杀伤细胞等免疫细胞和补体、细胞因子等免疫分子介导。

中性粒细胞具有吞噬和杀伤病原微生物和合成、分泌细胞因子等功能。重症感染患者往往由于病毒感染、药物及化疗因素引起粒细胞缺乏，导致固有免疫功能抑制。严重微生物感染可刺激骨髓产生更多的颗粒细胞，释放成熟和未成熟形式的中性粒细胞进入外周血。重症感染患者不成熟的中性粒细胞，其吞噬作用及呼吸暴发功能均下降，但分泌功能增强，释放更多中性粒细胞胞外诱捕网。脉管系统或组织中的中性粒细胞胞外诱捕网持续存在，会导致内皮损伤及高凝状态。单核巨噬细胞具有吞噬异物、合成分泌细胞因子和抗原呈递等功能。单核细胞人类白细胞 DR 抗原（HLA-DR）表达减少与患者不良预后密切相关。单核细胞合成分泌肿瘤坏死因子 α 等促炎因子能力下降也提示患者存在免疫功能低下。树突状细胞是机体中专职抗原呈递的细胞，成熟后作用于 T、B 淋巴细胞，是启动免疫应答的主要环节；其细胞数量、功能状态和抗原呈递能力的变化，在重症感染进展中发挥重要作用。自然杀伤细胞（NK 细胞）是不同于 T、B 淋巴细胞的大颗粒淋巴细胞，是固有免疫系统的重要组分，占外周血淋巴细胞的 10%～15%，具有杀伤靶细胞和分泌细胞因子等功能。补体是一组广泛存在于机体血清或组织液中、活化后可介导免疫应答和炎症反应的蛋白质。补体是固有免疫防御体系的重要组分，也参与抗体介导的获得性免疫应答的启动和调节。

2. 获得性免疫　获得性免疫包括 T 细胞介导的细胞免疫和 B 细胞及其终末分化浆细胞分泌的免疫球蛋白介导的体液免疫。重症感染患者中，获得性免疫功能抑制首先可能表现为淋巴细胞数量减少和功能改变。许多研究认为重症感染导致淋巴细胞凋亡增加，根据病情分为内源性（线粒体 p53）或外源性（FAS）凋亡途径。

T 细胞包括 $CD4^+$T 细胞和 $CD8^+$T 细胞，是获得性免疫系统的重要组成部分，介导机体细胞免疫反应，可以对已经清除的病原体产生免疫记忆。$CD4^+$T 细胞进一步分为辅助性 T 细胞（T helper cell，Th）1、Th2、Th17、调节性 T 细胞（regulatory T cell，Treg）及 Th9、Th22 等。这些淋巴细胞中 Treg 具有负性调节作用，Th2 介导促进体液免疫及抗寄生虫防御反应，但抑制细胞免疫应答，余均为正向反应细胞。Th 细胞数量及功能反映机体细胞免疫功能，维持 Th1/Th2 免疫平衡对于正常细胞免疫功能非常重要。Th 失衡，尤其是 Th2 占优势时，往往提示免疫抑制。Th17 和 Treg 在分化发育过程中密切相关，初始 $CD4^+$T 细胞在转化因子 β 和白介素 6 共同诱导下分化成 Treg。Th17/Treg 的平衡对维持正常免疫应答、调节炎性反应及防治自身免疫病有重要意义。$CD8^+$T 细胞即细胞毒性 T 细胞，通过主要组织相容性复合体 I 类分子特异度识别内源性抗原肽及释放穿孔素、颗粒酶或诱导凋亡等途径杀伤细胞内病原体感染的靶细胞和肿瘤细胞。重症感染患者激素水平失衡可能导致 T 细胞功能障碍。由于胸腺退化，外周凋亡机制在重症感染淋巴细胞恢复过程中发挥重要作用。也有研究表明，重症感染患者 T 细胞代谢和活化存在多种障碍。

3. 体液免疫　在抗原刺激和 Th 细胞辅助下，B 细胞分化成浆细胞，产生抗体，执行体液免疫功能。免疫球蛋白（immunoglobulin，Ig）指具有抗体活性或化学结构与抗体相似的球蛋白，由浆细胞产生，主要分布在血清中，也分布于组织液、外分泌液及细胞膜表面等，其中 IgG 和 IgM 是体液免疫反应的主要效应分子，主要生物学效应包括与相应抗原特异度结合，激活补体，促进吞噬功能，并对毒素及多种病原微生物具有抑制作用。重症感染中 B 细胞的作用不仅仅是分泌抗体，还可以调控固有免疫反应，产生细胞因子，作为抗原呈递细胞。重症感染与 B 淋巴细胞快速减少相关，原因在于辅助T细胞减少，或线粒体凋亡途径激活。而重症感染中常见的T细胞功能异常也会损伤T细胞依赖的B细胞的成熟过程，从而导致B细胞功能异常。

4. 重症感染患者免疫系统功能的特征表现　与其他感染不同，重症感染是由细菌、真菌、病毒等病原微生物感染导致宿主免疫失衡所引起、危及生命的器官功能障碍。重症感染患者的免疫应答功能失调，主要表现为促炎和抗炎因子失衡，以及不同种类免疫细胞增殖数量和功能分化表型变化。

具有易感因素的脆弱个体（高龄、慢性疾病、既往免疫抑制）是发生重症感染的高危人群，因慢性内皮损伤、稳态失衡、免疫屏障欠缺等原因导致机体菌负荷增加，多数表现为固有免疫活性增强和炎性反应的持续存在。重症感染发生早期，过强的炎症反应（内毒素释放、凋亡、能量耗竭、抗炎因子释放、表观遗传调控、中枢和外周激素调节）通过白细胞、细胞因子、氧自由基、凝血因子激活介导血管内皮损伤，导致血液内组分严重渗漏、白细胞数量和功能明显降低、机体固有免疫和获得性免疫功能同时受损，进而发生病原体清除困难、继发感染、潜伏期病毒复活等，器官功能损伤进程进一步加快。随着抗生素使用和器官功能支持水平的提高，多数重症感染患者度过早期炎性反应亢进阶段进入以免疫抑制为主要表现的中后期，部分患者可能继发病毒或机会致病菌活化感染，导致机体促炎和抗炎机制交互占优势。因此，重症感染发生、发展的不同阶段，机体免疫功能呈现动态变化，机体免疫系统功能失衡及其程度是影响重症感染患者临床预后的独立危险因素。

二、免疫生物标志物预测重症感染的研究证据解读

不同重症感染患者遭受感染后机体免疫应答也不同，不同的免疫应答能力决定患者不同的预后。因此，动态评估重症感染患者的免疫系统功能，对重症感染的诊断和预后具有预测价值。

首先，固有免疫相关研究证实，非成熟粒细胞计数有助于识别重症感染，中性粒细胞/淋巴细胞比值可以预测重症感染死亡率，单核细胞计数及其分布宽度与重症感染死亡率、菌血症及脏器功能衰竭显著相关。除此之外，一项纳入49例革兰阴性菌所致重症感染患者的临床研究发现，重症感染患者外周血中NK细胞显著高于健康对照组，NK细胞>20%较≤20%重症感染患者的生存时间显著延长。另一项纳入50例重症感染和感染性休克患者如临床研究结果也提示，患者外周血NK细胞数量与28天病死率显著相关（HR=3.34，95%CI 1.29～8.64，P=0.013），NK细胞>83/mm^{3}可预测重症感染早期死亡。一项纳入45例复杂腹腔感染导致重症感染的前瞻性临床研究发现，64.4%的重症感染患者血C_3降低，C_3<0.578mg/ml可以预测28天病死率（曲线下面积为0.926，敏感度0.78，特异度1.00），其诊断价值高于APACHE II、SOFA评分；提示血清补体C_3水平与腹腔感染所致重症感染患者不良预后相关，血清补体异常可能预测重症感染患者病情严重程度和临床预后。

淋巴细胞亚群对重症感染的诊断和预测价值一直是获得性免疫研究领域的热点话题。Warny等在一项纳入98 344例受试者的队列研究中发现，淋巴细胞缺乏（淋巴细胞计数<1.1×10^9/L）显著增加重症感染风险。还有观察性研究指出，烧伤导致的重症感染患者的CD4$^+$T淋巴细胞增殖数量、比例和凋亡率在伤后1、5、14、21、28天较非重症感染患者明显升高，与白介素2分泌水平呈正

相关，提示 $CD4^{+}T$ 细胞功能障碍与重症感染密切相关。由此可见，动态监测以 T 淋巴细胞为代表的临床可获取的重要免疫系统功能指标以及免疫相关炎性因子水平，对了解免疫生物标志物与重症感染病情变化具有重要临床意义。近年来，$CD4^{+}T$ 淋巴细胞亚群与重症感染相关研究有重大突破，Th9（分泌白介素 9）、Th22（分泌白介素 22）等新型 T 淋巴细胞亚群的发现极大丰富了研究者的认知，$CD4^{+}T$ 淋巴细胞亚群失衡如何导致免疫功能紊乱并参与炎性反应发生已成为临床研究热点。2018 年，Conway M 等发表在 *Intensive Care Medicine* 上的研究指出，存在免疫麻痹的感染性休克患者起病 24～48 小时的外周血 Treg 绝对计数和相对比例均明显升高，死亡组患者升高更为明显。另有研究发现，感染性休克患者 Treg 增殖数量明显增加的同时，其表面分子细胞毒 T 细胞相关抗原 3、程序性死亡受体 1 等也呈过度表达，表达水平与患者院内感染发生率及预后密切相关；HLA-DR 低表达的重症感染患者中，如果入院后 10 天 Treg 水平仍持续增加，提示患者存在严重免疫抑制，预后不良。此外，一项纳入 150 例免疫抑制伴重症肺部感染患者的研究，检测了入 ICU 后 1、3、10 天患者免疫功能变化，发现侵袭性肺曲霉感染患者的外周血 $CD3^{+}T$、$CD28^{+}CD4^{+}T$、$CD8^{+}T$ 和 $D28^{+}CD8^{+}T$ 淋巴细胞计数较非曲霉感染患者显著降低，多因素回归分析显示第 3、10 天外周血 $CD8^{+}T$、第 3 天 $CD28^{+}CD^{+}T$ 淋巴细胞计数是预测患者发生侵袭性肺曲霉感染的独立危险因素［OR＝0.34（95%CI 0.23～0.46）；OR＝0.68（95%CI 0.56～0.8）；OR＝0.73（95%CI 0.61～0.86）］，第 1、3、10 天外周血 $CD8^{+}T$ 和 $CD28^{+}CD8^{+}T$ 淋巴细胞数目均可预测 28 天病死率，受试者工作特征曲线的曲线下面积均超过 0.8。该研究证实 $CD8^{+}T$ 淋巴细胞及其亚群对免疫抑制的重症感染患者侵袭性肺曲霉菌病的诊断及预后均有预测价值。该研究组随后的研究表明，$CD8^{+}T$、$CD28^{+}CD8^{+}T$ 淋巴细胞增殖表型对重症患者侵袭性念珠菌感染的诊断和预后也具有预测价值。

在体液免疫研究方面，Monserrat 等观察到，感染性休克患者入 ICU 时外周血 B 细胞和调节性 B 细胞（$CD19^{+}CD23^{+}$）计数较健康人明显降低，持续整个随访期间（28 天），死亡组患者的调节性 B 细胞较存活组进一步降低。此外，与健康受试者相比，感染性休克患者的活化 B 细胞（$CD19^{+}CD69^{+}$）显著升高，死亡患者的 B 细胞表面共刺激分子 CD80 较存活患者和健康受试者显著升高，CD40 明显下降，提示感染性休克患者的 B 细胞及其亚群、共刺激分子表达变化不完全一致，可能具有不同的临床意义。长期免疫球蛋白水平偏低（IgG＜1g/L，IgM＜0.2g/L）在增加致死性感染发生率的同时也会增加重症感染患者死亡率。一项临床研究结果显示，创伤后合并重症感染患者的外周血嗜酸粒细胞和血 IgE 较未发生重症感染患者明显升高，血 IgE 最高值与重症感染发生时间显著正相关（r＝0.39，P＝0.012），认为可能与创伤后重症感染诱导 Th2 型反应相关。

基于上述研究基础我们看到，目前免疫生物标志物预测重症感染的研究热点主要着眼于免疫功能监测手段的组合和优化，通过不同指标的筛选对机体免疫功能进行整体评估，从而证实在重症感染中的预测价值。Manu 等的研究发现，中性粒细胞、单核细胞及 $CD8^{+}T$ 细胞表面因子共 16 个生物标志物组合可以预测重症感染。

三、免疫生物标志物对重症感染的预测价值

近年来，随着对重症感染宿主免疫功能变化认识的不断深入，免疫生物标志物预测重症

感染的相关研究取得显著进展，但总体上仍缺乏敏感度和特异度高的指标。相较其他指标，T淋巴细胞亚群是更有潜力的临床可监测指标，评估不同类型单核细胞或T淋巴细胞增殖分化表型（活化、耗竭、归巢因子表达等），监测细胞周期、凋亡、线粒体功能均有较高预测和指导意义。

免疫生物标志物预测重症感染的未来研究，将致力于在基础和临床两个方面进行深入探索。从分子、细胞、器官和机体不同层面研究重症感染与免疫功能状态相关性，明确不同免疫分子、细胞亚群数量、功能表型变化背后具有的分子调节路径和调控机制。与此同时，继续探索不同免疫功能监测方法和指标的组合和优化，在大规模多中心前瞻性队列中进行研究，证实其在重症感染患者诊断、病情严重程度、预后判断中可能的临床价值。相信免疫功能监测的定量描述和准确评估，一定有助于实现对重症感染的精准预测，从而改善重症感染患者的预防、识别及治疗。

（中国医学科学院北京协和医院　张佳慧　崔　娜）

参考文献

[1] Ida M, Tachiiri Y, Sato M, et al. Neutrophil-to-lymphocyte ratio as indicator to severe complication after pancreaticoduodenectomy or distal pancreatectomy. Acta Anaesthesiologica Scandinavica, 2019, 63: 739-744.

[2] Crouser ED, Parrillo JE, Seymour CW, et al. Monocyte Distribution Width: A Novel Indicator of Sepsis-2 and Sepsis-3 in High-Risk Emergency Department Patients. Crit Care Med, 2019, 47: 1018-1025.

[3] Ren J, Zhao Y, Yuan Y, et al. Complement depletion deteriorates clinical outcomes of severe abdominal sepsis: a conspirator of infection and coagulopathy in crime? PloS One, 2012, 7: e47095.

[4] Warny M, Helby J, Nordestgaard BG, et al. Lymphopenia and risk of infection and infection-related death in 98, 344 individuals from a prospective Danish population-based study. PLoS Med, 2018, 15 (11): e1002685.

[5] Patenaude J, D'Elia M, Hamelin C, et al. Burn injury induces a change in T cell homeostasis affecting preferentially CD4+ T cells. Journal of Leukocyte Biology, 2005, 77: 141-150.

[6] Conway Morris A, Datta D, Shankar-Hari M et al. Cell-surface signatures of immune dysfunction risk-stratify critically ill patients: INFECT study. Intensive Care Med, 2018, 44: 627-635.

[7] Cui N, Wang H, Long Y, et al. $CD8^+$ T-cell counts: an early predictor of risk and mortality in critically ill immunocompromised patients with invasive pulmonary aspergillosis. Crit Care, 2013, 17: R157.

[8] Zhang J, Cui N, Long Y, et al. Prospective evaluation of lymphocyte subtyping for the diagnosis of invasive candidiasis in non-neutropenic critically ill patients. Int J Infect Dis, 2019, 78: 140-147.

[9] Monserrat J, de Pablo R, Diaz-Martín D, et al. Early alterations of B cells in patients with septic shock. Crit Care, 2013, 17: R105.

[10] Shankar-Hari M, Datta D, Wilson J, et al. Early PREdiction of sepsis using leukocyte surface biomarkers: the ExPRES-sepsis cohort study. Intensive Care Medicine, 2018, 44: 1836-1848.

第三节　肺孢子菌肺炎的多变量预测模型

肺孢子菌肺炎（pneumocystis jirovecii pneumonia，PJP）是免疫缺陷患者常见的机会致病性真菌之一，是导致不良预后的重要因素。在血液系统恶性肿瘤患者中，由于疾病本身、化疗药物治疗引起的免疫抑制，发生 PJP 风险增加。血液系统恶性肿瘤患者合并 PJP 病情进展快，延迟治疗显著增加死亡率，故早期诊断至关重要。然而目前临床的困境是，由于缺乏特异度检测手段和发病特征，尚无快速准确识别 PJP 的有效工具，因此，亟须一种有效的预测方法，用于指导临床医师尽早明确诊断 PJP。近期有研究对 PJP 的多变量预测模型作了初步探索，现将相关内容作简要陈述。

一、肺孢子菌肺炎概述

PJP 常发生于感染人类免疫缺陷病毒（human immunodeficiency virus，HIV）的获得性免疫缺陷综合征（acquired immune deficiency syndrome，AIDS，又称艾滋病）患者，发病率高达 75%，近 10 年来 PJP 整体发病率仍呈上升趋势。而且，随着抗肿瘤化学疗法及免疫抑制剂治疗的进步，显著改善了诸如血液系统恶性肿瘤、器官移植、造血干细胞移植以及接受免疫抑制疗法患者的生存率，存活免疫缺陷患者逐年增加，因此越来越多的 PJP 发生在此类非 HIV 感染患者中。

PJP 的主要临床表现多与呼吸道有关，肺外感染较为罕见。需要指出的是，在不同类型的免疫缺陷患者中，PJP 的临床表现也不尽相同，例如 AIDS 患者感染 PJP 时，炎症细胞募集至肺泡的功能受限，常在发病约 3 周后才逐渐进展出现呼吸衰竭症状，故 PJP 的诊断常因此滞后。相反，白血病或淋巴细胞增生性疾病患者发生 PJP 多在 1 周内出现严重的亚急性呼吸衰竭，伴有严重的低氧血症，病理证实在该时间段有大量的炎症细胞迅速募集浸润肺泡。因此，在非 HIV 感染患者中临床症状发生早、临床表现更严重。

二、肺孢子菌肺炎诊断现状

由于 PJP 不能在体外培养基上生长，因此 PJP 的诊断通常依赖于显微镜下发现呼吸道标本中的 PJP 孢子或滋养体。此外，也可通过痰液或支气管肺泡灌洗（bronchoalveolar lavage，BAL）标本革兰染色或酶联免疫吸附测定（enzyme linked immunosorbent assay，ELISA）、免疫荧光技术等进行辅助诊断。血清 1，3-β-D- 葡聚糖测定是一种高度敏感的诊断方法，由于该检测方法应用范围广，并且可能与其他真菌病原体有关，故其阳性结果本身不能作为确诊 PJP 的证据，因此，血清 1，3-β-D- 葡聚糖测定结果阳性应考虑进一步行 BAL 检查。

分子检测技术在 PJP 诊断方面的应用仍在探索中，随着聚合酶链式反应（polymerase chain reaction，PCR）检测敏感度的显著提高，具有高敏感度的 PCR 检测有助于 PJP 的诊断，而且定量 PCR 可用于区分感染和定植。但到目前为止，由于免疫缺陷患者的基础疾病及疾病的严重程度存在较大差异，诊断阈值也不尽相同，故 PCR 等辅助诊断技术结果存在假阳性风险。

综合上述诊断方法的利弊，目前相关指南通常建议不同的方法结合使用，例如基于 BAL 的标本应用显微镜（免疫荧光技术和革兰染色）和 PCR 同时对真菌载量进行分析，以期能够增加诊断的及时性和准确性。

三、肺孢子菌肺炎多变量预测模型

为了减少抗 PJP 治疗的延迟，Azoulay E 等进行的一项多中心前瞻性队列研究中，探索了使用可快速获取的信息（如病史采集、体格检查和胸部 X 线检查等）快速评估合并急性呼吸衰竭（acute respiratory failure，ARF）的血液病患者并预测其是否存在 PJP，开发并验证了预测 PJP 发生的多变量预测模型。该模型是基于在 8 个中心纳入的 1092 例患者资料的 Logistic 回归分析等统计分析结果中与 PJP 独立相关的因素衍生而成，然后在 28 个中心纳入 238 例患者进行验证。研究结果显示，与 PJP 独立相关的变量包括年龄、血液系统恶性肿瘤的类型、胸部 X 线片（浸润类型）、有无预防性抗 PJP 治疗措施、出现呼吸症状至入 ICU 间隔时间、入 ICU 时休克和胸腔积液（表 4-3-1）。该 PJP 多变量预测模型具有良好的校准和区分度，拟合优度为 -0.75，受试者功能曲线下的平均面积为 0.80（95%*CI* 0.76～0.84）。验证性队列研究结果显示，受试者功能曲线下面积为 0.83（95%*CI* 0.73～0.93），区分度良好。最佳阈值为 3 时，敏感度为 86.7%（95%*CI* 66.7～100.0），特异度为 67.7%（95%*CI* 61.9～74.0），阴性预测值为 97.9%，阳性预测值为 23.0%（PJP 发病率为 10%）。该研究中的多变量预测模型对于评估合并 ARF 需要入 ICU 治疗的血液系统恶性肿瘤患者是否存在 PJP 具有良好的效度，且相关变量指标在临床中简单方便，易于可对合并 ARF 的血液系统恶性肿瘤患者进行分层指导诊疗。应用该模型有望提高早期诊断 PJP 的成功率，减少抗 PJP 治疗的延误，同时避免低评分患者抗 PJP 药物的误用。

表 4-3-1　与肺孢子菌肺炎独立相关的变量

变量	比值比（95%*CI*）	*P* 值	分值
年龄		＜0.0001	
＜50 岁	—		0
50～70 岁	0.51（0.33～0.79）		−1.5
＞70 岁	0.32（0.17～0.61）		−2.5
淋巴细胞增生性疾病	2.79（1.86～4.19）	＜0.0001	＋2
无预防性抗肺孢子菌肺炎治疗	1.50（0.95～2.37）	0.08	＋1
出现呼吸症状至入 ICU 时间		＜0.0001	
＜3 天	—		0
3～5 天	4.35（2.53～7.49）		＋3
＞5 天	4.98（3.12～7.92）		＋3
入 ICU 时休克	0.47（0.29～0.75）	＜0.0001	−1.5
胸部 X 线片：非肺泡浸润型	3.31（1.55～7.06）	＜0.0001	＋2.5
胸腔积液	0.38（0.14～1.01）	0.05	−2

注：*CI*，置信区间（confidence interval）；—，为无此项数据

四、一项观察性研究结果对比启示

Gaborit 等进行了一项单中心前瞻性研究，观察了 PJP 预后和预测因子的临床作用。在调查的 2446 份呼吸道样本中，有 430 例患者的 514 份标本确诊为肺孢子菌。其中 107 例符合 PJP 标准并纳入研究，病因包括血液系统恶性肿瘤、实体器官移植术后、HIV 感染、全身系统性疾病、实体瘤和原发性免疫缺陷。多变量分析结果显示，与 PJP 严重程度独立相关的因素包括高龄（*OR*=3.36，95%*CI* 1.4～8.5，*P*<0.05）、BAL 标本镜检肺孢子菌阳性（*OR*=1.3，95%*CI* 1.54～9.3，*P*<0.05）、无 BAL 检查（*OR*=3.2，95%*CI* 1.27～8.8，*P*<0.04）。与患者 90 天死亡率独立相关的因素包括入院第 1 天高 SOFA 评分（*OR*=1.05，95%*CI* 1.02～1.09，*P*<0.001）和 BAL 诊断肺泡炎（*OR*=0.79，95%*CI* 0.65～0.96，*P*<0.05）。在非 HIV 感染患者的亚组分析中，合并病毒感染与患者 90 天较高的死亡率独立相关（*OR*=1.25，95%*CI* 1.02～1.55，*P*<0.05）。

与 Azoulay 等进行的研究相比，尽管两项研究纳入的均为免疫缺陷患者，但得出的相关变量不尽相同。高龄血液系统恶性肿瘤患者较少接受大剂量化学药物治疗或造血干细胞移植，故高龄变量在 PJP 的发病中与同类患者相比可能是保护性因素。但由于高龄患者机体的易损性大（年龄较大、血清白蛋白较低），在罹患 PJP 的患者中高龄变量则属于不利因素。此外，诸如类固醇激素药物的应用、SOFA 评分以及合并症等变量的意义也值得进一步探索明确。因此，未来有必要在更多的研究中进一步评估 PJP 多变量预测模型的外推性，并确定其使用是否能够有助于 PJP 的早期诊断，提高患者存活率并节省医疗资源。

综上所述，PJP 的发病率仍呈上升趋势，尤其对于存在免疫缺陷的非 HIV 感染患者，延迟诊断或漏诊 PJP 会严重影响患者的预后，因此在早期及时诊断的基础上进行抗感染治疗至关重要。Azoulay E 等开发并验证了关于早期识别诊断 PJP 的多变量预测模型，使得临床医师可以快速地对合并 ARF 的血液系统恶性肿瘤患者进行分层并指导下一步诊疗，未来针对该模型内容值得进行深入研究，以便完善修订、验证推广。

（上海交通大学医学院附属瑞金医院北院 李文哲 孟 玫）

参考文献

[1] Thomas CF Jr, Limper AH. Pneumocystis pneumonia. N Engl J Med, 2004, 350 (24): 2487-2498.

[2] Alanio A, Hauser PM, Lagrou K, et al. ECIL guidelines for the diagnosis of Pneumocystis jirovecii pneumonia in patients with haematological malignancies and stem cell transplant recipients. J Antimicrob Chemother, 2016, 71 (9): 2386-2396.

[3] Patterson L, Coyle P, Curran T, et al. Changing epidemiology of Pneumocystis pneumonia, Northern Ireland, UK and implications for prevention, 1 July 2011-31 July 2012. J Med Microbiol, 2017, 66 (11): 1650-1655.

[4] Gaborit BJ, Tessoulin B, Lavergne RA, et al. Outcome and prognostic factors of Pneumocystis jirovecii pneumonia in immunocompromised adults: a prospective observational study. Ann Intensive Care, 2019, 9 (1): 131.
[5] White PL, Backx M, Barnes RA. Diagnosis and management of Pneumocystis jirovecii infection. Expert Rev Anti Infect Ther, 2017, 15 (5): 435-447.
[6] Bollee G, Sarfati C, Thiery G, et al. Clinical picture of Pneumocystis jiroveci pneumonia in cancer patients. Chest, 2007, 132 (4): 1305-1310.
[7] Karageorgopoulos DE, Qu JM, Korbila IP, et al. Accuracy of beta-D-glucan for the diagnosis of Pneumocystis jirovecii pneumonia: a meta-analysis. Clin Microbiol Infect, 2013, 19 (1): 39-49.
[8] Alanio A, Desoubeaux G, Sarfati C, et al. Real-time PCR assay-based strategy for differentiation between active Pneumocystis jirovecii pneumonia and colonization in immunocompromised patients. Clin Microbiol Infect, 2011, 17 (10): 1531-1537.
[9] Fauchier T, Hasseine L, Gari-Toussaint M, et al. Detection of Pneumocystis jirovecii by Quantitative PCR To Differentiate Colonization and Pneumonia in Immunocompromised HIV-Positive and HIV-Negative Patients. J Clin Microbiol, 2016, 54 (6): 1487-1495.
[10] Azoulay E, Roux A, Vincent F, et al. A Multivariable Prediction Model for Pneumocystis jirovecii Pneumonia in Hematology Patients with Acute Respiratory Failure. Am J Respir Crit Care Med, 2018, 198 (12): 1519-1526.

第四节　细菌性脑膜炎诊断：活性氧是标志物

神经外科手术后并发细菌性脑膜炎是术后常见、严重的并发症之一，与高死亡率、严重神经系统后遗症、住院时间延长和医疗费用增加等相关。研究显示颅脑手术后细菌性脑膜炎的发生率为0.3%～8.6%。需行脑脊液外引流的患者发生率更高，可达22%。且随着置管时间延长，感染发生率每日增加约1%，长时间（>5天）引流是继发感染的重要原因。诊断延迟和治疗不及时等是细菌性脑膜炎存在较高死亡率和较长病程的主要原因。故早期快速诊断和及时启动适当的抗生素治疗对于降低细菌性脑膜炎死亡率至关重要。

一、细菌性脑膜炎的诊断及局限性

（一）细菌性脑膜炎诊断

具有神经系统感染临床表现（体温>38.3℃，头痛、颈部强直、意识改变等）；脑脊液肉眼观浑浊或脓性，细胞计数升高，糖及氯化物降低；患者脑脊液细菌培养阳性。

（二）目前诊断标准的局限性

1. 临床表现　术后继发细菌性脑膜炎可表现为发热、新发头痛、恶心、嗜睡和（或）精神状态改变等。然而发热和意识状态下降是神经外科术后患者的常见症状，所以根据临床表现诊断细菌性脑膜炎的准确性较低。研究显示根据神经系统表现诊断脑室外引流相关感染的曲线下面积仅为0.54，诊断效能低。

2. 脑脊液常规及生化　细菌性脑膜炎的脑脊液常规及生化特征为高蛋白水平、葡萄糖水平降低、细胞计数增多等。但术后患者可因手术操作、导管刺激等因素导致脑脊液发生改变，其难与细菌性脑膜炎相鉴别，故脑脊液生化及常规对术后细菌性脑膜炎的诊断特异度不强。因此，脑脊液细胞总数、脑脊液糖和（或）蛋白水平异常时，并不能确诊脑膜炎。

3. 脑脊液培养　脑脊液微生物培养是诊断细菌性脑膜炎的金标准。但脑脊液培养的缺点主要有：①需时较长，特别是生长缓慢的细菌，需要数天甚至数周；②抗生素使用条件下的假阴性结果。研究显示脑脊液培养前接受过抗菌药物治疗者，脑脊液细菌培养检出率会降低10%～20%。

近年来，关于细菌性脑膜炎诊断的新型标志物研究有所报道，如脑脊液降钙素原（PCT）、脑脊液乳酸、肿瘤坏死因子、白介素6水平检测及聚合酶链式反应、脑脊液宏基因组测序（metagenomic next generation sequencing，mNGS）等。脑脊液乳酸水平在鉴别诊断细菌性脑膜炎和无菌性脑膜炎时，具有一定的敏感度和特异度。但手术操作、接受过抗菌药物治疗或患有其他中枢神经系统疾病等可导致假阳性，所以诊断参考价值有限。其他指标亦容易受其他部位感染等因素的影响，导致特异度不足而最终影响应用。2019年一项脑脊液mNGS诊断脑膜炎和脑炎有效性的多中心前瞻性研究显示：共纳入204例患者，其中的57例患者中检出58种不同病原体的神经系统感染。在58种病原体中，19种用传统和mNGS方法均检测出病原体，其中13种仅被mNGS检出。在仅被mNGS检出的13种病原体中，8种可能具有临床效果，7种有指导治疗的作用。研究认为常规的微生物学检测不足以确定所有的神经系统病原体。对脑膜炎和脑炎患者进行脑脊液mNGS检测有助于为诊断提供有价值的信息。mNGS技术在检测未知病原体和对已知病原体分型方面具有独特的优势，为中枢神经系统感染早期精准诊断提供了病原学依据。但目前高成本使其不能作为常规检查手段开展。

二、细菌性脑膜炎与活性氧

（一）活性氧

1. 活性氧（ROS） 是生物有氧代谢过程中的一种副产物，包括氧离子、过氧化物和含氧自由基等，其在细胞信号传导和维持机体正常功能中起很大作用。它还参与各种生理和病理反应，如炎症信号传递、老化，神经变性性疾病和致癌等。在一些因素（感染、外伤等）的影响下，活性氧的量会急剧增多。这种反应被称为氧化应激。

2. 中性粒细胞与活性氧　机体内中性粒细胞的主要功能是迅速参与并清除入侵的病原体，是先天免疫反应的第一道防线。因为它们的质膜和吞噬体膜上均含有还原型辅酶Ⅱ（NADPH）氧化酶。中性粒细胞未活化时，NADPH氧化酶处于休眠状态，而它们的活化表型可能是感染的标志物。当机体出现感染时，多形核白细胞（polymorphonuclear cell，PMN）被募集到感染部位，受刺激的PMN会激活NADPH氧化酶复合物。该复合物以氧气为底物生成大量的超氧阴离子。超氧阴离子分解成过氧化氢（H_2O_2），过氧化氢通过髓过氧化物酶的作用进一步与质子和氯离子结合，导致形成次氯酸（HClO）。次氯酸盐通过脱粒释放抗菌蛋白 / 肽杀灭细菌。PMN 的另一种抗菌系统是可产生一氧化氮的一氧化氮合酶途径。过氧亚硝酸盐（ONOO—），也是一氧化氮和细胞毒性反应性氧化剂，是由一氧化氮和超氧阴离子的反应产生的。

氧化 / 亚硝化的危害在于产生的活性氧 / 氮（ROS/RNS）物质增加量超过了细胞抗氧化剂防御系统的能力。在这种情况下，机体细胞的 DNA 和脂质结构出现氧化 / 亚硝化损伤，可通过检测不同生物体液中的特定代谢物来评估损伤程度。

（二）细菌性脑膜炎与活性氧

既往及最近的研究表明，在细菌性脑膜炎患者中，一旦细菌到达蛛网膜下腔，免疫反应中活化的 PMN 导致 ROS、RNS 的形成，激活髓过氧化物酶，并因此发生了对蛋白质和 DNA 的结构性氧化和亚硝基损伤。肺炎球菌性脑膜炎的实验动物模型中，自由基清除剂和抗氧化剂减轻了颅内并发症和神经元损伤也印证了这一点。

2019 年，Rugemalira 等通过液相色谱 - 串联质谱法测量 79 例细菌性脑膜炎患儿和 10 例无细菌性脑膜炎患儿脑脊液中蛋白质和 DNA 氧化损伤的生物标志物浓度。研究结果提示：与对照组相比，细菌性脑膜炎患者中氧化损伤的生物标志物浓度更高。邻酪氨酸 / 苯丙氨酸（o-Tyr/Phe），3- 氯酪氨酸 / 对酪氨酸（3Cl-Tyr/p-Tyr）和 3- 氯酪氨酸 / 对酪氨酸（3NO2-Tyr/p-Tyr）的比值分别高 570、20 和 4.5 倍。尤其是 o-Tyr/Phe 比值反映了氧化 / 亚硝化应激的存在，但并未对比值相应的敏感度及特异度进行研究。研究认为细菌性脑膜炎患者 ROS 导致的氧化损伤更严重。根据 ROS 导致的氧化损伤标志物可以鉴别有无细菌性脑膜炎。

2012 年，有学者通过直接检测 ROS 来鉴别有无细菌性脑膜炎。Lukaszewicz 等对怀疑脑脊液感染的脑室出血并接受脑室外引流的患者进行研究发现，与对照组相比，脑脊液感染组表现出更高的 ROS 产生。由此认为，ROS 的产生可能是脑脊液感染的标志。测量脑脊液中的 ROS 可能成为快速诊断脑脊液感染的方法，并且可能是临床实践中床边使用的检测方法。

2015 年，Lukaszewicz 等再次将 ROS 测量应用于神经外科术后细菌性脑膜炎研究，结果显示，不管是在基础状态还是佛波醇 12- 肉豆蔻酸酯 13- 乙酸酯（phorbol 12-myristate 13-acetate，PMA）刺激细胞后，细菌性脑膜炎患者脑脊液中 ROS 的产生高于对照组。ROS 用于细菌性脑膜炎诊断的最佳阈值是 84900（发光法），敏感度为 0.71（95%*CI* 0.15～0.93），特异度为 0.90（95%*CI* 0.28～0.98），阴性预测值为 0.94，阳性预测值为 0.30。该研究认为，ROS 的测量可以用于排除细菌性脑膜炎诊断。但在本研究中仅对 ROS 总量进行测量，具体 ROS 的类型并未开展研究。

对于颅脑术后怀疑继发细菌性脑膜炎的患者临床管理来说，脑脊液微生物检测需要数小时甚至数天，而 ROS 只需数分钟。加快感染的诊断速度可以更快地启动抗生素治疗。

三、活性氧在脑脊液中的测量及局限性

目前的研究中有两种不同的方法测量了脑脊液中 ROS 的产生：①使用流式细胞仪通过荧光检测

细胞内过氧化氢（H_2O_2）；②使用发光法测量鲁米诺的含量反映 ROS（主要是超氧阴离子）。

发光法比流式细胞仪的荧光检测灵敏、特异且简单，更适合临床实践中的快速床边诊断。发光法的主要步骤为：将脑脊液在平衡盐溶液稀释至 1ml，然后在暗视野的 37℃鲁米诺中培养 10 分钟。20 分钟内使用光度计进行分析，记录信号的持续时间为 1 秒 / 分。结果表示为 20 分钟内发光曲线下的面积，记录为相对光单位（RLU）。

因氧自由基的高反应性及体液中维持时间短，所以目前的研究中测量的是瞬时 ROS 的产生，没有标准作为参考。同时鲁米诺反应性可能会随时间发生变化，也会影响 ROS 的产生。

四、结语

术后细菌性脑膜炎的早期诊断是抗生素治疗启动的关键，但目前的诊断标准仍很难做出快速、有效地脑脊液感染诊断。目前的 ROS 相关研究对于诊断细菌性脑膜炎似乎具有足够的判断力，可以在床边的临床实践中使用，但都是非常初步的结果，需要进行大规模前瞻性研究，以观察 ROS 产生增加是否是持续性脑脊液感染的标志，并且可以广泛应用到临床中。

（广西医科大学附属第一医院　汤展宏）

参 考 文 献

[1] Kim B-N, Peleg AY, Lodise TP, et al. Management of meningitis due to antibiotic-resistant Acinetobacter species. Lancet Infect Dis, 2009, 9: 245-255.

[2] Li Z, Wu X, Yu J, et al. Empirical combination antibiotic therapy improves the outcome of nosocomial meningitis or ventriculitis in neuro-critical care unit patients. Surg Infect (Larchmt), 2016, 17: 465-472.

[3] Reichert MCF, Medeiros EAS, Ferraz FAP. Hospital-acquired meningitis in patients undergoing craniotomy: incidence, evolution, and risk factors. Am J Infect Control, 2002, 30: 158-164.

[4] Hussein K, Bitterman R, Shofty B, et al. Management of postneurosurgical meningitis: narrative review. Clin Microbiol Infect, 2017, 23: 621-628.

[5] Ramanan M, Lipman J, Shorr A, et al. A meta-analysis of ventriculostomy-associated cerebrospinal fluid infections. BMC Infect Dis, 2015, 15: 3.

[6] Steiner I, Schmutzhard E. Advances on neurological infections in 2018. The Lancet Neurology, 2019, 18 (1): 17-18.

[7] McGill F, Heyderman RS, Panagiotou S, et al. Acute bacterial meningitis in adults. Lancet, 2016, 388 (10063): 3036-3047.

[8] Berger-Estilita J, Passer M, Giles M, et al. Modalities and accuracy of diagnosis of external ventricular drainage-related infections: a prospective multicentre observational cohort study. Acta Neurochir (Wien), 2018, 160 (10): 2039-2047.

[9] Tunkel AR, Hasbun R, Bhimraj A, et al. 2017 Infectious Diseases Society of America’s Clinical Practice Guidelines

for Healthcare-Associated Ventriculitis and Meningitis. Clinical Infectious Diseases, 2017, 64 (6): 701-706.

[10] van de Beek D, Cabellos C, Dzupova O, et al. ESCMID guideline: diagnosis and treatment of acute bacterial meningitis. Clin Microbiol Infect, 2016, 22 (Suppl 3): S37-S62.

[11] Wilson MR, Sample HA, Chiu CY, et al. Clinical Metagenomic Sequencing for Diagnosis of Meningitis and Encephalitis. N Engl J Med, 2019, 380 (24): 2327-2340.

[12] Tavares WM, Machado AG, Matushita H, et al. CSF markers for diagnosis of bacterial meningitis in neurosurgical postoperative patients. Arq Neuropsiquiatr, 2006, 64: 592-595.

[13] Winterbourn CC, Kettle AJ, Hampton MB. Reactive oxygen species and neutrophil function. Annu Rev Biochem, 2016, 85: 765-792.

[14] Barichello T, Generoso JS, Simoes LR, et al. Role of oxidative stress in the pathophysiology of pneumococcal meningitis. Oxid Med Cell Longev, 2013, 2013: 371465.

[15] Liechti FD, Grandgirard D, Leib SL. Bacterial meningitis: Insights into pathogenesis and evaluation of new treatment options: A perspective from experimental studies. Future Microbiol, 2015, 10: 1195-1213.

[16] Rugemalira E, Roine I, Kuligowski J, et al. Protein Oxidation Biomarkers and Myeloperoxidase Activation in Cerebrospinal Fluid in Childhood Bacterial Meningitis. Antioxidants (Basel), 2019, 8 (10): 44.

[17] Lukaszewicz AC, Gontier G, Faivre V, et al. Elevated production of radical oxygen species by polymorphonuclear neutrophils in cerebrospinal fluid infection. Ann Intensive Care, 2012, 10: 2.

[18] Lukaszewicz AC, Faivre V, Bout H, et al. Multicenter testing of the rapid quantification of radical oxygen species in cerebrospinal fluid to diagnose bacterial meningitis. PLoS One, 2015, 10 (5): e0128286.

[19] Freitas M, Lima JL, Fernandes E. Optical probes for detection and quantification of neutrophils' oxidative burst. A review. Anal Chim Acta, 2009, 649: 8-23.

第五节　临床药师参与重症侵袭性念珠菌感染患者的管理：可改善预后

近年来医疗机构重症监护病房（intensive care unit，ICU）真菌感染相关问题成为临床关注热点。念珠菌是真菌感染中最常见的条件致病菌，存在于人体皮肤、上呼吸道、肠道和阴道黏膜，可引起皮肤、黏膜表层或全身系统性感染。侵袭性念珠菌感染是指念珠菌侵入人体组织、血液，并在其中生长繁殖引起组织损害、器官功能障碍和炎症反应。本文对危重症患者侵袭性念珠菌感染现状及最新管理策略作简要概述，并探讨临床药师参与的重症侵袭性念珠菌感染患者管理对预后的影响。

一、重症侵袭性念珠菌感染现状

1．重症监护病房患者是侵袭性念珠菌感染的重要人群　念珠菌定植和宿主屏障功能破坏是侵袭性念珠菌感染最重要的危险因素。现有研究表明，ICU 患者，尤其是 ICU 的创伤及烧伤患者是侵袭性念珠菌感染的重要人群，提示皮肤屏障破坏增加念珠菌感染风险。此外，静脉导管留置、气管插管等破坏皮肤、黏膜屏障和上呼吸道解剖屏障，以及广谱抗生素的使用造成机体菌群稳态失衡，也可显著增加侵袭性念珠菌感染的风险。

2. 重症侵袭性念珠菌感染的流行病学特点　据不完全统计，全世界每年侵袭性念珠菌感染人数超过 250 000 人，造成至少 50 000 例患者死亡。在美国，念珠菌是最常见的引起血流感染的真菌。近 10 年来，侵袭性念珠菌感染在 ICU 患者中呈逐年增加趋势。一项欧洲重症患者侵袭性念珠菌感染的多中心回顾性研究，调查了 2015—2016 年欧洲 11 个国家（意大利、法国、希腊、比利时、捷克、德国、爱尔兰、葡萄牙、西班牙、荷兰和英国）22 家综合医院 23 个 ICU 的侵袭性念珠菌感染情况。在 80 645 例 ICU 住院患者中发生侵袭性念珠菌感染 570 例，发生率为 0.70%，30 天病死率为 42%，其中年龄、严重的肝衰竭、感染性休克等是 30 天内病死率增加的重要因素。中国重症患者侵袭性念珠菌感染的多中心前瞻性观察研究（China-SCAN），调查了 2009—2011 年国内 67 家综合医院 ICU 侵袭性念珠菌感染的情况，在 96 060 例 ICU 住院患者中，发生侵袭性念珠菌感染 306 例，发生率为 0.32%，其中 62.1% 的患者是由同一所医院其他科室转入 ICU，80.7% 的侵袭性念珠菌感染发生在入住 ICU 病房 48 小时后，侵袭性念珠菌感染患者病死率为 36.6%。

二、重症侵袭性念珠菌感染管理策略

1. 重症侵袭性念珠菌诊断策略　重症患者侵袭性念珠菌感染的临床诊断较为困难，需将临床表现与实验室检查结果结合判断，确诊则需要无菌体腔液培养或组织病理学检查。目前，念珠菌血清学检查方法应用最为广泛的是（1,3）-β-D- 葡聚糖检测（G 试验），但检测结果易受多种因素如真菌 G 含量、手术中使用纱布、输注白蛋白或球蛋白、血液透析或输注多糖类抗肿瘤药物等的影响。除此之外，实时 PCR 技术目前研究较多，能将念珠菌精确鉴定并定量分析，速度快，被污染的概率低。但 PCR 方法敏感度过高，容易出现假阳性，同时检测方法也未标准化，故尚未被用作侵袭性真菌感染的诊断依据。

2. 重症侵袭性念珠菌治疗策略　侵袭性念珠菌感染的病死率较高，研究证据表明，早期有效的抗感染治疗是改善预后的关键。目前，随着侵袭性念珠菌发病率增加，病原菌构成变化，抗深部真菌感染的药物用量逐渐增大，主要包括多烯类、三唑类以及棘白菌素类。但 China-SCAN 研究显示，中国重症患者侵袭性念珠菌感染的治疗时机均较晚，而多因素回归分析提示经验性抗真菌治疗是可以降低病死率的独立预测因素，因此及时进行临床诊断、采取有效的经验性治疗值得重视。

三、临床药师参与重症侵袭性念珠菌感染管理成效

近年来，随着抗感染药物不合理使用现象频繁发生，一些病原菌的耐药性不断增强，使得难治性感染的发病率也呈现出不断增长的趋势，严重威胁患者的生命健康。为了使现有抗菌药能够保持更好的治疗效果，合理使用抗菌药已经成为一项重要且必需的策略。其中，抗菌药物管理项目（antimicrobial stewardship programs，ASP）是这个策略中重要的组成部分。自 20 世纪 90 年代，欧美多国就已开展 ASP，并在实践基础上发表了一系列指南来指导 ASP 的实施。ASP 小组的成员来自

临床微生物室、感染科、ICU、外科、药剂科、感染控制科以及其他临床相关科室，其中感染医师和临床药师应该作为核心成员起主要作用。近年来，多项研究表明多学科协作，尤其是临床药师参与诊治，可以改善重症侵袭性念珠菌感染的预后。临床药师从抗菌药物抗菌谱特点、药动学 / 药效学、给药途径、不良反应、药物相互作用等多个角度为药物的合理化使用提供建议。近年来的大量研究结果表明，临床药师参与 ASP 的实施对于重症侵袭性念珠菌感染具有积极的作用。

1．临床药师参与的重症侵袭性念珠菌感染管理——降低患者死亡率　美国的一项研究对 1691 例念珠菌血流感染的患者做回顾性分析发现，包括临床药师在内的多科协作可以降低患者 90 天内病死率 [29%（222/776）*vs*. 51%（468/915），$P<0.0001$]；日本的一项长达 12 年的临床研究结果表明，临床药师在内的多科协作可以使重症念珠菌血流感染患者 30 天内病死率降低 46%（$P=0.017$）；此外，一项基于意大利综合医院的单中心回顾性研究表明，包括临床药师在内的多科协作可以降低侵袭性念珠菌感染患者 30 天内病死率，是降低该类患者病死率的独立因素（37% *vs*. 20%，$P=0.011$）。

2．临床药师参与的重症侵袭性念珠菌感染管理——治疗药物监测　抗真菌药物的血药浓度监测是临床药师参与重症侵袭性念珠菌感染的重要工作内容。抗真菌药物如伏立康唑在体内呈非线性药动学特性，当给予患者相同剂量的伏立康唑后，体内药物浓度呈现较大的差异性，因此对于该类药物进行治疗药物监测尤为重要。西班牙学者针对 30 例患儿的 196 例伏立康唑谷浓度结果表明，50.0% 样品浓度低于 1mg/L，而 7.14% 样品浓度高于 5.5mg/L（伏立康唑推荐谷浓度范围 1.0～5.5mg/L）。73.0% 的患儿伏立康唑剂量需要在治疗药物监测后进行调整。此外，Park 等的研究结果表明，伏立康唑的治疗药物监测可以显著降低因药物不良反应导致的停药，并且可明显改善患者预后。

3．临床药师参与的重症侵袭性念珠菌感染管理——药物相互作用　药物相互作用是抗真菌药物尤其是唑类抗真菌药物临床应用过程中不可忽视的问题。环孢素作为一种高效免疫抑制药，常用于实体器官移植以及骨髓移植手术后的排斥反应。在器官移植手术结束后，大量使用免疫抑制药以及皮质激素，人体自身正常免疫功能会被抑制，降低了人体自身抵抗真菌感染的能力，提高了侵袭性真菌对人体感染的概率，容易引发侵袭性真菌感染，使患者生命安全受到威胁。因此，环孢素与抗真菌药物的体内相互作用值得关注。唑类抗真菌药物可抑制体内药物代谢酶 CYP450 和药物转运体 P-gp 的活性，影响环孢素在器官移植患者体内的药物浓度，引起药物毒性反应的发生。Masoumi 等在一项前瞻性队列研究中对 29 例已接受稳定剂量环孢素并开始使用口服或静脉注射伏立康唑的同种异基因造血干细胞移植患者进行评估。研究中在伏立康唑起效前和 5～8 天后测定环孢素的血液浓度，在稳定状态下测量伏立康唑的血浆浓度。在两种给药途径中，伏立康唑起效后，环孢素的浓度 / 剂量比值显着增加（$P<0.001$）。口服和静脉注射伏立康唑组环孢素的浓度 / 剂量比值变化没有显著差异（$P=0.405$）。所有患者血浆伏立康唑浓度与环孢素的浓度 / 剂量比值增加百分比均有显著相关性（$P=0.046$）。以上研究结果提示，伏立康唑可以增加环孢素的血药浓度，并且静脉注射和口服给药的药物相互作用的程度没有差异。进一步研究结果也表明，临床药师可从肝、肾功能指标监测以及血药浓度监测结果的解读等多角度避免上述不良反应的发生。

综上所述，危重症患者继发侵袭性念珠菌感染患病率逐年攀升且病死率极高，早期有效的抗感染治疗是改善预后的关键。现有研究表明多学科协作，尤其是临床药师参与诊治，可降低患者死亡率，预防药物相互作用的发生，明显改善疾病预后。ICU 医师如何提升自身的抗感染水平，如何与各个科室顾问之间保持良好的协作关系，值得进一步探讨。

（中国医学科学院北京协和医院 张 波 隆 云）

参 考 文 献

[1] Martin-Loeches I, Antonelli M, Cuenca-Estrella M, et al. ESICM/ESCMID task force on practical management of invasive candidiasis in critically ill patients. Intensive Care Medicine, 2019, 45 (6): 789-805.

[2] Hart E, Nguyen M, Allen M, et al. A systematic review of the impact of antifungal stewardship interventions in the United States. Annals of Clinical Microbiology and Antimicrobials, 2019, 18 (1): 24.

[3] Kullberg BJ, Arendrup MC. Invasive Candidiasis. New England Journal of Medicine, 2015, 373 (15): 1445-1456.

[4] Bassetti M, Giacobbe DR, Vena A, et al. Incidence and outcome of invasive candidiasis in intensive care units (ICUs) in Europe: results of the EUCANDICU project. Critical Care (London, England), 2019, 23 (1): 219.

[5] Guo F, Yang Y, Kang Y, et al. Invasive candidiasis in intensive care units in China: a multicentre prospective observational study. Journal of Antimicrobial Chemotherapy, 2013, 68 (7): 1660-1668.

[6] Walker B, Powers-Fletcher MV, Schmidt RL, et al. Cost-Effectiveness Analysis of Multiplex PCR with Magnetic Resonance Detection versus Empiric or Blood Culture-Directed Therapy for Management of Suspected Candidemia. Journal of Clinical Microbiology, 2016, 54 (3): 718-726.

[7] Cui N, Wang H, Su L, et al. Initial therapeutic strategy of invasive candidiasis for intensive care unit patients: a retrospective analysis from the China-SCAN study. BMC Infectious Diseases, 2017, 17 (1): 93.

[8] Allerberger F, Gareis R, Jindrak V, et al. Antibiotic stewardship implementation in the EU: the way forward. Expert Rev Anti Infect Ther, 2009, 7 (10): 1175-1183.

[9] Mejia-Chew C, O'Halloran JA, Olsen MA, et al. Effect of infectious disease consultation on mortality and treatment of patients with candida bloodstream infections: a retrospective, cohort study. Lancet Infectious Diseases, 2019, 19 (12): 1336-1344.

[10] Ishikane M, Hayakawa K, Kutsuna S, et al. The impact of infectious disease consultation in candidemia in a tertiary care hospital in Japan over 12 years. PLoS One, 2019, 14 (4): e0215996.

[11] Menichetti F, Bertolino G, Sozio E, et al. Impact of infectious diseases consultation as a part of an antifungal stewardship programme on candidemia outcome in an Italian tertiary-care, University hospital. Journal of Chemotherapy, 2018, 30 (5): 304-309.

[12] Soler-Palacin P, Frick MA, Martin-Nalda A, et al. Voriconazole drug monitoring in the management of invasive fungal infection in immunocompromised children: a prospective study. Journal of Antimicrobial Chemotherapy, 2012, 67 (3):

700-706.

[13] Park WB, Kim NH, Kim KH, et al. The effect of therapeutic drug monitoring on safety and efficacy of voriconazole in invasive fungal infections: a randomized controlled trial. Clinical Infectious Diseases, 2012, 55 (8): 1080-1087.

[14] Masoumi HT, Hadjibabaie M, Vaezi M, et al. Evaluation of the Interaction of Intravenous and Oral Voriconazole with Oral Cyclosporine in Iranian HSCT Patients. J Res Pharm Pract, 2017, 6 (2): 77-82.

[15] Lempers VJ, Martial LC, Schreuder MF, et al. Drug-interactions of azole antifungals with selected immunosuppressants in transplant patients: strategies for optimal management in clinical practice. Current Opinion in Pharmacology, 2015, 24: 38-44.

第六节　抗流行性感冒高免疫丙种球蛋白：治疗流行性感冒是否有效

一、流感与抗病毒治疗

流行性感冒（简称流感）是一种急性呼吸系统疾病，流感病毒属于正黏病毒科，分为三种类型（A、B 和 C）；A 型和 B 型流感病毒可以引起流行性传播（季节性或大流行），A 型流感病毒还可以引起零星流行，而 C 型流感病毒通常引起轻度呼吸道疾病。根据 A 型流感病毒的两个表面糖蛋白——血凝素（haemagglutinin，H）和神经氨酸酶（neuraminidase，N）的抗原特性，可进一步分为相关亚型（H1～H18 和 N1～N11）。典型的流感流行在发病后 2～3 周达到峰值，并持续 5～6 周。全世界每年约有 65 万人死于流感的呼吸道并发症，而影响的人数更多。

目前，四类抗病毒药物可以用于治疗流感：金刚烷、神经氨酸酶抑制剂、膜融合抑制剂和 RNA 依赖性 RNA 聚合酶抑制剂。在 2015—2016 年流感季节，欧盟和美国推荐使用奥司他韦口服和扎那米韦吸入，在美国也推荐静脉使用帕拉米韦，紧急情况下可以对疑似奥司他韦耐药的重症流感患者静脉使用扎那米韦。

二、流感与被动免疫疗法

1890 年 Behring 和 Shibasaburō 首先使用被动免疫疗法来治疗白喉和破伤风，之后免疫血浆被用于治疗严重的传染病，包括 1917—1918 年西班牙流感、2003 年严重急性呼吸综合征（severe acute respiratory syndrome，SARS）、2016 年中东呼吸系统综合征及西非埃博拉疫情等。因此，被动免疫疗法已被用于治疗严重的流感。

1．流感与免疫血浆　有系统综述认为使用免疫血浆治疗有临床益处，但既往研究均不是随机对照研究，因此需要进行更严谨的临床研究。有研究者在 98 例 A 型和 B 型流感患者中进行了一项 2 期临床研究，使用免疫血浆加标准治疗与仅标准治疗进行对照，主要终点事件是第 28 天患者呼吸状态是否正常化。研究表明输注免疫血浆并未显示出对患者的呼吸状态有显著改善（免疫血浆组 67% *vs*. 对照组 53%，P= 0.069），但是在次要结果方面（如第 7 天患者临床状态、严重不良反应、出院后状态等）免疫血浆组较对照组有显著改善，具有一定的临床收益。研究人员以此设计了在A型流感患者中进行应用高滴度或低滴度免疫血浆的临床研究，但也未发现高滴度免疫血浆具有显著的临床益处。

2. 流感与静脉免疫球蛋白　静脉使用的免疫球蛋白（intravenous immunoglobulin，IVIG）是由多人血浆制成的浓缩球蛋白制剂。IVIG优于免疫血浆治疗：IVIG的体积更小（因此无须担心液体过负荷）、不需要ABO血型配型，并且IVIG可提供更稳定的产品（与具有不同抗体滴度的单个免疫血浆单位相比）。免疫血浆和IVIG的功能成分均为IgG组分，通过IgG固定片段（Fc片段）或可与抗原结合片段［F（ab'）2片段］发挥非特异度免疫调节作用。IgG Fc片段对于先天性免疫系统具有重要的促炎活性，同时也有抗炎作用。但是，在流感动物实验模型中纯化的F（ab'）2片段通过特定的抗体介导机制提供保护作用，而不是Fc片段的免疫调节作用。

体外研究表明，常规人IVIG通常可检测到血凝素抑制抗体（hemagglutination inhibition，HAI）和中和抗体，IVIG的浓度通常为6%、10%或20%（例如20g/100ml），IgG含量比一般血清浓度高约6倍、10倍或20倍。一项使用雪貂的流感研究表明，当雪貂暴露于A型流感病毒（H1N1）pdm09时，输注IVIG可以使雪貂肺病毒载量显著降低；在致死性A型H5N1流感病毒模型中，给予IVIG的大多数雪貂可以存活，并且与IVIG剂量相关。免疫IVIG可能在临床上具有更广泛的应用。

3. 流感与抗流感高免疫静脉免疫球蛋白　由某些特性的血浆（例如含有高滴度抗流感抗体）所制造的IVIG，被称为高免疫静脉免疫球蛋白（hyperimmune intravenous immunoglobulin，hIVIG）。有研究在SCID小鼠（strain CB17/Icr-Prkdcscid/IcrCrl；Charles River Laboratories，Germany）流感模型中评估了在H1N1 pdm09引起的大流行之前以及之后生产的免疫IVIG的保护作用。流感大流行后的IVIG为hIVIG（HAI滴度为1∶1280），为流感病毒感染的SCID小鼠提供了全面保护，所有小鼠存活了29天；大流行之前生产的常规IVIG（HAI滴度为1∶70），实验小鼠的存活率为50%，缓冲液对照组小鼠的存活率为40%。这种保护作用是剂量依赖性的，体内循环中的HAI微中和滴度（micro-neutralization，MN）与小鼠存活率之间显著相关（非参数Spearman相关性$r=0.9$，$P<0.0001$）。

hIVIG可能对流感感染患者有临床益处。Hung等在香港的5家医院中对患有严重H1N1 pdm09感染的患者进行了随机对照研究，评估从康复患者血浆制备的hIVIG与2009年前生产的常规IVIG的疗效。将35例接受标准抗病毒治疗且需要重症监护和机械通气支持的重症A型流感病毒感染患者随机分配，17例患者使用hIVIG，18例患者使用常规IVIG。与对照组相比，hIVIG治疗后第5天和第7天患者的病毒载量显著降低（分别为$P=0.04$和$P=0.02$），但hIVIG治疗组在生存率方面无明显改善。对症状发作后5天内接受IVIG治疗的22例患者进行亚组多因素分析表明，hIVIG组（$n=12$）无死亡，而对照组（$n=10$）有4例死亡，hIVIG治疗是独立降低死亡率的唯一因素［比值比（OR）=0.14，95%CI 0.02～0.92，$P=0.04$］。因此，在未来的大流行中应考虑早期使用hIVIG。

2016年INSIGHT FLU005 IVIG研究组初步评估了抗流感病毒hIVIG的HAI作用和安全性。在2013—2014年流感季节期间，有31例流感患者被随机分配至hIVIG组（$n=16$）或安慰剂组（$n=15$），hIVIG组患者接受常规抗病毒治疗及单剂0.25g/kg的hIVIG，安慰剂组患者只接受常规抗病毒治疗（如奥司他韦）。hIVIG组患者的抗H1N1平均滴度比（输注后1小时/输注前）为4.00（95%CI 2.61～6.13），抗A型流感（H3N2）和B型流感的平均滴度比为1.76（95%CI

1.33～2.32）。在 H1N1 患者中，输注 hIVIG（n=9）1 小时后与安慰剂组（n=8）相比抗体滴度比为 3.9（95%*CI* 2.3～6.7），并持续到第 3 天（滴度比为 2.0，95%*CI* 1.0～4.0）。使用抗流感病毒 hIVIG 显著提高了流感患者的 HAI 滴度水平，具有较好的安全性，研究者因此设计了下一步临床研究。

在 2019 年底 INSIGHT FLU-IVIG 研究组发表了最新的研究成果。在 2013—2014 年至 2017—2018 年的五个流感季节中，选择了英国、美国、澳大利亚等 45 家医院进行了随机双盲安慰剂对照研究。流感患者按照 1∶1 被随机分配至 hIVIG 组或安慰剂组，所有患者接受常规抗病毒治疗（如奥司他韦），hIVIG 组患者接受单剂 0.25g/kg 的 hIVIG，安慰剂组患者接受 0.9% 氯化钠溶液输注。最终 hIVIG 组有 156 例患者，安慰剂组有 152 例患者完成研究进入分析。hIVIG 治疗使针对 A 型流感的 HAI 滴度显著上升，而 B 型流感的滴度上升幅度较小。根据风险比例模型分析，第 7 天 hIVIG 组与安慰剂组相比 *OR* 为 1.25（95%*CI* 0.79～1.97，P=0.33）。在主要结果的亚组分析中，A 型流感患者 HAI 滴度的 *OR* 值为 0.94（95%*CI* 0.55～1.59），B 型流感患者的 *OR* 为 3.19（95%*CI* 1.21～8.42）（交互作用 P=0.023）。第 28 天进行随访，hIVIG 组 156 例患者中有 47 例（30%），安慰剂组 152 例患者中有 45 例（30%）发生了死亡、严重不良事件等［危险比（*HR*）1.06，95%*CI* 0.70～1.60，P=0.79］。因此，当与常规抗病毒治疗（如奥司他韦）同时给药时，对于流感住院的成年患者，输注 hIVIG 并不优于安慰剂。与预先确定的亚组假说相反，hIVIG 在 B 型流感患者中产生比 A 型流感患者更好的反应，抗体亲和力分析支持 hIVIG 对 B 型流感患者有更多的临床益处，但需要进一步临床研究进行确认。

三、被动免疫治疗用于治疗流感病毒感染时存在的问题

针对最近免疫血浆和 hIVIG 的临床研究结果，可能存在一些问题：①治疗评价指标方面，尽管目前常规使用 HAI 抗体的效价作为预防 A 型和 B 型流感疫苗接种后效力的指标，但在针对 A 型流感的治疗研究中，HAI 是否能确切地评价患者的有效体液免疫反应？是否有更好地反映抗体效价的标志物？②患者对 B 型流感病毒的总体免疫反应可能与 A 型流感有所不同。两种主要类型的流感病毒可能与免疫系统发生不同的相互作用，在体内病毒特异度抗体对 B 型流感病毒的中和活性比对 A 型流感病毒更重要；IVIG 的 Fc 部分的免疫调节作用可能在两种类型的流感患者中有所不同，从而使被动免疫治疗的效果也不相同。同时奥司他韦对 A 型流感病毒的抗病毒能力通常要强于对 B 型流感病毒，也可能会在某种程度上掩盖了被动免疫疗法在 A 型流感病毒感染患者中可能的临床有益效果。但也存在争议：① A 型流感患者的病毒滴度随时间的改善实际上比 B 型流感患者差；②即使较早（即在症状发作后 2 天内）开始抗病毒治疗，与延迟治疗的患者相比也未明显受益。

总之，根据 2019 年针对 hIVIG 以及免疫血浆的临床研究结果，不建议将 hIVIG 和免疫血浆用于 A 型流感住院患者。相比之下，在 B 型流感患者中应用 hIVIG 可以显著降低病毒载量并与患者临床结果改善相一致，值得进行进一步的临床和相关作用机制研究。

（上海交通大学附属第六人民医院　汪　伟　李颖川）

参 考 文 献

[1] Cilek L, Chowell G, Ramiro Farinas D. Age-Specific Excess Mortality Patterns During the 1918-1920 Influenza Pandemic in Madrid, Spain. Am J Epidemiol, 2018, 187 (12): 2511-2523.

[2] Paules C, Subbarao K. Influenza. Lancet, 2017, 390 (10095): 697-708.

[3] Sicca F, Neppelenbroek S, Huckriede A. Effector mechanisms of influenza-specific antibodies: neutralization and beyond. Expert Rev Vaccines, 2018, 17 (9): 785-795.

[4] Iuliano AD, Roguski KM, Chang HH, et al. Estimates of global seasonal influenza-associated respiratory mortality: a modelling study. Lancet, 2018, 391 (10127): 1285-1300.

[5] Ramirez J, Peyrani P, Wiemken T, et al. A Randomized Study Evaluating the Effectiveness of Oseltamivir Initiated at the Time of Hospital Admission in Adults Hospitalized With Influenza-Associated Lower Respiratory Tract Infections. Clin Infect Dis, 2018, 67 (5): 736-742.

[6] Beigel JH. Polyclonal and monoclonal antibodies for the treatment of influenza. Curr Opin Infect Dis, 2018, 31 (6): 527-534.

[7] Hui DS, Lee N, Chan PK, et al. The role of adjuvant immunomodulatory agents for treatment of severe influenza. Antiviral Res, 2018, 150: 202-216.

[8] Mo Y, Fisher D. A review of treatment modalities for Middle East Respiratory Syndrome. J Antimicrob Chemother, 2016, 71 (12): 3340-3350.

[9] Beigel JH, Tebas P, Elie-Turenne MC, et al. Immune plasma for the treatment of severe influenza: an open-label, multicentre, phase 2 randomised study. Lancet Respir Med, 2017, 5 (6): 500-511.

[10] Beigel JH, Aga E, Elie-Turenne MC, et al. Anti-influenza immune plasma for the treatment of patients with severe influenza A: a randomised, double-blind, phase 3 trial. Lancet Respir Med, 2019, 7 (11): 941-950.

[11] Chaigne B, Mouthon L. Mechanisms of action of intravenous immunoglobulin. Transfus Apher Sci, 2017, 56 (1): 45-49.

[12] Gelfand EW. Intravenous immune globulin in autoimmune and inflammatory diseases. N Engl J Med, 2012, 367 (21): 2015-2025.

[13] Schwab I, Nimmerjahn F. Intravenous immunoglobulin therapy: how does IgG modulate the immune system? Nat Rev Immunol, 2013, 13 (3): 176-189.

[14] Rockman S, Lowther S, Camuglia S, et al. Intravenous Immunoglobulin Protects Against Severe Pandemic Influenza Infection. EBioMedicine, 2017, 19: 119-127.

[15] Tian X, Jiang Z, Ma Q, et al. Prevalence of neutralizing antibodies to common respiratory viruses in intravenous immunoglobulin and in healthy donors in southern China. J Thorac Dis, 2016, 8 (5): 803-812.

[16] Onodera H, Urayama T, Hirota K, et al. Neutralizing activities against seasonal influenza viruses in human intravenous immunoglobulin. Biologics, 2017, 11: 23-30.

[17] Hohenadl C, Wodal W, Kerschbaum A, et al. Hyperimmune intravenous immunoglobulin containing high titers of

pandemic H1N1 hemagglutinin and neuraminidase antibodies provides dose-dependent protection against lethal virus challenge in SCID mice. Virol J, 2014, 11: 70.

[18] Hung IFN, To KKW, Lee CK, et al. Hyperimmune IV immunoglobulin treatment: a multicenter double-blind randomized controlled trial for patients with severe 2009 influenza A (H1N1) infection. Chest, 2013, 144 (2): 464-473.

[19] Group IFIPS. INSIGHT FLU005: An Anti-Influenza Virus Hyperimmune Intravenous Immunoglobulin Pilot Study. J Infect Dis, 2016, 213 (4): 574-578.

[20] Davey RT Jr, Fernandez-Cruz E, Markowitz N, et al. Anti-influenza hyperimmune intravenous immunoglobulin for adults with influenza A or B infection (FLU-IVIG): a double-blind, randomised, placebo-controlled trial. Lancet Respir Med, 2019, 7 (11): 951-963.

[21] Cowling BJ, Lim WW, Perera R, et al. Influenza Hemagglutination-inhibition Antibody Titer as a Mediator of Vaccine-induced Protection for Influenza B. Clin Infect Dis, 2019, 68 (10): 1713-1717.

[22] Altenburg AF, Rimmelzwaan GF, de Vries RD. Virus-specific T cells as correlate of (cross-)protective immunity against influenza. Vaccine, 2015, 33 (4): 500-506.

第七节　重症监护病房毛霉菌病的诊治与管理——2019 全球指南解读

目前重症监护病房（intensive care unit，ICU）最常见深部真菌感染是念珠菌与曲霉菌，但随着现代 ICU 诊疗技术的发展，越来越多血液疾病、肿瘤化疗、实体器官和造血干细胞移植、开放性创伤、严重烧伤等患者需要转入 ICU 进一步治疗，ICU 毛霉菌病（mucormycosis）逐渐增多。毛霉菌病往往进展迅速而且破坏性极强，疑似感染即需要紧急干预。起始治疗延迟会明显增加患者死亡率。及时、有效地诊断和治疗对改善患者预后非常重要，但目前关于毛霉菌病的诊断、治疗缺乏统一规范，现有的指南多针对血液病等特定患者，或限于某一地域，或较长时间未进行更新。基于近期毛霉菌病在诊断与治疗上的关键性进展，2019 年欧洲医学真菌学联盟（European Confederation of Medical Mycology）联合教育和研究联盟真菌研究学组（Mycoses Study Group Education and Research Consortium，MSG ERC）共同发布了毛霉菌诊疗管理全球指南（以下简称“指南”），指南由来自 33 个国家的毛霉菌研究专家共同撰写，得到全球 51 个学会、组织认可。本文将从毛霉菌病的诊断、治疗以及规范化管理等方面，尤其是对重症毛霉菌病患者的诊疗管理进行阐述。

一、毛霉菌病临床诊断进展

毛霉菌病在免疫功能缺陷患者与免疫功能正常患者中的临床表现具有差异性。免疫功能缺陷患者感染的主要途径是吸入毛霉菌孢子引起的肺部感染。肺毛霉菌病通常发生在伴有严重中性粒细胞减少和移植物抗宿主反应患者中，与肺曲霉菌病表现相似，病理为局部的渗出与增生，特征表现为 CT 影像学反晕征，即中间磨玻璃改变，周围实变。而糖尿病患者则多表现为鼻 - 眶 - 脑毛霉菌病，通常起源于鼻窦，伴有骨破坏，随后侵犯眼眶、眼和大脑。皮肤和软组织黏膜毛霉菌病在免疫功能正常患者中最常见，主要发生在外伤性皮肤损伤（如创伤、医源性手术、烧伤）后。典型的皮肤表现为肿胀、坏死、干性溃疡、焦痂。

毛霉菌病相对少见，临床表现复杂，准确诊断取决于经验丰富的临床医师、影像学医师以及组织病理学与微生物学专家通力合作。指南给出了诊断管理路径及推荐强度（图 4-7-1）。

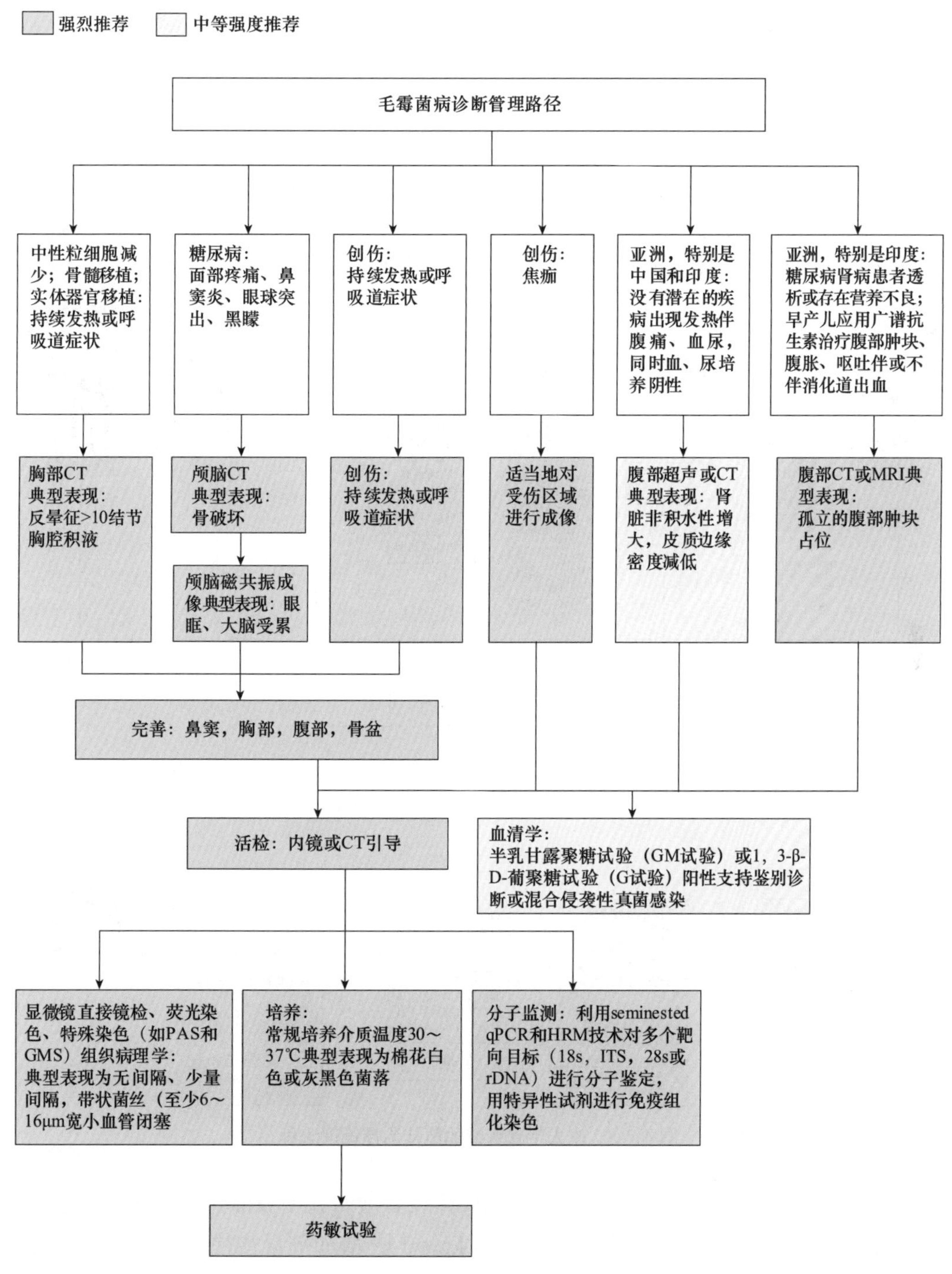

图 4-7-1　毛霉菌病的诊断管理路径

二、毛霉菌病抗菌药物治疗进展

毛霉菌病的治疗包括外科干预与抗生素应用，指南强烈推荐在可能的情况下尽早对毛霉菌病病灶进行彻底切除和清创，并进行全身抗真菌治疗。指南提供了毛霉菌的治疗管理流程（图 4-7-2），对 ICU 临床医师重点关注的抗菌药物应用进行讨论并给予明确的推荐意见。

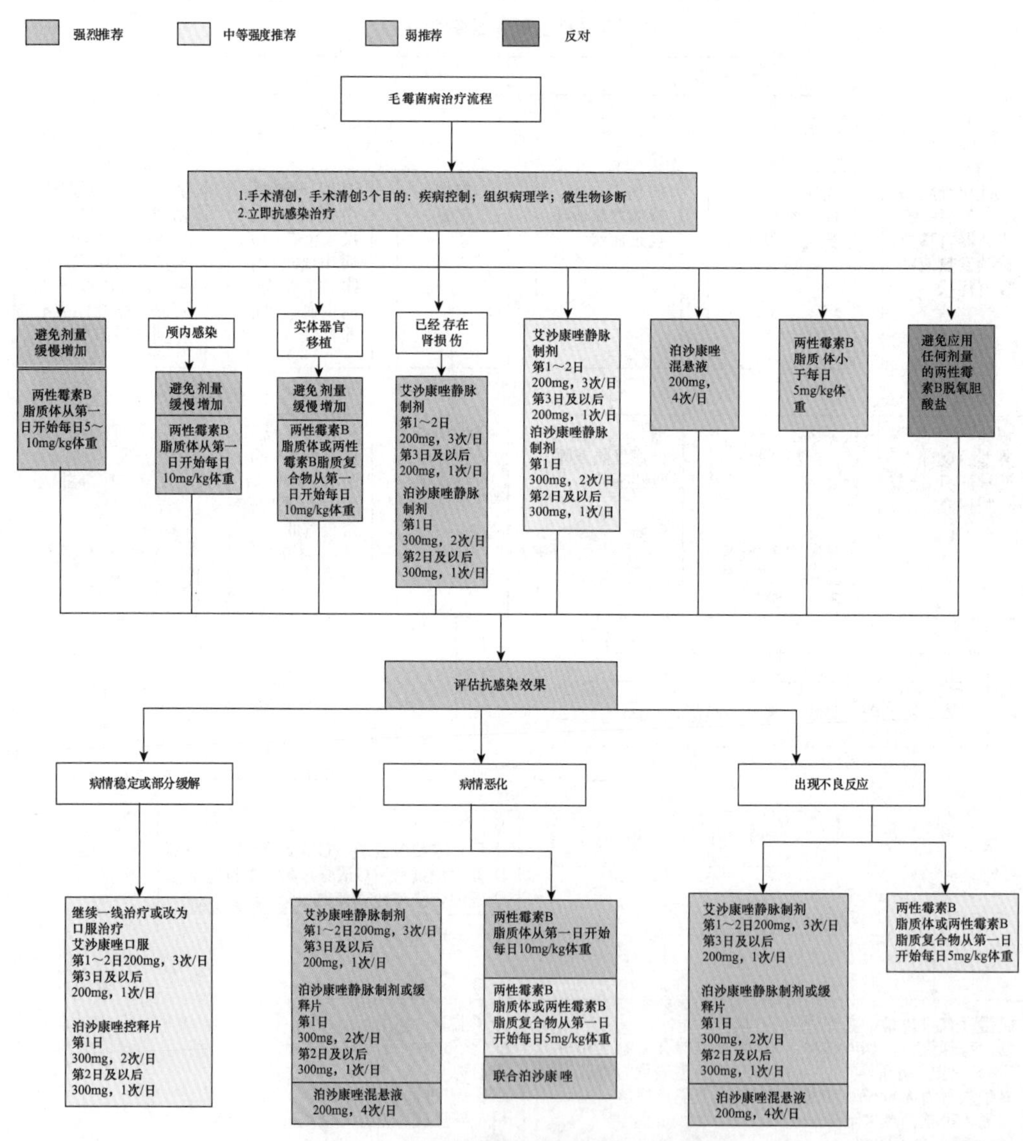

图 4-7-2　成人毛霉菌病的最佳治疗管理流程

1. 一线抗菌药物的单药治疗　两性霉素 B 脂质体在多项研究中被证实可以对不同器官的毛霉菌感染进行有效治疗。常用的剂量范围是 1～10mg/（kg·d），增加剂量往往能够获得更高的治疗有效率。两性霉素 B 脂质体治疗的不良反应主要是肾毒性，研究表明 10mg/（kg·d）的剂量即可以导致血清肌酐升高，但大多数肾损害为可逆，停药后可恢复正常。高于 10mg/（kg·d）的两性霉素 B 脂质体并不会使血药浓度进一步升高。指南强烈推荐对于各种器官毛霉菌病两性霉素 B 脂质体治疗剂量为 5～10mg/（kg·d），药物起始剂量应给足量，避免应用前几日逐渐加量。严重肾损害时应减少两性霉素 B 脂质体剂量，但剂量低于 5mg/（kg·d）为弱推荐。虽然两性霉素 B 脱氧胆酸盐是治疗毛霉菌病的有效药物，但因其毒性远大于两性霉素 B 脂质体，故除非无其他药物可供选择，指南不推荐使用两性霉素 B 脱氧胆酸盐治疗毛霉菌病。艾沙康唑（isavuconazole）相比其他唑类抗真菌药物肝毒性更低，已在美国获准作为治疗毛霉菌病的一线药物，指南中等强度推荐。泊沙康唑（posaconazole）同样也是治疗毛霉菌病的一线药物，口服制剂生物利用度低是其主要缺点，近期静脉制剂以及口服控释片已经研发成功，可有效解决这一问题。指南对泊沙康唑混悬液弱推荐，泊沙康唑静脉制剂与控释片中等强度推荐。

2. 一线抗菌药物的联合治疗　虽然在动物实验中被证实联合应用抗毛霉菌药物能够增加治愈率与生存率。但 2 种或 3 种抗毛霉菌药物联合应用的临床研究证据有限，且结论存在争议，所以指南在无后续高质量研究的情况下，对于一线抗毛霉菌病药物的联合应用暂无推荐意见。

3. 一线药物治疗失败后的挽救性治疗　通常毛霉菌病抗感染治疗失败的原因主要有两个：难治性毛霉菌与药物毒性不耐受。对于两性霉素 B 制剂，肾毒性是主要限制性因素；而对于唑类药物，肝毒性的发生率高。两类抗真菌药物治疗失败后的药物调整主要是转向另一类。对于两性霉素 B 制剂失败后的挽救性治疗，艾沙康唑与泊沙康唑口服控释片以及静脉制剂获得强烈推荐；泊沙康唑混悬液口服获得弱推荐。初次使用艾沙康唑或泊沙康唑治疗失败的病例，指南推荐两性霉素 B 制剂。

4. 毛霉菌病抗感染治疗时间　毛霉菌病抗感染所需要的时间未知，一般来说，需要数周到数月的治疗。有文献报道艾沙康唑的中位使用时间是 84 天，而泊沙康唑中位使用时间为 6 个月。指南强烈推荐持续抗毛霉菌药物应用直到症状和体征得到缓解或免疫抑制因素去除，具体应用时间遵循个体化原则。中等强度推荐在病情稳定之前应选择静脉药物应用。过渡到口服治疗时，强烈推荐使用艾沙康唑或泊沙康唑缓释片，也可选择泊沙康唑混悬液，但仅给予弱推荐。

5. 免疫抑制患者预防性应用　对于嗜中性粒细胞减少症或应用抗排异药物的器官移植患者，指南给予口服泊沙康唑的缓释片中等强度推荐，而混悬液制剂口服为弱推荐。对于免疫抑制的患者，如果曾经确诊毛霉菌病，强烈推荐进行手术切除，并继续或重新启动最后一种有效抗菌药物。

6. 不明原因发热患者　指南并不推荐对于确定为感染导致发热但未明确致病菌患者第一时间应用毛霉菌病抗菌药物。

7. 免疫抑制患者诊断性治疗　指南强烈推荐对于任何疑似毛霉菌病免疫抑制患者，立即开始治疗。诊断与治疗同时进行，不应该因诊断延误抗菌药物的应用。

指南给出适用性广、ICU 也可以采用的临床诊断流程，并对抗毛霉菌病药物应用中的一线治疗、联合治疗、一线治疗失败后治疗等临床医师特别关注的问题给予了明确的推荐意见。希望指南能够有助于 ICU 临床医师进一步规范、改进毛霉菌病的诊疗管理，提高深部真菌感染诊断、治疗水平。

（安徽省立医院　余　超　邵　敏）

参 考 文 献

[1] Bassetti M, Garnacho-Montero J, Calandra T, et al. Intensive care medicine research agenda on invasive fungal infection in critically ill patients. Intensive Care Med, 2017, 43 (9): 1225-1238.

[2] Chamilos G, Lewis RE, Kontoyiannis DP. Delaying amphotericin B-based frontline therapy significantly increases mortality among patients with hematologic malignancy who have zygomycosis. Clin Infect Dis, 2008, 47 (4): 503-509.

[3] Tissot F, Agrawal S, Pagano L, et al. ECIL-6 guidelines for the treatment of invasive candidiasis, aspergillosis and mucormycosis in leukemia and hematopoietic stem cell transplant patients. Haematologica, 2017, 102 (3): 433-444.

[4] Kung HC, Huang PY, Chen WT, et al. 2016 guidelines for the use of antifungal agents in patients with invasive fungal diseases in Taiwan. J Microbiol Immunol Infect, 2018, 51 (1): 1-17.

[5] Cornely OA, Arikan-Akdagli S, Dannaoui E, et al. ESCMID and ECMM joint clinical guidelines for the diagnosis and management of mucormycosis 2013. Clin Microbiol Infect, 2014, 20 (Suppl 3): 5-26.

[6] Cornely OA, Alastruey-Izquierdo A, Arenz D, et al. Global guideline for the diagnosis and management of mucormycosis: an initiative of the European Confederation of Medical Mycology in cooperation with the Mycoses Study Group Education and Research Consortium. Lancet Infect Dis, 2019, 19 (12): e405-e421.

[7] Hammer MM, Madan R, Hatabu H. Pulmonary Mucormycosis: Radiologic Features at Presentation and Over Time. AJR Am J Roentgenol, 2018, 210 (4): 742-747.

[8] Candoni A, Klimko N, Busca A, et al. Fungal infections of the central nervous system and paranasal sinuses in onco-haematologic patients. Epidemiological study reporting the diagnostic-therapeutic approach and outcome in 89 cases. Mycoses, 2019, 62 (3): 252-260.

[9] Singla K, Samra T, Bhatia N. Primary Cutaneous Mucormycosis in a Trauma Patient with Morel-Lavallee Lesion. Indian J Crit Care Med, 2018, 22 (5): 375-377.

[10] Neblett Fanfair R, Benedict K, Bos J, et al. Necrotizing cutaneous mucormycosis after a tornado in Joplin, Missouri, in 2011. N Engl J Med, 2012, 367 (23): 2214-2225.

[11] Hay RJ. Mucormycosis: an infectious complication of traumatic injury. Lancet, 2005, 365 (9462): 830-831.

[12] Jundt JS, Wong MEK, Tatara AM, et al. Invasive Cutaneous Facial Mucormycosis in a Trauma Patient. J Oral Maxillofac Surg, 2018, 76 (9): 1930, e1-e5.

[13] Lanternier F, Poiree S, Elie C, et al. Prospective pilot study of high-dose (10 mg/kg/day) liposomal amphotericin B (L-AMB) for the initial treatment of mucormycosis. J Antimicrob Chemother, 2015, 70 (11): 3116-3123.

[14] Skiada A, Pagano L, Groll A, et al. Zygomycosis in Europe: analysis of 230 cases accrued by the registry of the European Confederation of Medical Mycology (ECMM) Working Group on Zygomycosis between 2005 and 2007. Clin Microbiol Infect, 2011, 17 (12): 1859-1867.

[15] Kyvernitakis A, Torres HA, Jiang Y, et al. Initial use of combination treatment does not impact survival of 106 patients with haematologic malignancies and mucormycosis: a propensity score analysis. Clin Microbiol Infect, 2016, 22 (9):

811, e1-e8.
[16] Cornely OA, Maertens J, Bresnik M, et al. Liposomal amphotericin B as initial therapy for invasive mold infection: a randomized trial comparing a high-loading dose regimen with standard dosing (AmBiLoad trial). Clin Infect Dis, 2007, 44 (10): 1289-1297.
[17] Walsh TJ, Goodman JL, Pappas P, et al. Safety, tolerance, and pharmacokinetics of high-dose liposomal amphotericin B (AmBisome) in patients infected with Aspergillus species and other filamentous fungi: maximum tolerated dose study. Antimicrob Agents Chemother, 2001, 45 (12): 3487-3496.
[18] Abuodeh RO, Galgiani JN, Scalarone GM. Molecular approaches to the study of Coccidioides immitis. Int J Med Microbiol, 2002, 292 (5-6): 373-380.
[19] Cornely OA, Duarte RF, Haider S, et al. Phase 3 pharmacokinetics and safety study of a posaconazole tablet formulation in patients at risk for invasive fungal disease. J Antimicrob Chemother, 2016, 71 (3): 718-726.
[20] Cornely OA, Robertson MN, Haider S, et al. Pharmacokinetics and safety results from the Phase 3 randomized, open-label, study of intravenous posaconazole in patients at risk of invasive fungal disease. J Antimicrob Chemother, 2017, 72 (12): 3406-3413.
[21] Marty FM, Ostrosky-Zeichner L, Cornely OA, et al. Isavuconazole treatment for mucormycosis: a single-arm open-label trial and case-control analysis. Lancet Infect Dis, 2016, 16 (7): 828-837.
[22] Kim JH, Benefield RJ, Ditolla K. Utilization of posaconazole oral suspension or delayed-released tablet salvage treatment for invasive fungal infection. Mycoses, 2016, 59 (11): 726-733.

第八节　流行性感冒相关肺曲霉菌病

全球每年 3 000 000～5 000 000 人发生流行性感冒，290 000～640 000 例患者死亡。5%～10% 住院的流行性感冒患者需收住重症监护病房（intensive care unit，ICU）治疗，死亡率可高达 14%～41%。重症流行性感冒混合感染死亡率高达 50%～60%，是单纯流行性感冒住院患者死亡率的 5 倍，也是导致流行性感冒患者死亡的主要原因。

侵袭性曲霉菌病（invasive pulmonary aspergillosis，IPA）好发于高风险的免疫缺陷患者。但近 10 年来，重症流行性感冒患者合并 IPA 的报道越来越多，并被命名为流行性感冒相关肺曲霉菌病（influenza-associated pulmonary aspergillosis，IAPA）。IAPA 由于其进行性升高的发病率以及高病死率，目前引起临床医师越来越多的关注。本文旨在对 IAPA 的流行病学、诊断、治疗、预防、发病机制等方面予以简单阐述。

一、流行病学

最早的 IAPA 临床报道发表于 1952 年，但其后仅有零星病例报道，美国传染病学会的指南指出在成年流行性感冒患者中侵袭性真菌混合感染很少见。但在 2009 年 H1N1 流行性感冒大流行之后 IAPA 相关研究明显有增多趋势（图 4-8-1）。最近 2 年的 4 个回顾性研究提示 IAPA 发病率为 16%～28.1%，病死率为 45%～67%。IAPA 发病率升高的潜在原因是多方面的，包括高危的免疫缺陷患者增加、高龄患者增加、ICU 长时间住院、曲霉菌诊断方法不断进展，以及临床医师对 IAPA 的警惕性增高。

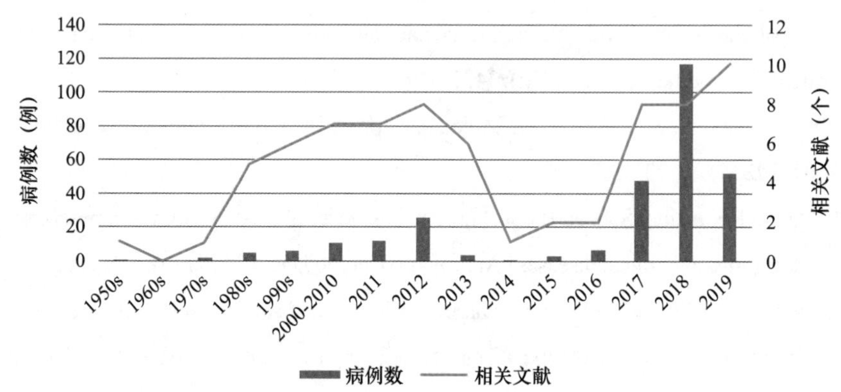

图 4-8-1　流行性感冒相关肺曲霉菌病的相关文献和病例数

截至 2019 年 12 月，通过 Pubmed 检索一共发表了 295 个 IAPA 病例，大多数病例至少具有 1 种以上基础疾病，只有 27.1% 的患者既往完全健康。其中以使用 1 种或多种免疫抑制剂、血液系统恶性肿瘤和糖尿病最为常见。9% 的患者在流行性感冒确诊前曾接受糖皮质激素治疗，而 49.0% 的患者在住院期间接受了糖皮质激素治疗。大多数（69% 和 89%）病例接受了抗病毒和抗真菌治疗。在 IAPA 患者中，81.7% 需要机械通气，12.2% 需要体外膜氧合（extracorporeal membrane oxygenation，ECMO）。87.1% 的 IAPA 病例继发于甲型流行性感冒病毒感染患者，主要是 H1N1 感染患者，而乙型流行性感冒病毒感染约占病例的 12%。IAPA 的诊断时间差异较大，荷兰的诊断时间在入院后 5 天（四分位间距 2～11.5 天）。但来自中国的研究提示诊断时间达到 12.5 天（四分位间距 8～18 天）。

二、诊断

ICU 患者的 IPA 诊断仍十分困难。从无菌部位发现曲霉菌的病理学证据目前仍然是侵袭性曲霉病诊断的金标准。然而，在 ICU 患者中进行肺组织活检通常被认为是风险极高，痰或支气管肺泡灌洗液（bronchoalveolar lavage fluid，BALF）培养用于 ICU 患者诊断 IPA 的敏感度不超过 50%。而欧洲癌症 / 真菌病研究和治疗组织（EORTC/MSG）的诊断标准，因其对宿主因素及影像学改变的要求，导致在 ICU 中应用受限。国际多中心、针对有曲霉定植或有侵袭性曲霉菌确诊或推断证据的 ICU 患者的观察性研究（AspICU）诊断标准能够提高 ICU 中 IPA 的阳性率，但该方法的曲线下面积也只能达到 76%（95%*CI* 67%～85%）。

荷兰学者的研究显示，存活的患者在流行性感冒诊断后接受抗真菌治疗的中位时间为 2 天，而死亡的患者为 9 天，这表明早期诊断和治疗至关重要。及时抗真菌治疗的决策应基于 4 个方面：真菌学依据、医学影像依据、基础疾病情况和病情严重程度。

（一）真菌学

1. 直接检测　包括 BALF、气管内吸液或痰培养和显微镜检查。曲霉菌一般很难培养，即使 BALF 曲霉菌培养阳性也不能区分曲霉定植和 IPA，还需要在阳性培养的基础上辅以显微镜检查用于鉴别。

2. 间接检测　半乳甘露聚糖（Galactomannan，GM）是曲霉细胞壁的重要成分，反映侵袭性真菌的生长。GM 可应用于血清或 BALF。BALF 的 GM 检测的折点目前仍无定论，BALF 的 GM＞0.5 目前已被 AspICU 用作培养阴性患者的替代指标进入诊断标准。

β-（1，3）-D- 葡聚糖是一种非曲霉所特有的真菌细胞壁成分，同时也存在于念珠菌中，阴性预测值效能更高。

侧向流动装置已经被应用于 IPA 的诊断。由于假阴性较高，其在 ICU 中的应用仍需进一步评估。

血清或 BALF 曲霉菌的聚合酶链式反应分析具有高度特异度，但同样无法区分侵袭或定植，因此在重症监护环境中的价值仍需进一步评估。

推荐支气管镜下采样。支气管镜的优势在于获取标本的同时可以观察气管和支气管是否存在带斑块的气管、支气管炎以及侵袭性和阻塞性生长的病灶。

在分离到曲霉菌的 IPA 病例中，推荐进行药敏试验。据报道部分地区曲霉菌对伏立康唑的耐药率达到 20%。也可对曲霉菌耐药基因进行聚合酶链式反应，优势是检测敏感度极高，速度更快，缺点是只能检测已知的耐药。

简而言之，BALF 的 GM 检测阳性对 IAPA 有很高的指导价值，但应与影像学结果和患者的风险因素结合判断。反复地检测阳性和不同诊断方法的联合应用可以增加判断 IPA 的准确率。

（二）影像学

EORTC/MSG 确定了与 IPA 的影像学表现。这些特征包括晕征、空气新月征或伴有空洞形成的致密、边界清晰的病变，但这些表现必须通过 CT 才能诊断。任何一个特征性的影像学表现都必须考虑到 IPA 可能性。但对于 ICU 患者来说，CT 扫描相对其他患者更加困难，在免疫功能正常的患者中 IPA 的典型影像学表现罕见。有研究报道在 79 例经证实有 IPA 的 ICU 患者中，70% 的患者并没有 IPA 的典型影像学表现，仅表现为急性呼吸窘迫综合征样影像或非特异度浸润和实变。但是，需要注意的是，IPA 患者往往不会有正常的胸部影像表现。

（三）基础疾病

免疫功能低下的患者机会性感染的风险增加，EORTC/MSG 定义了一组代表深度免疫受损状态的宿主因子。主要的宿主因素是长期（＞3 周或更长时间）使用糖皮质激素，平均最小剂量为等效泼尼松 0.3mg/（kg · d）。除了与 IPA 相关的典型宿主因素之外，潜在的疾病还包括慢性阻塞性肺疾病、肝硬化、慢性酗酒、慢性血液透析、营养不良、获得性免疫缺陷综合征和糖尿病等。目前的研究提示流行性感冒也是 IPA 的高危因素。总体而言，IPA 在没有基础疾病的患者中非常少见。

（四）病情严重程度

AspICU 诊断标准中描述了典型 IPA 的症状和体征。几乎所有的 IPA 患者均存在呼吸困难或肺功能恶化，需要机械通气支持。除了呼吸衰竭外，70%～80% 的 IPA 患者入 ICU 的主要诊断是脓毒症、急性呼吸窘迫综合征或肺炎。

疾病的严重程度从未被认为是诊断 IPA 的相关因素。研究显示与曲霉菌定植患者相比，确诊为曲霉病或推定为曲霉病的患者的序贯器官衰竭估计评分（SOFA 评分）明显更高。严重呼吸衰竭，需 ECMO 也被认为是 IPA 的主要危险因素。因此，在临床诊断中，明显的器官衰竭应该是一个需要密切关注的因素，这不仅关系到 IPA 的诊断，同时关系到开始抗真菌治疗的紧迫性。

（五）判断

在缺乏组织病理学资料的情况下，可以根据以上四个方面来判断是否可能存在 IPA（表 4-8-1）。根据 IPA 的可能性划分为高、中、低或不太可能。需要注意，如果具备“高”可能性的真菌学或医学影像学证据，即使没有基础疾病也不能排除 IPA。

表 4-8-1　危重症患者发生侵袭性肺曲霉菌病可能性的影响因素

可能性	真菌学	影像学	基础疾病	病情严重程度
确诊	组织学显示曲霉菌培养阳性及侵袭性生长表现			
高	血清 GM 阳性 BALF-GM 阳性（OD >1.0）	CT：侵袭性真菌病特异度表现[a]	免疫抑制状态[b]	需要机械通气或 ECMO 的严重呼吸衰竭，特别是在流行性感冒之后
中等	BALF-GM 阳性（OD 0.5～1.0） BALF/ETA 培养阳性和镜检阳性[c] LFD 试验：阳性	CT：侵袭性真菌病的非特异度表现	肝硬化（Child-C） 艾滋病病毒 / 艾滋病 慢性阻塞性肺疾病	脓毒症导致的非呼吸器官衰竭的症状、体征[d]（例如肾脏替代疗法、血管活性药）
低	ETA 培养阳性或镜检阳性	X 线：侵袭性真菌病的非特异度表现	糖尿病 慢性心力衰竭 慢性肾衰竭	低严重度的器官功能不全（不需要器官支持）
不太可能	PCR：阴性 LFD 试验：阴性 BALF-GM：阴性	正常	无[e]	无症状 / 体征

注：a. 伴有或不伴有晕征、空气新月征、空洞形成的致密结节；b. 符合以下任意一条：中性粒细胞减少症，血液或实体恶性肿瘤采用细胞毒化疗药物治疗，糖皮质激素治疗，先天性或获得性免疫缺陷；c. 镜检下观察到分枝菌丝；d. 症状包括：至少 3 天的适当抗生素治疗无效的发热，退热 48 小时以上的复发性发热（仍在使用抗生素且无其他明显原因），胸痛，呼吸困难，咯血，进展性呼吸功能不全（尽管已予以适当的抗生素治疗和呼吸支持）；e. 没有潜在疾病并不排除 IPA 的可能性；只有在真菌学或胸部医学成像阳性的情况下，基础疾病的存在才会增加 IPA 的可能性

在危重患者中诊断 IPA 是一个巨大的临床挑战，因为通常不可能通过组织病理学检查得到明确的诊断。缺乏金标准迫使临床医师根据真菌学数据、医学影像、基础疾病的存在和急性疾病的严重程度对 IPA 的概率进行评估。确定开始抗真菌治疗的节点是困难的，因为抢先治疗感染的益处尚未确立。

三、治疗

（一）抗病毒治疗

目前的指南强烈建议对任何因流行性感冒住院的患者应立即开始抗病毒治疗，特别是严重和快速进展的患者。神经氨酸酶抑制剂，即口服奥司他韦、吸入扎那米韦或静脉注射帕拉米韦作为首选药物。通常至少采用 5 天的疗程，但重症患者需要更长的疗程。目前并不推荐，也没有任何证据支持联合使用不同的神经氨酸酶抑制剂。

（二）抗真菌治疗

IPA 危重患者早期给予抗真菌治疗非常重要，可显著降低病死率和改善临床结果。然而，IAPA 的临床诊断困难，往往延误了有效的抗真菌治疗，并增加了死亡率。有报道提示 IAPA 的发病率可能＞65%，而且很大一部分在死亡后才被诊断出来。

异康唑或伏立康唑是目前 IPA 治疗一线推荐方案。虽然在许多情况下，异康唑比伏立康唑更昂贵，但与伏立康唑或两性霉素 B 脂质体相比，异康唑的主要优势是：①良好的耐受性，特别是对于急性肾损伤的患者；②降低 QTc 间期延长的风险；③抗菌谱更广；④降低服药风险。两性霉素 B 脂质体、泊沙康唑和棘白菌素类药物被认为是难治性病例或伏立康唑或异康唑禁忌证时的二线选择。

唑类治疗的失败可能是由于药物浓度不足或耐药性导致，目前在几个中心普遍存在，特别是在欧洲，曲霉菌耐药率可达 20%。对于伏立康唑最低抑菌浓度＞2mg/L 的曲霉菌分离株，建议改用二线药物，或者采用伏立康唑与棘白菌素类药物联合。如果在伏立康唑治疗后病情恶化，建议改用另一类药物，如两性霉素 B 脂质体或棘白菌素。

建议对重症患者进行治疗性药物监测以实现有效和安全的药物使用，因为这些患者群体通常表现出吸收减少、分布容积改变、代谢改变或抗真菌药物清除增加。对于伏立康唑，推荐的血浆谷浓度为 1～5.5mg/L。

（三）糖皮质激素

尽管糖皮质激素在感染性休克中的价值存在争议，其在 ICU 中仍经常用于感染性休克和重症急性呼吸窘迫综合征。重症肺炎的治疗指南推荐在病程早期使用糖皮质激素治疗，以改善发病率和病死率。

然而，流行性感冒肺炎目前被认为是例外。现有证据表明，糖皮质激素可延长病毒脱落时间，增加死亡风险。虽然缺乏前瞻性随机临床试验的数据，但现有的回顾性研究均反对糖皮质激素应用于流行性感冒患者。此外，糖皮质激素应用于 ICU 患者中也是 IPA 发生的独立危险因素。

根据最近的研究报道，重症流行性感冒患者在 ICU 入院前的糖皮质激素暴露也显著影响死亡率，强烈建议在流行性感冒季节对重症肺炎患者使用辅助糖皮质激素治疗时需要谨慎。使用糖皮质激素没有任何益处，且与更长的机械通气时间、更高的医院获得性肺炎发病率和更高的病死率相关。

四、预防

接种疫苗是减轻流行性感冒相关疾病的最有效方案。目前建议每个人在流行性感冒季节接种流行性感冒疫苗。然而，对于那些被认为是流行性感冒严重并发症的高危人群，特别是2岁以下儿童和65岁及以上的老年人，孕妇，疗养院和长期护理机构的患者来说，接种疫苗尤其重要，甚至是必不可少的。高危患者的疫苗接种可能是减少危重患者IAPA发病率的最有效方案。

对高危的血液病患者（如急性髓系白血病，中、重度移植物抗宿主病，免疫抑制加重的异基因造血干细胞移植患者），侵袭性曲霉病预防用药一线推荐为泊沙康唑。但是目前尚无IAPA预防的相应指南或者推荐，需要进一步的临床试验评估流行性感冒患者中预防性抗曲霉菌治疗的有效性及安全性。

五、发病机制探索

流行性感冒病毒已被证明能引起气管、支气管上皮溃疡，干扰正常的黏液纤毛清除，从而为曲霉引起侵袭性感染提供了机会。事实上，多达25%的IAPA患者患有曲霉菌气管支气管炎，但很难诊断，因为影像学的主要特征是气管和支气管增厚，而这缺乏特异度，因此推荐通过支气管镜检查是否存在黏膜斑块明确诊断。

此外，在严重流行性感冒的背景下，免疫宿主的反应会发生改变，Th细胞分化失调，细胞介导的免疫功能受损。近年来报道的IAPA发病率较高，可能是由于神经氨酸酶抑制剂在流行性感冒的患者中广泛使用所致。基础研究表明神经氨酸酶在宿主对曲霉菌的免疫中起作用，阻断神经氨酸酶可能增加曲霉菌感染的风险。

侵袭性曲霉病发病率的差异与先天免疫系统的几个基因的单核苷酸多态性（single nucleotide polymorphisms，SNPs）也有关系。*PTX3*基因SNPs降低了中性粒细胞对真菌的清除和吞噬能力，从而增加了对侵袭性曲霉菌感染的易感性。

除了遗传、免疫因素，环境因素也可能起作用。因为IAPA通常在入院后前几天被诊断出来。这表明感染是由患者入院前吸入的曲霉孢子引起的。因此，空气中曲霉孢子数量的差异很可能会影响IAPA的发病率，而来自中国台湾的研究也证实了这一点。

六、小结

在危重患者中，IAPA是流行性感冒一种常见和潜在的致命并发症。虽然其发病率在不同的地理区域和中心可能会有所不同，但目前认为这是一个世界性的现象。ICU入院并伴有呼吸衰竭的流行性感冒患者，应该常规做支气管镜检查以寻找气管支气管炎，并对可见的病变进行活体组织检查，同时进行肺泡灌洗。应常规检测BALF的GM。即使在入院时排除了IAPA，但在ICU住院期间观察到进行性的影像学和（或）临床恶化，则需要反复进行放射学和（或）支气管镜检查以排除 IAPA。只要有任何一种检查提示曲霉菌存在，就需要立即进行抗真菌治疗。这种方法将有助于早期诊断和治疗 IAPA 患者。未来的研究应该尝试寻找 IAPA 发生机制，并指导预防与治疗。

（浙江大学医学院附属第二医院　黄　曼）

参 考 文 献

［1］Vanderbeke L, Spriet I, Breynaert C, et al. Invasive pulmonary aspergillosis complicating severe influenza: epidemiology, diagnosis and treatment. Curr Opin Infect Dis, 2018, 31 (6): 471-480.

［2］Iuliano AD, Roguski KM, Chang HH, et al. Estimates of global seasonal influenza-associated respiratory mortality: a modelling study. Lancet, 2018, 391 (10127): 1285-1300.

［3］Ramsey C, Kumar A. H1N1: viral pneumonia as a cause of acute respiratory distress syndrome. Current Opinion in Critical Care, 2011, 17 (1): 64-71.

［4］Wauters J, Baar I, Meersseman P, et al. Invasive pulmonary aspergillosis is a frequent complication of critically ill H1N1 patients: a retrospective study. Intensive Care Medicine, 2012, 38 (11): 1761-1768.

［5］Huang L, Zhang N, Huang X, et al. Invasive pulmonary aspergillosis in patients with influenza infection: A retrospective study and review of the literature. Clin Respir J, 2019, 13 (4): 202-211.

［6］Alshabani K, Haq A, Miyakawa R, et al. Invasive pulmonary aspergillosis in patients with influenza infection: report of two cases and systematic review of the literature. Expert Rev Respir Med, 2015, 9 (1): 89-96.

［7］Abbott JD, Fernando HV, Gurling K, et al. Pulmonary aspergillosis following post-influenzal bronchopneumonia treated with antibiotics. Br Med J, 1952, 1 (4757): 523-525.

［8］Uyeki TM, Bernstein HH, Bradley JS, et al. Clinical Practice Guidelines by the Infectious Diseases Society of America: 2018 Update on Diagnosis, Treatment, Chemoprophylaxis, and Institutional Outbreak Management of Seasonal Influenzaa. Clin Infect Dis, 2019, 68 (6): e1-e47.

［9］Liu WL, Yu WL, Chan KS, et al. Aspergillosis related to severe influenza: A worldwide phenomenon?. Clin Respir J, 2019, 13 (8): 540-542.

［10］Schauwvlieghe A, Rijnders BJA, Philips N, et al. Invasive aspergillosis in patients admitted to the intensive care unit with severe influenza: a retrospective cohort study. Lancet Respir Med, 2018, 6 (10): 782-792.

［11］Van De Veerdonk FL, Kolwijck E, Lestrade PP, et al. Influenza-Associated Aspergillosis in Critically Ill Patients. Am J Respir Crit Care Med, 2017, 196 (4): 524-527.

［12］Ku YH, Chan KS, Yang CC, et al. Higher mortality of severe influenza patients with probable aspergillosis than those with and without other coinfections. J Formos Med Assoc, 2017, 116 (9): 660-670.

［13］Koehler P, Bassetti M, Kochanek M, et al. Intensive care management of influenza-associated pulmonary aspergillosis. Clin Microbiol Infect, 2019, 25 (12): 1501-1509.

[14] Rijnders BJA, Schauwvlieghe A, Wauters J. Influenza-associated pulmonary aspergillosis: a local or global lethal combination?. Clin Infect Dis, 2020, Ciaa010.

[15] Blot S, Rello J, Koulenti D. Diagnosing invasive pulmonary aspergillosis in ICU patients: putting the puzzle together. Curr Opin Crit Care, 2019, 25 (5): 430-437.

[16] Gill JR, Sheng Z-M, Ely SF, et al. Pulmonary pathologic findings of fatal 2009 pandemic influenza A/H1N1 viral infections. Archives of Pathology & Laboratory Medicine, 2010, 134 (2): 235-243.

[17] Patterson TF, Thompson Iii GR, Denning DW, et al. Practice guidelines for the diagnosis and management of aspergillosis: 2016 update by the Infectious Diseases Society of America. Clinical Infectious Diseases, 2016, 63 (4): e1-e60.

[18] Yu WL, Liu WL, Chan KS, et al. High-level ambient particulate matter before influenza attack with increased incidence of Aspergillus antigenemia in Southern Taiwan, 2016. J Microbiol Immunol Infect, 2018, 51 (1): 141-147.

第九节　重症患者气道念珠菌定植：可改变细菌定植和耐药性

念珠菌属是构成人体微生态最重要的成分之一，在住院患者中，经主动筛查，口鼻腔、腋窝、腹股沟及肛周拭子念珠菌检出率约为 15%。而入住重症医学病房（intensive care unit，ICU）的危重症患者，仅气道分泌物中念珠菌的分离率即可高达 25% 以上。虽然微生物定植在继发感染中扮演重要的角色，但气道念珠菌定植进展为念珠菌肺炎较为罕见，因此极少需要抗念珠菌药物治疗。随着研究深入，重症患者中细菌、真菌共生长现象及其相互作用愈发引起关注，气道念珠菌定植可以影响细菌定植及其耐药性改变，同时对于诱导细菌性肺炎发生也起着不可忽视的作用。因此，对于重症患者气道念珠菌定植或许不可再一味袖手旁观。

一、重症患者气道念珠菌定植现状及念珠菌肺炎

念珠菌属在重症患者尤其是机械通气患者的气道分泌物中分离率较高，但念珠菌导致的呼吸机相关肺炎（ventilator-associated pneumonia，VAP）是否存在一直具有争议。究其原因主要有以下几点：①无论最终的病原微生物是什么，VAP 的诊断都较为困难。疑似 VAP 的临床诊断标准缺乏特异度，病原微生物确认在某些情况下必须谨慎；②当呼吸道分泌物标本中分离出快速生长的念珠菌时，部分微生物实验室未行进一步分析，且目前对于是否将此结果报告给临床仍未达成共识；③目前被广泛接受的 VAP 病原细菌阈值为 10^3cfu/ml（保护性毛刷样本）或 10^4cfu/ml（肺泡灌洗液样本），而念珠菌还没有建立这样的阈值。因此，明确诊断仍依赖于肺组织病理学，但以此诊断的原发性念珠菌肺炎鲜有报道。综上所述，通常认为原发性念珠菌肺炎在 ICU 中相当罕见。因此 2016 年美国感染病学会（IDSA）及 2018 年欧洲临床微生物与感染学会（ESCMID）成人念珠菌病管理指南均明确指出，除非有明确的组织学证据证明这种感染，否则不应对呼吸道分泌物标本检出的念珠菌进行治疗。

肺泡内巨噬细胞是重症患者对抗念珠菌入侵的第一道防线，其对于念珠菌的识别主要依赖于 Toll

样受体（Toll-like receptor，TLR），由此诱导出一种 Th1 细胞因子模式，以提高干扰素 γ 和肿瘤坏死因子 α 水平并有利于念珠菌孢子在肺泡内被清除。所以另一种观点则认为，在 ICU 中并不存在念珠菌肺炎的情况。一项包含 232 例由于细菌性肺炎死亡患者的尸检报告表明，77 例生前存在念珠菌呼吸道定植的重症患者，最终无一例经病理证实为念珠菌肺炎。同时，美国伊利诺斯大学微生物教研室的一项前后对照研究表明，仅将气道分泌物中丝状真菌的检出结果报告给临床医师与既往将全部微生物分类结果（丝状真菌＋念珠菌）报告给临床医师相比，可以显著减少抗念珠菌药物的处方率（21% *vs.* 39%，P＝0.004）及患者总体住院时间，且对于全因死亡率无影响。

二、细菌、真菌共生长现象对于细菌定植及耐药性的影响——基础研究启示

ICU 医师获悉患者气道分泌物培养检出念珠菌时该如何处理？尽管多项指南均指出不应为了治疗念珠菌肺炎而进行抗真菌治疗，但是否应该简单地忽略念珠菌在重症患者气道中定植这一现象？基础研究对于细菌真菌共生长及其相互作用的研究表明，答案可能是否定的。

β- 葡聚糖（beta-glucan，BG）是念珠菌细胞壁的重要组成部分，作为一种前驱炎性因子，其可以引起肺泡内巨噬细胞和中性粒细胞功能障碍，并减少活性氧的产生。同时体外研究表明，通过群体感应（quorum-sensing，QS）分子，念珠菌与革兰阳性和革兰阴性菌之间有很强的交互作用，彼此之间的广泛代谢过程和细胞间通讯是协同和拮抗相互作用的基础。通过对气道内滴注活性念珠菌的大鼠观察可以发现，包括白介素 6、干扰素 γ 及肿瘤坏死因子 α 在内的细胞炎性因子产生增多，抑制肺泡内巨噬细胞吞噬，从而导致呼吸道微生态改变，并引起铜绿假单胞菌气道定植率增加。而这种效应并非铜绿假单胞菌所特有，另一项体外研究表明，念珠菌定植也有利于金黄色葡萄球菌和肠杆科细菌定植，并导致相关性肺炎的易感性增加。

念珠菌属易在人工合成材料（如气管插管导管）表面形成生物膜，其是由念珠菌孢子及假菌丝构成的网状结构，生物膜基质中包含多糖、蛋白质和其他未知成分，具有极强的黏附性，较难清除。生物膜不但对念珠菌属具有保护作用，且对于与其共同生长的细菌存在强大的吸附作用。动物实验结合电镜研究表明，细菌真菌之间可以产生相互作用的小分子物质，继而改变两者形态功能及生长环境的 pH 值，从而导致细菌牢固地吸附在念珠菌孢子或生物膜之间，难以清除。即便部分念珠菌孢子活性下降，吸附现象仍然存在。

念珠菌定植也可以改变其他同时定植细菌的毒力和（或）宿主免疫功能。多项动物实验表明，将念珠菌和细菌在小鼠气道内进行混合接种，即便接种的念珠菌数量非常少，细菌载量仍在肺泡内占很高的优势，从而表明白念珠菌的存在保护了细菌免受正常肺泡内巨噬细胞清除。鲍曼不动杆菌可以通过其群体感应分子 N- 酰基高丝氨酸内酯影响白念珠菌的形态，反之法尼醇是白念珠菌的主要群体感应分子，能够影响鲍曼不动杆菌的运动能力及其毒力因子表达。动物实验证实，存在白念珠菌定植的鲍曼不动杆菌肺炎对于小鼠肺泡壁结构的侵袭性及破坏性远高于单纯鲍曼不动杆菌所导致的肺部感染。

生物膜的存在可以增加细菌对于抗菌药物的耐药性。体外研究表明，金黄色葡萄球菌可以在血清中形成单菌生物膜，但其牢固性差，易脱落解离。若存在与白念珠菌共生长情况，则金黄色葡萄球

菌可以在真菌生物膜上形成微菌落，并与底层假菌丝“支架”紧密相连，从而形成多菌生物膜。而金黄色葡萄球菌基质染色在多菌生物膜和单菌物膜中显示出不同的表型，这表明金黄色葡萄球菌可能包被在白念珠菌分泌的基质中，从而导致其对于万古霉素的耐药性增加。

进一步的研究表明，在多菌生物膜形成的环境中，通过凝胶电泳鉴定出27种金黄色葡萄球菌特异度蛋白，部分可以上调L-乳酸脱氢酶Ⅰ的表达，赋予菌体对抗宿主来源的氧化应激能力并增强菌体对于抗菌药物的耐药性，另一部分可以下调毒力因子CodY的表达。这些发现表明在念珠菌气道情况下发生的耐甲氧西林金黄色葡萄球菌（methicillin-resistant staphylococcus aureus，MRSA）VAP不仅仅是QS分子表达的结果，也可以归因于特定的耐药基因及毒力因子差异调节。而其他革兰阴性菌的研究中也得出相近的结果。体外研究提示细菌、真菌共生长过程中存在相互诱导，因此对病原体之间的复杂相互作用在分子水平上进一步描述及研究是极有必要的。由基础研究过渡至临床研究，可能有助于设计新的有关细菌、真菌双重感染的治疗或防控策略。

三、细菌、真菌共生长现象对于细菌定植及耐药性的影响——临床研究启示

曾有临床研究指出，念珠菌在ICU机械通气患者气道分泌物中的分离率高达50%，并可导致机械通气时间、ICU住院时间及总住院时间延长，并与不良预后相关。研究推测，念珠菌定植及其伴随的炎性因子分泌可能影响宿主细胞免疫功能，尤其是伴有严重单核细胞和淋巴细胞功能障碍的免疫抑制宿主，从而导致对于细菌及真菌的有效清除率下降，增加随之而来的VAP的发病率。

然而，气道念珠菌定植对于细菌定植及其耐药性的影响，在临床研究中始终存在争议。细菌性VAP的发病率是否随气道念珠菌定植而增加，抗念珠菌药物治疗是否可以使气道念珠菌定植患者获益，仍未得出明确的答案。早期的前瞻性队列研究纳入323例疑似VAP的ICU住院患者，其中181例（56%）患者存在气道念珠菌定植。研究证实，此部分患者的病死率显著高于非定植患者（44.2% *vs.* 31.0 %，P=0.02），且更容易检出多重耐药菌（31.5% *vs.* 23.2 %，P=0.13），并继发与之相关的VAP。经多元Logistic回归校正后，证实念珠菌气道定植是多重耐药细菌检出的独立风险因素（OR=1.79，95%CI 1.05～3.05，P=0.03）。同样，另一项单中心回顾性病例对照研究显示，对念珠菌气道定植患者使用抗真菌治疗，可预防铜绿假单胞菌VAP发生。也有研究指出，念珠菌气道定植与鲍曼不动杆菌VAP发病率增高相关。此外，在另一项队列研究中表明，两性霉素B在机械通气患者中的雾化吸入可以明显降低气道内念珠菌负荷载量，但无法改变ICU内患者VAP的发病率及ICU内病死率。

EMPIRICUS研究是一项大型的随机对照试验，用以评估米卡芬净治疗多部位念珠菌定植且伴有器官功能衰竭脓毒症患者的疗效。研究指出，与安慰剂相比，米卡芬净治疗组VAP发生率及ICU内的28天病死率并未降低。因此，以上研究引发了临床研究中对于细菌、真菌的共生长现象及其对于机体免疫功能影响的再认识。而FUNGIBACT作为一项前瞻性队列研究纳入146例机械通气大于96小时的患者，经免疫指标mHLA-DR校正后，也得出结论，气道念珠菌定植与VAP的发病率无相关性（HR=0.98，95%CI 0.59～1.65，P=0.95）。笔者研究团队回顾了269例系统性红斑狼疮合并医院获得性肺炎的患者，其中合并气道念珠菌定植组为286例（69.1%）。与非定植组相比，其具有更高的多重耐药细菌检出率（58.6% *vs.* 36.1%，P=0.001），且经抗念珠菌治疗后，其分泌型IgA和白介素17

恢复至正常水平更快，但对于 28 天病死率无影响（14.5% *vs*.10.8，$P>0.05$）。

四、小结

综上所述，尽管确诊的“原发性念珠菌肺炎”在重症患者中非常罕见，但念珠菌的气道定植可能影响细菌定植及其耐药性，从而在细菌性肺炎的发展中起着重要作用。虽然目前临床研究的结论并不统一，但未来的临床研究将不得不从预防细菌性 VAP 的角度出发，再次评估先发制人的抗真菌治疗带来的潜在益处。

（上海交通大学医学院附属仁济医院 余跃天
上海瑞金医院 刘 娇 陈德昌）

参 考 文 献

[1] Epelbaum O, Chasan R. Candidemia in the Intensive Care Unit. Clin Chest Med, 2017, 38 (3): 493-509.

[2] Pappas PG, Kauffman CA, Andes DR, et al. Clinical Practice Guideline for the Management of Candidiasis: 2016 Update by the Infectious Diseases Society of America. Clin Infect Dis, 2016, 62 (4): e1-e50.

[3] Martin-Loeches I, Antonelli M, Cuenca-Estrella M, et al. ESICM/ESCMID task force on practical management of invasive candidiasis in critically ill patients. Intensive Care Med, 2019, 45 (6): 789-805.

[4] Shao TY, Ang WXG, Jiang TT, et al. Commensal Candida albicans Positively Calibrates Systemic Th17 Immunological Responses. Cell Host Microbe, 2019, 25 (3): 404-417, e6.

[5] Meersseman W, Lagrou K, Spriet I, et al. Significance of the isolation of Candida species from airway samples in critically ill patients: a prospective, autopsy study. Intensive Care Med, 2009, 35 (9): 1526-1531.

[6] Barenfanger J, Arakere P, Cruz RD, et al. Improved outcomes associated with limiting identification of Candida spp. in respiratory secretions. J Clin Microbiol, 2003, 41 (12): 5645-5649.

[7] Sedlmayer F, Hell D, Muller M, et al. Designer cells programming quorum-sensing interference with microbes. Nat Commun, 2018, 9 (1): 1822.

[8] Perez-Rodriguez G, Dias S, Perez-Perez M, et al. Agent-based model of diffusion of N-acyl homoserine lactones in a multicellular environment of Pseudomonas aeruginosa and Candida albicans. Biofouling, 2018, 34 (3): 335-345.

[9] Meto A, Colombari B, Sala A, et al. Antimicrobial and antibiofilm efficacy of a copper/calcium hydroxide-based endodontic paste against Staphylococcus aureus, Pseudomonas aeruginosa and Candida albicans. Dent Mater J, 2019, 38 (4): 591-603.

[10] Tan X, Chen R, Zhu S, et al. Candida albicans Airway Colonization Facilitates Subsequent Acinetobacter baumannii Pneumonia in a Rat Model. Antimicrob Agents Chemother, 2016, 60 (6): 3348-3354.

[11] Green IM, Margoni I, Nair SP, et al. Adhesion of Methicillin-Resistant Staphylococcus aureus and Candida albicans to

Parylene-C-Coated Polymethyl Methacrylate. Int J Prosthodont, 2019, 32 (2): 193-195.

[12] Hamet M, Pavon A, Dalle F, et al. Candida spp. airway colonization could promote antibiotic-resistant bacteria selection in patients with suspected ventilator-associated pneumonia. Intensive Care Med, 2012, 38 (8): 1272-1279.

[13] Mear JB, Kipnis E, Faure E, et al. Candida albicans and Pseudomonas aeruginosa interactions: more than an opportunistic criminal association? Med Mal Infect, 2013, 43 (4): 146-151.

[14] van der Geest PJ, Dieters EI, Rijnders B, et al. Safety and efficacy of amphotericin-B deoxycholate inhalation in critically ill patients with respiratory Candida spp. colonization: a retrospective analysis. BMC Infect Dis, 2014, 14: 575.

[15] Timsit JF, Azoulay E, Schwebel C, et al. Empirical Micafungin Treatment and Survival Without Invasive Fungal Infection in Adults With ICU-Acquired Sepsis, Candida Colonization, and Multiple Organ Failure: The EMPIRICUS Randomized Clinical Trial. JAMA, 2016, 316 (15): 1555-1564.

[16] Timsit JF, Schwebel C, Styfalova L, et al. Impact of bronchial colonization with Candida spp. on the risk of bacterial ventilator-associated pneumonia in the ICU: the FUNGIBACT prospective cohort study. Intensive Care Med, 2019, 45 (6): 834-843.

[17] Yu Y, Li J, Wang S, et al. Effect of Candida albicans bronchial colonization on hospital-acquired bacterial pneumonia in patients with systemic lupus erythematosus. Ann Transl Med, 2019, 7 (22): 673.

第十节　多黏菌素 B 鞘内注射：治疗有规范

多黏菌素于 1947 年被发现，是一种古老的药物，早期应用于临床时因其严重肾毒性和神经毒性而受到限制。由于泛耐药革兰阴性杆菌在临床上导致抗生素危机日益凸显，而多黏菌素在多重耐药革兰阴性菌感染的治疗中耐药率低、治疗效果好，使得多黏菌素重新回到人们的视野。耐碳青霉烯革兰阴性杆菌术后颅内感染（carbapenem-resistant gram-negative postoperative meningitis，CR-GNPOM），死亡率高达 60%～70%，已对重症医学以及神经外科医师形成了巨大挑战，近来研究建议将鞘内以及脑室内给药作为重要途径。

一、耐碳青霉烯革兰阴性杆菌术后颅内感染现状

2017 年 3 月，世界卫生组织公布了威胁人类健康程度最高的 12 种致病菌，碳青霉烯耐药鲍曼不动杆菌、碳青霉烯耐药铜绿假单胞菌与碳青霉烯耐药肠杆菌为危险程度最高的三类。根据 2019 年全国细菌耐药监测网数据（CARSS），不同标本来源的常见耐药菌检出率，出现在最高位次数的标本为肺泡灌洗液及脑脊液（cerebrospinal fluid examination，CSF）。脑脊液是一种营养丰富的培养基，细菌进入脑脊液循环后极易发生颅内感染。中国耐药细菌监测（CHINET）数据显示目前脑脊液分离的细菌分布鲍曼不动杆菌以 16.1% 位居第二，肺炎克雷伯菌（8.1%）排第四。鲍曼不动杆菌是耐药菌中分离率最高的细菌，耐药性较为严重，除多黏菌素外，所有测定抗生素敏感率均低于 50%。多黏菌素是治疗多重耐药（MDR）/ 广泛耐药（XDR）革兰阴性菌的一种理想的抗生素，因为它们能有效、快速地

杀死大多数革兰阴性微生物。多黏菌素对于颅内感染 CSF 分离出的革兰阴性菌耐药率很低，对于鲍曼不动杆菌敏感度达 100%，肺炎克雷伯菌为 99.3%，铜绿假单胞菌为 97.3%，大肠埃希菌为 100%。

术后颅内感染占所有颅内感染的 90% 以上，主要原因有以下几个：①脑脊液漏是各种原因中最危险的因素；②连续再次手术和手术时间过长；③术后伤口引流，引流管放置时间过长；④伤口污染，如 CR-GNPOM，因治疗时间长、病情易反复、高致死率一直困扰着大家。

二、多黏菌素鞘内注射

对于 CR-GNPOM 而言，静脉注射多黏菌素时，多黏菌素透过血 - 脑脊液屏障的能力差，仅为 6%～7%，在有脑膜炎时仅为 10%～11%。根据目前的药动学（pharamcokinetics，PK）/ 药效学（pharmacodynamics，PD）数据，黏菌素治疗颅内感染时血浆药物浓度要达到 2.5mg/L 才能有效杀菌，然而这在大多数患者是难以实现的，由于其低血 - 脑脊液屏障穿透性以及肾小管对该药的广泛重吸收作用，有报道高达 60% 的患者出现肾功能损伤，黏菌酸盐比多黏菌素 B 的肾毒性作用发生率更高。目前肾毒性仍然是影响多黏菌素临床静脉使用的主要限制因素。

由于血 - 脑脊液屏障的阻挡，多数药物在脑脊液中的药物浓度较低，全身大量应用才能达到有效浓度。鞘内给药可不经血 - 脑脊液屏障而直接进入蛛网膜下腔，脑脊液中药物浓度高，效果好，同时腰椎穿刺放出炎性脑脊液，多数可以较快控制感染。

鞘内或脑室内抗生素给药的效用和相对安全性已在少数小型的针对成人和儿童的病例系列研究中得到证实。近来综述建议将鞘内级脑室内给药作为碳青霉烯耐药肠杆菌科细菌（carbapenem-resistant enterobacteriaceae，CRE）颅内感染的重要途径。在 Pan SJ 等的回顾性队列研究中，共纳入 61 例 XDR/MDR- 鲍曼不动杆菌（acinetobacter baumannii，AB）的术后颅内感染患者，鞘内注射多黏菌素加静脉使用者共 23 人，鞘内注射 / 脑室内注射抗生素与单纯静脉用药者相比 28 天死亡率明显降低（8.7% *vs*.55.26%，P=0.01），未引起明显不良反应。B.Shorty 等的一项配对队列研究显示 22 例鞘内注射黏菌素患者均效果良好，未见明显不良反应。有回顾性病例对照研究分析了 18 例 XDR-AB 型脑膜炎患者在过去 11 年中静脉加鞘内注射黏菌素的疗效。结果表明，单纯静脉注射黏菌素治疗后脑脊液灭菌率仅为 33.3%，而静脉联合脑室注射黏菌素治疗后脑脊液完全灭菌率为 100%（P=0.009）。目前仍有研究表明有 17% 的鞘内注射患者是静脉治疗失败再转为鞘内注射治疗，我们建议一旦确定 CR-GNPOM 立即将引流管取出并更换，并尽早启动鞘内治疗。腰大池置管通常安置于 L3/4，如果与切口感染部位重叠则可安置于 L4/5，如果完全重叠，神经外科医师建议可考虑枕大池穿刺置管。

2019 美国感染病学会（IDSA）关于多黏菌素的共识中推荐由 MDR 或 XDR 革兰阴性菌引起的脑室炎或脑膜炎患者，静脉应用多黏菌素的同时，成人每天室内注射或鞘内注射 12.5 万 U 黏菌素甲磺酸盐（colistin methanesulfonate，CMS），约 4.1mg 活性基质（colistin base activity，CBA）或 5mg（5 万 U）多黏菌素 B。由于应用多黏菌素 B 经验较少，更推荐 CMS 用于脑室内注射或鞘内注射。当 CMS 每天给药量大于 5.2mg 时，能保持 CSF 中黏菌素浓度在给药间歇期始终高于 2mg/L。AF Saleem 等儿科医师建议针对儿童 XDR/MDR-AB 采用静脉加上鞘内注射多黏菌素，静脉 40 000U/kg，鞘内 2000～5000U/kg。暂没有证据支持对新生儿使用鞘内或脑室内抗生素治疗，因其与新生儿死亡率增加有关。鞘内注射黏菌素的 XDR-AB 颅内感染患者，24～48 小时后脑脊液培养阴性，48 小时后脑脊液指标正常。

每次鞘内注射前 1 小时开放腰大池引流管或脑室引流，根据不同患者情况决定引流量，仔细观察患者，避免出现低颅内压反应。当患者采用脑室内引流时，注射药物后建议引流管应该夹闭 15～60 分钟，使药物在整个脑脊液内分布，当为鞘管时建议夹闭 2 小时。鞘内注射剂量和频次应根据患者脑脊液中细菌浓度决定，推荐剂量为 10～20 倍最低抑菌浓度（minimum inhibitory concentration，MIC），推荐监测脑脊液中药物浓度。2017 年 IDSA 关于颅内感染的指南中推荐革兰阴性菌导致的颅内感染治疗时间为 21 天，但也有研究者推荐将 CR-GNPOM 延长至 4 周，小于 1 周者死亡率明显增加。反复培养阳性者，转阴后继续 10～14 天。对于脑脊液培养阳性的患者，建议清除感染的脑脊液以及更换脑脊液引流导管。

抗感染治疗的同时，根据颅内压情况，应用脱水剂降低颅内压，对于一般情况差的患者应用白蛋白、新鲜血浆等全身支持治疗，提高机体抗感染能力，促进机体恢复。

三、静脉用药联合鞘内给药

2017 IDSA 推荐对于阴性杆菌导致的脑膜炎或颅内感染，应用对于血 - 脑脊液屏障穿透性好的，有药敏试验证据的，经验性推荐头孢曲松和头孢噻肟；对于假单胞菌引起的感染，推荐的治疗方法是头孢吡肟 / 头孢他啶或美罗培南；对于产广谱 β 内酰胺酶革兰阴性菌引起的感染，依据药敏试验证据，推荐使用美罗培南；对于不动杆菌引起的感染，建议使用美罗培南；对于 CRE，建议使用多黏菌素 B，静脉和鞘内给药都是推荐的，延长美罗培南输注时间（大于 3 小时）可能对耐药菌治疗有效；对于 XDR/MDR-AB 的治疗建议，应该采用两药甚至三药联合方案，联合方案的基石药物主要有 3 种：舒巴坦复合制剂、多黏菌素、替加环素。

四、多黏菌素鞘内注射不良反应

鞘内治疗似乎没有黏菌素静脉给药时的肾毒性。但是，鞘内和脑室内给黏菌素可能并发神经毒性，如癫痫、无菌性脑膜炎、低张力、膈肌麻痹和马尾综合征等。多黏菌素可以通过多种途径刺激神经元凋亡和炎症反应，当脑脊液白细胞计数增加时建议减少给药剂量。多黏菌素所致的神经毒性作用多较轻微，停药后即可消退。此外，目前尚未见有在临床上因使用多黏菌素而发生神经肌肉阻滞和窒息病例的报道。如何改善神经元毒性，也是近年来的研究热点。有研究表明在使用黏菌素之前 2 小时应用姜黄色素能显著改善神经元炎性反应，且与多黏菌素 B 联用时有协同治疗作用。二甲胺四环素也可以通过抑制氧化应激 / 凋亡和线粒体功能障碍，改善黏菌素导致的神经毒性。

五、碳青霉烯耐药肠杆菌科细菌颅内感染最新进展

多黏菌素类抗生素（包括黏菌素和多黏菌素 B）是对其他现有抗生素耐药感染的最后一线治疗。

多黏菌素耐药极为罕见，但现也开始有诸多报道 CRE 对多黏菌素亦耐药的案例。研究者还发现通过 *mcr-1* 基因的质粒介导的多黏菌素耐药机制，这让人担心耐药性会持续广泛播散。随着耐药菌问题日益突出，也不断推动着医学界对于新药的研发，并期待新一代多黏菌素药物问世，但到目前为止，我们对多黏菌素的化学生物学研究发现，多黏菌素的抗菌活性、肾毒性和药动学在结构上是相互关联的，若改变多黏菌素结构以增加其抗菌活性会对肾毒性或 PK 产生负面影响，所以目前仍没有新产品上市。Frattari A 等静脉使用头孢洛扎 / 他唑巴坦和磷霉素治疗 XDR 铜绿假单胞菌性脑膜炎，取得较好临床效果，期待更多的针对 CRE 颅内感染新药的研究出现。

应用基因检测技术检测目标菌已日益成熟，随着第二代以及第三代基因测序技术的不断发展，2～3 小时识别各类病原微生物以及耐药基因已不再是梦想。

已有学者对于高度疑似 CR-GNPOM 患者早期行脑脊液标本的基因测序检测，并提前干预治疗，取得较好效果，期待更多研究的出现指导 CR-GNPOM 的早期诊断。

（重庆医科大学附属第一医院　王　曦　周发春）

参 考 文 献

[1] Shofty B, Neuberger A, Naffaa ME, et al. Intrathecal or intraventricular therapy for post-neurosurgical Gram-negative meningitis: matched cohort study. Clin Microbiol Infect, 2016, 22 (1): 66-70.

[2] Tunkel AR, Hasbun R, Bhimraj A, et al. Infectious Diseases Society of America's clinical practice guidelines for healthcare-associated Ventriculitis and meningitis. Clin Infect Dis, 2017, 64 (6): e34-e65.

[3] Velkov T, Dai CS, Ciccotosto GD, et al. Polymyxins for CNS infections: Pharmacology and neurotoxicity. Pharmacol Ther, 2018, 181: 85-90.

[4] Pan SJ, Huang XF, Wang YS, et al. Efficacy of intravenous plus intrathecal/intracerebral ventricle injection of polymyxin B for post-neurosurgical intracranial infections due to MDR/XDR Acinectobacter baumannii: a retrospectivecohort study. Antimicrob Resist Infect Control, 2018, 7: 8.

[5] Ng J, Gosbell IB, Kelly JA, et al. Cure of multiresistant Acinetobacter baumannii central nervous system infections with intraventricular or intrathecal colistin: case series and literature review. J Antimicrob Chemother, 2006, 58 (5): 1078-1081.

[6] Saleem AF, Shah MS, Shaikh AS, et al. Acinetobacter species meningitis in children: a case series from Karachi, Pakistan. J Infect Dev Ctries, 2011, 5 (11): 809-814.

[7] 陈铁坚．多黏菌素类合理应用国际共识指南．中国感染与化疗杂志，2019，19（4）：460-463.

[8] Falagas ME, Bliziotis IA, Tam VH. Intraventricular or intrathecal use of polymyxins in patients with Gram-negative meningitis: a systematic review of the available evidence. Int J Antimicrob Agents, 2007, 29: 9-25.

[9] 何杰，全晶晶，王燕飞，等．浙江省 23 家医院血流感染患者多黏菌素耐药基因 mcr-1 流行情况．中国微生物学和免疫学，2017，37（10）：725-728.

[10] Frattari A, Savini V, Polilli E, et al. Cefolozane-tazobactam and Fosfomycin for rescue treatment of otogenous meningitis caused by XDR Pseudomonas aeruginosa: case report and review of the literature. IDCases, 2018, 14: e00451.

第十一节 侵袭性曲菌感染：快速诊断方法

随着实体器官移植手术的开展、体外膜氧合（extracorporeal membrane pulmonary oxygenation，ECMO）等体外生命支持设备的应用以及流行性感冒后继发感染的增加，侵袭性曲菌（invasive aspergillus，IA）在 ICU 的检出率逐年增高，尤其是肺曲霉菌感染。目前的诊断手段已经从传统的培养方法向分子检查进展，随着铁载体三乙酰镰刀菌素 C（TAFC）及血管闭塞征象（VOS）等手段开展，检测手段也趋于无创化。因此不同检测技术在 ICU 患者中的应用价值及前景需进一步比较分析。

对于非中性粒细胞减少的 ICU 患者，往往很难诊断为侵袭性肺曲霉菌病（invasive pulmonary aspergillosis，IPA），因其症状轻微，或缺乏特异度的症状、体征，且常与细菌性肺炎相混淆。早期诊断和快速初始治疗被认为是可以改善预后的重要方面。因此，对疾病的高度怀疑（疑诊），特别是对于免疫功能正常的患者，至关重要。

IPA 诊断的金标准是真菌侵袭部位的组织病理学依据。然而对于 ICU 患者，往往由于凝血功能障碍或存在急性呼吸窘迫综合征（ARDS）等肺活检的禁忌证，很难获得感染部位的病理学依据。当呼吸道分泌物标本培养出曲霉菌时，临床医师还需要鉴别究竟是 IPA 还是曲霉菌的定植，这也是难点。但是，由欧洲癌症及真菌感染防治组织制定的侵袭性曲霉菌的感染判断标准仅仅针对免疫缺陷的患者，而 ICU 中 IPA 可见于没有真菌感染高危因素、缺乏典型症状以及感染生物标志物往往为阴性的情况。为了克服诊断困难，基于气道分泌物吸引培养曲霉菌为阳性的临床诊断流程应运而生，其结果在一项包括 524 家 ICU 的多中心观察性研究中得到证实。尽管其特异度不高（61%），但该方案显示出较高的敏感度（92%），并能更好地区别定植或致病。

一、高危因素

在 ICU 中 30%～70% 的 IPA 患者并没有典型的宿主高危因素，仅仅 10%～15% 存在粒细胞减少，这给诊断带来更大难度。对于非粒细胞减少的 ICU 患者，目前研究证实其 IPA 高危因素在于：①慢性阻塞性肺疾病（chronic obstructive pulmoriary disease，COPD），由于肺结构性改变、免疫应答受损、黏膜纤毛清除功能下降、黏膜病变、反复住院及多次侵入性操作以及多次抗生素使用及激素治疗，使 COPD 成为最为重要的高危因素；②其他可能的高危因素，包括长期使用激素（≥20mg 泼尼松或等效激素，包括吸入及全身用药）、肝硬化（特别是 ICU 住院时间大于 7 天）、糖尿病（高血糖损害固有免疫功能及获得性免疫功能）、脓毒症及多器官功能障碍（双向免疫应答，后期往往表现为免疫抑制）。近期也有研究报道在甲型流行性感冒病毒感染或 ECMO 治疗后发生 IPA。

二、影像学表现

对于非中性粒细胞减少患者，肺部影像往往表现出非特异度斑片影或结节性浸润及实变。仅有一小部分患者表现出典型的空气新月征，而光晕征往往更加罕见。相较于粒细胞减少的患者，非粒细胞减少患者以上胸部 CT 的表现更少见，敏感度也更低（5%～24%）。

三、微生物学诊断

IPA 微生物诊断方法包括传统镜检及分子诊断方法，后者主要为抗原检测及聚合酶链式反应测序。如对临床标本直接镜检下可见真菌寄生情况，可拟诊肺曲霉菌感染；但需警惕，镜下曲霉菌的菌丝常与镰刀菌及足放线菌相混淆。因此，传统的真菌培养方法对于分离及鉴别不同的真菌种类至关重要，其依据为菌株、菌落的形态学及微观特性各具特征。须强调的是，尽管如此，镜检或培养阴性并不能排除活动性感染。

在所有呼吸道标本中，支气管肺泡灌洗液（broncho alveolar lavage fluid，BALF）的特异度及敏感度最高，如同时做菌落计数，二者都会增加。然而，IPA 患者呼吸道标本培养阳性率仅为 50%，已有研究报道培养阳性数量与 IPA 感染可能性存在一定的相关性。除土霉菌外，血培养分离到曲霉菌往往被认为是污染而非感染标本，常规的血培养很难诊断 IPA。同理，曲霉菌抗体（血液）亦不能作为诊断标准，因其易受到患者机体免疫状态影响。

当曲霉菌侵袭组织时，半乳甘露聚糖（GM），一种曲霉菌细胞壁外层的多聚糖物质，会被释放入血。然而多种因素会导致 GM 检验假阳性，以及服用其他抗真菌药物会导致 GM 假阴性结果（除大扶康外）。在非中性粒细胞减少患者中，血清 GM 水平几乎对曲霉菌感染没有诊断价值，因为中性粒细胞会清除循环中的这些抗原。幸运的是，相对于血清，BALF-GM 检测的特异度及敏感度会更高，因此，BALF-GM 实验检测对于 IPA 诊断意义较大。BALF-GM 实验在诊断 IPA 的最佳阈值为 1.0；相较于诊断阈值 0.5，前者的特异度及敏感度更佳。还有研究发现，取培养数天（平均 4.3 天）的标本行 BALF-GM 实验检验，阳性率更高。尽管呼气冷凝物也可行 GM 检测，但尚未有此种标本最佳诊断阈值与 IPA 诊断相关性的报道。

另一种真菌细胞壁的成分，1，3-β-D- 葡聚糖（BDG），即 G 实验，也常被用来诊断 IPA；但该方法亦有诸多限制：如 BDG 存在于除隐球菌及接合菌外其他所有真菌细胞壁中，G 实验检验所需时间较长以及导致假阳性的因素较多。相对于 GM 实验，尽管 G 实验诊断 IPA 的价值有限，但是二者联用可提高检测早期 IPA 的诊断性能。

诊断 IPA 还可利用聚合酶链式反应，尽管缺乏标准检验方法，但可通过聚合酶链式反应扩增探测真菌病原体核酸（敏感度为 88%、特异度为 75%，BALF 标本更佳）。有文献使用风险预测规则的新概念，并且现在存在证据基础可以将生物标志物（例如 GM、BDG 和曲霉属的聚合酶链式反应测定法）联合应用在早期诊断和治疗策略中。如聚合酶链式反应联合 GM 实验诊断 IPA 的敏感度可达 85%，特异度为 97%。特别是对于已经开始抗真菌治疗的患者，该方法尤为重要，尽管它可以促进早期 IPA 的诊断，但其在危重患者中的表现尚未经过专门测试。近期一项回顾性研究使用 SeptiFast 序列（罗氏分子诊断工具）探测 ICU 可疑 / 确诊 IPA 患者血液中烟曲霉菌 DNA 血症，结果显示诊断符合率良好（特异度为 98%，阴性预测率为 88%）。

电离飞行时间质谱（MALDI-TOF MS）或可成为 DNA 测序的替代检验，对于曲霉菌属感染检验迅速、结果可靠，利于早期开始抗真菌治疗。

基于血清二糖的质谱分析（MS-DS）也可作为 IPA 的诊断方法，与其他非培养的检验方法相比，如 G 实验、GM 实验等，其结果可靠，适用于存在 IPA 高危因素患者的感染监控。MS-DS 与 GM 检验联用，相较于 G 检验，或许可以更早得到阳性结果回报。

曲霉菌侧流仪是使用免疫分析法快速诊断 IPA。一项对 221 例潜在呼吸道感染患者的研究发现，曲霉菌侧流仪的诊断价值优于 G 实验及 BALF 培养，但较 GM 实验差。Castillo 等最新发表的研究表明，对于高危患者，该方法诊断价值与 BALF-GM 实验相似，特异度较高而敏感度欠佳，且诊断特异度与是否开始预防性抗真菌治疗无关。其与 BALF-GM 实验联用，可提高诊断敏感度，或可作为生物性标志物诊断 IPA。

基于宏基因组学的二代测序技术（ metagenomics next generation sequencing，mNGS）全面覆盖细菌、真菌、病毒和寄生虫等近 7000 种病原微生物，曲霉菌当然也包括在内。mNGS 的精度优于大多数传统诊断方法，由于 mNGS 可以提供全基因组信息，因此可以用于确定相关的病原体特征，例如抗生素耐药性和毒力特征。mNGS 在临床上的应用也有一定的局限性，测序仪的成本仍然很高，这使得该技术仅适用于大型医疗机构。将样品测序外包的另一种选择必然意味着延迟和增加的物流。即使过去 10 年测序成本急剧下降，但用于常规诊断目的的这些技术的价格仍然很高。

四、新型生物标志物

已有针对 IPA 的新型生物标志物的相关研究，如穿透素 3（PTX-3），该促炎物质在 IPA 患者中往往显著升高，有助于鉴别曲霉菌是感染还是定植，或 BALF-GM 实验是否为假阳性结果。在肺移植受体中，联合应用 PTX-3、BALF-GM 实验或曲霉菌培养，大大提高了 IPA 的诊断准确性。近期有研究表明，3- 乙酰镰孢氨酸，一种霉菌特异度含铁素，联合 BALF-GM 实验，对于 IPA 的确诊及排除诊断均有意义。但此项生物标志物的检验效果仍需更多研究证实。

烟曲霉可生产 TAFC，这对于铁的毒性至关重要。因此，TAFC 是侵袭性曲霉病的特定标志物。有研究已经证明，在烟曲霉大鼠感染模型中，用［^{68}Ga］TAFC 进行的正电子发射断层扫描（PET）成像表现出出色的靶向特性。该研究表明，可以在不丧失其特性和烟曲霉特异度识别的情况下修饰 TAFC。通过引入诸如荧光染料或抗真菌部分之类的功能，这也为真菌感染的多模态成像或治疗诊断开辟了新的途径。有研究从 44 份样本中确定了肌酐标准化的尿 TAFC，并与尿液和当日血样中测定的其他已建立的生物标志物进行比较。结果发现每例患者的 TAFC/ 肌酐敏感度、特异度及可能或未发生 IPA（截止≥3）的阳性、阴性似然比分别为 0.86、0.88、6.86、0.16。该研究首次提供了人类尿液中 TAFC 发生的证据。尿液中 TAFC/ 肌酐指数的测定显示了诊断 IPA 有希望的结果，提供了无创采样的优势。敏感度、特异度与血清和 BALF 中 GM 测定的报道相似，这有望成为 IPA 诊断的真菌学标准。

对血液病患者，广谱抗菌药物具有难治性，晕轮征对 IPA 的阳性预测值为 70%～80%。但晕轮征对 IPA 并不特异，因为其他传染性病原体，例如假单胞菌和隐球菌，以及肿瘤和自发性炎症也可以产生这种征象。此外，有学者对非血液系统免疫功能低下患者晕轮征的诊断价值提出了质疑。诊断成像的主要手段是 CT 平扫技术，目前 IPA 患者的各种 CT 非特异度体征已经被很多文献描述。CT 肺血管造影（CTPA）也显示出令人鼓舞的结果，因为血液学患者的 VOS 似乎对 IPA 的诊断更加敏感和特异。VOS 反映了曲霉菌的血管生长模式。一项研究评估了 CTPA 在包括非血液学免疫功能低下患者在内的较大人群中的诊断准确性，并分析了 78 例已被证实 / 可能患有免疫功能低下的连续 IPA 患者的 CTPA 表现，对照组是 45 例无 IPA 免疫功能低下患者。结果显示，在 12 个可评估的放射体征中，发现 5 个与 IPA 显著相关；VOS 显示最高的诊断性能，敏感度为 0.94，特异度为 0.71，诊断比值比为 36.8。回归分析显示，IPA 的两个最强的独立放射学预测因子是 VOS 和晕轮征。因此，VOS 强烈提示了免疫力低下患者的 IPA。该研究得出结论，在怀疑患有 IPA 的患者中，CTPA 优于 CT 平扫。

五、指南意见

2019 年 5 月美国胸外科学会的官方真菌感染的诊断临床实践指南提出以下意见：

1. 对于严重免疫功能低下的患者，例如中性粒细胞减少症或血液系统恶性肿瘤的患者或血液干细胞或实体器官移植的患者出现疑似 IPA 的原因不明的肺部浸润，建议使用血清 GM 检测（强推荐，高质量的证据）。

2. 在怀疑为侵袭性真菌病的患者中，包括血清 GM 阴性但侵袭性曲霉病的危险因素强或血清 GM 阳性但对 GM 结果假阳性的混杂因素的患者（例如，接受化疗或有黏膜炎风险的患者）来自其他真菌或细菌的交叉反应性抗原决定簇可以穿透肠道黏膜，导致检测阳性，建议使用 GM 进行 BALF 检测（强推荐，高质量的证据）。

3. 对于怀疑患有 IPA 的严重免疫功能低下的患者，例如血液恶性肿瘤或接受血液干细胞或实体器官移植的患者，建议使用血液或血清曲霉聚合酶链式反应检测（强烈推荐，高质量的证据）。

4. 对于严重免疫功能低下的患者，例如血液系统恶性肿瘤患者或怀疑患有 IPA 的血液干细胞或实体器官移植患者，建议在 BALF 检测中包括曲霉聚合酶链式反应作为评估的一部分（强烈建议，高质量的证据）。

5. 对于严重免疫功能低下的患者，例如血液恶性肿瘤患者或血液干细胞或实体器官移植患者，强烈怀疑患有 IPA，但曲霉菌聚合酶链式反应检测结果为阴性，建议进行活检和（或）附加测试，可以进行或不进行其他聚合酶链式反应或 GM 测试（有条件的建议，低质量证据）。

六、结论

侵袭性曲霉感染发生率逐渐升高，且越来越多见于新发、非经典的免疫抑制患者。其诊断困难，常常需要高度的疑诊水平，这基于危险因素、临床表现、影像诊断、新型生物标志物以及最重要的病原体培养或非培养性微生物检验结果。鉴别不同丝状真菌感染同样困难重重，常需肺活组织检查明确。早期诊断对于改善预后相当必要。同时强烈推荐请资深专家会诊。

（上海交通大学附属第一人民医院　谢　云　王瑞兰）

参 考 文 献

[1] Olaechea Astigarraga PM, Alvarez Lerma F, Zaldı'bar Enriquez E. Invasive pulmonary aspergillosis in the nonneutropenic critical patient: future challenges. Med Intensiva, 2006, 30: 386-391.

[2] Blot S, Koulenti D, Dimopoulos G. Invasive pulmonary aspergillosis in critically ill patients. In: Jean-Louis V, editor. Annual update in intensive care and emergency medicine. Berlin Heidelberg: Springer, 2013: 63-75.

[3] Garnacho-Montero J, Olaechea P, Alvarez-Lerma F, et al. Epidemiology, diagnosis and treatment of fungal respiratory infections in the critically ill patient. Rev Esp Quimioter, 2013, 26: 173-188.

[4] Meersseman W, Vandecasteele SJ, Wilmer A, et al. Invasive aspergillosis in critically ill patients without malignancy. Am J Respir Crit Care Med, 2004, 170: 621-625.

[5] Vandewoude KH, Blot SI, Depuydt P, et al. Clinical relevance of Aspergillus isolation from respiratory tract samples in critically ill patients. Crit Care, 2006, 10: R31.

[6] Blot SI, Taccone FS, Van den Abeele AM, et al. AspICU Study Investigators. A clinical algorithm to diagnose invasive pulmonary aspergillosis in critically ill patients. Am J Respir Crit Care Med, 2012, 186: 56-64.

[7] Vandewoude K, Blot S, Benoit D, et al. Invasive aspergillosis in critically ill patients: analysis of risk factors for acquisition and mortality. Acta Clin Belg, 2004, 59: 251-257.

[8] Guinea J, Torres-Narbona M, Gijo'n P, et al. Pulmonary aspergillosis in patients with chronic obstructive pulmonary disease: incidence, risk factors, and outcome. Clin Microbiol Infect, 2010, 16: 870-877.

[9] Samarakoon P, Soubani A. Invasive pulmonary aspergillosis in patients with COPD: a report of five cases and systematic review of the literature. Chronic Resp Dis, 2008, 5: 19-27.

[10] Lipke AB, Mihas AA. Nondecompensated cirrhosis as a risk factor for invasive aspergillosis: a case report and review of the immune dysfunction of cirrhosis. Am J Med Sci, 2007, 334: 314-316.

[11] Prodanovic H, Cracco C, Massard J, et al. Invasive pulmonary aspergillosis in patients with decompensated cirrhosis: case series. BMC Gastroenterol, 2007, 7: 2.

[12] Hartemink KJ, Paul MA, Spijkstra JJ, et al. Immunoparalysis as a cause for invasive aspergillosis? Intensive Care Med, 2003, 29: 2068-2071.

[13] Wauters J, Baar I, Meersseman P, et al. Invasive pulmonary aspergillosis is a frequent complication of critically ill H1N1 patients: a retrospective study. Intensive Care Med, 2012, 38: 1761-1768.

[14] Parcell BJ, BC Raju PK, Johnson EM, et al. Invasive pulmonary aspergillosis post extracorporeal membrane oxygenation

support and literature review. Med Mycol Case Rep, 2014, 4: 12-15.

[15] Greene RE, Schlamm HT, Oestmann JW, et al. Radiological findings in acute invasive pulmonary aspergillosis: utility and reliability of halo sign and aircrescent sign for diagnosis and treatment of invasive pulmonary aspergillosis in high-risk patients. Clin Microbiol, 2003, 9: O397.

[16] Dai Z, Zhao H, Cai S, et al. Invasive pulmonary aspergillosis in nonneutropenic patients with and without underlying disease: a single-centre retrospective analysis of 52 subjects. Respirology, 2013, 18: 323-331.

[17] Morace G, Borghi E. Fungal infections in ICU patients: epidemiology and the role of diagnostics. Minerva Anestesiol, 2010, 76: 950-956.

[18] Shea YR. Algorithms for detection and identification of fungi. In: Murray PR, editor. Manual of clinical microbiology, 9th ed. Washington DC: American Society for Microbiology Press, 2007: 1745-1761.

[19] Bouza E, Guinea J, Pelaez T, et al. Workload due to aspergillus fumigatus and significance of the organism in the microbiology laboratory of a general hospital. J Clin Microbiol, 2005, 43: 2075-2079.

[20] Kontoyiannis DP, Sumoza D, Tarrand J, et al. Significance of aspergillemia in patients with cancer: a 10-year study. Clin Infect Dis, 2000, 31: 188-189.

[21] Ostrosky-Zeichner L. Invasive mycoses: diagnostic challenges. Am J Med, 2012, 125: S14-S24.

[22] Peman J, Zaragoza R. Combined use of nonculture-based lab techniques in the diagnosis and management of critically ill patients with invasive fungal infections. Expert Rev Anti Infect Ther, 2012, 10: 1321-1330.

[23] Meersseman W, Lagrou K, Maertens J, et al. Galactomannan in bronchoalveolar lavage fluid: a tool for diagnosing aspergillosis in intensive care unit patients. Am J Resp Crit Care Med, 2008, 177: 27-34.

[24] Acosta J, Catalan M, del Palacio-Pere' z-Medel A, et al. A prospective comparison of galactomannan in bronchoalveolar lavage fluid for the diagnosis of pulmonary invasive aspergillosis in medical patients under intensive care: comparison with the diagnostic performance of galactomannan and of (1, 3)- b-D-glucan chromogenic assay in serum samples. Clin Microbiol Infect, 2011, 17: 1053-1060.

[25] Gupta A, Capoor MR, Shende T, et al. Comparative evaluation of galactomannan test with bronchoalveolar lavage and serum for the diagnostic of invasive aspergillosis in patients with hematological malignancies. J Lab Physicians, 2017, 9: 234-238.

[26] Blimji A, Bhaskaran A, Singer LG, et al. Aspergillus galactomannan detection in exhaled breath condensate compared to bronchoalveolar lavage fluid for the diagnosis of invasive aspergillosis in immunocompromised patients. Clin Microbiol Infect, 2018, 24 (6): 640-645.

[27] De Vlieger G, Lagrou K, Maertens J, et al. Beta-D-glucan detection as a diagnostic test for invasive aspergillosis in immunocompromised critically ill patients with symptoms of respiratory infection: an autopsy-based study. J Clin Microbiol, 2011, 49: 3783-3787.

[28] Lahmer T, Neuenhahn M, Held J, et al. Comparison of 1, 3-b-D Glucan with galactomannan in serum and bronchoalveolar fluid for the detection of Aspergillus species in immunosuppressed mechanical ventilated critically ill patients. J Crit Care, 2016, 36: 259-264.

[29] Boch T, Spiess B, Cornely OA, et al. Diagnosis of invasive fungal infections in haematological patients by combined use

of galactomannan, 1, 3-b-D-glucan, Aspergillus PCR, multifungal DNA-microarray, and Aspergillus azole resistance PCRs in blood and bronchoalveolar lavage samples: results of a prospective multicentre study. Clin Microbiol Infect, 2016, 22: 862-868.

[30] Kabbani D, Bhaskaran A, Singer LG, et al. Pentraxin 3 levels in bronchoalveolar lavage fluid of lung transplant recipients with invasive aspergillosis. J Heart Lung Transplant, 2017, 36: 973-979.

[31] Orasch T, Prattes J, Faserl K, et al. Bronchoalveolar lavage triacetylfusarinine C (TAFC) determination for diagnosis of invasive pulmonary aspergillosis in patients with hematological malignancies. J Infect, 2017, 75: 370-373.

[32] Luong ML, Clancy CJ, Vadnerkar A, et al. Comparison of an Aspergillus realtime polymerase chain reaction assay with galactomannan testing of bronchoalvelolar lavage fluid for the diagnosis of invasive pulmonary aspergillosis in lung transplant recipients. Clin Infect Dis, 2011, 52: 1218-1226.

[33] Mengoli C, Cruciani M, Barnes RA, et al. Use of PCR for diagnosis of invasive aspergillosis: systematic review and meta-analysis. Lancet Infect Dis, 2009, 9: 89-96.

[34] Steinmann J, Bauer J, Rath PM. Detection of Aspergillus fumigatus in blood samples from critically ill patients in Intensive Care units by use of SeptiFast assay. J Clin Microbiol, 2016, 54: 1918-1921.

[35] Sanguinetti M, Posteraro B. Identification of moulds by matrix-assisted laser desorption ionization-time of flight mass spectometry. J Clin Microbiol, 2017, 55: 369-379.

[36] Mery A, Sendid B, Franc¸ois N, et al. Application of mass spectrometry technology to early diagnosis of invasive fungal infections. J Clin Microbiol, 2016, 54: 2786-2797.

[37] Prattes J, Flick H, Pr € uller F, et al. Novel tests for diagnosis of invasive aspergillosis in patients with underlying respiratory diseases. Am J Respir Crit Care Med, 2014, 190: 922-929.

[38] Castillo CG, Kauffman CA, Zhai J, et al. Testing the performance of a prototype lateral flow device using bronchoalveolar fluid for the diagnosis of invasive pulmonary aspergillosis in high-risk patients. Mycoses, 2018, 61: 4-10.

[39] Turabelidze G, Lawrence SJ, Gao H, et al. Precise dissection of an Escherichia coli O157: H7 outbreak by single nucleotide polymorphism analysis. J Clin Microbiol, 2013, 51: 3950-3964.

[40] Wain J, Mavrogiorgou E. Next-generation sequencing in clinical microbiology. Expert Rev Mol Diagn, 2013,13: 225-227.

[41] Biswas C, Chen SC-A, Halliday C, et al. Whole genome sequencing of Candida glabrata for detection of markers of antifungal drug resistance. J Vis Exp, 2017, 130: e56714.

[42] Weymann D, Laskin J, Roscoe R, et al. The cost and cost trajectory of whole-genome analysis guiding treatment of patients with advanced cancers. Mol Genet Genomic Med, 2017, 5: 251-260.

[43] Consortium O, Gabaldón T. Recent trends in molecular diagnostics of yeast infections: from PCR to NGS. FEMS Microbiol Rev, 2019, 43: 517-547.

[44] Triacetylfusarinine C. A urine biomarker for diagnosis of invasive aspergillosis. The Journal of Infection, 2019, 78 (2) : 150-157.

[45] Greene RE, Schlamm HT, Oestmann JW, et al. Imaging findings in acute invasive pulmonary aspergillosis: clinical significance of the halo sign. Clin Infect, 2007, 4: 373-379.

[46] Henzler C, Henzler T, Buchheidt D, et al. Diagnostic Performance of Contrast Enhanced Pulmonary Computed Tomography Angiography for the Detection of Angioinvasive Pulmonary Aspergillosis in Immunocompromised Patients. Scientific Reports, 2017, 7 (1): 4483.

[47] Colombo AL, de Almeida Júnior JN, Slavin MA, et al. Candida and invasive mould diseases in non-neutropenic critically ill patients and patients with haematological cancer. The Lancet Infectious Diseases, 2017, 17 (11): e344.

[48] Hage CA, Carmona EM, Epelbaum O, et al. Microbiological Laboratory Testing in the Diagnosis of Fungal Infections in Pulmonary and Critical Care Practice. An Official American Thoracic Society Clinical Practice Guideline. Am J Respir Crit Care Med, 2019, 200 (5): 535-550.

[49] Pardo E, Lemiale V, Mokart D, et al. Invasive pulmonary aspergillosis in critically ill patients with hematological malignancies. Intensive Care Medicine, 2019, 45 (12): 1732-1741.

[50] Paiva JA, Mergulhão P, Pereira JM. Aspergillus and other respiratory fungal infections in the ICU: diagnosis and management. Current Opinion in Infectious Diseases, 2018, 31 (2): 187-193.

[51] Petrik M, Franssen GM, Haas H, et al. Preclinical evaluation of two 68Ga-siderophores as potential radiopharmaceuticals for Aspergillus fumigatus infection imaging. European Journal of Nuclear Medicine & Molecular Imaging, 2012, 39 (7): 1175-1183.

第十二节　二代测序在颅内感染患者中的诊断价值

明确颅内感染的病原体，对于降低颅内感染的病死率和减少后遗症有重要意义。现有的颅内感染诊断依赖于患者的病史、临床表现、影像学表现、实验室检测以及病原体检测等来综合考虑。目前常规病原体检测方法包括脑脊液涂片的微生物形态学鉴定、病原学培养、抗原检测以及基于聚合酶链式反应（olymerase chain reaction，PCR）的病原特异核酸检测。这些方法较难区别感染性和非感染性神经炎性疾病，时效性差，病原体检出阳性率低，病原体鉴定信息和耐药信息不全面，且缺乏罕见病原体诊断能力。因此，约 50% 的颅内感染患者经全面的常规检测仍无法明确病原体。

近年来，宏基因组二代测序（next-generation sequencing，NGS）成为一种有前途的感染性疾病诊断方法，病毒、细菌、真菌和寄生虫等众多潜在感染性疾病病原谱都只需通过一个检测来筛检。NGS 可一次性测定样品中全部病原体的几百万甚至上亿条 DNA 或 RNA 序列，大大加快了全基因组测序的速度，极大地降低单个碱基测序的成本。颅内感染时因血 - 脑脊液屏障的存在，在血清内难以检测到有效的病原体信息，标本取材受限于创伤性的腰椎穿刺、脑室引流或脑组织活检，取材相对困难且样本量小，从而限制了病原体的检出。而 NGS 的检测特点能补偿取材问题，使其在颅内感染疾病中具有独特的诊断价值。

一、补充传统诊断方法检测病原体的不足

NGS 在不明原因颅内感染患者的病原体检测中优势明显，对于临床不常见、培养方法较复杂而

非常规开展检测的病原体，NGS 可以补充常规检测的不足。NGS 可对多种临床样本进行检测，不但可以对脑脊液样本进行检测，还可以对脊髓、脑膜、脑等活组织标本进行检测。

1. 病毒感染　与传统的实验检测方法相比，NGS 检测病毒的方法日趋成熟，可进行更全面而系统的分析。目前已知可引起脑炎的病毒就超过 100 种，且随着医学诊断技术的发展这一数字仍在不断增长，NGS 可辅助诊断常规检测方法不能有效涵盖的病毒（DNA 病毒和 RNA 病毒）性脑炎。Guan 等应用 NGS 对 4 例疑似病毒性脑炎患者的脑脊液进行检测，2 例检测出人疱疹病毒 1 型，1 例检测出人疱疹病毒 2 型，1 例检测出人疱疹病毒 3 型，同时对其中 3 例进行了 PCR 检测，验证了 NGS 的结果。Perlejewski 等亦报道了应用 NGS 确诊人疱疹病毒 1 型脑炎的病例。此外，Kawada 等应用 NGS 对 18 例急性脑病或脑炎患者进行脑脊液检测，检出 2 例柯萨奇 A9 感染，1 例腮腺炎病毒感染。因此，对于颅内常见的病毒感染，脑脊液 NGS 具有重要的确诊价值。NGS 可通过高通量技术进行批量检测，分析结果对实验研究具有借鉴意义。

2. 细菌感染　NGS 技术使得我们更深入地了解微生物的变迁，更全面、准确地描述菌株基因型、毒力、抗菌药物耐药谱和系统遗传背景等信息。尽管常规病原体检测颅内细菌感染的检出率高于病毒感染，但仍存在不少检测难点，NGS 或能解决这些难题。Yao 等首次应用 NGS 对 3 例脑脊液细菌培养阴性的中枢神经系统单核细胞增生李斯特菌感染进行诊断。Mongkolrattanothai 等对 1 例脑炎患儿脑脊液标本进行 NGS 检测，检出布鲁杆菌，进而指导抗菌方案，获得良好治疗效果；Fan 等对来自流行地区的 4 例颅内感染患者进行 NGS 检测，均成功检出布鲁杆菌。NGS 突破了神经型布鲁菌病病原诊断困难的瓶颈。

脑脓肿是内脏脓肿最凶险的类型之一，其病原学诊断一直极具挑战。脑脓肿样本的获得极为困难，又常含有厌氧菌、苛养菌或生长缓慢的微生物，不一定会在常规培养基或标准培养时间内形成菌落，而 NGS 在脓肿的病原检测中作用突出，所报道的病例全部快速检出，且与传统培养结果一致。Hu 等对 4 例考虑脑脓肿的儿童进行脓肿样本的 NGS 检测，均快速明确了致病菌，早期接受了合适的抗生素治疗，并全部康复。

3. 真菌感染　脑脊液 NGS 技术可准确判断隐球菌感染，有助于降低免疫功能正常人群隐球菌脑膜炎的漏诊情况。真菌性脑膜炎使用 NGS 检测的研究较少。Xing 等对 12 例非人类免疫缺陷病毒（human immunodeficiency virus，HIV）感染的慢性或急性隐球菌脑膜炎患者进行 NGS 和常规方法（包括印度墨水染色、真菌培养、酶免疫法检测隐球菌抗原）的比较，10 例（83.33%）患者脑脊液印度墨水染色和真菌培养检出隐球菌，隐球菌抗原检出率为 100%，9 例（75.00%）患者通过 NGS 检测出隐球菌。NGS 的应用与常规方法一起可以显著提高隐球菌脑膜炎的诊断精确度。

4. 结核分枝杆菌感染　常规检测方法对结核性脑膜炎的检出率仅为不到 40%，且作为诊断金标准的分枝杆菌培养需耗时 2～4 周。Wang 等对诊断结核性脑膜炎的 23 例患者（病原学确诊 12 例，临床诊断 11 例）同时进行脑脊液样本 NGS 和常规检测，NGS 鉴定出 18 例（78.26%）结核感染。在 12 例确诊患者首次脑脊液检测中，结核分枝杆菌检出的敏感度 NGS 为 66.67%，抗酸染色为 33.33%，PCR 为 25%，培养为 8.33%，每种方法的特异度均为 100%。在 4 例 NGS 阴性病例中，有 3 例经反复抗酸染色证实为阳性。NGS 与所有常规方法的一致性为 44.44%（8/18）。因此，NGS 联合常规方法可将脑脊液结核分枝杆菌检出率提高到 95.65%。

5. 寄生虫感染 脑寄生虫感染多为外源性感染，由于感染部位、虫体及个体免疫差异，其症状多样。Wilson 等报道了 1 例先天性免疫缺陷的 14 岁儿童，发热、头痛 4 个月后出现昏迷，常规检测方法，包括脑组织活体组织检查，均未发现病原体，而脑脊液 NGS 提示钩端螺旋体感染，更换青霉素 32 天后痊愈出院。Hu 等报道了 1 例 31 岁的深昏迷 HIV 患者，脑脊液 NGS 检测出弓形虫感染，且经 PCR 和血清学证实。Xie 等通过脑脊液常规及 NGS 检测，诊断 2 例婴儿为广州管圆线虫引起的嗜酸性脑膜脑炎，经驱虫治疗 10 天后痊愈。此外，NGS 诊断中枢阿米巴也有报道。

6. 罕见及特殊病原体感染 NGS 可发现感染中枢神经系统的新型病原体，包括已知病毒的新病毒株或者挖掘出某种已知微生物的未知致病能力。Naccache 等报道了 3 例有类似动物接触史的基底核脑炎死亡的德国籍患者，常规病原体检测均为阴性，通过 NGS 在脑内检测到松鼠博尔纳病毒，这是首次发现松鼠博尔纳病毒传染人类的证据。Yang 等应用 NGS 证实了 5 例从事养猪工作的急性脑炎患者的脑脊液中存在伪狂犬病病毒，而此病毒既往被认为仅在动物中引起疾病。Sakiyama 等报道了 4 例表现为脑脊髓膜炎的渔民，常规检测包括活检都未能明确其致病病原体，通过 NGS 检测出以前从未曾报道的属于古细菌域的嗜盐菌，在给予复方磺胺甲噁唑治疗后患者痊愈。在此之前，医学界认为古细菌不会引起人类疾病，而这一发现则更新了我们对于古细菌的认识。

二、用于亚急性或慢性感染检测

颅内感染起病时间较长甚至 1 年以上，NGS 检测其样本仍能获得阳性结果。Wilson 等再次证明 7 例亚急性或慢性脑膜炎患者，虽经较长时间治疗，仍能通过 NGS 诊断出寄生虫、病毒、真菌（包括新型隐球菌、米曲霉、荚膜组织胞浆菌、假丝酵母）等病原体，提示用药疗程仍不足，因此 NGS 具有可靠的检测长时效性。

三、用于监测疾病进展和疗效

Ai 等首次报道了 4 例考虑颅内感染的发热患者通过 NGS 在其脑脊液中分别检测到结核分枝杆菌、新型隐球菌、水痘 - 带状疱疹病毒和铜绿假单胞菌，经治疗后，再次进行脑脊液 NGS 检测，3 例患者序列数呈下降趋势，与症状和实验室检测改善相一致，1 例患者序列数显著上升，其病情持续恶化。因此，NGS 可半定量反映脑脊液中病原菌载量，针对各种病原体类型，都可协助临床监测疾病进展和疗效。

四、用于检测耐药基因

在病原体快速检测的同时，耐药情况的快速检出同样有着迫切的临床需求。NGS 能筛选构建有关抗生素的耐药基因库，通过生物信息学分析发掘新型的耐药基因，有助于新型抗生素的研发。Su

等指出 NGS 可用于耐药基因预测。Wilson 等报道了脑脊液 NGS 检出 1 例高序列的产气克雷伯菌，并检出多个耐药基因，然而耐药基因与表型之间存在差异，比对至综合耐药数据库后方得出耐药结果。NGS 成为耐药基因快速检测的新希望。

五、宏基因组二代测序的局限性

1. NGS 的敏感度和特异度差别较大　在目前应用 NGS 诊断的研究中，不同文献报道的特异度和敏感度差异较大。2017 年 Robert Schlaberg 等对脑脊液样本进行 NGS 诊断，敏感度为 84.3%，特异度为 93.7%。2019 年 Steve Miller 等利用 NGS 技术对脑脊液中检出病原体的敏感度为 73%，特异度为 96%。2018 年复旦大学附属中山医院感染科的一项研究中，比较 NGS 和常规病原学检测诊断情况，在脑脊液标本中的敏感度为 50.7%，特异度为 85.7%，而常规培养的敏感度为 35.3%，特异度为 89.1%。由此可见，NGS 应用于中枢神经系统感染的敏感度和特异度差别较大。

2. NGS 对致病菌的检测局限性　对样本进行 NGS 检测时，可检测出人体微生态菌群、试剂工程菌或疑似病原菌等不同来源的病原菌。特别是对于免疫缺陷等特殊人群，人体微生态菌群更应引起关注。并且目前对于测序结果的判定，尚无公认、统一、单纯基于测序结果的判断标准。病毒测序覆盖度高，易导致有意义的病原体被遗漏。真菌、分枝杆菌胞壁厚，DNA 难以释放入血，导致序列数、覆盖度低，因此有漏诊的风险。

3. 尚无标准的检测流程及质控标准　2019 年美国加州大学旧金山分校建立标准化中枢神经系统感染 mNGS 检测平台，添加噬菌体作为内参，质控整个检测流程，通过美国临床实验室改进修正案（clinical laboratory improvement amendments，CLIA）认证，标志着脑脊液 NGS 临床常规应用的开始。国内基因测序行业暂无严格的准入条件、标准化的检测流程、统一的质控标准，检测所用试剂、耗材各异，测序平台不同，生物信息分析对照数据库不一致，亟须建立统一的诊断及质控标准，并在大规模多中心研究临床试验中验证其可靠性。

（复旦大学附属华山医院　宫　晔）

参 考 文 献

［1］ Granerod J, Ambrose HE, Davies NW, et al. Causes of encephalitis and differences in their clinical presentations in England: a multicentre, population-based prospective study. Lancet Infect Dis, 2010, 10: 835-844.

［2］ Nath A. Grand Challenges in Neuroinfectious Diseases. Front Neurol, 2017, 8: 480.

［3］ Nath A. Neuroinfectious diseases: a crisis in neurology and a call for action. JAMA Neurol, 2015, 72 (2): 143-144.

［4］ Brown JR, Bharucha T, Breuer J. Encephalitis diagnosis using metagenomics: application of next generation sequencing for undiagnosed cases. J Infect, 2018, 76 (3): 225-240.

［5］ Guan H, Shen A, Lv X, et al. Detection of virus in CSF from the cases with meningoeneephalitis by next-generation sequencing. J Neurovirol, 2016, 22 (2): 240-245.

[6] Perlejewski K, Popiel M, Laskus T, et al. Next-generation sequencing (NGS) in the identification of encephalitis-causing viruses: Unexpected detection of human herpesvirus 1 while searching for RNA pathogens. J Virol Methods, 2015, 226: 1-6.

[7] Kawada J, Okuno Y, Torii Y, et al. Identification of viruses in cases of pediatric acute encephalitis and encephalopathy using next-generation sequencing. Sci Rep, 2016, 6: 33452.

[8] Yao M, Zhou J, Zhu Y, et al. Detection of Listeria monocytogenes in CSF from Three Patients with Meningoencephalitis by Next-Generation Sequencing. J Clin Neurol, 2016, 12 (4): 446-451.

[9] Mongkolrattanothai K, Naccache SN, Bender JM, et al. Neurobrucellosis: Unexpected Answer From Metagenomic Next-Generation Sequencing. J Pediatric Infect Dis Soc, 2017, 6 (4): 393-398.

[10] Fan S, Ren H, Wei Y, et al. Next-generation sequencing of the cerebrospinal fluid in the diagnosis of neurobrucellosis. Int J Infect Dis, 2018, 67: 20-24.

[11] Guo LY, Feng WY, Guo X, et al. The advantages of next-generation sequencing technology in the detection of different sources of abscess. J Infect, 2019, 78 (1): 75-86.

[12] Hu HL, Guo LY, Wu HL, et al. Evaluation of next-generation sequencing for the pathogenic diagnosis of children brain abscesses. J Infect, 2019, 78 (4): 323-337.

[13] Xing XW, Zhang JT, Ma YB, et al. Apparent performance of metagenomic next-generation sequencing in the diagnosis of cryptococcal meningitis: a descriptive study. J Med Microbiol, 2019, 68 (8): 1204-1210.

[14] Nhu NT, Heemskerk D, Thu Do DA, et al. Evaluation of GeneXpert MTB/RIF for diagnosis of tuberculous meningitis. J Clin Microbiol, 2014, 52: 226-233.

[15] Wang S, Chen Y, Wang D, et al. The feasibility of metagenomic next-generation sequencing to identify pathogens causing tuberculous meningitis in cerebrospinal fluid. Front Microbiol, 2019, 10: 1993.

[16] Wilson MR, Naccache SN, Samayoa E, et al. Actionable diagnosis of neuroleptospirosis by next-generation sequencing. N Engl J Med, 2014, 370: 2408-2417.

[17] Hu Z, Weng X, Xu C, et al. Metagenomic next-generation sequencing as a diagnostic tool for toxoplasmic encephalitis. Ann Clin Microbiol Antimicrob, 2018, 17 (1): 45.

[18] Xie M, Zhou Z, Guo S, et al. Next-generation sequencing specifies Angiostrongylus eosinophilic meningoencephalitis in infants: Two case reports. Medicine (Baltimore), 2019, 98 (35): e16985.

[19] Greninger AL, Messacar K, Dunnebacke T, et al. Clinical metagenomic identification of Balamuthia mandrillaris encephalitis and assembly of the draft genome: the continuing case for reference genome sequencing. Genome Med, 2015, 7: 113.

[20] Wilson MR, Shanbhag NM, Reid MJ, et al. Diagnosing Balamuthia mandrillaris Encephalitis With Metagenomic Deep Sequencing. Ann Neurol, 2015, 78 (5): 722-730.

[21] Naccache SN, Peggs KS, Mattes FM, et al. Diagnosis of neuroinvasive astrovirus infection in an immunocompromised adult with encephalitis by unbiased next-generation sequencing. Clin Infect Dis, 2015, 60 (6): 919-923.

[22] Yang X, Guan H, Li C, et al. Characteristics of human encephalitis caused by pseudorabies virus: A case series study. Int

J Infect Dis, 2019, 87: 92-99.

[23] Sakiyama Y, Kanda N, Higuchi Y, et al. New type of encephalomyelitis responsive to trimethoprim/sulfamethoxazole treatment in Japan. Neurol Neuroimmunol Neuroinflamm, 2015, 2 (5): e143.

[24] Frémond ML, Pérot P, Muth E, et al. Next-Generation Sequencing for Diagnosis and Tailored Therapy: A Case Report of Astrovirus-Associated Progressive Encephalitis. J Pediatric Infect Dis Soc, 2015, 4 (3): e53-e57.

[25] Wilson MR, O'Donovan BD, Gelfand JM, et al. Chronic Meningitis Investigated via Metagenomic Next-Generation Sequencing. JAMA Neurol, 2018, 75 (8): 947-955.

[26] Ai JW, Zhang HC, Cui P, et al. Dynamic and direct pathogen load surveillance to monitor disease progression and therapeutic efficacy in central nervous system infection using a novel semi-quantitive sequencing platform. J Infect, 2018, 76 (3): 307-310.

[27] Dos Santos DF, Istvan P, Quirino BF, et al. Functional Metagenomics as a Tool for Identification of New Antibiotic Resistance Genes from Natural Environments. Microb Ecol, 2017, 73 (2): 479-491.

[28] Su M, Satola SW, Read TD. Genome-Based Prediction of Bacterial Antibiotic Resistance. J Clin Microbiol, 2019, 57 (3): e01405-e01418.

[29] Wilson MR, Sample HA, Zorn KC, et al. Clinical Metagenomic Sequencing for Diagnosis of Meningitis and Encephalitis. N Engl J Med, 2019, 380 (24): 2327-2340.

[30] Schlaberg R, Chiu CY, Miller S, et al. Validation of Metagenomic Next-Generation Sequencing Tests for Universal Pathogen Detection. Arch Pathol Lab Med, 2017, 141 (6): 776-786.

[31] Miller S, Naccache SN, Samayoa E, et al. Laboratory validation of a clinical metagenomic sequencing assay for pathogen detection in cerebrospinal fluid. Genome Res, 2019, 29 (5): 831-842.

[32] Miao Q, Ma Y, Wang Q, et al. Microbiological Diagnostic Performance of Metagenomic Next-generation Sequencing When Applied to Clinical Practice. Clinical Infectious Diseases, 2018, 67 (suppl 2): S231-S240.

[33] Wilson MR, Sample HA, Zorn KC, et al. Clinical Metagenomic Sequencing for Diagnosis of Meningitis and Encephalitis. N Engl J Med, 2019, 380 (24): 2327-2340.

第五章　重症血流动力学与重症心脏

第一节　复苏液体种类的选择——是否能保护多糖包被

多糖包被（endothelial glycocalyx，EGL）是血管内皮上的糖蛋白涂层，是血管屏障的重要组成部分，占血浆体积的2%。EGL在维持体液稳态、调节炎症反应及血小板和白细胞黏附中起关键作用。EGL可在如创伤、脓毒症、糖尿病、电解质紊乱、手术和容量过负荷时发生损伤（或脱落）。休克患者治疗的第一步即要进行液体复苏，但是，越来越多的证据表明，不受控制的液体复苏可能有害，例如，重要的EGL层受损。近十年来，有很多学者进行了大量基础和临床研究，发现对于重症患者，不同液体种类的复苏策略在扩大容量方面的功效不尽相同。针对于保护血管通透性的新概念有望改变临床进行液体复苏的方式，并最终改变复苏结局，这一新概念的核心即为EGL。基于此，本文将以EGL的结构、生理学和功能为基础，对不同种类的液体能否保护EGL进行相关阐述。

一、多糖包被的结构与功能

EGL由蛋白聚糖网组成（图5-1-1），主要为跨膜结合的蛋白聚糖或与膜结合的磷脂酰肌醇蛋白聚糖。糖胺聚糖侧链，包括硫酸乙酰肝素、硫酸软骨素和乙酰透明质酸与这些蛋白聚糖结合。此外，随着微环境的变化，EGL的组成成分也会发生改变。除蛋白聚糖外，糖蛋白和糖胺聚糖及其他可溶性成分，如蛋白质（白蛋白、抗凝血酶Ⅲ和载脂蛋白）、激素、酶、生长因子、趋化因子和黏附分子（选择素和整联蛋白）也是EGL的重要组成成分。

带负电荷的糖胺聚糖侧链呈排列状覆盖在糖蛋白受体上，并发挥保护糖蛋白受体的作用。这种糖蛋白受体主要包括2种类型：选择素和免疫球蛋白。组胺、凝血酶、白介素和肿瘤坏死因子等可以与选择素结合；而免疫球蛋白往往与细胞间黏附分子、血管细胞黏附分子及血小板内皮细胞黏附。EGL这种对循环中细胞和大分子形成带负电的屏障，恰恰是对血管通透性的一种保护。

EGL是内皮功能的关键调节剂。内源性或外源性的损伤因素，如血流断流（血栓形成、动脉硬化）、炎症（脓毒症、创伤、糖尿病）及快速大量的液体输注均会造成EGL损伤或脱落，这导致EGL与原有受体分离，而与有害配体结合，进而导致信号转导异常，显著影响微循环功能。大量的动物研究表明，破坏EGL会导致毛细血管通透性增加。而相关临床研究也提示EGL损伤或脱落与患者预后不良有关。

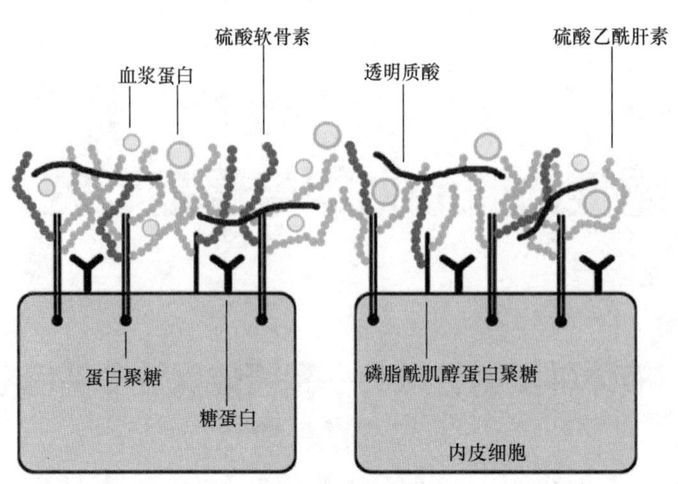

图 5-1-1 多糖包被的结构

二、多糖包被在液体复苏中的作用及损伤机制

根据 Starling 公式：Jv＝Kf［（Pc−Pi）−σ（πc−πi）］，其中 Jv 是血管内外液体运动情况，（Pc−Pi）−σ（πc−πi）是驱动力；具体来说，Pc 是毛细血管静水压，Pi 是组织间隙静水压，πc 是毛细血管渗透压，πi 是组织间隙渗透压。毛细血管小动脉末端较高的静水压将液体推出血管，而在静脉末端，由于血管内渗透压的吸引，液体重新进入血管。Starling 公式完整地阐述了液体在血管内外运动的平衡情况。然而事实上，由于 EGL 的存在，πi 对液体的影响小于 Starling 公式所预测。血管内循环的白蛋白可吸附在糖胺聚糖侧链上并附着于 EGL 的可溶性层。在 EGL 可溶层的正下方，有一个糖萼下空间，为无细胞区域，也称为红细胞排斥区域。EGL 可溶层中吸附的白蛋白占总血管内胶体渗透压的 60%，高于循环中血浆产生的胶体渗透压。因此，在 EGL 可溶层和无细胞区域之间形成了一个渗透梯度，因而修改后的 Starling 方程应包含 πg（EGL 胶体渗透压）而不是 πi，并表示为 Jv＝Kf［（Pc−Pi）−σ（πc−πg）］。修改过的 Starling 公式考虑到了 EGL 的存在，而 EGL 因有白蛋白附着比组织间隙产生了更大的渗透压作用。因此可以说，胶体渗透压力差不是在血管内和组织间隙之间建立的，而是在 EGL 与其下方的糖萼下空间（即无细胞区域）间建立的。毛细血管静水压力和糖萼下空间的压力有助于将液体排出至组织间隙。滤出的液体即为“超滤液”。由于组织间隙静水压力和渗透压非常低，最终组织间隙过多的液体会到静脉末端的毛细血管，通过静脉再重吸收回循环内。

创伤、休克（低血容量、脓毒症）、高血糖、缺血与再灌注、电解质失衡和某些医源性原因（如输液速度过快、手术等）均会损害 EGL。衰老、缺乏适度运动、高糖饮食和吸烟也是造成 EGL 损害的重要诱因。在正常的生理条件下，EGL 需要 6～8 小时才能再生。在病理条件下，再生时间从数小时到数天不等，这取决于损伤是否持续进行、损伤程度及 EGL 受损的数量。在相关疾病状态的实验模型中，EGL 需要 5～7 天或更长时间才能达到先前的厚度。

大量的液体输注或持续高血容量会破坏 EGL，Chappell 及其同事前瞻性地探讨了急性容量负荷对内皮功能的影响，并认为大量液体输注会改变 EGL。最近的荟萃分析表明，限制性及目标导向液体治疗的预后优于非限制性输液，非限制性输液对 EGL 的损害增加了内皮的渗漏，而液体渗入间质会增加炎性反应，造成凝血功能紊乱，从而导致发病率和死亡率增加。

三、多糖包被与复苏时液体种类的选择

液体复苏是休克患者治疗的第一步，而应用何种液体进行液体复苏一直是近年来研究的热点。大量的基础及临床研究发现，对于重症患者，不同的液体复苏策略和复苏的液体种类在扩大容量方面的功效，以及引起的病理生理改变不尽相同，究竟选择哪种液体进行复苏依旧没有统一定论。EGL 一旦损伤或脱落，意味着血管通透性发生损害，进而造成复苏失败，因此，通过保护 EGL，进而保护血管通透性的新概念有望帮助医师在进行复苏时更好地选择液体种类，并最终改变复苏结局。

1. 晶体液　晶体液中包含无机离子和有机小分子，根据张度分为等渗、低渗或高渗溶液。过量的输注酸性晶体液（如生理盐水和高浓度氯化钠溶液）会导致高氯代谢性酸中毒并损害 EGL，并导致急性肾损伤（acute kidney injury，AKI）和凝血功能受损。此外，快速输注生理盐水可导致纤溶亢进；同时，EGL 脱落可引起自身肝素化，在创伤或脓毒症的情况下更易发生弥散性血管内凝血。平衡盐溶液（如乳酸林格液）更具生理性，其组成与人血浆相似，与 EGL 更兼容。大型随机临床试验如 SMART 和 SALTED，在重症患者和非重症患者中均显示，使用低氯含量的平衡盐溶液可减少主要的不良肾事件（包括 AKI 和肾替代疗法）。但是，与细胞外液相比，平衡的晶体是低渗的，并且与代谢性碱中毒有关，因此，它们并非完全无害。EGL 受损后，平衡盐溶液分布发生变化更易引起组织水肿。目前，多数证据均倾向于晶体没有恢复 EGL 的能力。

2. 白蛋白　胶体由于其分子量大而可在血管内停留更长的时间，并增加胶体渗透压。常用的胶体包括天然的（白蛋白）或人工的（琥珀明胶、葡聚糖等）。人造胶体确实通过未知的机制具有一定的保护和修复特性，但它们不如白蛋白和新鲜冰冻血浆。白蛋白的分子量相对较小（67kDa），且是 EGL 可溶层的一部分。离体实验显示，脓毒症与感染性休克发生低白蛋白血症时，会导致 EGL 完全缺乏而非塌陷，纠其原因可能是基质金属蛋白酶（matrix metalloproteinases，MMPs）可以裂解内皮上的 EGL，而白蛋白可以抑制 MMP 对 EGL 的裂解，有助于维持 EGL 的完整性。目前，尚不清楚患者体内输注白蛋白是否具有与体外观察到的相同的恢复作用。在针对脓毒症休克患者的部分临床试验中，使用白蛋白作为复苏液体仅有很小的生存优势，有研究认为白蛋白在创伤性脑损伤中的安全性令人担忧，而实际上，该患者人群的伤害可能是由于低渗引起，而非白蛋白本身。

3. 新鲜冰冻血浆　有研究发现新鲜冰冻血浆（fresh frozen plasma，FFP）可以更好地恢复 EGL。在细胞培养物和 EGL 损伤的动物模型中，FFP 可以持续缓解 EGL 的脱落情况，改善血管通透性并增加白细胞黏附性；在动物模型中，FFP 还减轻出血性休克后的急性肺损伤和肠道炎症反应。修复 EGL 的 FFP 成分也可能存在于血浆衍生产品中，如凝血酶原复合物浓缩物（prothrombin complex concentration，PCC）。Pati 等证明在失血性休克小鼠模型中，PCC 可以减

少血管通透性，且 PCC 与 FFP 的效果基本一致。而在内皮细胞培养模型中，PCC 对于 EGL 的修复效果不如 FFP 有效，这说明 EGL 可能需要血浆的多种成分协同作用来介导其修复作用。此外，复苏的时机也很重要。在细胞培养模型中，损伤后立即进行血浆复苏可恢复 EGL 和血管通透性，损伤后 3 小时进行血浆复苏则无保护作用。目前认为，FFP 可能是保护 EGL 的最有效和最安全的液体。

4. 红细胞　在大鼠失血性休克模型中，用新鲜全血或未洗涤过的包装红细胞（pRBC）进行复苏，与洗涤过的 pRBC 或乳酸林格液复苏，发现经过未洗涤过的 pRBC 复苏的大鼠 EGL 厚度增加，血管通透性降低，这表明未洗过的 pRBC 中的残留血浆是保护 EGL 的原因，而并非 pPRBC 本身。有高质量的证据表明，输注较新鲜的 pRBC 并不能改善患者的复苏效果。

四、多糖包被的保护与液体复苏

直到现在，大部分观点依旧认为某种复苏液体种类优于其他液体种类的原因在于能不能透过血管。胶体液在血管内存留的概率更大，因此被认为优于晶体液，但很多临床数据对此并不支持，至今也没有研究确切证明某一种液体类型的死亡率或功效都高于另一种。修改后的 Starling 公式很好地解释了目前的问题，该公式说明了重症患者 EGL 脱落且静水压力低时，晶体和胶体液具有相似的体积膨胀度，在引起组织间隙水肿的“能力”也相对一致。能够确定的是，快速大量地进行液体复苏会对 EGL 造成损害，此外也有证据表明，应将超过 500ml 的血制品和静脉输液加热至 37℃，这有助于维持核心体温并保护 EGL。因此，临床中面对的问题依旧是如何进行个体化的液体复苏，首先应避免不必要的液体输注。目前普遍的共识认为，液体复苏停止的标准是患者没有容量反应性或没有组织灌注不足的迹象。对于如何选择复苏液体，随着对 EGL 的探究逐渐深入，液体复苏的未来研究必将得益于对血管通透性的更近一步了解，保护 EGL 可能是最有前途和有效的液体复苏靶点，也极有可能是临床上明确血管内皮损伤并最终限制液体过负荷的替代指标。虽然目前 FFP 被认为是最有效的复苏液体种类，但仍需要进一步的研究来明确相关机制，并确定 EGL 的修复是否可以改善临床结果。

五、总结

覆盖于血管内皮表面的 EGL 在维持人体正常的血流动力学稳态方面发挥着至关重要的作用。这种高度脆弱的表层可能会受到多种病理生理条件和干预措施的破坏。临床复苏时应根据 EGL 确定合适的液体量、液体种类等，进行个体化的复苏策略，以保持 EGL 完整性，并改善患者的预后。

（解放军总医院　潘　盼
中国医学科学院北京协和医院　王小亭）

参考文献

[1] Reitsma S, Slaaf DW, Vink H, et al. The endothelial glycocalyx: composition, functions, and visualization. Pflugers Arch, 2007, 454 (3): 345-359.

[2] Kundra P, Goswami S. Endothelial glycocalyx: Role in body fluid homeostasis and fluid management. Indian J Anaesth, 2019, 63 (1): 6-14.

[3] Johansson PI, Stensballe J, Ostrowski SR. Shock induced endotheliopathy (SHINE) in acute critical illness - a unifying pathophysiologic mechanism. Crit Care, 2017, 21 (1): 25.

[4] Potter DR, Jiang J, Damiano ER. The recovery time course of the endothelial cell glycocalyx in vivo and its implications in vitro. Circ Res, 2009, 104 (11): 1318-1325.

[5] Chappell D, Bruegger D, Potzel J, et al. Hypervolemia increases release of atrial natriuretic peptide and shedding of the endothelial glycocalyx. Crit Care, 2014, 18 (5): 538.

[6] Jia FJ, Yan QY, Sun Q, et al. Liberal versus restrictive fluid management in abdominal surgery: a meta-analysis. Surg Today, 2017, 47 (3): 344-356.

[7] Li H, Sun SR, Yap JQ, et al. 0. 9% saline is neither normal nor physiological. J Zhejiang Univ Sci B, 2016, 17 (3): 181-187.

[8] Chang R, Holcomb JB. Choice of Fluid Therapy in the Initial Management of Sepsis, Severe Sepsis, and Septic Shock. Shock, 2016, 46 (1): 17-26.

[9] Semler MW, Self WH, Wanderer JP, et al. Balanced Crystalloids versus Saline in Critically Ill Adults. N Engl J Med, 2018, 378 (9): 829-839.

[10] Self WH, Semler MW, Wanderer JP, et al. Balanced Crystalloids versus Saline in Noncritically Ill Adults. N Engl J Med, 2018, 378 (9): 819-828.

[11] Straat M, Muller MC, Meijers JC, et al. Effect of transfusion of fresh frozen plasma on parameters of endothelial condition and inflammatory status in non-bleeding critically ill patients: a prospective substudy of a randomized trial. Crit Car, 2015, 19: 163.

[12] Zeng Y, Adamson RH, Curry FR, et al. Sphingosine-1-phosphate protects endothelial glycocalyx by inhibiting syndecan-1 shedding. Am J Physiol Heart Circ Physiol, 2014, 306 (3): H363-372.

[13] Barelli S, Alberio L. The Role of Plasma Transfusion in Massive Bleeding: Protecting the Endothelial Glycocalyx? Front Med (Lausanne), 2018, 5: 91.

[14] Pati S, Potter DR, Baimukanova G, et al. Modulating the endotheliopathy of trauma: Factor concentrate versus fresh frozen plasma. J Trauma Acute Care Surg, 2016, 80 (4): 576-584.

[15] Diebel LN, Martin JV, Liberati DM. Microfluidics: A high-throughput system for the assessment of the endotheliopathy of trauma and the effect of timing of plasma administration on ameliorating shock-associated endothelial dysfunction. J Trauma Acute Care Surg, 2018, 84 (4): 575-582.

[16] Torres LN, Sondeen JL, Dubick MA, et al. Systemic and microvascular effects of resuscitation with blood products after severe hemorrhage in rats. J Trauma Acute Care Surg, 2014, 77 (5): 716-723.

[17] McQuilten ZK, French CJ, Nichol A, et al. Effect of age of red cells for transfusion on patient outcomes: a systematic review and meta-analysis. Transfus Med Rev, 2018, 32 (2): 77-88.

第二节　重症感染患者容量反应性的时程性

在容量治疗过程中，最常见的临床行为就是以提高心输出量为目的的血管内容量和心脏前负荷的最佳化调节。过量的液体负荷可能导致心力衰竭、增加机械通气时间，造成血液稀释，降低氧供，延长 ICU 住院时间，增加死亡风险。不足的液体负荷也会导致氧输送下降，组织灌注不足。因此，评估患者是否存在容量反应性非常重要，在 SSC2016 指南中也明确指出，初始复苏期后，在对患者继续进行液体治疗时建议首先评估容量反应性。在提出容量反应性近 20 年来，大量研究都尝试寻找简单可靠并且敏感快捷的指标或方法来预测，进而指导容量治疗，如何选择和应用这些指标也一直是研究的热点。目前，应用于判断容量反应性的各种方法都存在着局限性，“容量负荷试验”仍然是金标准，但“容量负荷试验”结果阳性，就是容量反应性阳性吗？近年来，也有一些专家开始关注到容量反应性的时程性问题，即机体除对输液立即做出反应外，输注液体的功效还会随着时间的推移受到各种参数的影响，如血容量状态、心脏功能、输注液体的类型及毛细血管渗漏的严重程度等。目前可以假设部分容量反应性阳性的患者，初始每搏量（stroke volume，SV）或心输出量（cardiac output，CO）的增加不会随着时间的流逝而持续，最初被确定为液体反应者的患者在输液后 30 分钟后可能不再是反应者，从而导致液体管理决策方面的差异。

一、什么是容量反应性的时程？

容量负荷试验后，容量增加的时间过程之前很少被描述。 Guyton 等在动物研究中，在正输血麻醉的犬中证明，快速扩容可以将 CO 和平均体循环充盈压增加 2～3 倍，这 2 个参数在 90～120 分钟恢复为基线值。该实验表明，在正常血容量条件下和心脏收缩功能保持不变的情况下，心血管系统对液体输注的生理反应是心输出量的短暂增加。最近一项针对 20 例循环休克患者的研究表明，晶体输注的血流动力学作用在 60 分钟后不再持续，甚至输液后立即被视为反应者的患者亦是如此。在这项研究中，作者的主要假设是晶体输注与毛细血管渗漏和血浆体积膨胀随时间的下降有系统的相关。同样，在一项涉及 200 例术后低血容量患者的近期随机试验中，输注乳酸林格液可在输注结束时显著改善心输出量，但这种作用在 120 分钟时完全消失。这些结果表明，对液体的即时反应不能预测液体功效随时间的持续性。这是一个关键问题，因为它被广泛建议在输液或功能性动作（如被动抬腿试验）结束时评估输液反应性。先前已证明，在试验开始后 30～90 秒可观察到被动抬腿试验的最大血流动力学效应。最近在进行标准容量负荷试验的研究中也发现了类似结果，在这项涉及 26 例术后患者的研究中，作者证明在输液结束 1 分钟后观察到最大的 CO 升高。此外，容量反应性阳性和阴性患者的输液效果均在 10 分钟内消失。多项研究表明，在正常或轻度低血容量的患者中，输注 30 分钟后晶体的体积功效接近 20%～25%，这是由于流体向着组织间暂时转移。这些研究结果也解释了临床中遇到的一些困惑，即患者明确存在容量反应性，但效应无法维持，需要反复扩容，导致患者大量正平衡。

与先前针对液体作用的时间过程研究相反，近期一项关于严重感染患者的液体反应性时程的研究，其研究结果导致描述了 3 种不同的液体反应性特征：随时间推移未观察到液体功效（non-responder，NR）；随时间推移对 FC 表现出积极和持续的反应（persistent responder，PR）；最初对 FC 表现出积极的反应（transient responder，TR）。这一研究发现部分患者会“对液体疗法的持续反应”。血流动力学值在 30 分钟内未恢复到基线输液开始时。Hahn 等很好地证明了晶体的体积功效直接受基础的容量状态影响。在接受采血的健康志愿者中，不进行采血的志愿者与除血 900ml 的志愿者相比，林格溶液从血腔中的清除率高出 4 倍。这表明晶体的流体效力可能高达 80%～100%，绝对血容量减少可能是对液体有持续疗效的原因。由于这些结果主要是在健康志愿者的控制性出血模型中观察到的，因此无法外推至 ICU 患者，在 ICU 患者中不太可能观察到 80%～100% 的晶体流体功效。

二、容量反应性时程在重症感染患者中的影响

重症感染患者从液体复苏中受益的最大限制是它们通常仅引起短暂的血流动力学改善。许多临床和动物研究发现，晶体快速输注产生的任何血流动力学益处都将在约 2 小时内消失。在由于内皮功能障碍导致渗漏的患病患者中，这种表现更加明显。液体外渗是一个更大的问题。例如，在严重感染患者中，1 小时后输注的液体只有＜5% 可能会留在血管内。同时有研究发现，快速输注液体本身可能会进一步损坏血管内皮。Mathru 等表明，在进行选择性剖宫产的脊髓麻醉之前仅进行 750ml（约 9ml/kg）的预防性推注可引起内皮脱落。这种作用可能部分由短暂的血管内高血容量引起，是由于快速输液导致。同时，人们越来越意识到容量超负荷所造成的危害。无论液体是留在脉管系统中还是渗入组织中，都可能发生体积超负荷造成的危害：血管内充血增加中心静脉压，从而降低重要器官的灌注压。血管外液体超负荷导致组织水肿，可能直接导致器官衰竭。目前，越来越多的研究发现器官的间质水肿会导致器官微循环血流不足，引起器官功能障碍和微循环功能障碍（如肺水肿、肠壁水肿、肾间质水肿、脑水肿等）。

在重症感染患者的复苏中，如何评价容量反应性的时程性就显得更加重要，这决定了下一步的容量管理决策，而容量管理和预后明确相关。对于 SSC2016 指南中推荐的在脓毒症患者早期复苏中，应用 30ml/kg 的晶体液进行液体复苏是很危险的，也没有明确的循证医学证据支持。复苏的液体重新分布可能导致重复复苏的恶性循环，这说明了对“容量反应性”概念的自由应用可能是危险的。

这种容量反应性的时程性在重症感染患者中被进一步放大，是重症医师平时并未严密关注的，这又给重症医师提出了一个新的挑战，对于重症感染患者进行液体复苏时不仅需要快速判断出是否有容量反应性，还要进一步明确扩容后心输出量的反应时程，以及是否是存在持续的效应。

三、重症感染患者容量反应性的时程如何影响液体管理的决策

有研究发现随着时间的推移，输注液体功效还受到血容量状态、心脏功能、输注液体的类型及毛细血管渗漏的严重程度等各种参数的影响。而重症患者在这些方面都可能出现相应的受累，而感染患者又是典型的代表。如何对重症感染患者进行液体管理是影响患者器官功能和临床预后的关键之一。对于容量反应性的时程性的进一步关注，会让临床医师在复苏液体选择、修复多糖包被及容量状态和心功能评估方面有新一步的认知。

（一）液体种类选择与修复多糖包被

修正后的 Starling 方程式解释了重症患者脱落内皮的多糖包被和静水压力低时，晶体和胶体液具有相似的体积膨胀和间隙水肿形成特性，如胶体在间隙中积累的影响。目前，针对脓毒症患者复苏液体选择方面主要考虑是否能修复内皮多糖包被，减少毛细血管渗漏，而使液体治疗的效果可以持续。由于没有直接试图评估恢复或保护内皮多糖包被是否改变临床结果的临床试验，因此，保存内皮多糖包被的基本原理是基于观察和临床前的体外和体内数据。综上所述，这些数据表明内皮多糖包被的早期修复可改善全身性缺血或炎症刺激（如严重的脓毒症或重大创伤）后的全身炎症反应、凝血病和容量反应性。内皮多糖包被在不进行任何干预的情况下进行临床修复的时间表尚不清楚，但是来自大鼠模型和人类内皮细胞培养实验的数据表明，在停止刺激后，需要 5～7 天的时间才能恢复内皮多糖包被并达到基线。因此，在这个相对较长的时间范围内，有一个干预措施可以促进早期修复。越来越多的证据表明，常用的复苏液具有不同的保护和恢复内皮多糖包被的能力。

1. 新鲜冰冻血浆　在细胞培养和内皮多糖包被损伤的动物模型中，新鲜冰冻血浆（fresh frozen plasma，FFP）持续减弱，多糖包被脱落和相关的血管通透性及白细胞黏附性增加，在动物模型中，它也减轻出血性休克后的急性肺损伤和肠道炎症。在一项 33 例非出血性危重患者的临床研究中，患者接受了 12ml/kg FFP 的术前预防，在停用 FFP 后 SDC-1 的血药浓度明显降低，这表明 FFP 降低了内皮细胞多糖包被脱落的程度。FFP 在 1 小时内开始修复内皮多糖包被，这似乎不仅通过停止持续脱落，而且通过上调内皮多糖包被成分的产量来介导。失血性休克会降低 SDC-1 mRNA 的表达，晶体复苏会进一步降低 SDC-1 mRNA 的表达，而 FFP 使 SDC-1 mRNA 的表达返回基线。在 PAMPer 试验中，一项院前 FFP 住院治疗的 564 例患者多中心随机对照试验与标准护理（院前无 FFP）相比，接受院前 FFP 的患者 30 天死亡率更低（23.2% *vs.* 33.0%）。死亡率的改善发生在早期；在随机分组后仅 3 小时，生存曲线就出现了分离。FFP 的有益作用与出凝血功能改善无关，但可以推测它可能至少部分具有内皮多糖包被的保护作用，另外复苏的时机也很重要。在细胞培养模型中，损伤后立即进行血浆复苏可恢复内皮多糖包被和血管通透性，而损伤后 3 小时进行血浆复苏则无保护作用。临床上，有证据表明，尤其在创伤性出血中，输注 FFP 可以减少早期死亡，尤其是在早期给予血浆的情况下。

2. 人血白蛋白　目前，临床的研究结果并不完全一致，在出血的小鼠模型中，FFP 减弱了血管通透性的增加，白蛋白几乎没有作用，而在出血的大鼠模型中，白蛋白恢复了血管紧张性。与 FFP 完全恢复相比，多糖包被厚度达到基线的（81±31）%，但优于生理盐水的（42±21）%。此外，在

临床试验中，使用白蛋白作为复苏液仅有很小的生存优势，但有证据表明脓毒症患者可能具有白蛋白优势。同时有部分研究发现，白蛋白本身并不是内皮多糖包被修复的介体，而是白蛋白溶液中包含的另一种介体，如 S1P。以临床目的生产的人白蛋白中 S1P 的水平目前尚未报道，并且暂无对上述研究中使用的白蛋白进行任何其他潜在介质的分析。这些介体的水平不同可以解释观察到的效果的差异。人工富集 S1P 的人白蛋白将是用于液体复苏试验的有吸引力的解决方案。

（二）血容量状态和心脏功能

目前的研究发现，并不是所有患者的容量反应性的时程性均会出现变化，有一部分患者的液体效应会持续存在，这类患者才可能真正需要进行液体复苏，并可以从中明确获益的。如何筛选出 PR 是临床判断容量反应性的关键因素。目前相关的研究较少，但既往的志愿者研究中发现，基础的血容量状态是关键。对于脓毒症患者，近期的研究中发现，针对在 NR、PR 和 TR 的 3 组患者中进行血流动力学参数分析发现，不同组别的基线左心室流出道流速时间积分（left ventricular outflow tract-velocity time integral，LVOT-VTI）[分别为（18.2±5.3）cm、（14.3±3.6）cm、（16.2±4.9）cm）] 随时间变化显著不同（$P<0.001$）。考虑基线的 LVOT-VTI 值（反映血容量状态）可以帮助识别短暂和持续的液体反应者。LVOT-VTI 是患者容量状态和心功能共同作用的结果，随着其值的增加，可能预示患者能从液体复苏中的获益逐渐缩小。

四、总结

脓毒症患者容量反应性的时程性是临床客观存在的问题，如果忽视而盲目应用容量反应性可能会导致陷入“重复的液体复苏”的恶性循环，导致不良后果。对于脓毒症患者，对其基线 LVOT-VTI 值的判断可预测患者是否为 PR，是否更有利于临床治疗的方法；同时在进行液体复苏时，尽量选择可能有助于修复内皮多糖包被的液体也是方法之一。但目前的临床研究仍较少，需要更进一步的临床大规模研究进一步证明。

（中国医学科学院北京协和医院　赵　华　刘大为）

参考文献

[1] Boyd JH, Forbes J, Nakada TA, et al. Fluid resuscitation in septic shock: a positive fluid balance and elevated central venous pressure are associated with increased mortality. Crit Care Med, 2011, 39: 259-265.

[2] Micek ST, McEvoy C, McKenzie M, et al. Fluid balance and cardiac function in septic shock as predictors of hospital mortality. Crit Care, 2013, 17: R246.

[3] Rosenberg AL, Dechert RE, Park PK, et al. Review of a large clinical series: association of cumulative fluid balance on outcome in acute lung injury: a retrospective review of the ARDSnet tidal volume study cohort. J Intensive Care Med,

2009, 24: 35-46.

[4] Surviving Sepsis Campaign: International Guidelines for Management of Sepsis and Septic Shock: 2016 Intensive Care Med, 2017, 43 (3): 304-377.

[5] Chappell D, Jacob M, Hofmann-Kiefer K, et al. A rational approach to perioperative fluid management. Anesthesiology, 2008, 109 (4): 723-740

[6] Prather JW, Taylor AE, Guyton AC. Effect of blood volume, mean circulatory pressure, and stress relaxation on cardiac output. Am J Phys, 1969, 216 (3): 467-472.

[7] Nunes TS, Ladeira RT, Bafi AT, et al. Duration of hemodynamic effects of crystalloids in patients with circulatory shock after initial resuscitation. Ann Intensive Care, 2014, 4: 25.

[8] Gondos T, Marjanek Z, Ulakcsai Z, et al. Short-term effectiveness of different volume replacement therapies in postoperative hypovolaemic patients. Eur J Anaesthesiol, 2010, 27 (9): 794-800.

[9] Monnet X, Teboul JL. Passive leg raising. Intensive Care Med, 2008, 34 (4): 659-663.

[10] Aya HD, Ster IC, Fletcher N, et al. Pharmacodynamic analysis of a fluid challenge. Crit Care Med. 2016, 44 (5): 880-891.

[11] Hahn RG. Volume kinetics for infusion fluids. Anesthesiology, 2010, 113 (2): 470-481.

[12] Claire Roger, Laurent Zieleskiewicz, Christophe Demattei, et al. Time course of fluid responsiveness in sepsis: the fluid challenge revisiting (FCREV) study. Critical Care, 2019, 23: 179

[13] Drobin D, Hahn RG. Volume kinetics of Ringer's solution in hypovolemic volunteers. Anesthesiology, 1999, 90 (1): 81-91.

[14] Hahn RG. Why crystalloids will do the job in the operating room. Anaesthesiol Intensive Ther, 2014, 46 (5): 342-349.

[15] Bihari S, Teubner D, Prakash S, et al. Fluid bolus therapy in emergency department patients: Indications and physiological changes. Emerg Med Australas, 2016, 28 (5): 531-537.

[16] Ke L, Calzavacca P, Bailey M, et al. Systemic and renal haemodynamic effects of fluid bolus therapy: sodium chloride versus sodium octanoate-balanced solution. Crit Care Resusc, 2014, 16 (1): 29-33.

[17] Sánchez M, Jiménez-Lendínez M, Cidoncha M, et al. Comparison of fluid compartments and fluid responsiveness in septic and non-septic patients. Anaesth Intensive Care, 2011, 39 (6): 1022-1029.

[18] Powell M, Mathru M, Brandon A, et al. Assessment of endothelial glycocalyx disruption in term parturients receiving a fluid bolus before spinal anesthesia: a prospective observational study. Int J Obstet Anesth, 2014, 23 (4): 330-334.

[19] Chappell D, Bruegger D, Potzel J, et al. Hypervolemia increases release of atrial natriuretic peptide and shedding of the endothelial glycocalyx. Crit Care, 2014, 18 (5): 538.

[20] Potter DR, Jiang J, Damiano ER. The recovery time course of the endothelial cell glycocalyx in vivo and its implications in vitro. Circ Res, 2009, 104: 1318-1325.

[21] Barelli S, Alberio L. The role of plasma transfusion in massive bleeding: protecting the endo- thelial glycocalyx? Front Med, 2018, 5: 91.

[22] Straat M, Muller MC, Meijers JC, et al. Effect of transfusion of fresh frozen plasma on param- eters of endothelial condition and inflammatory status in non-bleeding critically ill patients: a prospective substudy of a randomized trial.

Crit Care, 2015, 19: 163.
[23] Kozar RA, Peng ZL, Zhang RZ, et al. Plasma restoration of endothelial glycocalyx in a rodent model of hemorrhagic shock. Anesth Analg, 2011, 112: 1289-1295.
[24] Sperry JL, Guyette FX, Brown JB, et al. Prehospital plasma during air medical transport in trauma patients at risk for hemorrhagic shock. N Engl J Med, 2018, 379: 315-326.
[25] Diebel LN, Martin JV, Liberati DM. Microfluidics: a high-throughput system for the assess- ment of the endotheliopathy of trauma and the effect of timing of plasma administration on ameliorating shock-associated endothelial dysfunction. J Trauma Acute Care Surg, 2018, 84: 575-582.
[26] Pati S, Potter DR, Baimukanova G, et al. Modulating the endotheliopathy of trauma: factor concentrate versus fresh frozen plasma. J Trauma Acute Care Surg, 2016, 80: 576-585.
[27] Torres LN, Chung KK, Salgado CL, et al. Low-volume resuscitation with normal saline is associated with microvascular endothelial dysfunction after hemorrhage in rats, compared to colloids and balanced crystalloids. Crit Care, 2017, 21: 160.
[28] Finfer S, Myburgh J, Bellomo R. Intravenous fluid therapy in critically ill adults. Nat Rev Nephrol, 2018, 14: 541-557.

第三节 基于右心的重症超声相关容量反应性指标的是与非

液体复苏是休克治疗的基石，然而，临床上只有 50% 的危重患者会对补液试验有反应，液体过负荷会造成脏器功能受累，影响患者的预后。因此，容量反应性判断对液体治疗非常重要。目前，基于重症超声的容量反应性指标较多，如下腔静脉变异度（ΔIVC）、时间流速积分变异度（ΔVTI）、每搏量变异度（SVV）、主动脉峰流速变异度（ΔpeakAo），以及补液或直腿抬高试验后每搏量的变化，这些指标大部分依赖于左心指标。近年来，有学者开始探索基于右心的重症超声相关容量反应性指标的价值。

一、右心大小

由于右心对急性压力负荷耐受性差，是一个容易急性扩张的室腔。右心和前负荷的关系与左心不同，右心在生理状态下一般处于无张力容积阶段，即“布口期”，此阶段并不符合 starling 曲线，这时增加的液体都可以输送到肺动脉血管。而随着容量前负荷的增多，右心室舒张末期容积轻度增加，这时右心室处于“starling”期，容量负荷增多后随之右心室做功增加，也能够把血液顺利送到肺动脉血管，但此期范围相对左心室偏窄。随着右心室进一步增大，右心室压力处于高张力期，这时右心室做功已达到极限，无法再输送更多血液，甚至可出现“恃弱凌强”，影响左心室舒张功能，引起心输出量下降。因此，对于右心室扩大的患者，进行容量反应性时需要格外谨慎，例如，一些肺动脉栓塞患者可能会存在容量反应性，但如果已经出现右心压左心的明显“D 字征”影像时，补液要格外注意，这时的液体反应窗可能会很窄，甚至反向液体复苏会获益。

二、肺动脉流速积分的呼吸变异度

既往较多研究利用超声测量左心室流出道 ΔVTI 来判断容量反应性，然而，对于部分肺部疾病或高参数机械通气的患者，胸骨旁及心尖超声图像无法清晰获得，因此，有学者寻求一些更易获得的指标。肺动脉测量时间流速积分（VTI）可以在胸骨旁或剑突下位置获得，而且既往研究发现，肺动脉 VTI 与有创测量心输出量有很好的相关性，尤其是 VTI＜15 的患者，其相关性可达 0.90（P＜0.02）。最近，Gavaud 等研究了肺动脉流速积分的呼吸变异度（ΔpulmVTI）判断容量反应性价值，结果发现在潮气量＞7ml/kg 的机械通气的患者中，ΔpulmVTI 预测容量反应性的受试者工作特征曲线（ROC）曲线下面积为 0.972，甚至比主动脉 ΔVTI 要高（ROC 曲线下面积为 0.899）。ΔpulmVTI 判断容量反应性的临界值为 14%，敏感度为 92%，特异度为 87%。该测量指标可重复性好，在 96% 患者中可通过剑突下或胸骨旁获得，而只有 84% 的患者能够获得主动脉 ΔVTI 和 ΔIVC。

Gavaud 等的研究显示了 ΔpulmVTI 是一个较好的反映容量反应性的指标，需要注意的问题是，测量肺动脉 VTI 需要进行专业训练，在一般的重症超声教程中并未要求测量肺动脉 VTI，因此，这可能会限制该指标在临床的广泛应用。另外，该指标是一个基于心肺交互作用的指标。呼气相正压通气导致胸腔内压上升，减少了静脉回流，因此，右心室的前负荷降低，但正压通气也可使肺泡充气导致肺泡周围的小血管受压，肺血管阻力增加，导致右心室的后负荷增高，而且后负荷增加的作用可能大于前负荷减少的作用。可以看出，肺动脉 ΔVTI 的变化受后负荷影响更大一些而非前负荷。最近 Li 等发现心室动脉偶联的受损也会影响容量反应性判断，该研究发现 ΔEaI/EesI≤0 的患者出现容量反应性的比例明显比 ΔEaI/EesI ＞0 的患者要多（88.89% *vs.* 26.92%，P=0.01），可见心脏的容量反应性也会受后负荷的影响。因此，ΔpulmVTI 是否能反映是容量前负荷还是压力后负荷对右心的影响也需要进一步研究证实。

三、三尖瓣时间流速积分变异度

国外有学者认为通过四腔心测量二尖瓣 VTI 变化比五腔心测量左心室流出道 VTI 变化会更加简便、准确，而且发现二尖瓣 VTI 变化判断容量反应性的敏感度和特异度分别为 89.18% 和 94.11%。因此，三尖瓣 VTI 变异度是否也能反映容量反应性需要进一步研究来证实。

四、下腔静脉联合右心功能

下腔静脉变异度是临床上最常用的评估容量反应性指标之一，然而其准确性存在争议。容量反应性是心脏对于容量负荷的反应性，而单独用下腔静脉变异度这个单一的指标来预测容量反应性是不够全面的，在判断容量反应性时，还应考虑心脏功能。Si 等利用直腿抬高试验引起的每搏量（PLR-ΔSV）和心输出量（PLR-ΔCO）的变化联合全心射血分数来判断容量反应性，结果发现，在诊断容量反应性的 ROC 曲线下面积中，对于全心收缩指数较低（GEF＜20%）的患者，PLR-ΔSV

和 PLR-ΔCO 对应的面积分别为 0.860 和 0.840，而对于全心收缩数值正常（GEF≥20%）的患者，PLR-ΔSV 和 PLR-ΔCO 对应的面积分别为 0.942 和 0.859。另外，全心收缩指数正常患者的 PLR-ΔSV 和 PLR-ΔCO 诊断容量反应性的界值要大于低全心舒张指数患者（ΔSV：12% *vs.* 8%； ΔCO：7% *vs.* 6%），其敏感度（ΔSV：92% *vs.* 92%；ΔCO：81% *vs.* 80%）和特异度（ΔSV：86% *vs.* 70%；ΔCO：86% *vs.* 77%）均较高。可见判断容量反应性的指标在不同心功能状态下具有不同的效能和界值。然而，该研究是利用脉搏指示连续心输出量（PICCO）监测的全心心脏收缩功能，相对于超声测量不够精确。

最近，Zhang 等研究了下腔静脉变异度联合左心功能对容量反应性的诊断价值。此研究利用心脏超声测量心脏收缩功能，结果发现，左心收缩功能不全（LVEF＜50%）与左心收缩功能正常的两组患者的下腔静脉变异度指标无差别（20% *vs.* 16%，P=0.211），但左心收缩功能不全组患者的容量反应性阳性率明显低于左心功能正常组（17.9% *vs.* 56.4%，P＜0.001）。对于左心收缩功能不全的患者，下腔静脉变异度预测容量反应性的 ROC 曲线下面积只有 0.550；而对于左心收缩正常的患者，下腔静脉变异度预测容量反应性的 ROC 曲线下面积高达 0.918。可见利用下腔静脉变异度判断容量反应性时需要格外关注心脏功能。

相对于左心室，下腔静脉在解剖上离右心室更近，两组关系更密切。Via 等总结了下腔静脉不能预测容量反应性的 10 个因素，右心功能是其中一个重要影响因素。下腔静脉指标反映的容量反应性应首先是右心室对容量的反应，但其联合右心指标判断容量反应性的研究较少。国外曾有学者用组织多普勒测量三尖瓣瓣环位移速度（右心收缩功能指标之一）结合塌陷的下腔静脉来判断容量反应性进行补液治疗，然而这只是个案报道，下腔静脉指标联合右心功能指标对于容量反应性的价值需要进一步研究来证实。

五、基于左心的容量反应性指标的准确性需要关注右心指标

1．右心影响左心大小　左心大小是一个预测容量反应性的指标，如果左心室舒张末期面积＜10cm^2 或出现“乳头肌亲吻征”强烈提示可能存在容量不足。然而，如果右心出现高负荷，可压迫左心，使得左心室舒张末期面积减少，而这时补液可能会进一步加重右心高负荷，应进一步压迫左心，使得心输出量降低。

2．右心影响每搏量变异度或脉压差变异度的容量反应性价值　大多数低血容量患者脉压差变异度（PPV）或 SVV 为阳性，然而，如果出现明显右心衰竭，即使高容量状态下，因正压通气使得右心后负荷明显增加，也可出现 PPV 或 SVV 为阳性，虽然两种情况下 PPV 或 SVV 最终数值一样，但治疗方法完全不同。

3．右心影响下腔静脉变异度的容量反应性价值　右心功能是影响下腔静脉变异度不能反映容量反应性的十大因素之一。慢性右心功能障碍、三尖瓣反流、慢性肺心病导致下腔静脉的慢性增宽，随呼吸变异度低。右心心肌梗死时，右心顺应性降低，此时下腔静脉宽度可能会增宽，随呼吸变异度低，而此时右心相当于静脉系统与左心之间的通道，如果左心室功能正常，这时补液可能会有容量反应性。以上都会影响下腔静脉变异度对容量反应性的预测价值。

综上所述，容量反应性最终关注的是在补液后左心每搏量是否增加，因此，左心每搏量仍是容量反应性的最终目的，且容量反应性也离不开心功能评估。目前，基于右心的重症超声相关容量反应性指标的研究较少，对于左心 VTI 测量困难的患者可以作为一个替代指标，另外，下腔静脉变异度及一些基于左心的容量反应性判断指标一定要考虑对右心功能的影响。

（青岛大学附属医院　姚　波　孙运波）

参 考 文 献

[1] Ansari BM, Zochios V, Falter F, et al. Physiological controversies and methods used to determine fluid responsiveness: a qualitative systematic review. Anaesthesia, 2016, 71 (1): 94-105.

[2] 王小亭，刘大为，张宏民，等．重症右心功能管理专家共识．中华内科杂志，2017，56（12）：962-973.

[3] Mangulabnan VD, Balekian A, Wilcox A, et al. Velocity time integral and computed tomography measured pulmonary artery diameter for the non-invasive estimation of cardiac output: A pilot study. Chest, 2016, 150: 77A.

[4] Gavaud A, Nguyen LS, Caubel A, et al. Respiratory Variability of Pulmonary Velocity-Time Integral As a New Gauge of Fluid Responsiveness For Mechanically Ventilated Patients in the ICU. Crit Care Med, 2019, 47 (4): e310-e316.

[5] 刘大为．血流动力学．北京：人民卫生出版社，2013.

[6] Li S, Wan X, Laudanski K, et al. Left-Sided Ventricular-arterial Coupling and Volume Responsiveness in Septic Shock Patients. Shock, 2019, 52 (6): 577-582.

[7] Bou Chebl R, Abou Dagher G, Wuhantu J, et al. Mitral valve velocity time integral and passive leg raise as a measure of volume responsiveness. Crit Ultrasound J, 2018, 10 (1): 32.

[8] Barbier C, Loubières Y, Schmit C, et al. Respiratory changes in inferior vena cava diameter are helpful in predicting fluid responsiveness in ventilated septic patients. Intensive Care Med, 2004, 30 (9): 1740-1746.

[9] Charbonneau H, Riu B, Faron M, et al. Predicting preload responsiveness using simultaneous recordings of inferior and superior vena cavae diameters. Crit Care, 2014, 18 (5): 473.

[10] Si X, Cao DY, Chen J, et al. Effect of systolic cardiac function on passive leg raising for predicting fluid responsiveness: a prospective observational sstudy. Chin Med J (Engl), 2018, 131 (3): 253-261.

[11] Zhang H, Zhang Q, Chen X, et al. Respiratory variations of inferior vena cava fail to predict fluid responsiveness in mechanically ventilated patients with isolated left ventricular dysfunction. Ann Intensive Care, 2019, 9 (1): 113.

[12] Via G, Tavazzi G, Price S. Ten situations where inferior vena cava ultrasound may fail to accurately predict fluid responsiveness: a physiologically based point of view. Intensive Care Med, 2016, 42 (7): 1164-1167.

[13] Unluer EE, Evrin T, Katipoglu B, et al. A bedside ultrasound technique for fluid therapy monitoring in severe hypovolemia: tissue doppler imaging of the right ventricle. Interv Med Appl Sci, 2017, 9 (4): 212-214.

[14] Miller A, Mandeville J. Predicting and measuring fluid responsiveness with echocardiography. Echo Res Pract, 2016, 3 (2): G1-G12.

第四节　液体复苏治疗的潜在风险与影响

1832 年，医师给因霍乱导致的低血容量休克患者静脉输注生理盐水，观察到患者脉搏和面部表情同时改善，自此，通过静脉内液体管理保持循环血容量成为严重低血容量及休克患者复苏的基石。大量观察性和干预性研究阐明，静脉输液是休克患者非常重要的治疗方式，应作为治疗重症患者的另一种方法。对于休克患者来说，液体治疗既有利又有弊，对于心脏功能不全患者更是如此。液体正平衡与患者的不良预后相关，因此，在进行液体治疗前明确患者的容量反应性至关重要。容量反应性的评价指标从大循环到微循环，如心输出量（cardiac output，CO）、每搏量变异度（stroke volume variation，SVV）、脉压变异度（pulse pressure variation，PPV）、氧摄取等的应用已经在许多试验中证实，为临床进行容量反应性评估提供了较好的依据。

一、液体复苏治疗与容量反应性

当重症患者合并血流动力学不稳定［如低血压，心率增快和（或）少尿等］时，液体优先治疗的原则一直是目前临床管理的标准措施。在这种情况下，血管扩张和低血容量导致的静脉回流减少和 CO 降低，根据 Frank-Starling 机制，快速静脉内输注液体可增加血管内有效血容量及血管张力，以更好地提高心脏每搏量（stroke volume，SV）。诊断性和治疗性液体输注的机制已经在一些研究中有所描述。如中心静脉压（central venous pressure，CVP）导向的容量负荷试验，因其快速和及时性受到广大临床医师的青睐。

液体冲击治疗是一种间断的快速液体推注过程，是评估患者前负荷依赖的“金标准”。理想的液体推注方式是根据患者的个体特征及明确的治疗目标，以特定的推注频率而进行的间断液体管理过程。尽管很多学者一致认可液体冲击治疗的重要性，但有关的循证医学证据非常有限。目前，临床中对于液体冲击治疗的有效诊断措施缺乏，同时液体冲击治疗后的临床获益也有限，且治疗存在较多的潜在风险，甚至有研究证实液体冲击治疗可能会进一步导致内膜破坏，导致液体过负荷，并与患者的不良预后独立相关。因此，临床应用时，需要更进一步的指标以评价液体冲击的必要性，判断液体治疗和血管活性药物的使用时机。

二、液体复苏治疗的评价指标

复苏的目的是提高血流量和满足组织灌注。目前，有多个参数可以用于评价液体反应性，如 CO，以及基于心肺交互关系的 PPV 和 SVV，但其应用有一定的限制，仅用于有限的重症患者，而呼气末阻断试验和被动抬腿试验可以克服这些局限性。反应容积扩张效应的血流动力学参数不一定能反映微循环的改变，需要进一步评估。因此，最近有学者提出动态血管弹性可以预测前负荷依赖患者的压力反应性。

1. 容量反应性的判断　快速给予液体治疗后，患者的CO或SV增加大于10%定义为容量负荷试验阳性，即有容量反应性。这就意味着评价容量反应性时，仅监测动脉血压是不够的，还需要监测动脉血流量。幸运的是，一些小型无创血流动力学监测系统可以监测CO和SV，尤其是在临床场景复杂的情况下，更需要鼓励其应用。目前，利用充盈压评估容量反应性很有价值，CVP绝对值及肺动脉楔压（pulmonary artery occlusion pressure，PAOP）也并非预测心脏前负荷和CO或SV对液体冲击治疗反应性的良好指标。如右心室舒张末期容积和全心舒张末期容积等容积参数也不是预测容量反应性的良好指标。最新的休克和血流动力学监测共识也没有推荐反映容量反应性的任何压力或容积指标。

2. 心肺交互指标　SVV和PPV对于机械通气的患者，正压通气期间因吸气和呼气引起胸腔内压和跨肺压力的周期性改变，由此引起的血流动力学效应可以反映心脏是处于Frank-Starling曲线的上升支还是下降支。吸气时胸腔内压增加，导致静脉回流减少，右心室前负荷降低，同时因跨肺压力的增加，右心后负荷增加，导致右心室SV下降；经过2～3个心动周期后，导致左心室的充盈降低，左心室前负荷降低，从而导致左心室SV下降；呼气时则相反。SV随呼吸变化的程度取决于患者的容量状态及心脏对前负荷的依赖程度，在低血容量的状态下，这种改变更加显著。有研究证实PPV与左心室的SVV一致。因此，PPV也被用于预测容量反应性，并提出了明确的临界值，即当PPV大于13%时，认为患者存在容量反应性。有人证实，PPV预测机械通气患者容量反应性的敏感度和特异度分别为88%和89%。但是，关于PPV预测容量反应性也有不同的声音，有人认为PPV处于4%～17%无法可靠地预测容量反应性。

PPV的临床应用也有一定的局限性：①需要患者机械通气，完全控制呼吸，潮气量大于8ml/kg才能驱动前负荷的改变，而对于需要保护性机械通气的中、重度急性呼吸窘迫综合征（acute respiratory distress syndrome，ARDS）患者就不应使用；②患者的心率和呼吸比值应控制在3.6以下；③只要其中有1个心室不具有前负荷依赖，如右心室衰竭或左心室充盈压增加，就应排除这些动态指标的应用；④对于心率增快的患者也不易于使用动态指标。最近的2个研究显示，PPV在ICU的应用仅占1.3%～2.0%。因此，临床医师不能仅依赖动态指标来判断重症患者的容量反应性，而且需要寻找其他能够预测容量反应性的指标。

3. 呼气末阻断试验　如上所述，机械通气期间胸腔内压的改变减少了静脉回流从而产生SV。因此，呼气末短暂阻断可以阻止左心前负荷的周期性障碍，正如做容量负荷试验一样，可以作为对液体反应性的功能性测试。该试验持续多个心动周期，对液体反应性的预测不受患者心律不齐和自主呼吸的影响。然而，呼气末阻断试验包括在呼气末阻断机械通气，其血流动力学效应及其预测容量反应性的可靠性方面取决于呼气末正压。Monnet等对34例休克患者进行了15秒的呼气末阻断，心脏指数（cardiac index，CI）增加5%认为有容量反应性，其敏感度和特异度分别为91%和100%。更让人振奋的是，在低顺应性的ARDS患者中也得到了很好的效果。

4. 超声心动图相关测量指标　近年来，随着重症医学的发展，超声心动图被广泛应用于重症患者，以准确评估患者的心脏功能和前负荷指标，如容量和压力的评估，但其存在局限性。动态评估心肺交互相关指标是评估容量反应性的主要指标。临床数据显示下腔静脉随呼吸变异度可以预测机械通气患者的容量反应性。下腔静脉变异度（distensibility index for the IVC，dIVC）大于18%预测容量反应性的敏感度和特异度均为 90%。经心脏超声评估上腔静脉塌陷指数得到了相似的结果。除此之外，在给予液体治疗前后应用脉冲多普勒测量左心室流出道流速时间积分（velocity time integral，VTI）也可以预测容量反应性。

5. 被动抬腿试验　被动抬腿试验（passive leg raising，PLR）可以使下肢静脉回流到胸腔，是一种瞬时的、可逆的提高静脉回流的方式。PLR 可以提高液体依赖患者的 SV，因此，PLR 可以被看作一种简单的、可逆的自我容量复苏方法，可以避免因液体冲击治疗引起的液体过负荷。PLR 的效应有时间限制，于被动抬腿之后的 1 分钟内，SV 达到最大值，之后又返回到基线值。其优势在于当心肺交互相关参数使用受限制时可以使用。Monnet 等评估了 71 例机械通气患者，其中 31 例患者存在自主呼吸和心律失常，结果发现，主动脉血流量提高 10%，预测容量反应性的敏感度和特异度分别达到 97% 和 94%，尤其是对于肺顺应性低于 30ml/cmH_2O 的患者，PLR 效果优于 PPV，因此，可以用于需要严格限制液体的 ARDS 患者的液体冲击治疗。PLR 的容量复苏效应基于下肢静脉及内脏血流，腹腔压力增高时可以压迫下腔静脉，降低静脉回流，腹腔内压增加患者的 PLR 假阴性率可高达 48%，因此，此试验不适用于腹腔高压的患者。另外，PLR 可以增加高颅压的风险，因此也不适用于颅脑损伤的患者。

6. 动态动脉弹性　患者休克期间，提高血流量不是临床医师的唯一目的，提高组织灌注才是治疗的最终目的。动脉弹性是动脉压力和容积的比值，压力容积关系取决于动脉弹性，因此，提高血压不会自动提升 SV。在给予液体冲击治疗后，应用动脉弹性评估动脉压力反应性已经在一些研究中被证实。PPV 和 SVV 不能应用于心房纤颤和自主呼吸的患者，但两者之比即为动脉弹性，胸腔内压不规则改变对两者的影响程度相同。Monge 等研究提示，对于机械通气患者，PPV/SVV 比值＞0.89 可以预测动脉压力在液体冲击后得到提高，其敏感度和特异度分别高达 94% 和 100%。Cecconi 等发现自主呼吸的患者同样也可使用动脉弹性评估动脉压力反应性。液体管理是休克患者的首要策略，然而，低血压不仅与血流量相关，也与动脉血管张力相关。因此，评估动脉弹性可以区分休克患者是容量依赖还是血管活性药物依赖。如果患者不是压力反应者（低动脉弹性），即使患者对容量有依赖，也应该启动升压药物治疗；如果患者是压力反应者（高动脉弹性），仅给予液体治疗就能提升血压，升压药物可以延迟给予。

7. 微循环相关指标　微循环包括直径＜100μm 的微动脉、微静脉及毛细血管。毛细血管网是氧输送都组织的地方，因此，治疗应以提高毛细血管的流量为目的，而毛细血管和大循环的经典参数（如 CO）并不完全相一致。患者休克时，尽管大循环血流量得到了优化，由于灌注微血管密度降低和微循环血流的异质性改变，导致了微循环障碍及器官功能衰竭。因此，休克复苏不仅要优化大循环，更重要的是进一步明确微循环的改变，提高微循环的灌注。有研究证实提高微循环血流指数（microcirculatory flow index，MFI）可以改善休克患者的组织灌注。MFI＞2.6 提示患者给予液体冲击治疗微循环可以改善。舌下微循环红细胞速度的改变并未在肠道内观察到。因此，针对改善全身血流量的措施可能从不同的角度改善微循环。甚至有人提出使用电阻抗技术（electrical impedance tomography，EIT）进行呼气末肺阻抗变化监测可以评估液体复苏治疗的效果。

当临床医师认为患者存在组织灌注不足时，首先应评估患者是否能够从液体复苏治疗中获益，或者评估是否有其他的心血管复苏策略可以应用（如强心和升压药物）。超声心动图是最基础的评估患者心血管损伤的手段，可以评估患者的前负荷、后负荷及心脏收缩功能。此外，其他几个连续动态监测 CO 的手段和技术也可以用于患者容量反应性的评估。在重症环境下，液体复苏治疗的决定对于临床医师来是非常困难的，需要使用多种参数来评估患者的容量及容量反应性，明确每一种容量反应性及评价指标的优缺点和局限性，避免误读或误判至关重要。在给予液体治疗后，临床医师通常需要使用多种指标来准确判断容量反应性。除了上述压力指标和容量指标外，医师仍需知道，如果干预治疗的措施能够到达微循环，氧就能被输送到组织。因此，尽管微循环评估不是目前临床常规应用于血流动力学监测的手段，但微循环评估作为一项正在迅速发展的技术，将来有望成为常规的临床即时监测手段之一。

（福建省立医院　尚秀玲　于荣国）

参考文献

[1] Pierrakos C, Nguyen T, Velissaris D, et al. Acute oxygen delivery changes in relation to cardiac index changes after bolus fluid treatment in critically ill patients: Results of an observational study. J Clin Anesth, 2019, 57: 9-10.

[2] Soni N. British consensus guidelines on intravenous fluid therapy for adult surgical patients (GIFTASUP): Cassandra’s view. Anaesthesia, 2009, 64 (3): 235-238.

[3] Vincent JL, Weil MH. Fluid challenge revisited. Crit Care Med, 2006, 34 (5): 1333-1337.

[4] Dellinger RP, Levy MM, Rhodes A, et al. Surviving sepsis campaign: international guidelines for management of severe sepsis and septic shock: 2012. Crit Care Med, 2013, 41 (2): 580-637.

[5] Wiedemann HP, Wheeler AP, Bernard GR, et al. Comparison of two fluid-management strategies in acute lung injury. N Engl J Med, 2006, 354 (24): 2564-2575.

[6] Grams ME, Estrella MM, Coresh J, et al. Fluid balance, diuretic use, and mortality in acute kidney injury. Clin J Am Soc Nephrol, 2011, 6 (5): 966-973.

[7] Cecconi M, Parsons AK, Rhodes A. What is a fluid challenge? Curr Opin Crit Care, 2011, 17 (3): 290-295.

[8] Cecconi M, De Backer D, Antonelli M, et al. Consensus on circulatory shock and hemodynamic monitoring. Task force of the European Society of Intensive Care Medicine. Intensive Care Med, 2014, 40 (12): 1795-1815.

[9] Osman D, Ridel C, Ray P, et al. Cardiac filling pressures are not appropriate to predict hemodynamic response to volume challenge. Crit Care Med, 2007, 35 (1): 64-68.

[10] Endo T, Kushimoto S, Yamanouchi S, et al. Limitations of global end-diastolic volume index as a parameter of cardiac preload in the early phase of severe sepsis: a subgroup analysis of a multicenter, prospective observational study. J Intensive Care, 2013, 1 (1): 11.

[11] Jardin F, Farcot JC, Gueret P, et al. Cyclic changes in arterial pulse during respiratory support. Circulation, 1983, 68 (2): 266-274.

[12] Michard F, Boussat S, Chemla D, et al. Relation between respiratory changes in arterial pulse pressure and fluid responsiveness in septic patients with acute circulatory failure. Am J Respir Crit Care Med, 2000, 162 (1): 134-138.

[13] Yang X, Du B. Does pulse pressure variation predict fluid responsiveness in critically ill patients? A systematic review and meta-analysis. Crit Care, 2014, 18 (6): 650.

[14] Biais M, Ehrmann S, Mari A, et al. Clinical relevance of pulse pressure variations for predicting fluid responsiveness in mechanically ventilated intensive care unit patients: the grey zone approach. Crit Care, 2014, 18 (6): 587.

[15] De Backer D, Taccone FS, Holsten R, et al. Influence of respiratory rate on stroke volume variation in mechanically ventilated patients. Anesthesiology, 2009, 110 (5): 1092-1097.

[16] Mahjoub Y, Lejeune V, Muller L, et al. Evaluation of pulse pressure variation validity criteria in critically ill patients: a prospective observational multicentre point-prevalence study. Br J Anaesth, 2014, 12 (4): 681-685.

[17] Fischer MO, Mahjoub Y, Boisselier C, et al. Arterial pulse pressure variation suitability in critical care: A French national survey. Anaesth Crit Care Pain Med, 2015, 34 (1): 23-28.

[18] Monnet X, Bleibtreu A, Ferre A, et al. Passive leg-raising and end-expiratory occlusion tests perform better than pulse pressure variation in patients with low respiratory system compliance. Crit Care Med, 2012, 40 (1): 152-157.

[19] Silva S, Jozwiak M, Teboul JL, et al. End-expiratory occlusion test predicts preload responsiveness independently of positive end-expiratory pressure during acute respiratory distress syndrome. Crit Care Med, 2013, 41 (7): 1692-1701.

[20] Charron C, Caille V, Jardin F, et al. Echocardiographic measurement of fluid responsiveness. Curr Opin Crit Care, 2006, 12 (3): 249-254.

[21] Slama M, Masson H, Teboul JL, et al. Respiratory variations of aortic VTI: a new index of hypovolemia and fluid responsiveness. Am J Physiol Heart Circ Physiol, 2002, 283 (4): H1729-1733.

[22] Monnet X, Rienzo M, Osman D, et al. Esophageal Doppler monitoring predicts fluid responsiveness in critically ill ventilated patients. Intensive Care Med, 2005, 31 (9): 1195-1201.

[23] Monnet X, Teboul JL. Passive leg raising. Intensive Care Med, 2008, 34 (4): 659-663.

[24] Monnet X, Teboul JL. Passive leg raising: five rules, not a drop of fluid! Crit Care, 2015, 19: 18.

[25] Monnet X, Rienzo M, Osman D, et al. Passive leg raising predicts fluid responsiveness in the critically ill. Crit Care Med, 2006, 34 (5): 1402-1407.

[26] Monge Garcia MI, Guijo Gonzalez P, Gracia Romero M, et al. Effects of fluid administration on arterial load in septic shock patients. Intensive Care Med, 2015, 41 (7): 1247-1255.

[27] Monge Garcia MI, Gil Cano A, Gracia Romero M. Dynamic arterial elastance to predict arterial pressure response to volume loading in preload-dependent patients. Crit Care, 2011, 15 (1): R15.

[28] Cecconi M, Monge Garcia MI, Gracia Romero M, et al. The use of pulse pressure variation and stroke volume variation in spontaneously breathing patients to assess dynamic arterial elastance and to predict arterial pressure response to fluid administration. Anesth Analg, 2015, 120 (1): 76-84.

[29] Pranskunas A, Koopmans M, Koetsier PM, et al. Microcirculatory blood flow as a tool to select ICU patients eligible for fluid therapy. Intensive Care Med, 2013, 39 (4): 612-619.

[30] Becher T, Wendler A, Eimer C, et al. Changes in electrical impedance tomography findings of ICU patients during rapid

infusion of a fluid bolus: a prospective observational study. Am J Respir Crit Care Med, 2019, 199 (12): 1572-1575.

第五节　动态动脉弹性在液体复苏治疗中的应用

血流动力学复苏的目的为既要达到足够的心输出量（cardiac output，CO），同时还要有足够的平均动脉压（mean arterial pressure，MAP）来保证有效的组织灌注。在液体复苏治疗时，仅了解患者是否有容量反应性只能解决部分问题，因为有容量反应性只能表明给予液体能够增加 CO，但不能确定是否能提高 MAP。因为，动脉压力对容量扩张的反应取决于动脉张力。近年来，有学者提出可以用动态动脉弹性（Eadyn）来评估动脉张力的功能，可预测低血压患者是否会因血管内液体负荷增加而增加 MAP。

一、动脉张力评估

传统上，体循环阻力（SVR）可以反映动脉整体张力，但这个参数主要代表小动脉和小动脉水平的血管平滑肌张力。由神经激素和局部因素组成的复杂系统调节血管口径，以保护毛细血管不受压力变化的影响，并保持毛细血管灌注压力恒定。由于 SVR 并非均匀分布在动脉血管树上，也不能从本质上提供动脉血管运动活性的定量，因此，它被认为是动脉张力的不恰当和不完整的评估。有研究发现给予液体复苏后，尽管动脉压发生变化，但并不影响 SVR。而且，在 MAP 应答者中，SVR 与容积引起的动脉压升高无关，提示这些患者的动脉压变化与小动脉血管运动调节无关。

根据 Windkessel 模型，动脉压可以描述为左心室每搏量（stroke volume，SV）与动脉系统相互作用的结果。因此，动脉血管随流量增加而增加压力的能力与动脉张力有关，是动脉容积 - 压力关系，可定义为压力变化与体积变化的比率。MAP 动态变化与动脉阻力有关，但阻力只是动脉张力的一个方面。血管舒缩张力的定义是阻力和顺应性。顺应性的倒数是动脉弹性，它定义了脉压（pulse pressure，PP）/ 每搏量（PP/SV）关系。血管舒缩张力的增加，增加了 MAP 和 PP。如果同时知道脉压变异度（pulse pressure variation ，PPV）和每搏量变异度（stroke volume variation，SVV），它们的比率将定义为 Eadyn。理论上，如果心率保持恒定，MAP 和 PP 应随 CO 的变化而变化。

二、动态动脉弹性在液体复苏中的应用

低血压患者给予液体负荷后是否会增加 MAP 需要评估以下 2 项：①患者容量是否有反应？如果没有反应，那么容量负荷不会增加 CO；②患者的血管舒缩张力如何？如果患者有明显的血管扩张，如感染性休克时，那么即使 CO 增加也不能增加 MAP。

García 等研究了 Eadyn 预测 25 例有容积量反应性（定义为 MAP＜65mmHg 或收缩压＜90mmHg 和 SVV＞10%）的低血压患者的 MAP 变化的能力。使用 500ml 胶体液进行液体复苏，并将 MAP 应答者定义为 MAP 增加超过 15% 的应答者。研究发现基线 Eadyn 值＞0.89，预测给药后 MAP 增加＞

15%，敏感度为 94%（95%*CI* 69.8%～ 99.8%），特异度为 100%（95%*CI* 66.4%～100%）。研究结果提示，Eadyn 参数可用于定义那些在早期复苏治疗中需要使用血管加压药的患者，这可能会对复苏方式的选择和复苏效果产生重大影响。

血管加压药物的输注对动脉负荷有系统影响，可由 Eadyn 作为血管加压药物使用期间动脉张力的生理指标。一些研究评估了在脓毒症休克患者中，随着去甲肾上腺素剂量的减少，作为动脉压降低的指标——Eadyn 有动态演变。一项随机对照试验表明，基于 Eadyn 的治疗方案可能是减少心脏手术后患者去甲肾上腺素输注的有效方法。

Courson 等在近期一个前瞻性的双中心研究中评估了在容量复苏过程中 Eadyn 的变化，以及苯肾上腺素输注对低血压和有容量反应性患者的影响。他们纳入了 56 例机械通气患者，每例患者都有容量反应性，都给予了液体复苏，以及按需输注苯肾上腺素，利用食管多普勒获得 SV 和 SVV，通过有创动脉压监测波形测量 PPV。容量复苏的压力应答定义为 MAP 增加≥10%。其中，21 例患者对容量复苏有压力应答，容积扩张可导致 Eadyn 降低［从 0.69（0.58～0.85）降至 0.59（0.42～0.77）］，且 Eadyn 的降低与 PPV 的下降有关，PPV 的下降较 SVV 下降更为明显。Eadyn 基线检查和扩张后的变化与年龄、高血压病史、动脉顺应性和有效动脉弹性有关。容积扩张前的 Eadyn 值＞0.65，预测 MAP 增加≥10%，敏感度为 76%（95%*CI* 53%～92%），特异度为 60%（95%*CI* 42%～76%）。苯肾上腺素输注引起的 Eadyn 减少［从 0.67（0.48～0.80）降至 0.54（0.37～0.68）］，与 PPV 减少相比，SVV 减少更相关。苯肾上腺素输注后的 Eadyn 变化仅与心率有关。该研究表明，在有压力应答的患者中，容积扩张增加了 SV，但对动脉张力没有影响。另一方面，在无压力应答的患者中，容积扩张增加了 SV，但伴有血管舒张（剪切应力）。容积扩张导致 Eadyn 的减少，主要是由于 PPV 的下降幅度比 SVV 大。PPV 的变化与动脉张力相关，而 SVV 的变化与动脉张力无关，可能原因在于，PPV 是在桡动脉测量，对动脉特性敏感，而 SVV 是在降主动脉水平测量。

三、动态动脉弹性在儿童液体复苏中的应用

动态动脉弹性（Eadyn）被认为可以预测低血压容量扩张后 MAP 的升高，但既往研究均聚焦于成人患者。近期，韩国进行了一个评价 Eadyn 作为预测儿童低血压患者液体负荷后动脉压反应的临床实用性研究。

作者回顾性分析了 63 例 5 岁以下低血压儿童的液体反应性前瞻性观察资料。用 PPV、SVV 和主动脉血流速度呼吸变化（ΔVpeak）计算 Eadyn（PPV/SVV）和改良 Eadyn（PPV/ΔVpeak）。容量反应性定义为液体负荷后 ΔVpeak≥12%。如果给药后 MAP 升高≥15%，则将患者归类为压力应答。结果发现压力应答组（39 例）和非应答组（24 例）的平均 Eadyn（标准差）分别为 1.06（0.47）和 0.99（0.48）（平均差 0.08；95%*CI* −0.19～0.34；*P*=0.567）。此外，应答者和非应答者的平均改良 Eadyn 分别为 1.27（0.64）和 1.11（0.43）（平均差 0.17；95%*CI* −0.13～0.46；*P*=0.269）。Eadyn（AUC 0.506；95%*CI* 0.337～0.675；*P*=0.948）和改良 Eadyn（AUC 0.498；95%*CI* 0.328～0.669；*P*=0.983）等动态变量均不能预测儿童的压力反应性。分组分析显示，39 例依赖预负荷和低血压患者（26 例压力反应者和 13 例非压力反应者）的结果相似。据此作者认为，Eadyn 和改良 Eadyn 均不能预测儿童低血压

患者的血压是否随输液而升高。

四、动态动脉弹性测定方法的影响

正如 Pinsky 所指出，Eadyn 既不代表动脉系统的稳定成分，也不代表动脉系统的搏动成分，而是中央动脉张力的功能性测量。在机械通气过程中同时测量动脉脉压和左心室 SV 应能提供压力 - 容积关系的实际评估和动脉张力的准确测量。因此，Eadyn 并不是绝对的压力和流量值，而是利用单个机械性呼吸循环期间左心室 SV 的周期性变化来描述压力 - 容积关系的实际斜率。根据 Pinsky 等的研究，如果一个平衡系统的 Eadyn 值接近 1，且变化＞20% 反映动脉弹性的真实变化，则 PPV/SVV 比值的正常值应为 0.8～1.2，且与年龄相关。在同一受试者中，Eadyn 的增加可能表明为低血容量时血管舒缩张力增加以维持器官灌注压。

如何获得准确的 PPV 和 SVV 关系到 Eadyn 的准确性。利用床边的动脉脉搏轮廓分析装置从动脉脉搏中测量 CO 和 SVV 是目前研究的热点。大多数留置动脉导管采集的是一个外周的动脉压力信号，随着动脉张力、脉搏波速度和左心室收缩力的变化，其波形可能会以意想不到的方式改变。所有的动脉压力传感设备都是通过假设一个恒定的动脉弹性来估计 CO 的。那么，一个使用动脉压计算 CO 的算法如何能够显示 PP 相对于 SV 随时间的不同变化呢？这是所有这些脉冲轮廓监测设备的弱点。有研究表明，当 PPV 数据是从周围小动脉（如桡动脉、足背动脉或胫骨后动脉）的波形获得时，外周小动脉的顺应性低于中央动脉。因此，尽管外周平均血压低于中心血压，但外周动脉的 PPV 可能高于中央动脉。

总之，临床医师应该知道 Eadyn 可以评估动脉张力的功能，可用于预测低血压患者是否会因血管内液体负荷增加而增加 MAP，但 Eadyn 并不是动脉弹性的直接度量标准，其测量值的准确性受 PPV 和 SVV 测量方法的影响，因此，在常规的床边应用中需要谨慎。

（上海交通大学医学院附属仁济医院　夏　倩　皋　源）

参考文献

［1］Lee JH, Kwon YL, Na JH, et al. Is dynamic arterial elastance a predictor of an increase in blood pressure after fluid administration in pediatric patients with hypotension? Reanalysis of prospective observational studies. Paediatr Anaesth, 2020, 30 (1): 34-42.

［2］de Courson H, Boyer P, Grobost R, et al. Changes in dynamic arterial elastance induced by volume expansion and vasopressor in the operating room: a prospective bicentre study. Ann Intensive Care, 2019, 9 (1): 117.

［3］Bar S, Leviel F, Abou Arab O, et al. Dynamic arterial elastance measured by uncalibrated pulse contour analysis predicts arterial-pressure response to a decrease in norepinephrine. Br J Anaesth, 2018, 121 (3): 534-540.

［4］Marik PE, Cavallazzi R, Vasu T, et al. Dynamic changes in arterial waveform derived variables and fluid responsiveness in mechanically ventilated patients: a systematic review of the literature. Crit Care Med, 2009, 37 (9): 2642-2647.

[5] Pinsky MR. Heart lung interactions during mechanical ventilation. Curr Opin Crit Care, 2012, 18 (3): 256-260.

[6] Guinot PG, Abou-Arab O, Guilbart M, et al. Monitoring dynamic arterial elastance as a means of decreasing the duration of norepinephrine treatment in vasoplegic syndrome following cardiac surgery: a prospective, randomized trial. Intensiv Care Med, 2017, 43 (5): 643-651.

[7] Wu C, Cheng Y, Liu Y, et al. Predicting stroke volume and arterial pressure fluid responsiveness in liver cirrhosis patients using dynamic preload variables: a prospective study of diagnostic accuracy. Eur J Anaesthesiol, 2016, 33 (9): 645-652.

[8] Lanchon R, Nouette-Gaulain K, Stecken L, et al. Dynamic arterial elastance obtained using arterial signal does not predict an increase in arterial pressure after a volume expansion in the operating room. Anaesth Crit Care Pain Med, 2017, 36 (6): 377-382.

[9] Cecconi M, Monge García MI, Gracia Romero M, et al. The use of pulse pressure variation and stroke volume variation in spontaneously breathing patients to assess dynamic arterial elastance and to predict arterial pressure response to fluid administration. Anesth Analg, 2015, 120 (1): 76-84.

[10] Guarracino F, Bertini P, Pinsky M. Cardiovascular determinants of resuscitation from sepsis and septic shock. Crit Care, 2019, 23 (1).

[11] Monge García MI, Saludes Orduña P, Cecconi M. Understanding arterial load. Intensiv Care Med, 2016, 42 (10): 1625-1627.

[12] MI Monge García, Anselmo Gil Cano, Manuel Gracia Romero. Dynamic arterial elastance to predict arterial pressure response to volume loading in preload-dependent patients. Critical Care, 2011, 15: R15.

第六节 右心功能改变对脓毒症远期预后的影响

脓毒症是由于宿主对感染的反应失调而引起的危及生命的器官功能障碍。在脓毒症引起的各种器官功能障碍中，心脏是最常受到影响的器官之一。脓毒性心肌病的发病率取决于所使用的定义。目前缺乏对脓毒性心肌病的明确和统一的定义是该领域的一个主要问题，因此，现有研究中脓毒症发病率为 10%～70%。在最近发表的一篇综述中，Beesley 等总结了脓毒症患者心肌功能障碍发病率的相关研究。尽管对脓毒性心肌病的预后尚不清楚，但许多研究已经表明，其可以影响脓毒症的远期预后。

一、脓毒性心肌病的定义

我们建议将脓毒症心肌病定义为一种脓毒症相关的急性心功能不全综合征，其与冠状动脉缺血无关，具有一个或多个主要临床特征：①左心室扩张，充盈压正常或降低；②心室收缩力降低；③右心室功能障碍或左心室功能障碍伴有容量反应性减弱。脓毒性心肌病的发生是脓毒症器官功能障碍的一个表现，同时也是导致脓毒症患者治疗复杂化的重要因素。

脓毒性心肌病是一种以全身感染和炎症为基础的急性心功能不全综合征，值得一提的是，Sato 等的回顾性队列分析显示，既往的心力衰竭病史是脓毒性心肌病发生的重要危险因素（*OR*＝3.77；95% *CI* 1.37～10.40）。监测心功能指标的变化在技术上是有难度的，因为随着时间的推移，它们可能会不知不觉地恶化。更糟的是，医师经常没有办法了解所有脓毒症患者的基础心功能状况。此外，脓毒性心肌病患者的临床表现各异，包括：血流动力学不稳定导致血管活性药物加量；快速性心律失常；液体反应性不佳；出现组织灌注不足的间接迹象，如乳酸升高，混合性静脉血氧饱和度降低等等。

二、脓毒症的右心改变

为了改善脓毒症患者的预后，许多研究探讨了严重脓毒症和脓毒症休克患者的心脏功能与预后之间的关系。既往研究主要关注的是左心室功能，研究表明，左心室功能与死亡率存在相关性。然后，随着对于脓毒症中右心的不断深入研究，右心功能改变对于脓毒症预后的影响越来越受到人们的关注。尽管缺乏充分的证据，但右心室可能可以提供可靠的预测脓毒症预后的关键参数，可以用来指导治疗。显然，脓毒症患者右心室功能受到许多因素的影响，除了直接的心肌抑制外，右心室的后负荷在脓毒症和脓毒性休克中常常急性升高，原因包括：急性肺损伤、高碳酸血症、酸中毒、机械通气产生的气道正压、脓毒症引起的肺动脉血栓形成和左心室功能障碍等。此外，脓毒症和脓毒症休克中，右心室常难以代偿急性的后负荷升高。以下我们具体分析脓毒症右心功能改变的监测手段与方法，并讨论它们与脓毒症远期预后的关系。

目前，一些机制已经被提出来解释脓毒性心肌病的病理生理，包括过度形成一氧化氮（NO）、活性氧自由基（ROS）或氮自由基，以及转录和代谢的改变。然而，必须认识到，这些信号通路的改变只能通过影响瞬间升高的细胞内钙（Ca^{2+}）或肌丝功能而影响心功能，肌丝功能代表着无数信号通路的最终整合通路，可能导致心脏收缩力下降，从而引发脓毒性心肌病。

三、右心功能的监测手段与预后

1．血流动力学监测　留置导管监测压力的变化对于诊断和监测脓毒症患者的血流动力学改变至关重要。中心静脉压虽然经常用于判断容量状态，被认为是低血容量和脓毒性休克患者液体复苏过程中的一个重要目标参数，但研究证明其与左心室舒张末充盈压之间的相关性较差。肺动脉漂浮导管（PAC）可以监测心输出量，提供肺和全身血管阻力（systematic vascular resistance，SVR）的读数，还可以通过测量混合静脉氧饱和度有助于监测全身氧耗。目前，PAC 主要用于右心室衰竭、肺动脉高压和大血管或心脏外科手术围术期的血流动力学评估，在脓毒症的治疗方面还没有特别的支持，但是，一些学者考虑采用多模式方法，包括在超声心动图的同时使用 PAC 来指导治疗脓毒性心肌病的诊疗。

2019 年 Winkelhorst 等发表了第一项评估 PAC 监测衍生右心室射血分数（right ventricular ejection fraction，RVEF）与长期死亡率相关性的研究，由 PAC 得出的测量值是患者入 ICU 入院后的第 1 个 24h 内的平均值。研究认为，RVEF 作为一个分类变量（RVEF＜20%）和一个连续变量，是严重脓毒症和脓毒性休克患者 1 年全因死亡率的独立预测因子。RVEF＜20% 还与疾病的严重程度有关，表现为较高的 APACHE Ⅱ评分、较重的脓毒性休克和较高的机械通气发生率，以及较高的循环衰竭指数；患者常常出现较快的心率、较低的心脏指数、较低的混合静脉血氧饱和度（SvO_2）、较多的使用去甲肾上腺素、较低的动脉 pH 值，更高的乳酸和更多的液体平衡。研究还提出 RVEF 预测不良结局的最佳截止值为 25%。

此外，许多研究还提示，PAC 测量衍生的 RVEF 也与短期死亡率相关，RVEF 降低与较高的短期死亡率相关。然而，这些研究大多是小样本的单中心研究。

2. 超声心动图　超声心动图对于血流动力学不稳定的脓毒症患者通常被认为是必不可少的，但是其在判断脓毒症心肌损伤的程度方面的意义却有些模糊。2 项研究用传统的经胸超声心动图进行了 RVEF 测量，然而，由于右心复杂的几何结构、缺乏清晰的标志物和机械通气时的低能见度，用这种方法评估右心室仍然存在争议，其在很大程度上受到右心前后负荷的影响。如果用心肌功能指数或心肌速度指数来评估左心室和右心室收缩力，依赖于达到一定的角度排列，而且似乎缺乏可重复性。

现有研究常用超声心动图来评价严重脓毒症和脓毒性休克患者的右心室功能，但是，在右心功能与长期死亡率之间的关系方面，其结果并不一致。在最近的一项研究中，孤立的右心室功能障碍被发现与更差的 1 年生存率独立相关（*HR*＝1.6，95%*CI* 1.2～2.1，P＝0.002）。值得注意的是，在合并右心室和左心室功能障碍的患者中，情况并非如此。多因素分析显示，严重的右心室游离壁纵向应变功能障碍是一个更强的预测因素（*OR*＝11.9，95%*CI* 1.9～232，*P*＝0.030）。右心室应变功能正常与轻中度右心室应变功能障碍患者的 1 年生存率估计相似，而重度右心室应变功能障碍患者均在 6 个月前死亡，值得注意的是，该研究的患者在 ICU 入院后 24 小时内只进行一次右心室功能的测量。也有研究发现，心肌功能正常的患者和右心室功能不全的患者 1 年死亡率没有差异。这一结果可以解释为，根据一种不包括 RVEF 的多模式方法，只有 6 例患者（6%）有严重的右心室功能障碍。

3. 斑点追踪技术　应用斑点追踪技术测量心脏应变和应变率，是判断右心功能的新型超声技术。斑点追踪可以进行回顾性地分析，并且不依赖于测量过程中的某些角度。斑点追踪技术最早于 2004 年发明，它是一种半自动算法，用于检测被检测组织中超声波束漫反射引起的离散灰度变化（散斑模式）。这些独特的模式被用来识别、跟踪，从而量化二维和三维心肌组织的变形和运动。这项技术可以检测复杂的组织变形，在脓毒症的心肌组织中，这种复杂的组织变形可以引起组织节点的简单移位，因此，相对于传统的测量方法，斑点跟踪的应变测量结果被认为与心肌功能有更好的相关性。与传统超声心动图测量的射血分数（ejection fraction，EF）相比，斑点追踪对于前负荷或后负荷的变化，以及顺应性的变化，要敏感得多。Shahul 等通过对 35 例脓毒性性休克患者和 15 例脓毒症患者进行斑点追踪来获取纵向应变，结果显示在脓毒性休克患者的开始 24 小时内，整体纵向应变明显恶化，而脓毒症患者中却并非如此，两者的射血分数均保持不变。最近的病例对照研究 -（SPECKS）试验使用斑点追踪超声心动图监测脓毒性休克患者的心功能改变，结果表明，脓毒症休克患者的弥漫和节段性纵向应变明显差于单纯脓毒症患者。虽然这些结果提示斑点追踪超声心动图在诊断和治疗脓毒性休克患者中可能发挥的作用，但是支持这一论点的大型随机临床试验尚未进行。因此，纵向应变可能是一种有希望的测量方法，然而，目前还没有足够的数据来指导脓毒性心肌病的诊断测量。早期的一项研究也报道了使用斑点追踪超声心动图来分析右心室功能障碍对脓毒症预后的影响，该研究表明，斑点追踪超声心动图评估的右心室游离壁纵向应变是 6 个月预后的独立预测因子（*OR*＝1.1，

95% *CI* 1.0～1.3，P=0.020）。

4．后负荷相关的心脏功能　尽管超声心动图有可能极大地提高了脓毒性心肌病的诊断水平，但其存在不能连续测量的缺点。后负荷相关的心脏功能（afterload-related cardiac performance，ACP）目前被认为是一种更好的反映心功能连续监测的指标。

$$\text{ACP}(\%)=\frac{100\times \text{CO}}{560.68\times((\text{MAP}-\text{CVP})\times 80\div \text{CO})^{-0.645}}$$

该方程中，CO是心输出量，MAP是指动脉压，CVP是中心静脉压。

Werdan等在2011年的研究显示，死亡组中有63%的病例ACP持续小于60%，而存活组中75%的病例ACP持续大于60%（表1）。尽管ACP仍然没有准确的阈值，最近在141例患者的调查显示，ACP对预测脓毒症预后有潜在的价值，在这项研究中，与心输出量或心功率指数不同，ACP与入院时计算的30天死亡率有很好的相关性。

表1　后负荷相关心脏功能的分级

心功能分级	后负荷相关的心脏功能（%）
正常	＞80
轻度损伤	＞60～80
中度损伤	40～60
重度损伤	＜40

5．放射性核素造影　用放射性核素造影观察右心功能对脓毒症预后影响的研究较少，一项早期研究在患者床边进行了放射性核素心室造影。值得注意的是，他们发现幸存者的初始RVEF较低。到目前为止，这一发现还没有被复制，可能是因为研究群体的限制，这项研究主要由儿童和成人癌症患者组成。

6．心电图　除了以上复杂的监测外，脓毒症患者建议提供一个简单的12导联心电图作为标准医疗常规。心电图在脓毒性心肌病中的变化，可能类似于其他各种各样的非特异性变化。其中一些脓毒症心肌病患者的心电图和急性冠状动脉综合征非常相似。

值得注意的是，在感染性休克期间，室上性心律失常（包括心房颤动）很常见。然而，最近一项小型的前瞻性队列研究表明，室上性心律失常的新发与心肌功能障碍无关（定义为LVEF＜45%或需要输注强心药物以使LVEF≥45%），而是与急性肾功能衰竭有关。因此，有必要进一步研究脓毒性心肌病与心房颤动之间的因果关系。

7．血清标志物　除了传统的感染和炎症标志物，如降钙素原、C反应蛋白或白细胞计数，一些心力衰竭的标志物，如N末端b型利尿钠肽（NT-pro-BNP），也被建议用于诊断脓毒性心肌病（曲线下面积为0.66；95% *CI* 0.46～0.86，P=0.14）。B型利尿钠肽的血浆水平大于190ng/L可区分存活组和死亡者，敏感度为70%（95% *CI* 55～85），特异度为67%（95% *CI* 51～83）。最近对900例患者进行的调查显示NT-pro-BNP和高敏肌钙蛋白t（hs-cTNT）与脓毒性休克的发展密切相关，在本研究中NT-pro-BNP在预测脓毒性休克患者90天死亡率方面优于hs-cTNT（NT-pro-BNP：OR=1.41，95% *CI* 1.08～1.85，P=0.01；hs-cTnT：OR=1.09，95% *CI* 0.86～1.38，P=0.50），然而，无论是NT-pro-BNP

还是 hs-cTNT 在脓毒性心肌病的诊断中均未显示具有足够的特异性。因此，我们认为这些生物标志物不足以作为脓毒性心肌病的诊断指标。所以，在脓毒性心肌病的定义中也不包括这些生物标志物。

四、总结

综上所述，在脓毒症的右心功能评估中，建议通过超声心动图监测右心功能，并使用动脉热稀释导管监测心输出量和 SVR。如前所述，心输出量在很大程度上取决于一个心脏复杂的前后负荷改变，因此必须根据患者的血流动力学情况进行具体的分析。

脓毒症休克患者常见有心功能障碍，50% 的确诊病例中均有脓毒症相关性心肌病，右心功能障碍对脓毒症预后的影响并不是特别明确。根据一项荟萃分析，心室功能变化对于脓毒症死亡率的影响差异较大，而其他一些研究则发现单纯的右心室功能不全，特别是斑点追踪超声心动图诊断时，可能与脓毒症和脓毒性休克的长期生存有关。最近发表的一项回顾性研究表明，尽管在长期随访中约有 1/3 的严重脓毒症和感染性休克患者仍然存在左心室功能障碍，但存活率没有差异。因此，脓毒症长期预后需要采用严格的、以超声心动图为基础的诊断策略，进一步研究脓毒症中右心室和左心室功能改变，以阐明脓毒心肌病的在脓毒症中所扮演的角色。

参 考 文 献

[1] Singer M, Deutschman CS, Seymour CW, et al. The Third International Consensus Definitions for Sepsis and Septic Shock (Sepsis-3) . JAMA, 2016, 315 (8): 801-810.

[2] Beesley SJ, Weber G, Sarge T, et al. Septic cardiomyopathy. Crit Care Med, 2018;46 (4): 625-634.

[3] Rackow EC, Kaufman BS, Falk JL, et al. Hemodynamic response to fluid repletion in patients with septic shock: evidence for early depression of cardiac performance. Circ Shock. 1987, 22 (1): 11-22.

[4] Sato R, Kuriyama A, Takada T, et al. Prevalence and risk factors of sepsis-induced cardiomyopathy: A retrospective cohort study. Medicine (Baltimore) , 2016, 95: e5031.

[5] Sevilla Berrios RA, O'Horo JC, Velagapudi V, et al. Correlation of left ventricular systolic dysfunction determined by low ejection fraction and 30-day mortality in patients with severe sepsis and septic shock: a systematic review and meta-analysis. J Crit Care, 2014, 29 (4): 495-499.

[6] Sanfilippo F, Corredor C, Arcadipane A, et al. Tissue Doppler assessment of diastolic function and relationship with mortality in critically ill septic patients: a systematic review and meta-analysis. Br J Anaesth, 2017, 119 (4): 583- 594.

[7] Chan CM, Klinger JR. The right ventricle in sepsis. Clin Chest Med, 2008, 29 (4): 661-676.

[8] Packman MI, Rackow EC. Optimumleftheartfillingpressureduring fluid resuscitation of patients with hypovolemic and septic shock. Crit Care Med, 1983, 11 (3): 165-169.

[9] Marik PE, Cavallazzi R. Does the central venous pressure predict fluid responsiveness? An updated meta-analysis and a plea for some common sense. Crit Care Med, 2013, 41 (7): 1774-1781.

[10] Evans DC, Doraiswamy VA, Prosciak MP, et al. Complications associated with pulmonary artery catheters: a comprehensive clinical review. Scand J Surg, 2009, 98 (4): 199-208.

[11] Chatterjee K. The Swan-Ganz catheters: past, present, and future. A viewpoint. Circulation. 2009, 119 (1): 147-152.

[12] Jozwiak M, Persichini R, Monnet X, et al. Management of myocardial dysfunction in severe sepsis. Semin Respir Crit Care Med, 2011, 32 (2): 206-214.

[13] Winkelhorst JC, Bootsma IT, Koetsier PM, et al. Right ventricular function and long-term outcome in sepsis: a retrospective cohort study. Shock, 2019 Jul 16.

[14] Vincent JL, Gris P, Coffernils M, et al. Myocardial depression characterizes the fatal course of septic shock. Surgery, 1992, 111 (6): 660-667.

[15] Liu D, Du B, Long Y, et al. Right ventricular function of patients with septic shock: clinical significance. Zhonghua Wai Ke Za Zhi, 2000, 38 (7): 488-492.

[16] Landesberg G, Jaffe AS, Gilon D, Levin PD, et al. Troponin elevation in severe sepsis and septic shock: the role of left ventricular diastolic dysfunction and right ventricular dilatation*. Crit Care Med, 2014, 42 (4): 790-800.

[17] Rolando G, Espinoza EDV, Avid E, et al. Prognostic value of ventricular diastolic dysfunction in patients with severe sepsis and septic shock. Rev Bras Ter Intensiva, 2015, 27 (4): 333-339.

[18] Orde S, Slama M, Yastrebov K, et al. Subjective right ventricle assessment by echo qualified intensive care specialists: assessing agreement with objective measures. Crit Care, 2019, 23 (1): 70.

[19] Haddad F, Hunt SA, Rosenthal DN, et al. Right ventricular function in cardiovascular disease, part I: Anatomy, physiology, aging, and functional assessment of the right ventricle. Circulation, 2008, 117 (11): 1436-1448.

[20] Pulido JN, Afessa B, Masaki M, et al. Clinical spectrum, frequency, and significance of myocardial dysfunction in severe sepsis and septic shock. Mayo Clin Proc, 2012, 87 (7): 620-628.

[21] Vallabhajosyula S, Kumar M, Pandompatam G, et al. Prognostic impact of isolated right ventricular dysfunction in sepsis and septic shock: an 8-year historical cohort study. Ann Intensive Care, 2017, 7 (1): 94.

[22] Orde SR, Pulido JN, Masaki M, et al. Outcome prediction in sepsis: speckle tracking echocardiography based assessment of myocardial function. Crit Care, 2014, 18 (4): R149.

[23] Ng PY, Sin WC, Ng AK, et al. Speckle tracking echocardiography in patients with septic shock: a case control study (SPECKSS) . Crit Care, 2016, 20 (1): 145.

[24] Shahul S, Gulati G, Hacker MR, et al. Detection of myocardial dysfunction in septic shock: a speckle-tracking echocardiography study. Anesth Analg, 2015, 121 (6): 1547-1554.

[25] Werdan K, Oelke A, Hettwer S, et al. Septic cardiomyopathy: hemodynamic quantification, occurrence, and prognostic implications. Clin Res Cardiol, 2011, 100 (8): 661-668.

[26] Wilhelm J, Hettwer S, Schuermann M, et al. Severity of cardiac impairment in the early stage of community-acquired sepsis determines worse prognosis. Clin Res Cardiol, 2013, 102 (10): 735-744.

[27] Parker MM, McCarthy KE, Ognibene FP, et al. Right ventricular dysfunction and dilatation, similar to left ventricular changes, characterize the cardiac depression of septic shock in humans. Chest, 1990, 97 (1): 126-131.

[28] Krishnagopalan S, Kumar A, Parrillo JE, et al. Myocardial dysfunction in the patient with sepsis. Curr Opin Crit Care,

2002, 8 (5): 376-388.

[29] Charpentier J, Luyt CE, Fulla Y, et al. Brain natriuretic peptide: a marker of myocardial dysfunction and prognosis during severe sepsis. Crit Care Med, 2004, 32 (3): 660-665.

[30] Masson S, Caironi P, Fanizza C, et al. Sequential N-terminal pro-B- type natriuretic peptide and high-sensitivity cardiac troponin measurements during albumin replacement in patients with severe sepsis or septic shock. Crit Care Med, 2016, 44 (4): 707-716.

[31] Huang SJ, Nalos M, McLean AS. Is early ventricular dysfunction or dilatation associated with lower mortality rate in adult severe sepsis and septic shock? A meta-analysis. Crit Care, 2013, 17 (3): R96.

[32] Vallabhajosyula S, Jentzer JC, Geske JB, et al. New-onset heart failure and mortality in hospital survivors of sepsis-related left ventricular dysfunction. Shock, 2018, 49 (2): 144-149.

第七节 心室压力容积曲线——左心室收缩功能评估的另一个视野

左心室收缩功能是促使血液在机体流动的动力，是血流动力学的关键环节。重症患者常出现左心室收缩功能的异常，包括真性和假性的增强、减弱，亦或是假性正常。识别患者真正的内在收缩功能是临床医师在重症患者诊治过程中经常面对的难点和重点。临床最常用于评估左心室收缩功能的参数是心脏超声测量的左心室射血分数（ejection fraction,EF）。EF 定义为每搏量与舒张末期容积的比值，是预测心力衰竭和急性心肌梗死患者死亡的独立危险因子。然而实际上，EF 是心血管系统多种因素相互作用的结果，包括左心室收缩能力、前负荷、后负荷、心率等，不能简单的等同于左心室内在的收缩功能。理想的收缩功能指标应该能够灵敏地反映左心室收缩力的改变，而不受心脏负荷状态的影响。心室压力容积曲线是每一次心脏搏动的左心室压力 - 容积关系形成的闭合环，衍生出一系列血流动力学及机械能参数，可能成为左心室收缩功能评估的另一个视野，本文将从基本概念、相关参数意义及应用做详细阐述。

一、左心室压力容积曲线的基本概念

左心室压力容积曲线是指每一次心脏搏动的左心室压力 - 容积关系形成的闭合环，是评估左心室功能的“金标准”。左心室压力容积环一般近似长方形，四条边分别代表 4 个时期（包括等容收缩期、射血期、等容舒张期和充盈期）的压力容积变化规律，左上角和右下角的点分别对应收缩末期及舒张末期。左心室的弹性随心动周期不断变化，弹性的最大值在收缩末期，即收缩末期弹性（end-systolic elastance，Ees）。连接不同负荷状态下压力 - 容积环的收缩末期点可以得到收缩末期压力 - 容积关系曲线，曲线的斜率即是收缩末期弹性，计算公式为 Ees＝Pes/（EDV-SV-V_0）[左心室收缩末期压力（end-systolic pressure，Pes）；左心室舒张末期容积（end-diastolic volume，EDV）；每搏量（stroke volume，SV）；V_0：左心室压力为 0 时的左心室容积，即 Ees 连线与 X 轴的交点]。Ees 是唯一与负荷状态无关的、反映左心室收缩功能的参数。主动脉收缩末压力与每搏量的比值即

有效动脉弹性（arterial elastance，Ea），能较准确地代表左心室后负荷，计算公式为 Ea＝Pa/SV［左心室收缩末动脉压力（end-systolic arterial pressure，Pa）］。实际应用时，常用 Pa 代替 Pes。Ea/Ees 是目前最常用于评估心室 - 动脉偶联的指标，实现了将心脏和血管放在同一平台进行分析，有利于在代偿早期发现心脏和血管系统的改变。

二、左心室压力 - 容积曲线评估左心室功能

绘制标准的压力 - 容积曲线需要实时监测左心室压力、容积的改变，由于监测手段的有创性，难以运用于临床实践。因此，Ees 并不是临床常用的评估指标。近年来，由于三维心脏超声和床旁超声技术的临床应用，出现了一系列有关健康志愿者或患者压力 - 容积环的临床应用研究。

1．测量 Ees 评估左心室收缩功能　2001 年，Chen 提出应用无创方法获得的参数计算 Ees 的公式，只需要获得桡动脉舒张、收缩末期压力和每搏量（应用心脏超声辛普森法测量）。原理基于在不改变负荷状态的情况下，分析单次心脏搏动的压力 - 容积曲线可以估计 Ees。例如，在等容射血早期，左心室弹性随时间改变呈线性关系，因而可以通过计算稳定状态时的参数估算 Ees。Chen 将公式法算得的 Ees 与有创的金标准方法（在冠脉造影术中测量左心室压力、容积改变）比较，并应用强心药物改变左心室收缩功能，发现准确性和一致性均较好。亦有其他研究基于相同的原理，提出其他计算公式，但近年大部分的临床研究均采用 Chen 的方法作为参照标准。

根据既往动物和临床试验获得的左心室压力 - 容积曲线，射血期左心室收缩弹性 - 时间曲线呈双线改变，射血前期一条斜线和射血期的另一条斜线。因此假设，在收缩中期，左心室弹性随时间呈线性关系，Bonnet 等应用非线性最小二乘法算得 2 个常数，就可以根据射血中期任意一个时刻即时的压力和容积计算得到 Ees（应用颈动脉张力测定的压力曲线重播切迹处代表此时的左心室或主动脉压力），与有创方法测得的 Ees 的相关性、一致性较好。

2．根据 Ea 校正的 EF 评估左心室收缩功能　寻找能真实反映左心室真正的收缩，即泵功能的指标，并且可实现床旁实时评估，避免负荷状态、心率等干扰，是近年的研究热点。由于 EF 容易获取，且生动反映了既定负荷状态下，左心室的泵功能，因而仍是临床医师最感兴趣的指标。研究表明，左心室 EF 受后负荷改变的影响最大，与 Ea 呈负相关，与心室 - 动脉偶联及左心室功效关系密切。当左心室的内在收缩功能不变时，Ea 增加导致 EF 明显下降。另一方面，当改变左心室舒张末期容积（前负荷）和心率时，EF 的改变微乎其微。Ees、Ea、EDV 和心率每增加 10%，左心室 EF 改变的幅度分别为 4.50%、−2.90%、−0.01% 和 0.02%。该研究得出结论，应用 Ea（代表后负荷）调整校正后的 EF（EF_{Ea}）能灵敏地反映当左心室的负荷状态改变时，左心室内在收缩功能的变化。计算公式为 $EF_{Ea}=EF\times\sqrt{Ea}$，将 EF＝SV/EDV，Ea＝Pa/SV 代入，得到简易可行的公式：$EF_{Ea}=\sqrt{SV\times Pa}/EDV$。有研究表明，桡动脉、股动脉或主动脉的平均动脉压乘以 0.9 可以替代 Pes 或者 Pa，应用二维心脏超声辛普森法或三维心脏超声测量 SV 和 EDV，增加了 EF_{Ea} 的临床实用性和方便性。对于脓毒性休克患者，应用后负荷校正的 EF 有助于早期发现左心室收缩功能受损的患者，提前甄别出强心治疗可能有益的患者，但仍需临床研究证实其是否能够改变临床实践，发挥益处。

3. 测量心室 - 动脉偶联（Ea/Ees）评估血流动力学状态　心室动脉偶联是反映心血管系统综合功能的参数，是左心室收缩功能、心率、每搏量、外周血管阻力、动脉顺应性等综合因素相互作用的结果。在心脏病学领域，心室动脉偶联是预测患者预后及治疗反应的显著危险因子。重症患者常存在心室 - 动脉失偶联，提示对血流动力学治疗的反应下降及更差的预后。

国内学者李素玮以脉搏指示连续心输出量（pulse indicator continuous cardiac output，PICCO）参数计算心室动脉偶联即 Ea/Ees，根据公式 Ees＝Pes/（EDV-SV-V_0），Ea＝Pa/SV，假设左心室收缩末压力等于主动脉收缩压，并以股动脉收缩压代替 Pes 和 Pa（排除主动脉狭窄、主动脉瓣病变），V_0 忽略不计，以 GEDV/4［全心舒张末期容积（global end-diastolic volume，GEDV）］代替 EDV；可以直接计算出心室动脉偶联 Ea/Ees＝（GEDV/4-SV）/SV 或（GEDVI/4-SVI）/SVI。作者发现，在脓毒症休克中，心输出量的增加与心室动脉偶联成反比，对扩容或升压治疗有反应（定义为心输出量增加超过 10%）的患者，Ea/Ees 的基础值明显更低，并在治疗后下降，同时伴随动脉弹性的下降。治疗后 Ea/Ees 增加的患者中，仅 26.9% 具有容量反应性；而在治疗后心室动脉偶联下降的患者中，高达 88.9% 的患者具有容量反应性。中心静脉压、全心舒张末期容积、心室收缩末期弹性及中心静脉血氧饱和度等与心输出量的改变无关。这些结果提示，决定容量反应性的主要因素可能是动脉弹性，其他研究亦证实这一点。大剂量升压药物可能使心室 - 动脉偶联恶化而丧失容量反应性。这提供了一种微创的计算 Ea/Ees 的方法，但其准确性受到质疑。首先，V_0 是指心室内压力为 0 时的心室容积，与患者的纽约心功能分级呈正相关，对于慢性收缩功能不全患者，V_0 可高达 43ml，相对于正常 SV 的 60～80ml，不能忽略不计。其次，临床上不能直接获得左心室收缩末期压力时，通常采用颈动脉、股动脉或桡动脉的平均动脉压或收缩压的 90% 代替左心室收缩末压力，直接采用股动脉收缩压计算可能高估 Ees 和 Ea 的绝对值，但不会影响 Ea/Ees。动物实验证明用股动脉、桡动脉平均动脉压代替主动脉收缩压计算的动脉弹性与金标准的一致性很高，但临床研究表明，相对于桡动脉，股动脉收缩压与主动脉收缩压的相关性更好；因为从中心到外周，动脉管腔逐渐缩小而动脉壁硬度增加，收缩压明显增高，而舒张压和平均动脉压相对地变化不大。有学者应用 Chen 的方法计算 Ees，用 0.9×MAP/SV（采用桡动脉平均动脉压）计算 Ea，发现基线状态下的 Ea/Ees 预测心脏外科术后低血压患者具有容量反应性的受试者工作曲线下面积为 0.87（截值 1.5 的敏感度为 94%，特异度为 77%），显著高于每搏量，外周血管阻力及每搏量呼吸变异度的预测价值（$P<0.05$）。

实际上，按照 Ea/Ees＝（EDV−SV−V_0）/SV 的计算公式推导出，Ea/Ees＝1/EF−1−V_0/SV≈1/EF−1（假设心功能正常情况下，V_0 相对于 SV 可以忽略不计），心室 - 动脉偶联决定了心室的射血程度，即 EF，这也部分解释了为什么 Ea/Ees 可以预测容量反应性。对于有容量反应性的患者，表现为补液后 Ea/Ees 下降，提示左心室舒张末期容积增加时，每搏量相应增加，EF 不变或增加；对于无容量反应性的患者，表现为补液后 Ea/Ees 升高，提示左心室舒张末期容积增加时，而每搏量没有增加，EF 下降。

反过来亦证实，EF 是反映心室 - 动脉偶联的指数，与左心室的收缩效率有关。左心室 EF 下降表示心室 - 动脉偶联 / 左心室机械效率下降，原因可能是收缩功能受损、后负荷增加，或者两者兼有；左心室 EF 正常，尤其是重症患者，不应该视为左心室收缩正常，尤其当存在低血压 / 低灌注时；由于后负荷下降导致的左心室 EF 显著增加，与死亡率呈正相关。值得注意的是，相同的 EF 可能对应不同的 Ea 和 Ees 绝对值，其临床应用价值还需要进一步研究。

4．绘制左心室压力 - 容积曲线计算心脏做功　Davidson 在猪体内监测主动脉、股动脉压力及心脏超声测量每搏量，利用每次心动周期时压力 - 容积变化规律拟合一系列公式，可以分别计算出舒张末期和收缩末期的容积、压力，与有创的金标准比较，能敏感地检测出每次心脏搏动时心脏做功（PV 闭环面积）的改变；后者灵敏地反映了心脏的整体功能。

5．压力 - 容积环衍生的其他参数　对于安装左心室辅助装置的慢性心力衰竭患者，在已知辅助流量、泵速和管道直径的情况下，通过公式计算主动脉压力，结合心超测量心脏容积改变，可以绘制压力 - 容积曲线，灵敏地检测出改变辅助流量或应用强心药后左心室功能和负荷状态的改变，并计算得出一系列血流动力学参数，包括左心室舒张末期压力、每搏做功、心肌氧耗等，从而指导氧耗、能效导向的支持治疗。

三、结论

综上所述，左心室压力 - 容积曲线已经具备进入临床实践的条件，能够通过无创或微创的方法获得，从而实时反映左心室的负荷、做功状态及心室 - 动脉的偶联情况，与传统指标相比，其敏感度和准确性更高。但其是否能够改变临床诊治决策甚至患者预后，仍需要更多的研究来证实。

（中南大学湘雅医院　李　莉　张丽娜）

参考文献

[1] Chen CH, Fetics B, Nevo E, et al. Noninvasive single-beat determination of left ventricular end-systolic elastance in humans. J Am Coll Cardiol, 2001, 38 (7): 2028-2034.

[2] Karunanithi MK, Feneley MP. Single-beat determination of preload recruitable stroke work relationship: derivation and evaluation in conscious dogs. J Am Coll Cardiol 2000, 35 (2): 502-513.

[3] Klotz S, Hay I, Dickstein ML, et al. Single-beat estimation of end-diastolic pressure-volume relationship: a novel method with potential for noninvasive application. Am J Physiol Heart Circ Physiol, 2006, 291 (1): H403-412.

[4] Bonnet B, Jourdan F, du Cailar G, et al. Noninvasive evaluation of left ventricular elastance according to pressure-volume curves modeling in arterial hypertension. Am J Physiol Heart Circ Physiol, 2017, 313 (2): H237-H243.

[5] Monge Garcia MI, Jian Z, Settels JJ, et al. Determinants of left ventricular ejection fraction and a novel method to improve its assessment of myocardial contractility. Ann Intensive Care, 2019, 9 (1): 48.

[6] Monge Garcia MI, Jian Z, Settels JJ, et al. Performance comparison of ventricular and arterial dP/dtmax for assessing left ventricular systolic function during different experimental loading and contractile conditions. Crit Care, 2018, 22 (1): 325.

[7] Borlaug BA, Kass DA. Ventricular-vascular interaction in heart failure. Heart Fail Clin, 2008, 4 (1): 23-36.

［8］Matsumoto K, Tanaka H, Ooka J, et al. Significant prognostic impact of improvement in ventriculo-arterial coupling induced by dobutamine stress on cardiovascular outcome for patients with dilated cardiomyopathy. Eur Heart J Cardiovasc Imaging, 2016, 17 (11): 1296-1304.
［9］Guarracino F, Ferro B, Morelli A, et al. Ventriculoarterial decoupling in human septic shock. Crit Care, 2014, 18 (2): R80.
［10］Guinot PG, Longrois D, Kamel S, et al. Ventriculo-Arterial Coupling Analysis Predicts the Hemodynamic Response to Norepinephrine in Hypotensive Postoperative Patients: A Prospective Observational Study. Crit Care Med, 2018, 46 (1): e17-e25.
［11］Yan J, Zhou X, Hu B, et al. Prognostic value of left ventricular-arterial coupling in elderly patients with septic shock. J Crit Care, 2017, 42: 289-293.
［12］Li S, Wan X, Laudanski K, et al. Left-Sided Ventricular-arterial Coupling and Volume Responsiveness in Septic Shock Patients. Shock, 2019, 52 (6): 577-582.
［13］Zhou X, Xu Z. Assessment of the Left Ventricular-Arterial Coupling: A More Reasonable Method. Shock, 2019.
［14］Ky B, French B, May Khan A, et al. Ventricular-arterial coupling, remodeling and prognosis in chronic heart failure. J Am Coll Cardiol, 2013, 62 (13): 1165-1172.
［15］Jozwiak M, Millasseau S, Richard C, et al. Validation and Critical Evaluation of the Effective Arterial Elastance in Critically Ill Patients. Crit Care Med, 2019, 47 (4): e317-e324.
［16］Monge Garcia MI, Jian Z, Settels JJ, et al. Reliability of effective arterial elastance using peripheral arterial pressure as surrogate for left ventricular end-systolic pressure. J Clin Monit Comput, 2019, 33 (5): 803-813.
［17］Davidson S, Pretty C, Kamoi S, et al. Beat-by-Beat Estimation of the Left Ventricular Pressure-Volume Loop Under Clinical Conditions. Ann Biomed Eng, 2018, 46 (1): 171-185.
［18］Jain P, Shehab S, Muthiah K, et al. Insights Into Myocardial Oxygen Consumption, Energetics, and Efficiency Under Left Ventricular Assist Device Support Using Noninvasive Pressure-Volume Loops. Circ Heart Fail, 2019, 12 (10): e006191.

第八节　重症患者的右心房应变——右心室功能改变早知道

重症患者由于受到多种因素影响，其右心功能受累比左心功能受累更具普遍性。近年来，随着重症医学的发展及重症超声在重症监护病房（intensive care unit，ICU）应用的推广，重症患者的右心功能改变越来越受到重视。重症超声评估心脏功能时，必须高度重视右心功能的评估。

人类的衰老过程，常从舒张功能退化开始，最早表现为松弛功能减低，且在任何心脏病变的最早期均会出现舒张功能异常，即所有心脏疾病均会导致某种程度的舒张功能不全。因此，不管是在评估左心功能还是在评估右心功能前，均应首先评估其舒张功能。随着舒张功能下降，早期心室主动舒张能力下降，心室腔充盈压增加，心室主动抽吸作用减弱，心房向心室的射血减慢，心房通过主动收缩增加射血；随着心室舒张期压力增加及心房长期做功代偿增加，房压逐步增加，心房扩大，心房收缩功能下降，心房充盈亦受限，回心血流将明显受阻。因此，对于左右心而言，心室舒张功能障碍均将导致心房大小、功能及压力的变化，进而导致预后不良。重症患者右心舒张功能易受累，应用重症超声更有利于对右心舒张功能进行定量评估。

对于左心功能的评估，临床上方法相对较多且较为成熟。与左心评估相比，由于右心解剖结构形态的不规则性、复杂性及特殊性，准确测量难度较大，即便是测量准确的数据也不能完全反映右心全貌，故右心功能的评估相对困难。只有通过 Swan-Ganz 漂浮导管才能准确测量肺动脉压力、右心搏出量等，但由于受到多种条件限制，并不能广泛开展。目前右心室功能的评估主要包括右心室大小、收缩功能、室间隔运动、腔静脉、肺动脉压力等。常用的评价指标包括评价收缩功能的右心室射血分数（right ventricular ejection fraction，RVEF）、右心室流出道缩短分数（right ventricular outflow tract fractional shortening，RVOT FS）、右心室面积变化分数（fractional area change，FAC）、Tei 指数，即心肌运动指数（myocardial performance index，MPI）、三尖瓣环收缩期位移（tricuspid annular plane systolic excursion，TAPSE）、三尖瓣环收缩期速度、等容收缩期加速度等；评估肺动脉收缩期压力（systolic pulmonary artery pressure，SPAP）需要测量三尖瓣最大反流速度（tricuspid regurgitation velocity，TRV）及下腔静脉（inferior vena cava，IVC）的内径和变异率。除右心解剖结构的特殊性导致右心收缩舒张功能评估困难外，在评估 SPAP 时，由于没有 TR 信号或 TR 信号较差，或者反流血流与超声多普勒方向角度较大或 IVC 的解剖变异，在多数情况下会导致低估或高估这些测量值，因此，SPAP 并不总是容易获得。目前，对于右心衰竭风险指标关注的重点集中在反映右心室功能障碍后果的指标上，而不是右心室功能本身。

应变是指心肌组织在一定时间内相较于其原始形状的变形程度，反映了张力作用下心肌发生变形的能力，包括长轴应变、短轴应变及扭转应变。应变率（strain rate，SR），即变形速率，是心肌组织在单位时间内的变形程度。通常心脏局部功能的评价依赖于组织多普勒，但由于其受到角度依赖性、邻近结构的平移和扭转等不利因素影响，在临床应用上受到限制。二维斑点追踪超声心动图（two-dimensional speckle tracing echocaridography，2D STE）作为一个新颖的、无创的、无角度依赖性的工具，通过追踪声学斑点能够直接、实时、定量评估心房、心室应变能力，从而评价心肌整体和局部功能。它排除了心脏整体移动和周围组织牵拉对心肌运动速度的影响，因此，能更加准确客观地评价室壁运动和局部心肌功能，可判断心肌的收缩是主动还是被动。根据不同运动方向的应变或应变率受损情况还可以大致区分出受累心肌纤维的部位及排列（纵向或环形）：由于纵向心肌主要分布于心内膜及心外膜，故长轴应变及应变率受损对尚未造成心肌坏死的心内膜缺血及心包炎较为敏感；如长轴应变、短轴应变及应变率均受损，多为导致心肌全层受损的疾病，如急性心肌梗死、心肌病等所致。因此，通过监测应变及应变率，可以对心肌整体及局部运动功能进行快速、定量及客观的评估，进而应用于急性冠脉综合征、心力衰竭、右心室功能障碍、心室间和（或）心室内运动不协调等情况的评估。采用二维斑点追踪超声心动图测量右心房纵向应变及应变率是研究及评估右心室功能的一种新方法。一般对于右心房应变值通常获取 6 个心房节段的纵向平均值或心房侧壁中间段及基底段的纵向平均值进行评估。侧壁的应变值比间隔高，基节段比顶点高。

Charisopoulou 等对 70 例晚期慢性心力衰竭接受左心室辅助装置（left ventricular assist device，LVAD）植入的患者［年龄（47±12）岁，扩张型心肌病 79%，左心室射血分数（23±10）%］进行了一项回顾性研究，预测接受 LVAD 植入的患者是否需要右心室辅助装置（right ventricular assist device，RVAD）。这些患者都接受了不超过 18 个月的 LVAD 作为心脏移植前的桥接。结果显示，RVAD 组（20%，n=14）的一年生存率较非 RVAD 的患者显著降低（50% *vs.* 79%，P<0.03）。RVAD 组术前右房峰值应变明显较低［（11±1）% *vs.*（33±8）%，P=0.004］，达到峰值应变的时间更长（0.49±0.05 *vs.* 0.58±0.02，P=0.05）。需要联合 RVAD 支持治疗的独立预测因素为：低峰值右房长轴应变（*OR*=2.5，95%*CI* 1.37～2.00，P=0.03）、低右室游离壁长轴应变（*OR*=1.3，95%*CI* 1.03～2.30，P=0.04）和右室内不同步程度（*OR*=1.3，95%*CI* 1.02～1.30，P=0.04）。研究表明，通过斑点追踪成像右心房和右心室应变分析比常规超声心动图更为灵敏，可以预测 LVAD 植入后是否需要 RVAD 支持。既然左心功能衰竭导致右心功能不全的患者可以通过监测右心应变来预测是否需要植入 RVAD，那么对于存在右心功能障碍的患者，显然也可以通过筛查右房应变对右心功能进行定量评估。

Deschle 等于 2018 年进行了一项前瞻性观察性临床研究，评估右心房应变能否预测 SPAP。该研究最终纳入了 102 例患者，通过 TR 及 IVC 估测患者 SPAP。在吸烟、高血压、糖尿病、右心室内径、右心室应变、右心房应变（右心房基底段及中间段最大纵向应变均值）、右心房容积指数、TAPSE、右心室 e' 及 E/e' 等众多观察指标中，线性回归分析表明，只有糖尿病与右心房应变与 SPAP 有显著相关性；逻辑回归模型多元分析结果表明，只有右心房应变被证明可以作为 SPAP>37mmHg 的独立预测因子。意味着右心房应变可能是右心功能障碍的早期标志物，使医师甚至可以在 SPAP 升高之前就发现风险分层更高的患者。刘聪等在糖尿病患者中也发现糖尿病早期，在右心室结构无明显改变时，右心室收缩及舒张功能均有异常，除右心室整体收缩功能减低外，右心房储器功能、管道功能及主动收缩功能均减弱，右心房主动排空分数与心房收缩期充盈应变率呈明显正相关（P<0.05）。

在肺动脉高压（pulmonary hypertension，PAH）患者中，右心房长轴应变降低可以反映右心房储库和通道功能发生损害，这种改变可以不依赖于右心房大小和压力的改变。同时与右心室功能障碍同压力过负荷呈明显正相关，即便患者并无肺循环血流动力学变化。另外，即使右心房长轴应变的降低出现在右心房大小及压力改变之前，甚至在肺循环血流动力学变化之前就可以反映右心室功能障碍及压力过负荷。因此，右心室衰竭对右心房的影响是肺高压病理生理的重要组成部分，右心房功能的评估对于更好地了解肺高压中的右心室功能显得至关重要。

在右心房应变减弱的系统性硬化症患者中，即使没有明显的肺动脉高压，也有很大比例的患者表现出右心房功能障碍，即尽管其在休息时表现出正常的 SPAP，但右心房长轴应变在运动测试期间与 SPAP 呈显著负相关性。这一研究同样提示医师应该将 RA 应变视为影响右心室功能的早期参数指标。

Sakata 等的研究结果表明，右心房最大长轴应变（PRALS）≤23% 是预测患者死亡的独立危险因素，其敏感度为 100%，特异度为 87%（AUC=−0.98，P<0.001）。右心房压与 PRALS 呈明显负相关（r=−0.8037，P<0.0001），CI 与 PRALS 呈明显负相关（r=−0.8179，P<0.0001），提示右心房应变是非常敏感的指标，可以更早发现右心房压升高、右心室舒张功能障碍等右心功能受损，进而推测患者出现心输出量下降的风险及患者预后。

综上所述，右心房应变可以作为右心室功能障碍的早期敏感的参数指标。右心房应变可能对许多患者有用，尤其是那些无法通过常规技术测量 SPAP 或仅用于监测和分层患有肺动脉高压、CHF 或全身性疾病的患者。但由于斑点追踪成像技术在临床尚未广泛应用，目前尚缺乏统一的测量技术标准及广泛认可的参考值。

（陆军特色医学中心　艾山木　伍正彬　蒋东坡）

参 考 文 献

[1] 王小亭，刘大为，张宏民，等. 重症右心功能管理专家共识. 中华内科杂志，2017，56（12）：962-973.

[2] 王小亭，刘大为，于凯江，等. 中国重症超声专家共识. 中华内科杂志，2016，55（11）：900-912.

[3] Thomas G. A simplified study of trans-mitral Doppler patterns. Cardiovasc Ultrasound, 2008, 6: 59.

[4] Kerckhoffs RC, Bovendeerd PH, Kotte JC, et al. Homogeneity of cardiac contraction despite physiological asynchrony of depolarization: a model study. Ann Biomed Eng, 2003;31: 5364-5367.

[5] Matthews JC, Koelling TM, Pagani FD, et al. The right ventricular failure risk score a pre-operative tool for assessing the risk of right ventricular failure in left ventricular assist device candidates. J Am Coll Cardiol, 2008, 51: 2163-2172.

[6] Cristina P, Patricia AP. Tissue Doppler and strainrateimaging in cardiac ultrasoundimaging: valuable tools or expensive ornaments? Expert Rev Cardiovasc Ther, 2005, 3 (1): l-4.

[7] Ducas R, Tsang W, Chong AA, et al. Echocardiography and vascular ultrasound: new developments and future directions. Can J Cardiol, 2013, 29 (3): 304-316.

[8] Kurt M, Tanboga IH, Aksakal E. Two-Dimensional Strain Imaging: Basic principles and Technical Consideration. Eurasian J Med, 2014, 46 (2): 126-130.

[9] Saraiva RM, Demirka l, Buakham sri A, et al. Left atrial strain measured by two-dimensional speckle tracking represents a new tool to evaluate left atrial function. J Am Soc Eehocardiogr, 2010, 23 (2): 172-180.

[10] Cameli M, Lisi M, Righini FM, et al. Speckle tracking chocardiography as a new technique to evaluate right ventricular function in patients with left ventricular assist device therapy. J Heart Lung Transplant, 2013, 32: 424-430.

[11] Charisopoulou D, Banner NR, Demetrescu C, et al. Right atrial and ventricular echocardiographic strain analysis predicts requirement for right ventricular support after left ventricular assist device implantation. Eur Heart J Cardiovasc Imaging, 2019, 20 (2): 199-208.

[12] Deschle HA, Amenabar A, Casso NA, et al. Behavior of right atrial strain in high systolic pulmonary artery pressure. Echocardiography, 2018, 35 (10): 1557-1563.

[13] 刘聪，曹军英. 超声在评价糖尿病患者右心功能中应用研究. 临床军医杂志，2017，45（5）：457-461.

[14] Querejeta Roca G, Campbell P, Claggett B, et al. Right atrial function in pulmonary arterial hypertension. Circ Cardiovasc Imaging, 2015, 8 (11): e003521.

[15] Tello K, Dalmer A, Vanderpool R, et al. Right ventricular function correlates of right atrial strain in pulmonary hypertension: a combined cardiac magnetic resonance and conductance catheter study. Am J Physiol Heart Circ Physiol,

2020, 318 (1): H156-H164.

[16] D'Andrea A, D'Alto M, Di Maio M, et al. Right atrial morphology and function in patients with systemic sclerosis compared to healthy controls: a two-dimensional strain study. Clin Rheumatol, 2016, 35 (7): 1733-1742.

[17] Sakata K, Uesugi Y, Isaka A, et al. Evaluation of right atrial function using right atrial speckle tracking analysis in patients with pulmonary artery hypertension. Echocardiography, 2016, 14 (1): 30-38.

第九节　血管活性药选择——重视对组织灌注的影响

休克的病理生理特征是组织灌注减少，细胞和代谢异常。复苏的目标是通过恢复重要器官的灌注压力（perfusive pressure，PP）来改善组织灌注和恢复组织氧供，应保证足够的心输出量（cardiac output，CO），改善微血管循环。复苏液体、升压药、强心药等干预措施各有其不良效应，例如，液体正平衡与死亡风险增加有关。作为提升血压的血管活性药物常诱发心动过速、心律失常，以及代谢、致热和免疫效应。儿茶酚胺血管升压药可导致血管过度收缩，组织灌注受损，即使 PP 得到恢复亦可能如此。非肾上腺素能升压药同样有类似不良效应，非儿茶酚胺强心药可能与心动过速、指端坏死、内脏缺血等不良反应相关。因此，管理休克重症患者需要在液体、肾上腺素能和非肾上腺素能血管升压药，以及强心药之间找到恰当的平衡，即优化选用血管活性药物，改善微循环血流，重视对组织灌注的影响，关注并正确理解反映微循环血流的指标。

一、调控组织灌注压

已有研究证实，低血压严重程度和持续时间与不良预后相关。延迟应用血管升压药似乎与死亡风险增加有关，故早期及时应用血管升压药似乎是合理的。复苏液体增加器官组织灌注压，实际上是前负荷增加导致 CO 增加的结果，且要求血管张力不能过低。测量动脉弹性强度［定义为一个呼吸周期中动脉压力变化除以每搏输出量（stroke volume，SV）的变化］被证明可以预测液体的压力反应，但这种测量在临床实践中并不容易实施。大多数医师评估液体反应性是根据随着给予复苏液体的增多评估 PP 是否升高。舒张压可以作为血管张力改变的见证。当舒张压低时，特别是在正常心率或心动过速的患者中，表明血管张力降低，此种情况下，单独给予液体往往不足以增加 PP，需要给予血管升压药物。研究表明，应用去甲肾上腺素增加平均动脉压（mean arterial blood pressure，MAP）常是首选的干预措施。对于大多数患者，随着 MAP 增加，微循环氧合得到改善。对研究干预的反应与疾病严重程度成正比。

血管升压药物能改善组织灌注吗？增加灌注压力不等于增加组织灌注。首先，一旦达到自我调节阈值，进一步增加灌注压力并不会增加器官的灌注。其次，血管收缩剂可能收缩小动脉，从而减少微血管灌注。在健康条件下，去甲肾上腺素和血管加压素都能降低微血管灌注。因此，组织灌注压力增加对组织灌注的净结果可能取决于对器官血流的潜在有益影响和对微血管灌注的负面影响之间的平衡。已有的试验结果相互矛盾，但诸如复苏液体缺乏或腹内压增加等情况可能成为混淆因素。在脓毒症休克的严重低血压患者中，去甲肾上腺素的开始应用与心输出量增加相关。其机制可能比较复杂，包括心肌收缩力增加、心脏前负荷增加和冠状动脉灌注增加等；血压和心输出量的增加与乳酸水平的降低有关。在 14 例脓毒症休克患者中，给予去甲肾上腺素纠正严重低血压，MAP 从（51±3）mmHg 增加到（79±7）mmHg，其中 12 例患者尿量恢复且肌酐清除率增加。Sigita 等研究纳入 30 例脓毒症休克患者。基线去甲肾上腺素输注保证 MAP 在（65±5）mmHg，后每 10 分钟增加去甲肾上腺素 0.05μg/（kg・min）剂量输注以保证 MAP 升高（20±5）mmHg，稳定 30 分钟后测量相关指标。结果显示 MAP 增加（P =0.04）后，中位皮肤氧饱和度（μHbO_2）从基线的 26.0%（24.5%～27.0%）变为 30.0%（29.0%～31.0%）。经基线饱和度校准后，SOFA 评分较高的患者在干预后达到较高的 μHbO_2（r^2=0.21；P=0.02）。表明当 MAP 升高 20mmHg，患者病情越重，微循环改善越显著。尽管证据仍然有限，上述研究结果表明，应用去甲肾上腺素纠正严重低血压可以改善组织灌注。然而，这些试验大多只评估了血管升压药物的短期效应，其中一些有益效应可能会随着时间的推移而消失。此外，最佳灌注压力可能因患者而异。

二、优化心输出量

在经历旨在恢复最小组织灌注压力的抢救阶段后，应考虑优化 CO，进一步改善组织灌注。实际上，很难确定 CO 的理想值是多少，因为 CO 随代谢需求而波动。因此，与其确立一个特定的 CO 目标值，还不如适应不同情况采用相应的目标。根据 $ScvO_2$ 和组织低灌注指数，判断 CO 不足。增加 CO 需要采用以下几个步骤。

（1）应优化有液体反应性患者的前负荷。值得注意的是，患者对液体没有反应性和过度给予液体与不良预后相关。因此，给予液体前应识别哪些患者具有液体反应性。液体能改善组织灌注吗？显然，CO 增加和组织灌注并不一致。在一个小样本的脓毒症患者的观察性研究中，首次给予液体改善了 CO 和微血管灌注，但第二剂液体给予未能改善微血管灌注，尽管 CO 有进一步增加。因此，脓毒症的早期阶段给予液体可以改善微血管灌注，但改善微血管灌注所需液体的最佳量仍有待进一步研究确定。

（2）当心肌收缩能力受损，导致 CO 不足和组织灌注受损，应考虑强心药。肾上腺素能正性肌力药用于增加 CO，旨在恢复或改善组织灌注，但需要几个先决条件。首先，局部器官灌注应随着 CO 增加而增加。在脓毒症休克患者中，应用多巴酚丁胺增加 CO，与之相关的肝或脑灌注增加。显然，使用强心药需要事先优化心脏前负荷。

（3）应考虑优化心脏后负荷。一方面考虑到通过升高 MAP 以增加 PP，但另一方面 MAP 的增加也会增加左心室后负荷，从而损害心功能，导致 CO 降低，特别对于脓毒症相关心肌顿抑患者尤其如此。

三、适时选用恰当的复苏目标

复苏的目标包括灌注压力和组织低灌注的各种指标。

最佳血压目标是多少？研究表明，<65mmHg 的 MAP 与脓毒症休克患者不良预后相关，且 MAP 越低预后越差。有趣的是，与 65mmHg 阈值相比，当 MAP 阈值<65mmHg 时，死亡率随着时间的缩短而增加。相反，死亡率与<MAP 阈值 80～85mmHg（但>65mmHg）的时间没有相关性。可见，这些观察性研究支持大多数患者 MAP 阈值约为 65mmHg。然而，最佳 MAP 阈值可能需要个体化。一些脓毒症患者 MAP 在 55～65mmHg 时，具有良好的耐受性，没有低灌注的临床征象。在一项评估比较 MAP 为 65～70mmHg 和 80～85mmHg 时的干预性研究中，没有观察到生存率的差异。但在原有高血压的亚组患者中，较高的 MAP 目标值与 AKI 减少有关；然而，心律失常事件显著增加，急性心肌梗死亦有增加的趋势。该研究存在 2 个主要局限。首先，低阈值组中，MAP 远高于提前预确定的目标值，因而 MAP 为 65mmHg 的安全性没有得到真正的评价；其次，试验患者分组，没有考虑对治疗的反应。有趣的是，在一些小样本的干预性研究中，不同的 MAP 靶值对组织低灌注和器官功能的不同指标有不同的影响。因此，SSC 指南建议，最初目标 MAP 为 65mmHg 仍然有效。在入选的患者中，可以考虑更高的 MAP，但应仔细评估将 MAP 增加到 65mmHg 以上的影响，如果患者对高 MAP 没有反应，则应考虑返回较低的 MAP 阈值。

临床常通过评估皮肤灌注来反映全身组织灌注情况。CO、SvO_2 和 $ScvO_2$、$P_{V-A}CO_2$、毛细血管再充盈时间（capillary refill time，CRT）、皮肤花斑、皮肤温度，以及身体温度梯度、血乳酸水平和尿量等指标可以很好地反映外周组织灌注情况。虽然 CO 是组织灌注的主要决定因素，但值得注意的是，迄今尚无明确的目标值推荐；重要的是，应确保采用的干预措施能有效地增加 CO，防止复苏液体和强心药过量甚至无用。外周灌注指数（peripheral perfusion index，PPI）能早期提示患者的容量状态不足，与 $ScvO_2$ 联合应用有助于鉴别低灌注患者的复苏终点及预测不良预后，组织氧饱和度（tissue oxygen saturation，StO_2）是通过近红外光谱仪（near-infrared spectroscopy，NIRS）持续、无创定量监测组织氧合血红蛋白及还原血红蛋白水平来反映外周组织灌注情况。

已有观察性研究表明 SvO_2<70% 的时间与死亡风险增加相关；持续存在的低 $ScvO_2$ 亦与不良预后相关。因此，即使目前 EGDT 的效果被质疑，$ScvO_2$ 对解释血流动力学数据仍然是有用的，CO 充足时更是如此。$P_{V-A}CO_2$ 有助于识别组织灌注受损的患者，特别是 $ScvO_2$ 接近正常范围时，对预后有很强的预测价值，但对于指导复苏尚未得到大规模随机研究证实。组织灌注的临床指标，如皮肤花斑和温度或毛细血管再灌注时间也提供了重要的信息。血乳酸是反映氧需求与实际氧消耗之间平衡的一个很好的指标，而实际氧消耗受组织灌注的影响。虽然血乳酸水平升高总是与死亡率增加相关，但并不能确定是否就是低氧导致。休克发生后的最初几小时大多是低氧导致乳酸升高，但低氧导致的高乳酸血症的比例随着时间的推移而下降，因此，24 小时后的高乳酸血症大多并非缺氧导致。有研究表明，血乳酸水平每 2 小时下降 20%，持续 8 小时，医院病死率显著下降。然而，乳酸下降可能比较缓慢，特别在肝功能受损患者。可见，以乳酸下降为目标是合理的，但应与组织低灌注的其他指标相结合。因此，有很多指标可以用来评估组织低灌注，但似乎没有一个指标特别优于其他指标，且对大多数指标来说很难预先界定一个目标值。故以多种指标（如 $ScvO_2$＋Pv-aCO_2＋lactate＋skin perfusion）作为目标来指导复苏是比较明智的。

采用正交极化光谱成像（orthogonal polarization spectral imaging，OPS）、侧流暗场成像（sidestream dark-field imaging，SDF）、入射暗场成像（incident dark field imaging，IDF）等新型微循环可视化影像

技术，可以床旁直接观察和分析患者微循环并成功地得到了清晰的微循环图像，从而直观评估血管活性药物对微循环血流和组织灌注的影响。其常用指标有血管总密度（total vascular density，TVD）、灌注小血管（＜20μm）比例（proportion of perfused blood vessels，sPPV）、小血管密度、灌注小血管密度（perfused small vessel density，sPVD）、核心 - 皮肤温度差（core to skin temperature differenc，Tskin-diff）、微血管流量指数（microvascular flow index，MFI）等。De Backer 等发现微循环血流，尤其是灌注小血管（＜20μm）比例（proportion of perfused blood vessels，sPPV）较诸如 MAP 等全身血流动力学指标能更好地预测预后。

已有研究表明，微循环改变，特别是在脓毒症患者中，改变的严重程度与不良预后有关。目前尚缺乏特异度的针对微循环的干预措施，Pv-aCO_2 似乎是反映微血管灌注的一个良好指标，至少可以部分解决这方面问题。最后，应根据不同时间阶段考虑不同的目标值。休克治疗可分为抢救、优化、稳定和降阶梯 4 个阶段，治疗和干预的目标应根据不同阶段进行调整。

四、优化选用血管活性药

血管活性药能改善脓毒症患者微血管血流和组织灌注吗？ Potter 等系统评价了 2000 年 1 月至 2018 年 2 月公开发表的相关文献，比较了不同药物对改善微血管血流的疗效。在纳入评价的文献中，有 11 项研究报告了血管活性药物可以改善反映微血管血流量的相关指标，其中 7 项研究报告了 MFI 得到改善，8 项研究报告了 PPV 改善有，9 项研究报告了 PVD 改善，而有 6 项研究报告了超过 3 个指标得到改善；没有 TVD 得到改善的报告。

1. 扩血管药物　一项小型研究表明，硝酸甘油非恒定剂量的静脉输注可以改善微血管血流，但其同时合并使用了凯坦生、多巴酚丁胺等强心药，CO 增加，也可以做出解释。然而，硝酸甘油固定剂量的输注或作为“微循环复苏”集束化方案（硝酸甘油、依诺西酮、多巴胺、地塞米松）药物之一并没有被证实能改善微循环血流。吸入 iNO 没被证实对微循环血流有任何改善作用，有可能给药剂量不理想。在一些小型试验研究中，具有血管扩张和抗血栓作用的 5- 羟色胺受体拮抗药——凯坦生和平滑肌松弛药——罂粟碱显示有改善微血管指标效应，而同样作为平滑肌松弛药的镁则未被发现能改善微血管血流量。值得注意的是，扩血管药物可能会带来低血压，从而阻碍其在临床实践中的应用。进一步研究需要关注药物的应用剂量和方案管理低血压可能有助于确立药物改善微循环增加组织器官灌注的主导作用。

2. 增强心肌收缩力作用药物　多巴酚丁胺通常是增加 CO 的首选药物，其特点是半衰期短，通常剂量下不良反应小。在感染性休克患者中，多巴酚丁胺增加氧输送，对 MAP 的影响小。大多数情况下，CO 增加与 SV 增加有关。然而，在某些情况下，CO 增加更多地与心率增加有关，而不是因为 SV 增加。此外，高剂量的 β- 肾上腺素能受体激动药具有高代谢效应。因此，应该尽可能应用所需血流动力学效应相关的最小剂量，并尽快撤除。一项只招募基线微血管流量差的患者的研究结果表明，多巴酚丁胺并没有显示改善微循环血流量的作用。

非肾上腺素能强心药包括磷酸二酯酶抑制剂和左西孟旦。磷酸二酯酶抑制剂，如依诺西酮和米力农，半衰期长，因有血管扩张作用而经常发生低血压，限制了其在脓毒性休克中的应用。左西孟旦是一种钙敏剂，亦有血管扩张特性和非常长的半衰期，不能作为治疗脓毒症患者的优选考虑。一项前瞻性、随机、双盲临床研究发现，相较于多巴酚丁胺，左西孟旦有助于改善 MFI、PVD 异质性指数等微血管血流指标。一项小规模研究中，左西孟旦能有效地增加 CO，改善胃灌注。事实上，左西孟旦只应在与收缩能力改变相关的 CO 不足导致的组织低灌注患者中使用。

3. 血管升压药物　与去甲肾上腺素相比，肾上腺素与内脏灌注受损有关，即使在心源性休克患者，同样有如此发现。更重要的是，肾上腺素与难治性休克的发病率增加和死亡率增加的趋势有关。尽管去甲肾上腺素和多巴胺的特定效应没有差异，但多巴胺与更多的不良反应和更高的死亡风险相关。因此，去甲肾上腺素被认为是一线血管升压药，是最常用于分布性休克的血管升压药物。许多研究报告应用去甲肾上腺素将脓毒症休克患者 MAP 从 60～65mmHg 升高到 85～90mmHg，微循环血流量并没有得到改善，且反映微循环血流的血乳酸、尿量等指标亦无好转。表明在抗休克治疗过程中，并不是血压维持越高越好，MAP 等大循环指标反映微循环状况应用有限。然而，对于原患有慢性高血压的患者，应用去甲肾上腺素维持较高的 MAP，与微血管血流量的改善相关。

然而，在美国医院有 17.2% 的脓毒症休克患者接受了血管加压素治疗，且通常与儿茶酚胺类药物联合应用。在一项糖皮质激素辅助治疗脓毒症休克（ADRENAL）的研究中，入选病例来自澳大利亚、英国、新西兰、沙特阿拉伯和丹麦等国家，基线同样接受血管加压素应用的患者占 16.8%。而在一项旨评估活化蛋白 C 和糖皮质激素治疗脓毒症休克（APROCCHSS）的欧洲临床研究中，基线接受血管加压素的病例仅有 0.08%。为此，Nagendran 等对一些 RCTs 资料的个体病例数据（the individual patient data，IPD）进行 meta 分析，比较了血管加压素和去甲肾上腺素在脓毒症休克患者中的应用。结果显示，血管加压素对脓毒症休克 28 天病死率的影响差异很大，从相对下降 14% 到相对增加 12%。可见，那种认为血管加压素对脓毒症休克患者的病死率没有影响的观点，有待商榷。当经大剂量儿茶酚胺治疗血压还没有达到目标值时，通常选用血管加压素辅助治疗应是合理的。

血管加压素及其衍生物和血管紧张素与去甲肾上腺素类似。通常剂量下，去甲肾上腺素和血管加压素的作用没有差异；然而，在高剂量下，加压素衍生物可能与肢端坏死和内脏低灌注有关。所以，理解血管加压素治疗对生活质量的影响也至关重要，特别是观察到这种治疗增加了缺血事件，可能会对脓毒症幸存者的生活质量产生重大影响。有研究表明，特利加压素和精氨酸加压素（AVP）均能降低脓毒症休克患者所需去甲肾上腺素剂量，而不影响微循环血流量。进一步研究发现，0.5mg 固定剂量的特利加压素可以改善需要去甲肾上腺素维持血压的脓毒症患者的 SDF 指标。

值得关注的是，临床上应尽量减少患者对血管升压药物的暴露，优先保证灌注，让患者耐受相对较低的血压。只要能保证器官的灌注，这种方法则是有效的；或可用适度剂量的血管升压药物保证器官灌注，同时联合应用血管扩张剂改善微血管灌注。

“大循环”血流动力学与“微循环”组织器官灌注的关系复杂，可以看作是合并症、发病机制、宿主反应效应并存的的三位一体。由于研究设计的异质性，包括开放标签的干预研究和小的单中心研究，存在较高的偏倚风险，导致目前所获得的关于微循环数据有限。采用的研究终点指标不一致导致干预措施的比较困难。

调控血压和 CO 等大循环血流动力学指标并不必然改善微循环血流。尽管应用血管扩张药物和变力扩血管药物导致心排血指数（cardiac index，CI）减少，微循环血流却得到改善；而应用血管收缩药物升高血压，却并没有改善微循环血流，孤立的靶向处理大循环在许多情况下似乎并无益处。这增加了目前所采用技术的不确定性，以及这些技术是否真正反映了全身微循环，难以找到理想的治疗措施。在以扩张性休克为主时，液体复苏可以改善重要器官的灌注和舌下微循环血流。然而，在微循环和大循环分离的情况下，大循环参数的改善不太可能与微循环血流量的改善相关。其病理过程包括内皮细胞多糖包被脱落激活炎症通路和增加白细胞结合位点的暴露，以及血管内皮通透性改变和分流增加。免疫调节可能在这种情况下起作用。进一步研究内皮多糖包被在微血管血流中的作用可能有助于指导靶向治疗。

（蚌埠医学院第一附属医院　汪华学）

参考文献

［1］Sakr Y, Rubatto Birri PN, Kotfis K, et al. Higher fluid balance increases the risk of death from sepsis: results from a largeinternational audit. Crit Care Med, 2017, 45 (3): 386-394.

［2］Bai X, Yu W, Ji W, et al. Early versus delayedadministration of norepinephrine in patients with septic shock. Crit Care, 2014, 18 (5): 532.

［3］De Backer D. Pierre Foulon. Minimizing catecholamines and optimizing perfusion. Crit Care, 2019, 23 (Suppl 1): 149-155.

［4］Kazune Sigita, Caica Anastasija, Luksevics Einars, et al. Impact of increased mean arterial pressure on skin microcirculatory oxygenation in vasopressor-requiring septic patients: an interventional study. Ann Intensive Care, 2019, 9: 97.

［5］Hamzaoui O, Jozwiak M, Geffriaud T, et al. Norepinephrine exerts an inotropic effect at the early phase of humanseptic shock. Br J Anaesth, 2018, 120 (3): 517-524.

［6］De Backer D, Pinsky M. Norepinephrine improves cardiac function duringseptic shock, but why?. Br J Anaesth, 2018, 120 (3): 421-424.

［7］Lavillegrand JR, Dumas G, Bige N, et al. Should we treat mild hypotension in septic patients in the absence ofperipheral tissue hypoperfusion? Intensive Care Med, 2018, 44 (9): 1593-1594.

［8］Maheshwari K, Nathanson BH, Munson SH, et al. The relationship between ICU hypotension and in-hospital mortality and morbidity in septic patients. Intensive Care Med, 2018, 44: 857-867.

［9］Vincent JL, Nielsen ND, Shapiro NI, et al. Mean arterial pressure and mortality in patients with distributive shock: a retrospective analysis of the MIMIC-III database. Ann Intensive Care, 2018, 8: 107.

［10］Rhodes A, Evans LE, Alhazzani W, et al. Surviving sepsis campaign: international guidelines for management ofsepsis and septic shock: 2016. Intensive Care Med, 2017, 43 (3): 304-377.

［11］He HW, Long Y, Liu DW, et al. Clinical classification of tissue perfusion based on the central venous oxygen saturation and peripheral perfusion index. Critical Care, 2015, 19: 330-339.

[12] Protti A, Masson S, Latini R, et al. Persistence of central venous oxygen desaturation during early sepsis isassociated with higher mortality: a retrospective analysis of the ALBIOS trial. Chest, 2018, 15: 1291-1300.

[13] De Backer D. Detailing the cardiovascular profile in shock patients. Crit Care, 2017, 21 (Suppl 3): 311.

[14] Potter Elizabeth K, Hodgson Luke, Creagh-Brown Ben, et al. Manipulating the Microcirculation in Sepsis-the Impact of Vasoactive Medications onMicrocirculatory Blood Flow: A Systematic Review. Shock, 2019, 52 (1): 5-12.

[15] De Backer D, Donadello K, Sakr Y, et al. Microcirculatory alterations in patients with severe sepsis: impact of time of assessment and relationship with outcome. Crit Care Med, 2013, 41 (3): 791-799.

[16] Massey MJ, Hou PC, Filbin M, et al. Microcirculatory perfusion disturbances in septic shock: results from theProCESS trial. Crit Care, 2018, 22 (1): 308.

[17] Ospina-Tascon GA, Umana M, Bermudez WF, et al. Can venous-to-arterial carbon dioxide differences reflect microcirculatory alterations in patients with septic shock?IntensiveCare Med, 2016, 42 (2): 211-221.

[18] van der Voort PH, van Zanten M, Bosman RJ, et al. Testing a conceptualmodel on early opening of the microcirculation in severe sepsis and septicshock: a randomised controlled pilot study. Eur J Anaesthesiol, 2015, 32 (3): 189-198.

[19] Enrico C, Kanoore Edul VS, Vazquez AR, et al. Systemic and microcirculatory effects of dobutamine in patients withseptic shock. J Crit Care, 2012, 27 (6): 630-638.

[20] Levy B, Clere-Jehl R, Legras A, et al. Epinephrine versus norepinephrine for cardiogenic shock afteracute myocardial infarction. J Am Coll Cardiol, 2018, 72 (2): 173-182.

[21] Vail E, Gershengorn HB, Hua M, et al. Association between US norepinephrine shortage and mortality amongpatients with septic shock. JAMA, 2017, 317 (14): 1433-1442.

[22] Scheeren TWL, Bakker J, De Backer D, et al. Current use of vasopressors in septic shock. Ann IntensiveCare, 2019, 9: 20.

[23] Vail EA, Gershengorn HB, Hua M, et al. Epidemiologyof vasopressin use for adults with septic shock. Ann Am Thorac Soc, 2016, 13: 1760-1767.

[24] Venkatesh B, Finfer S, Cohen J, et al. Adjunctive glucocorticoidtherapy in patients with septic shock. N Engl J Med, 2018, 378: 797-808.

[25] Annane D, Renault A, Brun-Buisson C, et al. Hydrocortisoneplus fludrocortisone for adults with septic shock. N Engl J Med, 2018, 378: 809-818.

[26] Nagendran M, Russel JA, Walley KR, et al. Vasopressin in septic shock: an individualpatient data meta-analysis of randomised controlled trials. Intensive CareMed, 2019, https : //doi. org/ 10. 1007/ s00134-019-05620-2.

[27] Liu ZM, Chen J, Kou Q, Lin Q, et al. Terlipressin versusnorepinephrine as infusion in patients with septic shock: a multicentre, randomised, double-blinded trial. Intensive Care Med, 2018, 44 (11): 1816-1825.

[28] Young PJ, Delaney A, Venkatesh B. Vasopressin in septic shock: what we know and where to next? Intensive Care Med, 2019, 45 (6): 902-903.

第十节 脓毒症内皮多糖包被的评估

多糖包被是覆盖在血管内皮细胞表面的一层凝胶状物质，由附膜蛋白聚糖、糖胺聚糖链、糖蛋白及附着血浆蛋白组成。多糖包被对体内脉管系统平衡状态的维持发挥重要的调控作用，其作用机制包括控制血管渗透性、维持微血管张力、防止微血管血栓形成和调节白细胞黏附。

在脓毒症时，金属蛋白酶、乙酰肝素酶及透明质酸酶在活性氧物质和促炎细胞因子（如肿瘤坏死因子 α 和白介素 -1β）的作用下被活化，介导炎症反应并导致血管内皮多糖包被降解，从而引起血管渗透性升高，血管舒张功能受损，微血管血栓形成，白细胞黏附增强。临床研究已经证实，血清中多糖包被降解产物的水平与器官功能障碍、病情严重程度和脓毒症死亡率密切相关。液体复苏是治疗脓毒症的重要措施，但过于积极的液体治疗（导致血容量增多）可能增加多糖包被的降解。相反，使用新鲜冷冻血浆和白蛋白可能减少多糖包被的降解。

近年来，一种新型的自动获取及分析软件（GlycoCheck ™，Microvascular Health Solutions Inc.，Salt Lake City，UT，USA）可用于分析灌注边界区域（perfused boundary region，PBR），这与舌下微血管内皮多糖包被的完整性呈负相关。一项在 ICU 实施的队列研究显示，与健康对照组比较，危重患者的 PBR 显著增加。因此，应用 GlycoCheck ™软件分析内皮多糖包被的变化情况对危重患者的病情评估可能有重要的指导价值。

一、体内内皮多糖包被的评估

1. 直接床旁成像技术观察多糖包被降解 使用 GlycoCheck ™软件分析舌下血管内皮多糖包被，需要借助一台频闪观测仪和旁流暗视野视频显微镜照相机，并且要一位有经验的临床医师在使用方法上进行指导。这个软件可自动检测、记录和分析直径 5～ 25μm 的微血管。计算动态横向运动红细胞向内皮多糖包被层的渗透程度，即 PBR（μm）。受损的内皮多糖包被允许更多的红细胞渗透到内皮深处，意味着 PBR 值的增加。PBR 反映红细胞列宽（RBC column width，RBCW）到灌注红细胞外缘（RBC-perfused Lumen，Dperf）的距离，其计算公式为：（Dperf–RBCW）/2。软件根据相应的 RBCW（5～25μm）值对 PBR 进行分类，不同的中位 PBR 值代表各自的血管直径范围（5～9μm、10～19μm 和 20～25μm），并为每个测量值提供一个单独的平均加权 PBR（5～25μm）。Donati 等报道，使用 PBR 鉴定是否存在脓毒症的 ROC 曲线下面积是 0.67（95% *CI* 0.52～0.82，*P*＝ 0.05）。因此，使用手持式显微镜评估多糖包被的降解程度对脓毒症的早期诊断和预后的判断有应用前景。

2. 透射电子显微镜和原子力电子显微镜评估内皮多糖包被的厚度和硬度 不同物种和不同部位的血管内皮多糖包被的厚度和硬度存在明显差异，标本采集、固定和检测方法的不同则会使这种差异进一步扩大。Wiesinger 等采用透射电子显微镜和原子力显微镜纳米技术对雄性 C57BL/6 小鼠主动脉进行检测发现，与正常对照组比较，脓毒症小鼠主动脉内皮多糖蛋白厚度显著降低，硬度也显著下降[厚度：（266 ± 17）nm *vs.*（137 ± 16）nm，*P*＜0.0001；硬度：（0.34 ±0.03）pN/mn *vs.*（0.21± 0.01）pN/mn，

$P<0.001$]。

3. 血清多配体聚糖-1、硫酸乙酰肝素和透明质酸的定量检测 多配体聚糖-1（syndecan-1，syn-1）是内皮多糖包被的重要核心蛋白成分，其脱落情况与脓毒症的发生和严重程度密切相关。Nelson等报道，入住ICU的感染性休克患者的syn-1水平较健康对照人群显著升高（246ng/ml *vs.* 26ng/ml，$P<0.001$），syn-1与SOFA评分也有相关性（$r=0.48$，$P<0.05$），不仅如此，syn-1与入住ICU的第一个24小时内的心血管SOFA评分也密切相关（$r=0.69$，$P<0.01$）。

硫酸乙酰肝素是内皮多糖包被的重要组成成分，在脓毒症患者中的表达也会升高。Steppan等报道，与健康志愿者比较，腹部外伤和严重脓毒症休克患者的血清中硫酸乙酰肝素的水平均有显著提升（P均<0.05）。Schmidt等发现，脓毒症患者尿中的硫酸乙酰肝素水平可直接反映肾多糖包被的降解情况，且与患者的预后紧密相关（校正后的APACHE Ⅱ评分AUC 0.91，$P=0.0003$）。

透明质酸也是内皮多糖包被的构成成分之一。Yagmur等报道，脓毒症患者血清中透明质酸的水平较非全身炎症反应综合征患者和全身炎症反应综合征（systemic inflammatory response syndrome，SIRS）患者均显著升高（344ng/mg *vs.* 116ng/mg，$P=0.014$；344ng/mg *vs.* 168ng/mg，$P=0.015$）。

血清中syn-1、硫酸乙酰肝素和透明质酸的水平均可采用酶联免疫吸附法检测。

二、体外内皮多糖包被的评估

体外内皮多糖包被的评估需要借助体外细胞培养技术，采集人脐带血内皮细胞进行培养，使用原子力显微镜纳米技术对内皮多糖包被的厚度进行测量。Rovas等的研究表明，与健康对照组比较，使用脓毒症患者血清培养的内皮细胞，其内皮多糖包被的厚度下降最为明显，与床旁获取的PBR值有显著相关性（$r_s=-0.94, P=0.02$）。Wiesinger等的研究证实，对体外培养的人肺毛细血管内皮细胞，使用脂多糖（lipopolysaccharide，LPS）处理后，其内皮多糖包被的厚度和硬度均有显著降低（厚度下降48%，$P<0.0001$；硬度下降29%，$P<0.0001$）。另有研究表明，在体外环境下，经酶促降解的内皮多糖包被至少需要3天才能恢复至正常水平。因此，可以推测，脓毒症患者的内皮多糖包被破坏后再生修复一般发生在大循环和微循环稳定之后。更为复杂的是，针对低血容量的患者进行快速积极的液体复苏可能会加重甚至诱导多糖蛋白的脱落降解。

综上所述，内皮多糖包被的评估对脓毒症的早期诊断及预后判断具有重要的指导价值，目前采用体内和体外的方法都可以实现对内皮多糖包被的评估。然而，现有研究表明，内皮多糖包被与微循环参数在反映脓毒症复苏状况时存在不一致性，还需要更多的试验和临床研究来揭示多糖包被破坏和微循环障碍之间的关系，从而为脓毒症的预防和治疗提供更高级别的证据支持。

（武汉大学中南医院 项 辉 胡 波 李建国）

参考文献

[1] Weinbaum S, Tarbell JM, Damiano ER. The structure and function of the endothelial glycocalyx layer. Annu Rev

Biomed Eng, 2007, 9: 121-167.

[2] Alphonsus CS, Rodseth RN. The endothelial glycocalyx: a review of the vascular barrier. Anaesthesia, 2014, 69 (7): 777-784.

[3] Chelazzi C, Villa G, Mancinelli P, et al. Glycocalyx and sepsis-induced alterations in vascular permeability. Crit Care, 2015, 19: 26.

[4] Schmidt EP, Yang Y, Janssen WJ, et al. The pulmonary endothelial glycocalyx regulates neutrophil adhesion and lung injury during experimental sepsis. Nat Med, 2012, 18 (8): 1217-1223.

[5] Henrich M, Gruss M, Weigand MA. Sepsis-induced degradation of endothelial glycocalix. ScientificWorldJournal, 2010, 10: 917-923.

[6] Chappell D, Jacob M. Role of the glycocalyx in fluid management: Small things matter. Best Pract Res Clin Anaesthesiol, 2014, 28 (3): 227-234.

[7] Lee DH, Dane MJ, van den Berg BM, et al. Deeper penetration of erythrocytes into the endothelial glycocalyx is associated with impaired microvascular perfusion. PLoS One, 2014, 9 (5): e96477.

[8] Donati A, Damiani E, Domizi R, et al. Alteration of the sublingual microvascular glycocalyx in critically ill patients. Microvasc Res, 2013, 90: 86-89.

[9] Wiesinger A, Peters W, Chappell D, et al. Nanomechanics of the endothelial glycocalyx in experimental sepsis. PLoS One, 2013, 8 (11): e80905.

[10] Nelson A, Berkestedt I, Schmidtchen A, et al. Increased levels of glycosaminoglycans during septic shock: relation to mortality and the antibacterial actions of plasma. Shock, 2008, 30 (6): 623-627.

[11] Steppan J, Hofer S, Funke B, et al. Sepsis and major abdominal surgery lead to flaking of the endothelial glycocalix. J Surg Res, 2011, 165 (1): 136-141.

[12] Schmidt EP, Li G, Li L, et al. The circulating glycosaminoglycan signature of respiratory failure in critically ill adults. J Biol Chem, 2014, 289 (12): 8194-8202.

[13] Yagmur E, Koch A, Haumann M, et al. Hyaluronan serum concentrations are elevated in critically ill patients and associated with disease severity. Clin Biochem, 2012, 45 (1-2): 82-87.

[14] Giantsos-Adams KM, Koo AJ, Song S, et al. Heparan sulfate regrowth profiles under laminar shear flow following enzymatic degradation. Cell Mol Bioeng, 2013, 6 (2): 160-174.

[15] Koo A, Dewey CJ, Garcia-Cardena G. Hemodynamic shear stress characteristic of atherosclerosis-resistant regions promotes glycocalyx formation in cultured endothelial cells. Am J Physiol Cell Physiol, 2013, 304 (2): C137-C146.

[16] Pranskunas A, Koopmans M, Koetsier PM, et al. Microcirculatory blood flow as a tool to select ICU patients eligible for fluid therapy. Intensive Care Med, 2013, 39 (4): 612-619.

[17] Uchimido R, Schmidt EP, Shapiro NI. The glycocalyx: a novel diagnostic and therapeutic target in sepsis. Crit Care, 2019, 23 (1): 16.

第十一节 如何对创伤性休克患者进行早期目标导向性凝血管理

重大创伤导致的死亡仍然是世界性问题，创伤性大出血是 40% 潜在可预防死亡的主要原因。早期凝血复苏是管理创伤性大出血的重要治疗目标，旨在维持正常凝血功能，保证损伤控制手术以改善预后。近十余年来，随着对“细胞理论”凝血机制的认识及血液黏弹性检测的应用，越来越多的研究表明，早期目标导向输注策略降低了输血量和大出血的死亡率，被认为是改善创伤大出血预后的重要进展。

一、创伤大出血输注策略的变迁

1. 从“伯尔尼”理念到固定比例输注　早期针对大出血的输注策略主要基于“伯尔尼”理念，即失血早期应先予以晶体、胶体和红细胞替代，逐步过渡到晚期血浆和血小板补充。美国麻醉医师协会将该策略纳入《围手术期输血和辅助治疗指南》作为凝血复苏治疗的推荐。但在伊拉克战场救治中，该策略受到了较大质疑，主要问题基于早期大量红细胞及输液造成血小板和凝血因子的稀释，最终导致创伤性凝血病加重和大出血。因此，损伤控制性复苏理念被大部分战创伤救治中心采纳，其核心观点包括了限制性液体复苏、容许性低血压和维持正常体温等。2005 年，有学者在此基础上提出创伤性大出血早期应予以红细胞、血浆和血小板按平衡比例进行输注的策略，即固定比例输注策略，其中大部分创伤中心采用了 1∶1∶1 的固定比例输注方案，该策略在一些观察性研究中显示可显著降低创伤性大出血的死亡率。一方面，早期血浆的输注可以避免凝血因子的稀释而改善创伤性凝血病，同时，血浆作为容量的扩充剂，可以改善组织灌注和维持组织氧供。此外，血浆作为血管内皮多糖包被的保护剂，可以改善因血管内皮损伤导致的通透性增加和内源性肝素的释放。更重要的原因是，指导血浆和血小板输注的实验室检查滞后于临床症状的变化，因而固定比例的输注策略可能比按照滞后实验室检查指导的输注更加具有优势。

创伤性大出血患者并没有固定的凝血紊乱模式，因而，固定比例输注模式并非符合每位患者的实际情况和动态变化的凝血过程。其次，固定比例的经验性输注可能增加患者的输注量，并造成不必要的血制品浪费。回顾性研究显示，对于红细胞输注量低于 10U 的患者实施经验性固定比例输注反而增加了临床不良反应。Holcombe 等通过随机对照研究（PROPPR）比较了红细胞、血浆及血小板 1∶1∶1 和 2∶1∶1 不同优化比例输注对预后的影响，结果显示，在 1∶1∶1 比例组患者的失血的控制率增加，3 小时内的死亡率降低，但两组间患者的 24 小时和 30 天死亡率并无显著性差异。同时，固定比例的红细胞、血浆和血小板的输注主要目的在于提供重建的全血比例。但事实上，Ponschab 等研究显示 1∶1∶1 比例的成分输注提供的凝血因子含量（60%）和血小板浓度（80×10^9/L）仍低于全血的浓度，同时在各成分的混合过程中，血小板发生聚集损耗，以及储存液及温度改变可能影响了凝血因子和血小板的止血功能。因此，红细胞、血浆和血小板的最佳比例仍然存在争议，而早期个体化凝血评估和目标导向治疗理论上是创伤性大出血早期复苏的理想模式。

2. 血液黏弹性检测与目标导向性凝血管理　传统凝血指标如凝血酶原时间、活化部分凝血活酶时间、纤维蛋白原、D- 二聚体等检测从标本采集到结果输出时间较长，且仅能反映以血浆为基础的瀑布式级联凝血模式中阶段性凝血状况，对临床指导价值有限。近期的系统性回顾亦未显示传统的凝血监测指标对大出血的潜在指导价值。2001 年，Hoffman 提出了细胞为基础的凝血模式。该理论突破了传统模式中凝血因子级联作用和瀑布式激活机制，认为凝血过程包括了启动、放大和播散 3 个阶段，强调了细胞成分如成纤维细胞等组织因子承载细胞和血小板作为各种促凝复合物反应的重要场所参与了上述凝血的重要环节。基于此原理的全血黏弹性检测（viscoelastic tests，VETs）如 TEG、ROTEM 和 Sonoclot 凝血指标较传统凝血指标的优势在于，前者能更及时和更准确地反映体内包括细胞参与凝血的实际状况。更重要的是，VETs 提供了凝血全过程包括纤维蛋白原、血小板激活和纤维蛋白溶解的信息，为创伤性凝血病的目标导向性管理提供了相应参考指标。

2005 年，Johansson 团队针对创伤性大出血提出了“哥本哈根”定义，即首先予以红细胞、血浆和血小板 1：1：1 固定比例输注，随后根据入院的 VETs 予以目标导向性输注。目标导向性输注策略的早期转换和实施，一方面可以快速地目标性纠正凝血因子和血小板的缺乏，实施目标性抗纤维蛋白溶解治疗从而改善创伤性凝血病；另一方面可以避免过度异体血输注相关并发症，减少了容量超负荷和血制品浪费。同时，血液黏弹性检测改善患者经济花费的效应是显著的。2015 年，Whiting 等比较了包括 TEG、ROTEM 和 Sonoclot 3 种血液黏弹性检测指导创伤患者治疗的经济效应，结果显示与传统凝血指标比较，平均每例患者节约的经济费用分别为 721、688 和 818 英镑。随着对全血黏弹性检测的重视程度的提高，早期获得全血黏弹性指标推进了目标导向输注的院前和早期实施，但基于目标导向性输注的研究仍大部分停留在回顾性研究，还需要更多的循证学依据。一项意大利的多中心临床研究对比了采用早期目标导向性输注策略和按照“哥本哈根理念”实施的输注策略对患者预后和血制品需求的影响，结果显示，新的输注策略显著降低了血浆和血小板的使用，对红细胞的需求有下降趋势，并且显著降低了死亡率。Tapia 比较了 TEG 指导的输注与固定比例输注的影响，结果显示，在红细胞输注＞10U 的钝挫伤组，目标导向输注策略显著降低血浆输注量（$P=0.02$），但死亡率无显著差异；在贯穿伤组，TEG 指导的目标导向性输注显著降低了患者的死亡率。2018 年，英国血液学会基于 TEG、ROTEM 和 Sonoclot 3 种 VETs 有限的研究数据，对包括创伤性大出血、产后大出血等 4 种情况下大出血的凝血监测和处置制定了相关实践指南和应用推荐，也为临床医师如何临床应用 VETs 提供了指南参考。

二、以血液黏弹性为基础的目标导向性凝血管理进展

VETs 提供了从凝血因子激活、凝血酶形成、纤维蛋白原转化、血小板激活到血块溶解的全过程信息，因而可以个体化指导血浆、冷沉淀和血小板输注。随着对创伤性大出血病理生理机制的认识和凝血因子浓缩制剂的应用，血液黏弹性检测指导创伤大出血的目标导向输注进展主要集中在以下几方面。

1. 纤维蛋白溶解亢进与抗纤维蛋白溶解治疗　休克相关的低灌注是内源性创伤性凝血病的重要驱动机制，促使大量的纤维蛋白溶解酶原转化为纤维蛋白溶解酶，促使机体处于促纤维蛋白溶解状态。34% 的创伤患者可以监测到高纤维蛋白溶解状态，并与大量输血需求及出血相关的死亡密切相关。VETs 是临床监测纤维蛋白溶解的特异度检测，目前公认的是，TEG 中的 30 分钟内血块溶解比率（LY30）＞3% 表明纤维蛋白溶解亢进，与创伤后大出血、输注增加和不良预后风险有关，但该指标的敏感度较低且耗费时间较长。更多的指标已经显示出可以作为早期纤维蛋白溶解激活的替代指标，如 5 分钟凝血振幅（CA5），特别是通过细胞松弛素 D 抑制血小板从而检测纤维蛋白原功能检

测（FIBTEM）显示为低平直线可能提示早期的纤维蛋白溶解亢进。抗纤维蛋白溶解治疗方面，基于 CRASH -2 和军队的 MATTERs 研究结果显示，创伤后 3 小时予以氨甲环酸可以显著降低患者死亡率，氨甲环酸已被公认是严重创伤后的标准治疗。Harvin 等观察了血液黏弹性检测指导的目标性抗纤维蛋白溶解治疗对预后的影响，结果并未发现预后的差异，同时，氨甲环酸与 VETs 的 LY30 改善并无相关性。2015 年，一项专家共识提出应在创伤早期尽早实施 VETs 确定纤维蛋白溶解亢进患者，但同时也表明，即使检测指标未显示纤维蛋白溶解亢进，也并不代表无纤维蛋白溶解的激活，不能仅依据 VTEs 指标排除氨甲环酸的使用。基于此，目标导向性氨甲环酸抗纤维蛋白溶解治疗在创伤性大出血中应用仍需要更多的研究支持。

2. 纤维蛋白原水平　Hippalla 等发现纤维蛋白原是创伤性大失血中最早达到最低阈值的凝血因子，入院时的低纤维蛋白原血症与严重的休克和不良预后密切相关。ROTEM 中的最大血块强度是纤维蛋白原、血小板和 XIII 因子共同作用的反映，给予充分的纤维蛋白原替代可以观察到该指标的改善。FIBTEM CA10＜7mm 或 FIBTEM MCF＜10～12mm 可以作为启动纤维蛋白原补充的指征。纤维蛋白原的补充可通过大量血浆或冷沉淀和纤维蛋白原浓缩物来补充。澳大利亚的一项回顾性研究观察到，VETs 指导下的纤维蛋白原和凝血酶原复合物的替代治疗可以降低创伤患者红细胞和血小板的输注，但对死亡率无显著影响。

3. 血小板功能　一项基于创伤患者的研究显示，TEG 的血小板图是唯一可以预测患者死亡率的指标。正常的 FIBTEM CA10（10～12mm）及降低的 EXTEM CA10（＜40mm）被认为是血小板功能低下的间接指标，提示需要浓缩血小板的输注。常规的凝血指标中血小板的数量不能等同于血小板功能的检测，两者是不平行关系，因而单纯以数量来指导输注缺乏准确性。其次，在凝血过程中，血小板和纤维蛋白均参与了血凝块稳定性的过程，在缺乏血小板的情况下，给予纤维蛋白原同样可以改善血块的强度。基于此，以 VETs 指导的血小板功能替代在理论上更为合理。

三、研究展望

创伤性凝血病是创伤患者不良预后的重要挑战，一切有利于提高生存率的止血药物和血制品的早期使用及复苏策略仍是改善其预后的重要途径。尽管 2019《欧洲创伤性大出血管理指南》已经将血液黏弹性检测的目标导向性凝血管理纳入了推荐项目，但推荐的证据级别仍不高。因此，积极开展前瞻性研究可为目标导向性凝血管理提供更多有效的方案。如已经认识到创伤性凝血病的根本始动机制是系统性内皮病，但内皮损伤的标志物检查尚未广泛应用于临床，探索血液黏弹性检测指标与内皮损伤指标之间的关系，并针对血管内皮细胞损伤建立相应的目标导向治疗阈值，是创伤性大出血值得研究的方向。随着对纤维蛋白溶解表型包括纤维蛋白溶解亢进、纤维蛋白溶解关闭和生理性纤维蛋白溶解状态的认识加深，可能需要更多 RCT 研究证实目标导向性抗纤维蛋白溶解治疗的效果和安全性。重组人凝血因子 VII 作为超适应证的药物用于创伤性大出血的治疗已经显示出可以显著减少临床输血量，但其增加血栓的风险也限制了其临床应用，而在血液黏弹性检测下的疗效和安全性研究，可能为其推广应用提供依据。同时，VETs 的质控和阈值尚未标准化，目标导向输注策略的实施仍取决于各创伤中心对 VETs 的培训及各自制定的流程。因此，对 VETs 进行标准化质控，在此基础上制定规范流程并开展多中心的研究，可为创伤性大出血目标导向性凝血管理的实施提供更多循证学依据。

（南部战区总医院　彭　娜　苏　磊）

参考文献

[1] Stensballe J, Henriksen HH, Johansson PI. Early haemorrhage control and management of trauma-induced coagulopathy: the importance of goal-directed therapy. Current Opinion in Critical Care, 2017, 23: 503-510.

[2] Gonzalez E, Moore EE, Moore HB, et al. Goal-directed hemostatic resuscitation of trauma-induced coagulopathy: a pragmatic randomized clinical trial comparing a viscoelastic assay to conventional coagulation assays. Annals of Surgery, 2016, 263: 1051-1059.

[3] Gonzalez E, Moore EE, Moore HB. Management of trauma-induced coagulopathy with thrombelastography. Critical Care Clinics, 2017, 33: 119-134.

[4] Unruh M, Reyes J, Helmer SD, et al. An evaluation of blood product utilization rates with massive transfusion protocol: before and after thromboelastography (TEG) use in trauma. American Journal of Surgery, 2019, 218: 1175-1180.

[5] Holcomb JB, Tilley BC, Baraniuk S, et al. Transfusion of plasma, platelets, and red blood cells in a 1: 1: 1 vs a 1: 1: 2 ratio and mortality in patients with severe trauma: the PROPPR randomized clinical trial. JAMA, 2015, 313: 471-482.

[6] Baksaas-Aasen K, Van Dieren S, Balvers K, et al. Data-driven development of ROTEM and TEG algorithms for the management of trauma hemorrhage: a prospective observational multicenter study. Annals of Surgery, 2019, 270: 1178-1185.

[7] Curry NS, Davenport R, Pavord S, et al. The use of viscoelastic haemostatic assays in the management of major bleeding: a british society for haematology guideline. Br J Haematol, 2018, 182: 789-806.

[8] Madurska MJ, Sachse KA, Jansen JO, et al. Fibrinolysis in trauma: a review., Eur J Trauma Emerg Surg, 2018, 44: 35-44.

[9] Gall LS, Davenport RA, Fibrinolysis and antifibrinolytic treatment in the trauma patient. Curr Opin Anaesthesiol, 2018, 31: 227-233.

[10] Peng HT, Nascimento B, Beckett A. Thromboelastography and thromboelastometry in assessment of fibrinogen deficiency and prediction for transfusion requirement: a descriptive review. Biomed Research International, 2018 (2018) 7020539.

[11] George MJ, Burchfield J, MacFarlane B, et al. Multiplate and TEG platelet mapping in a population of severely injured trauma patients. Transfus Med, 2018, 28: 224-230.

[12] Spahn DR, Bouillon B, Cerny V, et al. The European guideline on management of major bleeding and coagulopathy following trauma: fifth edition. Critical Care, 2019, 23: 98.

[13] Moore EE, Moore HB, Chapman MP, et al. Goal-directed hemostatic resuscitation for trauma induced coagulopathy:

Maintaining homeostasis. J Trauma Acute Care Surg, 2018, 84: S35-S40.
[14] Saetae T, Pongpirul K, Samransamruajkit R. Assessment of early goal-directed therapy guideline adherence: Balancing clinical importance and feasibility. PLoS One, 2019, 14: e213802.

第十二节　超声监测对休克患者的预后是否有益

休克是由多种病因引起的血流动力学不稳定，导致全身脏器灌注不足，可危及生命的病理过程。对休克患者的有效救治取决于重症医师快速、准确、反复的血流动力学监测及动态评估。目前美国心脏协会将重症超声作为血流动力学不稳定患者的首选评估方法。在休克初始治疗或合并复杂休克类型时，应用重症超声早期鉴别休克类型、快速评估容量反应性及各脏器灌注情况、指导个体化复苏对于休克患者血流动力学管理至关重要。

一、超声监测早期鉴别休克类型

休克患者起病急、病情进展快，常合并复杂类型休克，能否早期识别休克、及时采取措施救治直接决定患者预后。床旁重症超声筛查因具有无创、快速、准确等特点，已成为休克患者鉴别诊断和管理的重要手段，其能够及时、有效地进行综合评估，鉴别休克类型及寻找病因。因此，休克患者应用超声进行诊断具有明显优势。

1. 超声流程快速筛查休克病因　国内外已研究出多种快速筛查流程，如快速超声休克评估流程（RUSH）方案、休克原因评估的肺部超声指导下休克评估（FALLS）流程、休克诊治的目标导向的超声流程（GDE）方案、腹腔出血评估的目标导向的超声创伤评估（FAST）等。这些筛查流程在临床实践中，做到了快速与准确的完美结合，几乎可以同步、现场的诊断与治疗，达到指导床旁、现场问题的快速解决，适用于重症患者的病因判断及早期评估。床旁重症超声的实施者和影像结果解读者均为重症专业医师，可将重症医学诊疗思路和病理生理借助超声技术解释并发现问题。对于急危重症休克患者，即刻超声检查比延迟超声检查可使错误诊断率由 50% 下降至 5%。

2. 超声监测准确诊断休克　马力等发现重症超声的诊断价值在于在短时间可以初步确诊患者血流动力学不稳定的病因，且诊断正确率比较高，便于临床医师尽快制定出有效的诊疗方案，提高患者救治成功率。研究发现，重症超声诊断特异度高达 90.00% 以上，敏感度高达 80.00% 以上，说明重症超声快速管理休克患者具有高特异度、高敏感度以及高准确率等优势，临床应用价值高。

3. 超声筛查不同类型休克　对于不同类型的休克，超声均能够早期、快速诊断。有研究表明，在 360 例脓毒症休克患者中，根据临床和超声参数进行聚类分析发现了 5 种不同的血流动力学表型，左心室收缩功能增强及运动亢进仍然会出现血容量减少，右心衰竭及复苏达标表型，优化血流动力学支持有可能改善休克患者的管理及预后。对于肺栓塞导致的梗阻性休克，应用超声心动图联合心电图也能够实现早期诊断、早期治疗，改善休克患者预后。对于心肌梗死引起胸痛或血流动力学不稳定的心源性休克患者，96.6% 的患者能够应用超声诊断，并且建议同时完善肺部超声及腹部超声等进行综合判断。

因此，床旁重症超声对于各种类型休克的早期鉴别具有重要作用，重症医师通过超声筛查能够及早诊断、处理，提高休克患者救治成功率。

二、超声监测评估容量反应性及指导液体管理

休克患者进行液体复苏首先要判断是否存在容量反应性，应用超声监测腔静脉直径和变异度反映前负荷、容量反应性，比中心静脉压、肺动脉楔压等有创参数更加准确。

1. 超声监测评估容量反应性　近年来，国内多项研究应用超声指标进行容量反应性评估，刘大为等发现，液体复苏时，肝静脉 S 波流速能够反映心输出量，补液前后肝静脉 D 波流速的改变值≥21% 提示容量不足。卢年芳等发现在感染性休克机械通气患者中，下腔静脉变异度、颈动脉流速变异度、肱动脉流速变异度均能够较好的反应感染性休克患者容量反应性，以肱动脉流速变异度的特异度和敏感度最佳（最佳临界值 13% 时，敏感度 94.7%、特异度 94.9%）。申丽旻等比较脓毒症休克心肌抑制患者应用 PICCO 和床旁超声判断容量反应性的效果，结果发现，两组方法的准确性都较高，无创的下腔静脉超声指标更具有优势。龙玲等也发现，经剑突下下腔静脉内径变异度、经肝下腔静脉内径变异度也能够较好预测脓毒症休克心肌抑制患者容量反应性，更好地指导治疗。

2. 超声监测指导液体管理　随着重症超声技术在国内的推广，越来越多的研究者关注超声监测指导容量管理。对于不同病因引起的休克，容量管理方案是不同的，应用超声指导患者个体化液体管理也是必不可少的。应用超声检测下腔静脉直径、下腔静脉变异度和肺部超声 B 线指导患者个体化治疗能够改善重症患者脱水的有效性和安全性。秦瑶等研究表明，超声指导休克患者液体管理时能够根据休克的不同阶段制定不同的管理方案，可以精确地减少稳定期和降阶梯期的液体入量，促成休克的预后改善。熊张林通过比较肺动脉漂浮导管和床旁超声发现，两组得到的血流动力学参数、治疗效果均无统计学差异，床旁超声应用于感染性休克患者可实时监测各指标变化，同时操作简单快捷、无创，医护人员可指导患者进行补液治疗，帮助患者尽快恢复，值得临床推广应用。肺部超声出现 B 线对于容量反应性阴性患者有准确的前期识别作用，以便于及早筛查，避免容量过负荷加重心脏负担。赵浩天等也发现，肺部超声评分对于评估容量状态及容量反应性较好，精准达到复苏终点。

三、超声监测评估休克患者脏器功能

休克患者常因灌注不足导致多脏器功能障碍或衰竭，应用超声监测评估各脏器功能对于重症医师了解休克阶段、病情严重程度及指导各脏器支持治疗起到了重要的作用。

1. 超声监测心脏　床旁超声可以监测休克患者心脏的形态和功能，如：心脏及瓣膜疾病、左右心室收缩功能、心包积液、心输出量及外周血管阻力、肺动脉压力等参数，这有助于了解循环情况。吴秀秀等发现，斑点追踪超声心动图参数左心室整体环向应变（global circumferential strain，GCS）、左

心室整体纵向应变（global longitudinal strain，GLS）及心肌分层应变较左心室射血分数（left ventricular ejection fraction，LVEF）更能清楚地反映心肌功能受损变化趋势和心肌受损变化过程。

2. 超声监测肺　肺部超声能够有助于重症医师快速了解休克患者肺部情况，鉴别低氧血症病因，区分肺实变、肺水肿、胸腔积液、气胸等情况，同时能够快速发现气胸引起的梗阻性休克及引导胸腔穿刺释放积液。

3. 超声监测颅脑　脓毒症时颅内血流动力学状态也会受到损伤，脓毒症早期，颅内血流速率中值及搏动指数增加，大脑自动调节能力不变；相反，严重脓毒症和脓毒症休克时，血流速率中值正常，搏动指数下降及大脑调节能力受损，应用经颅多普勒超声技术监测颅内血流动力学参数能够监测颅内血流动力学情况，改进脓毒症患者的临床管理，最终改善患者预后。

4. 超声监测脾　心脏术后机械通气患者可通过超声监测脾阻力指数变化能够反映全身血流动力学及脾脏灌注。脾脏阻力指数降低>4% 与内脏灌注改善有关，这与乳酸清除率的增加和全身血管阻力的降低是一致的，而与容量反应性无关。

5. 超声监测肾　休克时，超声监测的肾阻力指数高于无休克患者，肾阻力指数是预测危重患者急性肾损伤进展和可逆性的指标，可能是全身循环压力、膜血流量减低及入院前肾功能障碍的决定因素。

总之，休克时，心脏、肺、颅脑、脾、肝、肾脏等全身各脏器均会出现损伤，通过超声监测指标能够客观反映全身脏器受损情况，对于患者病情评估、指导治疗具有重要意义。

四、超声监测评估患者预后

超声能够为重症医师提供多项血流动力学参数，综合分析各脏器灌注水平，在一定程度上评估休克患者预后。

1. 超声监测预测 28 天病死率　浙江医院严静教授发现，左心室 - 主动脉偶联能够预测老年脓毒症休克患者 28 天病死率，该指标预测 28 天病死率的最佳截断值为 2.14，敏感度 56.7%，特异度为 87.9%。李谨等也发现，在 ICU 接受机械通气的成人患者中，左心室 - 动脉失偶联较偶联组病情重、器官脏器损伤程度重、机械通气及住 ICU 时间长，但 28 天病死率差异无统计学意义。

2. 超声监测影响医师临床决策　血流动力学不稳定患者应用经食管超声能够提供除 ICU 监测数据外的有用信息，可能会影响医师临床决策。经食管超声监测血流动力学是一项具有优势的血流动力学监测方式，实际应用于重症患者管理。研究者通过展示急性呼吸窘迫综合征患者容量复苏、经食管超声容量管理、创伤患者复苏及超声指导下调升压药物 4 个病例，总结出经食管超声可以提供准确、实时的监测，为休克患者提供个体化评估和治疗指导，进而改善患者预后。

3. 超声监测对血流动力学稳定的影响　应用经食管超声持续监测血流动力学不会影响循环衰竭患者前 6 天血流动力学不稳定或病死率，对低灌注临床表现改善时间、脏器支持时间、住 ICU 时间、住院时间和病死率以及 28 天病死率均无统计学差异。但应用经食管超声持续进行血流动力学监测可以缩短入 ICU 后 72 小时血流动力学不稳定的时间。经食管超声监测联合常规护理有助于休克患者稳定血流动力学。

4. 超声斑点追踪技术对脓毒症病死率的预测　随着超声技术的进展，分层斑点追踪技术可以发现心肌收缩功能的改变，为脓毒性休克患者评估心功能不全提供了无创的方法。GLS、GCS及分层应变结合LVEF、左心室舒张末期容积（left ventricular end diastolic volume，LVEDV）能及时评估脓毒性休克患者心肌抑制程度，指导治疗及判断预后。但也有研究认为GCS与脓毒症患者病死率的预测关系还有待大规模研究证实。有研究者应用斑点追踪技术测定GCS预测脓毒症的患者病死率，结果显示30天病死率为18.2%，90天病死率为41.9%，患者在ICU平均住院时间为12.5天，大多数死亡发生在ICU外，死亡原因可能与脓毒症无关。

目前超声监测对于预测和改善休克患者预后的问题并无定论，仍需要大规模设计严谨的高质量研究进一步证实。

总之，随着重症超声在临床中的广泛应用，对于血流动力学不稳定的休克患者进行早期鉴别诊断、评估容量反应性及容量状态、脏器功能、指导个体化治疗及改善患者预后等方面均具有优势，是重症医师评估休克患者血流动力学的理想选择。重症医师应规范掌握超声技术，使患者通过无创、动态、反复监测，逐步替代有创血流动力学监测，更加深入全面理解休克患者血流动力学变化的机制，规范、精准、个体化维持血流动力学稳定，让更多的休克患者早期获益。

（河北省人民医院　任　珊　赵鹤龄）

参 考 文 献

[1] McLean AS. Echocardiography in shock management. Crit Care, 2016, 20, 275.

[2] 覃剑，黄冬梅．床旁即时重症超声新进展．影像研究与医学应用，2019，3（2）：1-2.

[3] 马力．重症超声快速管理方案在ICU重症患者急性呼吸困难或血流动力学不稳定病因诊断中的作用分析．临床医药文献杂志，2018，5（85）：164.

[4] Geri G, Vignon P, Aubry A, et al. Cardiovascular clusters in septic shock combining clinical and echocardiographic parameters: a post hoc analysis. Intensive Care Medicine, 2019, 45 (5): 657-667.

[5] Julio Miranda-Bacallado, María Manuela Izquierdo-Gómez, Javier García-Niebla, et al. Role of echocardiography in a patient with suspected acute pulmonary embolism: a case report. J Med Case Rep, 2019, 13 (1): 37.

[6] Michels G, Hempel D, Pfister R, et al. Emergency ultrasoundand echocardiography in patients with infarct-related cardiogenic shock. Medizinische Klinik Intensivmedizin Und Notfallmedizin, 2018.

[7] Voga G, Gabrscek-Pareznik L. Early hemodynamic assessment and treatment of elderly patients in the medical ICU. Wien Klin Wochenschr. 2016, 128 (Suppl 7): 505-511.

[8] Du W, Wang XT, Long Y, et al. Monitoring Changes in Hepatic Venous Velocities Flow after a Fluid Challenge Can Identify Shock Patients Who Lack Fluid Responsiveness. Chinese Medical Journal, 2017, 130 (10): 1202-1210.

[9] 卢年芳，姜利，朱波，等．外周动脉峰流速变异度评估感染性休克患者容量反应性的临床研究．中华危重病急救医学杂志，2018，30（3）：224-229.

[10] 申丽旻，龙玲，赵浩天，等. 不同指标预测脓毒症休克合并心肌抑制患者容量反应性的准确性：下腔静脉超声指标、PiCCO 指标、CVP 的比较. 中华麻醉学杂志，2019，39（5）：629-632.

[11] 龙玲，赵浩天，任珊，等. 不同静脉内径呼吸变异度对预测脓毒症休克合并心肌损伤患者容量反应性的准确性. 中华麻醉学杂志，2019，39（9）：1135-1138.

[12] Luhao W, Chunfang Q, Xiangdong G, et al. Fluid Removal with Ultrasound Guided Protocol Improves the Efficacy and Safety of Dehydration in post-resuscitated critically ill patients: a quasi-experimental, before and after study. Shock, 2018, 50 (4): 401-407.

[13] 秦瑶，尹万红，曾学英，等. 重症超声导向休克不同时期液体入量对结局的影响. 四川大学学报（医学版），2019，50（6）：803-807.

[14] 熊张林. 床旁超声对感染性休克患者血流动力学监测的临床效果. 临床合理用药，2019，12（4）：120-121.

[15] 赵浩天，龙玲，任珊，等. 不同指标预测脓毒症休克合并心肌抑制患者容量反应性的准确性：肺部超声指标和 PiCCO 指标的比较. 中华麻醉学杂志，2019，39（7）：862-865.

[16] Gaspar A, Azevedo P, Roncon-Albuquerque R. Non-invasive hemodynamic evaluation by Doppler echocardiography. Rev Bras Ter Intensiva, 2018, 30 (3): 385-393.

[17] 吴秀秀，陈勇，郑瑞强，等. 二维斑点追踪超声心动图观察脓毒性休克患者左心室心肌功能的变化. 中华重症医学电子杂志，2018，4（4）：338-342.

[18] Soldati G, Demi M. The Use of Lung Ultrasound Images for the Differential Diagnosis of Pulmonary and Cardiac Interstitial Pathology. J Ultrasound, 2017, 20 (2): 91-96.

[19] Azevedo DS, Salinet ASM, Lima Oliveira M, et al. Cerebral hemodynamics in sepsis assessed by transcranial Doppler: a systematic review and meta-analysis. Journal of Clinical Monitoring and Computing, 2017, 31 (6): 1123-1132.

[20] Brusasco C, Tavazzi G, Robba C, et al. Splenic Doppler Resistive Index Variation Mirrors Cardiac Responsiveness and Systemic Hemodynamics upon Fluid Challenge Resuscitation in Postoperative Mechanically Ventilated Patients. BioMed Research International, 2018: 1978968.

[21] Rozemeijer S, Haitsma Mulier JLG, et al. Renal Resistive Index: Response to Shock and its Determinants in Critically Ill Patients. Shock, 2019, 52 (1): 43-51.

[22] Jing Y, Xiaoyang Z, Bangchuan H, et al. Prognostic value of left ventricular-arterial coupling in elderly patients with septic shock. J Crit Care, 2017, 42: 289-293.

[23] 李谨，左心室 - 动脉偶联对重症患者血流动力学和器官功能及预后影响的观察性研究. 石家庄：河北医科大学. 2017.

[24] Hlaing M, He JH, Haglund N, et al. Impact of a monoplane hemodynamic TEE (hTEE) monitoring device on decision making in a heterogeneous hemodynamically unstable intensive care unit population: a prospective, observational study. J Cardiothorac Vasc Anesth, 2017, 10: 17.

[25] Nowack T, Christie DB. Ultrasound in Trauma Resuscitation and Critical Care With Hemodynamic Transesophageal Echocardiography Guidance. J Trauma Acute Care Surg, 2019, 87 (1): 234-239.

[26] Merz TM, Cioccari L, Frey PM, et al. Continual hemodynamic monitoring with a single-use transesophageal

echocardiography probe in critically ill patients with shock: a randomized controlled clinical trial. Intensive Care Medicine, 2019, 45 (8): 1093-1102.

[27] Sanfilippo F, Santonocito C, Panarello G, et al. The role of speckle tracking echocardiography for prognostication in patients with severe sepsis or septic shock. Critical Care, 2016, 20: 284.

第十三节　预测心源性休克的死亡风险

心源性休克（cardiogenic shock，CS）是重症患者死亡的主要病因之一，尽管各种药物及机械辅助治疗措施的不断发展使其引起的病死率有所下降，但目前仍高达 28%～40%，降低 CS 引起的重症患者病死率仍是目前亟待解决的重要难题。因此，CS 的死亡风险预测有助于患者预后评估及早期干预，更有利于临床干预靶点和时点的进一步探索，或可成为降低病死率的突破口。现将近一年来 CS 的死亡风险预测方法相关研究进展做一介绍。

一、SCAI 心源性休克分期

SCAI CS 分期是由美国心血管造影和介入学会（society for cardiovascular angiography and intervention，SCAI）提出的新 CS 分期方案，共分 5 期，即 A～E 期。

1. A 期（at risk，风险期）　未发生 CS，血流动力学稳定，尚未出现低血压、心率增快及低灌注表现，但存在急性心血管病变，随时可能发展至 CS。

2. B 期（beginning，开始期）　也未发生 CS，但已出现血流动力学不稳定表现，即低血压及心率增快，但组织灌注尚正常。

3. C 期（classic，典型期）　已发生 CS，出现组织低灌注表现（乳酸酸中毒、少尿、肢端湿冷或意识障碍），需要进行初始临床干预。

4. D 期（deteriorating，恶化期）　血流动力学不稳定及低灌注表现进一步恶化，初始干预无效。

5. E 期（extremis，终末期）　循环濒临崩溃，为难治性休克，包括心肺复苏进行过程中出现的顽固性心搏骤停。

分期标准中对体格检查、生物标志物及血流动力学方面做了相关指标的具体定义。Jentzer 等应用了该标准对梅奥诊所心脏重症监护病房（cardiac intensive care unit，CICU）患者进行分期，回顾性分析该分期方案与病死率之间的相关性。研究中以血流动力学理化评估指标（包括收缩压、平均动脉压、心率、血乳酸、尿量及血肌酐）、血管活性药物种类及剂量（包括多巴胺、多巴酚丁胺、肾上腺素、去甲肾上腺素、去氧肾上腺素、米力农及血管加压素）和辅助治疗方式（IABP）应用情况对“低血压”“心率增快”“低灌注”“恶化”及“难治性休克”进行了具体定义。研究纳入了 2007—2015 年收治的 10 004 例患者，其中急性冠脉综合征（acute coronary syndrome，ACS）占 43.1%，心力衰竭占 46.1%，心脏骤停占 12.1%。以入 CICU 时的资料为基础，A～E 期患者所占比例分别为46.0%、30.0%、15.7%、7.3%和1.0%，未校正的住院病死率分别是3.0%、7.1%、12.4%、40.4%和67.0%。经过多变量校正后，与A期患者相比，B～E期患者的住院病死率显著增加，比值比（odds ratio，*OR*）分别为1.53、2.62、3.07和6.80；心脏骤停患者住院病死率较非心脏骤停患者更高，校正后的*OR*是3.99。ACS及心力衰竭亚组患者较非ACS及心力衰竭亚组患者的各分期病死率显著增高。由此可见，入CICU时的SCAI CS分期，能有效评估疾病的严重程度并预测CS患者的死亡风险。

二、生长分化因子15

生长分化因子15（growth differentiation factor-15，GDF-15）是转化生长因子β细胞因子超家族成员，是心血管疾病的有效预测因子。生理状态时，在绝大多数组织中呈弱表达，而急性应激状态下则呈显著高表达，包括炎症反应、氧化应激、低氧血症及组织损伤等情况。GDF-15可独立预测ACS及心力衰竭患者的预后，优于传统的风险预测因子及已被证实的生物标志物。Hongisto等的研究进一步证实了GDF-15对CS患者预后的预测价值。对177例CS患者0～120小时不同时点的血浆GDF-15水平进行检测，发现基线（0小时）GDF-15中位数［9647ng/L（四分位间距4500～19 270ng/L）］显著高于其他各时点的中位数水平，基线GDF-15与N端脑钠肽前体（NT-proBNP）及乳酸呈正相关，与肾小球滤过率呈负相关。单因素及多因素Logistic分析均显示基线GDF-15与病死率显著相关，*OR*分别为2.1（95% *CI* 1.5～2.9）及1.9（95% *CI* 1.2～3.1），而12小时时点GDF-15＞7000ng/L可作为更有效的死亡预测因子（*OR*＝5.0，95% *CI* 1.9～3.8）。GDF-15与CS患者全身低灌注及终末器官功能障碍显著相关，有助于CS患者死亡风险预测。

三、休克指数与心肌梗死溶栓治疗风险指数

休克指数（shock index，SI）和心肌梗死溶栓治疗风险指数（thrombolysis in myocardial infarction risk index，TRI）分别广泛应用于休克及急性心肌梗死（acute myocardial infarction，AMI）患者的预后及病情评估中，近来有研究将两者引入到CS患者的死亡风险预测中。

SI是指心率/收缩压的比值。Allgower和Burri首次应用SI对失血性低血容量休克和感染性休克患者进行评估，此后该指标在重症患者中广泛应用，作为疾病危重程度的评估指标。

TRI是指心率×（年龄/10）^{2}/收缩压。TRI是由InTIME Ⅱ substudy首次提出并证实其可有效预测ST段抬高型急性心肌梗死（STEMI）患者24小时内死亡风险，是30天病死率的独立预测因子。

Karolina等对47例AMI合并CS（AMI-CS）患者进行前瞻性观察研究，所有患者均进行经皮冠脉介入治疗（percutaneous coronary intervention，PCI），并达到心肌梗死溶栓治疗（thrombolysis in myocardial infarction，TIMI）血流分级3级（完全灌注），PCI后1小时进行SI及TRI评分。结果显示，17例患者（36%）死于心血管因素，其中8例患者（17%）于入院当天死亡；死亡患者的SI评分（1.4 *vs.* 1.03，*P*＝0.0012）及TRI评分（77 *vs.* 37.5，*P*＝0.0003）均明显高于存活者，两者对死亡风

险预测的界限值分别为 1.1 和 66，但进一步的多变量 Logistic 分析发现，仅 TRI 可作为死亡风险的独立预测因子，界限值 66 的敏感度为 76.5%，特异度为 83.3%。

四、SOFA-RV 评分

SOFA-RV 评分是在 SOFA 评分基础上加入右心功能评估（使用三尖瓣环收缩期位移（tricuspid annular plane systolic excursion，TAPSE））的评分，包括独立左心功能衰竭（右心功能正常，TAPSE＞20mm）赋 0 分，轻度右心功能衰竭（双心室功能衰竭，TAPSE 在 17～20mm）赋 1 分，独立右心功能衰竭赋 2 分，中度右心功能衰竭（双心室功能衰竭，TAPSE 在 12～16mm）赋 3 分，重度右心功能衰竭（双心室功能衰竭，TAPSE＜12mm）赋 4 分。该评分由 Akin 等提出，是针对使用 VA-ECMO 治疗的 CS 患者死亡风险预测的评分。在对 103 例使用 VA-ECMO 治疗的 CS 患者的回顾性分析中发现，SOFA-RV 评分是 ICU 病死率的独立预测因子，*OR* 为 1.38（95% *CI* 1.15～1.66），若界限值为 14，则 SOFA-RV≤14 的存活率为 74%，而 SOFA-RV＞14 的存活率为 44%，ROC AUC 是 0.7（95%*CI*：0.60～0.79），研究证实该评分能够有效预测使用 VA-ECMO 治疗的 CS 患者的预后。该评分适用的患者群较特殊，为 CS 患者死亡风险预测提供了新的思路。

五、急性非心脏器官功能衰竭

SOFA 评分是重症患者病情严重程度及死亡风险预测的重要评估工具，Jentzer 等研究显示，SOFA 评分也可有效预测 CICU 患者的死亡风险。而对于 CS 患者，心脏外的器官功能衰竭情况是否可对死亡风险进行有效预测呢？Kataja 等的研究显示神经系统功能障碍可作为 CS 患者 90 天病死率的预测因子。215 例 CS 患者中，147 例患者（68%）存在神经系统功能障碍，与无障碍患者比较，病死率显著增加（51% *vs.* 22%，$P<0.001$）。Vallabhajosyula 等在一项关于 AMI-CS 患者的回顾性队列研究中，对心脏外的器官系统，包括呼吸、肾脏、肝脏、血液及神经系统的功能状态进行评估，结果发现，444 253 例 AMI-CS 患者中急性单一器官衰竭占 32.4%，急性多器官衰竭占 31.9%，多器官衰竭更常见于非 ST 段抬高型 AMI-CS 患者，同时证实急性非心脏的单器官功能衰竭和急性非心脏的多器官功能衰竭均为患者住院病死的独立危险因素，*OR* 分别为 1.28 和 2.23，表明急性非心脏器官功能衰竭可对 AMI-CS 患者的死亡风险进行预测。

六、结语

近年来 CS 患者的死亡风险预测受到关注，简单易行且行之有效的预测方法将有助于临床工作的开展，有利于早期识别高风险患者，及时进行有效干预，进而改善预后。死亡风险预测方案及临床应用相关研究或可成为降低 CS 患者病死率的突破口。

（大连医科大学附属第一医院　李素玮　万献尧）

参 考 文 献

［1］Hunziker L, Radovanovic D, Jeger R, et al. Twenty-Year trends in the incidence and outcome of cardiogenic shock in AMIS plus registry. Circ Cardiovasc Interv, 2019, 12 (4): e007293.

［2］Berg DD, Bohula EA, van Diepen S, et al. Epidemiology of shock in contemporary cardiac intensive care units. Circ Cardiovasc Qual Outcomes, 2019, 12 (3): e005618.

［3］Jentzer JC, van Diepen S, Barsness GW, et al. Cardiogenic shock classification to predict mortality in the cardiac intensive care unit. J Am Coll Cardiol, 2019, 74 (17): 2117-2128.

［4］Sharma A, Stevens SR, Lucas J, et al. Utility of growth differentiation factor-15, a marker of oxidative stress and inflammation, in chronic heart failure: insights from the HF-ACTION study. JACC Heart Fail, 2017, 5 (10): 724-734.

［5］Wollert KC, Kempf T, Wallentin L. Growth differentiation factor 15 as a biomarker in cardiovascular disease. Clin Chem, 2017, 63 (1): 140-151.

［6］Hongisto M, Kataja A, TarvasmäkiT, et al. Levels of growth differentiation factor 15 and early mortality risk stratification in cardiogenic shock. J Card Fail, 2019, 25 (11): 894-901.

［7］SupelK, KacprzakM, Zieli ń skaM, et al. Shock index and TIMI risk index as valuable prognostic tools in patients with acute coronary syndrome complicated by cardiogenic shock. PLoS One, 2020, 15 (1): e0227374.

［8］Akin S, Caliskan K, Soliman O, et al. A novel mortality risk score predicting intensive care mortality in cardiogenic shock patients treated with veno-arterial extracorporeal membrane oxygenation. J Crit Care, 2020, 55: 35-41.

［9］J entzer JC, Bennett C, Wiley BM, et al. Predictive value of the sequential organ failure assessment score for mortality in a contemporary cardiac intensive care unit population. J Am Heart Assoc, 2018, 7 (6): e008169.

［10］Kataja A, Tarvasmäki T, Lassus J, et al. Altered mental status predicts mortality in cardiogenic shock - results from the CardShock study. Eur Heart J Acute Cardiovasc Care, 2018, 7 (1): 38-44.

［11］Vallabhajosyula S, DunlaySM, Prasad A, et al. Acute noncardiac organ failure in acute myocardial infarction with cardiogenic shock. J Am Coll Cardiol, 2019, 73 (14): 1781-1791.

［12］Morrow DA. The changing face of cardiogenic shock: A challenge in cardiac critical care. J Am Coll Cardiol, 2019, 73 (14): 1792-1794.

第十四节　动脉脉压变异率在机械通气患者中的作用

对重症患者的血容量管理，尤其是在休克患者的液体复苏过程中，容量监测和评估是一项非常重要的基本技术。长期以来采用的平均动脉压（mean arterial pressure，MAP）、中心静脉压（central venous pressure，CVP）、心率、尿量等监测指标均有较大的误差。近年来认为动脉脉压变异率（arterial pulse pressure variation，PPV）在控制性机械通气时能准确预测液体反应性。其原理是，无论左心室还是右心室，若前负荷不足，则在足够大的潮气量时其搏出量会发生显著变化，导致动脉血压也会发生显著变化。因此，PPV 达到一定的阈值就提示其容量不足而需要补液治疗。国际拯救脓毒症指南已经推荐使用 PPV 作为指导液体复苏治疗的良好指标，但是其最后是否能够改善危重症患者的预后尚有较大争议。

一、动脉脉压变异率 - 心肺交互作用动态指标的基本原理

PPV 指导液体治疗的生理背景是机械通气情况下于吸气时会减少两个心室的前负荷（图 5-14-1）。吸气相胸腔内压的增加导致静脉回流减少，降低了注入右心室（right ventricle，RV）的前负荷。同时由于吸气时的跨肺压力增加，尤其是当肺泡压力高于肺静脉压力时，肺泡充气通常会增加右心室后负荷。因此，在吸气结束时，RV 每搏量最小。吸气时 RV 每搏量的减少继而导致左心室（left ventricle，LV）充盈（LV 前负荷）减少，这通常发生在 2～4 次心脏搏动以后，这是由于血液在肺部的传输时间造成的相位延迟。在具有 LV 前负荷反应性的情况下，LV 前负荷减少最终会导致心每搏量的减少，但此效应在呼气相时由于胸腔内压力降低而不明显。根据这些生理学原理，在机械通气过程中，如果左右心室处于 Frank-Starling 曲线的陡峭部分，双室前负荷反应性应使左室每搏

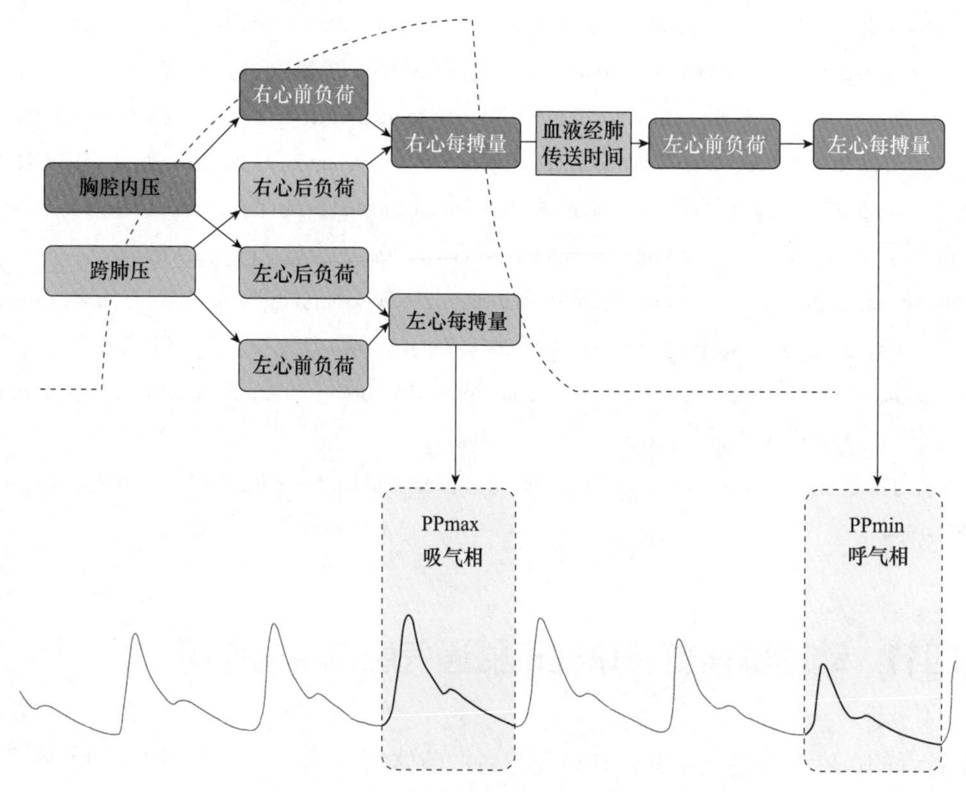

图 5-14-1　心肺交互作用与动脉脉压变异率的关系
（上半部分：气道压曲线；下半部分：动脉压曲线）

量发生较大变化（图 5-14-2）；然而，如果左或右心室任何一个对前负荷改变无反应，则不会发生左室每搏量的明显变化。

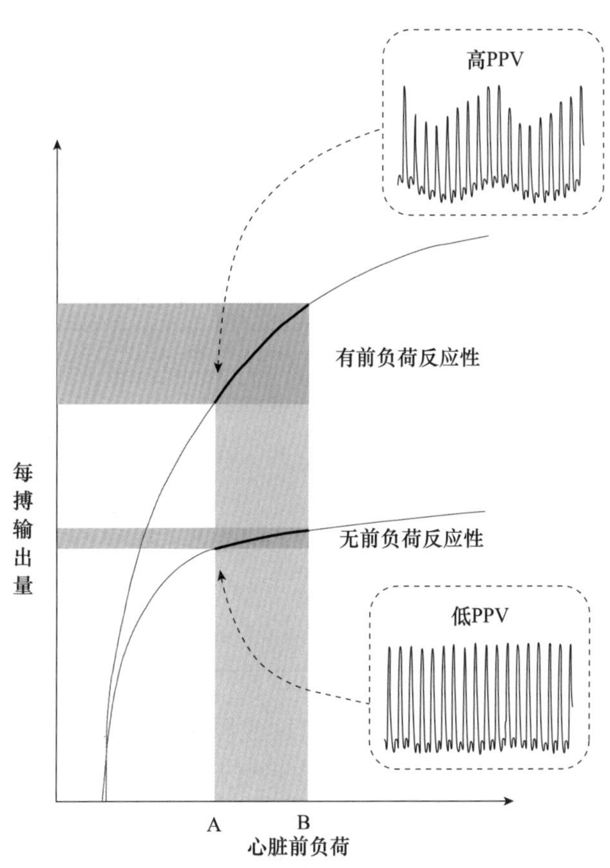

图 5-14-2　动脉脉压变异率与 Frank-Starling 曲线的关系

注：当心脏功能处于 Frank-Starling 曲线的陡峭部分时（上部），前负荷增加（从 A 到 B）将导致每搏量增加（前负荷有反应性）；当心脏功能处于 Frank-Starling 曲线的平坦部分时（下部），前负荷增加（从 A 到 B）将不会导致每搏量显著增加（前负荷无反应性）。重要的是，在未实施增加前负荷试验时，一定值的前负荷（A）并不能预测前负荷有无反应性，此时 PPV 特别有价值

液体反应性通常定义为补液试验后心脏每搏量和心脏输出量的增加。大量研究已经一致证明，随呼吸变化的左心室每搏变异度（stroke volume variation，SVV）和 PPV 在机械通气患者中对于预测液体反应性具有很高的准确性。

二、动脉脉压变异率相对于每搏变异度的优势、局限性及其注意事项

定义具有液体反应性的标准方法是经肺热稀释补液试验（30 分钟内注入 500ml 液体）使其心输出量增加 15% 以上。许多临床试验已经研究证实，在没有自主的呼吸活动和（或）心律不齐的情况下，PPV 可作为潮气量（VT）≥8ml/kg 的机械通气患者的液体反应性的可靠预测指标。在一个包括

22 项研究 807 例患者的荟萃分析中，PPV 预测的液体反应性的阈值为 12%，曲线下面积为 0.94，而 SVV 的准确性明显不如 PPV（曲线下面积为 0.84）。这是因为与更复杂的 SVV 计算相比，PPV 的计算不容易出错；而且 PPV 仅需要简单的动脉导管即可收集数据，而 SVV 则需要较复杂的监测心脏每搏量，容易发生误差。

然而，在 ICU 中，影响 PPV 可靠性的情况非常普遍。例如，在一项前瞻性研究接受快速补液的 ICU 患者，PPV 可适用病例仅为 17%。另一项对休克患者的研究表明，39% 的脓毒症患者和 53% 的外伤患者适用 PPV。这些情况可能与患者病情和呼吸机设置有关。表 5-14-1 列出了可能影响 PPV 准确性的一些因素。

表 5-14-1　影响动脉脉压变异率准确性的因素

因素	结果
自主呼吸	假阳性
心律失常	假阳性
低 VT	假阴性
低肺顺应性	假阴性
腹内压增高	假阳性
呼吸频率过高（HR/RR＜3.6）	假阴性
右心室功能障碍	假阳性

1. PPV 和急性呼吸窘迫综合征　至少有 2 个因素限制了 PPV 在急性呼吸窘迫综合征（severe acute respiratory syndrome，ARDS）中的使用：低 VT 通气和低肺顺应性。

对于 ARDS 患者，通常建议低 VT 通气。此时机械通气引起的胸腔内压力的变化可能不足以产生心脏前负荷的显著变化。据报道，在 VT≥8ml/kg 的情况下，PPV 才可以准确预测液体反应性（阈值为 12%，曲线下面积为 0.89，）；而当 VT＜8ml/kg 时预测值较弱（阈值为 8%，曲线下面积为 0.70，）。然而，在低 VT 通气期间，需要强调以下三个重要问题。首先，较高的 PPV（例如 12%）仍表明具有液体反应性；第二，低 PPV 不能排除液体无反应性；第三，可以通过短暂（1 分钟）增加潮气量负荷试验来测量 PPV 的变化情况。 Myatra 等证实，PPV 很难预测 VT 在 6ml/kg 时的液体反应性（曲线下面积为 0.69）；当 VT 增加至 8ml/kg 后，PPV 预测对输液的血流动力学反应性的可靠性显著提高（曲线下面积为 0.91）。有趣的是，在 VT 试验期间，如果 PPV 的绝对值增加≥3.5% 则预测液体反应性的准确性极高（曲线下面积为 0.99）。克服低 VT 时使用 PPV 的局限性的另一种方法是将 PPV 除以食管压力随呼吸的变化值（曲线下面积为 0.94）。当然，使用该指标需要食管测压。

肺和呼吸系统低顺应性（Crs＝VT/ 驱动压力）是 ARDS 的特征，它通过降低呼吸道压力向胸腔内结构的传递，也会导致 PPV 的错误测量。有研究发现胸壁 Crs 的降低能减少气道内压力的传递。当 Crs＞30ml/cmH_2O 时，PPV 可以准确预测液体反应性（曲线下面积为 0.98）；而当 Crs≤30ml/cmH_2O 时，预测性较差（曲线下面积为 0.69），主要是假阴性率很高。有趣的是，在有液体反应性的患者中，有一部分患者的 VT＜8ml/kg，Crs＞大于 30ml/cmH_2O，PPV 高；另一部分患者的 VT≥8ml/kg，Crs≤30ml/cmH_2O，PPV 低（平均为 5%），表明降低的 Crs 可能比低 VT 在

PPV 的预测价值方面起着更重要的作用。

其他影响 PPV 准确性的因素：尽管尚有争议，目前对于 ARDS 患者仍建议尽量减少镇静剂的使用并允许患者部分保留自主呼吸，此时 PPV 无法准确预测液体反应性，这是因为自主呼吸时胸腔内压力的变化在速率或幅度上都是不规则的。另外，在低 VT 控制通气的情况下，可能需要较高的呼吸频率，此时可能会在吸气时而不是在呼气时发生继呼吸机吹入潮气而引起的 RV 搏动量减少后 LV 充盈减少，甚至导致低 PPV。临床研究表明，当心率 / 呼吸率之比低于 3.6 时，PPV 可能不准确。此外，对于重度 ARDS 患者常采用俯卧位。有研究发现，ARDS 患者俯卧位期间 PPV 的预测价值较差，这可能是由于低 VT 通气和低肺顺应性引起的。最后，呼气末正压（PEEP）的水平不影响 PPV 的预测值，这是因为 PEEP 会增加平均气道压力，但不会改变机械通气过程中气道压力的周期性变化，而这是 PPV 的主要决定因素。有趣的是，PPV 也可用于预测 PEEP 对血流动力学的影响。因为 PEEP 导致的心输出量显著降低发生在左右心室对前负荷依赖，即容量不足的患者中，而这些患者的 PPV 也较高。因此，在应用 PEEP 之前 PPV 越高，PEEP 导致的心输出量下降越明显。

2. PPV 和右心室功能障碍　有研究发现，在 RV 功能障碍的情况下尽管无液体反应性，PPV 值仍很高（＞12%），即 PPV 呈假阳性。这可能是因为机械通气吸气相时经肺压压缩肺泡内微血管，导致 RV 后负荷增加，而衰竭且扩张的右心室对其后负荷比对其前负荷更敏感，即存在右室后负荷依赖现象。

3. PPV 和充血性心力衰竭　有研究发现，对于左心室功能不全但为窦性心律的患者，PPV 或 SVV 预测液体反应性的准确度仍是可以接受的。但是，由于心脏舒张期的时间长短明显影响脉压的变化，因此心律不齐的存在是 PPV 使用的明显禁忌证。

4. PPV 和腹腔内高压　有研究表明，PPV 仍可预测腹腔内压力升高时的液体反应性，但该阈值可能高于正常腹腔压力。但是，此研究的条件（腹腔内压力急性升高，达到的腹腔内压力极高，高 VT 和低胸部顺应性）与 ICU 患者的实际情况相差甚远，故尚需进一步研究。也有研究发现，对急性肝功能衰竭的机械通气患者，PPV 可以预测液体反应性。

三、PPV 的实际应用及价值

仅当患者无自主呼吸活动且无心律失常时，才应考虑使用 PPV 预测液体反应性（图 5-14-3）。

当 PPV 在较高值（例如：＞13%）时，即使 VT 或 Crs 较低，PPV 也具有良好的预测价值。如果怀疑 PPV 可能是假阳性（例如，通过超声心动图诊断为 RV 功能障碍的情况下），可以进行被动抬腿试验。如果被动抬腿试验时，PPV 降低则表明该患者实际上对液体有反应性；而如果 PPV 无降低，则提示该患者对液体没有反应性，并且高 PPV 值是假阳性。

当 PPV 在低值（例如：＜9%）时，如果 VT≥8ml/kg 且 Crs＞30ml/kg，则 PPV 具有极好的预测价值。对于 ARDS 患者，由于低 VT 通气或低 Crs，容易出现假阴性。此时一个很好的解决方案是实施 VT 负荷试验，短暂增加 VT（从 6ml/kg 提高到 8ml/kg）并测量 PPV 绝对值变化。对于 PPV 的“灰色区域”（例如，介于 9% 和 13% 之间），即使 VT≥8ml/kg，也无法得出有关液体反应性的结论。此时可将 VT 负荷试验从 8ml/kg 增加到 12ml/kg 以克服这一局限性。最后，在心律不齐和存在自主呼吸

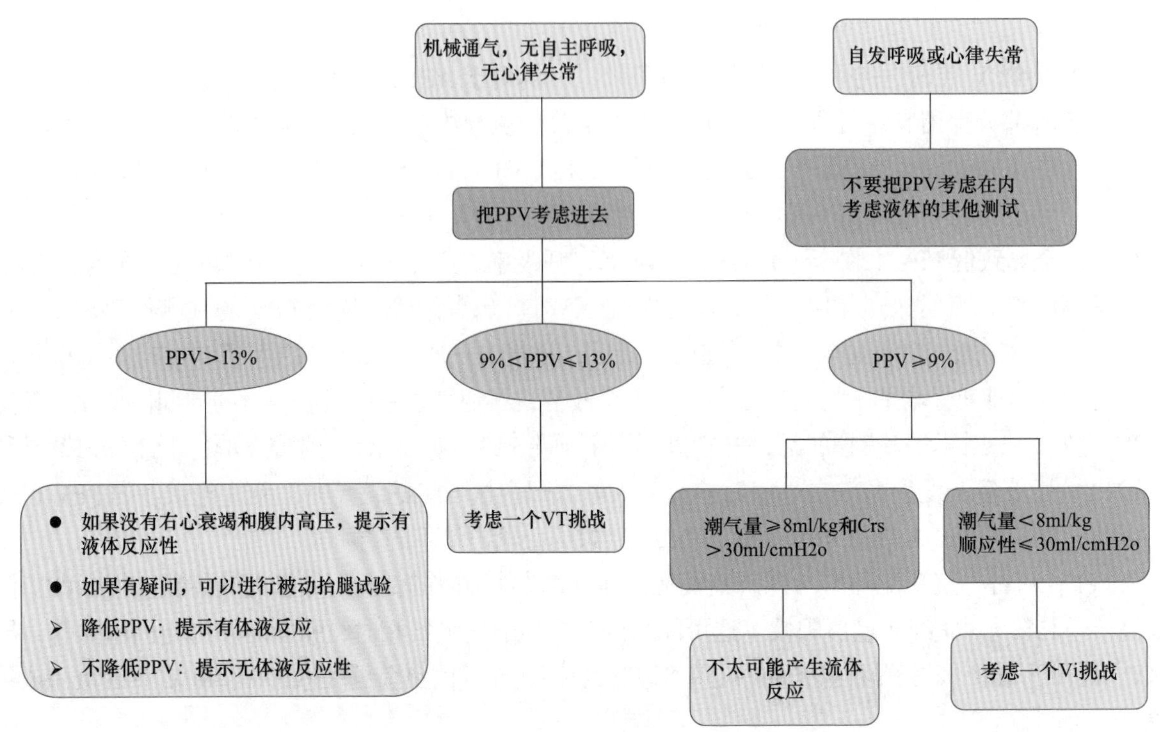

图 5-14-3　动脉脉压变异率的应用流程

活动的情况下，PPV 是不可靠的（表 5-14-1 和图 5-14-3），包括：①气管插管机械通气但有自主呼吸的患者；②无创通气的患者；③无机械通气的患者。

但是，即使提示有液体反应性，也不一定都要实施补液治疗。实际上，应该区分三种不同的情况。

（1）在休克早期，特别是在感染性休克、活动性出血或确切的液体丢失的情况下，紧急开始输液的决定不应基于是否存在液体反应性指标。

（2）除非是活动性出血或持续性液体丢失，否则初始液体复苏后是否需要继续补液值得深入探讨。由于并非所有患者都对液体反应性指标敏感，因此液体反应性的预测指标仅是决策过程的一个因素（图 5-14-4）。输注液体的决定应基于以下三个因素：①休克的表现；②液体反应性；③液体超负荷的风险。如果存在可能出现肺水肿的风险，则在作出适当的决定时应参考其他变量，例如血管外肺水或肺部超声的 B 线。出现以下三个因素之一则应中止输液：①休克表现消失；②液体无反应的表现；③肺水肿的征象。

（3）对于高危手术患者，输液的目的是优化血流动力学以防止术后并发症而不仅限于休克者，PPV 或 SVV 指导的输液策略可能会改善其结果。最近，有人提出使用 PPV/SVV 比值（称为动态动脉弹性）来预测血压对输液的反应。低的 PPV/SVV 比值可预测输液不能改善血压，因此建议使用升压药。但是，其他研究未能重复这一结果。另有研究提示，血管升压药会降低 PPV/SVV 比值，因此当该比值低时建议使用血管升压药令人质疑。有作者报道，年龄是 PPV/SVV 比值的主要决定因素，因为老年患者比年轻患者要高。因此，采用 PPV/SVV 比值作为开始进行血管升压药治疗的指标应谨慎。

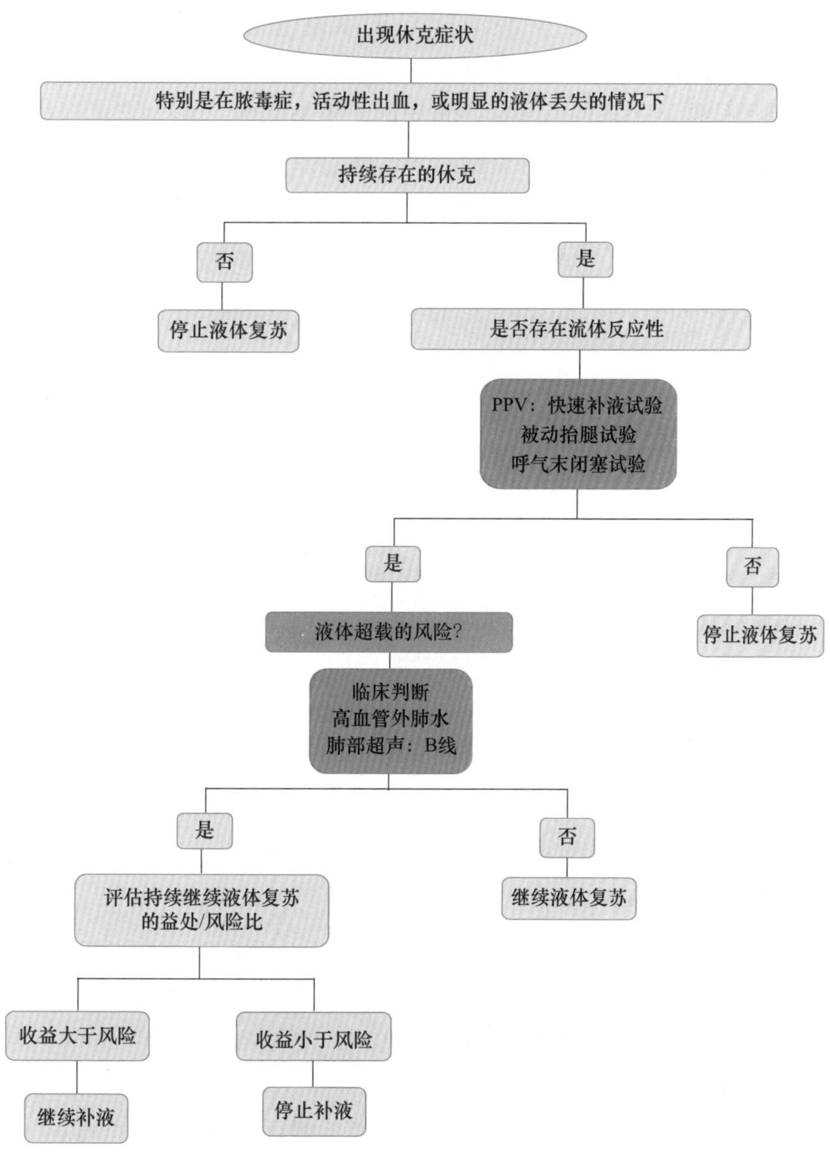

图 5-14-4 ICU 中液体管理的决策树

PPV 是预测液体反应性的一个良好指标，维持 PPV 在 10%～15% 可使患者的心排血量接近于 Frank-Starling 曲线的拐点，从而使患者既避免发生低血容量又避免发生容量过负荷。一项 14 个 RCT 研究的 meta 分析提示，在外科术中或术后应用 PPV 指导液体治疗可显著降低术后并发症的发生和缩短住 ICU 时间。但是，在内科 ICU 中，尚缺乏相关的 RCT 研究以比较 PPV 与其他指标指导液体治疗对最后结果的影响。

四、小结

PPV 是一个易于获得但并不总是易于使用的液体反应性指标，但是忽视其局限性则可能导致严重的误判。PPV 适用于无自主呼吸、无心律失常的机械通气患者。对于肺顺应性几乎没有变化、没有右心衰竭、也没有腹腔内高压的机械通气患者，只要潮气量≥8ml/kg，其对液体反应性评估的有效性是无可争议的。其最佳使用的条件通常在手术室内，根据 PPV 监测制定的液体管理策略已被证明可以降低术后并发症的发生。此外，动态监测 PPV 是有意义的，因为在补液时 PPV 的减少与心输出量的增加成反比关系。无创的 PPV 监测在手术室内使用日益广泛，随着技术的进步，其准确性将进一步得到优化。然而，在 ICU 中，使用 PPV 的最佳条件不太可能出现，需要进一步深入研究干扰因素。目前可以通过对 PPV 进行动态监测（例如：VT 负荷试验）而克服那些影响 PPV 的干扰因素。

（浙江中医药大学附属第一医院　黄立权　江荣林）

参 考 文 献

[1] Teboul JL, Monnet X, Chemla D, et al. Arterial Pulse Pressure Variation with Mechanical Ventilation. Am J Respir Crit Care Med, 2019, 199 (1): 22-31.

[2] Michard F, Teboul JL. Using heart-lung interactions to assess fluid responsiveness during mechanical ventilation. Crit Care, 2000, 4: 282-289.

[3] Monnet X, Marik PE, Teboul JL. Prediction of fluid responsiveness: an update. Ann Intensive Care, 2016, 6: 111.

[4] Yang X, Du B. Does pulse pressure variation predict fluid responsiveness in critically ill patients? A systematic review and meta-analysis. Crit Care, 2014, 18: 650.

[5] Marik PE, Cavallazzi R, Vasu T, et al. Dynamic changes in arterial waveform derived variables and fluid responsiveness in mechanically ventilated patients: a systematic review of the literature. Crit Care Med, 2009, 37: 2642-2647.

[6] Magder S, Guerard B. Heart-lung interactions and pulmonary buffering: lessons from a computational modeling study. Respir Physiol Neurobiol, 2012, 182: 60-70.

[7] Preau S, Dewavrin F, Demaeght V, et al. The use of static and dynamic haemodynamic parameters before volume expansion: a prospective observational study in six French intensive care units. Anaesth Crit Care Pain Med, 2016, 35: 93-102.

[8] Benes J, Zatloukal J, Kletecka J, et al. Respiratory induced dynamic variations of stroke volume and its surrogates as predictors of fluid responsiveness: applicability in the early stages of specific critical states. J Clin Monit Comput, 2014, 28: 225-231.

[9] Teboul JL, Monnet X. Pulse pressure variation and ARDS. Minerva Anestesiol 2013, 79: 398-407.

[10] De Backer D, Heenen S, Piagnerelli M, et al. Pulse pressure variations to predict fluid responsiveness: influence of tidal volume. Intensive Care Med, 2005, 31: 517-523.

[11] Myatra SN, Monnet X, Teboul JL. Use of "tidal volume challenge" to improve the reliability of pulse pressure variation. Crit Care, 2017, 21: 60.

[12] Myatra SN, Prabu NR, Divatia JV, et al. The changes in pulse pressure variation or stroke volume variation after a "tidal

volume challenge" reliably predict fluid responsiveness during low tidal volume ventilation. Crit Care Med, 2017, 45: 415-421.

[13] Liu Y, Wei LQ, Li GQ, et al. Pulse pressure variation adjusted by respiratory changes in pleural pressure, rather than by tidal volume, reliably predicts fluid responsiveness in patients with acute respiratory distress syndrome. Crit Care Med, 2016, 44: 342-351.

[14] Teboul JL, Pinsky MR, Mercat A, et al. Estimating cardiac filling pressure in mechanically ventilated patients with hyperinflation. Crit Care Med, 2000, 28: 3631-3636.

[15] Monnet X, Bleibtreu A, Ferre' A, et al. Passive leg-raising and end-expiratory occlusion tests perform better than pulse pressure variation in patients with low respiratory system compliance. Crit Care Med, 2012, 40: 152-157.

[16] Fan E, Del Sorbo L, Goligher EC, et al. American Thoracic Society, European Society of Intensive Care Medicine, and Society of Critical Care Medicine. An Official American Thoracic Society/European Society of Intensive Care Medicine/ Society of Critical Care Medicine Clinical Practice Guideline: mechanical ventilation in adult patients with acute respiratory distress syndrome. Am J Respir Crit Care Med, 2017, 195: 1253-1263.

[17] De Backer D, Taccone FS, Holsten R, et al. Influence of respiratory rate on stroke volume variation in mechanically ventilated patients. Anesthesiology, 2009, 110: 1092-1097.

[18] Yonis H, Bitker L, Aublanc M, et al. Change in cardiac output during Trendelenburg maneuver is a reliable predictor of fluid responsiveness in patients with acute respiratory distress syndrome in the prone position under protective ventilation. Crit Care, 2017, 21: 295.

[19] Freitas FG, Bafi AT, Nascente AP, et al. Predictive value of pulse pressure variation for fluid responsiveness in septic patients using lung-protective ventilation strategies. Br J Anaesth, 2013, 110: 402-408.

[20] Michard F, Chemla D, Richard C, et al. Clinical use of respiratory changes in arterial pulse pressure to monitor the hemodynamic effects of PEEP. Am J Respir Crit Care Med, 1999, 159: 935-939.

[21] Wyler von Ballmoos M, Takala J, Roeck M, et al. Pulse-pressure variation and hemodynamic response in patients with elevated pulmonary artery pressure: a clinical study. Crit Care, 2010, 14: R111.

[22] Vieillard-Baron A, Chergui K, Rabiller A, et al. Superior vena caval collapsibility as a gauge of volume status in ventilated septic patients. Intensive Care Med, 2004, 30: 1734-1739.

[23] Jacques D, Bendjelid K, Duperret S. Pulse pressure variation and stroke volume variation during increased intra-abdominal pressure: an experimental study. Crit Care, 2011, 15: R33.

[24] Audimoolam VK, McPhail MJ, Willars C, et al. Predicting fluid responsiveness in acute liver failure: a prospective study. Anesth Analg, 2017, 124: 480-486.

[25] Min JJ, Gil NS, Lee JH, et al. Predictor of fluid responsiveness in the 'grey zone': augmented pulse pressure variation through a temporary increase in tidal volume. Br J Anaesth, 2017, 119: 50-56.

[26] Benes J, Giglio M, Brienza N, et al. The effects of goal-directed fluid therapy based on dynamic parameters on post-surgical outcome: a meta-analysis of randomized controlled trials. Crit Care, 2014, 18: 584.

[27] Cecconi M, Monge Garc'ıa MI, Gracia Romero M, et al. The use of pulse pressure variation and stroke volume variation in spontaneously breathing patients to assess dynamic arterial elastance and to predict arterial pressure response to fluid

administration. Anesth Analg, 2015, 120: 76-84.

[28] Lanchon R, Nouette-Gaulain K, Stecken L, et al. Dynamic arterial elastance obtained using arterial signal does not predict an increase in arterial pressure after a volume expansion in the operating room. Anaesth Crit Care Pain Med, 2017, 36: 377-382.

[29] Monge Garc'ıa MI, Guijo Gonza'lez P, Gracia Romero M, et al. Effects of arterial load variations on dynamic arterial elastance: an experimental study. Br J Anaesth, 2017, 118: 938-946.

[30] Stens J, Oeben J, Van Dusseldorp AA, et al. Non-invasive measurements of pulse pressure variation and stroke volume variation in anesthetized patients using the Nexfin blood pressure monitor. J Clin Monit Comput, 2016, 30: 587-594.

[31] Jozwiak M, Monnet X, Teboul JL, et al. The dynamic arterial elastance: a call for a cautious interpretation: discussion on "Predicting vasopressor needs using dynamic parameters". Intensive Care Med, 2017, 43: 1438-1439.

[32] Michard F, Lopes MR, Auler JO Jr. Pulse pressure variation: beyond the fluid management of patients with shock. Crit Care, 2007, 11: 131.

[33] Michard F, Gan TJ, Kehlet H. Digital innovations and emerging technologies for enhanced recovery programmes. Br J Anaesth, 2017, 119: 31-39.

第十五节　心脏停搏患者早期干预的价值

随着高质量心肺复苏在全世界范围内的推广，提高心脏停搏（cardiac arrest，CA）抢救成功率的焦点转移到了 CA 复苏后的治疗。2019 年美国心脏学会（American Heart Association，AHA）对《心肺复苏及心血管急救指南》进行了更新，强调在当地机构无法提供全面的心肺复苏（cardio-pulmonary resuscitation，CPR）后综合治疗时，推荐将 CA 患者转送到区域性心脏停搏中心进行救治。CA 复苏后的早期干预包括紧急冠状动脉介入手术、目标温度管理（targeted temperature management，TTM）、血流动力学支持和神经系统功能恢复等，本文就这些早期干预的价值进行阐述。

一、紧急冠状动脉介入手术

缺血性心脏病是引起 CA 最常见的原因，因此紧急冠状动脉介入手术是 CA 后早期重要的干预措施之一。对于 ST 段抬高型心肌梗死（ST-segment elevation myocardial infarction，STEMI）引起的院外心脏停搏（out-of-hospital cardiac arres，OHCA），指南推荐急诊行冠状动脉造影及经皮冠状动脉介入（percutaneous coronary intervention，PCI）治疗；这些措施对无 ST 段抬高的 OHCA 患者的利弊，目前缺乏高级别循证学依据，且多项研究结果互相矛盾。为验证对于这些患者行即刻冠状动脉造影策略是否优于延迟冠状动脉造影，Lemkes 等进行了随机、多中心的 CA 后的冠状动脉造影试验（coronary angiography after cardiac arrest，COACT），发现在无 STEMI 征兆的初始心律为可除颤心律的 OHCA 后昏迷的 552 例患者中，两种干预对 90 天生存率无明显差异。需指出的是，这些纳入人群中冠脉不稳定病变的比例仅约为 15%，而急性血栓性闭塞病变更仅占 5%，这可能是 COACT 研究阴性结果的原因。对于无 ST 段抬高的 OHCA 患者，指南也指出当合并心电或血流动力学不稳定或考虑急性冠脉事件为 CA 的原因时，建议行急诊冠状动脉造影。因此，对于无 ST 段抬高的 OHCA 患者，重点在于根据临床资料筛选出可能冠状动脉不稳定病变的人群，以此来决策是否立即行冠脉造影及 PCI 治疗。目前正在进行的关于 CA 后冠状脉造影时机的两项临床试验（项目编号分别为 NCT03119571，NCT02309151），值得期待。

二、目标温度管理

TTM 旨在减轻缺氧后脑损伤，改善 CA 后神经功能，是目前唯一推荐用于 OHCA 患者的神经保护的干预措施。本文就 TTM 的适宜人群、最适温度、启动时机以及复温速率等研究热点进行阐述。

1. 目标温度管理适宜人群及最适温度　2002 年两项发表在新英格兰杂志的随机对照研究（randomized controlled trial，RCT）证实了亚低温治疗（32～34℃）能改善可除颤心律的 OHCA 患者的生存和神经功能预后。2013 年一项 RCT 研究提示在昏迷的 OHCA 幸存者中（无论初始心律是何种类型），与 36℃的目标温度相比，体温降至 33℃并没有带来更多益处。因此，2015 年 AHA 心肺复苏指南指出目标温度可以更为宽松，对于所有 CA 后自主循环恢复（return of spontaneous circulation，ROSC）的昏迷成年患者都应采用 TTM 至少 24 小时，控制在 32～36℃的一个恒定值即可。但是，将 TTM 目标从 33℃更改为 36℃后，目标温度依从性降低，入院后 24 小时及 36 小时发热率更高，神经功能完好存活率更低。考虑到 TTM 最适目标温度仍不明确，以及之前的低温治疗研究未涉及不可除颤心律 CA 患者及院内 CA 患者，法国 Lascarrou 教授等进行一项针对 TTM 在不可除颤心律 CA 患者（包括院外及院内 CA）中有效性评估的多中心、大样本 RCT 研究，证实了与目标温度 37℃相比，目标温度 33℃可显著提高 ROSC 后昏迷患者具有良好神经功能的 90 天生存率，且不增加不良事件的风险。由此可见，TTM 能改善 CA（包括院外和院内，可除颤及不可除颤心律）后昏迷患者的神经功能，且 TTM 靶向温度相对较低体温（如 33℃）优于相对较高体温（如 36℃、37℃）。

2. 目标温度管理启动时机　TTM 应尽快启动，以减少 ROSC 后的再灌注损伤。考虑到在 ROSC 后入院前降温导致严重并发症（如再次 CA、肺水肿等）以及与入院后低温治疗相比无优势，2015 年国际复苏指南并不推荐将 TTM 提早至入院前 ROSC 后。是否将 TTM 提早到 CA 期间患者更受益？有研究将 TTM 提早到 CA 期间，结果提示 CA 期间 TTM 降低了自主循环恢复率，且不能改善生存率及神经功能。由此可见，相比于 ROSC 后启动 TTM，尽管动物实验及部分回顾性研究表明 CA 期间行 TTM 能改善存活率及神经功能预后，但临床 RCT 研究并未提示其能使患者获益，这仍需高质量临床 RCT 研究来验证。

3. 复温　为避免体温反跳过快导致不良的神经功能预后，复温应缓慢进行，欧洲复苏委员会建议复温每小时上升 0.25～0.5℃。但更慢的复温速率是否带来更多获益？回顾性分析比较 0.15℃/h 和 0.25℃/h 的速度进行复温，Cho 等未发现不同复温速度对神经功能预后有影响。对一项前瞻性多中心队列研究进行二次分析，从 34℃复温到 36℃，平均复温时间 44 小时，四分位数间距（24～50 小时），多因素分析提示更慢的复温速率与良好的神经功能预后相关，且复温时间是神经功能预后的独立危险因素。由此可见，延长复温、缓慢复温能改善 CA 患者的神经功能，但最适的复温速率仍有待于高质量的 RCT 研究。

TTM 是一项复杂的干预措施，实现降温的设备和方法常存在很大的差异（如温度监测方法、目标温度不一、复温速率及 TTM 后发热的管理），这些差异可能导致 TTM 的实际效果不一致，研究结论异质性很高，难以形成统一的循证学依据。因此，有学者提出了"高质量 TTM"的概念以提高 TTM 的有效性并使其操作标准化，从而使得 TTM 研究具有可比性。"高质量 TTM"包括尽早进行 TTM、持续性核心体温监测、利用药物降温和预防寒战、诱导期目标温度明确、维持期温度维持稳定、延长复温时程及 TTM 后避免发热。

三、心脏停搏复苏后血流动力学管理

复苏后患者的心肌功能障碍通常是可逆的，建议行超声心动图检测以筛查复苏后的心肌功能障碍；在进行个体化液体复苏后血压仍低时，可应用血管活性药支持和（或）正性肌力药（首选多巴酚丁胺）支持，必要时可考虑机械辅助循环装置。

1. 血压　目前指南建议 CA 患者的平均动脉压（mean arterial pressure，MAP）＞65mmHg，收缩压＞90mmHg，具体最佳血压目标仍不明确，但 CA 后低血压是病死率的独立预测因素，应予避免。前瞻性观察性研究发现时间加权 MAP≥70mmHg 及 CA 复苏后 6 小时内 MAP＞90mmHg 与良好的神经功能结局相关，同时回顾性研究也提示即便是依靠血管活性药维持 MAP 在 94～97mmHg 也与预后改善呈相关性。为进一步明确 OHCA 后昏迷的 ICU 患者其最佳血压范围，COMACAR 研究发现，相比于 65～75mmHg，MAP 维持在 80～100mmHg 在心脑损伤标志物、脑氧合、脑电图以及 CA 后 6 个月的神经系统预后方面没有优势。紧接着比利时也进行了一项大型的 RCT 研究，通过早期目标定向血流动力学优化策略（EGDHO）维持 MAP 85～100mmHg，发现与 MAP 65mmHg 相比，在最初 12 小时内 EGDHO 组脑氧合较高，严重不良事件数量较少，但不能改善缺氧性脑损伤或神经系统预后。由此可见，维持更高血压在 CA 后患者的管理中是安全的，可能与预后良好相关，但其是否能改善神经功能预后还有待于进一步 RCT 研究的明确。另外，也有研究表示 CA 后患者最佳血压应根据基础血压及脑血流情况来决定，从而实行血压管理的个体化。

2. 体外膜氧合　体外膜氧合（extracorporeal membrane oxygenation，ECMO）在 CA 后患者中常应用于心肺复苏过程中及 ROSC 后。前者又称体外心肺复苏（extracorporeal cardiopulmonary resuscitation，ECPR），指在 CA 患者复苏过程中即开始体外循环，目的在于解决潜在可逆性疾病的同时维持终末器官灌注；而后者用于挽救 ROSC 后的心源性休克。虽然大量研究显示 ECPR 能够提高其生存率以及改善神经系统预后，但主要以病例报道和回顾性队列研究为主。2018 年中华医学会急诊医学分会基于现有 ECPR 的循证医学证据，制定《成人体外心肺复苏专家共识》，指出 ECPR 的具体适应证：①年龄 18～75 岁；② CA 发生时有目击者并进行传统 CPR，从患者 CA 到开始持续不间断高质量传统 CPR 时间间隔不超过 15 分钟；③导致 CA 的病因为心源性、肺栓塞、严重低温、药物中毒、外伤、急性呼吸窘迫综合征等可逆病因；④传统心肺复苏术进行 20 分钟无 ROSC、血流动力学不稳定或出现 ROSC 但自主心律不能维持；⑤ CA 患者作为器官捐献的供体或即将接受心脏移植。此共识有助于规范 ECPR 的临床实践。鉴于目前尚无 RCT 研究来证实 ECPR 的安全性和有效性，2019 年 AHA 心肺复苏指南仍不建议心脏停搏患者常规使用 ECPR，强调在熟练的 ECPR 团队能快速实施和支持下，如果常规 CPR 失败，可考虑将 ECPR 作为某些患者的抢救治疗，尽管目前无循证学依据来明确 ECPR 获益人群，但大部分研究提示为合并症少的年轻患者。

ECMO 在 CA 后的另一适应证是 ROSC 后的心源性休克，这些患者接受 ECMO 挽救治疗后 1 年存活率仅为 19%，但神经功能恢复较好。由此可见，ECMO 作为 ROSC 后的心源性休克的挽救治疗虽未改善生存率，但是安全可行的。目前尚无相关指南对于 ECMO 辅助治疗 ROSC 后心源性休克的适应证做出推荐，可参考 AHA 对 ECMO 辅助治疗心源性休克的推荐，即心源性休克患者在充分补充容量及大剂量血管活性 / 正性肌力药物或主动脉球囊反搏辅助下，血流动力学仍不平稳或外周组织低灌注状态无改善时，排除禁忌证后，可积极考虑使用 ECMO。

四、呼吸治疗

1. 氧疗及二氧化碳分压管理　高氧血症（PaO_2＞300mmHg）可能与 CA 后患者较差的神经预后有关，高氧血症甚至与死亡风险增加呈剂量依赖性，而轻度高碳酸血症（$PaCO_2$ 45～55mmHg）可增加区域脑氧合，与较好的神经预后及临床结局相关。一项在芬兰进行的前瞻性多中心 RCT 研究（COMACAR），评估不同 PaO_2 和 $PaCO_2$ 对可除颤心律 CA 后患者的影响，发现较低与较高 $PaCO_2$（4.5～4.7kPa *vs.* 5.8～6.0kPa），正常或者较高 PaO_2（10～15kPa *vs.* 20～25kPa）对 ROSC 后 48 小时缺氧缺血性脑损伤的生物标志物神经元特异度烯醇化酶值无影响，在任何次要结果如血清 S100B 蛋白、肌钙蛋白、脑电图及 6 个月的神经功能恢复等也没有差异。由于 COMACAR 研究未能重复既往的观察性研究结果，因此，高氧血症及轻度高碳酸血症对 CA 患者神经预后方面的影响还有待于更多高质量 RCT 的研究。ROSC 后患者氧疗及二氧化碳的管理可参考欧洲指南，建议滴定吸入氧浓度以维持血氧饱和度 94%～98%，机械通气时应滴定到目标正常碳酸血症 35～45mmHg。

2. 呼吸性相关性肺炎的管理　CA 后昏迷患者误吸发生率高达 28%，TTM 的实施进一步增加继发性感染的风险，因此这类患者早期发生呼吸机相关性肺炎的风险较高。已有回顾性研究提示早期给予抗生素治疗可降低接受 TTM 治疗的 CA 患者继发感染的风险，为明确预防性抗生素治疗是否能够降低这类患者早期呼吸机相关性肺炎的发生，法国进行了一项多中心、双盲的 RCT 研究，针对 194 例接受机械通气及 TTM（32℃～34℃）治疗的可除颤心律 OHCA 成年患者，分别在 CA 后 6 小时内开始静脉注射阿莫西林 / 克拉维酸（治疗方案：每次 1g/200mg，每天 2 次，疗程 2 天）或安慰剂，尽管不降低机械通气时间和第 28 天死亡率，但接受抗生素治疗明显降低早期呼吸机相关性肺炎的发生率。由此可见，对于行 TTM 和机械通气治疗的 CA 后患者，早期进行预防性抗生素治疗能有效预防早期呼吸机相关性肺炎的发生。

五、总结

对于 CA 患者，在熟练的 ECPR 团队能快速实施的前提下，ECPR 推荐于常规 CPR 失败的挽救治疗，年轻且合并症少的CA患者可能获益更大。在ROSC后，对于STEMI患者应尽早行紧急冠脉介入手术以提高救治成功率；对于非ST抬高的CA患者，冠脉介入治疗的时机仍不明确。TTM应在ROSC后尽早开始，但获动物实验支持的CA期间TTM未获得临床研究的验证；新近的RCT研究证实了TTM在不可除颤心律及院内CA患者的神经功能保护方面的有效性，且表明33℃的TTM优于36及37℃，复温期延长能改善神经功能预后。ROSC后早期预防性抗生素治疗能有效预防早期呼吸机相关性肺炎的发生。

（浙江医院　许强宏）

参考文献

［1］Panchal AR, Berg KM, Hirsch KG, et al. 2019 American Heart Association Focused Update on Advanced Cardiovascular Life Support: Use of Advanced Airways, Vasopressors, and Extracorporeal Cardiopulmonary Resuscitation During Cardiac Arrest: An Update to the American Heart Association Guidelines for Cardiopulmonary Resuscitation and Emergency Cardiovascular Care. Circulation, 2019, 140 (24): e881-e894.

［2］Wong GC, van Diepen S, Ainsworth C, et al. Canadian Cardiovascular Society/Canadian Cardiovascular Critical Care Society/Canadian Association of Interventional Cardiology Position Statement on the Optimal Care of the Postarrest Patient. Can J Cardiol, 2017, 33 (1): 1-16.

［3］Dumas F, Bougouin W, Geri G, et al. Emergency percutaneous coronary intervention in post-cardiac arrest patients without ST-segment elevation pattern: insights from the PROCAT II registry. JACC Cardiovasc Interv, 2016, 9: 1011-1018.

［4］Hollenbeck RD, McPherson JA Mooney MR, et al. Early cardiac catheterization is associated with improved survival in comatose survivors of cardiac arrest without STEMI. Resuscitation, 2014, 85: 88-95.

［5］Staudacher II, den Uil C, Jewbali L, et al. Timing of coronary angiography in survivors of out-of-hospital cardiac arrest without obvious extracardiac causes. Resuscitation, 2018, 123: 98-104.

［6］Lemkes JS, Janssens GN, vander Hoeven NW. Coronary Angiography after Cardiac Arrest without ST-Segment Elevation. N Engl J Med, 2019, 380 (15): 1397-1407.

［7］Callaway CW, Donnino MW, Fink EL, et al. Part 8: Post-Cardiac Arrest Care: 2015 American Heart Association Guidelines Update for Cardiopulmonary Resuscitation and Emergency Cardiovascular Care. Circulation, 2015, 132 (18 Suppl 2): S465-482.

［8］Bernard SA, Gray TW, Buist MD, et al. Treatment of comatose survivors of out-of-hospital cardiac arrest with induced hypothermia. N Engl J Med, 2002, 346: 557-563.

［9］Hypothermia after Cardiac Arrest Study Group. Mild therapeutic hypothermia to improve the neurologic outcome after cardiac arrest. N Engl J Med, 2002, 346: 549-556.

［10］Nielsen N, Wetterslev J, Cronberg T, et al. Targeted temperature management at 33 degrees C versus 36 degrees C after cardiac arrest. N Engl J Med, 2013, 369: 2197-2206.

[11] Bray JE, Stub D, Bloom JE, et al. Changing target temperature from 33 degrees C to 36 degrees C in the ICU management of out-of-hospital cardiac arrest: a before and after study. Resuscitation, 2017, 113: 39 -43.

[12] Abazi L, Awad A, Nordberg P, et al. Long-term survival in out-of-hospital cardiac arrest patients treated with targeted temperature control at 33 ℃ or 36 ℃ : a national registry study. Resuscitation, 2019, 143: 142-147.

[13] Johnson NJ, Danielson KR, Counts CR, et al. Targeted temperature management at 33 versus 36 degrees: a retrospective cohort study. Crit Care Med, 2019.

[14] Lascarrou JB, Merdji H, Le Gouge A, et al. Targeted Temperature Management for Cardiac Arrest with Nonshockable Rhythm. N Engl J Med, 2019, 381 (24): 2327-2337.

[15] Kim F, Nichol G, Maynard C, et al. Effect of prehospital induction of mild hypothermia on survival and neurological status among adults with cardiac arrest: a randomized clinical trial. JAMA, 2014, 311: 45-52.

[16] Bernard SA, Smith K, Finn J, et al. Induction of therapeutic hypothermia during out-of-hospital cardiac arrest using a rapid infusion of cold saline: the RINSE trial (Rapid Infusion of Cold Normal Saline). Circulation, 2016, 134: 797-805.

[17] Nordberg P, Taccone FS, Truhlar A, et al. Effect of trans-nasal evaporative intra-arrest cooling on functional neurologic outcome in out-of-hospital cardiac arrest: the PRINCESS randomized clinical trial. JAMA, 2019, 321: 1677-1685.

[18] Scolletta S, Taccone FS, Nordberg P, et al. Intra-arrest hypothermia during cardiac arrest: a systematic review. Crit Care, 2012, 16 (2): R41.

[19] Nolan JP, Soar J, Cariou A, et al. European Resuscitation Council and European Society of Intensive Care Medicine Guidelines for Post-resuscitation Care 2015: Section 5 of the European Resuscitation Council Guidelines for Resuscitation 2015. Resuscitation, 2015, 95: 202 -222.

[20] Cho E, Lee SE, Park E, et al. Pilot study on a rewarming rate of 0. 15 degrees C/hr versus 0. 25 degrees C/hr and outcomes in post cardiac arrest patients. Clin Exp Emerg Med, 2019, 6: 25-30.

[21] Hifumi T, Inoue A, Kokubu N, et al. Association between rewarming duration and neurological outcome in out of hospital cardiac arrest patients receiving therapeutic hypothermia. Resuscitation, 2019.

[22] Taccone FS, Picetti E, Vincent JL. High Quality Targeted Temperature Management (TTM) After Cardiac Arrest. Crit Care, 2020, 24 (1): 6.

[23] 中华医学会急诊医学分会复苏学组，中国医学救援协会心肺复苏分会 . 心脏停博复苏后血流动力学管理的专家共识 . 中华急诊医学杂志，2019, 28 (11): 1343-1349.

[24] Chiu YK, Lui CT, Tsui KL. Impact of hypotension after return of spontaneous circulation on survival in patients of out-of-hospital cardiac arrest. Am J Emerg Med, 2017, 36 (1): 79-83.

[25] Kilgannon JH, Roberts BW, Jones AE, et al. Arterial blood pressure and neurologic outcome after resuscitation from cardiac arrest. Crit Care Med, 2014, 42 (9): 2083-2091.

[26] Roberts BW, Kilgannon JH, Hunter BR, et al. Association Between Elevated Mean Arterial Blood Pressure and Neurologic Outcome After Resuscitation From Cardiac Arrest: Results From a Multicenter Prospective

Cohort Study. Crit Care Med, 2019, 47 (1): 93-100.

[27] Beylin ME, Perman SM, Abella BS, et al. Higher mean arterial pressure with or without vasoactive agents is associated with increased survival and better neurological outcomes in comatose survivors of cardiac arrest. Intensive Care Med, 2013, 39 (11): 1981-1988.

[28] Jakkula P, Pettilä V, Skrifvars MB, et al Targeting low-normal or high-normal mean arterial pressure after cardiac arrest and resuscitation: a randomised pilot trial. Intensive Care Med, 2018, 44 (12): 2091-2101.

[29] Ameloot K, De Deyne C, Eertmans W, et al. Early goal-directed haemodynamic optimization of cerebral oxygenation in comatose survivors after cardiac arrest: the Neuroprotect post-cardiac arrest trial. Eur Heart J, 2019, 40 (22): 1804-1814.

[30] Ameloot K, Genbrugge C, Meex I, et al. An observational near-infrared spectroscopy study on cerebral autoregulation in post-cardiac arrest patients: time to drop "one-size-fits-all" hemodynamic targets? Resuscitation, 2015, 90: 121-126.

[31] Cesana F, Avalli L, Garatti L, et al. Effects of extracorporeal cardiopulmonary resuscitation on neurological and cardiac outcome after ischaemic refractory cardiac arrest. Eur Heart J Acute Cardiovasc Care, 2018, 7: 432-441.

[32] Sakamoto T, Morimura N, Nagao K, et al. Extracorporeal cardiopulmonary resuscitation versus conventional cardiopulmonary resuscitation in adults with out-of-hospital cardiac arrest: a prospective observational study. Resuscitation, 2014, 85: 762-768.

[33] Blumenstein J, Leick J, Liebetrau C, et al. Extracorporeal life support in cardiovascular patients with observed refractory inhospital cardiac arrest is associated with favourable short and longterm outcomes: a propensity-matched analysis. Eur Heart J Acute Cardiovasc Care, 2016, 5 (7): 13-22.

[34] Combes A, Brodie D, Chen Y, et al. The ICM research agenda on extracorporeal life support. Intensive Care Med, 2017, 469 (9): 1-13.

[35] 中华医学会急诊医学分会复苏学组，成人体外心肺复苏专家共识组．成人体外心肺复苏专家共识．中华急诊医学杂志，2018，27（1）：22-29.

[36] Holmberg MJ, Geri G, Wiberg S, et al. Extracorporeal cardiopulmonary resuscitation for cardiac arrest: a systematic review. Resuscitation, 2018, 131: 91-100.

[37] Bouglé A, Le Gall A, Dumas F, et al. ExtraCorporeal life support for Cardiac ARrest in patients with post cardiac arrest syndrome: The ECCAR study. Arch Cardiovasc Dis, 2019, 12 (4): 253-260.

[38] van Diepen S, Katz JN, Albert NM, et al. Contemporary management of cardiogenic shock: a scientific statement from the American Heart Association. Circulation, 2017, 136 (16): e232-e268.

[39] Roberts BW, Kilgannon JH, Hunter BR, et al. Association between early hyperoxia exposure after resuscitation from cardiac arrest and neurological disability: a prospective multi-center protocol-directed cohort study. Circulation, 2018, 137: 2114-2124.

[40] Kilgannon JH, Jones AE, Parrillo JE, et al. Relationship between supranormal oxygen tension and outcome after resuscitation from cardiac arrest. Circulation, 2011, 123: 2717-2722.

[41] Eastwood GM, Tanaka A, Bellomo R. Cerebral oxygenation in mechanically ventilated early cardiac arrest survivors: the impact of hypercapnia. Resuscitation, 2016, 102: 11-16.

[42] Vaahersalo J, Bendel S, Reinikainen M, et al. Arterial blood gas tensions after resuscitation from out-of-hospital cardiac arrest: associations with long-term neurologic outcome. Crit Care Med, 2014, 42: 1463-1470.

[43] Schneider AG, Eastwood GM, Bellomo R, et al. Arterial carbon dioxide tension and outcome in patients admitted to the intensive care unit after cardiac arrest. Resuscitation, 2013, 84: 927-934.

[44] Jakkula P, Reinikainen M, Hastbacka J, et al. Targeting two different levels of both arterial carbon dioxide and arterial oxygen after cardiac arrest and resuscitation: a randomised pilot trial. Intensive Care Med, 2018, 44: 2112-2121.

[45] Ribaric SF, Turel M, Knafelj R, et al. Prophylactic versus clinically-driven antibiotics in comatose survivors of out-of-hospital cardiac arrest-A randomized pilot study. Resuscitation, 2017, 111: 103-109.

[46] Perbet S, Mongardon N, Dumas F, et al. Early-onset pneumonia after cardiac arrest: characteristics, risk factors and influence on prognosis. Am J Respir Crit Care Med, 2011, 184: 1048-1054.

[47] Gagnon DJ, Nielsen N, Fraser GL, et al. Prophylactic antibiotics are associated with a lower incidence of pneumonia in cardiac arrest survivors treated with targeted temperature management. Resuscitation, 2015, 92: 154-159.

[48] François B, Cariou A, Clere-Jehl R, et al. Prevention of Early Ventilator-Associated Pneumonia after Cardiac Arrest. N Engl J Med, 2019, 381 (19): 1831-1842.

第六章　重 症 呼 吸

第一节　急性呼吸窘迫综合征血流动力学导向的肺保护性治疗

急性呼吸窘迫综合征（acute respiratory distress syndrome，ARDS）常作为多脏器功能衰竭的始动因素，病死率仍高达40%。ARDS发病过程中，由于感染、创伤、烧伤、炎症等因素引起肺微血管内皮细胞和上皮细胞的损伤，导致低氧血症、高碳酸血症、肺血管的收缩、广泛毛细血管的阻塞和闭塞进而引起肺动脉压力的升高及右心功能衰竭。肺动脉压力的升高和右心功能衰竭与ARDS肺损伤的严重程度相关，往往导致患者的不良预后。

急性肺源性心脏病（acute cor pulmonale，ACP）是重度ARDS时继发于肺动脉高压的右心功能衰竭。ACP在机械通气的ARDS患者中发病率高达22%，且合并ACP的ARDS患者病死率进一步升高。因此，了解ARDS疾病过程中肺循环的病理生理变化，对于积极纠正ARDS异常肺循环血流动力学的变化并改善预后至关重要。

一、急性呼吸窘迫综合征肺动脉高压的发生机制

ARDS由于低氧、高碳酸血症、炎症反应、肺微血管栓塞、肺泡塌陷或过度膨胀及不恰当的机械通气设定都会引起肺血管功能障碍，进而加重肺损伤。

（一）低氧

低氧引起肺血管的收缩的机制在于抑制血管平滑肌上电压门控钾离子通道的功能，并且使细胞膜上钙离子通道开放，导致细胞膜去极化，增加胞质内钙离子浓度，进而使血管收缩。既往的动物实验中发现，在给予大鼠10%低氧环境后，大鼠的肺动脉压力较对照组明显升高，而给予调控钾离子和钙离子的门控通道能够改善低氧引起的肺动脉高压。改善低氧血症是缓解ARDS肺动脉高压的重要措施。临床上，当动脉血氧分压低于50～60mmHg时，肺血管阻力明显增加。

（二）高碳酸血症

不同器官血管对CO_2的反应性是不同的。其主要机制是CO_2的升高会引起血中氢离子浓度升高，进而引起细胞外钙离子内流导致肺动脉血管的收缩。动物实验表明，纠正高碳酸血症或阻断内皮素-1能够改善高碳酸血症引起的肺动脉血管收缩。纠正高碳酸血症是改善ARDS肺动脉高压的重要

措施。

（三）肺血管内微血栓的形成

肺血管阻塞与 ARDS 肺动脉高压的发生有关。首先，原发病、低氧和炎症反应可引起凝血途径的激活和纤维蛋白溶解功能的抑制；其次，肺血管内皮的损伤导致凝血功能的异常激活，在肺小血管内形成血栓；再次，坏死的内皮细胞、纤维蛋白和小血栓阻塞肺血管，进一步加重肺动脉高压。既往的研究对死亡的 ARDS 患者进行尸检发现，很多患者存在肺小动脉血栓形成、内皮细胞的损伤和纤维蛋白阻塞小动脉、小静脉和淋巴管。

（四）肺泡塌陷及过度膨胀

肺血管阻力在功能残气量位时最低。ARDS 的主要病理生理变化为重力依赖区肺泡塌陷引起肺损伤的不均一性，塌陷的肺泡可以导致肺泡间血管塌陷，进而导致肺动脉压升高；在不恰当的机械通气下，即使塌陷肺泡复张，但非重力依赖区仍可能存在过度膨胀，肺泡的过度膨胀可以导致肺泡表面血管闭塞，进而引起肺血管阻力升高。

内皮细胞通透性增加是 ARDS 特征性的表现，所以即使肺动脉压正常，通透性增加也会导致肺组织水肿；当炎症、缺氧、肺泡塌陷等因素导致肺动脉压力升高且合并肺血管通透性增加时，肺间质水肿会明显加重。因此，积极纠正导致 ARDS 原发致病因素、改善内皮通透性及降低肺动脉压力是改善 ARDS 肺水肿的重要措施。

二、急性呼吸窘迫综合征时肺循环的影响因素及对策

（一）肺血容量对肺血管阻力的影响

肺血容量不足可能导致肺血管阻力的增加。20 世纪 60 年代，West 根据人体站立位时肺泡内压力和肺血管压力的关系，将肺组织分为 3 区。正常人Ⅰ区指肺泡内压高于肺动脉、肺静脉压，肺毛细血管处于关闭状态，肺血管内几乎无血流；Ⅱ区是肺泡内压在吸气相低于肺动脉和肺静脉压，呼气相高于肺静脉但低于肺动脉；Ⅲ区肺泡内压低于肺血管内压力，肺毛细血管始终保持开放。但是，当肺循环内血容量不足时，原来处于Ⅱ区的血管可能由于血容量不足导致肺动脉压低于肺泡压，肺血管血流中断；而原来处于Ⅲ区的血管可能部分转换为Ⅱ区，肺血管阻力明显增加；当肺循环血容量充足时，Ⅰ区、Ⅱ区和Ⅲ区肺泡内压低于肺血管内压力，肺毛细血管始终保持开放，肺血管阻力降低。因此，肺循环容量不足时，补充血容量能够有效地调整肺血管压力，进而减缓肺血管阻力，降低肺动脉高压的发生。

（二）血管活性药物对肺循环的影响

血管活性药物可以通过影响肺循环血容量、肺血管收缩等因素进而影响肺循环血流动力学。去甲肾上腺素是临床常用的血管活性药物，在动物实验中发现，去甲肾上腺素能够增加血压，但并不影

响肺动脉压力、肺血管阻力和左心室舒张末期压力；α 受体激动剂去氧肾上腺素可增加肺毛细血管压力，但不影响肺动脉压力、肺血管阻力和跨肺梯度压力（平均肺动脉压减去肺动脉楔压），其主要机制是去氧肾上腺素通过收缩体循环血管阻力将血容量重新分布到肺循环；血管加压素可以同时收缩体循环和肺循环血管，动物实验发现，在使用血管加压素时，股动脉血压和肺动脉压力可明显升高，并且导致肺毛细血管压力升高。其主要机制为：一方面血管加压素直接收缩体循环和肺循环血管，另一方面，血管加压素可以引起回心血量增加，导致肺毛细血管压力升高。因此，了解不同血管活性药物对肺循环的影响，有助于基于不同病情选择恰当的血管活性药物。

（三）一氧化氮吸入对肺循环的影响

一氧化氮的吸入治疗曾经是重度 ARDS 挽救性治疗手段，吸入一氧化氮能够降低肺动脉压力。临床研究发现，吸入一氧化氮能够降低平均肺动脉压、肺毛细血管楔压及肺血管阻力，而一氧化氮对肺动脉阻力无影响，主要引起肺毛细血管 - 肺静脉血管阻力的下降，这种效应能够有效地降低毛细血管床的滤过压进而减少肺组织水肿的发生。

（四）机械通气对肺循环的影响

机械通气时肺泡内压力升高，同时胸腔内由负压变为正压，引起肺循环及血流动力学的变化。研究发现，ARDS 的 ACP 发病率与机械通气时平台压的水平密切相关，当平台压高于 27cmH_2O，ACP 的发生率明显升高。

1. 肺复张及呼吸末正压　肺复张能够使 ARDS 塌陷肺组织复张，呼吸末正压（positive end-expiratory pressure，PEEP）的作用是维持复张的肺泡开放，但可能引起正常通气肺组织过度膨胀，进而导致肺动脉压力升高。ARDS 患者肺可复张性不同，对于肺复张及 PEEP 的滴定有不同的反应性。高可复张 ARDS 给予积极地复张及高 PEEP 维持肺泡开放能够改善 ARDS 肺动脉高压的表现，但对于低可复张 ARDS，积极地复张和高 PEEP 反而会导致过度膨胀的发生，进而引起肺动脉高压的加重，影响 ARDS 的临床预后。因此，基于 ARDS 可复张性和肺循环指导 PEEP 的滴定有助于肺保护并减缓对肺循环的影响。

2. 自主呼吸　过强的自主呼吸会导致 ARDS 患者肺损伤加重，并且导致肺动脉压力升高。重度 ARDS 在正压通气的情况下，若合并有过强的自主呼吸跨肺压将会显著增高，过高的跨肺压一方面会导致非重力依赖区的肺泡过度膨胀，另一方面会导致塌陷肺泡和正常通气肺泡间局部应力的明显升高，这很有可能导致患者出现气压伤、生物伤和肺动脉压力的升高。更重要的是，肺血管内液体的转移取决于血管内外的压力差。胸腔负压升高一方面会提高肺血流量，另一方面会导致跨血管的静水压增加，加之 ARDS 肺毛细血管通透性增加，可能导致患者肺水肿加重，通气血流比例失调更加明显，氧合进一步的恶化和肺动脉压力升高。

3. 瞬时去复张　瞬时去复张在临床操作时非常常见，当呼吸机管路断开、吸痰及纤支镜治疗等操作会导致瞬时去复张。瞬时去复张时于胸腔内压从正压变为负压，进而引起左心前负荷和左心后负荷增加，当存在左心功能失代偿时，会导致肺静脉静水压增加引起肺水肿加重，从而导致肺损伤，在肺损伤后由于肺泡塌陷会出现肺动脉压力升高，进而加重右心后负荷，可引起右心功能失代偿。因此，避免瞬时去复张可能防止 ARDS 时肺循环和右心功能衰竭。

总之，ARDS 的病理生理改变本身会引起肺循环阻力增加，同时，针对 ARDS 的药物和机械通气治疗都有可能进一步导致肺血管阻力和肺循环的变化。因此，了解 ARDS 本身的病理生理变化，以及药物和机械通气治疗对肺血管的影响，有助于实现 ARDS 治疗的精准化。

（东南大学附属中大医院　潘　纯　杨　毅）

参 考 文 献

[1] Bellani G, Laffey JG, Pham T, et al. Epidemiology, Patterns of Care, and Mortality for Patients With Acute Respiratory Distress Syndrome in Intensive Care Units in 50 Countries. JAMA, 2016, 315: 788-800.

[2] Liu L, Yang Y, Gao Z, et al. Practice of diagnosis and management of acute respiratory distress syndrome in mainland China: a cross-sectional study. J Thorac Dis, 2018, 10: 5394-5404.

[3] Bull TM, Clark B, McFann K, et al. Pulmonary vascular dysfunction is associated with poor outcomes in patients with acute lung injury. Am J Respir Crit Care Med, 2010, 182: 1123-1128.

[4] Repesse X, Charron C, Vieillard-Baron A. Acute cor pulmonale in ARDS: rationale for protecting the right ventricle. Chest, 2015, 147: 259-265.

[5] Mekontso Dessap A, Boissier F, Charron C, et al. Acute cor pulmonale during protective ventilation for acute respiratory distress syndrome: prevalence, predictors, and clinical impact. Intensive Care Med, 2016, 42: 862-870.

[6] Nagaraj C, Tang B, Nagy BM, et al. Docosahexaenoic acid causes rapid pulmonary arterial relaxation via KCa channel-mediated hyperpolarisation in pulmonary hypertension. Eur Respir J, 2016, 48: 1127-1136.

[7] Hua C, Zhao J, Wang H, et al. Apple polyphenol relieves hypoxia-induced pulmonary arterial hypertension via pulmonary endothelium protection and smooth muscle relaxation: In vivo and in vitro studies. Biomed Pharmacother, 2018, 107: 937-944.

[8] Green M, Widdicombe JG. The effects of ventilation of dogs with different gas mixtures on airway calibre and lung mechanics. J Physiol, 1966, 186: 363-381.

[9] Brimioulle S, Lejeune P, Vachiery JL, et al. Effects of acidosis and alkalosis on hypoxic pulmonary vasoconstriction in dogs. Am J Physiol, 1990, 258: H347-353.

[10] Chuang IC, Dong HP, Yang RC, et al. Effect of carbon dioxide on pulmonary vascular tone at various pulmonary arterial pressure levels induced by endothelin-1. Lung, 2010, 188: 199-207.

[11] Tomashefski JF, Jr., Davies P, Boggis C, et al. The pulmonary vascular lesions of the adult respiratory distress syndrome. Am J Pathol, 1983, 112: 112-126.

[12] Murray JF. The normal lung : the basis for diagnosis and treatment of pulmonary disease. Saunders, Philadelphia, 1986.

[13] Fishman AP. Assessment of pulmonary function. McGraw-Hill, New York, 1980.

[14] 刘大为，邱海波，郭凤. ICU 主治医师手册. 南京：江苏科技出版社，2007.

[15] Ducas J, Duval D, Dasilva H, et al. Treatment of canine pulmonary hypertension: effects of norepinephrine and isoproterenol on pulmonary vascular pressure-flow characteristics. Circulation, 1987, 75: 235-242.

[16] Jiang C, Qian H, Luo S, et al. Vasopressors induce passive pulmonary hypertension by blood redistribution from systemic to pulmonary circulation. Basic Res Cardiol, 2017, 112: 21.

[17] Rossetti M, Guenard H, Gabinski C. Effects of nitric oxide inhalation on pulmonary serial vascular resistances in ARDS. Am J Respir Crit Care Med, 1996, 154: 1375-1381.

[18] Jardin F, Vieillard-Baron A. Is there a safe plateau pressure in ARDS? The right heart only knows. Intensive Care Med, 2007, 33: 444-447.

[19] Zhou Y, Jin X, Lv Y, et al. Early application of airway pressure release ventilation may reduce the duration of mechanical ventilation in acute respiratory distress syndrome. Intensive Care Med, 2017, 43: 1648-1659.

[20] Repesse X, Charron C, Vieillard-Baron A. Right ventricular failure in acute lung injury and acute respiratory distress syndrome. Minerva Anestesiol, 2012, 78: 941-948.

[21] Jardin F, Vieillard-Baron A. Right ventricular function and positive pressure ventilation in clinical practice: from hemodynamic subsets to respirator settings. Intensive Care Med, 2003, 29: 1426-1434.

[22] Slutsky AS, Ranieri VM. Ventilator-induced lung injury. N Engl J Med, 2013, 369: 2126-2136.

[23] Henderson WR, Chen L, Amato MBP, et al. Fifty Years of Research in ARDS. Respiratory Mechanics in Acute Respiratory Distress Syndrome. Am J Respir Crit Care Med, 2017, 196: 822-833.

[24] 刘旭，潘纯. 保留自主呼吸对于重度急性呼吸窘迫综合征患者的影响：弊大于利. 中华重症医学电子杂志，2019，3：209-212.

[25] Katira BH, Engelberts D, Otulakowski G, et al. Abrupt Deflation after Sustained Inflation Causes Lung Injury. Am J Respir Crit Care Med, 2018, 198: 1165-1176.

第二节　快速恢复型急性呼吸窘迫综合征患者对临床随机对照研究结论的影响不容忽视

自 1967 年 Ashbaugh 首次报道急性呼吸窘迫综合征（acute respiratory distress syndrome，ARDS）以来，经过 50 多年大量流行病学、基础和临床研究，对 ARDS 病理生理机制的认识和治疗取得极大的进步，但是仍然没有针对性的药物干预被证明对 ARDS 是有益的。大量 ARDS 临床随机对照试验结果均为阴性，其原因部分可能是 ARDS 患者的显著异质性，即符合 ARDS 临床定义的患者在临床表现、病程和结局方面存在显著的差异。研究发现其中有一部分的 ARDS 患者在接受治疗 24 小时后由于病情改善不再符合 ARDS 的诊断标准被定义为"快速恢复型 ARDS"，本文将对这一特殊 ARDS 亚型的流行病学、临床特征、结局和对临床随机对照研究结果的潜在影响进行介绍和分析。

一、快速恢复型急性呼吸窘迫综合征的流行病学

快速恢复型 ARDS 患者并不少见。较早的 ARDS 观察性研究发现，在部分 ARDS 患者应用标准的呼吸机设置进行机械通气后可改善患者 PaO_2 与 FiO_2 的比值，部分患者在机械通气 24 小时后 PaO_2：FiO_2 比值可能大于 300。Madotto 等对 2016 年发表的全球 50 个国家参与前瞻性 ARDS 流行病学观察性研究进行二次分析发现，约 1/6 符合柏林定义诊断标准的 ARDS 患者在治疗 24 小时后不再符合 ARDS 定义标准。该研究发现，共 2377 例 ARDS 患者在第 1 天达到了 ARDS 定义标准，接受了有创机械通气后，其中有 503 例（24%）在治疗第 2 天不再符合 ARDS 诊断标准，作者将这部分病情快速改善的患者定义为“缓解的 ARDS”；而 1611 例（76%）患者接受了有创机械通气 24 小时后内病情未完全缓解且仍符合 ARDS 的柏林诊断标准，这部分患者被定义为“确诊的 ARDS”。在“确诊的 ARDS”中，有 31% 的 ARDS 患者病情改善为较第 1 天严重程度低，55% 的患者严重程度未改变，而 14% 的患者则严重程度增加。

对 ARDSNet 临床随机对照试验的患者水平数据汇总分析发现，快速恢复型 ARDS 患者被纳入临床随机对照研究很常见，而且其比例随着时间的推移而增加。Schenck 等总结了美国国家心肺血液研究所（NHLBI）资助的 ARDSNet 近年来发表的 6 项随机对照试验的研究患者临床数据分析发现，在纳入的 4361 例 ARDS 患者中，有 458 例（10.5%）在纳入试验后的第 1 个研究日不再符合 ARDS 的标准。快速恢复型 ARDS 患者的比例随着试验开展年份的推移而增加：从 2000 年发表的 ARMA 研究中的 7.3% 上升到 2014 年发表的 SAILS 研究的 15.2%。对 2010 年后发表的 ALTA、EDEN 和 SAILS 三项试验中的 1909 例 ARDS 患者数据分析发现，有 197 例（10.3%）患者在第 1 个研究日拔管，265 例（13.9%）患者不再符合 ARDS 诊断标准。快速恢复型 ARDS 患者在 ARDS 随机对照试验的比例随着时间的推移增加的原因尚不清楚。可能的原因除了不同的临床试验的排除标准的差异之外，更重要是有一部分基于早期 ARDSNet 研究的 ARDS 临床治疗实践（如肺保护性通气、保守液体策略，镇静每日中断、自主呼吸试验等）在最近进行的临床试验中被更为普遍的运用于 ARDS 临床治疗，从而减少了呼吸机诱导肺损伤并缩短了机械通气持续时间，使更早拔管成为可能。因此，未来随着 ARDS 临床治疗水平的进一步提升和诊疗规范的推广，快速改善型 ARDS 可能成为一种日益普遍的 ARDS 亚型。

二、快速恢复型急性呼吸窘迫综合征的临床特征、结局和预测因素

LUNG SAFE 的二次分析发现，与“确诊的 ARDS”的患者相比，“缓解的 ARDS”患者病情较轻、PaO_2/FiO_2 比值更高和序贯器官衰竭（SOFA）评分更低；在 ARDS 的病因方面，“缓解的 ARDS”患者中肺炎比例较低，而非心源性休克的比例较高。与“确诊的 ARDS”患者相比，“缓解的 ARDS”患者第 1 天在临床中被识别 ARDS 的比例更低。同时，研究还发现“缓解的 ARDS”患者的病死率（31%）明显低于“确诊的 ARDS”（41%）。

对临床随机对照中纳入的 ARDS 患者数据分析中发现，与 ARDS 病程大于 1 天患者相比，快速

恢复型 ARDS 患者使用血管升压类药物的比例较少、APACHE Ⅲ评分较低。病因为肺炎的比例在快速恢复型 ARDS 患者中低于 ARDS 病程大于 1 天的患者。与观察性研究结果一致，与 ARDS 病程大于 1 天患者相比，快速恢复型患者具有较好的临床结局：60 天的死亡率仅为 10.2%，明显低于 ARDS 持续时间超过 1 天的患者死亡率（26.3%）。在其他结局方面，与 ARDS 病程大于 1 天患者组相比，快速恢复型 ARDS 患者组无机械通气时间、无 ICU 时间和无肺外器官衰竭总天数更多。为了更好地指导未来对快速恢复型 ARDS 患者的识别，研究者总结快速恢复型 ARDS 患者的预测变量包括：试验筛查时 PaO_2：FiO_2 高，从筛查到入选研究时 PaO_2：FiO_2 改善明显，血管升压类药物使用少，入选时低 FiO_2 和低血清胆红素。

三、对急性呼吸窘迫综合征的定义、诊断和治疗启示

ARDS 柏林标准主要基于患者最初发病的临床表现及 PaO_2/FiO_2 进行诊断。但有研究表明 ARDS 低氧血症的指标（PaO_2：FiO_2 比）具有时间和治疗依赖性，同一个患者在不同 PEEP 和 FiO_2 设置下测量，部分患者 PaO2：FiO_2 值可能就不再符合 ARDS 定义的氧合标准，可见柏林定义的特异度仍存有疑虑。与恶性肿瘤等可通过对病变组织进行病理检查确诊的疾病不同，ARDS 定义缺少诊断试验和准确的金标准，从而导致 ARDS 定义和诊断困难。快速恢复型 ARDS 的存在对 ARDS 定义提出了挑战：对于快速恢复型 ARDS 患者，是否有一部分实则并非为真正的 ARDS 患者，其只是暂时满足 ARDS 的临床标准，但不具备 ARDS 所见的潜在病理生理过程？快速恢复型 ARDS 患者第 2 天是已经不是 ARDS、或者处于快速恢复过程中，还是以一种更轻症的 ARDS 存在？这些问题都需要进一步研究。此外，未来 ARDS 定义和诊断需要增加与病理生理学和病理学相关的其他特征或特异度的生物标记物，从而使 ARDS 的定义更加精准化。

在 ARDS 诊断最初的 24 小时内，通过对患者管理尤其是机械通气支持治疗的优化，ARDS 严重程度可能在满足诊断标准后发生显著变化，因此建议在 24 小时后对患者进行重新评估。24 小时后仍存在 ARDS 标准的患者，可能构成高危的患者队列，特别是第 2 天仍为严重 ARDS 患者的死亡率非常高（57%），可能需要对这些患者尽早考虑其他辅助治疗方法如体外膜氧合等，以改善其预后。另一方面，尽管轻度 ARDS 与 ARDS 的快速缓解相关，但大多数（63.4%）的快速缓解型 ARDS 患者在第 1 天时为中重度的 ARDS，且每 14 例严重 ARDS 患者中就有 1 例患者在第 1 个研究日内不再符合 ARDS 诊断。因此，并不能简单地将快速缓解型 ARDS 等同于轻度 ARDS，筛查时的严重低氧血症也不排除患者可能很快可以拔管。此外，对于轻度 ARDS 的研究发现，有 13.6% 的轻度 ARDS 患者在起病当天暂时改善后出现了再度恶化加重。起病第 2 天对原本为轻度 ARDS 的患者重新进行评估分类，发现再次分类为严重 ARDS 的患者具有很高的死亡风险。对于这类患者临床医师要特别注意，在监护和治疗上应给予更大的支持力度。

LUNG SAFE 二次分析的研究还表明，ARDS 患者第 1 天使用较高潮气量与 ARDS 持续性有关，这一结果强调了我们必须尽早地实行肺保护性通气，以最大限度地减少呼吸相关肺损伤从而改善 ARDS 患者的预后。此外，与第 1 天相比，快速缓解 ARDS 的患者在第 2 天接受了更高的潮气量和更低的 PEEP，尽管这可能反映了患者临床状况的改善，但随着自主呼吸的增加，这仍然是一个值得关

注的问题。

四、对临床随机对照研究结论的影响和启示

首先，临床随机对照研究中快速改善 ARDS 的患者入组可能会影响并导致临床治疗试验失败。与 ARDS 病程大于 1 天的患者相比，快速恢复型 ARDS 的患者始终具有更好的预后（10.2% 的死亡率），如果有相当大比例的快速改善 ARDS 的患者被纳入临床试验，那么参与临床试验的 ARDS 患者的总体死亡率将会降低。对于以降低病死率为主要结局的干预手段临床研究，由于快速恢复型的 ARDS 患者病死率已经很低，进一步降低这类患者的死亡率非常困难，或者需要纳入相当大的样本量，从而难以得阳性结果。ACURASYS 试验显示 ARDS 患者早期神经肌肉阻滞具有生存获益。2019 年 5 月发表在《新英格兰医学杂志》上早期神经肌肉阻滞（Reevaluation of systemic early neuromuscular blockade，ROSE）在中度至重度 ARDS 患者中的有效性和安全性研究对 ACURASYS 试验进行了重新审查。新的试验未显示早期连续输注肌肉松弛药对患者总体生存率或其他临床结果的益处。其中一个可能的原因为 ROSE 研究纳入的 ARDS 患者比 ACURASYS 研究更早（入组时间中位数：8 小时 vs 16 小时），因此 ROSE 试验中包括了那些可能会从 ACURASYS 中排除的患者（在随机分组之前迅速改善的患者），从而限制了该试验的效果。

其次，考虑到 ARDS 患者 24 小时内临床动态变化情况，特别是部分 ARDS 患者的严重程度得到改善，根据第 1 天的氧合数据选择进行临床试验的患者，特别是关于有显著不良反应干预手段（更高的 PEEP、体外膜氧合）的临床研究，可能不是最佳的。LUNG SAFE 的二次研究发现，使用第 2 天重新分类的严重程度分组与 ARDS 预后的相关性更强，因此建议将 ARDS 患者纳入临床治疗试验后，不妨 24 小时后再进行确认。此外，我们应该寻找死亡风险最高的 ARDS 亚型人群，并尽早考虑这些患者的辅助治疗策略。此外，未来 ARDS 临床试验成败的更大关注点应该是寻找治疗获益预测因素，即通过治疗反应预测因素招募更有可能从干预中受益的患者。区分预后因素和治疗反应预测因素尤为重要。需要特别强调预后因素和治疗预测因素并不总是朝着相同的方向发展，即预后较差的患者并不一定意味着对治疗有较低的反应。

第三，在临床试验中随机、前瞻性地识别表型是 ARDS 临床研究的一个新思路。由临床特征、生物标志物、影像学表现和生理学特征定义的表型，得出最佳方法来选择患者进行相应的治疗干预，是未来 ARDS 精确研究的重要目标。Calfee 及其同事以结合细胞因子生物标记物和临床变量在临床病程早期将 ARDS 分为高炎症和低炎症亚型，未来我们可以进一步研究快速恢复型 ARDS 患者是否属于低炎症亚型 ARDS，从而为 ARDS 临床试验选择合适患者群体。LIVE 研究是第一个利用影像学表型将 400 例中到重度 ARDS 患者设置不同机械通气策略的随机对照试验。尽管 LIVE 研究不太可能改变当前的临床实践，但这项研究是 ARDS 患者临床试验研究中推进精准医学原则的一个重要里程碑。

五、小结

快速恢复型的 ARDS 是一种日益普遍具有独特临床特征的亚型，快速改善 ARDS 的患者入组可

能会对预后产生负面影响并导致临床随机对照治疗试验失败。未来 ARDS 的临床研究应基于 ARDS 分型实现 ARDS 治疗分层和精准医学。

（广州医科大学附属第一医院　黎毅敏）

参考文献

[1] Villar J, Fernández RL, Ambrós A, et al. A clinical classification of the acute respiratory distress syndrome for predicting outcome and guiding medical therapy. Crit Care Med, 2015. 43 (2): 346-353.

[2] Villar J, Pérez-Méndez L, Blanco J, et al. A universal definition of ARDS: the PaO2/FiO2 ratio under a standard ventilatory setting--a prospective, multicenter validation study. Intensive Care Med, 2013, 39 (4): 583-592.

[3] Madotto F, Pham F, Bellani G, et al. Resolved versus confirmed ARDS after 24 h: insights from the LUNG SAFE study. Intensive Care Med, 2018. 44 (5): 564-577.

[4] Bellani G, Laffey GJ, Pham T, et al. Epidemiology, Patterns of Care, and Mortality for Patients With Acute Respiratory Distress Syndrome in Intensive Care Units in 50 Countries. JAMA, 2016. 315 (8): 788-800.

[5] Schenck EJ, Oromendia V, Torres LK, et al. Rapidly Improving ARDS in Therapeutic Randomized Controlled Trials. Chest, 2019, 155 (3): 474-482.

[6] Acute Respiratory Distress Syndrome Network, Brower RG, Matthay MA, et al. Ventilation with lower tidal volumes as compared with traditional tidal volumes for acute lung injury and the acute respiratory distress syndrome. N Engl J Med, 2000, 342 (18): 1301-1308.

[7] National Heart, Lung, and Blood Institute ARDS Clinical Trials Network, Truwit JD, Bernard GR, et al. Rosuvastatin for sepsis-associated acute respiratory distress syndrome. N Engl J Med, 2014, 370 (23): 2191-200.

[8] National Heart, Lung, and Blood Institute Acute Respiratory Distress Syndrome ARDS Clinical Trials Network, Matthay MA, Brower RG, et al. Randomized, placebo-controlled clinical trial of an aerosolized beta (2)-agonist for treatment of acute lung injury. Am J Respir Crit Care Med, 2011, 184 (5): 561-568.

[9] The National Heart, Lung, and Blood Institute Acute Respiratory Distress Syndrome (ARDS) Clinical Trials Network. Initial trophic vs full enteral feeding in patients with acute lung injury: the EDEN randomized trial. JAMA, 2012, 307 (8): 795-803.

[10] Pham T, Rubenfeld GD, Fifty Years of Research in ARDS. The Epidemiology of Acute Respiratory Distress Syndrome. A 50th Birthday Review. Am J Respir Crit Care Med, 2017, 195 (7): 860-870.

[11] Needham DM, Yang T, Dinglas VD, et al. Timing of low tidal volume ventilation and intensive care unit mortality in acute respiratory distress syndrome. A prospective cohort study. Am J Respir Crit Care Med, 2015, 191 (2): 177-185.

[12] Moss M, Huang DT, Brower RG, et al. Early Neuromuscular Blockade in the Acute Respiratory Distress Syndrome. N Engl J Med, 2019, 380 (21): 1997-2008.

[13] Torbic H, Krishnan S, Duggal A. Neuromuscular blocking agents for acute respiratory distress syndrome: how did we

get conflicting results?. Crit Care, 2019. 23 (1): 305.

[14] Maley JH, Thompson BT. Embracing the Heterogeneity of ARDS. Chest, 2019, 155 (3): 453-455.

[15] Russell JA, Lee T, Singer J, et al. The Septic Shock 3. 0 Definition and Trials: A Vasopressin and Septic Shock Trial Experience. Crit Care Med, 2017. 45 (6): 940-948.

[16] Russell JA, Lee T, Singer J, et al. Greater Treatment Effect With Lower Disease Severity: VASST Insights. Crit Care Med, 2017. 45 (6): 1094-1095.

[17] Sinha P, Calfee CS. Phenotypes in acute respiratory distress syndrome: moving towards precision medicine. Curr Opin Crit Care, 2019, 25 (1): 12-20.

[18] Hendrickson CM, Calfee CS. A new frontier in ARDS trials: phenotyping before randomisation. Lancet Respir Med, 2019, 7 (10): 830-831.

[19] Calfee CS, Delucchi KL, Sinha P, et al. Acute respiratory distress syndrome subphenotypes and differential response to simvastatin: secondary analysis of a randomised controlled trial. Lancet Respir Med, 2018, 6 (9): 691-698.

[20] Constantin JM, Jabaudon M, Lefrant JY, et al. Personalised mechanical ventilation tailored to lung morphology versus low positive end-expiratory pressure for patients with acute respiratory distress syndrome in France (the LIVE study): a multicentre, single-blind, randomised controlled trial. Lancet Respir Med, 2019, 7 (10): 870-880.

[21] Shankar-Hari M, Fan E, Ferguson ND. Acute respiratory distress syndrome (ARDS) phenotyping. Intensive Care Med, 2019, 45 (4): 516-519.

第三节　急性呼吸窘迫综合征肺保护性策略："肺开放"还是"肺休息"

急性呼吸窘迫综合征（acute respiratory distress syndrome，ARDS）是重症监护病房（intensive care unit，ICU）内常见的临床综合征，LUNGSAFE 研究显示 ICU 内 ARDS 的发病率约为 10%，轻中重度 ARDS 的住院病死率分别为 34.9%、40.3% 和 46.1%。我国关于 ARDS 的流行病学研究显示约 8% 的 ICU 患者被诊断为 ARDS，而病死率更是高于西方发达国家，重度 ARDS 患者的住院病死率为 60%。如何改善 ARDS 患者预后是 ICU 医生面临的巨大挑战。

一、肺保护性策略是改善 ARDS 预后的关键

自从 1967 年提出 ARDS 的概念以来，我们对 ARDS 的认识有了长足的进步。不管从其发病机制还是其发生发展的病理生理过程都有了深入的了解，然而遗憾的是，截至目前仍然没有任何药物被证实可以改善 ARDS 患者的预后。机械通气仍然是 ARDS 患者重要的治疗手段，然而机械通气容易导致呼吸机相关性肺损伤（ventilator-induced lung injury，VILI）。通过肺保护性通气策略避免肺进一步损伤，是改善 ARDS 患者预后的关键因素。

ARDS 的病理生理特点要求采取小潮气量、高呼吸末正压（positive end expiratory pressure，PEEP）的肺保护性通气策略。肺泡上皮细胞及肺毛细血管内皮损伤导致高通透性肺水肿、肺泡塌陷、肺容积

减少是 ARDS 的病理生理特点。因此，采用较高的 PEEP 促进塌陷的肺泡复张防止萎陷伤，同时运用较小的潮气量及限制平台压预防容积伤和气压伤进行肺保护性通气策略。研究证实肺保护性通气策略可以显著减轻 VILI，并改善 ARDS 患者存活率。进一步研究显示限制 ARDS 患者的驱动压可以显著改善预后。然而，国内外的流行病学研究均显示肺保护性通气策略的实施比例仍然较低，提高肺保护性通气策略的依从性仍然值得高度关注。

二、肺开放对肺损伤的影响

基于 ARDS 病理生理改变的肺开放策略广泛运用于临床。重力依赖区肺泡塌陷是 ARDS 患者重要的病理生理改变，早期的动物研究显示肺泡塌陷及周期性的塌陷复张均会导致肺部损伤进一步加重。对于 ARDS 越严重的患者，肺泡塌陷的比例也越多。1992 年 Lachmann 教授提出了“open the lung and keep the lung open”这一肺开放理念，期待使用肺开放策略促使塌陷肺泡的复张，维持肺泡开放维持氧合并减轻萎陷伤；同时降低周期性塌陷复张肺泡的比例，减少这类肺泡的剪切伤。

然而，肺开放策略并未改善 ARDS 患者的临床结局。在动物研究的基础上，临床医师针对肺开放策略进行了大量的临床试验，然而事与愿违，采用肺复张及高 PEEP 水平的肺开放策略并未改善 ARDS 患者的存活率。ALVEOLI 研究首次比较了高低 PEEP 水平对 ARDS 患者预后的影响，结果发现与低 PEEP 比较，高 PEEP 并没有降低患者病死率，减少机械通气时间。后面的 LOVS 研究和 EXPRESS 研究得到了相似的结果。尽管后期的 meta 分析提示，高 PEEP 对中重度 ARDS 患者可能有益，但最近的研究仍然显示肺开放策略不能改善 ARDS 患者预后，甚至有增加病死率的风险。

肺开放策略引起的肺泡过度膨胀导致的肺损伤是其不能改善预后的重要原因。肺开放策略有效的前提是将重力依赖区塌陷的肺泡复张，增加肺容积，从而能避免非重力依赖区的肺泡过度膨胀。然而，ARDS 塌陷的肺是否可以被复张具有巨大的异质性。对于肺不容易复张的患者，肺开放策略不仅不能使肺泡复张，反而会使非重力依赖区的肺泡过度膨胀。进一步研究发现对于肺泡过度膨胀的区域，机械通气相关的肺损伤显著增加，甚至显著高于肺泡塌陷的区域。进一步研究也显示肺开放策略可能导致肺水肿、气压伤的发生率显著增加。因此，肺可复张性是 ARDS 患者能否从肺开放策略中获益的关键因素。此外，肺开放策略引起的循环波动也是导致患者预后不良的重要因素。

三、为何要实施“肺休息”

与肺开放策略相反的是，最近越来越多的证据显示肺休息策略有利于保护肺，减轻肺损伤。“Close the lung and keep the lung close”，也逐步开始运用于临床。

塌陷肺区域损伤更小。与之前研究显示的塌陷肺泡引起的萎陷伤不同，最近一些研究显示在肺萎陷的区域，肺的损伤反而更小。Tsuchida 等发现在运用较大潮气量级较低的 PEEP 水平治疗 ARDS 大鼠时，组织病理结果显示非重力依赖区的损伤显著高于重力依赖区。Wakabayashi 等通过不同策略对离体肺进行通气，结果发现肺开放策略比维持肺塌陷的策略更容易激活单核细胞，导致炎症因子的释放。进一步通过 FDG-PET 评估 ARDS 肺的炎症反应，发现肺的炎症反应与塌陷肺泡的量并不相关，而过度膨胀的肺区域炎症反应显著增加。这些研究的结果均提示“肺休息”可能更有利于进行肺保护。

“肺休息”可以尽可能地减轻 VILI。近年的研究表明 VILI 与驱动压及机械通气的机械能显著相关。Samary 等采用不同潮气量和 PEEP 水平进行通气，结果发现采用小潮气量和低 PEEP 的策略显著降低白介素 6、上皮细胞损伤标志物 RAGE 及双调蛋白的表达；而小潮气量合并较高的 PEEP 水平促使肺泡复张也可以降低白介素 6 和 RAGE 的表达，但同时增加双调蛋白水平的表达。研究结果提示采用小潮气量，联合较低的 PEEP 水平限制驱动压、跨肺压以及机械能可以显著减轻 VILI。

“肺休息”可以降低静态应变实施肺保护。临床上常常用肺的应变来评估 VILI，研究显示，当肺应变超过 1.5～2 时，肺损伤会显著加重。进一步研究显示动态肺应变是导致肺损伤的最主要因素。然而，近期的研究显示肺的静态应变也与 VILI 显著相关。Güldne 等通过生理盐水灌肺的猪 ARDS 模型，插双腔气管插管分别对两侧肺使用不同的通气策略进行通气：左肺采用 3ml/kg PBW 潮气量通气，并将动物分成高低 PEEP 两组，右肺采取 20cmH_2O CPAP 进行通气。如果二氧化碳水平增加，通过 CO_2 清除装置维持合适的 CO_2 水平。研究结果显示，与低水平 PEEP 产生的较低的静态应变相比，高水平 PEEP（高静态应变）更容易导致肺部的炎症损伤，提示即使在采用超小潮气量肺保护通气时，较高的 PEEP 水平本身也可以导致肺损伤加重。

“肺休息”避免加重肺间质水肿。生理状态下，肺间质内液体的动态平衡受毛细血管内外压、细胞外基质压和肺淋巴管压的调节。毛细血管压大于细胞外间质压促使液体从毛细血管持续渗漏到肺间质。而淋巴管在肺间质中处于负压，有助于肺间质的液体回流至淋巴管。因此，淋巴回流对于肺水的清除至关重要，尤其是在肺泡毛细血管膜弥漫性损伤的情况下。当肺泡内压力的增加时，随着吸气、平均或呼气末压力的增加，可能会明显损害淋巴管的功能。在自主呼吸过程中，间质内的压力高于淋巴管内的压力，有助于肺水向淋巴管回流。相反，在正压状态下，间质和淋巴管的压力也会增加，导致间质和淋巴管之间的梯度变为零甚至变为正值，从而影响淋巴回流。此外，正压通气也会增加毛细血管静水压，促进液体外漏。上述各种机制均提示在肺开放的策略下会导致肺水肿的增加，而“肺休息”则可能避免肺水肿的加重。

“肺休息”避免损害右心功能。急性肺源性心脏病是 ARDS 常见的并发症，一旦发生，将显著影响循环系统功能，从而增加患者病死率。不适当的机械通气策略也是导致 ARDS 急性肺心病发生的原因。肺血管阻力轻度的增加即会显著影响右心功能。研究显示酸中毒、高碳酸血症及较高的 PEEP 水平与急性肺心病的发生率显著相关。高水平的 PEEP、平台压及驱动压，容易导致右心及整个循环功能障碍。因此，对于中重度 ARDS，目前建议采用俯卧位通气来代替高 PEEP 水平。

“肺休息”减轻肺损伤已经逐步得到动物及临床研究的证实。鉴于上述的机制，近期一些研究评估了肺休息通气策略对重度 ARDS VILI 的影响。Araos 等针对猪复制重度 ARDS 模型并进行 ECMO 治疗，采用接近窒息的通气方式（潮气量 2ml/kg）与常规的肺保护性通气治疗进行比较，结果显示超小潮气量通气策略显著减轻 VILI。近期 Rozencwajg 等针对接受 ECMO 治疗的重度 ARDS 患者观察不同通气策略对肺损伤的影响，结果显示小潮气量低 PEEP 的“Close the lung”通气策略可以显著减轻肺损伤。上述研究均显示针对重度 ARDS，肺休息策略有着积极的肺保护意义。

总之，肺保护通气策略是改善 ARDS 患者预后的关键措施。之前采用的肺开放策略并不能改善，甚至会增加 ARDS 患者病死率。"Close the lung"策略可以减轻肺水肿，改善 ARDS 时的右心功能，减轻肺损伤，有利于肺保护的实施。改策略是否可以改善 ARDS 预后值得后期进一步探索。

（东南大学附属中大医院　谢剑锋　邱海波）

参 考 文 献

[1] Liu L, Yang Y, Gao ZW, et al. Practice of diagnosis and management of acute respiratory distress syndrome in mainland China: a cross-sectional study. J Thorac Dis, 2018, 10 (9): 5394-5404.

第四节　急性呼吸窘迫综合征床旁肺可复张性评估：复张通气指数

在急性呼吸窘迫综合征（acute respiratory distress syndrome，ARDS）的治疗策略中，呼气末正压（positive end expiratory pressure，PEEP）一直是其重要的组成部分，使用 PEEP 的基本原理是保持呼吸道和肺泡开放。然而，不同的患者对正压的反应差异很大。甚至 PEEP 的增加可能会改善或恶化气体交换，这种差异性取决于可重新打开或复张的非充气和通气不良的肺组织的数量，以及肺内和心内分流的改变，这也被定义为"肺可复张性"。但由于 PEEP 的复杂循环作用，氧合与复张之间的关系通常较弱。虽然可以通过肺复张来改善氧合，但在缺乏可复张性评估的情况下使用过量的 PEEP 会导致肺过度扩张，心脏功能障碍和组织供氧减少。在低可复张的肺中，较高的 PEEP 可能只会带来很小的益处，或者产生气压伤。在高度可复张的肺中，较高的 PEEP 可能会增加通气区域并减少肺泡张力，并且还会减少通气时肺泡和小气道的周期性关闭 - 重新打开的剪切伤。因此，中 - 重度 ARDS 患者对 PEEP 的反应性从根本上取决于肺可复张性。这种可复张性对于 ARDS 的机械通气治疗至关重要。

一、肺可复张性评估方法和临床意义

肺复张作为 ARDS 保护性通气策略的一部分，可以使部分中 - 重度 ARDS 患者的病死率降低，改善其预后，但在准确评价肺复张效果的方法上仍存在较多不确定性。目前用来评价肺可复张性的手段包括：压力 - 容积曲线（P-V 曲线）、呼气末肺容积、肺顺应性、无效腔、二氧化碳容量描记图及床旁成像技术如肺部超声和电阻抗成像（EIT）等，这些方法各有其优缺点。

1．多重压力 - 容积曲线　长期以来，多重 P-V 曲线法一直被认为是一种可接受的床旁肺复张评估方法。它基于肺的滞后样行为，需要合并 2 个或多个从不同肺体积开始的 P-V 曲线，且可能低估了肺泡复张的情况，因此相对复杂，难以在临床实践中应用。

2．床旁监测呼气末肺容积　有证据表明，直接测量并监测呼气末肺容积（EELV）可用于床旁评估肺泡的可复张性，与呼吸系统顺应性的改变相比，EELV 的减少在反映肺萎陷及肺复张方面更为

敏感。它无需多重 P-V 曲线或 CT 扫描。在辨别肺复张的程度高低时，EELV 的变化值与功能残气量的比（△ EELV/FRC）的精确度同样令人满意。然而，由于 EELV 不能区分该容积的改变是由原来萎陷的肺组织复张后所产生，还是本来就已开放的肺泡因过度膨胀所产生，因此单独对 EELV 的改变进行分析时需谨慎解读。

3. 肺顺应性　研究发现呼吸系统顺应性与充气不足或无充气的肺组织并不相关，而是与正常通气的肺组织密切相关，在应用肺复张手法后，尽管肺静态肺顺应的增加可以直观地反映肺充气的改善，但在精确评估肺的状态时，这一参数缺乏敏感度和特异度。有研究表明，根据肺顺应性设置 PEEP 是不可靠的。

4. 无效腔　无效腔的大小可以反映出肺部是塌陷还是复张。自 1975 年 Sute 等提出测量肺泡无效腔（VDalv）以来，无效腔的计算可能有利于呼吸衰竭患者个体化的 PEEP 设置。一些研究肯定了在床旁用容积二氧化碳描记术（VCap）来评估无效腔的作用。

5. 肺部超声检查　近年来，肺部超声（LUS）由于无创且便于床旁操作，在重症监护病房（ICU）及手术室得到了广泛的应用。几项研究均支持 LUS 能够评估及监测肺通气这一观点。研究发现，用 P-V 曲线法评估 PEEP 产生的肺复张与用 12 个肺区域超声图像的改变计算所得的超声再充气评分在统计学上具有显著的相关性。尽管 LUS 是一项易于操作的可重复技术，但由于其耗时多而且并不适合进行连续监测，也不适合用于检测肺过度充气，其使用价值受到限制。

6. 电阻抗断层成像　研究显示可将 EIT 技术用于呼吸力学迥异的不同肺区域的床旁评估。EIT 最主要的优点是能够提供实时的监测，在呼吸过程中测量与肺组织对应的电阻抗改变，并能提供我们感兴趣的肺部区域图像。其与肺复张性有很好的相关性。

7. 计算机断层扫描　计算机断层扫描（CT）技术曾被认为是判断肺复张的金标准，但在临床实践中是不可行的，尤其是转运风险高，且其测量需要在不同压力下重复进行 CT 检查、分析耗时，并且目前对 CT 判断肺复张的评价也引起争议，其在亚组分析中无法对 PEEP 反应不同的患者进行分层。

8. 复张通气指数　近期，加拿大学者 Lu 等通过测量被复张肺的顺应性与“婴儿肺”的顺应性之比来定义肺部可复张性，即：复张通气指数（R/I）＝被复张肺的顺应性 /“婴儿肺”的顺应性。这是一种关于肺可复张性研究的新方法，是用来测量肺复张量的简化的单次呼吸方法。研究结果显示：通过 R/I 的数值，可以区分出在气体交换、肺部力学和血流动力学方面对 PEEP 有不同反应的患者。该方法简便易行，数据可靠，不需要任何专用设备，在床旁即可进行。

二、复张通气指数可以用来区分肺高可复张和低可复张

1. “R/I”的概念　从概念上讲，单次呼吸法可以在床边准确测量复张肺容积（Δ Vrec），并且为了避免气道闭陷的混杂效应，需要计算复张肺的顺应性（Crec）。Crec 可以集成在 ARDS 肺模型的 3 部分中，即：不可复张的部分、可复张的部分和“婴儿肺”。术语“婴儿肺”用于描述能够保持充气状态的残余肺组织；可复张部分是指可以通过调整 PEEP 实现再通气的肺组织。通过将 Crec 与“婴儿肺”的顺应性进行比较，可以预测复张的肺和“婴儿肺”之间的容积分布（充气 / 过度充气）。在

低 PEEP 或高于气道开放压（AOP）时，呼吸系统顺应性（Crs）可以用作“婴儿肺”顺应性的替代物。Crec 与“婴儿肺”顺应性之比称为 R/I。R/I 可以用来区分在氧合和循环方面对 PEEP 反应不同的患者，从而反映出在临床允许范围内，使用 PEEP 的肺部可复张性。它为临床医生提供了一种床头判断肺可复张性的工具，该工具可用于个性化 PEEP 的设定。

2.“R/I”结果判读　这项研究用中位数定义肺复张性（中位数 0.5，范围 0～2.0），将 R/I 比值二等分：R/I≥0.5 定义为高复张性；R/I<0.5 定义为低复张性；R/I＝1.0 表示复张的可能性（分布在复张肺中的体积）与充气 / 过度充气（分布在已经充气的婴儿肺中的体积）相同。文章比较了不同比值的患者对 PEEP 的反应。在高 PEEP 的情况下，只有高复张性者有明显的充氧反应，而低复张性者只体现出收缩压下降。在低 PEEP 的情况下，R/I 与 PaO_2/FiO_2 成反比，与肺泡无效腔分数成反比。R/I 越高，肺复张的潜力越大。

3.“R/I”的应用前景　中度或重度 ARDS 患者，尤其是低 PEEP 患者，完全气道闭陷并不罕见，并且可能混淆呼吸力学和肺复张性的评估。使用单次呼吸法测得的“R/I”可以为复张量提供可靠而准确的估计。R/I 比率可以区分对 PEEP 有不同反应的患者。R/I 在数学上反映了当 PEEP 更改时分配到复张肺中的体积与“婴儿肺”中的体积的比例。R/I 越低，将有更多的体积分配到已经充气的“婴儿肺”中，因此有发生过度充气的风险。R/I 可以为“肺不张”（在高 R/I 的患者中设置低 PEEP）和过度充气（在低 R/I 的患者中设置高 PEEP）的风险提供依据，从而制定预防呼吸机相关性肺损伤的新策略，作为床旁滴定 ARDS 中 PEEP 的新方法，其可行性和有效性仍需大量的前瞻性测试进行验证。

（内蒙古医科大学附属医院　王婧超　周丽华　张利鹏）

参考文献

[1] Ashbaugh DG, Bigelow DB, Petty TL, et al. Acute respiratory distress in adults. Lancet, 1967, 2: 319-323.

[2] Gattinoni L, Caironi P, Cressoni M, et al. Lung recruitment in patients with the acute respiratory distress syndrome. The New England Journal of Medicine, 2006, 354: 1775-1786.

[3] Goligher EC, Kavanagh BP, Rubenfeld GD, et al. Oxygenation response to positive end-expiratory pressure predicts mortality in acute respiratory distress syndrome. A secondary analysis of the LOVS and ExPress trials. Am J Respir Crit Care Med, 2014, 190: 70-76.

[4] Chen L, Chen GQ, Shore K, et al. Implementing a bedside assessment of respiratory mechanics in patients with acute respiratory distress syndrome. Crit Care, 2017, 21: 84.

[5] Malbouisson LM, Muller JC, Constantin JM, et al. Computed tomography assessment of positive end-expiratory pressure-induced alveolar recruitment in patients with acute respiratory distress syndrome. Am J Respir Crit Care Med, 2001, 163: 1444-1450.

[6] Camporota L, Caricola EV, Bartolomeo N, et al. Lung Recruitability in Severe Acute Respiratory Distress Syndrome

Requiring Extracorporeal Membrane Oxygenation. Crit Care Med, 2019, 47: 1177-1183.

[7] Dantzker DR, Lynch JP, Weg JG. Depression of cardiac output is a mechanism of shunt reduction in the therapy of acute respiratory failure. Chest, 1980, 77: 636-642.

[8] Mekontso Dessap A, Boissier F, Leon R, et al. Prevalence and prognosis of shunting across patent foramen ovale during acute respiratory distress syndrome. Crit Care Med, 2010, 38: 1786-1792.

[9] Maggiore SM, Jonson B, Richard JC, et al. Alveolar derecruitment at decremental positive end-expiratory pressure levels in acute lung injury: comparison with the lower inflection point, oxygenation, and compliance. Am J Respir Crit Care Med, 2001, 164: 795-801.

[10] Ranieri VM, Eissa NT, Corbeil C, et al. Effects of positive end-expiratory pressure on alveolar recruitment and gas exchange in patients with the adult respiratory distress syndrome. The American Review of Respiratory disease, 1991, 144: 544-551.

[11] Suter PM, Fairley B, Isenberg MD. Optimum end-expiratory airway pressure in patients with acute pulmonary failure. The New England Journal of Medicine, 1975, 292: 284-289.

[12] Caironi P, Cressoni M, Chiumello D, et l\al. Lung opening and closing during ventilation of acute respiratory distress syndrome. Am J Respir Crit Care Med, 2010, 181: 578-586.

[13] Muscedere JG, Mullen JB, Gan K, Slutsky AS, et al. Tidal ventilation at low airway pressures can augment lung injury. Am J Respir Crit Care Med, 1994, 149: 1327-1334.

[14] Chen L, Sklar M, Dres M, et al. Different Definitions of Lung Recruitment by Computed Tomography Scan. Am J Respir Crit Care Med, 2016, 193: 1314-1315.

[15] Amato MB, Santiago RR. The Recruitability Paradox. Am J Respir Crit Care Med, 2016, 193: 1192-1195.

[16] Mercat A, Richard JC, Vielle B, et al. Positive end-expiratory pressure setting in adults with acute lung injury and acute respiratory distress syndrome: a randomized controlled trial. JAMA, 2008, 299: 646-655.

[17] Meade MO, Cook DJ, Guyatt GH, et al. Ventilation strategy using low tidal volumes, recruitment maneuvers, and high positive end-expiratory pressure for acute lung injury and acute respiratory distress syndrome: a randomized controlled trial. JAMA, 2008, 299: 637-645.

[18] Writing Group for the Alveolar Recruitment for Acute Respiratory Distress Syndrome Trial I, Cavalcanti AB, Suzumura EA, et al. Effect of Lung Recruitment and Titrated Positive End-Expiratory Pressure (PEEP) vs Low PEEP on Mortality in Patients With Acute Respiratory Distress Syndrome: A Randomized Clinical Trial. JAMA, 2017, 318: 1335-1345.

[19] Force ADT, Ranieri VM, Rubenfeld GD, et al. Acute respiratory distress syndrome: the Berlin Definition. JAMA, 2012, 307: 2526-2533.

[20] Chen L, Del Sorbo L, Grieco DL, et al. Airway Closure in Acute Respiratory Distress Syndrome: An Underestimated and Misinterpreted Phenomenon. Am J Respir Crit Care Med, 2018, 197: 132-136.

[21] Henderson WR, Chen L, Amato MBP, et al. Fifty Years of Research in ARDS. Respiratory Mechanics in Acute Respiratory Distress Syndrome. Am J Respir Crit Care Med, 2017, 196: 822-833.

[22] Loring SH, Topulos GP, Hubmayr RD. Transpulmonary Pressure: The Importance of Precise Definitions and Limiting Assumptions. Am J Respir Crit Care Med, 2016, 194: 1452- 1457.

[23] R Core Team. A Language and Environment for Statistical Computing. Vienna, Austria: R Foundation for Statistical Computing; 2018.

[24] Coudroy R, Lu C, Chen L, et al. Mechanism of airway closure in acute respiratory distress syndrome: a possible role of surfactant depletion. Intensive Care Med, 2019, 45: 290-291.

[25] Lu Chen, Lorenzo Del Sorbo, Domenico LG, et al. Richard, Laurent Brochard, Potential for Lung Recruitment Estimated by the Recruitment-to-Inflation Ratio in Acute Respiratory DistressSyndrome. American Journal of Respiratory and Critical Care Medicine. PMID 31577153 DOI: 10. 1164/rccm. 201902-0334OC

[26] Yonis H, Mortaza S, Baboi L, et al. Expiratory Flow Limitation Assessment in Patients with Acute Respiratory Distress Syndrome. A Reappraisal. Am J Respir Crit Care Med, 2018, 198: 131-134.

[27] Grieco DL, Anzellotti GM, Russo A, et al. Airway Closure during Surgical Pneumoperitoneum in Obese Patients. Anesthesiology, 2019, 131: 58-73.

[28] Chiumello D, Cressoni M, Carlesso E, et al. Bedside selection of positive end- expiratory pressure in mild, moderate, and severe acute respiratory distress syndrome. Crit Care Med, 2014, 42: 252-264.

第五节　急性呼吸窘迫综合征肌松：完全还是部分

急性呼吸窘迫综合征（acute respiratory distress syndrome，ARDS）是临床常见的急危重症，病死率仍高达 40%，而国内 ARDS 流行病学研究发现，重度 ARDS 病死率高达 60%，显著高于国际水平。ARDS 过强的自主呼吸是导致肺损伤的重要因素之一，使用神经肌肉阻滞剂控制过强的自主呼吸可有效地减轻肺损伤，但肌松治疗往往会导致重症医学病房（intensive care unit，ICU）获得性肌无力、ICU 获得性感染、谵妄及深静脉血栓等并发症，而且近期的临床研究对于这一结果仍存在争议。

一、急性呼吸窘迫综合征肌松治疗的反思

自主呼吸虽然能够改善靠近膈肌区域肺泡的复张，但过强的自主呼吸会加重中重度 ARDS 肺损伤。自主呼吸导致肺损伤的机制包括：跨肺驱动压的增加、降低呼气末跨肺压、肺内气体摆动、肺水的增加及人机不同步的发生，这些机制往往导致肺损伤的加重。肌松治疗能够控制 ARDS 呼吸窘迫，但完全肌松的并发症在临床并不能忽视。完全肌松会导致 ICU 获得性肌无力、ICU 获得性感染、谵妄发生及制动相关深静脉血栓发生的比例升高，往往影响 ARDS 的临床预后。

1. ICU 获得性肌无力　ICU 获得性肌无力是重症患者临床常见的并发症，神经肌肉阻滞剂的使用是导致其发生的重要因素之一，其机制是导致蛋白合成减少，降解增加，引起肌肉蛋白的消耗增加和肌肉纤维横截面积的减少，导致骨骼肌萎缩，引起 ICU 获得性肌无力。ICU 获得性肌无力会导致 ARDS 脱机困难、ICU 住院时间延长并影响 ARDS 远期预后。

2. ICU 获得性感染　ICU 获得性感染往往是导致重症患者住院时间延长和预后不良的主要因素。肌松治疗后患者自主咳痰和活动能力被抑制，并且伴随膈肌功能的障碍，会导致呼吸机相关性肺炎的

发生风险增加，进而影响 ARDS 的临床预后。

3．谵妄 机械通气患者谵妄发生率高，谵妄的发生往往与原发疾病、疼痛、药物及镇静深度等因素相关，肌松治疗往往联合深镇静，导致谵妄发生率增高，近期的研究发现，入院前 48 小时内处于轻度镇静状态（RASS 评分 −2～1 分）的重症患者在 28 天内谵妄发生率较深镇静低，并且患者的谵妄发生率与 ICU 住院时间明确相关。因此，为避免谵妄的发生，临床中有必要在评估肌松治疗的重要性。

4．对临床预后的影响 肌松治疗不仅存在相关的并发症，对于临床预后的影响仍存在争议。2010 年一项纳入 340 例中 / 重度 ARDS（PaO_2/FiO_2＜150mmHg）患者的多中心随机对照研究显示（ACURASYS 研究），在深镇静的基础上，早期 48 小时使用神经肌肉阻滞剂治疗能够降低患者 28 天病死率。然而 2019 年同样针对中 / 重度 ARDS（PaO_2/FiO_2＜150mmHg）患者更大规模的多中心随机对照研究（ROSE 研究）显示，在对照组采用浅镇静的基础上，早期 48 小时深镇静联合应用神经肌肉阻滞剂未能降低 ARDS 患者的病死率。两个类似的研究得到不同的结果值得反思，也为临床上针对中 / 重度 ARDS 患者是否应该常规采用神经肌肉阻滞剂治疗带来争议。

二、如何选择部分还是完全肌松

肌松治疗的根本目标是控制自主呼吸过强引起的跨肺压升高和呼气末跨肺压的摆动，而 ARDS 自主呼吸的保留能够改善肺通气的均一性、通气血流比例失调并且预防呼吸机相关性膈肌功能损伤，如果使用神经肌肉阻滞剂控制呼吸窘迫和过高的跨肺压，保留部分呼吸功能，有可能避免自主呼吸导致的肺损伤并且改善肺通气的均一性。

1．部分肌松实施的临床依据 部分肌松的治疗能够缓解 ARDS 的呼吸窘迫并降低肺应力。临床病例报道 1 例重度 ARDS 患者，在病程 21 天停用神经肌肉阻滞剂后给予压力支持通气（pressure support ventilation，PSV）模式，患者仍出现呼吸窘迫和潮气量过大（15ml/kg_{IBW}），给予罗库溴铵 10mg 静脉推注后，逐渐调整罗库溴铵的泵入剂量滴定潮气量在 6.3ml/kg_{IBW}，监测患者驱动压由 23cmH_2O 下降至 17cmH_2O，跨肺驱动压由 17cmH_2O 下降至 8cmH_2O，在给予部分肌松治疗 18 小时后，逐渐将罗库溴铵减量并停用，部分肌松治疗 4 日后患者成功脱机。临床生理学研究也发现，纳入 10 例在 PSV 模式时出现大潮气量（大于 8ml/kg_{IBW}）的 ARDS 患者，在给予充分镇痛镇静的基础上，使用罗库溴铵滴定潮气量在 6ml/kg_{IBW} 以下，监测患者氧合、膈肌功能、跨肺压和神经机械偶联的变化，部分肌松的治疗能够降低患者的潮气量和跨肺压，对患者氧合无明显影响，但由于降低肺泡的通气量从而导致在给予部分肌松中患者 $PaCO_2$ 明显升高。

短期使用部分肌松对肌肉不会影响膈肌萎缩。快收缩肌纤维主要是发挥肌肉收缩抗疲劳的作用，非去极化神经肌肉阻滞剂对于快收缩肌纤维的影响小于慢收缩肌纤维，Doorduin 的研究发现，在给予 ARDS 患者实施部分肌松后，可以发现患者的膈肌电位同样下降，而且监测到的神经肌肉效能没有变化，提示使用非去极化肌松神经肌肉阻滞剂能够达到部分肌松的效果，但需要注意的是，非去极化肌松药物控制的仅仅是膈肌层面的神经机械失偶联，但并不影响中枢系统对于呼吸冲动的发生。因此，短期使用部分肌松的治疗能够维持膈肌功能，避免膈肌的失用性萎缩，但是并不影响中枢驱动，长期使用部分肌松的治疗能否维持膈肌功能仍需要临床研究的证实。

2．部分肌松实施的指征　针对部分肌松治疗目前仍停留在生理学研究方面，尚无明确的指征。基于目前的生理学研究提示部分肌松的指征包括：① ARDS 病情相对稳定，PaO_2/FiO_2＜150mmHg；②患者在充分镇痛镇静的基础上仍有明显的呼吸窘迫（自主呼吸潮气量＞8ml/kg_{IBW}）；③在实施部分肌松治疗时，需要监测设备密切监测患者的自主呼吸努力的功能。由于部分肌松治疗能够控制患者的自主呼吸，可能能够降低患者对于镇痛镇静的需求，但这需要临床研究的进一步观察，比较可喜的是在健康志愿者参与的浅镇静联合部分肌松治疗的生理学研究已经开始实施，浅镇静联合部分肌松治疗有望在临床能够进一步推广。

综上所述，中重度 ARDS 往往存在呼吸窘迫，过强的自主呼吸会导致肺损伤加重，肌松治疗能够有效控制 ARDS 的自主呼吸但往往会引起相关并发症，短期实施部分肌松治疗在保留部分自主呼吸的基础上控制跨肺压减轻肺损伤并且不影响膈肌功能，但长期实施部分肌松治疗能否改善 ARDS 临床预后仍需要临床研究的证实。

（东南大学附属中大医院　潘　纯）

参考文献

[1] Bellani G, Laffey JG, Pham T, et al. Epidemiology, Patterns of Care, and Mortality for Patients With Acute Respiratory Distress Syndrome in Intensive Care Units in 50 Countries. JAMA, 2016, 315: 788-800.

[2] Liu L, Yang Y, Gao Z, et al. Practice of diagnosis and management of acute respiratory distress syndrome in mainland China: a cross-sectional study. J Thorac Dis, 2018, 10: 5394-5404.

[3] 刘旭，潘纯．保留自主呼吸对于重度急性呼吸窘迫综合征患者的影响：弊大于利．中华重症医学电子杂志，2019：209-212.

[4] Sarfati C, Moore A, Pilorge C, et al. Efficacy of early passive tilting in minimizing ICU-acquired weakness: A randomized controlled trial. J Crit Care, 2018, 46: 37-43.

[5] Klompas M. Prevention of Intensive Care Unit-Acquired Pneumonia. Semin Respir Crit Care Med, 2019, 40: 548-557.

[6] Shehabi Y, Bellomo R, Kadiman S, et al. Sedation Intensity in the First 48 Hours of Mechanical Ventilation and 180-Day Mortality: A Multinational Prospective Longitudinal Cohort Study. Crit Care Med, 2018, 46: 850-859.

[7] Papazian L, Forel JM, Gacouin A, et al. Neuromuscular blockers in early acute respiratory distress syndrome. N Engl J Med, 2010, 363: 1107-1116.

[8] National Heart L, Blood Institute PCTN, Moss M, et al. Early Neuromuscular Blockade in the Acute Respiratory Distress Syndrome. N Engl J Med, 2019, 380: 1997-2008.

[9] Shanely RA, Zergeroglu MA, Lennon SL, et al. Mechanical ventilation-induced diaphragmatic atrophy is associated with oxidative injury and increased proteolytic activity. Am J Respir Crit Care Med, 2002, 166: 1369-1374.

[10] Guldner A, Braune A, Carvalho N, et al. Higher levels of spontaneous breathing induce lung recruitment and reduce

global stress/strain in experimental lung injury. Anesthesiology, 2014, 120: 673-682.

[11] Somhorst P, Groot MW, Gommers D. Partial neuromuscular blockage to promote weaning from mechanical ventilation in severe ARDS: A case report. Respir Med Case Rep, 2018, 25: 225-227.

[12] Doorduin J, Nollet JL, Roesthuis LH, et al. Partial Neuromuscular Blockade during Partial Ventilatory Support in Sedated Patients with High Tidal Volumes. Am J Respir Crit Care Med, 2017, 195: 1033-1042.

[13] Weil JV, McCullough RE, Kline JS, et al. Diminished ventilatory response to hypoxia and hypercapnia after morphine in normal man. N Engl J Med, 1975, 292: 1103-1106.

[14] Gal TJ, Goldberg SK. Diaphragmatic function in healthy subjects during partial curarization. J Appl Physiol Respir Environ Exerc Physiol, 1980, 48: 921-926.

第六节 急性呼吸窘迫综合征亚型：不同的宿主炎症反应与治疗及预后的关系

急性呼吸窘迫综合征（acute respiratory distress syndrome，ARDS）已被广泛地认为是一种异质性的综合征，其亚型分类方法有多种：缺氧的严重程度、诱发 ARDS 的危险因素、直接还是间接肺损伤、ARDS 发生时间、影像学特点、基因多样性、生物标志物等。由于许多药物对 ARDS 患者的治疗效果并不佳，因此希望找到一些生物标志物，一方面能帮助临床医师更好地识别 ARDS 的进展，识别 ARDS 的异质性，提供预后相关的信息；另一方面能对治疗提供帮助，如提供治疗的靶点以找到合适的药物或者能反映既往治疗手段的效果差异，带来新的治疗策略。这是走向精准医疗的必由之路，所以结合生物标志物水平对 ARDS 患者进行潜类别分析（latent class analysis，LCA）后进行分类（如分为高炎症型及低炎症型）成为研究的热点。

一、基于生物标志物分类的急性呼吸窘迫综合征亚型

根据炎症、凝血相关的生物标志物水平可将 ARDS 分为高炎症型和低炎症型。既往研究中，Carolyn 等发现了 ARDS 的不同亚型，即以血浆中炎症因子、血管生成素 2（angiopoietin-2，Ang-2）及 RAGE 水平更高、碳酸氢钠及蛋白 C 水平更低、血管活性药物使用率更高、脓毒症患病率更高为特点的高炎症型及其相应的低炎症型，并证明以白介素 6、可溶性肿瘤坏死因子受体 1（sTNFR-1）及是否使用血管加压素，白介素 8、sTNFR-1 和碳酸氢盐建立的简约预测模型可以很好地区分这两类亚型。而且，在对更为广泛的人群的研究中反复证实了这种亚型分类的存在。此后，还证实了这种依据生物标志物及临床变量的亚型分类方法具有很好的稳定性，对于 ARDS 患者，随着时间的推移，直到第 3 天仍可较稳定地分为高炎症型和低炎症型两类亚型，进一步证明了这种分类方法的可行性，为后续治疗靶点等相关的研究提供了前提。

在 Bos 等的前瞻性队列研究中也得出了相似的结论，依据对 20 多种炎症、凝血及内皮激活相关的生物标志物进行聚类分析后定义了 ARDS 的两种亚型，即“uninflamed”型和“reactive”型，后者

血浆中的生物标志物水平比前者较高，并经过进一步分析后确定了以白介素 6，干扰素 γ，血管生成素 1/2 和纤溶酶原激活物抑制剂 1（PAI-1）等生物标志物便可很好地区别这两种亚型。

不仅对于 ARDS 患者，近期发表的一项前瞻性观察性的队列研究还证明了在重症肺炎、肺外脓毒症患者中也存在高炎症型和低炎症型的亚型。这一类患者虽然不符合 ARDS 诊断标准，但属于有 ARDS 风险患者（at risk for acute respiratory distress syndrome，ARFA）。ARDS 组和 ARFA 组均可根据 LCA 分为高炎症型及低炎症型，两组中的高炎症型患者白细胞及肌酐水平均较高，血小板计数和碳酸氢盐水平均较低，血浆中四类生物标志物水平均较高，这四类生物标志物为：①固有免疫反应相关（白介素 6、白介素 8、白介素 10、TNFR1，[ST] -2 和趋化因子）；②上皮损伤相关（RAGEs）；③内皮损伤相关（血管生成素 2）；④细菌感染后的宿主反应相关（降钙素原、穿透素 3）。经分析进一步简化后，确定了一小部分生物标记物（RAGE、TNFR1 和趋化因子）和临床变量（肌酐、温度、碳酸氢盐和动脉血 pH），它们可以很好地标识 ARDS 患者的亚型。同样，在 ARFA 患者中，依据生物标志物 TNFR1、白介素 10、趋化因子和血管生成素 2 就可以进行亚型分类。此外，这项研究还证明了 Famous 等提出的 3 种生物标志物的简约预测模型（包括白介素 8、sTNFR-1 和碳酸氢盐）与该研究进行 LCA 后的的亚型分类具有很好的一致性。

二、急性呼吸窘迫综合征亚型与治疗效果的关系

高炎症型和低炎症型 ARDS 对于机械通气、液体管理等治疗反应不同。在对美国 ALVEOLI 试验的回顾性分析中，研究人员根据 LCA 对研究人群进行亚型分析后发现，高炎症型及低炎症型对通气治疗（较低和较高的 PEEP）有着不同的反应。此外，FACTT（fluid and catheter treatment trial）研究中，在对 ARDS 患者按炎症反应类型进行亚型分类的基础上，进一步确定了炎症亚型与液体管理策略之间的关系，即对于高炎症型的 ARDS 患者，采用保守的液体管理策略时，其死亡率较低，而对低炎症型患者采用相同的策略时，其死亡率相对较高。

关于他汀类药物对不同亚型 ARDS 的治疗效果仍存在一定争议。之前的研究表明，在没有对 ARDS 进行亚型分组时，他汀类药物对脓毒症及 ARDS 患者是弊大于利的。在 2018 年发布的两项研究，分别对 HARP-2（hydroxymethylglutaryl coa- reductase inhibition with simvastatin in acute lung injury to reduce pulmonary dysfunction-2）研究和 SAILS（statins for acutely injured lungs from sepsis）研究进行了二次分析，这两项研究虽然都证实了 ARDS 炎症亚型的存在，但关于他汀类药物对不同亚型 ARDS 的治疗效果却得出了相反的结论，即 Carolyn 等表明对于高炎症型的 ARDS 患者辛伐他汀的治疗反应更好，其 28 天和 90 天的生存率都有改善。但 Pratik 等却发现，瑞舒伐他汀对于两种亚型的 ARDS 患者均无治疗效果。产生这种差异的原因可能与两种他汀类药物的生物学作用、剂量、临床试验设计或受试患者群体的不同有关。

三、急性呼吸窘迫综合征亚型及与预后的关系

ARDS 的炎症亚型与预后密切相关，总体而言，高炎症亚型的总体预后较差。高炎症型患者的酸

中毒和休克更严重，并且存在器官衰竭的时间及需要机械通气的时间更长，90 天的死亡率更高。在 Bos 的研究中更表明，一方面，白介素 6、干扰素 γ、Ang-1/2 和 PAI-1 这 4 种生物标志物能很好地识别出“reactive”亚型，该亚型的死亡率是“uninflamed”亚型的 2 倍，另一方面，在验证队列中还发现这 4 个生物标志物与死亡率独立相关。

亚型和预后的联系不仅存在于 ARDS 患者中，也存在于 ARFA 患者中。高炎症型 ARDS 或 ARFA 患者的 SOFA 评分和急性肾损伤（acute kidney injury，AKI）发生率显著高于低炎症患者。尽管没有统计学差异，但与低炎症型相比，高炎症型 ARDS 患者无呼吸机天数（ventilator-free days，VFDs）也较低（$P=0.09$），并且 90 天死亡率数值较高（44% *vs.* 32%）。高炎症型 ARFA 患者的 VFDs 明显较少，90 天死亡率较高（53% *vs.* 18%；$P<0.01$），总的死亡风险是低炎症性的 6 倍，区分 ARDS 的亚型比 SOFA 评分更有预测意义。这也意味着，对 ARDS 患者的生物标志物水平监测，识别 ARFA 患者的亚型甚至比 ARDS 的临床诊断更具有预测危重患者损伤和炎症的演变的临床意义。

总的来说，对 ARDS 亚型，尤其是炎症亚型的研究是当前的热点问题，根据各类生物标志物可以很好的区分高炎症型 ARDS 和低炎症型 ARDS 患者，而且，亚型分类结果对于预后的判断以及更精准的治疗策略的制定对临床工作具有十分重要的指导意义。

（中日友好医院 张芮豪 詹庆元）

参 考 文 献

［1］ Reilly John P, Bellamy Scarlett, Shashaty Michael GS, et al. Heterogeneous phenotypes of acute respiratory distress syndrome after major trauma. Ann Am Thorac Soc, 2014, 11: 728-736.

［2］ Bos LD, Schouten LR, van Vught LA, et al. Identification and validation of distinct biological phenotypes in patients with acute respiratory distress syndrome by cluster analysis. Thorax, 2017, 72: 876-883.

［3］ Calfee Carolyn S, Delucchi Kevin, Parsons Polly E, et al. Subphenotypes in acute respiratory distress syndrome: latent class analysis of data from two randomised controlled trials. Lancet Respir Med, 2014, 2: 611-620.

［4］ Matthay Michael A, Zemans Rachel L, Zimmerman Guy A, et al. Acute respiratory distress syndrome. Nat Rev Dis Primers, 2019, 5: 18.

［5］ Spadaro Savino, Park Mirae, Turrini Cecilia, et al. Biomarkers for Acute Respiratory Distress syndrome and prospects for personalised medicine. J Inflamm (Lond), 2019, 16: 1.

［6］ Famous Katie R, Delucchi Kevin, Ware Lorraine B, et al. Acute Respiratory Distress Syndrome Subphenotypes Respond Differently to Randomized Fluid Management Strategy. Am J Respir CritCare Med, 2017, 195: 331-338.

［7］ Calfee Carolyn S, Delucchi Kevin L, Sinha Pratik, et al. Acute respiratory distress syndrome subphenotypes and differential response to simvastatin: secondary analysis of a randomised controlled trial. Lancet Respir Med, 2018, 6: 691-698.

［8］ Sinha Pratik, Delucchi Kevin L, Thompson B Taylor, et al. Latent class analysis of ARDS subphenotypes: a secondary analysis of the statins for acutely injured lungs from sepsis (SAILS) study. Intensive Care Med, 2018, 44: 1859-1869.

[9] Delucchi Kevin, Famous Katie R, Ware Lorraine B, et al. Stability of ARDS subphenotypes over time in two randomised controlled trials. Thorax, 2018, 73: 439-445.

[10] Kitsios Georgios D, Yang Libing, Manatakis Dimitris V, et al. Host-Response Subphenotypes Offer Prognostic Enrichment in Patients With or at Risk for Acute Respiratory Distress Syndrome. Crit Care Med, 2019, 47: 1724-1734.

[11] Brower Roy G, Lanken Paul N, MacIntyre Neil, et al. Higher versus lower positive end-expiratory pressures in patients with the acute respiratory distress syndrome. N. Engl. J Med, 2004, 351: 327-336.

[12] Alhazzani Waleed, Truwit Jonathon. Statins in patients with sepsis and ARDS: is it over? Yes. Intensive Care Med, 2017, 43: 672-674.

[13] McAuley Daniel F, Laffey John G, O'Kane Cecilia M, et al. Simvastatin in the acute respiratory distress syndrome. N. Engl J Med, 2014, 371: 1695-1703.

[14] Truwit Jonathon D, Bernard Gordon R, et al. National Heart, Lung, and Blood Institute ARDS Clinical Trials Network, Rosuvastatin for sepsis-associated acute respiratory distress syndrome. N Engl J Med, 2014, 370: 2191-2200.

第七节　肺保护我们应该关注谁：动态跨肺驱动压还是静态跨肺驱动压

机械通气是急性呼吸窘迫综合征（acute respiratory distress syndrome，ARDS）患者的基本治疗措施，但机械通气本身也可导致或加重肺损伤，即机械通气相关性肺损伤（ventilator induced lung injury，VILI）。VILI 的发生机制包括：①过大的应力和应变导致肺泡的过度膨胀；②呼气末正压（positive end expiratory pressure，PEEP）水平不足引起的萎陷伤等。ARDS 现行指南推荐使用小潮气量（TV）通气策略［TV≤6ml/kg，平台压（Pplat）≤30cmH_2O］来减少 VILI。但由于 ARDS 患者有效肺容积显著减少，即使小潮气量策略仍可导致 VILI。Amato 等通过对 9 项 ARDS 患者的 RCT 研究数据进行二次分析，结果显示气道驱动压（Driving pressure，ΔP）是预测 ARDS 患者死亡率的决定因素，使得 ΔP 受到广泛关注。

一、跨肺驱动压

跨肺驱动压（transpulmonary driving pressure，ΔP_L）表示机械通气期间 TV 产生时肺承受的膨胀压力。ΔP 反映整个呼吸系统膨胀的力，受胸壁弹性的影响。而 ΔP_L 能除外胸壁弹性因素，更准确地反映肺应力并评估 VILI 的风险。初步数据显示，机械通气 24 小时后 ΔP_L 小于 8cmH_2O 与 ARDS 患者生存率的提高有关。ΔP_L 有两个潜在的优点：首先，与Δ P 类似，ΔP_L 从跨肺压（Transpulmonary pressure，P_L）中去除了 PEEP 产生的压力，因为 PEEP 不一定会导致肺损伤，有时还减轻肺损伤。其次，ΔP_L 从Δ P 中去除了跨胸壁的压力，跨胸壁压与 VILI 的关系尚不明确。因此，我们有理由认为，ΔP_L 较Δ P 可能与 VILI 的风险甚至临床结果相关性更好。

二、动态跨肺驱动压和静态跨肺驱动压

ΔP_L 的计算需要监测食管压，根据具体测量方法不同，ΔP_L 可分为动态跨肺驱动压（Dynamic ΔP_L）和静态跨肺驱动压（Static ΔP_L）。Dynamic $\Delta P_L = \Delta P_{aw}$（气道压最大值与最小值之差）$-\Delta P_{es}$（食管压最大值与最小值之差），Dynamic ΔP_L 的计算不需要进行呼吸暂停。而 Static ΔP_L 的计算需要在吸气末进行气道阻断，Static ΔP_L =（气道平台压 -PEEP）-（食管平台压 - 呼气末食管压）。在计算 Static ΔP_L 时，需要吸气末暂停来测定平台压，暂停时间至少 2 秒，由于肺和胸壁组织的黏弹特性以及摆动呼吸现象的存在，气流降至零时对应的气道压并非平台压，只有暂停时间足够长，肺内气体完成再分布，此时的气道压才是平台压，因此，暂停时间越长，测量值越准确。

三、静态跨肺驱动压和动态跨肺驱动压对肺保护性通气的影响

在除外胸壁弹性因素及 PEEP 效应之外，与 Dynamic ΔP_L 比较，由于 Static ΔP_L 在吸气末气道阻断情况下进行监测，因此，Static ΔP_L 还不受气道阻力的影响，理论上，Static ΔP_L 能更准确地反映肺应力并评估 VILI 的风险。由于压力支持通气（PSV）具有对血流动力学影响小，对镇静药物需求低，对膈肌具有保护作用等优点，目前 PSV 模式推荐用于轻度 ARDS 患者。然而，PSV 模式也具有增加自主呼吸努力、跨肺驱动压、牵张应力、人机对抗、摆动呼吸等缺点，进而增加 VILI 的风险。因此，为了减轻 PSV 期间的 VILI，必须严格控制 VT 和 ΔP_L。但是，Static ΔP_L 和 Dynamic ΔP_L 在不同机械通气模式下与肺损伤的关系尚不明确。于是 Pinto 等通过对 Wistar 大鼠气管内滴入内毒素建立轻度肺损伤模型，研究 Static ΔP_L 和 Dynamic ΔP_L 在 PSV 与压力控制通气（PCV）模式下与肺损伤的关系。肺损伤模型建立后，大鼠以 PSV 模式进行机械通气（TV=6ml/kg，PEEP=3cmH$_2$O，FiO$_2$=0.4）。一旦确定了 PSV 期间的平均 TV 和 Dynamic ΔP_L，大鼠分别以 PSV 模式下获得的平均 TV 或 Dynamic ΔP_L 进行 PCV，即把大鼠分为 PSV 组（TV=6ml/kg，PEEP=3cmH$_2$O，Dynamic ΔP_L=12cmH$_2$O，Ti=0.31s），PCV-VT 组（与 PSV 模式下 TV 相同，TV=6ml/kg，PEEP=3cmH$_2$O，Dynamic ΔP_L=8cmH$_2$O，Ti=0.44s），PCV-ΔP_L 组（与 PSV 模式下 Dynamic ΔP_L 相同，TV=16ml/kg，PEEP=3cmH$_2$O，Dynamic ΔP_L=12cmH$_2$O，Ti=1.06s）和 PCV-ΔP_L-Ti 组（与 PSV 模式下 Dynamic ΔP_L、Ti 相同，TV=16ml/kg，PEEP=3cmH$_2$O，Dynamic ΔPL=12cmH$_2$O，Ti=0.32s）。大鼠均进行机械通气 2 小时，分别在通气开始和通气结束时评估肺力学。最后，对大鼠进行安乐死，分离肺组织进行组织和分子生物学分析，并进行膈肌炎症和蛋白质水解水平分析。

Pinto 等的研究结果显示，对于轻度肺损伤的 Wisar 大鼠，与 PCV 模式相比较，PSV 能减少不均一通气的面积，产生的肺损伤更轻；Static ΔP_L 越高，而非 Dynamic ΔP_L 越高，肺损伤越严重。

Dynamic ΔP_L 升高，而 Static ΔP_L 相同，两组之间的肺损伤无差异。在相同保护性 TV(6ml/kg）条件下，与 PCV 相比较，PSV 组大鼠 Dynamic ΔP_L 明显升高，而 Static ΔP_L 无明显差异；PSV 组大鼠不均一通气面积更少。而两组间的吸气时间、内源性 PEEP、氧合、弥漫性肺损伤

评分、肺泡完整性、肺部炎症、肺组织纤维化、膈肌炎症均无明显差异。PSV 组大鼠 Dynamic ΔP_L 的增加和不均一通气面积减少之间的相互作用可能有助于解释两组间生物标记物水平的无差异。

Dynamic ΔP_L 和（或）Ti 相同时，Static ΔP_L 越高，肺损伤越严重。在相同的 Dynamic ΔP_L 和（或）Ti 条件下，与 PSV 相比较，PCV 组大鼠具有更高的 TV 和 Static ΔP_L；另外，PCV 组大鼠的肺泡完整性较低，弥漫性肺损伤评分和不均一通气面积较大；反映肺部炎症、肺组织纤维化及膈肌炎症的生物标记物表达均升高。在健康大鼠中，与 PCV 模式相比较，PSV 模式有助于防止蛋白水解，进而减少膈肌损伤。TV 的增加是 VILI 的关键机制，尤其是应变在肺组织不均匀分布时更容易导致肺损伤。PCV 组大鼠的 TV 增加，改变了膈肌形状，进而导致肺组织学的改变，肺组织学的改变可能有助于解释肺炎症、肺纤维化、肺泡牵张和肺泡上皮细胞损伤相关生物标记物基因表达增加的原因。

与 PSV 相比较，在相同的 Dynamic ΔP_L 和 Ti 条件下，PCV 模式可产生更严重的肺损伤。在相同 ΔP_L 的情况下，PCV 模式下的压缩性应力对肺组织的损伤要比 PSV 模式下的牵张应力严重。由于在不同的 Ti 下肺泡内压会发生改变，使得 PSV 模式与 PCV 模式下 Dynamic ΔP_L 和 Static ΔP_L 之间的对比难度较大。事实上，较长的 Ti 会导致较高的 Dynamic ΔP_L，并增加肺损伤。因此，除了肺泡内压之外的其他参数可能也是肺损伤原因。

四、局限性与展望

Pinto 等的研究具有一定的局限性。如：①大鼠模型并不能重现人 ARDS 的所有特征；②实验结果可能不适用于中重度 ARDS；③研究中的 PEEP 水平固定在 3cmH_2O，不能排除在更高或更低的 PEEP 水平下会产生不同的结果；④食管测压在机械通气期间，尤其是在较大动物中，对于重力依赖区域更具有代表性，但大鼠的垂直梯度降低，这导致不能模仿跨肺压区域化效应；⑤在 PSV 模式下，当气流为 0，呼吸肌肉放松时，肺泡压等于气道压。呼吸肌肉的活动性越高，气道压和肺泡压之间的差别越大。因此，Dynamic ΔP_L 可能高估了跨肺泡的压力。但当在吸气末对呼吸肌肉的活动进行评估时发现在气道阻塞后，PSV 模式达到了吸气末呼吸肌肉的松弛。因此，气道压仅在吸气的很短时间内可能高估了肺泡压力。与其他机械参数的相比较，ΔP_L 可能是较好的、指导最佳机械通气设置的指标，但由于需要进行食管压监测，导致其临床应用性较低，为了方便临床应用，目前人们已经找到 ΔP_L 的无创监测手段，为使无创手段得到推广，还需要进一步的基础及临床研究。

综上所述，Static ΔP_L 是 PSV 模式下肺和膈肌损伤的主要决定因素，而不是 Dynamic ΔP_L。对于轻度 ARDS 来说，Static ΔP_L 的监测有利于 PSV 模式下保护性机械通气的实施。但目前关于 Static ΔP_L 和 Dynamic ΔP_L 对保护性机械通气影响的研究还很欠缺，尤其是在中重度 ARDS 中的作用尚不明确，还需要进一步的研究来证实。

（天津市第三中心医院　尹承芬　徐　磊）

参考文献

[1] De Prost N, Dreyfuss D. How to prevent ventilator-induced lung injury? Minerva Anestesiol, 2012, 78 (9): 1054-1066.

[2] Slutsky AS, Ranieri VM. Ventilator-induced lung injury. N Engl J Med, 2013, 369 (22): 2126-2136.

[3] Fan E, Del Sorbo L, Goligher EC, et al. An Official American Thoracic Society/European Society of Intensive Care Medicine/Society of Critical Care Medicine Clinical Practice Guideline: Mechanical Ventilation in Adult Patients with Acute Respiratory Distress Syndrome. Am J Respir Crit Care Med, 2017, 195 (9): 1253-1263.

[4] Bellani G, Guerra L, Musch G, et al. Lung regional metabolic activity and gas volume changes induced by tidal ventilation in patients with acute lung injury. Am J Respir Crit Care Med, 2011, 183 (9): 1193-1199.

[5] Amato MB, Meade MO, Slutsky AS, et al. Driving pressure and survival in the acute respiratory distress syndrome. N Engl J Med, 2015, 372 (8): 747-755.

[6] Gattinoni L, Carlesso E, Cadringher P, et al. Physical and biological triggers of ventilator-induced lung injury and its prevention. Eur Resp J, 2003, 22 (Suppl 47): 15-25.

[7] Bugedo G, Retamal J, Bruhn A. Driving pressure : a marker of severity, a safety limit, or a goal for mechanical ventilation? Crit Care, 2017, 21 (1): 199.

[8] Baedorf KassisE, LoringSH, et al. Mortality and pulmonary mechanics in relation to respiratory system and transpulmonary driving pressures in ARDS. Intensive Care Med, 2016, 42 (8): 1206-1213.

[9] Protti A, Andreis DT, Monti M, et al. Lung stress and strain during mechanical ventilation: Any difference between statics and dynamics?. Critical Care Medicine, 2013, 41 (4): 1046-1055.

[10] Putensen C, Zech S, Wrigge H, et al. Long-term effects of spontaneous breathing during ventilatory support in patients with acute lung injury. Am J Respir Crit Care Med, 2001, 164 (1): 43-49.

[11] Hansen-Flaschen JH, Brazinsky S, Basile C, et al. Use of sedating drugs and neuromuscular blocking agents in patients requiring mechanical ventilation for respiratory failure. A national survey. JAMA, 1991, 266 (20): 2870-2875.

[12] Pellegrini M, Hedenstierna G, Roneus A, et al. The diaphragm acts as a brake during expiration to prevent lung collapse. Am J Respir Crit Care Med, 2017, 195 (12): 1608-1616.

[13] Yoshida T, Fujino Y, Amato MB, et al. Fifty years of research in ARDS. Spontaneous breathing during mechanical ventilation. Risks, mechanisms, and management. Am J Respir Crit Care Med, 2017, 195 (8): 985-992.

[14] Bellani G, Laffey JG, Pham T, et al. Epidemiology, patterns of care, and mortality for patients with acute respiratory distress syndrome in intensive care units in 50 countries. JAMA, 2016, 315 (8): 788-800.

[15] Pelosi P, Rocco PR. Effects of mechanical ventilation on the extracellular matrix. Intensive Care Med, 2008, 34 (4): 631-639.

[16] Brochard L, Slutsky A, Pesenti A. Mechanical ventilation to minimize progression of lung injury in acute

respiratory failure. Am J Respir Crit Care Med, 2017, 195 (4): 438-442.
[17] Yoshida T, Torsani V, Gomes S, et al. Spontaneous effort causes occult pendelluft during mechanical ventilation. Am J Respir Crit Care Med, 2013, 188 (12): 1420-1427.
[18] Pinto EF, Santos RS, Antunes MA, et al. Static and Dynamic Transpulmonary Driving Pressures Affect Lung and Diaphragm Injury during Pressure-controlled versus Pressure-support Ventilation in Experimental Mild Lung Injury. Anesthesiology, 2020, 132 (2): 307-320.
[19] Futier E, Constantin JM, Combaret L, et al. Pressure support ventilation attenuates ventilator-induced protein modifications in the diaphragm. Crit Care, 2008, 12 (5): R116.
[20] Marini JJ, Jaber S. Dynamic predictors of VILI risk: Beyond the driving pressure. Intensive Care Med, 2016, 42 (10): 1597-1600.
[21] McClung JM, Kavazis AN, DeRuisseau KC, et al. Caspase-3 regulation of diaphragm myonuclear domain during mechanical ventilation-induced atrophy. Am J Respir Crit Care Med, 2007, 175 (2): 150-159.
[22] Moriondo A, Mukenge S, Negrini D. Transmural pressure in rat initial subpleural lymphatics during spontaneous or mechanical ventilation. Am J Physiol Heart Circ Physiol, 2005, 289 (1): H263-H269.
[23] Bertoni M, Telias I, Urner M, et al. A novel non-invasive method to detect excessively high respiratory effort and dynamic transpulmonary driving pressure during mechanical ventilation. Crit Care, 2019, 23 (1): 346.
[24] Gudmundsson M, Persson P, Perchiazzi G, et al. Transpulmonary driving pressure during mechanical ventilation-validation of a non-invasive measurement method. Acta Anaesthesiol Scand, 2020, 64 (2): 211-215.

第八节　机械功率临床的安全限值何在

机械通气是急性呼吸窘迫综合征（acute respiratory distress syndrome，ARDS）重要的呼吸支持手段，在改善 ARDS 患者氧合的同时也可能导致呼吸机相关肺损伤（ventilator induced lung injury，VILI）。近 20 年来，随着对 VILI 发生机制的深入认识，避免发生 VILI 的措施已经从降低潮气量（tidal volume，TV）发展到限制平台压力、降低驱动压（ΔP）和跨肺压，以控制过高应力、应变产生的肺组织损伤。上述任何因素代表的临床意义各不相同，但均基于其产生的异常机械能导致肺损伤。机械能即物体完成机械功产生的能量，定义为对物体施加的力乘以在该力方向上物体所移动的距离。机械功率则是指单位时间内所做的功，例如每分钟、每个呼吸周期的吸气期或呼气期。正常呼吸周期，在吸气过程中储存在肺和胸壁中的势能，被用来克服呼气期气道、肺和胸壁及人工设备（气管内管、外部连接电路和呼气阀）的阻力，不会造成肺损伤。而对于 ARDS 患者，在肺部发生病变的基础上，呼吸过程用于克服吸气期肺组织快速扩张和呼气早期收缩阶段呼吸系统黏弹性阻力的能量，均可能对肺组织造成直接的机械损伤。这种机械损伤通过几何应力聚焦机制、黏弹性阻力机制和肺间质应力的渐进脱落机制得到进一步放大。因此，理清机械功率与肺损伤的关系，对 ARDS 患者肺保护的临床实施及临床预后有重要意义。

一、机械功率与呼吸机相关肺损伤的关系

VILI 的发生取决呼吸机施加于肺的压力、容量、流速和频率以及肺实质对此的反应性。Bernard 教授首次提出肺的机械功率概念，整合了 TV、驱动压、流速、呼气末正压（positive end expiratory pressure，PEEP）及呼吸频率等多种导致 VILI 的危险因素，并通过动物及临床研究证实肺的机械功率是综合评估各项因素导致 VILI 的有效指标。为理解机械功率与 VILI 的关系，需要进一步加强 PEEP、TV、流速及驱动压对 VILI 发生和发展的认知。

1. 呼气末正压、潮气量与呼吸机相关肺损伤　呼吸机对呼吸系统施加 PEEP 使得肺容积增加的效应是持续存在的，在撤除 PEEP 时才会消失。PEEP 对呼吸系统做的功转换为肺本身的势能，表现为呼气末肺容积增加。吸气时 TV 进入肺内导致的肺容积增加，并在呼气期肺容积恢复至吸气前水平，这部分能量随着每次呼吸消耗在肺部，这是导致 VILI 的根源。动物实验显示，高 TV、低 PEEP 比高 PEEP、低 TV 能导致明显的肺损伤。增加 PEEP 和 TV 导致 VILI 的效应并不相同，但是，无论任何因素导致机械功率升高超过一定限值势必导致 VILI。

2. 流速与呼吸机相关肺损伤　气体通过气道进入肺泡内需要克服气道阻力、肺泡和胸廓弹性阻力。肺弹性器官的特性与流体施加的摩擦应力是密切相关的。在这一过程中，因肺泡膨胀而产生摩擦伤，而 ARDS 患者发生潜在损伤的风险明显高于健康人群。肺扩张过程中，随着流速的增加，应力和应变逐步增加。

3. 驱动压与呼吸机相关肺损伤　肺膨胀与驱动压即 TV 与呼吸系统顺应性的比值有关。然而，尽管驱动压可能是导致肺损伤的核心，但它并不单独起作用。压力所产生的流速不仅关系到因压力而带来的后果，且在施加压力前对组织产生的张力也会促使组织接近受损阈值，从而影响驱动压值。另外，驱动压同时也受 PEEP 的制约，当从一个既定高值的压力基线开始呼吸时，需要更多的吸气能量。所以，若给予过高的 PEEP，当达到给定 TV 时，可能已超过了引起损伤的压力阈值。从以上分析得出，一个给定的驱动压力值，即使仅考虑跨肺压，如果没有指定其他条件，也不应该认为是安全或危险的，例如起始压力（PEEPtot）、潜在的肺复张和肺不张。PEEP 复张部分塌陷肺泡，可能会减少脆弱肺单位的数量，但那些保持关闭或不稳定的肺单位则会承受更大的应力。

驱动压，即单个呼吸周期中两个静态气道压力变量（平台压和 PEEPtot）之间的差异，不能被用作是预测 VILI 的最终或唯一指标。目前研究显示，驱动压似乎比任何一个定义指标都具有更好的预测性，但是单纯的静态指标并不能反映整个呼吸的动态过程。驱动压有可能低估换气风险，这取决于应力集中点的数量和强度。仅从气道压力记录中获得的驱动压包含了胸壁驱动压，使用经肺驱动压评估有助于避免肌肉活动或张力和胸壁的干扰。然而，即使可靠地测定了肺内压，单靠压力值也不能准确地衡量损伤风险。识别跨肺压对肺损伤的阈值、总能量负荷和应变强度，有助于理解能量转移导致 VILI 这一过程。

二、机械功率的临床实施

机械功率超过一定的临界值可导致VILI，但对于不同物种及不同疾病状态下的肺部病变而言，导致VILI的机械功率临界值存在差异。来自于健康猪的生理学研究显示，高能量负荷易导致健康肺发生VILI。机械功率可以用于指导呼吸机设置，从而减少VILI。不同的物种间由于肺容积及肺力学特征的不同，导致肺损伤的能量符合临界值不同。对于中等大小的实验动物，导致VILI的临界值为12～13J/min，用于区分严重和相对较轻的呼吸机损伤，但是并不能推论用于人类。ARDS最突出的病理生理特征是大量肺泡不均一性塌陷，导致参与正常通气肺泡显著减少，因此与健康肺相比，更低的机械功率即可以导致ARDS患者发生VILI。不同ARDS患者肺部损伤程度存在差异，对机械功率的耐受阈值存在差异。目前有研究显示，ARDS患者的安全限为11.7～22.1J/min，但尚需进一步的研究。ARDS患者肺部病变不均一，导致局部区域的剪切力放大，机械功率的耗损增加，因此控制机械功率的同时需要改善ARDS患者肺不均一性。

关于如何在临床实施中应用最佳化机械功率避免VILI，Marini教授提出了如下方案。首先，减少ARDS患者对VILI的易感性：①自主呼吸过强时，应用深镇静和（或）肌肉松弛药，降低跨肺压，缓解呼吸窘迫，从而降低机械功率避免VILI。②监测肺容量，用于评估疾病的严重程度和肺组织不均一性。顽固性低氧血症或顺应性极低的ARDS患者应用俯卧位通气改善局部应力应变，缓解机械功率能量聚集造成局部肺损伤。其次，在机械通气的过程中，增加氧输送降低氧消耗，减低患者对机械通气的依赖，最终解决呼吸窘迫的根本原因，缩短机械通气时间。第三，在通气需求和易感因素最低化后，需要考虑优化呼吸机参数的设置。按如下优先级设置呼吸机参数：驱动压/PEEP＞分钟通气量（VE）＞吸呼比/流速。无论是在无创通气还是有创通气时，首先考虑的是跨肺平台压和跨肺驱动压，然后是分钟通气量和呼吸频率。机械通气的目标并非是完全肺开放，而是滴定最佳PEEP结合逐步肺复张，以达到肺复张和过度膨胀之间的最佳契合点。在机械通气过程中，通过控制驱动压≤15cmH_2O/平台压≤27cmH_2O，一定程度的允许性高碳酸血症（PaCO_2≤60mmHg），以及设定吸呼比在1∶1.5～1∶1，来降低过高机械功率造成的肺损伤。由于不同疾病患者肺部受损伤阈值存在差异，同时目前仍缺乏高质量的临床研究在指导机械效能的设定，因此，在临床实践中未设定明确的机械功率上限，而是动态评估呼吸支持需求后尝试下调机械效能的权重参数。

三、机械功率对临床预后的影响

至Gattinoni教授首次提出机械功率的概念以来，除了动物研究表明增加其与更多的VILI相关，鲜有临床研究对其与患者预后的关系进行研究。2018年Serpa Neto教授基于MIMIC-Ⅲ和eICU数据库首次对机械功率与重症患者病死率首次进行了探讨。研究共纳入8207例重症患者，研究结果显示机械功率与住院死亡率独立相关［*OR*=1.06（1.01～1.11），*P*=0.021（MIMIC-Ⅲ），*OR*=1.10（1.02～1.18），*P*=0.010（eICU）］；此外机械功率还与ICU死亡率、30天死亡率、机械通气天数、ICU和住院时间有关；当机械功率高于17.0J/min时，死亡风险持续增加。

作用在肺上的机械功率分布于整个肺，因此单位肺容积上分布的能量对 VILI 的发生至关重要，机械功率用肺容积或肺重量标化更为合适。基于以上考虑有研究用标准体重对机械功率进行标化后，探讨标化后的机械功率与预后的关系，结果表明，标化后机械功率与死亡率相关，并且即使使用复杂的机器学习方法进行优化也不改变其预测识别率。

对于行体外膜氧合（ECMO）治疗的机械通气患者而言，机械功率如何影响患者预后，Schmidt 等对此展开了相关研究。该研究纳入来自 23 个 ICU 的 350 例 ECMO 患者的数据，分析结果提示，实施 ECMO 前 2 天的呼吸机参数设置显著降低 ARDS 的机械功率［（26.1±12.7）J/min *vs.*（6.6±4.8）J/min］，但是不影响患者 6 个月生存率。因此，应用 ECMO 时选择一个能使最大肺泡通气（最高的二氧化碳排放量）和最小功率的呼吸机设置似乎是合理的。而然，功率导向的治疗理念是否可以推广应用于临床特定人群，需要进一步研究进行探讨。

机械功率反映了对肺和 ARDS 力学特征等认识的深入，但在 ARDS 患者中的实际应用仍存在以下局限性。首先，因为机械功率的计算是基于对肺容积与弹性阻力和气道阻力呈线性关系的假设，在高肺容积状态这种线性关系消失，导致机械功率被高估或低估。其次，应该注意到整个呼吸系统消耗的机械功率和传递到肺组织的机械功率存在差异，当计算肺消耗的机械功率时，需要测定跨肺压。第三，关于机械功率在肺实质的耗损是否受到肺不均一性的影响，是否与应力、应变的分布存在相关性，需要引起关注。最后，目前机械功率的定义只考虑了吸气阶段，而在疾病状态下呼气过程中机械功率的耗损与肺损伤的关系需要进一步的研究。

总之，机械功率概念的提出使得我们对各种因素导致 ARDS 患者 VILI 的认识及评估更加全面，结合其他指标可以更好地指导 ARDS 肺保护性通气。但是在不同临床状态下机械功率预后价值仍需要进一步临床研究验证。

（东南大学附属中大医院　郭凤梅）

参 考 文 献

［1］ Marini JJ, Rocco PRM, Gattinoni L. Static and Dynamic Contributors to VILI in Clinical Practice: Pressure, Energy, and Power. Am J Respir Crit Care Med, 2019, Oct 30.

［2］ Bernard GR, Artigas A, Brigham KL, et al. The American-European Consensus Conference on ARDS: definitions, mechanisms, relevant outcomes, and clinical trial coordination. Am J Respir Crit Care Med, 1994, 149: 818-824.

［3］ Gattinoni L, Tonetti T, Cressoni M, et al. Ventilator-related causes of lung injury: the mechanical power. Intensive Care Med, 2016, 42: 1567-1575.

［4］ Vasques F, Duscio E, Pasticci I, et al. Is the mechanical power the final word on ventilator-induced lung injury?-we are not sure. Ann Transl Med, 2018, 6: 395

［5］ Protti A, Andreis DT, Monti M, et al. Lung stress and strain during mechanical ventilation: any difference between statics and dynamics?. Crit Care Med, 2013, 41: 1046-1055.

[6] Faffe DS, Zin WA. Lung parenchymal mechanics in health and disease. Physiol Rev, 2009, 89 (3): 759-775.

[7] Marini JJ, Gattinoni L. Energetics and the root mechanical cause for ventilator-induced lung injury. Anesthesiology, 2018, 128 (6): 1062-1064.

[8] Collino F, Rapetti F, Vasques F, et al. Positive endexpiratory pressure and mechanical power. Anesthesiology, 2019, 130 (1): 119-130.

[9] Amato MBP, Meade MO, Slutsky AS, et al. Driving pressure and survival in the acute respiratory distress syndrome. N Engl J Med, 2015, 372: 747-755.

[10] Marini JJ. Evolving concepts for safer ventilation. Crit Care, 2019, 23 (Suppl 1): 114.

[11] Protti A, Andreis DT，Milesi M, et al. Lung anatomy, energy load, and ventilator-induced lung injury. Intensive Care Medicine, 2015, 3: 34.

[12] Cressoni M, Gotti M, Chiurazzi C, Massari D, et al. Mechanical power and Development of Ventilator-induced Lung Injury. Anesthesiology, 2016, 124: 1100-1108.

[13] Gattinoni L, Vassalli F, Romitti F, et al. Extracorporeal gas exchange: when to start and how to end?. Crit Care, 2019, 23 (Suppl 1): 203.

[14] Protti A, Cressoni M, Santini A. Lung stress and strain during mechanical ventilation: any safe threshold?. Am J Respir Crit Care Med, 2011, 183: 1354-1362.

[15] Serpa Neto A, Deliberato RO, Johnson AEW. Mechanical power of ventilation is associated with mortality in critically ill patients: an analysis of patients in two observational cohorts. Intensive Care Med, 2018, 44 (11): 1914-1922.

[16] Marini JJ. How I optimize power to avoid VILI. Crit Care, 2019, 23 (1): 326.

[17] Scholten EL, Beitler JR, Prisk GK, Malhotra A. Treatment of ARDS with prone positioning. Chest. 2017,151 (1): 215-224.

[18] Gattinoni L, Taccone P, Carlesso E, et al. Prone position in acute respiratory distress syndrome: rationale, indications, and limits. Am J Respir Crit Care Med, 2013, 188 (11): 1286-1293.

[19] Nieman GF, Satalin J, Andrews P, et al. Lung stress, strain, and energy load: engineering concepts to understand the mechanism of ventilator-induced lung injury (VILI). Intensive Care Med Exp, 2016, 4: 16-22.

[20] Serpa Neto A, Deliberato RO, Johnson AEW. Mechanical power of ventilation is associated with mortality in critically ill patients: an analysis of patients in two observational cohorts. Intensive Care Med, 2018, 44 (11): 1914-1922.

[21] Zhang Z, Zheng B, Liu N; Mechanical power normalized to predicted body weight as a predictor of mortality in patients with acute respiratory distress syndrome. Intensive Care Med, 2019, 45 (6): 856-864.

[22] Schmidt M, Pham T, Arcadipane A, et al. Mechanical ventilation management during ECMO for ARDS: an international multicenter prospective cohort. Am J Respir Crit Care Med, 2019, 200: 1002-1012.

[23] Quintel M, Busana M, Gattinoni L. Breathing and ventilation during ECMO -how to find the balance between rest and load. Am J Respir Crit Care Med, 2019, 200: 954-956.

[24] Spinelli E, Carlesso E, Mauri T. Extracorporeal support to achieve lung-protective and diaphragm-protective ventilation. Curr Opin Crit Care, 2020, 26 (1): 66-72.

[25] Gattinoni L, Vassalli F, Romitti F, et al. Extracorporeal gas exchange: when to start and how to end?. Crit Care, 2019, 23

(Suppl 1): 203

[26] Bein T, De Jong A, Perner A. SUPERNOVA: will its energy trigger the formation of a new therapeutic star? Intensive Care Med, 2019, 45: 1032-1034.

[27] Marini JJ, Jaber S. Dynamic predictors of VILI risk: beyond the driving pressure. Intensive Care Med, 2016, 42 (10): 1597-1600.

[28] Protti A, et al. Role of strain rate in the pathogenesis of ventilator-induced lung edema. Crit Care Med, 2016, 44 (9): e838-e845.

[29] Cressoni M, et al. Lung inhomogeneity in patients with acute respiratory distress syndrome. Am J Respir Crit Care Med, 2014, 189 (2): 149-158.

[30] Goebel U, et al. Flow-controlled expiration: a novel ventilation mode to attenuate experimental porcine lung injury. Br J Anaesth, 2014, 113 (3): 474-483.

第九节　限制性氧疗对肺损伤影响的生理机制和预后影响

氧气疗法（以下简称氧疗）是指通过体外设备给患者供氧以纠正各种原因造成的缺氧状态，促进组织的新陈代谢，维持机体生命活动的一种治疗方法。低氧血症是重症急诊和重症医学监护病房（intensive care unit，ICU）患者常见的临床表现。鼻导管吸氧、机械通气等氧疗方式是低氧血症患者重要的氧疗手段。随着氧疗支持与监测设备的不断发展，我们发现无论病因和疾病状态如何，重症患者普遍接受氧疗，且普遍存在吸入氧浓度（FiO_2）过高、动脉血氧分压（PaO_2）远高于正常水平的现象。近年来一些研究表明，高浓度氧疗与机械通气患者的病死率增高可能相关。

限制性氧疗是指通过控制吸入氧浓度使动脉氧分压维持在正常范围内，使得指脉氧饱和度一般≤97% 的氧疗方法。限制性氧疗旨在提供患者足够氧的同时，避免高氧浓度、高氧分压导致的肺损伤，为改善重症患者预后提出新的呼吸支持思路。

一、高浓度氧疗引起肺损伤的病理生理机制

持续长久吸入高氧易并发高氧性急性肺损伤（hyperoxia induced acute lung injury，HALI）。HALI 发生机制极其复杂，氧化应激反应被认为是 HALI 重要的发生机制之一，主要通过大量生成活性氧自由基（reactive oxygen species，ROS），打破机体氧化与抗氧化系统的平衡，最终导致肺组织结构及功能异常。细胞凋亡是 HALI 发生的一个相当重要的特征，高氧损伤导致细胞凋亡的研究中，肺泡Ⅱ型上皮细胞是主要受损的靶细胞，其凋亡程度与吸入氧的时间长短有关。

氧化应激 ROS 堆积和释放细胞因子是导致 HALl 肺细胞凋亡的主要因素。肺在持续高浓度氧刺激下导致 ROS 堆积及氧化应激，大量 ROS 的释放通过多种途径参与肺组织细胞凋亡，包括线粒体膜损伤、内质网钙离子浓度升高等，启动细胞凋亡通路；高浓度氧可促进肺肿瘤坏死因子 α 等细胞因子高表达于肺泡上皮细胞表面，形成死亡诱导信号复合体，可能激活 Caspase-8 并介导细胞凋亡。

近年来根据动物实验基础，临床对于氧疗策略的调整与探讨不断更新。造成肺组织损伤除了上述的分子机制，临床上高浓度氧疗可能导致其他并发症，甚至反而出现低氧、缺氧的临床表现，具体原因可能有：①高浓度氧疗导致去氮性肺不张。高浓度氧疗，进入肺泡的气体中含氮气量减少，气体中的氧气在压力梯度下迅速扩散进入肺循环，而肺泡体积因在呼气末肺泡内氮气含量低而导致肺不张、肺泡塌陷，从而导致气 / 血（V/Q）失调，进一步加重低氧血症、加重肺损伤。②高浓度氧疗中高氧可以引起支气管黏膜纤毛清除系统活力降低、肺泡表面活性物质受损，从而导致气道的自洁能力和肺泡的稳定性下降。有证据表明吸入高浓度氧会导致动物和健康受试者肺损伤，高浓度氧疗患者会出现有胸膜炎性疼痛、支气管刺激性、咳嗽和咽喉疼痛等临床变现。严重者可出现弥漫性肺泡损害，并导致进行性呼吸困难和呼吸急促，有典型的肺水肿、小动脉增厚、肺纤维化和肺气肿等病理生理表现。③长时间高浓度氧疗会改变上呼吸道的微生物菌群，增加继发下呼吸道感染的风险。

二、限制性氧疗对机械通气患者的预后影响

机械通气是重症患者氧疗的主要手段，同时机械通气患者也是高浓度氧疗导致肺损伤的高危人群。近年来一些研究表明，高氧血症与机械通气患者的 ICU 病死率增加相关。在一项纳入超过 30 000 例患者的临床研究中，关于机械通气患者病死率的多因素分析中发现 PaO_2≥123mmHg 的患者占总病死患者的 31%［*OR*=1.23，95% *CI* 1.13～1.34］。是否动脉氧分压越高的机械通气患者病死率越高？根据这些发现有学者提出了限制性氧疗策略的概念，即控制氧疗的浓度与时间，以动脉氧分压或者指脉搏氧饱和度指标来动态调整呼吸机参数设置，保证机体基本代谢和氧供的最低浓度氧疗。

对不同原因导致的低氧血症进行氧疗时，高浓度氧疗的影响是否有不同？限制性氧疗的目标是否一致？近年来对不同病因低氧血症患者的针对限制性氧疗策略及其对预后的影响进行了相关临床研究。

1. 急性呼吸窘迫综合征（acute respiratory distress syndrome，ARDS） 小潮气量肺保护性通气是 ARDS 氧疗的重要策略，根据 ARDS 患者的呼吸力学以及肺可复张性的评估，往往需要较高程度呼气末正压（positive end expiratory pressure，PEEP）和 FiO_2，从而避勉更高风险的高氧性肺损伤。在研究（OXYGEN-ICU）中纳入了 350 例 ARDS 患者，发现传统氧疗组（目标指脉搏氧饱和度 97%～100%，中位值 PaO_2 为 102mmHg）比限制性氧疗组（目标血氧饱和度的 94%～98%，中位值 PaO_2 为 8mmHg）的病死率高（*P*=0.01），同时还发现在接受限制性氧疗策略的患者中，机械通气的时间更短。发表在 *NEJM* 上的 ICU-ROX 探究是一个随机双盲的多中心研究，将限制性氧疗策略定义为 SpO_2 在 91%～97% 作为监测标准，一共纳入了 965 例 ICU 患者进行试验，其中 ARDS 患者（PaO_2/FiO_2≤300）占 64.5%。其主要观察结果为机械通气时间 2 组之间无明显差异，其次要预后指标包括 90 天和 180 天病死率同样没有明显区别。在最近的 LOCO2（ARDS：传统氧疗与保守氧疗）试验则证明了早期将 PaO_2 维持在 55～70mmHg 的限制氧合策略并没有增加 ARDS 患者 28 天生存率，反之限制性氧疗组在 90 天病死率高于自由氧疗组。另外值得注意的是，限制性氧疗组在试验期间 5 例出现肠系膜缺血事件，这一信号也导致了该试验在纳入 205 例患者后中止。

不同的研究发现，对于 ARDS 患者的限制性氧疗策略所观察到的结果并不一致，这对于 ARDS

的氧疗设置产生了争议。其主要的问题在于不同研究所纳入的人群和指定的限制性氧疗标准并不一致。ICU-ROX 研究将 $PaO_2/FiO_2 \leqslant 300$ 作为纳入标准，但是 LOCO2 研究中 $PaO_2/FiO_2 \leqslant 100$ 的患者占总人数的 40%。重度 ARDS 与轻度 ARDS 患者的限制性氧疗策略对预后的影响是否不同？限制性氧疗的标准以 SpO_2 还是 PaO_2 为主要标准？如何避免试验中低氧造成的不良事件对试验影响？这还有待于更详细和深入的临床研究才能明确。

2. 慢性阻塞性肺疾病（chronic obstructive pulmonary disease，COPD）患者因为其限制性通气功能障碍，在急性发作期（AECOPD）通常会出现低氧血症和高碳酸血症，针对 COPD 患者的氧疗策略包括控制氧浓度和限制气道压力。一项针对 AECOPD 患者的研究接受不同浓度鼻导管氧疗对患者预后影响的研究，设置限制性氧疗目标 SpO_2 为 88%～92% 的水平，对照组施行非限制性氧疗。与对照组相比，限制性氧疗策略组患者的病死率从 9% 降低至 2%（风险比 0.22）。最近 Pala 等研究限制性氧疗对无创通气 AECOPD 患者预后影响的前瞻性研究中，限制性氧疗的 COPD 患者高氧血症的发生率显著低于对照组（$P<0.05$），高氧血症组相比于对照组的住院病死率明显增加（$P=0.04$）。限制性氧疗可能通过兴奋 COPD 患者呼吸中枢，增加肺泡通气量，减少二氧化碳潴留，从而改善 AECOPD 患者预后。

3. 心肌梗死　急性心肌梗死患者在救治过程中通常需要辅助氧疗。在 AVOID 研究中，ST 段抬高型心肌梗死（STEMI）患者在院前随机分为常规氧疗组（8L/min 的氧气吸入）和限制性氧疗组（当在 $SpO_2<94\%$ 时接受氧疗）。在这项研究中共纳入 441 例患者中，常规氧疗组的患者肌酸激酶水平显着增加（1948U/L *vs*. 1543U/L；$P=0.01$）。心肌梗死复发率增加（5.5% *vs*. 0.9%；$P=0.006$），心律失常发生率增加（40.4% *vs*. 31.4%；$P=0.05$）。在 6 个月随访中，常规氧疗组心肌梗死面积在心脏磁共振检查中明显增加（20.3g *vs*. 13.1g；$P=0.04$），说明对于非缺氧 STEMI 患者额外给予氧疗可能增加早期的心肌损伤。

但随后发表的 DETO2X-AMI 研究证明，限制性氧疗与常规氧疗组对心肌梗死患者预后没有明显差异。这项随机研究评估了心肌梗死患者接受自由氧疗（10L/min）和限制性氧疗（$SpO_2<94\%$ 时接受氧疗）1 年后的病死率、再梗死率、心律失常发生率和心源性休克发生率，结果两组均无明显差异。高浓度氧疗对于心血管系统的影响可能主要通过活性氧引起血管收缩，增加外周血管阻力，降低心输出量，从而成为可能加重急性冠脉综合征的危险因素。

4. 心搏、呼吸骤停　心搏、呼吸骤停的患者在抢救期间接受氧疗十分普遍，足够的氧气支持对心搏、呼吸骤停患者的预后有改善作用。Young 等对心室颤动或室性心动过速导致心搏、呼吸骤停患者院前和入院后的氧疗浓度进行滴定对比，试图比较限制组（滴定组）与自由给氧组的预后结果，但试验由于其限制组出现低氧血症的风险而中止，在中止之前患者得到的结果是 2 组预后包括住院时间没有明显的差异。Wang 等通过 meta 分析研究高氧对于心搏、呼吸暂停和心肺复苏术后患者的预后影响，以患者病死率以及出院时的神经功能作为主要观察指标，得出最初 24 小时高浓度氧疗治疗过程中似乎对增加患者的病死率（$OR=1.40$，95% CI 1.02～1.93），且对患者神经功能预后没有明显的影响的结论（$OR=1.62$，95% CI 0.87～3.02）。在动物实验中高浓度氧疗似乎可以通过抑制呼吸中枢导致心搏、呼吸骤停患者的神经功能受损；也有学者认为高氧血症导致的血管收缩、心输出量降低可导致心肺复苏患者的重要器官灌注不足。但是目前缺乏更有效的证据证明限制性氧疗可以改善心肺复苏患者的预后，需要进行更为缜密的科学探究。

5．颅脑损伤　颅脑损伤的患者通常因为呼吸中枢受损而引起低氧血症，非限制性给氧的氧疗方式导致的高氧血症会进一步抑制呼吸中枢，引起中枢性呼吸衰竭。在一项前瞻性研究中，289例脑卒中患者随机分为2组并在72小时内接受无氧或鼻导管氧疗，结果2组间预后没有发现差异，包括生存时间、基本生活能力（Barthel指数）、延长日常生活活动能力（NEADL）和生活质量（EuroQol）的平均差异均无统计学意义（$P>0.05$）。在最近发表的SO2S研究中，将8003例脑卒中患者随机分配为常规氧疗组（持续72小时鼻导管给氧）、间断氧疗组（3日内夜间给氧）和限制性氧疗组（仅在$SpO_2<90\%$给氧）。各组之间90天脑功能预后无明显差异。一项回顾性研究发现，在有创伤性脑出血的患者中，PaO_2水平为300mmHg与病死率增加相关；也有研究发现$PaO_2>200$mmHg可能增加脑出血患者病死率；但不同的研究对于高氧血症的定义有所不同，针对不同水平的高氧血症，与病死率的相关性并不一致。因此仍需指定一个严格的高氧血症标准，用以区分高氧性损伤对颅脑损伤机械通气患者预后的影响。

急性疾病氧疗改善（IOTA）系统回顾和荟萃分析中，包括中枢神经损伤、脓毒症、急诊、ICU以及心血管事件（心肌梗死或心搏、呼吸骤停）在内的25项研究，纳入了16 037例观察对象并分为限制性氧疗以及自由（常规）氧疗2组。结果发现在急性疾病的成年患者中，自由（常规）氧疗法可能会增加患者死亡率，且不会改善患者的其他重要临床结局（如机械通气时间），提示限制性氧疗对于急性重症患者临床可能有效。

综上所述，高浓度氧疗导致的高水平血氧分压对于重症患者临床预后存在负面影响。不同疾病及疾病的严重程度对限制性氧疗的反应有不同，COPD患者可能从严格的限制性氧疗中获益，ARDS、心肺复苏术后、心肌梗死和颅脑损伤患者，仍缺乏证据确立最恰当的指动脉氧饱和以及动脉氧分压范围水平，一般维持机械通气患者SpO_2在94%～98%可能相对合适。未来的研究仍应针对不同的疾病人群，滴定、明确最佳的PaO_2和SpO_2，进一步明确限制性氧疗、高浓度氧疗以及常规氧疗的定义和适应人群。

（东南大学附属中大医院　黄英姿）

参 考 文 献

[1] de Jonge E, Peelen L, Keijzers PJ, et al. Association between admin istered oxygen, arterial partial oxygen pressure and mortality in mechanically ventilated intensive care unit patients. Crit Care, 2008, 12: 1-8

[2] Young PJ, Beasley RW, Capellier G, et al. Oxygenation targets, monitoring in the critically ill: a point prevalence study of clinical practice in Australia and New Zealand. Crit Care Resusc, 2015, 17: 202-207.

[3] Girardis M, Busani S, Damiani E, et al. Effect of conservative vs conventional oxygen therapy on mortality among patients in an intensive care unit: the Oxygen-ICU randomized clinical trial. JAMA, 2016, 316: 1583-1589.

[4] Helmerhorst HJ, Schultz MJ, van der Voort PH, et al. Bench-to-bedside review: the effects of hyperoxia during critical

illness. Crit Care, 2015, 19: 915-996.

[5] Aboab J, Jonson B, Kouatchet A, et al. Effect of inspired oxygen fraction on alveolar derecruitment in acute respiratory distress syndrome. Intensive Care Med, 2006, 32: 1979-1986.

[6] Bitterman H. Bench-to-bedside review: oxygen as a drug. Crit Care, 2009, 13: 205.

[7] Capellier G, Panwar R. Is it time for permissive hypoxaemia in the intensive care unit?. Crit Care Resusc, 2011, 13: 139-1341.

[8] Kilgannon JH, Jones AE, Shapiro NI, et al. Association between arterial hyperoxia following resuscitation from cardiac arrest and inhospital mortality. JAMA, 2010, 303: 2165-2171.

[9] Jeon SB, Choi HA, Badjatia N, et al. Hyperoxia may be related to delayed cerebral ischemia and poor outcome after subarachnoid haemorrhage. J Neurol Neurosurg Psychiatry, 2014: 85.

[10] Girardis M, Busani S, Damiani E, et al. Effect of Conservative vs Conventional Oxygen Therapy on Mortality Among Patients in an Intensive Care Unit: The Oxygen-ICU Randomized Clinical Trial. JAMA, 2016, 316: 1583-1589.

[11] ICU-ROX Investigators and the Australian and New Zealand Intensive Care Society Clinical Trials Group, Mackle D, Bellomo R, et al. Conservative Oxygen Therapy during Mechanical Ventilation in the ICU. N Engl J Med, 2020, 382: 989-998.

[12] Barrot L, Asfar P, Mauny F, et al. Liberal or Conservative Oxygen Therapy for Acute Respiratory Distress Syndrome. N Engl J Med, 2020, 382: 999-1008.

[13] Austin MA, Wills KE, Blizzard L, et al. Effect of high flow oxygen on mortality in chronic obstructive pulmonary disease patients in prehospital setting: randomised controlled trial. BMJ, 2010, 341: c5462

[14] Pala CS, Urcan TY, Turemis EB, et al. The Impact of Hyperoxia on Outcome of Patients Treated with Noninvasive Respiratory Support. Can Respir J, 2020, 2020: 3953280.

[15] Stub D, Smith K, Bernard S, et al. Air Versus Oxygen in ST-Segment-Elevation Myocardial Infarction. Circulation, 2015, 131: 2143-2150.

[16] Khoshnood A, Akbarzadeh M, Carlsson M, et al. Effect of oxygen therapy on chest pain in patients with ST elevation myocardial infarction: results from the randomized SOCCER trial. Scand Cardiovasc J, 2018, 52: 69-73.

[17] Young P, Bailey M, Bellomo R, et al. HyperOxic Therapy OR NormOxic Therapy after out-of-hospital cardiac arrest (HOT OR NOT): a randomised controlled feasibility trial. Resuscitation, 2014, 85: 1686-1691.

[18] Wang CH, Chang WT, Huang CH, et al. The effect of hyperoxia on survival following adult cardiac arrest: a systematic review and meta-analysis of observational studies. Resuscitation, 2014, 85: 1142-1148.

[19] Ali K, Warusevitane A, Lally F, et al. The stroke oxygen pilot study: a randomized controlled trial of the effects of routine oxygen supplementation early after acute stroke--effect on key outcomes at six months. PLoS ONE, 2014, 8: e59274.

[20] Roffe C, Nevatte T, Sim J, et al. Effect of routine low-dose oxygen supplementation on death and disability in adults with acute stroke: the stroke oxygen study randomized clinical trial. JAMA, 2017, 318: 1125-1135.

[21] Rincon F, Kang J, Vibbert M, et al. Significance of arterial hyperoxia and relationship with case fatality in traumatic brain

injury: a multicentre cohort study. J Neurol Neurosurg Psychiatry, 2014, 85: 799-805.

[22] Brenner M, Stein D, Hu P, et al. Association between early hyperoxia and worse outcomes after traumatic brain injury. Arch Surg, 2012, 147: 1042-1046.

[23] Chu Derek K, Kim Lisa HY, Young PJ, et al. Mortality and morbidity in acutely ill adults treated with liberal versus conservative oxygen therapy (IOTA): a systematic review and meta-analysis. Lancet, 2018, 391: 1693-1705.

第十节 机械通气后喉部损伤的预防

每年全世界有 1300 万～2000 万重症患者在重症监护病房（intensive care unit，ICU）接受经口气管插管机械通气治疗，患者脱机拔管后出现声音嘶哑、无法发声和咽喉疼痛较为常见。一项前瞻性队列研究对 2017 年 8 月—2018 年 5 月，在 ICU 中连续插管超过 12 小时的成年患者，于拔管后 36 小时内进行喉镜检查。结果发现 57% 的机械通气患者出现急性喉损伤，可导致拔管后 10 周明显的呼吸和发声困难。最终急性喉损伤可造成远期后遗症和功能障碍，影响危重患者的功能恢复。尽管机械通气后喉部损伤会造成严重的后果，但症状常持续≥1 周，甚至 1～35 个月，才对喉部评估。造成喉部评估延迟的原因有很多，其中突出的两点为：目前医疗工作者及患者、家属对机械通气后喉部损伤普遍未给予足够重视；缺乏为拔管后评估建立标准规范的指南。

一、机械通气后喉部损伤的临床症状

患者机械通气后喉部损伤的临床症状包括脱机拔管后随即出现的一系列症状和长期形成的慢性后遗症两方面。

Brodsky 等通过系统评价了 9 项研究中的 775 例机械通气患者，结果显示患者平均气管插管持续时间为 8.2 天（7.7～8.7 天）；拔出患者气管插管后，出现较多的临床症状是发音困难（76%）、喉咙疼痛（76%）、声音嘶哑（63%）和吞咽困难（49%）。喉部损伤患病率高达 83%，其中 13% 的患者为中重度损伤，其余大部分为轻微损伤。

最终患者可能导致长期慢性的后遗症如插管后喉部狭窄和功能障碍如慢性言语障碍、慢性吞咽困难，并且进一步影响患者的恢复和生活质量。值得强调是，越来越多的证据表明误吸与喉部形态学损伤有关，单侧声带麻痹时，患者经口饮食时误吸率为 38%～44%。此外，单侧声带麻痹患者的肺炎风险增加 1 倍。对声带麻痹的早期识别和及时的治疗可减轻发生肺炎的风险。因此，临床中需要发现与喉部损伤相关的症状，例如吞咽困难、误吸性肺炎等，增加早期风险分层和选择干预的契机。但需要强调的是，一些研究者忽略了吞咽困难可能与患者自身神经系统疾病相关的后果，将神经系统疾病患者纳入研究。

值得注意的是，目前医务工作者往往重视患者的肺功能障碍，却在很大程度上忽视了言语功能障碍如声音和语音质量。

二、机械通气后喉部损伤的临床检查

目前要依靠纤维支气管镜、喉镜、光纤内镜等可视化设备，来明确机械通气后喉部损伤的性质和程度。

一系列关于气管内插管后喉损伤的研究显示，进一步纤维支气管镜检查可导致气管插管气囊压迫损伤喉部和声带小肌肉，导致声带活动异常、水肿以及肉芽肿形成。肉芽组织和声带活动受限在再次插管者中常见。先前已有研究证实拔管后数周内可在喉部声带形成大量肉芽组织。Santos 等证实在 97 例患者中有 47% 的此类肉芽肿在平均拔管后 4 周内发生。

Brodsky 等通过喉镜评估喉损伤的程度，结果显示轻度喉损伤的患病率较高，重度喉损伤的患病率较低。杓状软骨的水肿和红斑患病率分别为 95% 和 96%；溃疡患病率为 31%，这是最常见的中度（即 2 级）损伤；插管后肉芽肿患病率为 27%；声带运动不良最常见，也是最严重（即 3 级）的损伤，患病率为 21%；声门狭窄的患病率为 6%，而声门下狭窄的患病率为 13%。研究报道，声门下黏膜水肿和杓状软骨脱位的患病率均为 5% 或更低。

临床上存在吞咽困难的患者可行纤维内镜检查评估吞咽功能。将光纤内镜穿过鼻部以可视化喉部、咽部，并要求患者吞咽食物，可以完全评估咽部的吞咽阶段。评估以下 5 个部分：评估喉和咽的结构变化、运动和感觉、分泌物管理、直接可视化食物和液体的吞咽功能以及对治疗干预措施的反应。

目前对于初次检查的时机、定期复查和长期监测的时间和指标均未有明确的共识。拔管后评估的延迟也可能导致了喉损伤患病率的差异，虽然有研究发现拔管后 72 小时内完成的评估似乎对结局影响不大，但不能忽视在不同时间位点观察到的损伤发病率和严重程度会存在差异。

三、机械通气后喉部损伤的病因

舌根和颈椎的生理性前凸从喉部后方压迫气管内插管，可使导管变形为 S 形，声门后方成为着力点。因此，机械通气期间的喉损伤如发生在气管内插管声门后方的黏膜，可能发展至纤维化，导致声门活动受限和通气障碍，极大地影响患者的生活质量。

Shinn 等的研究发现气管插管直径＞7.0mm、糖尿病和较大的体重指数可能会导致喉部损伤。此外，气管插管时间较长（可能＞7 天）、谵妄和插管时喉部结构暴露更差的患者出现急性喉部损伤的比例更高。在对接受合适型号的气管内导管患者的多变量分析中，体重指数和Ⅱ型糖尿病仍与急性喉部损伤显著相关，而 7.5 号导管仍代表急性喉损伤发展的关键阈值。之前多个研究发现，真正的声带麻痹发生于 20% 患者中，其中一半在拔管后 4 周内逐步发展，这与较大的气管导管（8 号）和气管内插管的留置的时间有关。

Ambika 等的研究证实，气管插管的持续时间与喉部损伤的发生有显著相关性。Brodsky 等也发现与插管少于 5 天的患者相比，插管 5～10 天的患者患病率增加且损伤的严重性增加。具体来说，第 1

级和第2级的喉损伤患病率分别增加了37%和38%。

四、重症监护病房内预防和处理机械通气后喉部损伤

由于ICU内机械通气后喉部损伤形成的原因和危险因素较为复杂，损伤时间可处于患者病程的不同阶段，同时会涉及多个协作科室的前期操作和处理，因此ICU内预防和处理机械通气后喉部损伤需要多学科的共同努力，但目前尚未有相应的筛查和诊治流程，故我们建议：

（1）首先应该提高除ICU外其他包括急诊、麻醉、耳鼻喉学科医务人员对于机械通气后喉损伤的认识以及重视程度。

（2）各相关学科在人工气道建立过程中，尽可能完善插管前气道评估，基于患者身高选择合适大小的气管导管，提高气管插管的一次性成功率，缩短插管时间。

（3）监测气囊压力，防止导管气囊压力过高。

（4）重视镇静、镇痛管理，防止患者躁动、谵妄以及非计划内拔管的发生。

（5）每日评估患者呼吸及气道情况，结合患者情况及早脱机拔管或者气管切开。

（6）拔管后应关注患者是否存在声音嘶哑、咽痛、吞咽障碍、误吸性肺炎等症状，有条件可尽早常规进行电子喉镜检查，如有异常应及时行电子喉镜检查和吞咽功能评估，并请耳鼻喉科联合评估喉部和声带功能。

（7）如插管不顺利，需要反复插管操作，糖尿病和肥胖的高危患者可考虑常规进行电子喉镜检查，并应联合耳鼻喉科、影像科、消化科、呼吸科、神经内科、神经外科、康复科进行检查，同时建议对插管时间延长的患者进行吞咽评估，以明确喉损伤的存在以及严重程度以促进适当和个性化的管理。坚持治疗，定期复查。

五、未来努力的方向

尽管长期机械通气在慢性气道损伤发展中的作用并不新颖，但插管后的喉部损伤通常最初对患者和医师而言都是不易被发现的，目前气管插管对喉部的影响以及急性喉损伤如何损害危重患者的功能恢复均没有得到足够的重视。事实上ICU内机械通气后的喉损伤可能代表了一种影响患者预后、未被认可的重症监护综合征。但尚没有关于识别和管理这些损伤的共识或指南，因此将来需要制定降低风险的策略。未来的研究需要进一步评估目前未知的喉损伤相关的其他可能因素包括：患者基础疾病、分泌物的数量、单纯通气与困难通气患者的差异、脱机和拔管失败率、插管和拔管的原因、紧急性和条件。未来的前瞻性研究可以探索高危患者喉部损伤的不典型的症状，以及筛查工具/评估实践指南，早期危险分层标准，制定个性化的策略，减少高危人群的喉损伤。

（昆明医科大学第一附属医院　喻　雯　吴海鹰　钱传云）

参 考 文 献

[1] Adhikari NK, Fowler RA, Bhagwanjee S, et al. Critical care and the global burden of critical illness in adults. The Lancet, 2010, 376 (9749): 1339-1346.

[2] Shinn, Kimura KS, Campbell BR, et al. Incidence and Outcomes of Acute Laryngeal Injury After Prolonged Mechanical Ventilation. Critical Care Medicine, 2019, 47 (12): 1699-1706

[3] Brodsky MB, Levy MJ, Jedlanek E, et al. Laryngeal Injury and Upper Airway Symptoms After Oral Endotracheal Intubation With Mechanical Ventilation During Critical Care: A Systematic Review. Critical Care Medicine, 2018, 46 (12): 2010-2017.

[4] Gowardman J. Acute Laryngeal Injury Following Mechanical Ventilation: Revisiting the Known Unknowns. Critical Care Medicine, 2019, 47 (12): 1802-1804.

[5] Stachler RJ, Francis DO, Schwartz SR, et al. Clinical Practice Guideline: Hoarseness (Dysphonia) (Update) Executive Summary. Otolaryngology-Head and Neck Surgery, 2018, 158 (3): 409-426.

[6] Brodsky MB, Huang M, Shanholtz C, et al. Recovery from Dysphagia Symptoms after Oral Endotracheal Intubation in Acute Respiratory Distress Syndrome Survivors. A 5-Year Longitudinal Study. Annals of the American Thoracic Society, 2017, 14 (3): 376-383.

[7] Scheel R, Pisegna JM, Mcnally E, et al. Endoscopic Assessment of Swallowing After Prolonged Intubation in the ICU Setting. Annals of Otology, Rhinology, and Laryngology, 2016, 125 (1): 43-52.

[8] Megarbane B, Hong TB, Kania R, et al. Early laryngeal injury and complications because of endotracheal intubation in acutely poisoned patients: a prospective observational study. Clinical Toxicology, 2010, 48 (4): 331-336.

[9] Domer AS, Leonard RJ, Belafsky PC, et al. Pharyngeal weakness and upper esophageal sphincter opening in patients with unilateral vocal fold immobility. Laryngoscope, 2014, 124 (10): 2371-2374.

[10] Tsai M, Yang Y, Liu C, et al. Unilateral Vocal Fold Paralysis and Risk of Pneumonia: A Nationwide Population-Based Cohort Study. Otolaryngology-Head and Neck Surgery, 2018, 158 (5): 896-903.

[11] Cates DJ, Venkatesan NN, Strong B, et al. Effect of Vocal Fold Medialization on Dysphagia in Patients with Unilateral Vocal Fold Immobility. Otolaryngology-Head and Neck Surgery, 2016, 155 (3): 454-457.

[12] Ambika RS, Datta B, Manjula BV, et al. Fiberoptic Endoscopic Evaluation of Swallow (FEES) in Intensive Care Unit Patients Post Extubation. Indian Journal of Otolaryngology and Head & Neck Surgery, 2019, 71 (2): 266-270

[13] Ohtake PJ, Lee AC, Scott JC, et al. Physical Impairments Associated With Post-Intensive Care Syndrome: Systematic Review Based on the World Health Organization's International Classification of Functioning, Disability and Health Framework. Physical Therapy, 2018, 98 (8): 631-645.

[14] Coordes A, Rademacher G, Knopke S, et al. Selection and Placement of Oral Ventilation Tubes Based on Tracheal Morphometry. Laryngoscope, 2011, 121 (6): 1225-1230

[15] Gardner AK, Ghita G, Wang Z, et al. The Development of Chronic Critical Illness Determines Physical Function, Quality of Life, and Long-Term Survival Among Early Survivors of Sepsis in Surgical ICUs. Critical Care Medicine,

2019, 47 (4): 566-573.

[16] Sevin C M, Bloom S, Jackson J C, et al. Comprehensive care of ICU survivors: Development and implementation of an ICU recovery center. Journal of Critical Care, 2018: 141-148.

第十一节　不同给氧方式对低氧患者气管插管并发症的影响

入住重症监护病房（intensive care unit，ICU）的患者，特别是患有急性低氧血症性呼吸衰竭的患者，通常需要呼吸支持，无论是在病情危重紧急插管还是在计划插管过程中，低氧血症是严重危及患者生命的并发症，可增加心脏骤停和死亡的风险。因此有必要在患者气管插管前通过优化预充氧，以降低上述风险。本文就这些高危患者气管插管过程中预充氧的应用进行探讨，以期为临床优化氧合选择提供证据。

一、预充氧和窒息充氧的作用

即使没有膈肌运动或肺扩张，肺泡也会继续吸收氧气。预充氧（PreOx）和窒息充氧（ApOx）的主要目的是延长安全呼吸暂停时间。安全呼吸暂停时间通常定义为从停止呼吸或通气到外周血氧饱和度（SpO_2）下降至 90%，然后急剧下降的时间。如果满足某些生理标准，例如肺部去氮并尽可能接近 100% 的动脉氧合血红蛋白饱和度，则可能有更长的呼吸暂停时间。在窒息期进行高流量鼻导管吸氧称为窒息充氧，可以增加预充氧的效果，并通过持续补充从功能残气量中所消耗的氧，理论上可以延长患者从开始插管到出现氧饱和度下降的时间。

有研究对不同年龄、不同基础疾病的患者给予适当预充氧后诱导呼吸暂停，评估其出现氧饱和度下降的时间。理想情况下，体重 70kg 的健康成人在发生呼吸暂停的 6～8 分钟，氧饱和度能维持在 90% 以上。幼儿通常呼吸暂停不到 4 分钟氧饱和度就会降至 90% 以下。但对于有严重慢性疾病或肥胖的成人，或接近妊娠晚期的孕妇，即便给予了充分的预充氧，氧饱和度也会在 3 分钟内降至 90% 以下。急诊科或 ICU 中的病危患者发生氧饱和度下降的速度往往更快，甚至可能立即发生氧饱和度下降。

无论患者的病情、年龄和体型如何，预充氧都能延迟有临床意义的氧饱和度下降。快速序列诱导插管期间必须通过脉搏血氧仪持续监测患者的氧饱和度。在评估患者氧饱和度时需注意，从手指获得的脉氧饱和度数值可能会滞后于体内动脉循环中的 SpO_2，危重症患者更是如此。

二、预充氧和窒息充氧技术

（一）预充氧技术

1．鼻导管　分为标准鼻导管充氧和高流量鼻导管充氧。

通过标准鼻导管或双腔鼻叉进行的预充氧，氧气流速为 3～10L/min，通常可延迟具有美国麻醉医师协会（ASA）1 级或 2 级身体状况的成年患者的氧饱和度下降。在一项涉及 728 例患者的回顾性研究中，通过鼻导管进行窒息充氧（氧气流速为 15L/min），氧饱和度下降的发生率（SpO_2＜93%）从 23% 降低至 17%。同样，在一项对 127 例颅内出血患者的研究中，急诊科需要快速诱导插管，在呼吸暂停期间双腔鼻叉以 5～15L/min 的氧流量通气可以将氧饱和度下降（SpO_2＜90%）的发生率从 29% 降低至 7%。在肥胖患者中应用双腔鼻叉给予 5L/min 的氧流量可以延长安全呼吸暂停时间（SpO_2≥95%）3.5～5.3 分钟。

高流量鼻导管吸氧（high flow nasal cannula，HFNC）中较高的流速会在上呼吸道中产生低水平的正压，通过改变气体中的氧气含量来调节氧浓度，高流速还可通过从上呼吸道冲洗掉二氧化碳来减少生理无效腔。2019 年 Chua 等一项研究（Pre-AeRATE）表明，在快速诱导气管插管期间，给予 HFNC 预充氧和窒息充氧可以将氧饱和度维持在 90% 以上，延长安全呼吸暂停时间。Cuitton 等研究认为，与标准球囊面罩充氧相比，在 ICU 非严重低氧血症患者中（P/F＜200mmHg），用 HFNC 进行预充氧不能改善最低 SpO_2，但可以减少与插管相关的不良事件。

2．面罩　分为非重复呼吸面罩（non-breather mask，NRM）和球囊面罩（Bag value mask，BVM）。

对于成年人，传统的 NRM 预充氧是通过紧贴患者鼻和口的面罩，将氧气以 100% 的浓度、10～12L/min 的流量供给，确定预充氧的持续时间，监测呼吸末氧分压（end-tidal oxygen partial pressure，EtO_2）超过 90% 认为预充氧适当。在健康成年人中，可以在 3～5 分钟达到此目的，即使在面罩周围有气体泄漏的情况下，通过面罩的氧气流量为 15L/min，持续 3 分钟也会增加 EtO_2。NRM 预充氧通常在正常潮气量呼吸（即正常深度和通气速率）下进行至少 3 分钟，或在肺活量呼吸（1 分钟内进行 8 次深呼吸）的情况下进行。无储氧袋 NRM 在 15L/min 的流量下仅能输送 60%～70% 的氧浓度，在流量＞30L/min 时提供接近 90% 的氧浓度。

应用 BVM 预充氧，给予 15L/min 的氧流量，在自主呼吸充足的患者中，无需挤压，只需保持面罩密闭即可输送高浓度氧；在自主呼吸不足的患者中，应使用 BVM 轻度正压通气进行预充氧。在 ICU 中，应用 BVM 通气的患者具有更高的氧饱和度和更低的严重低氧血症发生率。2019 年，在一项涉及 401 例的重症成年患者气管插管时 BVM 通气的试验中，Casey 等发现 BVM 通气可减轻危重成年患者气管插管时低氧血症的风险。具体试验方法为：给予至少 15L/min 的氧流量，呼气口的阀门可以产生 5～10cmH_2O 的呼气末正压（positive end expiratory pressure，PEEP），双手密封口鼻咽气道，头部倾斜和抬高下颌，呼吸频率 10 次 / 分，以最小的体积产生明显的胸部抬高。

3．无创通气　对有明显肺内分流的低氧血症危重患者，推荐预充氧过程中使用正压通气，5～10cmH_2O 的 PEEP 通气（CPAP 或 NIPPV）可以扩张肺泡。CT 扫描研究表明，预充氧期间 10cmH_2O 的 PEEP 可将肺不张从 10% 降至 2%。NIPPV 和 CPAP 可以帮助防止因吸入 100% 氧气而导致的肺不张。确保吸气峰压保持在食管括约肌压力（20～25cmH_2O）的水平以下，可避免胃膨胀。Baillard 的预充氧方案包括吸入 100% 的氧、5cmH_2O 的 PEEP 和压力支持，3 分钟内将潮气量调整为 7～10ml/kg。在循环容量充足的患者中，尽管可能发生心血管或胃部扩张的不良反应，但很少。

4．联合方案　有研究表明，在低氧血症危重病患者的预充氧期间，与单独的无创通气（noninvasive ventilation，NIV）相比，NIV 联合 HFNC 似乎更有益。

5．其他策略　在紧急气道管理中，还可以通过以下策略防止或延缓氧饱和度下降：①适当摆放体位。对无脊髓损伤、未固定头颈部的患者，保持至少 20° 头高位能改善预充氧效果。而对头颈部已固定的患者可采用 30° 头高足低仰卧位，床体必须保持平坦。②如果有指征，在气管插管诱导前，应通过物理疗法清除下呼吸道，从而使预充氧更加有效。

静脉 SpO_2 低（由低心输出量、贫血或高代谢状态引起）可导致 ICU 中的低氧血症，伴有肺内分流会使情况恶化，如果分流患者处于血流动力学休克状态，则改善心输出量可改善动脉氧合。

（二）预充氧患者的选择

对危重症患者预充氧的方式很多，可根据实际情况选择。

1．自主通气不足　对于这类患者行预充氧，应采用 BVM、HFNC 进行轻柔的正压通气（BVM 通气时要注意同步辅助：即临床医师在患者每次吸气的同时给予通气）。注意通气压力应＜20cmH_2O，以避免患者发生胃胀气。然而，对气道内压较高（如病态肥胖、重度哮喘）的患者进行通气可能需要更高的压力。对于此类患者，我们推荐在 BVM 通气时压迫患者环状软骨，使颈部食管受压，从而尽量减少胃胀气并降低发生误吸的风险。

2．患者自主通气充分且配合　对于这类患者，可采用常规 NBM、HFNC（＞40L/min）氧气进行预充氧。因为面罩边缘漏气，若给予 15L/min 的常规氧流量，患者 FiO_2 将限制在 65% 左右，无法保证充分预充氧。而高流量（40～70L/min，取决于氧源和流量计类型）氧气可阻止空气从面罩边缘混入，将患者 FiO_2 增至 90% 或更高，从而尽量洗出肺内氮气，增加患者氧储备。若情况不允许实施 3 分钟的预吸氧，患者配合的前提下，在 1 分钟内嘱其做 8 次全肺活量呼吸也能充分预充氧。

3．患者自主通气充分但不配合　若患者不配合，不能耐受任何预充氧，则可采用延迟顺序插管（delayed sequence intubation，DSI）技术。DSI 需要使用分离麻醉剂量的氯胺酮（1.0～1.5mg/kg，静脉给药），目的是将患者镇静至足以实现有效预充氧而不抑制其呼吸。氯胺酮起效后，预充氧方法与自主通气充分且配合的患者相同。

总之，对无低氧血症的危重患者，可采用以上的预充氧及窒息充氧技术，并监测生命体征变化。对合并有低氧血症的危重患者，以 BVM、NIV、HFNC 或 HFNC 联合 NIV 进行预充氧和窒息充氧更为有利。

（海南医学院第二附属医院　王小智　康福新）

参 考 文 献

［1］ Gleason JM, Christian BR, Barton ED. Nasal Cannula Apneic Oxygenation Prevents Desaturation During Endotracheal Intubation: An Integrative Literature Review. West J Emerg Med, 2018, 19 (2): 403-411.

［2］ Kim HJ, Asai T. High-flow nasal oxygenation for anesthetic management. Korean J Anesthesiol, 2019, 72 (6): 527-547.

［3］ Chua MT, Khan FA, Ng WM, et al. Pre- and Apnoeic high flow oxygenation for RApid sequence intubation in The Emergency department (Pre-AeRATE): study protocol for a multicentre, randomised controlled trial Trials, 2019, 20 (1): 195.

[4] Guitton C, Ehrmann S, Volteau C, et al. Nasal high-flow preoxygenation for endotracheal intubation in the critically ill patient: a randomized clinical trial. Intensive Care Med, 2019, 45 (4): 447-458.

[5] Pourmand A, Robinson C, Dorwart K, et al. Pre-oxygenation: Implications in emergency airway management. Am J Emerg Med, 2017, 35 (8): 1177-1183.

[6] Goto T, Goto Y, Hagiwara Y, et al. Advancing emergency airway management practice and research. Acute Med Surg, 2019, 6 (4): 336-351.

[7] Casey JD, Janz DR, Russell DV, et al. Bag-Mask Ventilation during Tracheal Intubation of Critically Ⅲ Adults. N Engl J Med, 2019, 380 (25): 811-821.

[8] Jaber S, Monnin M, Girard M, et al. Apnoeic oxygenation via highflow nasal cannula oxygen combined with non-invasive ventilation preoxygenation for intubation in hypoxaemic patients in the intensive care unit: the single-centre, blinded, randomised controlled OPTINIV trial. Intensive Care Med, 2016, 42 (12): 1877-1887.

第十二节　心脏停搏后预防呼吸机相关性肺炎的综合措施

心脏停博和心肺复苏（cardiac pulmonary resuscitation，CPR）期间发生的许多机制使肺部容易出现并发症。气道保护丧失、昏迷、肺挫伤、紧急气道通路和机械通气增加了肺部感染的风险，导致呼吸机相关性肺炎（ventilator associated pneumonia，VAP）的发生。传统 VAP 预防策略主要指临床上包括手卫生、感染监测、口腔护理、床头抬高、声门下分泌物吸引、气囊压监测、镇静剂的应用等的 VAP 预防的一系列集束化管理措施。

近年来，早期抗生素预防应用、亚冬眠治疗中的靶向温度管理、通气和气道管理、神经肌肉阻滞剂和镇静剂的合理应用以及床边肺部超声和体外膜氧合（extracorporeal membrane oxygenation，ECMO）逐渐成为心脏停搏后预防 VAP 的措施。

一、抗生素的早期预防应用

20 年前研究显示，对头部受伤昏迷的机械通气患者预防性应用抗生素（头孢呋辛）可以减低 VAP 的发生率。心脏停搏后的昏迷患者可以发生微量吸入细菌、脑源性免疫抑制等临床现象，会增加肺泡内的细菌负荷，导致 VAP 的发生，给予患者预防性抗生素应用可降低早期 VAP 的发生率，并可略微减少重症监护病房（intensive care unit，ICU）的住院时间。近期有研究显示，对院外心脏停搏的患者以阿莫西林克拉维酸进行为期 2 天的抗生素联合 32～34℃的（targeted temperature management，TTM；亚低温治疗）治疗，其早期 VAP 的发生率（19%）低于安慰剂组（34%），而超过 7 天后 VAP 的发生率无显著性差异。早期肺炎常发生在心脏停搏后进行低温治疗的患者，可增加 ICU 住院时间。同样一些临床表现如发热、胸片浸润或微生物学培养难以发现或延迟发现，使心脏停搏后亚冬眠环境下诊断肺炎较为困难。有数据显示心脏停搏后延迟使用抗生素治疗可能会增加 ICU 住院时间，因此需要进行前瞻性试验来证实这些发现并确定开始抗生素治疗的最佳时间点。预防性短期抗生素治疗的益处尚未明确，有研究显示早期开始的抗生素治疗在心脏停搏后患者存在过度使用，不适合推荐给所有患者。抗生素明显的有益作用有几种可能的解释：①心脏停搏后入院的患者发生感染（特别是肺炎）的风险大大增加，抗生素可以治疗这种感染，降低死亡率；②抗生素可能具有其他有益的全身效应（抗应激、肌力、神经保护）。但上述研究皆为回顾性研究，证明了短期内预防应用抗生素可能减少 VAP 的发生率，但仍需进行随机对照研究进一步验证心脏停搏后使用抗生素预防 VAP 的疗效。

二、靶向温度管理

亚低温治疗中的 TTM 已经成为继医院心脏停搏后的标准管理。控制患者机体温度为 32～34℃，持续 24 小时以上，然后以 0.25～0.5℃ /h 提升温度至维持在 37℃，持续 24 小时，并且相较于延迟启动 TTM，早期启动 TTM 可提高心脏停搏后患者的生存率。TTM 可提高心脏停搏复苏后患者的预后，显著减少了神经损伤，对小胶质细胞激活、氧化应激因子和抗氧化酶的变化有显著影响，这些变化与心脏停搏后的神经元保护和神经功能密切相关。持续低体温可能导致感染性并发症的发生，会损害免疫功能，抑制促炎细胞因子的分泌，并可能抑制白细胞迁移和吞噬作用，低体温诱导的胰岛素抵抗和高血糖可进一步增加感染风险。相关临床研究也证实了这一点，TTM 会增加 VAP 发生率，而控制亚冬眠时间和复温后的温度至关重要。有研究显示在 ICU 收治的院外心脏停搏昏迷患者中，与 33℃下 24 小时的 TTM 相比，48 小时的 TTM 没有显著改善 6 个月的神经功能预后，并且死亡率无显著性差异。那么当患者亚冬眠时间达到 24 小时即可复温，缩短低温时间，使患者的 VAP 发生率下降，预后得到改善，但这需要对临床心脏停搏后的患者采用高质量的 TTM，即使用降温复温装置，并对核心体温进行监测。当然对于复温速度的管理仍需进一步研究，0.25℃ /h 和 0.50℃ /h 复温速度比较的 RCT 研究仍在进行中（NCT 0255554）。

三、通气和气道管理

心脏停搏后密切监测机械通气和呼吸机参数与较少的肺损伤和预后的改善相关。有研究显示，PaO_2 较高的患者相比 PaO_2 较低的保守氧疗组患者（102mmHg *vs.* 87mmHg）有着更高的死亡率（20% *vs.* 12%），建议用 FiO_2 滴定法将动脉血氧饱和度（SpO_2）保持在 92%～97%，并建议为大多数心脏停搏患者提供 6～8ml/kg 潮气量，为急性呼吸窘迫综合征患者提供 6ml/kg 潮气量的保护性通气策略。一项大型回顾性分析显示，高 PEEP（＞8cmH_2O）的保护性机械通气策略可使肺部并发症发生率降低。另一项相关研究显示采用保守氧疗的患者在 ICU 的住院时间缩短，能够减少机械通气天数从而降低 VAP 发生率。而近期有随机对照研究则表明保守氧疗组 ICU 时间较常规氧疗组长，但机械通气天数和死亡率无明显差异，但仍需进一步随机对照研究。此外，气囊压监测方面，保持气管插管气囊压力在 20cmH_2O 以上（不应超过 30cmH_2O），可以减少肺炎发生的风险。但值得注意的是，有研究显示每 8 小时 1 次较为频繁地监测气囊压力并不能减少 VAP 的发生率。

四、神经肌肉阻滞剂和镇静剂的合理应用

心脏停搏后的患者需要使用亚冬眠管理体温，这样有利于昏迷患者的复苏，但低温会导致一系列不良反应，最常见的是颤抖，是由振荡运动组成的骨骼肌群的无意识、有节律性震颤，是当体温降至 36℃时出现的对降温的生理反应。颤抖会导致肌肉活动的增加，通过增加基础代谢率来产生热量，但会增加氧气消耗和产生二氧化碳。在这种情况下，神经肌肉阻滞剂（NMB）通常被用来抑制颤抖，但心脏停搏脑缺氧性损伤后常伴有癫痫发作，NMB 可能会掩盖癫痫发作。并且有研究表明心脏停搏患者有肺部感染的高风险，应用 NMB 可降低气管内分泌物的清除率和气道运动，抑制了咳嗽反射，从而增加肺不张的风险，使 VAP 发生率增高，因此减少 NMB 的使用可以降低患者发生 VAP 的风险。心脏停搏的患者往往由于意识和呼吸障碍，通常会使用深镇静和有创的机械通气，减少耗氧量，然而深度镇静也有许多缺点，长期镇静可能导致机械通气脱机延长，引发膈肌功能障碍，从而导致呼吸机获得性肺炎的风险增加。综上所述，在心搏停搏后的亚冬眠治疗期间，需要谨慎的地使用 NMB 和镇静剂。

五、床边肺部超声

近年来，超声在重症患者床边评估中的应用越来越多，包括血流动力学检测、急性呼吸衰竭、或心脏停搏等疾病的鉴别诊断和治疗管理，其中肺部超声近几年发展较快，床边肺部超声对治疗决策和管理有着重要影响。那么心脏停搏后的这一类患者，往往伴随着血流动力学不稳定，或呼吸衰竭需要机械通气维持，外出进行 CT 检查的风险极大，而使用床边超声观察患者胸膜线和 B 线等情况可以有效地对肺部情况做出及时准确的评估，帮助临床医师调整治疗策略，减少 VAP 的发生。

六、体外膜氧合

体外生命支持在世界范围内的应用越来越多，特别是在难治性心脏停搏、心源性休克和体外循环后心力衰竭的治疗中。有研究显示，在心脏骤停后使用 ECMO 支持手段可以使患者尽早脱离呼吸机，并且可以使机械通气时间缩短，提前拔除气管插管，从而使 VAP 的发生率显著下降。同样有研究表明在 ECMO 支持下早期拔除气管插管组与未拔管组相比，VAP 的发生率明显下降（5% *vs*. 28%，$P=0.001$）。

（蚌埠医学院附属医院　邹　琪　陈金梦　何先弟）

参 考 文 献

［1］ Frota ML, Campanharo CRV, Lopes MCBT. Good practices for preventing ventilator-associated pneumonia in the emergency department. Rev Esc Enferm USP, 2019, 53: e0460.

[2] Righy C, do Brasil PEA, Vallés J, et al. antibiotics for preventing ventilator associated pneumonia in comatose patients: a systematic review and meta-analysis. Ann Intensive Care, 2017, 7 (1): 67.

[3] B. François A, Cariou R, Clere J, et al. Prevention of Early Ventilator-Associated Pneumonia after Cardiac Arrest. N Engl J Med, 2019, 381: 1831-1842.

[4] Hellenkamp K, Onimischewski S, Kruppa J, et al. Early pneumonia and timing of antibiotic therapy in patients after nontraumatic out-of-hospital cardiac arrest. Crit Care, 2016, 20: 31.

[5] Kroupa J, Knot J, Ulman J, et al. Clinical and laboratory predictors of Infectious Complications in patients after Out-of-Hospital Cardiac Arrest. J Crit Care, 2017, 42: 85-91.

[6] Stanger D, Kawano T, Malhi N, et al. Door-to-Targeted Temperature Management Initiation Time and Outcomes in Out-of-Hospital Cardiac Arrest: Insights From the Continuous Chest Compressions Trial. J Am Heart Assoc, 2019, 8 (9): e012001.

[7] Ahn JH, Lee TK, Kim B, et al. Therapeutic Hypothermia Improves Hind Limb Motor Outcome and Attenuates Oxidative Stress and Neuronal Damage in the Lumbar Spinal Cord Following Cardiac Arrest. Antioxidants (Basel), 2020, 9 (1).

[8] Lee JH, Wei ZZ, Cao W, et al. Regulation of therapeutic hypothermia on inflammatory cytokines, microglia polarization, migration and functional recovery after ischemic stroke in mice. Neurobiol Dis, 2016, 96: 248-260.

[9] Vattanavanit V, Bhurayanontachai R. Clinical outcomes of 3-year experience of targeted temperature management in patients with out-of-hospital cardiac arrest at Songklanagarind Hospital in Southern Thailand: an analysis of the MICU-TTM registry. Open Access Emergency Medicine, 2016, 8: 67-72.

[10] Kirkegaard H, Søreide E, de Haas I, et al. Targeted Temperature Management for 48 vs 24 Hours and Neurologic Outcome After Out-of-Hospital Cardiac Arrest: A Randomized Clinical Trial. JAMA, 2017, 318 (4): 341-350.

[11] Taccone FS, Picetti E, Vincent JL. High Quality Targeted Temperature Management (TTM) After Cardiac Arrest. Crit Care, 2020, 24 (1): 6.

[12] Johnson NJ, Carlbom DJ, Gaieski DF. Ventilator Management and Respiratory Care After Cardiac Arrest: Oxygenation, Ventilation, Infection, and Injury. Chest, 2018, 153 (6): 1466-1477.

[13] Sutherasan Y, Peñuelas O, Muriel A, et al. Management and outcome of mechanically ventilated patients after cardiac arrest. Crit Care, 2015, 19: 215.

[14] Young P, Mackle D, Bellomo R, et al. Conservative oxygen therapy for mechanically ventilated adults with sepsis: a post hoc analysis of data from the intensive care unit randomized trial comparing two approaches to oxygen therapy (ICU-ROX). Intensive Care Med, 2020, 46 (1): 17-26.

[15] Mackle D, Bellomo R, Bailey M, et al. Conservative Oxygen Therapy during Mechanical Ventilation in the ICU. N Engl J Med, 2019, Oct 14.

[16] Dexter AM, Scott JB. Airway Management and Ventilator-Associated Events. Respir Care, 2019, 64 (8): 986-993.

[17] Letvin A, Kremer P, Silver PC. Frequent Versus Infrequent Monitoring of Endotracheal Tube Cuff Pressures. Respir Care, 2018, 63 (5): 495-501.

[18] Mody P, Kulkarni N, Khera R, et al. Targeted temperature management for cardiac arrest. Prog Cardiovasc Dis, 2019, 62 (3): 272-278.

[19] Boulila C, Ben Abdallah S, Marincamp A, et al. Use of Neuromuscular Blockers During Therapeutic Hypothermia After Cardiac Arrest: A Nursing Protocol. Crit Care Nurse, 2016, 36 (6): 33-40.

[20] Goligher EC, Dres M, Fan E, et al. Mechanical Ventilation-induced Diaphragm Atrophy Strongly Impacts Clinical Outcomes. Am J Respir Crit Care Med, 2018, 197 (2): 204-213.

[21] Parulekar P, Harris T, Jarman R. The Use of Lung Ultrasound in Acute Medicine. Acute Med, 2019, 18 (4): 239-246.

[22] Mojoli F, Bouhemad B, Mongodi S, et al. Lung Ultrasound for Critically Ill Patients. Am J Respir Crit Care Med, 2019, 199 (6): 701-714.

[23] Ellouze O, Lamirel J, Perrot J, et al. Extubation of patients undergoing extracorporeal life support. A retrospective study. Perfusion, 2019, 34 (1): 50-57.

[24] Bataillard A, Hebrard A, Gaide-Chevronnay L, et al. Extubation in patients undergoing extracorporeal life support. Int J Artif Organs, 2017, 40 (12): 696-700.

第十三节　左西孟旦促进撤机：改善膈肌功能

撤机指在使用机械通气过程中，患者原发病得到控制，通气与换气功能改善，逐渐地撤离机械通气、恢复完全自主呼吸的过程。撤机是机械通气过程中的重要环节。大部分机械通气的患者可顺利度过撤机阶段，但研究发现，20%～25% 的患者在撤机过程中会遇到各种困难，而撤机困难与患者不良预后密切相关，因此采取有效措施促进撤机过程至关重要。膈肌功能障碍是导致撤机困难的重要原因之一，既往研究主要探讨如何在机械通气过程中调整参数避免膈肌损伤，但近年来有学者发现左西孟旦作为一种新型钙离子增敏剂，除了改善心功能外，对膈肌功能也有一定程度的改善作用，其在撤机进程中的应用越来越受到人们的关注。

一、左西孟旦的作用机制

1．正性肌力和扩血管作用　左西孟旦与心肌细胞肌丝上肌钙蛋白 C（cTnC）的氨基酸氨基末端结合，能增加 cTnC 与 Ca^{2+}复合物的构象稳定性，从而增加了心肌收缩力，提高心输出量，具有正性肌力作用。同时左西孟旦不直接增加心肌细胞内环磷酸腺苷（cAMP）和 Ca^{2+}的浓度，所以不损害舒张功能，不增加心肌氧耗。左西孟旦还能激活肌细胞和血管平滑肌细胞上 ATP 敏感度 K^+通道而扩张血管，增加冠状动脉和其他器官血流量。

2．增加骨骼肌收缩功能作用　左西孟旦可增加骨骼肌肌钙蛋白 T（sTnT）中钙离子的敏感度，并可作用于骨骼肌细胞中的 K^+-ATP 通道、降低骨骼肌纤维的传导速度，从而增强骨骼肌收缩功能。

3．抗炎和抗细胞凋亡作用　左西孟旦可通过减少转化生长因子（TGF）-β_3 及其相关蛋白 Smad1、Smad2、Smad3 表达而抑制炎症反应；还可通过抑制诱导型一氧化氮合酶（iNOS）表达、减少一氧化氮（NO）生成而发挥抗细胞凋亡作用。

二、左西孟旦改善膈肌功能

1．左西孟旦减轻膈肌炎症反应　氧化应激和炎症反应是导致膈肌功能障碍的重要机制。左西孟旦作为一种肌动蛋白，具有抗氧化、抗炎等作用。Schellekens 等在脓毒症机械通气的小鼠模型中发现，脓毒症机械通气小鼠膈肌亚硝酸化及 4- 羟基 -2- 壬烯蛋白浓度明显升高，而加用左西孟旦可显著减低膈肌亚硝酸化及 4- 羟基 -2- 壬烯蛋白浓度、上调膈肌 iNOS mRNA，该研究证实了左西孟旦对膈肌氧化应激的调控作用；另一项发表于 *Crit Care Med* 的动物研究则发现，在机械通气相关肺损伤的大鼠模型中，左西孟旦可显著降低白介素 1β、基质金属蛋白酶 9 等炎症因子的表达，改善大鼠预后，这一研究论证了左西孟旦减轻炎症反应的作用。

2．左西孟旦增加膈肌收缩效能　左西孟旦可增加膈肌细胞钙离子敏感度，改善膈肌收缩效能。一项 2012 年发表在 *AJRCCM* 的研究发现，将纳入的健康志愿者随机分为两组，均接受呼吸负荷训练，治疗组静脉给予左西孟旦，对照组给予安慰剂，监测志愿者呼吸负荷训练中的跨膈压、神经机械效能的变化。结果发现安慰剂组志愿者出现膈肌收缩效能下降，而左西孟旦治疗组在左西孟旦治疗后神经机械效能增加 21%（$P<0.05$），提示左西孟旦可显著改善膈肌收缩效能。在慢性阻塞性肺疾病（COPD）人群中，左西孟旦增加膈肌收缩效能的现象同样存在。Heunks 在一项离体实验中发现，使用左西孟旦干预 COPD 患者膈肌纤维后，膈肌的快反应纤维和慢反应纤维的收缩效能均增强。

三、左西孟旦促进撤机

膈肌功能障碍是导致机械通气患者撤机困难的重要因素之一，而左西孟旦改善膈肌功能的作用则为治疗膈肌功能障碍导致的撤机困难提供了新的思路。2018 年发表的一篇单中心临床研究发现，纳入的 64 例体外生命支持患者接受左西孟旦或者米力农治疗，结果发现与接受米力农治疗的对照组相比，左西孟旦可使患者在不增加去甲肾上腺素剂量的情况下脱机。然而，在脓毒症和心脏术后血流动力学不稳定的人群中，左西孟旦并不能显著缩短机械通气时间；2016 年和 2017 年 *NEJM* 发表的两项关于左西孟旦的大规模随机对照试验研究的次要观察指标分别提示，左西孟旦治疗组和对照组的机械通气时间比较差异均无统计学意义（*P* 值分别为 0.14、0.48），研究未证实左西孟旦促进脱机的作用。2019 年一项直接探讨左西孟旦对撤机影响的研究则发现，39 例机械通气患者分别接受 2 次 30 分钟的持续正压通气（CPAP）通气，2 次间隔 5 小时，第 1 次 CPAP 通气后给予患者静脉使用左西孟旦，随后比较 2 次 CPAP 通气过程中 EAdi、Pdi 和神经机械效能的变化。该研究未发现左西孟旦对神经机械效能有改善作用，但使用左西孟旦后，患者的潮气量、分钟通气量显著增加。总之，左西孟旦对撤机的促进作用尚不显著，因此在推荐左西孟旦使用的专家意见中，膈肌功能障碍、撤机困难暂未列入适应证。

左西孟旦属于钙离子增敏剂，具有明确的强心作用，同时兼具扩张血管、抗炎及抗细胞凋亡等作用。近年有研究发现，左西孟旦可改善膈肌功能，提示其可能具有促进机械通气撤机的潜能。但目前尚无大规模研究证实左西孟旦对机械通气和撤机的改善作用，仍待后续研究进一步探讨。

（东南大学附属中大医院　孙　骎　刘　玲）

参 考 文 献

[1] Béduneau G, Pham T, Schortgen F, et al. Epidemiology of Weaning Outcome According to a New Definition. The WIND Study. Am J Respir Crit Care Med, 2016, Sep 14.

[2] Funk GC, Anders S, Breyer MK, et al. Incidence and outcome of weaning from mechanical ventilation according to new categories. Eur Respir J, 2010, 35 (1): 88-94.

[3] Ruan SY, Teng NC, Wu HD, et al. Durability of Weaning Success for Liberation from Invasive Mechanical Ventilation: An Analysis of a Nationwide Database. Am J Respir Crit Care Med, 2017, 196 (6): 792-795.

[4] Szilágyi S, Pollesello P, Levijoki J, et al. The effects of levosimendan and OR-1896 on isolated hearts, myocyte-sized preparations and phosphodiesterase enzymes of the guinea pig. European Journal of Pharmacology, 2004, 486 (1): 67-74.

[5] Yildiz O. Vasodilating mechanisms of levosimendan: involvement of K^+ channels. Journal of Pharmacological Sciences, 2007, 104 (1): 1-5.

[6] Doorduin J, Sinderby CA, Beck J, et al. The calcium sensitizer levosimendan improves human diaphragm function. Am J Respir Crit Care Med, 2012, 185 (1): 90-95.

[7] Schellekens WJ, van Hees HW, Linkels M, et al. Levosimendan affects oxidative and inflammatory pathways in the diaphragm of ventilated endotoxemic mice. Crit Care, 2015, 19: 69.

[8] Boost KA, Hoegl S, Dolfen A, et al. Inhaled levosimendan reduces mortality and release of proinflammatory mediators in a rat model of experimental ventilator-induced lung injury. Crit Care Med, 2008, 36 (6): 1873-1879.

[9] Doorduin J, Sinderby CA, Beck J, et al. The calcium sensitizer levosimendan improves human diaphragm function. Am J Respir Crit Care Med, 2012, 185 (1): 90-95.

[10] Van Hees HW, Dekhuijzen PN, Heunks LM. Levosimendan enhances force generation of diaphragm muscle from patients with chronic obstructive pulmonary disease. Am J Respir Crit Care Med, 2009, 179 (1): 41-47.

[11] Jacky A, Rudiger A, Krüger B, et al. Comparison of Levosimendan and Milrinone for ECLS Weaning in Patients After Cardiac Surgery-A Retrospective Before-and-After Study. J Cardiothorac Vasc Anesth, 2018, 32 (5): 2112-2119.

[12] Roesthuis L, van der Hoeven H, Sinderby C, et al. Effects of levosimendan on respiratory muscle function in patients weaning from mechanical ventilation. Intensive Care Med, 2019, 45 (10): 1372-1381.

[13] Cholley B, Levy B, Fellahi JL, et al. Levosimendan in the light of the results of the recent randomized controlled trials: an expert opinion paper. Crit Care, 2019, 23 (1): 385.

第十四节　预测急性呼吸窘迫综合征发生的标记物：血浆线粒体 DNA

急性呼吸窘迫综合征（acute respiratory distress syndrome，ARDS）是重症医学科常见疾病，是由感染、创伤等多种因素所致过度失调的炎症反应，以肺泡上皮细胞和肺毛细血管内皮细胞损伤为主要的病理改变，顽固性低氧血症和呼吸衰竭为临床表现的综合征。线粒体是新陈代谢和能量转换的关键细胞器，其 DNA 是介导线粒体功能的重要构件。异常的线粒体 DNA（(mitochondrial DNA，mtDNA）在器官和细胞损伤中可能扮演重要的角色。目前已有研究观察血浆线粒体 DNA 在器官损伤机制中的具体作用，本文就血浆线粒体 DNA 对 ARDS 发生的预测价值进行综述。

一、线粒体 DNA 参与细胞损伤

线粒体在生命活动中地位重要，它是新陈代谢和能量转换的关键细胞器。线粒体携带自己的 DNA，即线粒体 DNA。线粒体 DNA 的突变可导致线粒体疾病，导致新陈代谢和能量转换的异常，从而影响细胞的正常生命活动。已有研究发现，创伤、感染、应激等多种疾病情况下，损伤相关分子模式（damage-associated molecular patterns，DAMPs）大量释放，与模式识别受体（pattern recognition receptor，PRR）结合激活炎症通路，导致器官损伤。线粒体 DNA 是经典的 DAMPs，通过多种机制激活炎症级联反应。同时，氧化应激诱导的线粒体 DNA 损伤导致线粒体功能障碍，细胞凋亡增加而致器官损伤。

近期，多个临床研究发现，创伤、炎症等疾病条件下，细胞内线粒体 DNA 数量下降，导致 ATP 生成减少、糖酵解增加，线粒体膜电位异常后线粒体功能失调，器官功能损伤，而释放到血浆中的线粒体 DNA 数量显著增加。因此，检测释放到血液中的线粒体 DNA 可能预测器官损伤的发生和发展。

二、线粒体 DNA 在肺损伤发生中的重要地位

细胞和动物实验发现，在与百草枯共培养的肺泡上皮细胞的培养液中检测到的线粒体 DNA 数量明显高于对照组；而静脉注射线粒体 DNA 的大鼠与对照组相比，肺损伤的程度明显加重。在类风湿关节炎患者的关节液中能检测出线粒体 DNA，而将线粒体 DNA 注射入动物体内能够导致局部炎症反应，提示线粒体 DNA 参与肺损伤和炎症的发生。

1. 线粒体 DNA 参与激活过度的炎症反应　线粒体 DNA 富含去甲基化的 CpG 序列，可以激活机体产生炎症反应。有研究发现，将线粒体 DNA 注射进入大鼠的肝静脉后 3 小时，炎症性肺损伤出现。脓毒症时，促炎细胞自噬障碍参与组织损伤和激活过度的炎症反应，通过减少线粒体 DNA 降解所致自噬，从而加重肺局部的炎症反应。

线粒体 DNA 通过 TLR9 受体，介导丝裂原活化蛋白激酶（mitogen-activated protein kinase，MAPK）磷酸化上调核因子（nuclear factor，NF-κB）而进一步诱导炎症反应。动物研究显示，通过气

管内注入线粒体 DNA，证实其可通过 TLR9、p38 MAPK 和 NF-κB 信号通路致 NLRP3 炎症小体激活和 caspase-1 增加，导致肺炎症和损伤，抑制 caspase-1 可减轻线粒体 DNA 所致损伤和炎症。失血性休克和脓毒症时，休克诱导的线粒体 DNA 释放可以通过 p38 MAPK 磷酸化激活中性粒细胞，促发固有免疫反应和器官损伤。

2. 线粒体 DNA 在肺泡上皮细胞和肺微血管内皮细胞凋亡中发挥作用　肺泡上皮细胞和肺微血管内皮细胞的凋亡参与了 ARDS 的发病过程，而线粒体 DNA 在细胞凋亡中发挥了重要作用。外源性即死亡受体途径以及内源性途径是细胞凋亡的两种主要机制，线粒体 DNA 主要参与后者。

由于线粒体 DNA 没有组蛋白支架的保护，缺乏抗氧化和有效的修复系统，更易被活性氧（reactive oxygen species，ROS）损伤。各种原因所致氧化应激时，线粒体不断生成 ROS，也不断受 ROS 攻击。受损的线粒体 DNA 抑制转录，降低其编码的呼吸链中的蛋白表达水平，导致氧化磷酸化时电子传递链的中断；线粒体呼吸链功能障碍导致 ROS 产生增加，进一步加重线粒体 DNA 的损伤，形成恶性循环。受损的线粒体 DNA 激活内源性细胞凋亡通路，导致肺泡上皮细胞和肺微血管内皮细胞凋亡。由此可见，线粒体 DNA 在细胞凋亡中发挥了重要的作用。

三、血浆线粒体 DNA 作为生物标志物在急性呼吸窘迫综合征中的应用

近期有多个临床研究观察不同疾病，如创伤、脓毒症患者血浆线粒体 DNA 的变化，明确其与 ARDS 发生之间的关系。Zhang 等纳入 156 例股骨粗隆间骨折的老年患者，监测其血浆线粒体 DNA、白介素 6、白介素 10 等，发现与健康对照组比较，骨折患者血浆线粒体 DNA 显著升高，且出现肺损伤患者的血浆线粒体 DNA 明显高于无肺损伤组，回归分析发现血浆线粒体 DNA 水平是肺损伤发生的独立危险因子。Faust 等纳入创伤和脓毒症患者，监测其入急诊和 48 小时后的血浆线粒体 DNA 变化，发现 48 小时的血浆线粒体 DNA 水平与 ARDS 的发生显著相关。在脓毒症患者中，48 小时的血浆线粒体 DNA 水平与肺外源性 ARDS 更相关。

血浆线粒体 DNA 水平也可以作为判断病情严重程度及预后的一种生物标志物。人的肌肉和肝脏组织中富含线粒体，创伤时损伤的组织可释放线粒体 DNA 入血，血浆线粒体 DNA 水平在创伤后当天达峰值，且创伤严重评分高于 25 的患者的血浆线粒体 DNA 水平显著升高，与创伤后全身炎症反应密切相关，提示血浆线粒体 DNA 是创伤后炎症反应的预测指标。本课题组也通过单中心、前瞻观察性研究，监测 ARDS 患者入组第 1、3、7 天外周血线粒体 DNA 水平，发现血浆线粒体 DNA 水平与 ARDS 严重程度呈正相关。死亡组患者血浆中线粒体 DNA 水平明显高于存活组，且死亡组患者血浆中线粒体 DNA 水平持续维持在较高水平。提示血浆线粒体 DNA 水平可以作为判断 ARDS 严重程度及预后的一种生物标志物。

线粒体 DNA 在 ARDS 的发生发展中起到了重要作用，深入研究线粒体 DNA 在 ARDS 发病机制中的具体作用，可能为寻找新的治疗靶点奠定理论基础，亦可能将其作为真正有效的生物标志物预测 ARDS 的发生和预后。

（东南大学附属中大医院　徐静媛）

参 考 文 献

[1] Supinski GS, Schroder EA, Callahan LA. Mitochondria and critical illness. Chest, 2020, 157 (2): 310-322.

[2] Faust HE, Reilly JP, Anderson BJ, et al. Plasma mitochondrial DNA levels are associated with ARDS in trauma and sepsis patients. Chest, 2020, 157 (1): 67-76.

[3] Simmons JD, Lee YL, Pastukh VM, et al. Potential contribution of mitochondrial DNA damage associated molecular patterns in transfusion products to the development of acute respiratory distress syndrome after multipletransfusions. J Trauma Acute Care Surg, 2017, 82 (6): 1023-1029.

[4] Johansson PI, Nakahira K, Rogers AJ, et al. Plasma mitochondrial DNA and metabolomic alterations in severe critical illness. Crit Care, 2018, 22 (1): 360.

[5] Kraft BD, Chen L, Suliman HB, et al. Peripheral blood mononuclear cells demonstrate mitochondrial damage clearance during sepsis. Crit Care Med, 2019, 47 (5): 651-658.

[6] Zuo Y, Dang R, Peng H, et al. LL-37 exacerbates local inflammation in sepsis-induced acute lung injury by preventing mitochondrial DNA (mtDNA) degradation-induced autophagy. Med Sci Monit, 2019, 25: 6193-9203.

[7] Wu G, Zhu Q, Zeng J, et al. Extracellular mitochondrial DNA promote NLRP3 inflammasome activation and induce acute lung injury through TLR9 and NF-Kb. J Thorac Dis, 2019, 11 (11): 4816-4828.

[8] Lin KC, Wallace CG, Yin TC, et al. Shock wave therapy enhances mitochondrial delivery into target cells and protects against acute respiratory distress syndrome. Mediators Inflamm, 2018, 2018: 5425346.

[9] Zeng Z, Li D, Liu F, et al. Mitochondrial DNA plays an important role in lung injury induced by sepsis. J Cell Biochem, 2018, Dec 5.

[10] Zhang JZ, Wang J, Qu WC, et al. Plasma mitochondrial DNA levels were independently associated with lung injury in elderly hip fracture patients. Injury, 2017, 48 (2): 454-459.

[11] Zhang Q, Raoof M, Chen Y, et al. Circulating mitochondrial DAMPs cause inflammatory responses to injury. Nature, 2010, 464 (7285): 104-107.

[12] Xu W, Song Y. Biomarkers for patients with trauma associated acute respiratory distress syndrome. Mil Med Res, 2017, 4: 25.

第十五节　气管插管时保护循环及呼吸稳定相关措施的研究进展

气管插管是重症医学病房（intensive care unit，ICU）最常见的操作之一。与手术室不同的是，ICU 气管插管操作存在较高的危及生命的并发症风险，包括严重的低氧血症、神经或心脏缺血、心力衰竭。严重的低氧血症发生在 20%～50% 的病例中，尤其是因急性呼吸衰竭而插管的低氧血症患者。心搏骤停是最终的灾难性并发症，在 ICU 插管过程中有 2%～3% 患者发生心搏骤停，这与插管前低氧血症或缺氧密切相关。危重患者生理上的紊乱降低了患者对反复或长时间气管插管的耐受性，并发症的风险随着重复次数或操作时间延长而增加。本篇将探讨危重患者气管插管时减少循环和呼吸相关不良事件措施的研究进展。

一、预充氧

接受择期手术的患者在插管前心肺功能得到充分优化，可以忍受短时间的呼吸暂停。而对于危重患者这种优化是不可能的，因为评估和准备的时间较短、高氧需求，氧分流等病理生理的紊乱，会增加插管时并发症的风险，血氧饱和度下降是最常见的并发症，也是首次插管失败的最常见原因。因此，优化预充氧对延长血氧饱和度下降时间从而提高气管插管成功率尤为重要。

预充氧的目的是在患者短暂窒息过程中维持血氧饱和度的稳定，尽管此时有持续的氧消耗。其通过对肺泡去氮增加作为氧储备的功能残气量（FRC）来达到这一目的，而 FRC 增加可通过呼出气中的氧浓度比例（FeO_2）进行评估。近年，Groobridge 等最近的数据表明，在健康志愿者和择期手术患者中对几种通过去氮提高呼出气氧浓度的方法进行了研究。与非回吸式面罩（NRB）相比，密闭性良好的面罩去氮效果最佳，在进行去氮之前尽最大努力呼吸，或者在 1 分钟内进行 8 次深呼吸可以加速去氮的过程。在没有呼气末正压通气的情况下使用高浓度的氧进行预氧合时，由于对肺泡的去氮，可能会增加肺不张的风险。另外，高流量的鼻导管给氧可产生一个与流量相关的咽部正压，这一正压可阻止与去氮相关肺不张的发生。在健康人群中预充氧和去氮是同步发生的，而危重病患者预充氧所涉及的不仅仅是去氮。首先，氧消耗增加会导致血氧饱和度下降得更快以及减少安全的窒息时间。其次，随着肺泡动脉血氧分压差的增加，储备在 FRC 中的氧已无法有效对血红蛋白进行充分氧合。因此，随着肺泡 - 动脉氧分压差的增加，预氧合所涉及的除了去氮之外，还有解决动脉氧含量低以及氧输送的问题。这一点在合并有急性呼吸窘迫综合征（acute respiratory distress syndrome，ARDS）的患者特别明显，ARDS 患者中广泛充盈的肺泡导致肺内可用于气体交换的功能区相对较小。尽管已经尽最大努力对肺泡去氮，气管插管过程中极高的分流比使得患者血红蛋白无法充分氧合，故入 ICU 患者合并肺部复杂病理生理改变，导致预充氧效果较差。

在危重症成人气管插管时，使用袋罩装置的正压通气（袋罩通气）患者比未接受通气的患者有更高的氧饱和度和更低的严重低氧血症发生率。Hayes-Bradley 等研究证明，在面罩漏气的情况下，通过鼻插管补充氧气可能有助于改善危重患者的预充氧效果，但预充氧的有效性和最佳策略尚不清楚。Mort 报道，在 49 例患者中，仅有 19% 的患者在 4 分钟内提供 100% 氧使动脉血氧分压升高 6.7kPa，延长预充氧时间影响不大。在接受全身麻醉的稳定患者中，头部升高 20° 已被证明可以改善预充氧和延长呼吸暂停时间。无创正压通气可用于改善患者插管前的预充氧。Baillard 等报道，与使用非循环呼吸气囊阀面罩 3 分钟相比，无创正压通气进行 3 分钟的预充氧可改善插管前的血氧饱和度，并降低气管插管中血氧饱和度下降程度。对于需要较高气道压力或无法耐受无创正压通气面罩的患者，声门上气道也可用于插管前预充氧。此外，高流量鼻插管（HFNC）能够提供高达 70L/min 的加热湿润氧气流，与标准的预充氧方法进行比较后发现，通过 HFNC 在 60L/min 处输送氧气以进行预充氧，并在插管过程中保持其原位（呼吸道充氧），血氧饱和度下降发生率明显降低。但是，最近一项随机、多中心试验表示，在急性低氧性呼吸衰竭患者中，插管前无创通气与高流量鼻插管氧合预充氧对比，两者均没有改变严重低氧血症的风险。高流量的鼻导管给氧可产生一个与流量相关的咽部正压，这一正压可阻止与去氮相关肺不张的发生。

二、血流动力学优化和药物选择

低氧血症使预充氧具有挑战性，限制了安全的呼吸暂停持续时间，而血流动力学不稳定是插管后死亡的独立预测因素。插管后低血压是常见的，ICU 插管患者有近一半报告有低血压，30% 的患者发生心力衰竭。除了插管后有立即心搏骤停和死亡的风险外，插管前后血流动力学不稳定可导致 ICU 住院时间延长和住院死亡率增加。当患者在插管后 60 分钟内需要血管升压素时，住院死亡率升高，死亡率为 38%。然而预测插管后低血压的发生是困难的。对危重患者同时进行预充氧时，如有必要，应积极行容量复苏和使用血管升压素，以提高急诊插管的安全性。虽然适当的液体复苏是预防插管后低血压的主要手段，但选择合适的药物辅助气道管理对预防心血管衰竭也很重要。用于气道管理的药物应有助于最佳条件下放置气管导管，同时确保患者舒适和尽量减少不利的血流动力学效应。危重患者可能需要更低的药物剂量，尽管剂量不足也有不良反应和不良结果（如患者不适）的风险。

有几种诱导剂可用于插管，对血流动力学影响不大的中性诱导剂如依托咪酯是首选。此外，可选择苯二氮䓬类药物或丙泊酚，因其具有导致心肌抑制和全身血管阻力下降的特性，建议小剂量使用。氯胺酮是一个有吸引力的选择，因为其具有兴奋交感神经和循环的作用，可以帮助维持插管期间的血压。与依托咪酯相比，氯胺酮没有更高的并发症发生率，同时具有遗忘和镇痛的特性。氯胺酮也可以通过诱导一种独特的麻醉状态来维持自主通气，故其对促进“清醒”插管技术非常有用。与氯胺酮相关的具体风险包括喉头痉挛、心肌抑制和气道分泌物增多。α_2 受体激动剂右美托咪定可能对某些患者有用，虽然不是诱导剂，但其可维持自主呼吸使右美托咪定成为清醒光纤插管的最佳选择。

神经肌肉阻断剂的使用也有利于减少气管插管并发症的发生。Wilcox 等的研究显示，对 ICU 患者使用神经肌肉阻断剂后再插管，可使低氧血症的发生减少 7%，并发症减少 5%，插管条件明显改善，包括首次尝试气管插管成功率增加 7%。神经肌肉阻断剂不仅能改善视野和整体插管情况，还能减少呕吐，特别是在平视或倾斜时。此外，利多卡因可局部给予，以减弱喉镜下的交感反应，或促进自主呼吸患者“清醒”插管的能力。静脉注射利多卡因可用于颅内压（intracranial pressure，ICP）升高的情况下，以限制喉镜检查中 ICP 的峰值。

三、设备的选择

各种各样的设备可用于气道管理。大体可分为直接喉镜、间接喉镜（光学或视频喉镜）、柔性光纤喉镜和声门上喉镜。视频喉镜已经被证明可以增加急诊科、ICU 和院前环境中气管插管的成功率，包括气道预测困难的患者和首次尝试失败的患者。在 ICU 中，与直接喉镜比较，视频喉镜首次尝试成功的概率更高，使用视频喉镜的并发症发生率更低。NAP4 报告的一个重点是，对于气道有困难的患者，缺乏可获得性，可使用柔性光纤设备进行插管。对于气道解剖学可能存在挑战并且气囊阀面罩通气困难或不充分的患者只能在使用镇静和局部麻醉后以柔性光纤设备或视频喉镜进行“清醒”气管插管。在对柔性光纤设备经验有限的操作人员中，将柔性光纤设备与喉镜结合使用可能会有所帮助。

四、人为因素

虽然与危重患者相关的因素，如生理改变，在气道管理中存在更高的并发症风险，但与操作相关的人为因素也应该得到改进。气道管理培训是所有危重患者护理专业培训的一个组成部分，改善所有专科医师的培训和实践模式是非常有必要的。Mosier 等发表了一项为期 3 年的气道管理经验课程，其中包括一个强化的基于模拟的项目，该项目逐渐增加了识别潜在困难气道的难度。结果该课程提高了气管插管首次尝试成功率，减少了 ICU 气管插管的并发症，使用视频喉镜时，总体首次尝试成功率为 80%～90%。可见，气道管理培训对医务人员整体气管插管水平起到举足轻重的作用。

综上所述，对危重患者进行气管插管具有挑战性，因为与患者和操作人员相关的因素使气管插管有发生严重并发症的风险。实现气管插管成功的策略包括充分的预充氧、血流动力学优化以及适当的设备和药物选择，并应实施培训计划改进与气道管理相关的操作人员因素。针对每个患者的独特特点采取个性化的气道管理方法，提高气管插管成功率，避免危重患者气管插管时循环和呼吸相关不良事件的发生。

（宁夏医科大学总医院　张小彬　杨晓军）

参 考 文 献

[1] Groombridge C, Chin CW, Hanrahan B, et al. Assessment of Common Preoxygenation Strategies Outside of the Operating Room Environment. Acad Emerg Med, 2016, 23 (3): 342-346.

[2] Casey JD, Janz DR, Russell DW, et al. Bag-Mask Ventilation during Tracheal Intubation of Critically Ill Adults. N Engl J Med, 2019, 380 (9): 811-821.

[3] Hayes-Bradley C, Lewis A, Burns B, et al. Efficacy of Nasal Cannula Oxygen as a Preoxygenation Adjunct in Emergency Airway Management. Ann Emerg Med, 2016, 68 (2): 174-180.

[4] Mort TC. Preoxygenation in critically ill patients requiring emergency tracheal intubation. Crit Care Med, 2005, 33 (11): 2672-2675.

[5] Baillard C, Fosse JP, Sebbane M, et al. Noninvasive ventilation improves preoxygenation before intubation of hypoxic patients. Am J Respir Crit Care Med, 2006, 174 (2): 171-177.

[6] Miguel-Montanes R, Hajage D, Messika J, et al. Use of High-Flow Nasal Cannula Oxygen Therapy to Prevent Desaturation During Tracheal Intubation of Intensive Care Patients With Mild-to-Moderate Hypoxemia. Crit Care Med, 2015, 43 (3): 574-583.

[7] Frat JP, Ricard JD, Quenot JP, et al. Non-invasive ventilation versus high-flow nasal cannula oxygen therapy with apnoeic oxygenation for preoxygenation before intubation of patients with acute hypoxaemic respiratory failure: a randomised, multicentre, open-label trial. Lancet Respir Med, 2019, 7 (4): 303-312.

[8] Wilcox SR, Bittner EA, Elmer J, et al. Neuromuscular blocking agent administration for emergent tracheal intubation is associated with decreased prevalence of procedure-related complications. Crit Care Med, 2012, 40 (6): 1808-1813.

[9] Hypes CD, Stolz U, Sakles JC, et al. Video Laryngoscopy Improves Odds of First Attempt Success at Intubation in the ICU: A Propensity-Matched Analysis. Ann Am Thorac Soc, 2016, 13 (3): 382-390.

[10] Cook TM, Woodall N, Harper J, et al. Major complications of airway management in the UK: results of the Fourth National Audit Project of the Royal College of Anaesthetists and the Difficult Airway Society. Part 2: intensive care and emergency departments. Br J Anaesth, 2011, 106 (5): 632-642.

[11] Lenhardt R, Burkhart MT, Brock GN, et al. Is video laryngoscope-assisted flexible tracheoscope intubation feasible for patients with predicted difficult airway? A prospective, randomized clinical trial. Anesth Analg, 2014, 118 (6): 1259-1265.

[12] Mosier JM, Malo J, Sakles JC, et al. The impact of a comprehensive airway management training program for pulmonary and critical care medicine fellows. A three-year experience. Ann Am Thorac Soc, 2015, 12 (4): 539-548.

第七章　体外生命支持

第一节　左心室减负方法的选择

心源性休克是急性心肌梗死、急性心肌炎、急性心力衰竭、心脏术后或其他心脏紧急事件的严重并发症，死亡率在过去 20 年并没有太大改变，为 27%～51%。IABP-SHOCK Ⅱ 试验证实主动脉内球囊反搏（intra aortic ballooncounterpulsation，IABP）并不能改善急性心梗死合并心源性休克患者结局，但缺乏随机对照研究佐证。体外膜氧合（extracorporeal membrane oxygenation，ECMO）作为一种短期的体外生命支持装置，以其便捷、有效，以及可同时提供循环、氧合的双重支持的优势，逐渐成为了心源性休克抢救治疗的一线手段。

虽然 ECMO 可以有效改善心源性休克患者的氧供，但其对患者左心的影响不容忽视。无论外周还是中心静脉 - 动脉 ECMO，回输管产生相对于主动脉根部的逆向血流，均会减少心脏射出的跨主动脉瓣的前向血流，增加左心室后负荷以及左心容量负荷，造成一系列临床问题。血液在左心室、左心房和肺静脉中淤塞，使左心腔内的压力升高，导致心内膜下缺血、心肌耗氧增加和肺水肿，在左心收缩力极差的患者中更为明显，甚至可能产生主动脉瓣不能开放、左心室血栓形成，这就需要临床医师选择适当的方式进行处理。

一、一般处理

1. 体外膜氧合的辅助流量满足循环衰竭患者需要即可　ECMO 辅助为机体组织与器官提供稳定的氧供，但是研究显示 ECMO 辅助流量越大，左心室后负荷增加越明显。因此 ECMO 循环辅助的流量以既能保证氧供，又不明显增加左心室后负荷为宜。测定 ECMO 环路混合静脉血氧饱和度可指导 ECMO 辅助流量，维持 SvO_2＞65%；血乳酸浓度也在一定程度上反映灌注状况，在患者灌注满意的前提下，选定适当的 ECMO 流量可避免左心室后负荷过高。在左心室血液自发显影的患者中，适时地降低 ECMO 辅助流量，使左心室间断射血，也可避免左心室血栓的形成。

2. 保留正性肌力药，维持适当的平均动脉压　ECMO 启动血流动力学稳定后，应考虑保留一定剂量的正性肌力药，以保证心脏射血、主动脉瓣开放。同时应尽快降低缩血管药物剂量，以降低心脏后负荷，并缓解外周组织和器官缺氧。研究显示平均动脉压＞60mmHg 即可，对于既往高血压患者，可以适当维持较高血压。

3. 降低患者的容量负荷　左心室后负荷增大影响左心排空，左心过渡充盈可导致心脏潜在做功增加，降低心脏液体负荷可降低心脏氧耗、缓解肺水肿。研究显示 ECMO 辅助期间容量超负荷是患者住院死亡的独立风险因素，严格控制液体入量、积极处理容量超负荷已成为 ECMO 管理趋势。

二、左心室减负

在充分减轻患者液体负荷和运用正性肌力药物支持等治疗无效后，仍出现左心室室壁运动幅度降低、左心室胀满、主动脉瓣不能开放、肺水肿进行性加重时，应进行左心减负，包括放置 IABP、经右上肺静脉或心尖放置左心减压引流管、经皮穿刺房间隔造瘘和联合使用 Impella 辅助装置等。一项荟萃分析显示，对心源性休克患者以静脉 - 动脉 ECMO 辅助左心减负与低死亡率相关。临床工作中，应结合患者接受 ECMO 辅助的具体情况，采取相应的左心减压措施。

1．主动脉内球囊反搏　IABP 是最为方便且创伤最小的左心室减负方式。Petroni 等通过前瞻性研究评估了 12 例静脉 - 动脉 ECMO 辅助心源性休克患者合并应用 IABP 时的血流动力学变化，在暂停 IABP 时，肺动脉楔压［(19±10)mmHg *vs.*（15±8)mmHg，P=0.01］、左心室收缩末内径［(51±13)mm *vs.*（50±14)mm，P=0.05］与左心室舒张末内径［(55±13)mm *vs.*（52±14)mm，P=0.003］均有所上升，脉压下降［(15±13)mmHg *vs.*（29±22)mmHg，P=0.02］，当再次启动 IABP 时，患者的血流动力学状态得到改善。Aso 等利用日本全国住院患者数据库对静脉 - 动脉 ECMO 联合应用 IABP 的效果进行分析，通过倾向性匹配了 533 对患者，发现 ECMO 联合 IABP 组的住院死亡率（55% *vs.* 64%）和 28 天死亡率（48% *vs.* 58%）均低于 ECMO 组，且 ECMO 联合 IABP 组的 ECMO 成功脱机率较高（82.6% *vs.*73.4%，P<0.001）。不足的是该报道并未对 IABP 的应用指征及时机做出明确描述。

2．经皮轴流机械循环辅助　经皮轴流机械循环辅助装置，即 Impella（Abiomed U.S.，Danvers，MA），是静脉 - 动脉 ECMO 患者左心减负的另一种方法，经主动脉瓣逆向置入左心室，不同型号的装置可以满足不同流量的减压需求（2.5～5.0L/min）。Eliet 等通过超声测量肺动脉流速时间积分（pVTI）以及左心室舒张末内径，评估了 Impella 对静脉 - 动脉 ECMO 患者的血流动力学影响，结果显示随着 Impella 流量的升高，pVTI 逐渐升高，伴随着左心室舒末内径的减小，证实了 Impella 对左心的减负作用，同时 Eliet 也进行了呼气末二氧化碳监测，间接地反映了肺血流的增加。

Pappalardo 等在 2017 年回顾性描述了 157 例静脉 - 动脉 ECMO 患者，其中 34 例联合应用 Impella 进行左心室减负。Impella 的放置由临床医师根据超声心动图、影像学及临床表现决定，包括左心室减负受损或血液停滞（即石头心、肺水肿、左室即将血栓形成和严重的主动脉瓣反流），经 2 ∶ 1 比例的倾向性评分匹配后，对 42 例单独应用静脉 - 动脉 ECMO 的患者和 21 例静脉 - 动脉 ECMO 联合 Impella 辅助的患者进行分析；结果发现联合辅助组具有较低的住院死亡率（48% *vs.* 74%，P=0.04）及较高的比例过渡至恢复或进一步治疗（62% *vs.* 36%，P=0.048）。但是静脉 - 动脉 ECMO 联合 Impella 辅助患者接受了较多的连续静脉 - 静脉血液滤过治疗（48% *vs.* 19%，P=0.02）且出现了更多溶血并发症的发生（76% *vs.* 33%，P=0.004），出血事件两组差异无统计学意义。Patel 对比了 36 例 ECMO 的患者与 30 例 ECMO 同期应用 Impella 的情况（ECPELLA），结果显示两组的 30 天死亡率分别为 78%、57%（P=0.02），但两组中均有一定比例患者同时应用了 IABP 或外科方式的左心减负，并且 ECPELLA 组 ST 段抬高型心肌梗死较接受经皮冠状动脉介入治疗的患者明显比例偏高。另外也有一些其他的回顾性报道没有显示出 ECMO 与 Impella 联用对生存率存在积极影响。例如，Akanni 对比了 29 例 ECMO 联合 Impella 与 196 例单独应用 ECMO 的患者，ECMO 后放置 Impella、Impella 后放置 ECMO 与单独应用 ECMO 患者的 30 天死亡率分别为 42.9%、46.7%、49%，差异无统计学意义，同样 ECMO 联合 Impella 患者的溶血发生率要显著高于单独应用 ECMO 辅助的患者（44.83% *vs.* 17.35%，P=0.002）。

3．外科方式的左心减负　外科方式的左心减负通常在心脏外科术中进行，ECMO 选择外周或中心插管方式均可，左心引流管可经右上肺静脉置入左心房或左心室，或经心尖直接置入左心室，通过 Y 形接头与 ECMO 引流管连接。左心引流管须固定牢固并在患者管理过程中时刻小心，撤除须重新入手术室开胸。相关报道多为个案报道或病例系列。Weymann 前瞻性观察了 12 例非心脏手术患者应用中心静脉 - 动脉 ECMO 且经右上肺静脉左心引流，患者的诊断包括扩张型心肌病、急性心肌梗死和心肌炎，均脱机过渡至康复或长期心室辅助装置，住院死亡率为 58.3%。

4．经皮房间隔造瘘引流　通过房间隔造瘘沟通左、右心房是另一种静脉 - 动脉 ECMO 辅助下改善血流动力学的左心减负方式。可穿刺造瘘放置左心引流管，也可单纯制造足够大的房间隔缺损进行引流，但双房间必须存在足够的压差才能达到理想的引流量。Seib 描述了 10 例患者进行经皮房间隔造瘘制造房间隔缺损进行左心减负的方式，包括了 7 例心肌炎与 3 例扩张性心肌病，导管穿刺过房间隔后均采用刀片导管进行房间隔切开、并球囊扩张（球囊直径 10～20mm），在术中依靠压力监测和超声心动来评估分流效果，左心房压力从穿刺前 30.5mmHg 下降至 16mmHg，左、右心房压差由平均 20mmHg 至 3mmHg，房间隔缺损平均大小为 5.9mm。最终 7 例患者存活或进行了心脏移植。当然，患者在康复后复查时，如果房间隔缺损影响血流动力学则需要后续处理。表 7-1-1 描述了不同左心减负方式的特点。

表 7-1-1　不同左心减负方式的特点

操作部位	左心减负机制	有效性	复杂性
主动脉内球囊反搏	降低左心室后负荷，增加左心室射血，同时降低左心室内径	+	++
Impella	经主动脉轴流泵直接增加左心室排空	+++++	++++
房间隔	左向右分流	+++	+++
左心房	左心房引流，间接引流左心室	++++	++++
左心室	直接引流左心室	+++++	++++

Russo 发表的荟萃分析纳入 17 项观察性研究，评估了左心室减负对 ECMO 辅助心源性休克患者预后的影响，包括了 12 篇 IABP、3 篇 Impella 以及 2 篇经肺静脉或房间隔引流的研究，3997 例患者中 42% 接受了左心减负（IABP 为 91.7%，Impella 为 5.5%，经肺静脉或房间隔引流为 2.8%），单独 ECMO 辅助与 ECMO 联合应用左心减负的患者死亡率分别为 65%、54%，相对风险降低至 0.79（95%CI 0.72～0.87，P<0.000 01），然而左心减负组溶血的发生率较高；最后作者认为可以恰当地选择静脉 - 动脉 ECMO 患者，考虑进行左心减负。虽然此研究得出了阳性结果，但最大的问题为

该荟萃分析纳入的观察性研究对左心减负的指征与时机描述不清，甚至 IABP 的应用要早于静脉 - 动脉 ECMO，这使读者对这篇荟萃分析的解读应十分审慎。Li 又对 Russo 的研究进行了二次分析，通过网状荟萃分析，对单独静脉 - 动脉 ECMO 辅助的患者与联合 IABP、Impella 或经肺静脉、房间隔引流进行左心减负的患者进行比较，其对于死亡的比值比为 2.01、2.14 与 4.90，即从临床结果上来看，经肺静脉、房间隔引流是最为有效的左心减负措施，而 IABP 与 Impella 效果相当。Donker 等通过计算机模拟，发现高流量的 Impella 其左心减负效果要优于房间隔造瘘与左心引流，而 IABP 的减负效果则相对较弱（图 7-1-1）。静脉 - 动脉 ECMO 辅助患者左心减压的方式与指征仍需进一步临床试验进行研究。

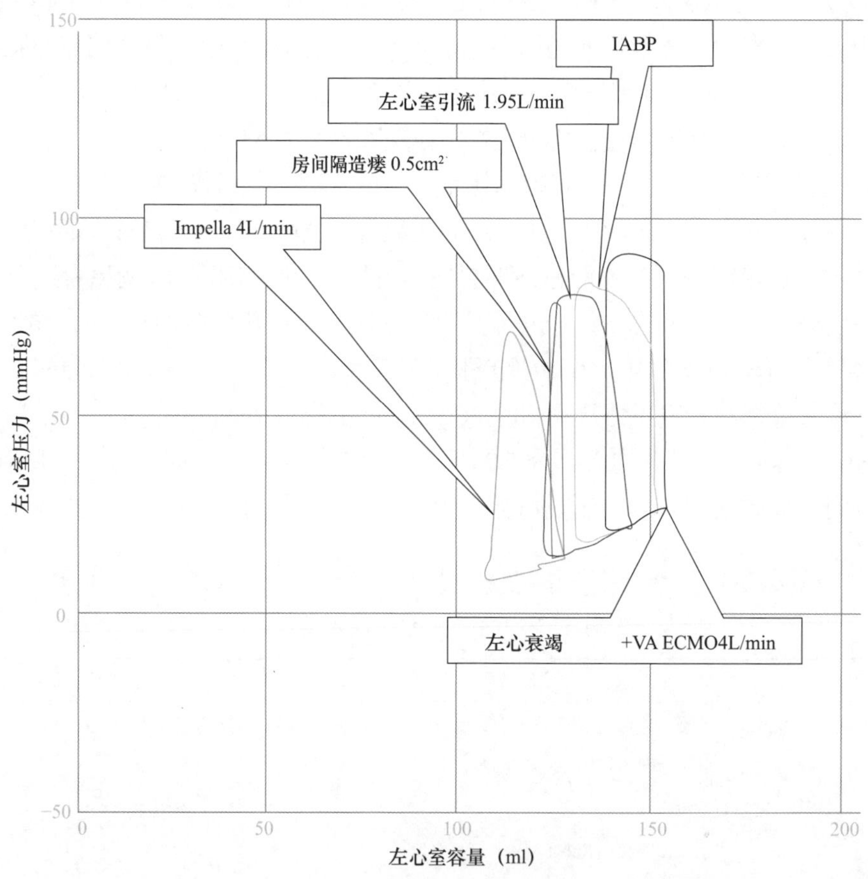

图 7-1-1　静脉 - 动脉体外膜氧合辅助心源性休克患者不同左心减负方式的左心室压力容量曲线

综上所述，静脉 - 动脉 ECMO 可以为心源性休克患者提供有效氧供，但增加了左心的压力与容量负荷，经一般处理仍无法降低左心负荷的前提下，可选用适当的左心减负方式，最常用、简便的为 IABP，但直接进行左心引流或置入 Impella 更为有效，各 ECMO 中心应根据患者及中心情况选择恰当的左心减负方式。

（首都医科大学附属北京安贞医院　侯晓彤）

参考文献

[1] Kolte D, Khera S, Aronow WS, et al. Trends in incidence, management, and outcomes of cardiogenic shock complicating ST-elevation myocardial infarction in the United States. J Am Heart Assoc, 2014, 3 (1): e000590.

[2] De Luca L, Olivari Z, Farina A, et al. Temporal trends in the epidemiology, management, and outcome of patients with cardiogenic shock complicating acute coronary syndromes. Eur J Heart Fail, 2015, 17 (11): 1124-1132.

[3] van Diepen S, Katz JN, Albert NM, et al. Contemporary Management of Cardiogenic Shock: A Scientific Statement From the American Heart Association. Circulation, 2017, 136 (16): e232-e268.

[4] Thiele H, Zeymer U, Neumann FJ, et al. Intraaortic balloon support for myocardial infarction with cardiogenic shock. N Engl J Med, 2012, 367 (14): 1287-1296.

[5] Guglin M, Zucker MJ, Bazan VM, et al. Venoarterial ECMO for Adults: JACC Scientific Expert Panel. J Am Coll Cardiol, 2019, 73 (6): 698-716.

[6] 中华医学会心血管病学分会心力衰竭学组，中国医师协会心力衰竭专业委员会，中华心血管病杂志编辑委员会．中国心力衰竭诊断和治疗指南 2018．中华心力衰竭和心肌病杂志（中英文），2018，2（4）：196-225.

[7] 中国医师协会体外生命支持专业委员会．成人体外膜氧合循环辅助专家共识．中华医学杂志 2018，98（12）：886-894.

[8] Burkhoff D, Sayer G, Doshi D, et al. Hemodynamics of Mechanical Circulatory Support. J Am Coll Cardiol, 2015, 66 (23): 2663-2674.

[9] Broome M, Donker DW. Individualized real-time clinical decision support to monitor cardiac loading during venoarterial ECMO. J Transl Med, 2016, 14: 4.

[10] Cheng R, Hachamovitch R, Kittleson M, et al. Complications of extracorporeal membrane oxygenation for treatment of cardiogenic shock and cardiac arrest: a meta-analysis of 1, 866 adult patients. Ann Thorac Surg, 2014, 97 (2): 610-616.

[11] Lorusso R. Are two crutches better than one? The ongoing dilemma on the effects and need for left ventricular unloading during veno-arterial extracorporeal membrane oxygenation. Eur J Heart Fail, 2017, 19 (3): 413-415.

[12] Pappalardo F, Montisci A. Veno-arterial extracorporeal membrane oxygenation (VA ECMO) in postcardiotomy cardiogenic shock: how much pump flow is enough? J Thorac Dis, 2016, 8 (10): E1444-E1448.

[13] Li CL, Wang H, Jia M, et al. The early dynamic behavior of lactate is linked to mortality in postcardiotomy patients with extracorporeal membrane oxygenation support: a retrospective observational study. The Journal of Thoracic and Cardiovascular Surgery, 2015, 149 (5): 1445-1450.

[14] Cui Y, Wang H, Hou X. Prevent Thrombus Formation: What We Are Doing. Crit Care Med, 2018, 46 (8): e821.

[15] Leone M, Asfar P, Radermacher P, et al. Optimizing mean arterial pressure in septic shock: a critical reappraisal of the literature. Crit Care, 2015, 19: 101.

[16] Schmidt M, Bailey M, Kelly J, et al. Impact of fluid balance on outcome of adult patients treated with extracorporeal

membrane oxygenation. Intensive Care Med, 2014, 40 (9): 1256-1266.

[17] Russo JJ, Aleksova N, Pitcher I, et al. Left Ventricular Unloading During Extracorporeal Membrane Oxygenation in Patients With Cardiogenic Shock. J Am Coll Cardiol, 2019, 73 (6): 654-662.

[18] Petroni T, Harrois A, Amour J, et al. Intra-Aortic Balloon Pump Effects on Macrocirculation and Microcirculation in Cardiogenic Shock Patients Supported by Venoarterial Extracorporeal Membrane Oxygenation. Crit Care Med, 2014.

[19] Aso S, Matsui H, Fushimi K, et al. The Effect of Intraaortic Balloon Pumping Under Venoarterial Extracorporeal Membrane Oxygenation on Mortality of Cardiogenic Patients: An Analysis Using a Nationwide Inpatient Database. Crit Care Med, 2016, 44 (11): 1.

[20] Eliet J, Gaudard P, Zeroual N, et al. Effect of Impella During Veno-Arterial Extracorporeal Membrane Oxygenation on Pulmonary Artery Flow as Assessed by End-Tidal Carbon Dioxide. ASAIO J, 2018, 64 (4): 502-507.

[21] Patel SM, Lipinski J, Al-Kindi SG, et al. Simultaneous Venoarterial Extracorporeal Membrane Oxygenation and Percutaneous Left Ventricular Decompression Therapy with Impella Is Associated with Improved Outcomes in Refractory Cardiogenic Shock. ASAIO J, 2019, 65 (1): 21-28.

[22] Akanni OJ, Takeda K, Truby LK, et al. EC-VAD: Combined Use of Extracorporeal Membrane Oxygenation and Percutaneous Microaxial Pump Left Ventricular Assist Device. ASAIO J, 2019, 65 (3): 219-226.

[23] Weymann A, Schmack B, Sabashnikov A, et al. Central extracorporeal life support with left ventricular decompression for the treatment of refractory cardiogenic shock and lung failure. J Cardiothorac Surg, 2014, 9: 60.

[24] Aiyagari RM, Rocchini AP, Remenapp RT, et al. Decompression of the left atrium during extracorporeal membrane oxygenation using a transseptal cannula incorporated into the circuit. Crit Care Med, 2006, 34 (10): 2603-2606.

[25] Seib PM, Faulkner SC, Erickson CC, et al. Blade and balloon atrial septostomy for left heart decompression in patients with severe ventricular dysfunction on extracorporeal membrane oxygenation. Catheter Cardiovasc Interv, 1999, 46 (2): 179-186.

[26] Dzavik V, Lawler PR. Unloading Is Not the Only Question in Cardiogenic Shock. J Am Coll Cardiol, 2019, 73 (6): 663-666.

[27] Overtchouk P, Pascal J, Lebreton G, et al. Outcome after revascularisation of acute myocardial infarction with cardiogenic shock on extracorporeal life support. EuroIntervention, 2018, 13 (18): e2160-e2168.

[28] Li Y, Gao S, Cai L, et al. Left Ventricle Unloading Strategy: Which One Is More Effective in Venoarterial Extracorporeal Membrane Oxygenation Patients? J Am Coll Cardiol, 2019, 73 (23): 3035-3036.

[29] Donker DW, Brodie D, Henriques JPS, et al. Left ventricular unloading during veno-arterial ECMO: a review of percutaneous and surgical unloading interventions. Perfusion, 2019, 34 (2): 98-105.

第二节　体外心肺复苏在心肺复苏中的地位及应用价值

体外膜氧合（extracorporeal membrane oxygenation，ECMO）为常规医学方法难以治疗的心源性休克患者提供机械肺和循环支持。当心脏停搏患者应用常规的心肺复苏方法，患者自主循环无法恢复，这时应用ECMO进行心肺支持，保证患者全身灌注，为患者原发病治疗起到桥梁作用，这种方式称为体外心肺复苏（extracorporeal cardiopulmonary resuscitation，ECPR）。

一、体外心肺复苏与住院存活率

1. 体外心肺复苏与院内、院外心脏停搏　患者发生院内心脏停搏（in-hospital cardiac arrest，IHCA）和院外心脏停搏（out-of-hospital cardiac arrest，OHCA）后，存活率仅为22%～34%和2%～15%。由于在常规心肺复苏术中持续的低灌注导致明显的不良结果，静脉-动脉ECMO可以迅速恢复灌注，因此可能提高长期存活率。国际体外生命支持组织2019年公布的新生儿、儿童、成人实施ECPR患者的存活出院率分别为42%、42%、29%，但这些研究没有按照IHCA、OHCA进行分类分析。研究表明，IHCA患者实施ECPR，院内存活率可达45%。与未使用ECPR的患者相比，使用ECPR患者的30天生存率绝对增加13%（95%*CI* 6%～20%，$P<0.001$），30天的神经系统良好转归率增加14%（95%*CI* 7%～20%，$P<0.0001$）。而有研究认为OHCA患者实施ECPR并没有提高患者住院存活率。这可能与OHCA患者较晚实施ECPR有关，能否快速建立ECMO是提高心脏停搏患者生存率的关键因素。研究表明进行ECPR的模拟培训可以提高快速反应速度。

2. 体外心肺复苏与人群　在人群方面，根据国际体外生命支持组织2019年公布的ECPR结果，小儿的住院存活率整体高于成年人。单中心研究显示小儿实施ECPR的住院存活率高达54%～77.6%。D'Arrigo等系统回顾和荟萃分析了近年对院内心脏停搏患儿实施ECPR的预后，结果显示，37.9%的患儿幸存出院。Meert等研究显示对147例心脏停搏患儿童院内心外按压30分钟后，自主循环无法恢复，应用ECMO后61例（41.5%）存活至12个月，约1/3的儿童在因住院而接受体ECPR治疗1年后，神经行为表现良好。目前没有足够的证据支持或反对将ECPR应用于OHCA患儿或对传统CPR难以控制的IHCA非心脏疾病患儿。

3. 体外心肺复苏与病因　患者原发病是否可逆是患者存活的重要基础。不同病因导致心脏停搏患者应用ECPR后，其院住院存活率也不一样。急性重症心肌炎致心脏停搏患者实施ECPR后生存率及出院率显著提高。当患者存在病因不可逆转的心脏停搏、严重多器官功能不全、复苏前意识状态严重受损以及无法控制的活动性出血、晚期恶性肿瘤等情况，均被视为ECPR的禁忌证。

尽管许多研究报道，对心脏停搏患者使用ECPR取得了良好的效果，但绝大多数研究均来自单个中心，而且实施ECPR的决定常以个案为基础。临床因素和患者因素影响ECPR的实施决定，同时也可能影响患者结局。由于影响因素存在，所有这些研究都被评估为具有严重的偏倚风险，故更多的数据需要来自更高方法学质量的研究，包括随机试验。2019AHA成人心肺复苏指南对ECPR的推荐意见为：①没有充足证据建议心脏停搏患者常规使用ECPR。②在有技术熟练的专业人员迅速实施支持的情况下，可以考虑在某些特定患者中，将ECPR作为常规CPR失败时的抢救措施。

二、可能从中获益的患者

1. 体外心肺复苏的适应证　研究指出，ECPR较传统心肺复苏有明显获益，但目前关于何种人群适合启动 ECPR 进行复苏尚无公认的标准。患者能否得到 ECRP 救治取决于疾病的性质、救治单位的医疗条件、患者经济条件等多重因素。2015 年美国心脏病协会心肺复苏指南指出，心脏停搏时间短暂且潜在的导致心脏停搏的原因可逆的情况下可考虑使用 ECPR。ECMO 的适应证可总结如下：①静脉 - 动脉 ECMO 的适应证为急性心肌梗死、恶性心肌炎、慢性心力衰竭急性加重、顽固性心律失常引起的心脏衰竭、心脏外科术后心力衰竭、心脏移植后移植物功能障碍、药物毒性继发的急性心力衰竭；②静脉 - 静脉 ECMO 的适应证为可逆转原因的急性呼吸衰竭、急性呼吸窘迫综合征伴有病毒性或细菌性肺炎、肺移植术后移植物功能障碍、创伤性大面积肺挫伤、肺栓塞、无法提供足够的气体交换而不存在通气损伤风险、肺出血、严重的支气管痉挛。

2. 应用范围的延伸　传统上，ECMO 中心接受转诊的依据不包括活动性癌症、终末器官衰竭（如终末期肾病或失代偿性肝衰竭）、年龄大于 65 岁、预后可能很差等有绝对禁忌证的患者。随着 ECPR 的使用经验增多、技术的进步以及患者的生存收益，这些绝对禁忌证可能已过时。Barry 等报道了围术期启动 ECMO 的拓展应用，例如，静脉 - 静脉 ECMO 可用于择期或急诊的复杂气管、支气管以及肺部手术患者；选择性静脉 - 动脉 ECMO 可用于室性心动过速消融的高危患者的心血管循环支持；手术中意外的心脏停搏且无终末器官衰竭的患者。在肺移植患者中，与没有接受任何体外支持的移植相比，术中应用 ECMO 的患者存活率更高；术后预防性地延长 ECMO 使用时间对有肺动脉高压的受者以及移植后功能欠佳的患者非常有益。此外，ECMO 用于合并低氧血症急性呼吸窘迫综合征患者并合并保护性通气设置，可以改善急性呼吸窘迫综合征患者的临床结局。

在临床不确定因素的情况下，ECMO 具有暂时稳定心肺功能、以及在不需要气管插管的情况下确保足够的气体交换的能力。但 ECPR 的研究需要大数据，由于危重患者接受 ECPR 过程的影响因素众多，要从纷繁复杂的影响因素中分析出有价值的信息，还需要对大宗病例的数据进行分析。

三、影响接受体外心肺复苏患者住院存活率的因素

目前 ECPR 患者住院生存率的影响因素并不明确，多为推测性。因为 ECPR 仍未广泛应用，相关临床研究多为回顾性研究，单个研究中心的样本量较少，各研究之间结果也存差异。以下是目前文献报道较多的影响因素。

1. 年龄　老年患者本身合并慢性疾病较多，如合并冠状动脉粥样硬化性心脏病、高血压和高脂血症等，ECPR 后住院期间死于多器官功能衰竭。有学者报道，在心脏外科术后心源性休克患者中，非老年组（18～＜65 岁）患者成功撤机率和出院存活率均高于老年组（≥65 岁）（62.4% *vs.* 29.3%，P＝0.007；24.4% *vs.* 21.8%，P＝0.001）。

2. 初始心律　初始心律包括心室颤动、无脉性室性心动过速、心电静止、无脉性电活动（pulseless electrical activity，PEA）4 种状态。前两者为可除颤心律，后两者为非可除颤心律。大量研究显示 4 种初始心律的机械心肺复苏预后差异较大。在 ECPR 患者转归方面，Pabst 等发现初始心律非心电静止或 PEA 的患者生存率为 40.7%，与初始心律为心电静止或 PEA 的患者生存率（8.7%）相比差异有统计学意义（P＝0.04）。

3. 体外膜氧合开始时间　大量研究表明，接受 ECPR 患者的预后与心脏停搏发生地点密切相

关，IHCA 患者存活率优于 OHAC 患者，因为前者获得 ECMO 时间较早。Wengenmayer 等研究显示，IHAC 患者和 OHAC 患者在开始 ECMO 前的机械心肺复苏持续时间分别为（59.6±5.9）分钟和（72.2±7.4）分钟（P=0.001），存活率分别为 18.9% 和 8.5%（P<0.042）。机械心肺复苏本身是一种血流动力学低流量状态，在选定进行 ECPR 的患者中应尽快建立 ECMO 治疗。

4. 血乳酸　心脏停搏患者因极度缺氧导致组织供氧不足和厌氧代谢增加，引发血乳酸大量蓄积。研究表明早期乳酸水平的高低可能与患者的生存率密切相关。江春景等回顾出院存活和死亡的 IHCA 患者，发现 ECMO 辅助后 12 小时和 24 小时的血乳酸水平在两组间均有明显差异，且出院存活组明显低于死亡组（P<0.05），ECMO 辅助后 12 小时血乳酸值是影响 ECPR 预后的独立危险因素（OR=0.627，95%CI 0.423～0.930，P<0.05）。ECMO 辅助早期（24 小时内）高乳酸值水平可能与 ECPR 患者预后有关。Prodhan 等报道 ECPR 后 24 小时血乳酸有显著变化趋势（OR=1.27，95%CI 0.991～1.627，P=0.059）。Pabst 等发现血乳酸≥8mmol/L 为低生存率的重要预测因素。所以，ECPR 患者早期应该通过有效的治疗手段增加机体微循环血液灌注流量，纠正机体严重酸中毒状态，快速降低乳酸水平。

5. 血清谷丙转氨酶　Prodhan 等对 329 例 IHCA 患儿进行回顾性分析，单因素分析得出与住院生存相关的因素包括年龄、ECPR 后 24 小时血乳酸值、心肺复苏持续超过 60 小时和血清谷丙转氨酶水平，多因素 Logistic 回归分析后仅血清谷丙转氨酶水平（OR=1.6，95%CI 1.014～2.527，P=0.043）被确定为出院前死亡的唯一重要危险因素，这很可能只是说明非幸存者的器官末端损伤程度更高。

6. 体外膜氧合并发症　在 ECMO 辅助期间发生并发症，包括需行连续肾脏替代治疗的肾衰竭、严重神经系统并发症和严重下肢缺血等，是影响成人 ERCP 患者住院存活率的危险因素（OR 分别为 3.38、9.65、11.08、6.14，95%CI 分别为 1.49～8.10、2.75～21.20、3.69～25.79、2.48～16.51，P 分别为 0.015、<0.001、<0. 001、<0.001）。ECPR 患者由于肾血流量严重不足、内毒素急剧增加以及严重全身炎症反应等因素可造成肾功能急性损伤（acute kidney injury，AKI），故 ECMO 辅助后 24 小时内出血、少尿可能是死亡的预测因素，但 Pabst 等的回顾性研究显示，住院期间需要接受连续肾脏替代治疗的患者的死亡率没有显著升高。

四、起始体外心肺复苏的时机如何确定

ECPR 是针对传统心脏复苏难以治疗的心脏停博患者的抢救疗法，有研究显示经 ECPR 治疗的 IHCA 生存率为 20%～45%，而难治性 OHCA 患者的结果较差。院内心脏停搏后更好的结局归因于更快速和有效的复苏，以及较早地使用 ECPR。多项研究表明 ECPR 在心导管室、急诊科和院前环境中均获得成功。然而部分既往研究表明，ECPR 合格患者数量的主要限制因素是到医院的距离，如果 75 分钟后开始 ECPR，则存活者很少。因此有些地区从救护车到具有 ECPR 能力的中心的运输时间约为 20 分钟或更短。Wengenmayer 等研究表明，ECPR 应在心脏停搏后的 60 分钟内启动，以使低流量时间保持在 60 分钟以内；Kim 等则建议从常规心肺复苏切换为启动 ECPR 的最佳截止时间为 21 分钟；Alice 等研究表明，如果患者对常规心肺复苏前 10 分钟没有反应，则必须预见并立即获得 ECPR，ECPR 插管应在 20 分钟内开始，以便在决策开始到 ECPR 的最短时间内“启动”。一些中心专门确定

了可接受的无血流量持续时间，通常为 10 分钟，甚至有中心认为在发现最初具有可电复心律而无旁观者复苏的患者中，无血流量时间极有可能少于 10 分钟，这可能有助于对那些具有最初可电复心律和无旁观者的患者进行 ECPR。PARK 等研究发现，从心脏停搏到 ECPR≤60 分钟独立与生存率改善相关，认为 ECPR 的早期启动与 OHCA 后生存期的改善有关。

ECPR 成功的关键因素是生存链，如果没有出色的院前救治，ECPR 将无法获得益处。心脏停搏患者被送往的医院是否有足够能力及时开展 ECPR 对于 OHCA 患者的神经功能预后也存在很大的影响。Goto 等的一项研究中，对于所有 OHCA 的患者，急诊医师在运输过程中评估 ECPR 的适应证，然后通过电话告知医院急诊科的医务人员，以便迅速开展 ECPR。有中心通过院前和医院相互整合，早期识别和运输 ECPR 候选者，对于难治性心脏停搏患者，以便在到达医院后立即启动 ECPR。

目前虽然临床上认为 ECPR 可以提高患者住院生存率，但存活率仍然很低。建立专业高效的 ECMO 团队，进行大规培 ECPR 培训，从而缩短机体低灌注时间，可能提高患者住院存活率。未来进行大规模的多中心随机对照研究进一步明确 ECPR 的地位及应用价值。

（中山市人民医院　李斌飞　廖小卒　程周古晨　温君琳　徐自强）

参 考 文 献

[1] Dennis M, Zmudzki F, Burns B, et al. Cost effectiveness and quality of life analysis of extracorporeal cardiopulmonary resuscitation (ECPR) for refractory cardiac arrest. Resuscitation, 2019, 139: 49-56.

[2] Kim S J, Kim H J, Lee H Y, et al. Comparing extracorporeal cardiopulmonary resuscitation with conventional cardiopulmonary resuscitation: A meta-analysis. Resuscitation, 2016, 103: 106-116.

[3] Twohig CJ, Singer B, Grier G, et al. A systematic literature review and meta-analysis of the effectiveness of extracorporeal-CPR versus conventional-CPR for adult patients in cardiac arrest. J Intensive Care Soc, 2019, 20 (4): 347-357.

[4] Wengenmayer T, Rombach S, Ramshorn F, et al. Influence of low-flow time on survival after extracorporeal cardiopulmonary resuscitation (eCPR). Crit Care, 2017, 21 (1): 157.

[5] Ouweneel D M, Schotborgh J V, Limpens J, et al. Extracorporeal life support during cardiac arrest and cardiogenic shock: a systematic review and meta-analysis. Intensive Care Med, 2016, 42 (12): 1922-1934.

[6] Bougouin W, Dumas F, Lamhaut L, et al. Extracorporeal cardiopulmonary resuscitation in out-of-hospital cardiac arrest: a registry study. Eur Heart J, 2019.

[7] Cournoyer A, Notebaert E, Iseppon M, et al. Prehospital Advanced Cardiac Life Support for Out-of-hospital Cardiac Arrest: A Cohort Study. Acad Emerg Med, 2017, 24 (9): 1100-1109.

[8] Wengenmayer T, Rombach S, Ramshorn F, et al. Influence of low-flow time on survival after extracorporeal cardiopulmonary resuscitation (eCPR). Crit Care, 2017, 21 (1): 157.

[9] Sawyer T, Burke C, McMullan D M, et al. Impacts of a Pediatric Extracorporeal Cardiopulmonary Resuscitation (ECPR) Simulation Training Program. Acad Pediatr, 2019, 19 (5): 566-571.

[10] Torres-Andres F, Fink E L, Bell M J, et al. Survival and Long-Term Functional Outcomes for Children With Cardiac Arrest Treated With Extracorporeal Cardiopulmonary Resuscitation. Pediatr Crit Care Med, 2018, 19 (5): 451-458.

[11] Garcia G G, Zorzela L, Robertson C M, et al. Survival and neurocognitive outcomes in pediatric extracorporeal-cardiopulmonary resuscitation. Resuscitation, 2015, 96: 208-213.

[12] D'Arrigo S, Cacciola S, Dennis M, et al. Predictors of favourable outcome after in-hospital cardiac arrest treated with extracorporeal cardiopulmonary resuscitation: A systematic review and meta-analysis. Resuscitation, 2017, 121: 62-70.

[13] Meert KL, Guerguerian AM, Barbaro R, et al. Extracorporeal Cardiopulmonary Resuscitation: One-Year Survival and Neurobehavioral Outcome Among Infants and Children With In-Hospital Cardiac Arrest. Crit Care Med, 2019, 47 (3): 393-402.

[14] Xiong H, Xia B, Zhu J, et al. Clinical Outcomes in Pediatric Patients Hospitalized with Fulminant Myocarditis Requiring Extracorporeal Membrane Oxygenation: A Meta-analysis. Pediatr Cardiol, 2017, 38 (2): 209-214.

[15] Panchal AR, Berg KM, Hirsch KG, et al. 2019 American Heart Association Focused Update on Advanced Cardiovascular Life Support: Use of Advanced Airways, Vasopressors, and Extracorporeal Cardiopulmonary Resuscitation During Cardiac Arrest: An Update to the American Heart Association Guidelines for Cardiopulmonary Resuscitation and Emergency Cardiovascular Care. Circulation, 2019, 140 (24): e881-e894.

[16] 邱方方，陆远强．生命的桥梁——体外膜肺氧合在心脏停搏中的应用．中华危重症医学杂志（电子版），2019，12（4）：217-222.

[17] Kleinman ME, Brennan EE, Goldberger ZD, et al. Part 5: adult basic life support and cardiopulmonary resuscitation quality: 2015 American Heart Association guidelines update for cardiopulmonary resuscitation and emergency cardiovascular care. Circulation, 2015, 132 (18_suppl_2): S414-S435.

[18] Ali J, Vuylsteke A. Extracorporeal membrane oxygenation: indications, technique and contemporary outcomes. Heart, 2019, heartjnl-2017-311928.

[19] Kelly B, Carton E. Extended Indications for Extracorporeal Membrane Oxygenation in the Operating Room. Journal of Intensive Care Medicine, 2019, 0885066619842537.

[20] Hoetzenecker K, Schwarz S, Muckenhuber M, et al. Intraoperative extracorporeal membrane oxygenation and the possibility of postoperative prolongation improve survival in bilateral lung transplantation. The Journal of Thoracic and Cardiovascular Surgery, 2018, 155 (5): 2193-2206. e2193.

[21] Kim W-Y, Park S, Kim H J, et al. Extended Use of Extracorporeal Membrane Oxygenation for Acute Respiratory Distress Syndrome: A Retrospective Multicenter Study. Tuberculosis and Respiratory Diseases, 2019, 82.

[22] 崔永超，杜中涛，江春景，等．年龄对成人心脏外科术后心源性休克患者体外膜肺氧合辅助治疗效果的影响．中国医药，2019，14（3）：346-349.

[23] Pabst D, El-Banayosy A, Soleimani B, et al. Predictors of Survival for Nonhighly Selected Patients Undergoing Resuscitation With Extracorporeal Membrane Oxygenation After Cardiac Arrest. ASAIO J, 2018, 64 (3): 368-374.

[24] 江春景，杨峰，郝星，等．体外膜肺氧合辅助院内难治性心脏停搏患者转归的预测指标．心肺血管病杂志，2015（12）：899-903.

[25] Prodhan P, Fiser RT, Dyamenahalli U, et al. Outcomes After Extracorporeal Cardiopulmonary Resuscitation (ECPR)

Following Refractory Pediatric Cardiac Arrest in the Intensive Care Unit. Resuscitation, 2009, 80 (10): 1124-1129.

[26] Chen YS, Lin JW, Yu HY, et al. Cardiopulmonary resuscitation with assisted extracorporeal life-support versus conventional cardio-pulmonary resuscitation in adults with in-hospital cardiac arrest: an observational study and propensity analysis. Lancet, 2008, 372 (9638): 554-561.

[27] Wengenmayer T, Rombach S, Ramshorn F, et al. Influence of low-flow time on survival after extracorporeal cardiopulmonary resuscitation (eCPR). Crit Care [Internet], 2017, 21 [cited 2017 Jun 28]

[28] Sakamoto T, Morimura N, Nagao K, et al. Extracorporeal cardiopulmonary resuscitation versus conventional cardiopulmonary resuscitation in adults with out-of-hospital cardiac arrest: a prospective observational study. Resuscitation, 2014, 85 (6): 762-768.

[29] Le Guen M, Nicolas-Robin A, Carreira S, et al. Extracorporeal life support following out-of-hospital refractory cardiac arrest. Crit Care, 2011, 15 (1): R29.

[30] Mégarbane B, Leprince P, Deye N, et al. Emergency feasibility in medical intensive care unit of extracorporeal life support for refractory cardiac arrest. Intensive Care Med, 2007, 33 (5): 758-764.

[31] Lamhaut L, Hutin A, Puymirat E, et al. A pre-hospital extracorporeal cardio pulmonary resuscitation (ECPR) strategy for treat-ment of refractory out hospital cardiac arrest: an observational study and propensity analysis. Resuscitation, 2017, [cited 2017 Jun 28]

[32] Bellezzo JM, Shinar Z, Davis DP, et al. Emergency physician-initiated extracorporeal cardiopulmonary resuscitation. Resuscitation, 2012, 83 (8): 966-970.

[33] Wang CH, Chou NK, Becker LB, et al. Improved outcome of extracorporeal cardiopulmonary resuscitation for out-of-hospital cardiac arrest-a comparison with that for extracorporeal rescue for in-hospital cardiac arrest. Resuscitation, 2014, 85 (9): 1219-1224.

[34] Haneya A, Philipp A, Diez C, et al. A 5-year experience with cardiopulmonary resuscitation using extracorporeal life support in non-postcardiotomy patients with cardiac arrest. Resuscitation, 2012, 83 (11): 1331-1337.

[35] Brian Grunau. Potential Candidates for Canadian ECPR Program for Out-of-Hospital Cardiac Arrest. CJEM, 2016, 18 (6): 453-460.

[36] Kim SJ, Jung JS, Park JH, et al. An optimal transition time to extracorporeal cardiopulmonary resuscitation for predicting good neurological outcome in patients with out-of-hospital cardiac arrest: a propensity-matched study. Crit Care, 2014, 18 (5): 535.

[37] Alice H, Mamoun AH. Early ECPR for out-of-hospital cardiac arrest: Best practice in 2018. Resuscitation, 2018, 130: 44-48.

[38] Grunau B, Carrier S, Bashir J, et al. A comprehensive regional clinical and educational ECPR protocol decreases time to ECMO in patients with refractory out-of-hospital cardiac arrest. CJEM, 2017: 1-10.

[39] Xavier TR, Brian G, Robert N, et al. Is initial rhythm in OHCA a predictor of preceding no flow time? Implications for bystander response and ECPR candidacy evaluation. Resuscitation, 2018, 128: 88-92.

[40] Park JH, Song KJ, Shin SD, et al. Time from arrest to extracorporeal cardiopulmonary resuscitation and survival after out-of-hospital cardiac arrest. Emerg Med Australas, 2019, 31 (6): 1073-1081.

[41] Matsuoka Y, Ikenoue T. Hospitals' extracorporeal cardiopulmonary resuscitation capabilities and outcomes in out-of-hospital cardiac arrest: A population-based study. Resuscitation, 2019, 136: 85-92.

[42] Goto T, Morita S. Impact of extracorporeal cardiopulmonary resuscitation on outcomes of elderly patients who had out-of-hospital cardiac arrests: a single-centre retrospective analysis. BMJ, 2018, 8: e019811.

[43] Grunau B, Carrier S, Bashir J, et al, A comprehensive regional clinical and educational ECPR protocol decreases time to ECMO in patients with refractory out-of-hospital cardiac arrest. CJEM, 2017, 19 (6): 424-433.

第三节　体外膜氧合支持下如何肺保护

急性呼吸窘迫综合征（acute respiratory distress syndrome，ARDS）是重症医学监护病房（intensive care unit，ICU）患者常见的临床综合征，重度 ARDS 患者病死率高达 46.1%；新近流行病学研究显示我国重度 ARDS 患者病死率更是高达 60%。静脉 - 静脉体外膜氧合（venovenous extracorporeal membrane oxygenation，VV ECMO）已经成为重度 ARDS 重要的支持治疗手段，可以维持患者气体交换，为原发病的救治提供机会。在 ECMO 支持下如何进行肺保护，避免呼吸机相关肺损伤（ventilator-induced lung injury，VILI），有利于肺的修复和改善患者预后，显得尤为重要。

一、体外膜氧合支持为肺保护提供了必要条件

（一）体外膜氧合改善重度呼吸窘迫综合征气体交换为保护性通气提供可能

目前尽管采用小潮气量等保护性肺通气策略来降低呼吸机相关肺损伤，但 ARDS 病死率依然居高不下。2009 年甲型 H1N1 流感大流行期间观察性研究和 CESAR 随机对照研究显示 ECMO 可以改善重度 ARDS 预后。近期 EOLIA 研究虽然是阴性结果，但对照组 28% 患者交叉到治疗组，最终采用 ECMO 支持，可能是该研究 ECMO 阴性结果的原因。目前对于常规支持手段无法维持保护性通气的重度 ARDS 患者，ECMO 可有效改善气体交换，为肺保护性通气提供了可能。

（二）体外膜氧合支持下实现肺保护性机械通气

ARDS 患者大量肺泡塌陷，存在肺顺应性明显降低，采用肺保护性通气，可避免呼吸机相关肺损伤，改善患者预后。ECMO 提供有效的气体交换，可实现保护性机械通气。近期前瞻性研究提示 ECMO 后患者潮气量、平台压、驱动压、呼吸频率和呼吸功均明显下降，潮气量由（6.3±1.5）ml/kg 减小至（3.9±1.6）ml/kg 时，患者的平台压和驱动压平均降低 5cmH$_2$O。ECMO 可以有效支持气体交换，有利于设置超保护性机械通气，有利于肺损伤修复。

（三）体外膜氧合下肺保护性通气减少肺损伤

VV ECMO 维持肺的气体交换功能，采用肺保护措施可减轻 VILI。临床研究显示，体外二氧化碳

清除技术设置更小的潮气量，可减少炎症介质表达，减轻肺损伤。近期临床随机对照研究观察了 16 例 VV ECMO 支持、入 ICU 6 小时以内的重度 ARDS 患者，结果显示高 PEEP 低驱动压的肺保护设置可明显减轻肺局部和全身介质水平，但病例数较少，也不明确是否和预后直接相关，最优的通气设置尚待进一步临床研究证实。

二、体外膜氧合支持下的肺保护性机械通气设置

减少 ECMO 支持下 ARDS 患者机械通气导致的肺损伤的最佳机械通气参数设置尚不清楚。通过总结临床和实验研究中重度 ARDS 患者病理生理学、呼吸力学特点可助于优化 ECMO 支持重度 ARDS 患者呼吸机参数的设置。

（一）呼吸力学导向的肺保护策略

1. 呼吸力学导向的潮气量选择　合理的 ARDS 患者机械通气潮气量是肺保护的重要内容。在 ECMO 支持后患者的潮气量可显著下调甚至采用超保护性机械通气。气道平台压能够客观反映肺泡内压，高平台压可导致 VILI。随气道平台压升高，病死率显著升高，说明在实施肺保护性通气策略时，限制气道平台压比限制潮气量更为重要。驱动压是潮气量与静态顺应性的比值，与 ARDS 患者预后明显相关，临床研究显示良好预后的界值为低于 15cmH_2O。ECMO 支持的存活患者平台压和驱动压明显低于死亡患者。通过呼吸力学监测，根据驱动压和平台压进行保护性通气设置，限制平台压在 25cmH_2O 以下，驱动压在 15cmH_2O，设置相对安全的潮气量，可能降低 ARDS 患者机械通气容量伤的风险。

2. 体外膜氧合支持下急性呼吸窘迫综合征患者呼吸末正压选择　ARDS 患者存在广泛肺泡塌陷，其不但可导致顽固的低氧血症，而且部分可复张的肺泡周期性塌陷、开放而产生剪切力会导致或加重 VILI。充分复张塌陷肺泡后应使用适当水平 PEEP 防止呼气末肺泡塌陷，改善低氧血症，并避免剪切力，防治呼吸机相关肺损伤。因此，ARDS 应采用能防止肺泡塌陷的最低 PEEP。

ARDS 最佳 PEEP 的选择目前仍存在争议。可参照 P-V 曲线低位转折点压力来选择 PEEP，在小潮气量通气的同时，以静态 P-V 曲线低位转折点压力＋2cmH_2O 作为 PEEP，与常规通气相比 ARDS 患者的病死率明显降低，根据呼吸末跨肺压滴定 PEEP 也能降低 ARDS 患者病死率。此外还有多种 PEEP 的选择方法，如氧合法、最大顺应性法、肺牵张指数法、氧输送法、CT 法及 EIT 选择 PEEP 等方法。目前尚无足够证据支持何种方法可选择最佳 PEEP，在很大程度上还依靠临床医师的经验。合理的 PEEP 设置是维持 ARDS 肺泡开放，避免肺泡过度膨胀的关键，ECMO 患者的 PEEP 设置大多推荐在 10cmH_2O。在 VV ECMO 支持下的重度 ARDS 患者，采用食管压力导管监测通过滴定吸气末跨肺压低于 25cmH_2O，选择个体化的 PEEP 设置，有利于肺保护，撤离 ECMO 改善预后。

3. 体外膜氧合支持下的呼吸频率的设置　ECMO 支持下肺保护性机械通气设置需控制呼吸频率。呼吸频率增加可加重肺剪切损伤。研究显示 ECMO 支持下 ARDS 患者降低呼吸频率甚至接近窒息状态的机械通气设置可明显减低肺局部炎症因子和早期肺纤维化指标，减轻肺损伤。通过 ECMO

维持气体交换，可减低呼吸频率，常采用的呼吸频率为 10 次 / 分左右，可能改善肺损伤，改善患者预后。

4．体外膜氧合支持下机械通气吸入氧浓度的设置　要改善 ECMO 支持的重度 ARDS 患者气体交换，机械通气的吸入氧浓度应尽可能降低，可以降低至 30%，避免高氧吸入氧浓度导致的肺损伤。

（二）机械功导向的肺保护性机械通气

机械功是机械通气施加于肺组织上的能量，与潮气量、顺应性、PEEP、呼吸频率甚至气流速等设置均有关。采用机器学习分析 ARDS 患者机械功与患者预后的关系，结果显示机械功的大小与重度 ARDS 患者的预后显著相关，因此在 ECMO 支持的 ARDS 患者，维持气体交换，优化机械通气设置，降低呼吸的机械功，有可能改善患者预后。

（三）生物电阻抗断层成像导向的肺保护性机械通气

生物电阻抗断层成像（electrical impendence tomography，EIT）是一种床旁肺区域成像技术，其能指导临床医师评估 ARDS 患者局部肺通气。采用 EIT 评估 15 例接受 VV ECMO 治疗的 ARDS 患者在不同 PEEP 下肺泡通气状况，结果显示在相同 PEEP 水平下，不同患者肺局部通气和肺泡塌陷膨胀情况差异明显。因此 EIT 可以通过局部肺通气等参数进行重度 ARDS 患者个体化的 PEEP 设置，也许可以更好的实现肺保护。

三、体外膜氧合支持下自主呼吸的评估和调整

重度 ARDS 过强的自主呼吸加重肺损伤。动物和临床研究均显示，重度 ARDS 过强的自主呼吸可加重局部应力，加重肺损伤。即使是在 ECMO 支持下，气体交换改善，仍有 1/3 的重度 ARDS 患者存在明显的自主呼吸，自主呼吸努力并没有明显下降，如不有效控制，必然导致加重肺损伤。

对于 ECMO 支持下的重度 ARDS 要常规评估患者的自主呼吸努力。可以通过食管压测定脑腔内压和跨肺压的变化反映患者自主呼吸努力；也可以通过密切监测患者呼吸力学进行判断，如患者潮气量明显超过平台压和驱动压允许下的安全范围，必然存在明显的自主呼吸努力。

ECMO 支持下的重度 ARDS 自主呼吸管理的基本原则是避免自主呼吸导致的肺损伤，早期重度 ARDS 需要控制过强的自主呼吸。通过镇静甚至是部分或完全肌松达到降低患者的自主呼吸努力，避免进一步加重肺损伤。

患者自主呼吸的强弱也是患者能否进行清醒 VV ECMO 的关键因素。当患者满足气体交换、循环稳定、导管安全、患者清醒配合、气道自洁能力佳、肺部感染好转、自主呼吸控制的情况下方能考虑清醒 VV ECMO。此外，肺移植前后的呼吸支持，COPD 急性加重过程呼吸衰竭难以控制的患者也可以安全实施清醒 VV ECMO。重度 ARDS 患者早期往往由于自主呼吸过强难以完全清醒自主呼吸，病情改善后可以考虑过度为清醒自主呼吸或尽早气管切开后脱机。

四、体外膜氧合联合俯卧位通气利于肺保护

俯卧位通气可通过改善肺通气的不均一性，改善通气血流比例失调，改善氧合，改善中重度ARDS患者预后。ECMO支持下的重度ARDS患者联合俯卧位通气的脱机率和存活率均明显提高。但流行病学研究显示临床ECMO支持的ARDS患者联合俯卧位并未常规实施，17个研究显示672例ARDS患者接受ECMO治疗前，仅有31%（208例）进行俯卧位通气。在ECMO前后均可以考虑俯卧位通气，如在ECMO前可能改善氧合，肺保护性通气下维持气体交换，可避免应用EMCO。在EMCO支持下联合俯卧位通气，可以改善氧合，利于肺保护，可能改善ARDS患者预后。

总之，VV ECMO支持下维持ARDS患者气体交换，机械通气的总原则是肺保护策略，降低呼吸机支持压力，以减轻呼吸机相关肺损伤，联合俯卧位通气，采用合理镇痛镇静策略，最大化ECMO支持的潜在获益，以期改善患者预后。

（东南大学附属中大医院　刘松桥　刘　旭　邱海波）

参 考 文 献

［1］ Matthay MA, Zemans RL, Zimmerman GA, et al. Acute respiratory distress syndrome. Nat Rev Dis Primers, 2019, 5 (1): 18.

［2］ Bellani G, Laffey JG, Pham T, et al. Epidemiology, Patterns of Care, and Mortality for Patients With Acute Respiratory Distress Syndrome in Intensive Care Units in 50 Countries. JAMA, 2016, 315 (8): 788-800.

［3］ Liu L, Yang Y, Gao Z, et al. Practice of diagnosis and management of acute respiratory distress syndrome in mainland China: a cross-sectional study. J Thorac Dis, 2018, 10 (9): 5394-5404.

［4］ Brodie D, Slutsky AS, Combes A. Extracorporeal Life Support for Adults With Respiratory Failure and Related Indications: A Review. JAMA, 2019, 322 (6): 557-568.

［5］ Abrams D, Schmidt M, Pham T, et al. Mechanical Ventilation for ARDS During Extracorporeal Life Support: Research and Practice. American journal of respiratory and critical care medicine, 2019.

［6］ Combes A, Hajage D, Capellier G, et al. Extracorporeal Membrane Oxygenation for Severe Acute Respiratory Distress Syndrome. The New England Journal of Medicine, 2018, 378 (21): 1965-1975.

［7］ Goligher EC, Tomlinson G, Hajage D, et al. Extracorporeal Membrane Oxygenation for Severe Acute Respiratory Distress Syndrome and Posterior Probability of Mortality Benefit in a Post Hoc Bayesian Analysis of a Randomized Clinical Trial. JAMA, 2018, 320 (21): 2251-2259.

［8］ Schmidt M, Pham T, Arcadipane A, et al. Mechanical Ventilation Management during Extracorporeal Membrane Oxygenation for Acute Respiratory Distress Syndrome. An International Multicenter Prospective Cohort. American journal of respiratory and critical care medicine, 2019, 200 (8): 1002-1012.

[9] Schmidt M, Stewart C, Bailey M, et al. Mechanical ventilation management during extracorporeal membrane oxygenation for acute respiratory distress syndrome: a retrospective international multicenter study. Critical care medicine, 2015, 43 (3): 654-664.

[10] Rozencwajg S, Guihot A, Franchineau G, et al. Ultra-Protective Ventilation Reduces Biotrauma in Patients on Venovenous Extracorporeal Membrane Oxygenation for Severe Acute Respiratory Distress Syndrome. Critical care medicine, 2019, 47 (11): 1505-1512.

[11] Combes A, Fanelli V, Pham T, et al, European Society of Intensive Care Medicine Trials G, the "Strategy of Ultra-Protective lung ventilation with Extracorporeal CORfN-OmtsAi. Feasibility and safety of extracorporeal CO2 removal to enhance protective ventilation in acute respiratory distress syndrome: the SUPERNOVA study. Intensive care medicine, 2019, 45 (5): 592-600.

[12] Terragni PP, Del Sorbo L, Mascia L, et al. Tidal volume lower than 6 ml/kg enhances lung protection: role of extracorporeal carbon dioxide removal. Anesthesiology, 2009, 111 (4): 826-835.

[13] Amato MB, Meade MO, Slutsky AS, et al. Driving pressure and survival in the acute respiratory distress syndrome. The New England journal of medicine, 2015, 372 (8): 747-755.

[14] Chiu LC, Hu HC, Hung CY, et al. Dynamic driving pressure associated mortality in acute respiratory distress syndrome with extracorporeal membrane oxygenation. Annals of intensive care, 2017, 7 (1): 12.

[15] van der Zee P, Dos Reis Miranda D, Meeder H, et al. vvECMO can be avoided by a transpulmonary pressure guided open lung concept in patients with severe ARDS. Critical care (London, England), 2019, 23 (1): 133.

[16] Araos J, Alegria L, Garcia P, et al. Near-Apneic Ventilation Decreases Lung Injury and Fibroproliferation in an Acute Respiratory Distress Syndrome Model with Extracorporeal Membrane Oxygenation. American journal of respiratory and critical care medicine, 2019, 199 (5): 603-612.

[17] Zhang Z, Zheng B, Liu N, et al. Mechanical power normalized to predicted body weight as a predictor of mortality in patients with acute respiratory distress syndrome. Intensive care medicine, 2019, 45 (6): 856-864.

[18] Franchineau G, Brechot N, Lebreton G, et al. Bedside Contribution of Electrical Impedance Tomography to Setting Positive End-Expiratory Pressure for Extracorporeal Membrane Oxygenation-treated Patients with Severe Acute Respiratory Distress Syndrome. American Journal of Respiratory and Critical Care Medicine, 2017, 196 (4): 447-457.

[19] Yoshida T, Grieco DL, Brochard L, et al. Patient self-inflicted lung injury and positive end-expiratory pressure for safe spontaneous breathing. Current Opinion in Critical Care, 2020, 26 (1): 59-65.

[20] Crotti S, Bottino N, Ruggeri GM, et al. Spontaneous Breathing during Extracorporeal Membrane Oxygenation in Acute Respiratory Failure. Anesthesiology, 2017, 126 (4): 678-687.

[21] Pesenti A, Carlesso E, Langer T, et al. Ventilation during extracorporeal support : Why and how. Med Klin Intensivmed Notfmed, 2018, 113 (Suppl 1): 26-30.

[22] Yoshida T, Amato MBP, Grieco DL, et al. Esophageal Manometry and Regional Transpulmonary Pressure in Lung Injury. American Journal of Respiratory and Critical Care Medicine, 2018, 197 (8): 1018-1026.

[23] Telias I, Spadaro S. Techniques to monitor respiratory drive and inspiratory effort. Current opinion in critical care, 2020,

26 (1): 3-10.

[24] Cruz FF, Ball L, Rocco PRM, et al. Ventilator-induced lung injury during controlled ventilation in patients with acute respiratory distress syndrome: less is probably better. Expert Rev Respir Med, 2018, 12 (5): 403-414.

[25] Langer T, Santini A, Bottino N, et al. "Awake" extracorporeal membrane oxygenation (ECMO): pathophysiology, technical considerations, and clinical pioneering. Critical care (London, England), 2016, 20 (1): 150.

[26] Biscotti M, Gannon WD, Agerstrand C, et al. Awake Extracorporeal Membrane Oxygenation as Bridge to Lung Transplantation: A 9-Year Experience. The Annals of thoracic surgery, 2017, 104 (2): 412-419.

[27] Hermens JA, Braithwaite SA, Platenkamp M, et al. Awake ECMO on the move to lung transplantation: serial monitoring of physical condition. Intensive Care Medicine, 2017, 43 (5): 707-708.

[28] Guerin C, Reignier J, Richard JC, et al. Prone positioning in severe acute respiratory distress syndrome. The New England Journal of Medicine, 2013, 368 (23): 2159-2168.

[29] Guervilly C, Prud'homme E, Pauly V, et al. Prone positioning and extracorporeal membrane oxygenation for severe acute respiratory distress syndrome: time for a randomized trial? Intensive Care Medicine, 2019, 45 (7): 1040-1042.

[30] Li X, Scales DC, Kavanagh BP. Unproven and Expensive before Proven and Cheap: Extracorporeal Membrane Oxygenation versus Prone Position in Acute Respiratory Distress Syndrome. American Journal of Respiratory and Critical Care Medicine, 2018, 197 (8): 991-993.

[31] Baston CM, Coe NB, Guerin C, et al. The Cost-Effectiveness of Interventions to Increase Utilization of Prone Positioning for Severe Acute Respiratory Distress Syndrome. Critical Care Medicine, 2019, 47 (3): e198-e205.

第八章　重症凝血与创伤

第一节　欧洲第 5 版创伤后大出血与凝血病处理指南更新要点

欧洲创伤后出血与凝血病处理指南最初发表于 2007 年，作为欧洲“STOP the Bleeding Campaign”的重要组成部分，每 3 年进行更新，2019 年发表了第 5 版。2019 版指南融合了近年来对于创伤性凝血病病理生理学的最新进展，提供了若干个体化的目标导向治疗并能改善严重创伤患者结局的证据。指南的推荐分级是基于 GRADE 标准，其中 1 级代表推荐，2 级代表建议；而 A、B、C 则反映证据的级别分别从高到低。推荐的意见包括 9 部分共 39 条，推荐意见的完整翻译版内容可参见《创伤后大出血与凝血病处理的欧洲指南（第 5 版）》。本文主要是将第 5 版与第 4 版比较，把更新的内容做以简要总结，供读者参考。

一、创伤性凝血病病理生理机制认识的进展

创伤性凝血病的病理生理机制复杂，2019 版的最大变化就是将内皮细胞损伤放在核心环节。创伤后机体的应激状态，尤其在伴有休克和组织低灌注时，会引发一系列宿主反应，炎症、交感神经肾上腺轴的激活、血小板活化和功能障碍、多糖包被的降解、内源性肝素化、凝血因子活性的降低，纤维蛋白溶解亢进等都与内皮损伤相关，有学者提出休克相关内皮病的概念。在内皮细胞损伤的基础上，加上创伤相关因素（主要是凝血因子消耗和丢失）以及复苏相关的因素（凝血因子稀释、低体温、酸中毒）共同参与创伤性凝血病的病理生理过程。

二、2019 年第 5 版指南更新的要点

1．出血的诊断和监测

（1）在初步评估中，增加了“建议使用休克指数评估低血容量休克的严重程度（2C）”。

（2）在凝血功能监测中，增加了“推荐对服用或可疑服用抗凝药物的患者进行实验室筛查（1C）”。

（3）增加了血小板功能监测的部分：对于可疑血小板功能不全的患者，建议使用床旁血小板功能监测作为标准实验室和（或）床旁检测凝血功能的辅助手段（2C）。这体现了血小板功能障碍在创伤凝血病中的重要角色，但是目前检测血小板功能的手段缺乏金标准，另外，仍需要进一步的研究探

讨检测血小板功能是否能让创伤患者受益。

2．组织氧合、容量、液体及体温管理　这部分内容没有太多更新，主要是证据等级有所变化：推荐使用平衡电解质溶液，避免使用生理盐水（由 2C 变为 1B）；对于严重脑损伤的患者，推荐避免使用乳酸林格氏液等低渗液体（由 1C 变为 1B）；由于对凝血功能有不良影响，推荐限制使用人工胶体液（由 2C 变为 1C）。

3．快速控制出血　这部分主要是在“填塞、栓塞及手术”部分增加了“建议对骨盆骨折的患者仅在极端情况下才使用主动脉球囊阻断，为进一步采取合适的止血措施赢得时间（2C）”。

4．出血及凝血功能障碍的初始处理　这部分首先提出抗纤维蛋白溶解治疗的推荐意见，足以体现创伤早期抗纤维蛋白溶解治疗的重要性。对于出血或存在严重出血风险的创伤患者，推荐尽快且在受伤后 3 小时内使用氨甲环酸，负荷剂量为 1g（给药时间至少 10 分钟），然后继续给药 1g 并持续 8 小时以上（1A）。推荐在处理创伤出血患者的方案中，考虑在转送至医院的途中给予首剂的氨甲环酸（证据等级由 2C 变为 1C）。

增加的内容是，推荐不要等到血栓弹力图结果才给予氨甲环酸（1B）。该推荐意见的证据如下：Raza 等已经清楚地证明，与更敏感的试验相比，血栓弹力图检测纤维蛋白溶解活化的作用不佳。此外，Gall 等发现旋转式血栓弹力计不能用于检测创伤患者纤维蛋白溶解亢进，他们发现 S100A10 蛋白（一种纤维蛋白溶解酶原的内皮受体）在创伤期间从内皮细胞渗出，会干扰旋转式血栓弹力计对纤维蛋白溶解的检测。

5．目标导向的凝血管理

（1）在“新鲜冰冻血浆（fresh frozen plasma，FFP）管理”的部分，新增加“推荐避免使用 FFP 治疗低纤维蛋白原血症（1C）”，旨在强调血液制品的合理使用。

（2）在“基于浓缩凝血因子管理”部分也有较大变化，新增“建议将ⅩⅢ因子（FⅩⅢ）的监测纳入凝血管理的流程中，对存在功能性 FⅩⅢ缺乏的出血患者补充 FⅩⅢ（2C）”。凝血因子 FⅩⅢ，以前称为“纤维蛋白稳定因子”，是以四聚体形式循环的转谷氨酰胺酶，由两个 A 和两个 B 亚基组成。FⅩⅢ的 A 亚基被凝血酶活化为 FⅩⅢ a，FⅩⅢ催化纤维蛋白的交联。强的纤维蛋白交联可以阻止纤维蛋白溶解，而 FⅩⅢ似乎是一种重要的血凝块硬度调节剂。目前尚未确定严重创伤患者是否需要 FⅩⅢ替代以及所需的最佳水平。更新的欧洲麻醉学会严重围手术期出血管理指南建议在合并出血和 FⅩⅢ水平＜30% 时给予 FⅩⅢ浓缩制剂。近期针对严重创伤患者的研究表明，使用 FⅩⅢ浓缩物作为 FⅩⅢ水平＜60% 的多模式流程的一部分，可以大幅降低输血需求，改善临床结局，包括减少住 ICU 时间，器官功能障碍发生率和住院病死率。

（3）补充纤维蛋白原的阈值也略有变动。如果大出血伴有低纤维蛋白原血症，即血栓弹力图提示功能性纤维蛋白原缺乏或血浆纤维蛋白原水平≤1.5g/L（第 4 版是≤1.5～2.0g/L），推荐使用纤维蛋白原浓缩物或冷沉淀进行治疗（1C 级）。

（4）在钙剂使用部分新增“建议使用氯化钙纠正低钙血症（2C）”。为了纠正低钙血症，氯化钙优于葡萄糖酸钙，因为 10% 氯化钙每 10ml 含有 270mg 的钙，而 10% 葡萄糖酸钙每 10ml 含有 90mg 的钙。在肝功能异常的情况下，氯化钙也可能比葡萄糖酸钙更好，因为柠檬酸盐代谢降低导致离子钙释放缓慢。

（5）新增“不推荐使用重组活化凝血因子Ⅶ（rF Ⅶ a）作为一线止血治疗（1B）”，主要是考虑使用 rFVIIa 可能会增加血栓栓塞的风险。

6．逆转抗血栓药物　此类患者服用抗血栓药物是因为他们有潜在的血栓风险，创伤使这种情况变得复杂，往往出血和发生血栓的风险同时存在。因此，是否逆转抗血栓药物需要根据个体的促血栓状态进行权衡。例如，1 例使用老式人工二尖瓣的患者，一旦停止抗凝，就会有很高的血栓形成的风险。因此，抗凝剂的完全逆转只有在合并危及生命的出血时才是合适的。

（1）新增“逆转维生素 K 依赖的口服抗凝药”部分。在创伤出血患者中，推荐早期使用凝血酶原复合物和静脉注射 5mg 维生素 K_1 以紧急逆转维生素 K 依赖的口服抗凝药（1A）。但有研究表明，使用凝血酶原复合物可增加创伤恢复期静脉和动脉血栓形成的风险。因此，对于接受凝血酶原复合物治疗的患者，在控制出血后应尽早预防血栓形成。

（2）新增“对于服用抗血小板药物或血管性血友病患者，推荐考虑使用去氨加压素（0.3μg/kg）（2C）”。去氨加压素释放内皮血管性血友病因子和因子Ⅷ，能促进人动脉内皮下的血小板黏附和血小板聚集，是治疗血管性血友病患者出血的首选方法。

7．血栓预防　新增“不建议使用梯度弹力袜进行血栓预防（1C）”。荟萃分析显示，重症患者使用间歇气压疗法来预防深静脉血栓的相关证据不足，也暂无证据证实抗血栓弹力袜的使用可降低肺栓塞死亡风险。CLOTS 3 研究是第一个评价单用间歇气压疗法治疗效果的大型 RCT 研究，纳入了 2876 例未用药物预防血栓的脑卒中患者。该研究指出，单用间歇气压疗法使深静脉血栓发生率由 12.1% 下降至 8.5%，绝对发生率下降 3.6%（95%*CI* 1.4～5.8），但病死率无明显改变，从而表明单用间歇气压治疗适用于无法使用药物联合间歇气压疗法预防血栓的住院患者。

总之，如何正确处理创伤大失血与凝血病患者仍然是日常临床工作的一大挑战。多学科方法和坚持循证为基础的指导是改善患者预后的关键。

（中国医科大学附属第一医院　丁仁彧　马晓春）

参 考 文 献

［1］ Spahn DR, Bouillon B, Cerny V, et al. The European guideline on management of major bleeding and coagulopathy following trauma: fifth edition. Crit Care, 2019, 23 (1): 98.

［2］ 张斌，蒋守银，江利冰，等．创伤后大出血与凝血病处理的欧洲指南（第 5 版）．中华急诊医学杂志，2019，29（4）：429-431.

［3］ Rossaint R, Bouillon B, Cerny V, et al. The European guideline on management of major bleeding and coagulopathy following trauma: fourth edition. Crit Care, 2016, 20: 100.

［4］ 邱海波，于凯江．重症医学．北京：人民卫生出版社，2019.

［5］ Raza I, Davenport R, Rourke C, et al. The incidence and magnitude of fibrinolytic activation in trauma patients. J Thromb Haemost, 2013, 11 (2): 307-314.

[6] Gall LS, Vulliamy P, Gillespie S, et al. The S100A10 pathway mediates an occult hyperfibrinolytic subtype in trauma patients. Ann Surg, 2018. https: //doi. org/10. 1097/SLA. 0000000000002733.

[7] Kozek-Langenecker SA, Ahmed AB, Afshari A, et al. Management of severe perioperative bleeding: guidelines from the European Society of Anaesthesiology: first update 2016. Eur J Anaesthesiol, 2017, 34 (6): 332-395.

[8] Innerhofer P, Fries D, Mittermayr M, et al. Reversal of traumainduced coagulopathy using first-line coagulation factor concentrates or fresh frozen plasma (RETIC): a single-centre, parallel-group, open-label, randomised trial. Lancet Haematol, 2017 (6): e258-e271.

[9] Stein P, Kaserer A, Sprengel K, et al. Change of transfusion and treatment paradigm in major trauma patients. Anaesthesia, 2017, 72 (11): 1317-1326.

[10] Hunt BJ, Levi M. Urgent reversal of vitamin K antagonists. BMJ, 2018, 360: j5424.

[11] Leissinger C, Carcao M, Gill JC, et al. Desmopressin (DDAVP) in the management of patients with congenital bleeding disorders. Haemophilia, 2014, 20 (2): 158-167.

[12] CLOTS (Clots in legs or stockings after stroke) Trials Collaboration, Dennis M, Sandercock P, Reid J, et al. Effectiveness of intermittent pneumatic compression in reduction of risk of deep vein thrombosis in patients who have had a stroke (CLOTS 3): a multicenter randomised controlled trial. Lancet, 2013, 382 (9891): 516-524.

第二节　氨甲环酸在急性创伤性失血患者的治疗规范

氨甲环酸是一种历史悠久的抗纤维蛋白溶解药物，1965 年由日本研发，一般用于减少心脏外科、骨科、妇产科等围手术期失血。在重症领域，氨甲环酸自 2010 年的 CRASH-2 研究发表在《柳叶刀》杂志上引起轰动性结果后，近年来成为讨论的焦点。主要集中在氨甲环酸是否降低创伤大出血患者的病死率、是否增加血栓风险和使用时机等方面。这也使相关的临床研究井喷式增加，得到的结果却使该问题变得更加扑朔迷离。

一、CRASH-2 研究——一石激起千层浪

这是 2010 年发表在《柳叶刀》杂志的重量级研究，有 40 个国家的 274 家医院参与，纳入了 20 211 例受伤 8 小时内伴有严重出血或存在严重出血风险的成年外伤患者。研究定义大出血的标准为：因失血导致收缩压＜90mmHg 或心率＞110 次 / 分。参与统计的完整数据有 20 127 例，其中 10 060 例接受了氨甲环酸治疗，即在 10 分钟内接受氨甲环酸负荷量 1g 静脉输注，并在 8 小时内序贯 1g 静脉输注。10 067 例接受了安慰剂治疗。结果发现氨甲环酸组全因病死率低于安慰剂组（14.5% *vs.*16.0%，P=0.0035），同时氨甲环酸也降低了因出血导致的病死率（4.9% *vs.* 5.7%，P=0.0077）。

该研究结果使氨甲环酸这个经典的抗纤维蛋白溶解药物重新回到了人们的视野。众多医疗机构因此更新了创伤治疗流程。美国创伤外科协会因此做过调查，有 63.7% 的受访医疗机构将氨甲环酸纳入了创伤大出血救治流程，原本的流程中已经包含氨甲环酸的机构，有 91.7% 更加明确规

定了氨甲环酸使用的时间要求。与此同时，一部分学者持反对的态度，他们不赞成创伤流程对于氨甲环酸近乎“激进”的推荐，CRASH-2 研究中关于血栓事件的记录是不全面的，可能会导致研究结果在血栓风险方面的评估存在严重偏倚。2018 年的一项针对 131 例美国创伤患者的回顾性研究显示，所有创伤患者均被空运到 I 级创伤中心，在转运过程中均未接受输血，其中接受氨甲环酸治疗患者血栓的发病率及全因病死率增加。另外，有研究证实在至少输注 1 单位红细胞悬液的创伤患者（其中包括大输血患者）中使用氨甲环酸，均不影响病死率，但是氨甲环酸的使用均增加肺栓塞或深静脉血栓形成的风险。驻阿富汗美军的创伤队列研究中，包含大量输血数据的亚组分析，队列中 38% 接受了大量输血，结果证实在大量输血的亚组中，使用氨甲环酸会显著增加静脉血栓形成的风险，发生率为 31.8%。此外，还有一些 meta 分析证明氨甲环酸的确可以降低创伤大出血患者的病死率，但仔细看这些研究中的数据，主要来源依旧是 CRASH-2 研究，似乎这个结论是不言而喻的。

二、关于创伤大出血患者氨甲环酸的使用，目前临床怎么做

有研究对 CRASH-2 数据进一步分析，评价氨甲环酸使用时机对出血病死率的影响。结果发现，在受伤后 1 小时甚至更短的时间内或者在受伤后 1～3 小时接受氨甲环酸治疗的患者，因出血导致的病死率明显降低。而受伤后 3 小时之后接受氨甲环酸治疗的患者病死率却是增加的。提示对于创伤大出血患者应在受伤后 3 小时之内使用氨甲环酸，3 小时之后使用是有害的。ISTH 的相关指南将 CRASH-2 研究的质量评估为中等，并且建议对于创伤大出血的患者使用氨甲环酸应该在创伤后早期。英国血液学标准委员会针对大量出血的管理指南建议，在受伤后或有大出血风险的成年外伤患者中，应尽量使用氨甲环酸。欧洲的急诊、外科、麻醉学、血液学和重症医学多个学会发起的创伤后大出血管理指南，建议将氨甲环酸尽早用于出血或有严重出血风险的外伤患者，并要求在受伤后 3 小时之内使用，而伤后 3 小时以后不要使用氨甲环酸。有的研究更是详细规范了氨甲环酸在创伤大出血患者中过度使用、未充分使用以及延迟使用的定义。将接受氨甲环酸但未进行大量输血且血流动力学稳定的情况定义为氨甲环酸过度使用；将接受大量输血但未进行氨甲环酸治疗的情况定义为氨甲环酸未充分使用；将在患者受伤后 3 小时后进行氨甲环酸治疗定义为氨甲环酸延迟使用。一项纳入 40 138 例患者的回顾性研究证实，在大量失血发生后立即给予氨甲环酸治疗可以将患者生存率提高 70% 以上，此后每延迟 15 分钟治疗直到失血发生的 3 小时，使用氨甲环酸的生存获益将减少 10%，超过 3 小时将没有任何获益。因此，在现有的证据支持下，对于创伤大量失血患者，使用氨甲环酸应在大量失血发生的 3 小时内尽早使用，而且越早使用对于改善生存率效果越明显，对于大量失血发生超过 3 小时的患者应避免使用。

三、对“症”下药是推荐

重症医学具有特殊性，故重症医学科医师的思维不应该局限在“病”的层面，应该如庖丁解牛，将“病”进行拆解，分析其中的病理生理过程，细化病程的时相，将“病”拆解成一个个单一的

“症”进行理解和干预。目前的证据对于创伤大出血的氨甲环酸干预均是停留在“病”的层面，即符合某某标准就是大出血，大出血多久了该给什么治疗。这样看起来似乎更有利于临床决策的执行，但实际上并不能实现重症医学个体化、精准化的目标。

出血可由于多种因素导致凝血病。休克、酸血症、体温过低和复苏后血液稀释等均是诱发因素。创伤后的凝血系统将增加组织因子的表达、凝血酶的产生及激活。同时，由失血性休克引起的组织缺氧和局部缺血会增加内皮细胞释放组织纤维蛋白溶解酶激活物（t-PA）并引起纤维蛋白溶解，这均是创伤性凝血病的关键机制。在创伤早期，创伤性凝血病可以表现为纤维蛋白溶解亢进为主的表型，将导致全身性出血及高病死率。此时针对高纤维蛋白溶解的治疗理论上可以降低大出血的病死率。随后，凝血/纤维蛋白溶解系统中的纤维蛋白溶解酶原激活物抑制物1（plasminogen activator inhibitor-1，PAI-1）升高，因其是t-PA主要的抑制剂，可以阻止纤维蛋白溶解酶的形成。在低灌注的状态下，t-PA的释放与PAI-1表达增加之间的时差在几个小时之内。在创伤性凝血病具有高纤维蛋白溶解状态之后不久会启动纤维蛋白溶解“关闭”，因此在创伤晚期使用抗纤维蛋白溶解药物可能无益，甚至有害。在纤维蛋白存在下，纤维蛋白溶解酶原被t-PA激活并转化为纤维蛋白溶解酶，纤维蛋白溶解酶主要将纤维蛋白降解为纤维蛋白/纤维蛋白原降解产物（FDPs或D-二聚体），降解的过程需要将纤维蛋白溶解酶原的赖氨酸结合位点与纤维蛋白表面的赖氨酸残基连接起来。由于氨甲环酸对纤维蛋白溶解酶原的赖氨酸结合位点具有很高的亲和力，因此会阻断纤维蛋白溶解酶原与纤维蛋白赖氨酸残基的相互作用，表现出抗纤维蛋白溶解作用。由于纤维蛋白溶解亢进型的创伤性凝血病的发展会增加创伤的病死率，故氨甲环酸对创伤初期已经出现止血异常的患者具有潜在的益处；另一方面，PAI-1的延迟增加将导致后期出现纤维蛋白溶解抑制，在该阶段使用氨甲环酸，会进一步抑制纤维蛋白溶解，产生不利的影响。有些基础研究已经证明，通过氨甲环酸可以增加血栓形成前状态。因此，关于氨甲环酸的使用时机，严格说不在于创伤之后多少小时，而在于患者个体处在凝血病的具体时相，是纤维蛋白溶解亢进还是PAI-1增加后的纤维蛋白溶解关闭。通过回顾PROPPR研究的数据库，纳入了包含血栓弹力图关于纤维蛋白溶解亢进指标Ly30＞3%的病例，结果证实氨甲环酸可以显著降低此类患者6小时病死率，但并不改善长期预后，而且氨甲环酸的使用与血栓并发症的发生无关。因此，临床结合血栓弹力图等监测患者出凝血状态可能有益于指导氨甲环酸的应用。

总之，目前的临床证据及指南均推荐对于创伤大出血的患者在伤后3小时内尽早使用氨甲环酸，对于受伤超过3小时的患者不推荐使用。但从创伤性凝血病的病理生理机制出发，通过进一步出凝血功能监测，如血栓弹力图，及时发现患者存在的纤维蛋白溶解亢进的状态，对“症”下药，似乎较对“病”下药更合理。

（中国医科大学附属第一医院　王　亮　马晓春）

参考文献

［1］ Collaborators CT, Shakur H, Roberts I, et al. Effects of tranexamic acid on death, vascular occlusive events, and blood transfusion in trauma patients with significant haemorrhage (CRASH-2): a randomised, placebo-controlled trial. Lancet, 2010, 376 (9734): 23-32.

[2] Etchill E, Sperry J, Zuckerbraun B, et al. The confusion continues: results from an American Association for the Surgery of Trauma survey on massive transfusion practices among United States trauma centers. Transfusion, 2016, 56 (10): 2478-2486.

[3] Cornelius BG, McCarty K, Hylan K, et al. Tranexamic Acid: Promise or Panacea: The Impact of Air Medical Administration of Tranexamic Acid on Morbidity, Mortality, and Length of Stay. Adv Emerg Nurs J, 2018, 40 (1): 27-35.

[4] Howard JT, Stockinger ZT. Military use of tranexamic acid in combat trauma: Does it matter? J Trauma Acute Care Surg, 2017, 83 (4): 579-588.

[5] Johnston LR, Rodriguez CJ, Elster EA, et al. Evaluation of Military Use of Tranexamic Acid and Associated Thromboembolic Events. JAMA Surg, 2018, 153 (2): 169-175.

[6] CRASH-2 collaborators, Roberts I, Shakur H, et al. The importance of early treatment with tranexamic acid in bleeding trauma patients: an exploratory analysis of the CRASH-2 randomised controlled trial. Lancet, 2011, 377 (9771): 1096-101, 1101. e1-2.

[7] Wada H, Thachil J, Di Nisio M, et al. Guidance for diagnosis and treatment of DIC from harmonization of the recommendations from three guidelines. J Thromb Haemost, 2013; doi: 10. 1111/jth. 12155.

[8] Rossaint R, Bouillon B, Cerny V, et al. The STOP the Bleeding Campaign. Crit Care, 2013, 17 (2): 136.

[9] Gayet-Ageron A, Prieto-Merino D, Ker K, et al. Effect of treatment delay on the effectiveness and safety of antifibrinolytics in acute severe haemorrhage: a meta-analysis of individual patient-level data from 40 138 bleeding patients. Lancet, 2018, 391 (10116): 125-132.

[10] Khan M, Jehan F, Bulger EM, et al. Severely injured trauma patients with admission hyperfibrinolysis: Is there a role of tranexamic acid? Findings from the PROPPR trial. J Trauma Acute Care Surg, 2018;85 (5): 851-857.

第三节 严重创伤抗凝禁忌时不需要预防性放置下腔静脉滤网

深静脉血栓形成（deep vein thrombosis，DVT）和肺栓塞（pulmonary thromboembolism，PTE）被称为静脉血栓栓塞症（venous thromboembolism，VTE）。DVT 通常发生在下肢，其可以引起肿胀或腿痛，但有时可能没有症状。VTE 是创伤患者常见的并发症，有较高的发病率和死亡率，在创伤患者中 VTE 的发病率高达 15%。但其预防和治疗面临许多问题，尤其是抗凝防治和下腔静脉滤器的使用存在很多争议。

下腔静脉滤器在 VTE 患者治疗中的作用存在不确定性。20 世纪初期，下腔静脉滤器曾只用于那些不能耐受抗凝治疗的患者，现在已经成为一种常规的适应证。许多临床医师仍然无法确定何时以及如何使用下腔静脉滤器，而指导其使用的高质量数据目前也比较缺乏。

下腔静脉过滤器是机械预防 VTE 的装置之一，既往认为由于创伤患者存在多种出血风险，抗凝药物的预防使用受限，因此下腔静脉滤器可以用于那些具有 DVT 和 PTE 高风险并且还具有抗凝治疗禁忌的患者。然而，2019 年 *NEJM* 发表的多中心前瞻性对照研究表明，对于创伤存在抗凝禁忌证的患者，72 小时内预防性放置下腔静脉滤网并不能降低 PTE 发生和病死率。

一、严重创伤患者深静脉血栓形成预防的意义

1. 严重创伤患者发生深静脉血栓形成的病理生理机制　Virchow 于 1856 年提出血栓栓塞形成机制的三要素，即血管内膜损伤、血流淤滞和血液高凝状态，后者几乎在创伤后会立即发生。创伤或手术会激活机体炎症防御机制，释放大量炎性介质，组织损伤可引起血小板聚集，可使纤维蛋白原水平升高，使血液处于高凝状态；创伤大多会引起静脉血管损伤，使创伤部位血管内膜受损，从而激活外源性凝血机制，引起局部血栓形成。疼痛、患肢制动或肿胀压迫静脉、麻醉至周围静脉扩张易造成血流淤滞。因此，创伤是 DVT 的重要诱发因素。

2. 严重创伤患者发生深静脉血栓形成的危险因素　最近研究发现，创伤患者发生 VTE 危险因素在住院期间及出院后均持续存在。VTE 的风险在受伤后 3 个月内最高。长骨骨折、骨盆骨折、创伤性脑损伤和住院时间延长是创伤患者 VTE 的危险因素。严重创伤患者发生 VTE 的独立危险因素包括：① 40 岁以上；②肥胖（体重指数＞30kg/mm^2）；③ VTE 病史（个人或家族）；④恶性肿瘤病史；⑤吸烟史；⑥激素避孕；⑦无法行走；⑧脊髓损伤；⑨中轴骨附近骨折；⑩使用止血带；⑪制动；⑫其他高凝状态（蛋白质 C 或 S 缺乏）。

二、严重创伤患者深静脉血栓形成预防的方法选择

预防 VTE 的方法包括机械预防、药物抗凝和下腔静脉滤器置入。机械预防包括运动、梯度弹力袜、间歇气动加压装置；药物抗凝包括普通肝素、低分子量肝素、维生素 K 拮抗剂、因子Ⅹa 抑制剂和新的口服抗凝剂。

创伤后大出血与凝血病处理的欧洲指南（第 5 版）建议：①对不能活动并且有出血风险的患者，建议使用间歇性充气加压装置进行早期机械性血栓预防（1C）；②建议在出血控制后 24 小时内联合药物和间歇性充气加压装置进行血栓预防，直到患者可活动为止（1B）；③不建议使用梯度弹力袜进行血栓预防（1C）；④不建议常规放置下腔静脉滤器作为血栓预防（1C）。

三、置入下腔静脉滤器的应考虑的情况

1. 何时考虑置入下腔静脉滤器　最近发表的一项随机和前瞻性观察研究的 meta 分析比较了接受或未接受下腔静脉滤器的 PTE 高危患者的预后。结果显示在不同的适应证中使用下腔静脉滤器可降低随后的 PTE 发生率，增加了随后 DVT 的风险，但不影响 PTE 相关或全因死亡率。在普通患者中，绝大多数 VTE 患者和 VTE 风险患者将不会从下腔静脉滤器中受益。在这项研究中不包括有抗凝禁忌证的患者，有抗凝禁忌证和那些尽管接受抗凝治疗但仍复发的 VTE 患者仍然是放置 IVC 滤器的合适

人群。

在可回收滤器应用后，对一些具有软适应证如 PTE 和低心肺储备、游离髂股动脉血栓、高 VTE 风险的外科患者和创伤患者，预防性使用下腔静脉滤器就很快流行起来。但这项 meta 分析的结果提醒，对于那些具有软适应证患者，不要常规使用下腔静脉滤器。在缺乏数据的情况下，需要对患者进行个性化评估。

2. 哪些患者不需要下腔静脉滤器　可抗凝的 VTE 患者；髂股 DVT 导管溶栓与游离血栓形成患者；心肺储备不良的患者发生急性 PTE；接受减肥手术的患者；创伤患者。

3. 哪些患者需要下腔静脉滤器　①不能接受抗凝治疗的急性 VTE 患者。确诊为 PTE 或髂股静脉 DVT 的患者，如果出血活跃或有明显的出血禁忌证，应接受下腔静脉滤器。2011 年美国心脏协会建议在这组患者中放置下腔静脉滤器，2014 年欧洲心脏病学会指南也支持这一适应证。②近期 VTE 抗凝治疗中断的患者。对于近期接受抗凝治疗的 VTE 患者，但因为手术治疗或暂时的治疗禁忌证必须中断抗凝，放置下腔静脉滤器可能是合理的。这些患者有很高的 PTE 复发风险，在决定是否放置下腔静脉滤器时，应考虑 VTE 指数的严重程度、未抗凝的预期时间和已给予治疗的持续时间。③抗凝治疗后复发性 VTE 的患者。在坚持抗凝治疗且没有恶性肿瘤的患者中，复发性 VTE 较罕见。但是对于恶性肿瘤易栓症患者，尽管使用华法林或低分子肝素治疗，复发性 VTE 的发生率仍然可高达 7%～17%。美国心脏协会建议在这组患者中考虑使用下腔静脉滤器。

四、创伤患者下腔静脉滤器置入效果及推荐

1. 创伤患者预防性下腔静脉滤器置入的效果　对于有预防措施禁忌或全身性抗凝禁忌证的制动创伤患者，放置可回收的下腔静脉滤器进行临时保护具有吸引力。在未接受 DVT 预防的创伤患者中，近端 DVT 的风险已达 18%，其中有症状 PTE 的发病率为 1%～6%。可回收滤器的出现导致创伤患者的预防性置入率增加了 3 倍，但是并没有改变住院患者症状 PTE 的发生率。Haut 等发表了一个包括 8 项非随机研究的 meta 分析，以检验创伤患者预防性下腔静脉滤器置入的效果。下腔静脉滤器置入降低了 PTE 发生的风险，但对总死亡率没有任何影响。根据 PTE 的基线风险，预防 1 例 PTE 需要治疗的患者例数为 109～662 例。这一观察结果提示，应该仔细评估风险来指导创伤患者的下腔静脉滤器的放置。

2. 创伤患者预防性置入下腔静脉滤器的并发症　预防性放置下腔静脉滤器可显著增加创伤患者继发 DVT 的风险。在 952 例接受下腔静脉滤器置入的创伤患者中，8% 的患者出现 VTE（其中 30% 为 PTE），在这些患者中，多达 48% 的患者在放置下腔静脉滤器时没有 DVT。虽然无法证实下腔静脉滤器与 DVT 发生率之间的因果关系，但只有 8.5% 的滤器被取回，25% 的患者出院时仍然需要抗凝，而这可能有未来发生不良事件的风险。此外，下腔静脉滤器置入还有其他并发症，如复发性 PTE、下腔静脉壁穿孔、滤器断裂和栓塞等。

3. 创伤患者预防性置入下腔静脉滤器的指南推荐　东方创伤外科协会建议对有 VTE 高风险但不能接受 DVT 预防抗凝的患者（严重的闭合性头部损伤、脊柱损伤伴半身或四肢瘫痪、复杂的骨盆骨折、多个长骨骨折）可使用预防性置入下腔静脉滤器。美国胸科医师学会反对在创伤患者中预防性

使用下腔静脉滤器。欧洲麻醉学会对预防性使用下腔静脉滤器提出警告，但建议可对不能接受血栓预防的 PTE 高风险患者临时使用。总之，目前可得到的数据不支持创伤患者常规预防性使用下腔静脉滤器。

五、严重创伤抗凝禁忌时不需要预防性放置下腔静脉滤器

对于有预防性抗凝禁忌证的严重创伤患者，早期放置下腔静脉滤器是否能降低 PTE 或死亡的风险尚不清楚。2019 年 *NEJM* 发表多中心前瞻性对照研究给出了答案。在这项多中心、随机对照试验中，将 240 例具有抗凝剂禁忌证的严重创伤患者（损伤严重程度评分＞15）在入院后 72 小时内放置或未放置下腔静脉滤器；主要终点是登记后 90 天出现症状性 PTE 或任何原因死亡；次要终点是存活至少 7 天且在受伤后 7 天内未接受预防性抗凝治疗的亚组患者在第 8～90 天出现症状性 PTE。所有患者均在 2 周时接受腿部超声检查；当符合预先规定的标准时，患者还接受了 CT 肺动脉造影。患者的中位年龄为 39 岁，中位损伤严重程度评分为 27 分。研究结果显示，早期放置下腔静脉滤器并不比不放置下腔静脉滤器导致症状性 PTE 或死亡的发生率显著降低（下腔静脉滤器组为 13.9%，对照组为 14.4%；危险比为 0.99；95%*CI* 0.51～1.94；P＝0.98）。在损伤后 7 天内未进行预防性抗凝治疗 46 例下腔静脉滤器组和 34 例对照组患者中，下腔静脉滤器组未发生 PTE，对照组 5 例（14.7%）发生 PTE，其中死亡 1 例（相对风险 0；95%*CI* 0.00～0.55）。6 例下腔静脉滤器内有血栓形成。因此，严重创伤后早期预防性放置下腔静脉滤器与不放置滤器相比，在 90 天内没有降低症状性 PTE 或死亡的发生率。

研究数据表明，当创伤患者无法进行抗凝治疗时，下腔静脉滤器置入可能会降低 PTE 高危患者（脊髓损伤、超过 48 小时 Glasgow 评分＜8 分的颅脑损伤、55 岁以上的下肢骨折患者和骨盆骨折合并长骨骨折患者）PTE 的总发生率，但是无法降低有症状性 DVT 及致命性 PTE 的发生率。因此，尽管预防性使用下腔静脉滤器可以减少创伤患者 PTE 的总体发生率，但这并不是一个性价比高的选择。

一个队列研究评估了包括在 3 个数据库中 2013—2015 年超过 2500 万例的患者。研究发现在 2006 年之前放置下腔静脉滤器是显著升高的趋势，之后稳定下降直到研究结束。尽管下腔静脉滤器置入率下降，但是 PTE 的发生率不变。结论是置入下腔静脉滤器在降低 PTE 的风险方面的受益有限，因此下腔静脉滤器应置入在那些将获得最大益处的患者。

此外，短期内 DVT 患者抗凝联合下静脉滤器置入与单纯抗凝相比，与减少复发性 PTE 无关。一篇对 DVT 患者应用下腔静脉滤器预防 PTE 效果的 meta 分析，共纳入 3 个已发表的随机对照试验，涉及 863 例 DVT 患者。结果表明下腔静脉滤器置入与复发性 PTE 或致命性 PTE 的发生率无显著差异。下腔静脉滤器置入 3 个月后，深静脉血栓复发率和死亡率也没有显著差异。

总之，在决定是否应置入下腔静脉滤器时，必须考虑到随后 DVT 的风险增加、滤过器相关并发症的可能性以及缺乏已证实的死亡率效益。不需置入下腔静脉滤器的患者不应该接受下腔静脉滤器置入。由于缺乏用来指导针对下腔静脉滤器置入非传统适应证的良好研究，我们应该慎重思考是否置入下腔静脉滤器，而不能武断行事。

（中国医科大学附属第一医院　肇冬梅　马晓春）

参考文献

[1] Hill SL, Berry RE, Ruiz AJ. Deep venous thrombosis in the trauma patient. Am Surg, 1994, 60 (6): 405-408.

[2] Ho KM, Ro S, Honeybul S, et al. A multicenter trial of vena cava filters in severely injured patients. N Engl J Med, 2019, 381: 328-337.

[3] Bikdeli B, Chatterjee S, Desai NR, et al. Inferior Vena Cava Filters to Prevent Pulmonary Embolism: Systematic Review and Meta-Analysis. J Am Coll Cardiol, 2017, 70: 1587-1597.

[4] Sobieszczyk P. Factors to Consider Regarding the Need for Inferior Vena Cava Filters. Prog Cardiovasc Dis, 2018, 60 (6): 622-628.

[5] Jaff MR, McMurtry MS, Archer SL, et al. Management of massive and submassive pulmonary embolism, iliofemoral deep vein thrombosis, and chronic thromboembolic pulmonary hypertension: a scientific statement from the American Heart Association. Circulation, 2011 (123): 1788-1830.

[6] Lee AY, Levine MN, Baker RI, et al. Low-molecular-weight heparin versus a coumarin for the prevention of recurrent venous thromboembolism in patients with cancer. N Engl J Med, 2003 (349): 146-151.

[7] Lee AYY, Kamphuisen PW, Meyer G, et al. Tinzaparin vs Warfarin for Treatment of Acute Venous Thromboembolism in Patients With Active Cancer: A Randomized Clinical Trial. JAMA, 2015 (314): 677-686.

[8] Velmahos GC, Kern J, Chan LS, et al. ShekellePrevention of venous thromboembolism after injury: an evidence-based report--part II: analysis of risk factors and evaluation of the role of vena caval filters. J Trauma, 2000 (49): 140-144.

[9] Antevi l JL, Sise MJ, Sack DI, et al. Retrievable vena cava filters for preventing pulmonary embolism in trauma patients: a cautionary tale. J Trauma, 2006 (60): 35-40.

[10] Cherry RA, Nichols PA, Snavely TM, David MT, et al. LynchProphylactic inferior vena cava filters: do they make a difference in trauma patients? J Trauma, 2008 (65): 544-548.

[11] Haut ER, Garcia LJ, Shihab HM, et al. The effectiveness of prophylactic inferior vena cava filters in trauma patients: a systematic review and meta-analysis. JAMA Surgy, 2014 (149): 194-202.

[12] Sarosiek S, Crowther M, SloanIndications JM. Complications, and management of inferior vena cava filters: the experience in 952 patients at an academic hospital with a level I trauma center. JAMA Intern Med, 2013 (173): 513-517.

[13] Rogers FB, Cipolle G, Velmahos G, et al. LuchettePractice management guidelines for the prevention of venous thromboembolism in trauma patients: the EAST practice management guidelines work group. J Trauma, 2002 (53): 142-164.

[14] Guyatt GH, Akl EA, Crowther M, et al. SchuunemannExecutive summary: Antithrombotic Therapy and Prevention of Thrombosis, 9th ed: American College of Chest Physicians Evidence-Based Clinical Practice Guidelines. Chest, 2012 (141): 7S-47S.

[15] Comes RF, Mismetti P. AfshariEuropean guidelines on perioperative venous thromboembolism prophylaxis: Inferior

vena cava filters. Eur J Anaesthesiol, 2018 (35): 108-111.

[16] Ruskin KJ. Deep vein thrombosis and venous thromboembolism in trauma. Curr Opin Anaesthesiol, 2018, 31 (2): 215-218.

[17] Jiang J, Jiao Y, Zhang X. The short-term efficacy of vena cava filters for the prevention of pulmonary embolism in patients with venous thromboembolism receiving anticoagulation: Meta-analysis of randomized controlled trials. Phlebology, 2017, 32 (9): 620-627.

第四节　长期口服抗凝药的脑外伤患者临床诊疗指南

对于长期口服抗凝血药的创伤性脑损伤（traumatic brain injury，TBI）患者的最佳治疗方案，目前仍然没有共识。患者服用抗凝药是为了预防血栓形成，但抗凝治疗加重了颅内出血的风险，而这种风险在创伤后是增加的。故对 TBI 患者的治疗必须充分考虑这两种风险。一个跨学科的奥地利专家小组制定了一个最佳临床诊疗指南，该指南目的是为成人 TBI 患者的凝血管理和为口服血小板抑制剂、维生素 K 拮抗剂或非维生素 K 拮抗剂等口服抗凝药的患者提供实用、明确、易于遵循的临床指导。该指南认为出凝血功能障碍的诊断、凝血功能的监测和抗凝药的拮抗治疗等是重要的内容；同时对预防血栓栓塞和恢复长期抗凝治疗等创伤后管理，也进行了探讨。

一、背景

此临床诊疗指南适合应用于住院、门诊或急诊室以及出院的患者。欧洲流行病学资料显示，TBI 主要影响老年患者的预后，老年人 TBI 的发病率和死亡率均高。这是因为有相当比例的老年人，因心血管问题正在口服抗凝药。口服抗凝药会增加创伤后脑出血和损伤部位出血的风险。目前的文献表明，不同类型的口服抗凝药导致出血的发生率是不同的。据报道，与维生素 K 拮抗剂相比，使用非维生素 K 拮抗口服抗凝药治疗可降低出血的发生率和患者病死率。此外，阿司匹林相关入院时颅内出血（intracerebral hemorrhage，ICH）的发生率是最高的。

此指南专家团队来源于奥地利医学专家委员会，由麻醉、ICU、血液、肿瘤、检验、神经、创伤等领域的专家组成。TBI 分为轻度、中度或重度。若最初的 CT 扫描发现颅内有出血灶，则诊断为 ICH 即为出血性 TBI。值得注意的是，自发性 ICH 不在此专家共识的适用范围内。

目前“抗凝药”一词的定义并不统一。这里的口服抗凝剂包括血小板抑制剂（如阿司匹林、氯吡格雷、普拉格雷、替卡格雷）、维生素 K 拮抗剂和非维生素 K 拮抗口服抗凝药（达比加群、阿哌沙班、依多沙班、利伐沙班），而排除其他抗凝药（如低分子量肝素、普通肝素和其他肠外途径抗凝药物）。先天性出血疾病的患者排除在外。检索 2007 年 1 月至 2018 年 9 月的 PubMed 文献。为确保临床相关性，以常见问题的问答形式给出专家建议。由于缺乏随机对照试验支持，给出的建议主要基于专家意见和当前的临床实践。因此，放弃使用 GRADE 评价系统评估证据级别。

二、最佳临床实践建议

诊断需依靠头颅 CT 与临床表现。

1．临床问题：是否应该对所有怀疑或已知服用口服抗凝药的 TBI 患者进行头颅 CT 检查？专家建议：所有怀疑或已知服用口服抗凝药的 TBI 患者，无论其病史或神经学检查结果如何（GCS 评分，FOUR 评分），均需进行头颅 CT 检查。

2．临床问题：是否应该常规进行头颅 CT 随访检查？如果是，什么时候？专家建议：初始头颅 CT 发现 ICH 时，需要对潜在或已知服用口服抗凝药的 TBI 患者，常规进行后续头颅 CT 扫描。如有需要，应在创伤后 6～24 小时进行头颅 CT 随访。

3．临床问题：头颅 CT 扫描正常的患者是否应该住院监测神经系统状态？如果是，应该如何监控和监控多长时间？专家建议：所有可能或已知服用口服抗凝药的 TBI 患者，即使头颅 CT 正常，均应入院观察至少 24 小时。仅在神经系统功能恶化时（如 GCS 评分、瞳孔反应、FOUR 评分发生变化），应随访头颅 CT 检查。神经学评估应在前 4 小时每小时检查一次，随后的 8 小时每 2 小时检查一次，之后的 12 小时每 6 小时检查一次。仅用阿司匹林单药治疗的患者，在以下情况时可办理出院：初始头颅 CT 扫描正常、GCS 评分 15 分、无其他危险因素、有养老院工作人员或经过培训的家人 / 朋友进行保证观察。

4．临床问题：如何处理那些头颅 CT 正常，但不能进行神经学检查的患者？专家建议：所有可能或已知服用口服抗凝剂的 TBI 患者，若头颅 CT 正常，但不能进行神经学检查时（如插管、镇静或痴呆），需要在创伤后 6～24 小时行头颅 CT 复查。

三、凝血试验和目标水平

1．血小板抑制剂　临床问题：血小板功能检测［血小板功能分析仪（PFA®），阻抗聚合测定（Multiplate®）和 VerifyNow®］是否能够检测和（或）排除血小板抑制剂的存在？专家建议：血小板功能测试能够检测和（或）排除血小板抑制剂的存在，同时可以评估血小板抑制的强度，从而评估出血的风险。当不明确患者的用药情况时，血小板功能检测可能提供参考依据。

2．维生素 K 拮抗剂

（1）临床问题：当初始头颅 CT 扫描结果为阳性时，服用维生素 K 拮抗剂的患者国际标准化比值（international normalized ratio，INR）的控制目标是多少？专家建议：建议 INR 的目标值＜1.5。

（2）临床问题：使用标准的凝血试验（凝血酶原时间、活化部分凝血活酶时间）能检测和（或）排除服用非维生素 K 拮抗口服抗凝药的患者吗？专家建议：在一般的凝血检测实验室，标准的凝血试验（凝血酶原时间、活化部分凝血活酶时间）不适合检测或排除服用非维生素 K 拮抗口服抗凝药的患者。

（3）临床问题：哪种凝血试验可用来排除达比加群抗凝药的存在？专家建议：测定凝血酶时间（TT）或稀释凝血酶时间（dTT），以排除达比加群抗凝作用的存在。在参考值范围内的 TT，可排除达比加群相关的抗凝作用；dTT（Hemoclot®）测出的达比加群水平＜30ng/ml，可排除达比加群相关的抗凝作用。

（4）临床问题：哪种凝血试验可用来排除阿哌沙班、依多沙班或利伐沙班的抗凝作用？专家建议：测量抗活化因子 Xa（抗 Xa）活性，以低分子量肝素或特定“沙班”校准，排除阿哌沙班、依多沙班或利伐沙班的抗凝作用。以低分子肝素为校准目标，抗 Xa 活性应低于相应实验室的检测下限，可排除沙班的抗凝作用。根据特定的沙班校准，抗 Xa 活性＜30ng/ml，可排除沙班的抗凝作用。

四、逆转抗凝药效

无出血的 TBI 患者，不需要药物治疗来逆转抗凝药的作用。如果在最初的头颅 CT 扫描中有出血病灶，应考虑（暂时）停止抗凝药物治疗和逆转抗凝药效。这是因为出血性损伤通常在创伤后的早期发生，而挫伤引起的脑出血会进展进而影响患者预后。在这种情况下，我们倾向于使用“出血性 TBI”这个术语。

1. 血小板抑制剂　与摄入阿司匹林的患者相比，服用氯吡格雷的患者，初始 ICH 的进展和神经外科干预率更高。然而血小板抑制剂对 TBI 患者病死率的影响尚不清楚。

（1）临床问题：去氨加压素能否逆转血小板抑制剂的作用？专家建议：目前没有一致的证据表明对出血性 TBI 患者应用去氨加压素等血小板抑制剂可减少颅内血肿的进展或改善神经系统预后。因此，我们不能提供一个明确的建议，支持或反对使用去氨加压素。

（2）临床问题：应用氨甲环酸能否逆转血小板抑制剂的作用？专家建议：随机对照研究表明，目前没有证据表明氨甲环酸能改善出血性 TBI 患者的预后。目前还没有研究探讨氨甲环酸用于患者对血小板抑制剂的作用。因此，对于氨甲环酸在此类患者中的应用，我们不能提供一个明确的推荐或反对意见。

（3）临床问题：是否应用浓缩血小板以逆转血小板抑制剂的作用？专家建议：血小板输注可能降低服用血小板抑制剂患者自发性脑出血的病死率。然而，没有研究表明输注血小板对服用血小板抑制剂的出血性 TBI 患者有明显的疗效。因此，目前不能推荐常规输注血小板。

2. 维生素 K 拮抗剂

（1）临床问题：如果是出血性 TBI，应该拮抗维生素 K 拮抗剂吗？专家建议：出血性 TBI 患者推荐拮抗维生素 K 拮抗剂。

（2）临床问题：是否应该服用维生素 K 来逆转维生素 K 拮抗剂的作用？专家建议：出血性 TBI 患者，作为维生素 K 拮抗剂的拮抗剂，不推荐单独使用维生素 K。然而，推荐维生素 K 作为这些患者的辅助治疗。我们建议静脉应用 5～10mg。

（3）临床问题：是否应该使用凝血酶原复合物（PCC）和（或）血浆来逆转维生素 K 拮抗剂的作用？专家建议：PCC 优于血浆被强烈推荐用于出血性 TBI 患者拮抗维生素 K 拮抗剂的作用。如需达到 INR＜1.5，应进一步追加剂量。

（4）临床问题：重组活化因子Ⅶ（rFVIIa）是否可以逆转维生素 K 拮抗剂的作用？专家建议：现有证据表明，与 PCC 相比，在出血性 TBI 患者中，rFVIIa 对逆转维生素 K 拮抗剂的作用无任何优势。

3．非维生素 K 拮抗剂口服抗凝剂

（1）临床问题：对于出血性 TBI 和已知服用达比加群的患者，是否应该常规应用艾达司珠单抗？专家建议：艾达司珠单抗的应用根据凝血检测结果。如果无法进行实验室检测，建议使用艾达司珠单抗 2×2.5g。对持续出血的患者可考虑重复给药。TT 检测在参考值范围内，可排除达比加群相关的抗凝作用，不需要使用艾达司珠单抗。dTT（Hemoclot®）检测达比加群＜30ng/ml，可排除达比加群相关的抗凝效果，不需要使用艾达司珠单抗。

（2）临床问题：对于出血性 TBI 且已知服用阿哌沙班、依多沙班或利伐沙班的患者，应使用 PCC 吗？专家建议：PCC 的使用，取决于凝血检测结果。如果无法进行实验室检测，建议给予 PCC［25～50IU/kg（标准体重）］，除非有更特异的拮抗剂可供临床常规使用（如 andexanet alfa）。对持续出血的患者可考虑重复给药。以低分子肝素为校准目标，抗 Xa 活性低于检测范围下限，可排除沙班的抗凝效应，不需要使用 PCC。以特定的沙班进行校准，抗 Xa 活性＜30ng/ml，可排除沙班相关的抗凝作用，不需要使用 PCC。

（3）临床问题：如果是出血性 TBI，非维生素 K 拮抗剂口服抗凝剂的抗凝作用应该被逆转吗？有什么标准可以指导决策？专家建议：目前没有足够的证据对所有 TBI 患者均需要逆转非维生素 K 拮抗剂口服抗凝剂的抗凝作用，也没有足够证据来确定患者是否不需要逆转非维生素 K 拮抗剂口服抗凝剂的抗凝作用。

五、出血性创伤性脑损伤后预防血栓栓塞及恢复抗凝治疗

1．预防血栓栓塞　临床问题：从药理学角度出血性 TBI 患者预防血栓栓塞的最佳时机和首选药物是什么？专家建议：依据最新的颅脑损伤临床指南和最近文献，我们建议对临床上和影像学上表现为稳定的 TBI 患者在受伤 24 小时后应预防血栓栓塞。此外，我们推荐低分子肝素作为血栓形成高危患者的首选药物（如皮下注射依诺肝素 4000IU，每日 1 次）。

2．恢复抗凝　临床问题：出血性 TBI 患者应恢复抗凝治疗吗？如果是，最佳时机是什么？专家建议：目前没有足够的证据支持或反对 TBI 后恢复抗凝治疗。应依据有临床经验的多学科团队的专业知识并具体分析患者的病情做出决策。

六、结论

本共识的目的是为成人 TBI 患者的管理和潜在或已知服用口服抗凝药的患者提供实用、清晰、易于遵循的临床指导。目标是涵盖从患者入院到门诊或急诊室直到出院的相关问题。由于缺乏随机对照试验和循证医学证据的支持，限制了建议的证据级别。因此，必须强调专家意见和临床经验的重要性。当有疑问时，临床医师倾向于采取更多的诊断和治疗措施，自然会增加成本，同时可能会导致延迟治疗。同时应充分考虑潜在的风险效益比，以确保最佳的临床结果。

（中国医科大学附属第一医院　栾正刚　马晓春）

参 考 文 献

［1］ Wiegele M, Schöchl H, Haushofer A, et al. Diagnostic and therapeutic approach in adult patients with traumatic brain injury receiving oral anticoagulant therapy: an Austrian interdisciplinary consensus statement. Crit Care, 2019, 23 (1): 62.

［2］ Mower WR, Gupta M, Rodriguez R, et al. Validation of the sensitivity of the National Emergency X-radiography Utilization Study (NEXUS) head computed tomographic (CT) decision instrument for selective imaging of blunt head injury patients: an observational study. PLoS Med, 2017, 14: e1002313.

［3］ Prexl O, Bruckbauer M, Voelckel W, et al. The impact of direct oral anticoagulants in traumatic brain injury patients greater than 60-years-old. Scand J Trauma Resusc Emerg Med, 2018, 26: 20.

［4］ Kobayashi L, Barmparas G, Bosarge P, et al. Novel oral anticoagulants and trauma: the results of a prospective American Association for the Surgery of Trauma Multi-Institutional Trial. J Trauma Acute Care Surg, 2017, 82: 827-35.

［5］ van den Brand CL, Tolido T, Rambach AH, et al. Systematic review and meta-analysis: is pre-injury antiplatelet therapy associated with traumatic intracranial hemorrhage? J Neurotrauma, 2017, 34: 1-7.

第五节　重组人血栓调节蛋白治疗脓毒症相关凝血病的争议

众所周知，脓毒症相关凝血病（sepsis-induced coagulopathy，SIC）会显著增加患者的病死率，因此抗凝治疗一直备受关注。重组人血栓调节蛋白（recombinant human soluble thrombomodulin，rhTM）是一种新型的抗凝剂，同时具有抑制炎症反应和减轻器官损伤的作用，近年来被越来越多的用于脓毒症以及 SIC 患者的治疗。但是，2019 年的 SCARLET 研究并未发现 rhTM 能够降低 SIC 患者的 28 天病死率，由此引发了对于 rhTM 治疗 SIC 的争议。

一、争议之源头——SCARLET 研究

SCARLET（Sepsis Coagulopathy Asahi Recombinant LE Thrombomodulin）研究是一项多国家、多中心参与的应用 rhTM 治疗 SIC 的随机、双盲、安慰剂对照的 3 期临床研究，来自全球 26 个国家的 159 个 ICU 参与了此项研究。研究从 2012 年 10 月开始，至 2018 年 3 月结束，历时接近 6 年的时间。研究对象是伴有循环和（或）呼吸功能衰竭的成人 SIC 患者。SIC 的定义为除外其他病因所致的国际标准化比值（international normalized ratio，INR）＞1.4，血小板计数为（30～150）$\times 10^9$/L，或者 24 小时之内血小板计数下降超过 30%。该入选标准是基于 2013 年的一项 rhTM 治疗脓毒症可疑弥散性血管内凝血（disseminated intravascular coagulation，DIC）患者的 2b 期临床研究。虽然该项临床研究 rhTM 并不能降低脓毒症患者的 28 天病死率，但对该项研究的后期分析提示，最有可能从 rhTM 治疗中获益的人群可能是那些伴有 INR 延长、血小板计数降低以及至少存在 1 个器官功能障碍的脓毒症患者。

因此，SCARLET 研究设定了上述目标研究人群，以进一步探讨 rhTM 对 SIC 患者的临床疗效。研究的首要终点是 28 天全因病死率，以及 rhTM 治疗的不良反应及安全性。根据 2013 年的 2b 期临床研究，预测 rhTM 能够使 SIC 患者的病死率降低 8%（安慰剂组 24%，rhTM 组 16%），从而估算样本量为 800 例。研究最终有 816 例 SIC 患者接受了随机分组（rhTM 组 402 例，安慰剂组 414 例），其中 800 例患者接受了至少 1 次研究用药治疗（rhTM 组 395 例，安慰剂组 405 例）。两组患者的基线特征无差异。平均 APACHE Ⅱ评分为 22 分，INR 为 1.8，血小板计数为 120×10^9/L。604 例患者存在 1 个以上器官功能障碍，其中循环和呼吸功能障碍占 60.5%。两组患者在原发感染部位方面也未见明显差异，均以腹腔感染最为多见。研究的最终结果显示，rhTM 组 SIC 患者 28 天的全因病死率为 26.8%，安慰剂组为 29.4%；绝对死亡风险下降 2.55%（95%*CI* −3.68%～8.77%），但差异无统计学意义。在安全性方面，两组患者在治疗期间不良反应的发生率相近，其中严重大出血（定义为颅内出血、危及生命的出血以及在连续 2 天之内需要输注至少 6 单位红细胞悬液治疗的出血）在 rhTM 组为 5.8%，安慰剂组为 4.0%，差异物统计学意义。最终，SCARLET 研究得出结论，对于存在 SIC 的患者，rhTM 并不能降低 28 天全因病死率，但 rhTM 的临床应用是安全的，并不增加 SIC 患者出血的风险。

二、争议之解读——SCARLET 研究无可挑剔吗

面对脓毒症抗凝治疗领域又一项阴性的临床研究结果，我们不禁深思，SCARLET 研究无可挑剔吗？是否存在某些因素影响了最终研究结果？ rhTM 的未来之路在哪里？带着这些疑问，很高兴地看到研究者以及多位学者均针对 SCARLET 研究进行了深入细致的分析和解读，发现研究中的确存在一些因素可能影响了最终的研究结果。

1. 研究周期　SCARLET 研究历经了近 6 年的时间才得以完成，在这 6 年时间里，我们对脓毒症患者的治疗有了很大进步，其中备受全球重症医学同道所认可的 SSC 指南也更新了 2 次，使得脓毒症患者整体的病死率在一定程度上有所下降，可能因此影响了研究中对照组患者的病死率，从而干扰了 rhTM 应有的降低 SIC 患者病死率的作用。

2. 研究对象的分布　虽然有来自全球 26 个国家的 159 个 ICU 参与了 SCARLET 研究，但最终仅有 800 例 SIC 患者接受了分组治疗，按照 6 年的研究周期计算，平均每个参与研究的 ICU 仅入选了 4 例患者，更有甚者，其中 55 个参与研究 ICU 在 6 年的研究周期中仅仅入选了 1 例患者。入选患者纳入研究的速度过慢，在全球地区的分布方面存在如此大的偏倚，这些因素均可能影响最终的研究结果，同时也不能如实反映全球 ICU 中脓毒症患者的真实情况。

3. 肝素的影响　SCARLET 研究中 rhTM 组和安慰剂组中均有超过 50% 的患者同时应用了肝素预防深静脉血栓形成。众所周知，肝素也是一种临床普遍应用、同时具有抗凝和抗炎作用的药物，也常被用于脓毒症患者的治疗，以改善内皮细胞损伤及微血栓形成所致的多器官功能障碍。研究中两组患者同时使用肝素，造成对照组的 SIC 患者实际上也接受了抗凝治疗，从而削弱了治疗组 rhTM 的实际疗效，影响了最终的研究结果。

4. 重组人血栓调节蛋白开始治疗的时机　SCARLET 研究中从确定 SIC 患者符合纳入标准直至接受第一剂药物（rhTM 或安慰剂）治疗的时间间隔较长，为 15～40 小时。由此造成约 22% 的患者

在开始接受药物治疗时已经不符合 SIC 的诊断标准（例如 INR＞1.4）。这部分患者的 SIC 程度可能较轻，经过 15～40 小时针对脓毒症的积极有效治疗后，其凝血病已经得到纠正，因此无法从 rhTM 治疗中获得更大的益处。在 SCARLET 研究的后期分析中，如果将这 22% 患者剔除后，发现 rhTM 组 SIC 患者的 28 天病死率为 26.7%，安慰剂组为 32.1%，病死率降低了 5.4%（95%*CI* −1.68%～12.48%）。虽然仍未达到统计学差异，但仍然可以提示，rhTM 更可能对严重的 SIC 患者具有降低病死率的治疗作用。2019 年，Yamakawa 等进行了一项荟萃分析来评价 rhTM 治疗 SIC 的有效性和安全性，共计纳入包含 SCARLET 研究在内的 5 项随机对照试验，共计 1762 例患者。结果发现，rhTM 虽然能够使 SIC 患者的死亡风险降低 13%，但仍未达到统计学意义。但是如果将 SCARLET 研究中那 22% 不符合 SIC 标准的患者剔除后重新分析，却发现 rhTM 能够使 SIC 患者的死亡风险降低 18%（*RR*＝0.82；95%*CI* 0.69～0.98；*P*＝0.03），差异具有统计学意义。因此，SCARLET 研究中所包含的这 22% 的患者可能影响了研究的最终结果。

5. 研究的主要终点　尽管 28 天病死率是脓毒症临床研究中的常用标准，但遗憾的是，多项研究均未达到降低病死率的目的，使得脓毒症的研究领域中所谓的“阴性研究”越来越多。我们是否应该将脓毒症临床研究的终点从病死率扩展到疾病的发病率、器官功能障碍的治愈率等方面？对于 SIC 患者来说，评价某种抗凝药物的临床疗效时，凝血病的好转率也应该是关注的重点。在 SCARLET 研究中也设置了评价 rhTM 疗效的次要终点，包括 3 个月的全因病死率、28 天器官功能障碍的治愈率（例如无休克时间、无机械通气时间、无透析时间等）。但是，由于 SCARLET 研究的最终随访结束于 2019 年 2 月 28 日，因此目前尚无有关评价 rhTM 疗效次要终点的相关数据分析结果，我们仍然期待这些结果能够带给我们不同的声音。

三、争议之未来——还需要继续进行重组人血栓调节蛋白治疗脓毒症相关凝血病的临床研究吗

SCARLET 研究未能证实 rhTM 可降低 SIC 患者的病死率，还需要继续进行有关 rhTM 的临床研究吗？答案是肯定的。SCARLET 研究的发起者们已经注册了另一项有关 rhTM 治疗 SIC 患者的临床研究（SCARLET-2，NCT 03517501），以继续深入探究 rhTM 的临床疗效。同时，Yamakawa 等的荟萃分析发现，虽然目前有关 rhTM 的随机对照试验研究已经纳入了 1762 例患者，但是这一数值仅仅满足了验证 rhTM 最终临床疗效所需样本量的 42%，仍然需要继续增加样本量，才能得出有关 rhTM 治疗 SIC 患者的最终结论。此外，在继续进行 rhTM 临床研究的过程中，研究对象的精准化选择仍然值得深入探讨。Tanaka 等发现，如果同时应用 JAAM 及 ISTH 的 DIC 诊断标准来诊断脓毒症 DIC，则仅对于那些符合 ISTH 显性 DIC 诊断标准的脓毒症患者，才能见到 rhTM 降低死亡风险的益处，这提示，不同的评估标准可能影响 rhTM 的临床疗效判定。另一方面，目前对于脓毒症的不同表型可能影响其精准治疗的相关研究正逐渐受到关注。Seymour 等应用机器学习法进行的一项回顾性分析中，将脓毒症患者分为 4 个临床亚型（α、β、γ 和 δ），发现以肝功能障碍和休克为突出表现的 δ 亚型患者更易出现凝血病，其病死率也要高于其他亚型患者。由此，可以设想脓毒症 δ 亚型的患者可能从 rhTM 的治疗中获得更大的益处。因此，如何更为精准地确立 rhTM 治疗的受益人群以及确定给药时机，仍

然是未来 rhTM 临床研究中需要解决的主要内容。

综上所述，尽管 SCARLET 研究未能证实 rhTM 能够降低 SIC 患者的病死率，从而引发了关于 rhTM 治疗 SIC 患者的争议。但是我们仍然能够发现 SCARLET 研究中尚存在一些值得商榷的问题，并不能因此而全面否定脓毒症抗凝治疗的重要性以及 rhTM 的未来。我们仍需进一步探索 rhTM 治疗脓毒症的临床价值，更为精准地评估可能受益的人群，并确定更为有效的治疗时机以及评估疗效的指标，以力求多方面验证 rhTM 在治疗脓毒症以及 SIC 患者中的真实地位。

（中国医科大学附属第一医院　章志丹）

参考文献

[1] Lyons PG, Micek ST, Hampton N, et al. Sepsis-associated coagulopathy severity predicts hospital mortality. Crit Care Med, 2018, 46 (5): 736-742.

[2] van der Poll T. Recombinant human soluble thrombomodulin in patients with sepsis-associated coagulopathy: another negative sepsis trial? JAMA, 2019, 321 (20): 1978-1780.

[3] Vincent JL, Francois B, Zabolotskikh I, et al. Effect of a recombinant human soluble thrombomodulin on mortality in patients with sepsis-associated coagulopathy: the SCARLET randomized clinical trial. JAMA, 2019, 321 (20): 1993-2002.

[4] Vincent JL, Ramesh MK, Ernest D, et al. A randomized, double-blind, placebo-controlled, phase 2b study to evaluate the safety and efficacy of recombinant human soluble thrombomodulin, ART-123, in patients with sepsis and suspected disseminated intravascular coagulation. Crit Care Med, 2013, 41 (9): 2069-2079

[5] Li X, Ma X. The role of heparin in sepsis: much more than just an anticoagulant. Br J Haematol, 2017, 179 (3): 389-398.

[6] Yamakawa K, Murao S, Aihara M. Recombinant human soluble thrombomodulin in sepsis-induced coagulopathy: an updated systematic review and meta-analysis. Thromb Haemost, 2019, 119 (1): 56-65.

[7] Yamakawa K, Levy JH, Iba T. Recombinant human soluble thrombomodulin in patients with sepsis-associated coagulopathy (SCARLET): an updated meta-analysis. Crit Care, 2019, 23 (1): 302

[8] Iba T, Tanaka H. Oh, how hard it is to open the gate for sepsis trials: lessons from SCARLET. Acute Med Surg, 2018, 6 (1): 3-4.

[9] Tanaka K, Takeba J, Matsumoto H, et al. Anticoagulation Therapy Using rh-Thrombomodulin and/or Antithrombin Ⅲ Agent is Associated With Reduction in in-Hospital Mortality in Septic Disseminated Intravascular Coagulation: A Nationwide Registry Study. Shock, 2019, 51 (6): 713-717.

[10] Seymour CW, Kennedy JN, Wang S, et al. Derivation, Validation, and Potential Treatment Implications of Novel Clinical Phenotypes for Sepsis. JAMA, 2019, 321 (20): 2003-2017

[11] Hasegawa D, Nishida O. Individualized recombinant human thrombomodulin (ART-123) administration in sepsis patients based on predicted phenotypes. Crit Care, 2019, 23 (1): 231.

第九章　重 症 神 经

第一节　重症监护病房中的非惊厥性癫痫

非惊厥性癫痫（non-convulsive seizure，NCS）以及非惊厥性癫痫持续状态（non-convulsive status epilepticus，NCSE）是常见于ICU患者的异常病理状态，二者的临床表现均不典型，需要脑电监测以明确诊断，但在标准定义以及管理上仍缺乏共识，这给临床监测以及处理带来了困难，因而对此类疾病的预后和最佳治疗方法仍在积极探索中。NCS是一种病理的脑电状态，在脑电监测上可以看到持续性或反复发作的痫样放电，可导致意识、行为以及感觉功能的改变，多缺乏突出的运动特征，但可能有细微的运动表现。NCSE的定义尚未完全明确，但一般参照国际抗癫痫联盟对于惊厥性癫痫持续状态（status epilepticus，SE）的定义，即持续5分钟以上的癫痫发作，或2次癫痫发作之间没有恢复到意识基线的发作。患者在此期间可表现为多种意识状态，从可走动的意识恍惚，再到极度的思维混乱、昏睡和昏迷。

一、流行病学

最近研究中发现，惊厥性癫痫是ICU患者中最常见的癫痫发作，其次是局灶性癫痫（伴有/不伴有意识障碍），然后是昏迷患者中出现的NCSE，占7%～14%。NCS以及NCSE多见于神经重症患者，如颅脑外伤、近期出现的惊厥性SE、硬膜下血肿、蛛网膜下腔出血、中毒、代谢紊乱（血糖或电解质）以及大脑低灌注的患者。不同流行病学研究结果中NCSE发病率的差异与NCSE定义、人群以及病种分布的差异有关。多个大型的流行病学研究提供了NCSE的估测发生率，每年为5.6/100 000～18.3/100 000。但重症领域的NCSE发病率可能远高于此，如DeLorenzo等的研究发现，对164例已经停止抽搐的重症患者入ICU后行持续脑电监测，48%的患者的脑电中发现NCS的存在，14%的患者存在NCSE。

二、非惊厥性癫痫持续状态临床症状

NCSE的临床症状并不包括抽搐，但可能包括以下的细微行为特征，见表9-1-1。这些临床特征的出现往往与已知的NCSE危险因素相关，临床医师应立即行持续性脑电图监测（continuous electroencephalogram，cEEG）以排除NCSE。考虑到脑电监测不能无限期进行，因此患者基线行为的

改变对于那些有明显智力缺陷、意识状态不清醒或既往存在癫痫性脑病的患者来说尤为重要，也是启动 cEEG 的指征。

表 9-1-1　非惊厥性癫痫持续状态的临床症状

行为特征	比例
困惑 / 精神状态改变（空白凝视 / 自动症）	82%
言语障碍（语言习惯突变、重复，言语减少）	15%
行为改变（不适当的情绪 / 行为，木僵）	11%
精神症状如焦虑、激动、好斗	8%
肌阵挛（腹部，面部或肢体）	13%
幻觉	6%

三、非惊厥性癫痫持续状态的监测

ICU 内可实施多种脑电监测，从 30～60 分钟的传统脑电监测（traditional electroencephalography，TEEG）以及间断脑电监测（intermittent EEG，IEEG），到大于 24 小时连续无间断的 cEEG，并可使用量化脑电监测作为补充，必要时甚至可以用颅内皮层电极或深部电极进行补充，以提供更多的脑电信息。

cEEG 的优点是其可在床旁实时无创提供最新的脑电信息，由于 cEEG 在 ICU 内的广泛使用，NCS 的检出率明显上升，在一项针对 ICU 内的神经重症患者的脑电筛查中，发现有 80% 的癫痫发作都是非惊厥性。NCS 的诊断标准详见表 9-1-2。美国临床神经生理学协会和欧洲重症监护医学协会发表了关于 cEEG 使用的共识声明，强烈建议在惊厥性癫痫和难治性 SE 患者中实施 cEEG。在神经内科 ICU 的研究中，30 分钟的脑电监测对 NCSE 和 NCS 的检测缺乏敏感度，而 cEEG 将增加 NCS 以及 NCSE 检出的可能性。cEEG 可在发病的第一个小时内捕获 56% 的痫样放电，在 24 小时内捕获 88%。最近的一项研究比较了重复间歇 30 分钟的 IEEG 与 cEEG 在检测 NCS 方面的差异。IEEG 前 30 分钟的检出率为 58%，间隔 24 小时后重复检查的检出率为 67%，间隔 12 小时重复检查的检出率为 71%，间隔 6 小时重复检查的检出率为 87%，间隔 3 小时重复检查的检出率为 92%。

但如果 cEEG 受到临床限制难以实施，30 分钟的传统脑电监测亦可达到 NCS 以及 NCSE 筛查的作用。一些研究表明，如果在开始的几小时内没有发现痫样放电，那么从 cEEG 开始的 24 小时内痫样放电的发生率很低。而另一项研究发现，如果在 30 分钟内的脑电监测中没有看到痫样放电时，患者癫痫发作的风险仅为 8%。如果监测延长至 2 小时没有发现痫样放电，则 72 小时内癫痫发作的风险仅为 5%。另有研究表明，如果 cEEG 监测期间患者出现了 6 次以上的痫样放电，那么每 6 小时行 30 分钟的脑电监测很可能检测到至少 1 次发作，如果每 12 或 24 小时重复 1 次 30 分钟的脑电监测，则仅有 6% 的 NCSE 病例被漏检。这可能为在没有 cEEG 的技术环境下识别 NCS 以及 NCSE 提供了一种方法。

表 9-1-2　成人非惊厥性癫痫持续状态的脑电图诊断标准

既往无惊厥性癫痫患者的诊断标准
1．超过 2.5Hz 重复出现局部或广泛的棘波、多形性波、尖波、棘慢波或尖慢波
2．小于 2.5Hz 的上述异常放电并伴有发作性症状（如精神状态改变、面部抽搐、斜视、眼球震颤或肢体肌阵挛）
3．大于 0.5Hz 的节律波（在 θ 波与 δ 波范围内）并存在以下情况：
（1）节律波呈递增性（电压增加，频率可增加或减少）
（2）节律波的模式或起始部位的改变（频率增加或减少，频率改变大于 1Hz）
（3）节律波终止前电压或频率递减
（4）节律波发放后存在周期性癫痫样放电和脑电背景活动的减慢或衰减
（1）～（3）中任何 1 项都可通过静脉注射地西泮而消失
既往存在惊厥性癫痫性的脑病患者
1．常见的或连续的全脑棘波放电，与基线脑电图相比，临床状态有明显的变化
2．使用苯二氮䓬类药物可改善临床或脑电特征，如果只有临床改善而没有脑电改善，则考虑可能的非惊厥性癫痫持续状态

四、非惊厥性癫痫持续状态的管理

目前的 SE 共识指南几乎只关注惊厥 SE，较少关注 NCSE。最近的指南强调了早期 cEEG 的重要性，并采用分阶段的方法进行管理，包括初始气道管理、密切关注心肺状况以及紧急识别病因。

并不是所有的 NCSE 均需要积极的干预。如 10%～40% 的惊厥性 SE 可过渡至到微小性癫痫持续状态（subtle status epilepticus，SSE），多在患者的惊厥状态没有得到完全控制后出现。SSE 患者可能有微小的运动表现，被认为是昏迷状态下的一种 NCSE。SSE 患者需要 ICU 监护并按照指南要求的流程予以积极的管理。其临床特征被描述为轻微运动（与明显的惊厥运动相比），包括：眼球震颤、眨眼、轻微运动甚至昏迷患者可表现为完全不运动。SSE 甚至可以在惊厥性癫痫发作后引出，并且大多数患者以局灶性发作模式开始，这种模式可以进展为全脑的周期性放电。在 SSE 中，初始的 ICU 治疗是通过大量使用静脉镇静药物来实现充分的癫痫控制，通常需要使用一种镇静药物控制痫样放电，以及至少一种最佳剂量的抗痫药物，并保持治疗药物浓度。

最近的一项系统综述评估了应用于 SSE 患者的三种主要镇静药物的差异，即巴比妥酸盐、丙泊酚和咪达唑仑。根据特定的药物代谢动力学特性及其不良反应，每种药都有其优点和缺点。每一种药物使用时的癫痫发作率都很低（巴比妥酸盐为 0%，咪唑安定为 3%）。停药后癫痫发作率最高的是巴比妥酸盐（9%）、咪唑安定（6%），最小为丙泊酚（＜1%）。

目前常用的抗痫药物包括丙戊酸盐、左乙拉西坦、托吡酯和拉克沙胺等，目前正在进行的随机对照试验比较了磷苯妥英、左乙拉西坦和丙戊酸盐，以确定选择二线药物的最佳使用方法，但在既往的研究中，并无充足的证据证明何种药物明显优于其他药物。

考虑到镇静药物的不良反应，除 SSE 外，其他亚型的 NCSE 需要综合考虑患者的年龄、并发症的程度、治疗可能产生的不良反应、持续时间和潜在的病因学进行个体化处理，过于“积极”的处理可能会使患者承担额外的风险，如呼吸机相关性肺炎等。无论是哪一种 NCSE，处理的过程中均需要通过持续脑电监测或至少重复间断脑电监测来指导治疗。由于缺乏针对性的研究，很难对镇静药物维持镇静治疗的持续时间或深度提出建议。一般来说，在减量镇静药物之前，中止痫样放电或惊厥 12～24 小时是一个比较公认的初始治疗目标。

五、非惊厥性癫痫持续状态的预后

NCSE 常与显著的并发症（包括神经系统和其他器官）以及较高的死亡率相关。然而对所有的 NCSE 亚型的预后进行整体描述极为困难。不同的 NCSE 亚型有不同的病程和不同的相关预后。

NCSE 的死亡率取决于 NCSE 的潜在原因以及意识损伤的程度。如果不是由急性颅脑损伤或心搏骤停引起的，NCSE 的预后可能较好。而心搏骤停引起的缺血缺氧性脑损伤后的 NCSE 预示着近似 100% 的死亡率，而年龄也会影响死亡率，儿童和老年人的死亡率分别为 26% 和 56%。在一项 100 例 NCSE 患者的回顾性研究中，有 18 例患者死亡。而 70% 的死亡病例存在急性并发症如吸入性肺炎，而昏迷的患者中有 39% 的死亡率。而 NCSE 的远期神经学预后尚不明确，在既往的研究中，只有几例伴有意识损害的局灶性癫痫的 NCSE 患者出现永久性记忆问题。

值得注意的是，NCSE 的死亡率比单独的 NCS 的死亡率高。在某些情况下，NCSE 的持续时间会增加死亡率。在一项针对 ICU 患者的 cEEG 研究中，127 例患者中有 43 例发生了 NCS，其中近一半为 NCSE；57% 的 NCSE 患者死亡，但只有 9% 的 NCS 患者死亡。死亡率与年龄、是否出现 NCSE 和病因之间也有显著的相关性。多因素分析后，与死亡独立相关的唯一因素是惊厥性癫痫发作持续时间和诊断延迟。

神经重症领域技术变革的步伐日新月异，量化脑电监测以及脑电自动判断技术的引入，降低了临床医师管理神经重症患者的难度。重视临床表现和将脑电监测作为 NCSE 的监测和治疗的组成部分具有重要意义。

（中南大学湘雅医院　赵春光　艾宇航）

参 考 文 献

[1] Kinney MO, Kaplan PW. An update on the Recognition and Treatment of Non-Convulsive Status Epilepticus in the Intensive Care Unit. Expert Review of Neurotherapeutics, 2017, 17 (10): 987-1002.

[2] Trinka E, Cock H, Hesdorffer D, et al. A definition and classification of status epilepticus - Report of the ILAE Task Force on Classification of Status Epilepticus. Epilepsia, 2015, 56: 1515-1523.

[3] Kinney MO, Craig JJ, Kaplan PW. Hidden in plain sight: Non-convulsive status epilepticus—Recognition and management. Acta Neurologica Scandinavica, 2017.

[4] Brin F, Probasco JC, Ritzl EK. Seizure incidence in the acute postneurosurgical period diagnosed using continuous electroencephalography. J Neurosurg, 2018, 1: 1-7.

[5] Rubinos C, Godoy DA. Electroencephalographic monitoring in the critically ill patient: What useful information can it contribute? Med Intensiva, 2019.

[6] Delorenzo RJ, Waterhouse EJ, Towne AR, et al. Persistent Nonconvulsive Status Epilepticus After the Control of Convulsive Status Epilepticus. Epilepsia, 1998, 39 (8): 833-840.

[7] Raoul S, Peter F, Leticia G, et al. Continuous video-EEG monitoring increases detection rate of nonconvulsive status epilepticus in the ICU. Epilepsia, 2011, 52 (3): 453-457.

[8] Jan Claassen, Fabio S. Taccone PH, et al. Recommendations on the use of EEG monitoring in critically ill patients: consensus statement from the neurointensive care section of the ESICM. Intensive Care Medicine, 2013, 39 (8): 1337-1351.

[9] Claassen J, Mayer SA, Kowalski RG, et al. Detection of electrographic seizures with continuous EEG monitoring in critically ill patients. Neurology, 2004, 62 (10): 1743-1748.

[10] Fogang Y, Legros B, Depondt C, et al. Yield of repeated intermittent EEG for seizure detection in critically ill adults. Neurophysiologie Clinique-clinical Neurophysiology, 2017, 47 (1): 5-12.

[11] Shafi MM, Westover MB, Cole AJ, et al. Absence of early epileptiform abnormalities predicts lack of seizures on continuous EEG. Neurology, 2012, 79 (17): 1796-1801.

[12] Brandon W, Shafi M, Mouhsin M, et al. Real-time segmentation of burst suppression patterns in critical care EEG monitoring. J Neurosci Methods, 2013, 219 (1): 131-141.

[13] Meierkord H, Boon P, Engelsen B, et al. EFNS guideline on the management of status epilepticus in adults. European Journal of Neurology, 2010, 17 (3): 348-355.

[14] Lowenstein DH. The Management of Refractory Status Epilepticus: An Update. Epilepsia, 2006, 47 (s1): 35-40.

[15] Mayer SA, Claassen J, Lokin J, et al. Refractory Status Epilepticus: Frequency, Risk Factors, and Impact on Outcome. Arch Neurol, 2002, 59 (2): 205-210.

[16] Navarro V, Dagron C, Elie C, et al. Prehospital treatment with levetiracetam plus clonazepam or placebo plus clonazepam in status epilepticus (SAMUKeppra): a randomised, double-blind, phase 3 trial. The Lancet Neurology, 2016, 15 (1): 47-55.

[17] Treiman DM. Electroclinical Features of Status Epilepticus. J Clin Neurophysiol, 1995, 12 (4): 343-362.

[18] Brophy GM, Bell R, Claassen J, et al. Guidelines for the Evaluation and Management of Status Epilepticus. Neurocritical Care, 2012, 17 (1): 3-23.

[19] Cock HR, Group OBO. Established Status Epilepticus Treatment Trial (ESETT). Epilepsia, 2011, 52 (Supplement s8): 50-52.

[20] Reznik ME, Berger K, Claasen J. Comparison of intravenous anaesthetic agents for the treatment of refractory status epilepticus. Journal of Clinical Medicine, 2016, 5: 54.

[21] José L. Fernández-Torre, Rebollo M, et al. Nonconvulsive status epilepticus in adults: Electroclinical differences between proper and comatose forms. Clin Neurophysiol, 2012, 123 (2): 250-251.

[22] Shneker BF, Fountain NB. Assessment of acute morbidity and mortality in nonconvulsive status epilepticus. Neurology, 2003, 61: 1066-1073.

[23] Adachi N, Kanemoto K, Muramatsu R, et al. Intellectual prognosis of status epilepticus in adult epilepsy

patients: analysis with Wechsler adult intelligence scale revisited. Epilepsia, 2005, 46: 1502-1509.

[24] Towne AR, Waterhouse EJ, Boggs JG, et al. Prevalence of nonconvulsive status epilepticus in comatose patients. Neurology, 2000, 54: 340-345.

第二节　瞬时充血反应试验评估脑血流调节功能

脑血管系统随灌注压改变而收缩或舒张，保持脑血流量稳定不变的能力称为脑血管自动调节能力。通过改变灌注压观察颅内动脉血流速度随之改变的能力常常被用于评估脑血管自动调节功能，瞬时充血反应试验就是其中一种经典的评估脑血流调节功能方法，近年来越来越多的用于重症患者的脑功能评价。本文将从瞬时充血反应试验评估的原理和实施方法、在重症神经疾病管理的循证证据两方面做详细介绍。

一、瞬时充血反应试验的原理与实施方法

1．瞬时充血反应试验的原理　大脑中动脉（middle cerebral artery，MCA）接受颈总动脉血流，压迫颈总动脉后 MCA 血流会下降。如果脑血流自动调节能力正常，血流下降会导致 MCA 及其远端小动脉扩张，压迫解除后就会表现为 MCA 血流速度的明显增加。瞬时充血反应试验（transient hyperemia response test，THRT）即是基于此原理，应用经颅多普勒超声（transcranial Doppler，TCD）或经颅彩色多普勒（transcranial color Doppler ultrosonography，TCCD）连续记录 MCA 血流频谱，通过压迫同侧颈总动脉，测量压迫前和释放压迫后 MCA 血流收缩期峰值流速变化，即瞬时充血反应速度比值（transient hyperemia response ratio，THRR）反应脑血流自动调节能力的实验，主要用于临床无创评估脑血流自动调节能力。

2．瞬时充血反应试验的实施方法　患者采取平卧位或坐位，平静呼吸，使用 TCD/TCCD 低频探头经颞窗定位，当探测到最佳 MCA 图像，获得稳定 MCA 血流频谱时，在胸骨上窝胸锁乳突肌内侧颈总动脉近端触摸到血管搏动明显处，压迫一定时间，观察释放压迫后 MCA 血流速度变化（图 9-2-1）。临床实施压颈试验时需注意压迫位置应在胸骨上窝水平胸锁乳突肌内侧颈总动脉近端，此处为颈总动脉走行区域，比较平直，斑块不易产生，注意避免在甲状软骨水平及以上到颈总动脉分叉处，此区域斑块较多，并且为颈动脉窦区域，压迫易引起不良反应。颈总动脉压迫的持续时间和压迫期间 MCA 血流速度下降幅度会显著影响 THRT 结果。目前通常认为颈总动脉压迫时间宜控制在 5～9 秒，当 MCA 的收缩期峰值流速（FV）稳定下降超过基线值 30% 时认为颈总动脉压迫充分。在计算 THRT 值时，需注意释放压迫后的 MCA 收缩期血流峰值，第一个收缩期 FV 不计，取接下来的 3 个收缩期 FV 平均值，该平均值与压迫前基期收缩期 FV 的比值即 THRR≥1.09 时，提示脑血流自动调节能力正常。颞窗条件受限无法获取影像、颈总动脉压迫试验诱发心动过缓不能耐受 THRT 患者以及有严重颈动脉疾病的患者是 THRT 的相对禁忌证。

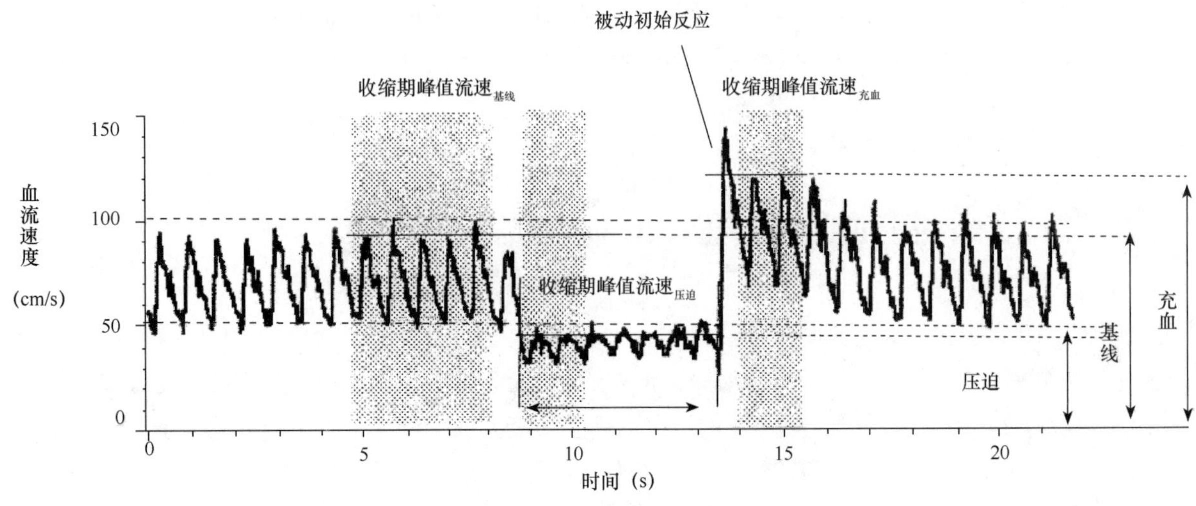

图 9-2-1　瞬间充血反应试验

二、应用瞬时充血反应试验评估脑血流调节功能的循证依据

1. 瞬时充血反应试验可以早期发现延迟性缺血性神经功能损伤　延迟性缺血性神经功能损伤（delayed ischemic neurological deficit，DIND）是导致重症神经患者神经系统预后结局不良的重要因素，如何预防和早期干预是治疗重点。有研究发现，在动脉瘤性蛛网膜下腔出血（aneurysmal subarachnoid hemorrhage，aSAH）患者中，THRT 评估的脑血流调节功能受损与 DIND 发展和密切相关。通过 THRT 检测到的早期脑血流自动调节能力受损是 aSAH 患者术后长期神经功能不良的独立预测因子。同时研究还发现与无脑血管痉挛或无症状的 aSAH 患者相比，有脑血管痉挛患者更易发生 THRT 受损。有研究认为对早期使用 THRT 检测脑血流调节能力受损的 aSAH 患者进行干预有可能改善患者预后。

2. 瞬时充血反应试验与颅内压评估和管理　颅内压（intracranial pressure，ICP）是指颅腔内容物包括脑组织、脑脊液和血液对颅腔壁产生的压力。创伤性颅脑损伤、颅内占位性病变、颅内出血和蛛网膜下腔出血时，常常伴有 ICP 升高。当 ICP 轻度升高时，如果大脑具有良好的自动调节能力，可以保持脑血流量不变。当 ICP 继续增高（ICP≥20mmHg），会导致脑血流自动调节能力受损，此时可能出现脑血流量减少，脑灌注降低。同时脑血流自动调节能力受损又反馈影响颅内高压治疗的有效性，进一步加重 ICP。现有研究显示出两者具有关联性，但尚无法提供定量数据。因此，临床中如患者存在 ICP≥20mmHg，应常规进行 THRT 检查，明确有无脑血流调节能力受损。同样，治疗颅内高压时，如果患者 THRT 异常，提示脑血流自动调节能力受损，颅内压治疗效果欠佳，临床需要根据 THRT 寻找合适的灌注压。

3. 瞬时充血反应试验与脓毒症相关脑功能障碍　脓毒症相关脑功能障碍（sepsis associate brain dysfunction，SABD）是脓毒症后出现的急性弥漫性脑功能障碍，临床表现各异，可有从谵妄到昏迷等不同程度的意识障碍，但需要排除中枢神经系统感染和代谢性脑病等原因。一旦发生 SABD，早期诊断非常重要。有研究发现，脓毒血症患者脑血流自动调节能力受损与SABD的发生独立相关。研究指出，脑血流自动调节受损（THRR＜1.09）是预测脓毒症休克患者28天死亡的独立危险因素，提示了脓毒症休克患者出现脑自动调节功能受损与不良预后密切相关。尽管相关研究还不多，但临床中可尝试使用THRT评估脓毒血症患者脑血流自动调节能力，以早期发现SABD，早期干预。

4. 瞬时充血反应试验与脑卒中患者管理　脑卒中患者通常存在不同程度的脑血流调节能力受损。当卒中的病因是小血管疾病时，通常表现为双侧脑自动调节能力受损；大血管病变时，常表现为局灶性或单侧的脑血流调节能力受损。早期脑血流自动调节能力受损可以预测是否会发展合并出血性卒中和脑水肿等。临床上通过THRT评估卒中后患者脑血管自动调节能力，并连续监测调节能力是否改善可作为缺血性卒中患者的潜在治疗指标和预后预警。

5. 瞬时充血反应试验与二氧化碳分压　二氧化碳分压改变可以通过增加或降低脑血管阻力，改变脑灌注压，影响全脑血流量以及颅内动脉血流速度，在一定范围内对脑血流自动调节界限具有影响。为此在不同的二氧化碳水平下，脑血流自动调节功能需要重新评估。有学者研究了THRT在不同二氧化碳水平下评估脑血流自动调节能力的可行性，结果证实在基线二氧化碳水平上下15mmHg区间内，THRT可用于评估脑血流自动调节能力。

综上所述，THRT可以较为迅速地床旁评估脑血流自动调节能力，具有无创、可重复、操作简单等优势。尽管在国内外的应用目前并不多，但对于重症神经患者，如果没有THRT禁忌证时，皆可使用THRT评估脑血流自动调节能力，以早期发现延迟性脑缺血，指导治疗决策，评估治疗效果和预后。

（中南大学湘雅医院　李之晗　张丽娜）

参考文献

[1] Tibble RK, Girling KJ, Mahajan RP. A comparison of the transient hyperemic response test and the static autoregulation test to assess graded impairment in cerebral autoregulation during propofol, desflurane, and nitrous oxide anesthesia. Anesth Analg, 2001, 93 (1): 171-176.

[2] Budohoski KP, Marek S, Peter V, et al. Cerebral autoregulation after subarachnoid hemorrhage: comparison of three methods. J Cereb Blood Flow Metab, 2013. 33 (3): 449-456.

[3] Lam JM, Smielewski P, Czosnyka M, et al. Predicting delayed ischemic deficits after aneurysmal subarachnoid hemorrhage using a transient hyperemic response test of cerebral autoregulation. Neurosurgery, 2000, 47 (4): 819-825; discussions 825-826.

[4] Rynkowski CB, Airton Leonardo De Oliveira Manoel, Marcelo Martins dos Reis, et al. Early Transcranial Doppler Evaluation of Cerebral Autoregulation Independently Predicts Functional Outcome After Aneurysmal Subarachnoid Hemorrhage. Neurocrit Care, 2019, 31 (2): 253-262.

[5] Al-Jehani H, Mark A. Early abnormal transient hyperemic response test can predict delayed ischemic neurologic deficit

in subarachnoid hemorrhage. Crit Ultrasound J, 2018 10 (1): 1.

[6] Francoeur CL, Mayer SA. Management of delayed cerebral ischemia after subarachnoid hemorrhage. Crit Care, 2016, 20 (1): 277.

[7] Tomasello F, Conti A. The Pathogenetic Mechanism of Delayed Ischemic Deficit in Aneurysmal Subarachnoid Hemorrhage: A Still-Unsolved Issue. World Neurosurg, 2015, 84 (5): 1207-1208.

[8] Nag DS. Intracranial pressure monitoring: Gold standard and recent innovations. World J Clin Cases, 2019, 7 (13): 1535-1553.

[9] Lavinio A. The relationship between the intracranial pressure-volume index and cerebral autoregulation. Intensive Care Med, 2009, 35 (3): 546-549.

[10] Mahajan RP, Cavill G, Simpson EJ. Reliability of the transient hyperemic response test in detecting changes in cerebral autoregulation induced by the graded variations in end-tidal carbon dioxide. Anesth Analg, 1998, 87 (4): 843-849.

[11] De-Lima-Oliveira M. Intracranial Hypertension and Cerebral Autoregulation: A Systematic Review and Meta-Analysis. World Neurosurg, 2018, 113: 110-124.

[12] Crippa IA. Impaired cerebral autoregulation is associated with brain dysfunction in patients with sepsis. Crit Care, 2018, 22 (1): 327.

[13] 冯清，艾美林，黄立，等. 脑血流动力学及脑氧饱和度变化与感染性休克患者预后的相关性：前瞻性队列研究. 协和医学杂志，2019，10（5）：481-488.

[14] Schramm P, Klein KU, Falkenberg L, et al. Impaired cerebrovascular autoregulation in patients with severe sepsis and sepsis-associated delirium. Crit Care, 2012, 16 (5): R181.

[15] Czosnyka M. Monitoring of cerebrovascular autoregulation: facts, myths, and missing links. Neurocrit Care, 2009, 10 (3): 373-386.

[16] Xiong L. Impaired cerebral autoregulation: measurement and application to stroke. J Neurol Neurosurg Psychiatry, 2017, 88 (6): p. 520-531.

[17] Castro P, Azevedo E, Serrador J, et al. Hemorrhagic transformation and cerebral edema in acute ischemic stroke: Link to cerebral autoregulation. J Neurol Sci, 2017, 372: 256-261.

[18] Czosnyka M. Monitoring of cerebrovascular autoregulation: facts, myths, and missing links. Neurocrit Care, 2009, 10 (3): 373-386.

第三节　重度创伤性颅脑损伤的颅内压监测：循证证据如何说

颅内压的监测在颅脑损伤患者治疗中具有重要地位，但对于颅内压监测应用中许多问题还缺乏统一认识。2019 年西雅图国际颅脑外伤会议，42 名来自全球的严重创伤性颅脑损伤（severe traumatic brain injury，sTBI）专家，基于颅内压监测的基础上提出了 sTBI 的治疗流程与策略，旨在为临床医师提供仅凭颅内压监测做出临床决策的证据。本文就此次会议以及目前其他循证证据作一阐述。

一、颅内压监测的重要性

在正常情况下，成人仰卧位时颅内压为 80～180mmH_2O，体位变化、脑活动状态、心肺功能调整、激素水平改变都可能造成颅内压力波动，但颅内脑脊液、脑组织、血流等的条件是相对恒定的，其颅内压力处于安全范围内。生理条件下，脑组织是不可压缩的，出入颅的血流量以及脑脊液循环状态对于颅内压的稳定具有重要意义。当颅内任一部分内容物因为创伤打击导致体积增大或出现脑出血压迫，可引起颅内压升高，随即加重脑缺血甚至脑疝，可危及生命。脑灌注压（cerebral perfusion pressure，CPP）是人体平均动脉压减去颅内压的差值，它的高低决定了脑血流的多少。当脑灌注压升高时，CPP 随之下降，脑组织缺血、缺氧，肿胀坏死。因此，颅内压的监测是至关重要的，它是决定是否采取相关治疗措施以及衡量治疗效果关键因素。

二、颅内压监测的应用现状

颅内压监测大体上分为有创侵入式和无创监测。其中，颅内压监测的金标准是脑室插管法，属于有创侵入的监测方法。其他有创的方法还包括将监测探头放入脑实质、蛛网膜下腔、硬脑膜外等。最近还出现了无线测压方法，将压力感应器放入脑实质及帽状腱膜下，压力数据以无线的方式传到检测仪上，减少了颅内感染的风险。而无创非侵入性的监测方式包括通过检测耳蜗液振动状态改变的诱发耳声发射法（evoked otoacoustic emissions，EOAE）、利用检测眼底视盘水肿或视神经鞘直径变化的经眼观测法、经颅多普勒超声检查颅内血流法、磁共振测量法以及目前尚处于试验阶段的生物电阻抗法、近红外线扫描监测法等。

迄今为止，有创颅内压监测的准确性仍高于无创监测方法。因此，尽管有创方式可能造成颅内损伤、出血、感染等，但它仍然是目前临床上的主要监测方式。国内外指南指出，对于重型的颅脑损伤患者（格拉斯哥评分≤8 分），只要 CT 扫描异常，或者存在休克（收缩压≤90mmHg），或者年龄大于 40 岁且有去皮质临床表现，都应该进行颅内压监测。而对于 CT 检查未见异常的轻中型颅脑损伤患者（格拉斯哥评分≥9 分），则暂时不推荐进行颅内压监测。通过颅内压监测，将颅内压控制在 2.66kPa 以下可有效保护患者安全。

三、西雅图会议的共识建议

在 2019 年西雅图国际颅脑外伤会议上，为了得到更好的关于重度颅脑损伤患者颅内压力监测管理应用流程，42 名经验丰富的该领域专家组成委员会，他们来自 6 个不同大洲，一共进行了 8 轮问询及评论，会后进行无记名投票。达成共识要求 80% 以上的专家通过率；应用了马歇尔颅脑损伤 CT 分级（Marshall CT classification），将手术及非手术的情况归到一起。最后，委员会达成共识，一共得到 18 个基本的处置意见，并否定了 10 种处置方法。对于颅内压升高，委员会拟定了一个 3 级的处理流程（图 9-3-1），并给出关于颅内压控制目标的明确建议，展示了在各级处理流程中应该如何应用颅

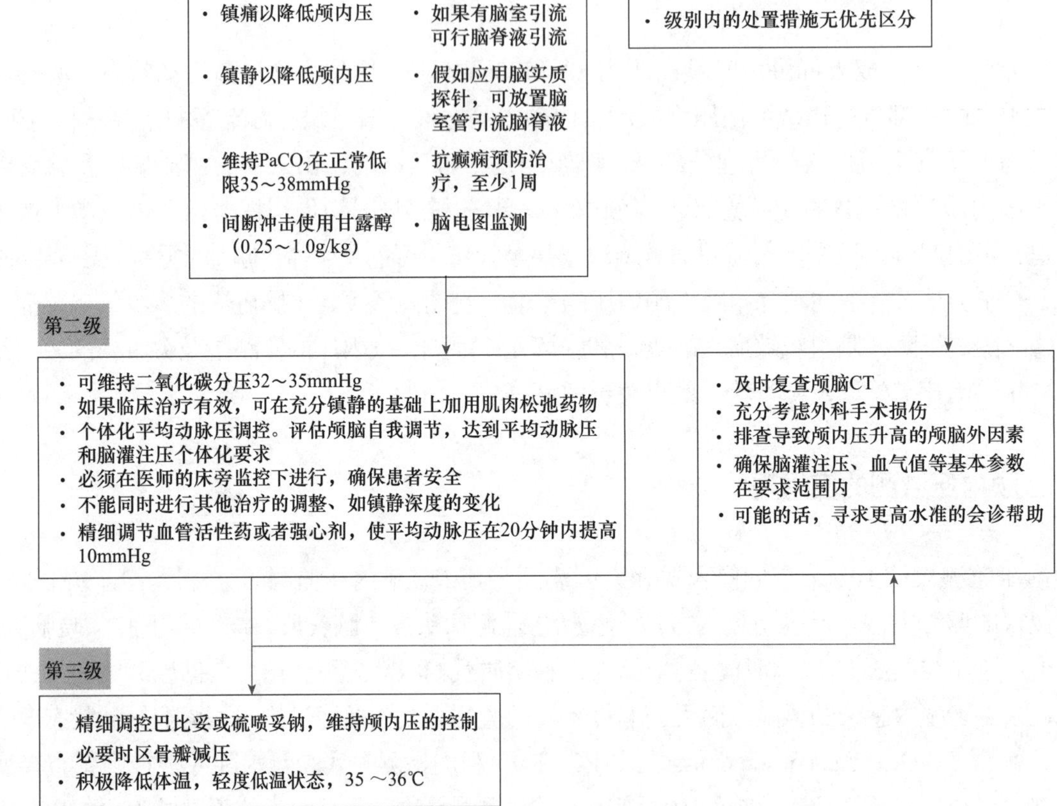

图 9-3-1　关于重度颅脑损伤患者的分级处理流程及颅内压控制要求

注：需根据患者情况随时调整肌肉松弛药物，并推荐持续静脉输注；只有证实对颅内压控制有帮助时，才推荐使用巴比妥酸盐，同时确保不能超过暴发抑制的剂量；还须在使用过程中防止低血压

内压监测来进行救治。值得注意的是，该处置意见及流程建立在专家共识的基础上，并非绝对的处理程序，也不能替代个体化治疗。此外，此次共识建议还通过热图的形式对于撤除颅内压监测的时机提出了相应意见（图 9-3-2）。

目前已有大量关于颅内压监测的研究，但还缺少针对重度颅脑损伤患者的处置流程。这次共识采用德尔菲法（Delphi method）进行盲法投票，以规范的程序达成共识意见。但是，此次西雅图共识针对仅采用颅内压监测的重度颅脑损伤患者，且仅考虑短期的临床结果，具有一定的局限性，参考时可根据临床具体情况进行调整，根据患者病情危重变化采取不同级别的处理建议。

0 级处置流程（基本处置建议）目的在于给予该类患者基础的医疗处置，确保稳定的病理生理状态，保护患者神经功能。如果患者颅内压力进一步升高，则可参考 1～3 级的处理流程。1 级的处置建议目的在于减低颅内压，维持颅内压小于 22mmHg、CPP 大于 60mmHg。如果患者有脑组织仪器介入应用，建议应用脑室置管的脑脊液引流。因为癫痫可以增高颅内压，可对患者进行脑电图监测并采取预防性抗癫痫治疗。在二级的处置建议中，神经肌肉阻滞剂只有在反复确证具有临床必要及收益时被推荐可连续静脉输注应用，防止过度使用肌肉松弛药物带来的相关不良反应。在颅内静态压力自

无颅内高压		GCSM6		GCSM5		GCSM4		GCSM1-3	
		NP	AP	NP	AP	NP	AP	NP	AP
无需积极颅内压监测达到24小时	DI1-2								
	EML/DI1-2								
	DI3								
	EML/DI Ⅲ								
		NP	AP	NP	AP	NP	AP	NP	AP
无需积极颅内压监测达到48小时	DI1-2								
	EML/DI1-2								
	DI3								
	EML/DI Ⅲ								
		NP	AP	NP	AP	NP	AP	NP	AP
无需积极颅内压监测达到72小时	DI1-2								
	EML/DI1-2								
	DI3								
	EML/DI Ⅲ								
		NP	AP	NP	AP	NP	AP	NP	AP
无需积极颅内压监测超过72小时	DI1-2								
	EML/DI1-2								
	DI3								
	EML/DI Ⅲ								

A

无颅内高压		GCSM6		GCSM5		GCSM4		GCSM1-3	
		NP	AP	NP	AP	NP	AP	NP	AP
无需积极颅内压监测达到24小时	DI1-2								
	EML/DI1-2								
	DI3								
	EML/DI Ⅲ								
		NP	AP	NP	AP	NP	AP	NP	AP
无需积极颅内压监测达到48小时	DI1-2								
	EML/DI1-2								
	DI3								
	EML/DI Ⅲ								
		NP	AP	NP	AP	NP	AP	NP	AP
无需积极颅内压监测达到72小时	DI1-2								
	EML/DI1-2								
	DI3								
	EML/DI Ⅲ								
		NP	AP	NP	AP	NP	AP	NP	AP
无需积极颅内压监测超过72小时	DI1-2								
	EML/DI1-2								
	DI3								
	EML/DI Ⅲ								

B

续图

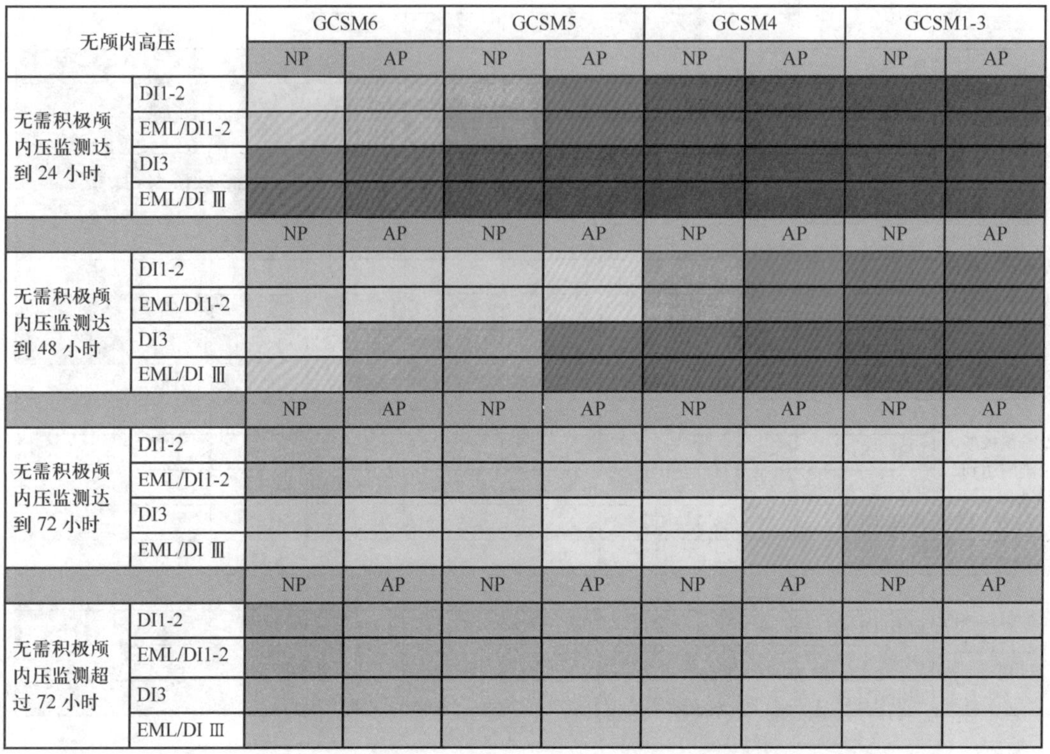

无颅内高压		GCSM6		GCSM5		GCSM4		GCSM1-3	
		NP	AP	NP	AP	NP	AP	NP	AP
无需积极颅内压监测达到 24 小时	DI1-2								
	EML/DI1-2								
	DI3								
	EML/DI Ⅲ								
		NP	AP	NP	AP	NP	AP	NP	AP
无需积极颅内压监测达到 48 小时	DI1-2								
	EML/DI1-2								
	DI3								
	EML/DI Ⅲ								
		NP	AP	NP	AP	NP	AP	NP	AP
无需积极颅内压监测达到 72 小时	DI1-2								
	EML/DI1-2								
	DI3								
	EML/DI Ⅲ								
		NP	AP	NP	AP	NP	AP	NP	AP
无需积极颅内压监测超过 72 小时	DI1-2								
	EML/DI1-2								
	DI3								
	EML/DI Ⅲ								

C

图 9-3-2　针对不需要积极颅内压监测患者，撤除颅内压监测的共识意见

（图 A 为没有颅内高压的具备颅内压监测的患者；图 B 为有颅内高压的具备颅内压监测的患者，需 1 级流程处置且暂时平稳；图 C 为有颅内高压的具备颅内压监测的患者，需 2～3 级流程处置且暂时平稳）

注：该热图用不同的颜色反映评估的意见。绿色代表可安全撤除颅内压监测，红色代表撤除颅内压监测很危险，不建议撤除。中间的颜色（各种黄色）代表撤除的安全性程度不一样，越偏向红色越不安全。此次共识采用了马歇尔颅脑损伤 CT 分级（Marshall CT Head Score），并将术后局灶性病灶与弥散性损伤放在一起作为衡量颅脑损伤的参考条件，增加整个建议的适用范围。NP 代表瞳孔正常，AP 代表瞳孔不正常，GCSM 代表格拉斯哥运动评分，DI 代表弥散性损伤，EML 代表可消除的局灶损伤

我调节机制完好的前提下，CPP 增加可降低颅内压力，血管的舒张及收缩可影响颅内压力。其次，过度通气以及频繁使用局部脑组织氧分压监测都是存在风险的。一般情况下，不建议将动脉二氧化碳分压维持在很低的水平，例如低于 30mmHg，过低的二氧化碳水平会引起脑血管收缩，存在过度减少脑血流的风险。将动脉二氧化碳分压维持在 32～35mmHg 即可。当患者病情进一步加重，则需考虑第三级的处置建议。至于去骨瓣减压需要临床医师充分论证方可进行。巴比妥类药物须在严密观察下使用，当脑电图显示暴发抑制时，药物剂量不能进一步增加。在体温控制方面，不建议低于 35℃以下的温度，低体温可增加凝血障碍、肺部感染等并发症风险。对于病情危急加重的患者，必须立即给予重新的评估及治疗调整，及时处置。

需要注意的是，不同级别的处理措施可以进行组合，并不要求使用所有下一级别的建议后才开始高一级别的救治手段，跨级别应用流程也是可以的。例如发现患者颅脑影像显示脑中线偏移，则可

直接考虑最高级别的处置措施迅速降低颅内压抢救生命，进行去骨瓣减压手术。临床判断是整个流程应用的关键因素。

何时撤除颅内压监测的研究证据较少，此次流程中给出了相关建议。最后的结果从热图可体现出来，对于已经或超过 72 小时不需要积极颅内压监测的患者来说，撤除颅内压监测相对安全；而对于仅 24 小时不需要积极颅内压监测的患者，是需要依赖颅脑 CT 复查结果及神经功能评估来综合判断是否可以安全撤除颅内压监测的。同时，患者接受的治疗强度或者说处于流程中的级别越高，越要谨慎考虑是否撤除颅内压监测。

四、未来发展

作为重度创伤性颅脑损伤患者救治的核心监测手段，颅内压监测及其指导的临床救治可显著改善此类患者的预后和结局，这在各版指南以及由美国脑创伤基金会在 2016 年发表的第 4 版《重型颅脑创伤治疗指南》中都有相关阐述。Ⅲ级证据表明，颅内压监测联合临床症状以及脑 CT 检查结果，可作为临床治疗决策的依据。

颅内压监测技术的临床应用已超过半个世纪。但由于重症颅脑损伤患者的病情比较复杂，具有较大的个体差异，不能够仅仅凭借颅内压单一的指标来指导治疗以及预测预后；而且，颅内压在整个病情进程中是时刻变化的，需要进行持续的颅内压监测，才能更好反映患者的病情变化，但这又为颅内压的监测增加了难度；还需要指出的是，颅内压的变化不是颅内病变最灵敏的指标。在颅内压变化之前，其实脑组织细胞能量代谢、细胞线粒体损伤以及脑内微循环毛细血管已经发生损伤和改变，如何发展新的监测技术来更快地探知颅内病情变化又将是一个新的挑战。

尽管目前有创测压方法仍是主要的临床颅内压监测方法，但无创的方法随着技术手段的进步、算法的改进和测量精度的提高，有可能越来越多地取代有创的监测方法。联合多种模式共同进行颅内压监测，使之变得更为高效、简捷、舒适及微创，这是未来的发展方向。

（解放军总医院　刘　辉　周飞虎）

参 考 文 献

[1] Sonig A, Jumah F, Raju B, et al. The Historical Evolution of Intracranial Pressure Monitoring. World Neurosurg, 2020, 138: 491-497.

[2] Hawryluk GWJ, Aguilera S, Buki A, et al. A management algorithm for patients with intracranial pressure monitoring: the Seattle International Severe Traumatic Brain Injury Consensus Conference (SIBICC). Intensive Care Med, 2019, 45 (12): 1783-1794.

[3] Carney N, Totten AM, O' Reilly C, et al. Guidelines for the management of severe traumatic brain injury. Neurosurgery,

2017, 80 (1): 6-15.

[4] Svedung Wettervik T, Howells T, Lewén A, et al. Blood Pressure Variability and Optimal Cerebral Perfusion Pressure-New Therapeutic Targets in Traumatic Brain Injury. Neurosurgery, 2020, 86 (3): E300-E309.

[5] Evensen KB, Eide PK. Measuring intracranial pressure by invasive, less invasive or non-invasive means: limitations and avenues for improvement. Fluids Barriers CNS, 2020, 17 (1): 34.

[6] Harary M, Dolmans RG, Gormley WB. Intracranial pressure monitoring-review and avenues for development. Sensors, 2018, 18: 465.

[7] Matias L, Caroline L, David WN, et al. Prognostic performance of computerized tomography scoring systems in civilian penetrating traumatic brain injury: an observational study. Acta Neurochirurgica, 2019, 161 (12): 2467-2478.

[8] Younger CWE, Douglas C, Warren-Forward H. Informed consent guidelines for ionising radiation examinations: A Delphi study. Radiography, 2020, 26 (1): 63-70.

[9] Hendrickson P, Pridgeon J, Temkin NR, et al. Development of a severe traumatic brain injury consensus-based treatment protocol conference in Latin America. World Neurosurg, 2018, 110: e952-e957.

[10] Kent NB, Liang SS, Phillips S, et al. Therapeutic doses of neostigmine, depolarising neuromuscular blockade and muscle weakness in awake volunteers: a double-blind, placebo-controlled, randomised volunteer study. Anaesthesia, 2018, 73 (9): 1079-1089.

[11] de-Lima-Oliveira M, Salinet ASM, Nogueira RC, et al. Intracranial Hypertension and Cerebral Autoregulation: A Systematic Review and Meta-Analysis. World Neurosurgery, 2018, 113: 110-124.

[12] Zeiler FA, Donnelly J, Calviello L, et al. Validation of Pressure Reactivity and Pulse Amplitude Indices against the Lower Limit of Autoregulation, Part I: Experimental Intracranial Hypertension. Journal of Neurotrauma, 2018, 35 (23): 2803-2811.

[13] Zeiler FA, Lee JK, Smielewski P, et al. Validation of Intracranial Pressure-Derived Cerebrovascular Reactivity Indices against the Lower Limit of Autoregulation, Part II: Experimental Model of Arterial Hypotension. Journal of Neurotrauma, 2018, 35 (23): 2812-2819.

[14] Bragin DE, Statom GL, Nemoto EM. Induced Dynamic Intracranial Pressure and Cerebrovascular Reactivity Assessment of Cerebrovascular Autoregulation After Traumatic Brain Injury with High Intracranial Pressure in Rats. Acta Neurochirurgica- Supplement, 2018, 126: 309-312.

[15] Vieira E, Guimaraes TC, Faquini IV, et al. Randomized controlled study comparing 2 surgical techniques for decompressive craniectomy: with watertight duraplasty and without watertight duraplasty. Journal of Neurosurgery, 2018, 129 (4): 1017-1023.

[16] Hutchinson PJ, Kolias AG, Timofeev IS, et al. Trial of decompressive craniectomy for traumatic intracranial hypertension. N Engl J Med, 2016, 375: 1119-1130.

[17] Cooper DJ, Nichol AD, Bailey M, et al. the ACTG Effect of early sustained prophylactic hypothermia on neurologic outcomes among patients with severe traumatic brain injury: the POLAR randomized clinical trial. JAMA, 2018, 320: 2211-2220.

[18] Choi DW, Park JH, Lee SY, et al. Effect of hypothermia treatment on gentamicin pharmacokinetics in neonates with hypoxic-ischaemic encephalopathy: A systematic review and meta-analysis. Journal of Clinical Pharmacy & Therapeutics, 2018, 43 (4): 484-492.
[19] Sun H, Cai J, Shen S, et al. Hypothermia treatment ameliorated cyclin-dependent kinase 5-mediated inflammation in ischemic stroke and improved outcomes in ischemic stroke patients. Clinics (Sao Paulo, Brazil), 2019, 74: e938.
[20] Jin SC, Choi BS, Kim JS. The RAP Index during Intracranial Pressure Monitoring as a Clinical Guiding for Surgically Treated Aneurysmal Subarachnoid Hemorrhage: Consecutive Series of Single Surgeon. Acute & Critical Care, 2019, 34 (1): 71-78.
[21] Carney N, Totten AM, O' Reilly C, et al. Guidelines for the management of severe traumatic brain injury, fourth edition. Neurosurgery, 2017, 80 (1): 6-15.

第四节 重症创伤性颅脑损伤体温管理：路在何方

重症创伤性颅脑损伤（traumatic brain injury，TBI）是神经功能残疾的首要病因之一，约 50% 的 TBI 患者死亡或遗留严重残疾，同时造成昂贵的经济学花费和沉重的社会负担。当前，颅脑损伤患者的最佳治疗方案是全球神经重症领域共同面对的难题，其治疗措施较多，如手术、高渗药物治疗和镇静疗法等，其中也包括低温疗法。

早期治疗性低温理论上被认为可改善神经系统远期预后，具有神经保护作用，因此临床应用十分广泛。既往已有临床试验证实低温对心肺复苏后全脑缺血损伤有效，动物模型证实其对局部脑缺血损伤有效。低温也是治疗 TBI 的常见措施，一些 ICU 中将其来作为 TBI 降低颅内压的常规手段。理论上预防性低温的管理措施可能会减轻创伤早期激活的脑部炎症和生化级联反应，从而减轻二级脑损伤，改善 TBI 患者的预后。既往一些试验性研究和针对颅脑损伤患者的小样本临床研究发现亚低温疗法可改善脑组织的氧代谢，抑制颅内高压，进而促成患者获得较好结局。这些研究结果均推荐在外伤后早期即给予亚低温疗法，因此，在部分 ICU，虽然对亚低温疗法的效果尚未完全了解，但仍将其常规应用于颅脑损伤患者的颅内压增高的治疗。

然而，近年来涌现的大型高质量低温治疗试验结果提示，其对神经保护作用并无明显作用，甚至有增加不良预后的趋势。发表于 *NEJM*、*JAMA* 的 Eurotherm3235、POLAR 等研究并未发现治疗性低温可改善 TBI 患者预后的证据，甚至可能增加病死率，并且因为降低心率导致不良的神经系统预后。因此，是否需要在 TBI 中实施早期目标性体温管理，仍然是个值得商榷的问题。

一、大型临床研究

1. Eurotherm3235 研究 来自爱丁堡大学的 Peter 等于 2015 年 12 月在 *NEJM* 上发布了 Eurotherm

3235 试验的结果。Eurotherm3235 试验是一个国际多中心随机对照研究，计划纳入 600 例高颅压 TBI 患者，由于低温治疗的安全性问题于 2014 年 10 月提前结束。

该研究的纳入对象为入住 ICU 并且进行了颅内压监测的 TBI 患者。主要纳入标准包括：原发性闭合性 TBI；在第一阶段治疗过程中（包括机械通气、镇静或外科手术），颅内压超过 20mmHg 至少 5 分钟（无其他颅内压升高的原因）；头外伤不超过 10 天（后来改为 72 小时到 10 天）；脑 CT 异常。

纳入的患者随机接受标准治疗（对照组）或低温治疗（32～35℃）＋标准治疗。按照试验方案，低温治疗组首先静脉推注 0.9% 冰盐水（20～30ml/kg）进行低温诱导，随后根据不同中心的情况选用降温方法。以颅内压≤20mmHg 为目标，把中心体温维持在 32～35℃的最小需求值。如果低温无法控制颅内压，开始增加第二阶段的治疗措施。低温和第二阶段的治疗措施仍然不能控制颅内压，则开始第三阶段的治疗措施（巴比妥和去骨瓣减压）。低温治疗组低温至少维持 48 小时，根据颅内压的需求决定低温治疗的时限。对照组也给予第二和三阶段的治疗措施，并把体温保持在正常范围。主要终点为 6 个月时 GOS-Extended 评分。

该研究实际纳入了 387 例患者，由于安全性问题提前终止。对照组和低温治疗组每天的平均颅内压类似，随机分配后前 4 天低温治疗组的中心体温明显低于对照组。对照组和低温治疗组采用第三阶段治疗措施（巴比妥和去骨瓣减压）的比例分别为 54% 和 44%，其中去骨瓣减压者两组皆为 27 例，对照组采用巴比妥输注的患者更多（41 例 *vs*. 20 例）。GOS-Extended 调整的 *OR* 值为 1.53（95%*CI* 1.02～2.3，*P*＝0.04），显示低温治疗组的不良预后超过了对照组。低温治疗组和对照组预后良好（GOS-Extended 为 5～8 分，中度残疾或预后良好）的比例分别为 26% 和 37%（*P*＝0.03）。低温治疗组死亡风险更高（*HR*＝1.45；95%*CI* 1.01～2.1；*P*＝0.047），因此研究提前终止。

最后作者认为对于颅内压＞20mmHg 的 TBI 患者，低温联合标准疗法降低颅内压并不会改善患者的预后。

与低温理论上的有效性相反，该研究得出了阴性结果。分析得出此结论的原因，首先在于研究设计是为了治疗高颅压而采取的延迟性挽救性低温，开始低温的时机在外伤 72 小时之后，甚至长达 10 天。这不同于临床普遍使用的预防性低温治疗，因此对预防性低温的效果应该继续讨论。其次，本研究作者也认为在对照组中巴比妥被更频繁更早应用，或许对最终的两组结局差别有影响。

2．POLAR 随机对照试验研究　2018 年 12 月来自澳大利亚的 Cooper 等在 *JAMA* 上公布了 POLAR 随机对照试验结果，目的在于比较早期预防性低温和正常体温对重症创伤性脑损伤患者的疗效。

该研究为国际多中心、随机试验，在院外和急诊室共纳入了 511 例重症 TBI 患者。其中 266 例随机分配到预防性低温组，245 例分配到正常体温组。预防性低温组：如果颅内压升高，早期诱导性低温（32～35℃）至少 72 小时，持续 7 天，随后逐渐复温；正常体温组的目标体温为 37℃，如果需要给予体表降温装置，两组各管理 7 天。主要终点为 6 个月 GOS-Extended 评分 5～8 分。

466例完成了主要终点评价。在这个试验中创伤后迅速采取低温治疗（平均1.8小时），缓慢复温（平均22.5小时）。低温组和正常体温组主要终点发生率分别为48.8%和49.1%[*RD*=0.4%（95%*CI* −9.4%～8.7%）]；低温组的相对风险为0.99（95%*CI* 0.82～1.19，*P*=0.94）。在低温和组正常体温组，肺炎发生率分别为55%和51.3%，颅内出血增加的比例分别为18.1%和15.4%。

最终作者认为对于重症TBI患者，与正常体温相比，早期预防性低温并未改善6个月神经功能结局。该项发现不支持重症TBI的患者使用早期预防性低温。

但本研究的局限性在于，首先相当比例的治疗组患者低温不达标（19%的患者过早撤除低温，而13%的患者从未达到过研究设计的低温温度），因此干预措施有可能不到位；其次，临床医师和患者家属未能对治疗措施做到盲法，因此在方法学上有瑕疵；最后，纳入患者时，主治医师有权根据患者情况决定不使用低温治疗。以上因素均有可能增加研究偏倚，需要在今后的研究中设计避免。

二、Meta分析结果

2008年一项meta分析提示重症TBI后采取预防性低温能够降低死亡率，改善长期神经功能预后，这为临床实践提供了低级别的推荐意见。在该meta分析中，唯一的大型随机试验（392例）显示预防性低温不能获益，不过存在方法学缺陷，包括延迟诱导和低温持续时间较短，以及仅根据时间进行复温而不是根据患者的颅内压。随后提前终止（纳入不足50%）两项试验也发现没有获益。

随后2009年第3版美国重型颅脑损伤诊疗指南进行了一项meta分析，由于没有大型高质量研究证据的加入，得出了类似的结果，因此对治疗性低温进行了Level Ⅲ的推荐，建议在特定情况下谨慎使用。

2017年发表于*Critical Care Medicine*的一项meta分析报道纳入了41项成人TBI患者研究和8项儿童TBI患者研究，汇总分析显示预防性低温能够降低成人TBI患者18%的死亡风险、35%的神经功能缺损。作者发现33～35℃低温、低温时间超过48小时以及缓慢复温（<0.25℃/h）与改善预后关系最强。但儿童TBI患者使用低温的病死率和不良反应发生率在低温组均较高，因此提示成人TBI患者使用低温治疗可能获益，但儿童患者不推荐，同时是否早期使用预防性低温的临床价值还不清楚。

Meta分析对纳入研究对象的均质性要求非常高，研究对象的均质性是保证研究结果反映干预手段疗效的必备条件，这是循证医学最重要的干预原则。但在TBI患者年龄、既往健康状况、本次受伤机制等存在较大异质性，以往meta分析的文献中，只按照GCS评分作为分类标准，纳入标准和干预手段的均质性均不理想。很多GCS评分<8分的患者纳入重症监护治疗范围，而其他患者又多在外科病房治疗；其中有些患者存在颅内高压，有些则不存在颅内高压；有些患者接受过手术，也有些未接受手术治疗。对于没有颅内高压的患者，亚低温治疗本身会产生不良反应，所以预防性亚低温治疗不推荐，那治疗性的亚低温对这部分患者是否有效？目前仍没有明确答案，需要进一步严格设计，患者均质性较佳的临床研究来回答。

三、现有指南意见

由于制定时缺乏足够的证据，美国重型颅脑损伤诊疗指南至今未能对持续亚低温疗法给予明确推荐结论；其他一些指南，也仅将临时的亚低温疗法应用于寒战患者，未推荐持续性使用。2016 年第 4 版美国重型颅脑损伤诊疗指南对预防性亚低温的推荐意见为：Ⅱ B 级推荐。不推荐早期（2.5 小时内）、短期（创伤后 48 小时内）预防性亚低温来改善弥漫性创伤患者的预后。

虽然指南未能作出明确推荐，亚低温治疗的临床和基础研究仍是颅脑创伤领域的一个重要分支，其临床风险和收益并存。亚低温疗效可能与颅脑创伤的类型、所采用的低温方法以及医院的医疗水平密切相关，今后仍需进行更为规范和细化的临床研究，如亚低温和正常体温的对照研究；不同治疗时长的相关研究；局部降温和整体降温方式的对照研究等。亚低温治疗仍有诸多问题尚未解决，提示仍应在有条件的大型创伤重症中心继续开展临床研究，验证并规范预防性亚低温治疗，填补理论和临床实践之间的鸿沟。

（四川大学华西医院　谢筱琪　董　薇　胡　志）

参 考 文 献

[1] Bernard SA, Gray TW, Buist MD, et al. Treatment of comatose survivors of out-of-hospital cardiac arrest with induced hypothermia. N Engl J Med, 2002, 346 (8): 557-563.

[2] Hypothermia after Cardiac Arrest Study Group. Mild therapeutic hypothermia to improve the neurologic outcome after cardiac arrest. N Engl J Med, 2002, 346 (8): 549-556.

[3] van der Worp HB, Sena ES, Donnan GA, et al. Hypothermia in animal models of acute ischaemic stroke: a systematic review and meta-analysis. Brain, 2007, 130 (12): 3063-3074.

[4] Fox JL, Vu EN, Doyle-Waters M, et al. Prophylactic hypothermia for traumatic brain injury: a quantitative systematic review. Cjem, 2010, 12: 355-364.

[5] Yan Y, Tang W, Deng Z, et al. Cerebral oxygen metabolism and neuroelectrophysiology in a clinical study of severe brain injury and mild hypothermia. Journal of Clinical Neuroscience, 2010, 17: 196-200.

[6] Peter JD, Andrews,, Sinclair HL, et al. Hypothermia for Intracranial Hypertension after Traumatic Brain Injury. N Engl J Med, 2016, 373: 2403-2412.

[7] Cooper DJ, Nichol AD, Bailey M, et al. Effect of Early Sustained Prophylactic Hypothermia on Neurologic Outcomes Among Patients with Severe Traumatic Brain Injury: The POLAR Randomized Clinical Trial. Jama, 2018, 320 (21): 2211-2220.

[8] Inoue A, Hifumi T, Kuroda Y, et al. Mild decrease in heart rate during early phase of targeted temperature management following tachycardia on admission is associated with unfavorable neurological outcomes after severe traumatic brain

injury: a post hoc analysis of a multicenter randomized controlled trial. Critical Care, 2018, 22 (1): 352

[9] Peterson K, Carson S, Carney N, et al. Hypothermia Treatment for Traumatic Brain Injury: A Systematic Review and Meta-Analysis. Journal of Neurotrauma, 2008, 25 (1): 62-71.

[10] Crompton EM, Lubomirova I, Cotlarciuc I, et al. Meta-Analysis of Therapeutic Hypothermia for Traumatic Brain Injury in Adult and Pediatric Patients. Critical Care Medicine, 2017, 45 (4): 575-583.

[11] Nancy C, Annette MT, O’Reilly C, et al. Guidelines for the Management of Severe Traumatic Brain Injury, Fourth Edition. Neurosurgery, 2017, 80 (1): 6-15.

[12] 徐珑，刘伟明，刘佰运. 2016 年美国《重型颅脑创伤治疗指南（第四版）》解读. 中华神经外科杂志，2017，33（1）：8-11.

第五节　目标性体温管理：全身性降温与局部脑降温

目标性体温管理（targeted temperature management，TTM）作为重要的脑保护治疗方法，自从 2002 年两项里程碑式的研究发表以来（HACA 研究和 Bernard 研究），已经成为心脏停搏后恢复自主循环患者标准化的治疗措施，并且逐步应用于颅脑创伤、缺血性卒中、动脉瘤性蛛网膜下腔出血患者。然而，近年来的研究并没有一致地肯定 TTM 的脑保护作用（HYPERION 研究、PRINCESS 研究、DEPTH-SOS 研究、POLAR 研究）。究其原因与 TTM 能否高质量地实施有着密切的关系。作为一项复杂的系统性治疗措施，只有实施了高质量的 TTM 才有可能充分发挥其脑保护作用，减少并发症。

高质量的 TTM 受到多种因素的影响。例如合适的患者（院内 *vs.* 院外心脏停搏患者；可除颤 *vs.* 不可除颤心脏停搏患者），TTM 方法选择（全身降温 *vs.* 局部脑降温），TTM 启动时机，TTM 目标体温，TTM 达到目标体温的时间，TTM 稳定维持，TTM 时程，TTM 复温速度，TTM 结束后发热的管理，TTM 期间寒战，镇痛、镇静及肌肉松弛药物的应用，呼吸循环功能管理等。其中，TTM 方法的选择（全身性降温 *vs.* 局部脑降温）对于 TTM 启动时机、TTM 达到目标体温的时间、TTM 稳定维持、TTM 复温速度等有着显著影响。因此，TTM 方法选择对于高质量 TTM 实施有着重要意义。

一、全身性降温

1. 简单全身性降温方法　简单的全身降温方法包括风扇、空调、冰块、冰水、酒精、普通降温毯等。早期的 TTM 常常采用简单的全身性降温方法。虽然简单的全身降温方法在花费、使用便利性等方面具有优势，但是其在加快降温速度、维持稳定的 TTM、缓慢地复温等高质量 TTM 必备要求方面存在明显的缺陷。此外，简单的全身性降温方法容易导致皮肤损伤。HYPERION 研究中 50.8% 对照组患者（正常体温组）采用了简单全身性降温方法，高于试验组患者（37% 低温组患者），导致部分对照组患者在干预期间出现发热，从而影响患者预后。因此，简单的全身性降温方法无法达到高质量 TTM 的要求。

2. 伺服反馈调节功能的降温毯/降温垫　伺服反馈调节功能的降温毯/降温垫是目前TTM常用的降温方法之一。临床上常用的有水循环降温毯（Criticool、Meditherm Ⅱ/Ⅲ、Blanketrol Ⅱ/Ⅲ）和凝胶涂层黏合剂降温垫。此类降温系统通常有较快的降温速度（0.6～1.5℃/h）；通过核心体温持续监测和伺服反馈调节，维持稳定低温的能力（体温变化0.5～1.0℃）以及可控的复温速度（0.29～0.39℃/h）。TTM研究和TTH48研究的二次分析结果表明，与血管内降温方法相比，伺服反馈调节功能的降温毯/降温垫对于院外心脏停搏患者病死率和神经系统预后无明显差异。因此，伺服反馈调节功能的降温毯/降温垫基本满足高质量TTM的要求。

3. 血管内降温方法　血管内降温方法包括冰生理盐水（4℃）静脉快速输注和带循环冰盐水的球囊血管内冷却导管降温。冰生理盐水静脉快速输入的特点是能够快速地降温（2.5～3.5℃/h）。因而，冰生理盐水快速输入常常用于配合其他TTM方法的诱导阶段，不适于TTM的维持阶段。此外，过多的冰生理盐水输入可以引起水负荷过重，导致肺水肿发生。RINSE研究的结果表明，对院外心脏停搏患者，心肺复苏期间给予快速静脉输入大量冰生理盐水（平均1193ml）会降低患者自主循环的恢复率，增加肺水肿发生。TTH48研究的二次分析结果表明冰生理盐水快速静脉输入延迟了心脏停博患者恢复自主循环的时间以及达到目标温度时间。因此，冰生理盐水快速输注的降温方法在高质量TTM实施中的作用需要进一步研究。

血管内导管降温方法是目前TTM常用的降温方法之一。血管内导管降温方法通常用的有带循环冰盐水的球囊血管内冷却导管（Thermogard），在下腔静脉内留置降温导管，由于导管内球囊循环冰盐水，从而通过对流的原理达到降低核心体温的作用。由于具备快速降温、稳定维持低温和控制性复温的特点，与降温毯/降温垫相比，血管内导管降温在TTM诱导期降温速度更快，维持期体温变化更小，被认为更适合用来实施高质量TTM。血管内导管降温也存在明显缺陷，比如留置导管的机械风险、导管相关感染风险。此外，与降温毯/降温垫等体外降温方法相比，血管内降导管温虽然并不能进一步降低心脏停搏患者病死率，但是能改善幸存者神经系统预后。因此，血管内导管降温方法是实施高质量TTM较为理想的方法。

二、局部脑降温

1. 降温头盔　降温头盔通常是由一个小型恒温控制冷却单元和一个推动在头盔内部循环水的泵组成的闭合系统。降温头盔通常应用于新生儿/婴儿。Coolcap研究纳入218例患有脑病的新生儿，低温组新生儿（应用降温头盔，头盔温度维持8～12℃，维持直肠温度34～35℃，持续72小时）的病死率和18个月龄时严重的神经发育障碍，与对照组新生儿相比（维持直肠温度36.8～37.2℃），无明显差异；但是对于中度颅脑损伤新生儿，与对照组相比，低温组的病死率和神经发育障碍明显改善。结果初步证实了降温头盔式局部脑降温在新生儿中的临床应用价值。

降温头盔在成人患者中的应用仅仅进行了初步探索，并且未得到可靠的一致的结论。早期的研究表明降温头盔可以显著降低脑温（应用降温头盔1小时内，皮层下0.8cm处脑温平均下降1.8℃），维持脑温与核心体温的差异（脑温低于核心体温1.6℃），脑温达标时间（低于34℃）显著早于全身性低温（低于36℃）（提前6小时）；但是进一步的研究并没有证实可以达到可靠的脑部低温以及脑温与核心体温梯度。因此，降温头盔在成人患者中的应用仍需进一步研究。

2. 经鼻局部脑降温　经鼻局部脑降温是目前临床上最常用的局部脑降温方法，其原理是利用了鼻腔内鼻甲以及褶皱内高密度静脉血管床和较大弥散面积，并且在解剖上与颈内动脉紧密接触，在鼻腔内留置导管，通过持续喷射雾化了的冷却剂（氧气和全氟己烷的混合物，RhinoChill）、冷空气（vortex tube）或者冷却水，通过对流和传导的方式迅速降低颈内动脉的血温，从而选择性降低脑温。RhinoChill 是目前心脏停搏患者心肺复苏阶段早期启动 TTM 常用方法，作为 TTM 的一种桥接方法，而 vortex tube 和冷却水目前还处于动物研究阶段。

RhinoChill 在心脏停搏患者、脑损伤（包括出血性 / 缺血性卒中、脑创伤）的初步研究表明，RhinoChill 可以使脑温迅速降低（第一小时脑温降低 1.75℃），使脑温更快达到目标温度，同时无器械相关严重并发症。因而，RhinoChill 是一种可行并且安全的降低脑温的方法。

最近的 PRINCESS 研究探讨了应用 RhinoChill 于院外心脏停搏患者心肺复苏期间早期启动 TTM，对于患者预后的影响。研究共纳入 667 例患者，结果表明应用 RhinoChill 早期启动 TTM 并不能显著改善心脏停搏患者 90 天神经系统良好预后（RhinoChill 组 *vs.* 对照组为 16.5% *vs.* 13.5%）。因此，经鼻局部脑降温仍需要进一步研究完善。

3. 高选择性血管内局部脑降温　高选择性血管内局部脑降温方法目前还处于研究中，其原理与血管内导管降温方法类似，但是导管位置通常高选择性放置在颈总动脉，通过输入冰生理盐水降低进入脑内的血温从而选择性降低脑温。由于放置降温导管需要较高的技术要求，潜在的技术风险较大，目前高选择性血管内局部脑降温还处于初步的研究阶段。初步的研究表明对于急性大脑中动脉梗死患者，选择性动脉溶栓后，高选择性血管内局部脑降温（4℃冰盐水，50ml/min，共 500ml），与对照组相比（正常体温组），可显著减少梗死面积，改善 NIHSS 评分。然而，研究纳入的病例数较少（共 26 例患者），同时没有测量脑温和核心体温的变化。因此，高选择性血管内局部脑降温方法仍需要进一步研究。

三、不同 TTM 方法的利弊与未来展望

依据降温的方式不同 TTM 方法可以分为全身性降温和局部脑降温。无论是全身性降温还是局部性脑降温都是依据对流、传导、蒸发和辐射的物理学原理降低患者体温。因为 TTM 的最终目标是通过降低脑温从而达到脑保护作用，所以选择性的局部脑降温理论上更有利于脑温的降低，避免全身性降温导致其他系统的不良反应，比如凝血功能障碍、循环障碍、心律失常、皮肤损伤、感染并发症、电解质和代谢紊乱等。然而，目前局部性脑降温多应用于特定的患者（降温头盔应用于新生儿 / 婴儿）、特定的场景（经鼻局部脑降温应用于心脏停博患者的心肺复苏阶段，作为 TTM 桥接的一种方法，有利于早期启动 TTM）。局部性脑降温的安全性和有效性仍需要进一步研究，以达到高质量 TTM 的要求。

随着技术的不断进步，两种降温方法在 TTM 达到目标体温的时间、TTM 稳定维持、TTM 复温速度、减少不良反应等方面均取得显著的进步。但是目前还缺乏全身性降温方法和局部脑降温方法在心脏停搏、脑创伤等患者中直接比较的研究。因此，临床上降温方法的选择要参考患者、场景、医疗

资源等多种因素，更为重要的是选择符合高质量 TTM 要求的降温方法。

四、结束语

低温的脑保护作用毋庸置疑。目前临床研究中 TTM 遇到的困境与 TTM 能否有效实施有着密切关系。高质量的 TTM 受到多种因素影响，其中 TTM 降温方法的选择至关重要。伺服反馈调节功能的降温毯 / 降温垫、血管内导管降温方法以及经鼻局部脑降温方法是目前比较推荐的，可以达到高质量 TTM 要求的降温方法。

（中国科学技术大学附属第一医院　汤　睿　周　敏）

参 考 文 献

［1］Andrews PJD, Verma V, Healy M, et al. Targeted temperature management in patients with intracerebral haemorrhage, subarachnoid haemorrhage, or acute ischaemic stroke: consensus recommendations. Br J Anaesth, 2018, 121 (4): 768-775.

［2］Madden LK, Hill M, May TL, et al. The Implementation of Targeted Temperature Management: An Evidence-Based Guideline from the Neurocritical Care Society. Neurocrit Care, 2017, 27 (3): 468-487.

［3］Lascarrou JB, Merdji H, LE Gouge A, et al. Targeted Temperature Management for Cardiac Arrest with Nonshockable Rhythm. N Engl J Med, 2019, 381 (24): 2327-2337.

［4］Nordberg P, Taccone FS, Truhlar A, et al. Effect of Trans-Nasal Evaporative Intra-arrest Cooling on Functional Neurologic Outcome in Out-of-Hospital Cardiac Arrest: The PRINCESS Randomized Clinical Trial. JAMA, 2019, 321 (17): 1677-1685.

［5］Neugebauer H, Schneider H, B Sel J, et al. Outcomes of Hypothermia in Addition to Decompressive Hemicraniectomy in Treatment of Malignant Middle Cerebral Artery Stroke: A Randomized Clinical Trial. JAMA Neurol, 2019, 76 (5): 571-579.

［6］Cooper DJ, Nichol AD, Bailey M, et al. Effect of Early Sustained Prophylactic Hypothermia on Neurologic Outcomes Among Patients With Severe Traumatic Brain Injury: The POLAR Randomized Clinical Trial. JAMA, 2018, 320 (21): 2211-2220.

［7］Taccone FS, Picetti E, Vincent JL. High Quality Targeted Temperature Management (TTM) After Cardiac Arrest. Crit Care, 2020, 24 (1): 6.

［8］Glover GW, Thomas RM, Vamvakas G, et al. Intravascular versus surface cooling for targeted temperature management after out-of-hospital cardiac arrest-an analysis of the TTM trial data. Crit Care, 2016, 20 (1): 381.

［9］De Fazio C, Skrifvars MB, S Reide E, et al. Intravascular versus surface cooling for targeted temperature management after out-of-hospital cardiac arrest: an analysis of the TTH48 trial. Crit Care, 2019, 23 (1): 61.

[10] Bernard SA, Smith K, Finn J, et al. Induction of Therapeutic Hypothermia During Out-of-Hospital Cardiac Arrest Using a Rapid Infusion of Cold Saline. Circulation, 2016, 134 (11): 797-805.

[11] Holm A, Kirkegaard H, Taccone F, et al. Cold fluids for induction of targeted temperature management: A sub-study of the TTH48 trial. Resuscitation, 2020, 148: 90-97.

[12] Liao X, Zhou Z, Zhou M, et al. Effects of endovascular and surface cooling on resuscitation in patients with cardiac arrest and a comparison of effectiveness, stability, and safety: a systematic review and meta-analysis. Crit Care, 2020, 24 (1): 27.

[13] Bartlett ES, Valenzuela T, Idris A, et al. Systematic review and meta-analysis of intravascular temperature management vs. surface cooling in comatose patients resuscitated from cardiac arrest. Resuscitation, 2020, 146: 82-95.

[14] Gluckman PD, Wyatt JS, Azzopardi D, et al. Selective head cooling with mild systemic hypothermia after neonatal encephalopathy: multicentre randomised trial. Lancet, 2005, 365 (9460): 663-670.

[15] Wang H, Olivero W, Lanzino G, et al. Rapid and selective cerebral hypothermia achieved using a cooling helmet. J Neurosurg, 2004, 100 (2): 272-277.

[16] Harris OA, Muh CR, Surles MC, et al. Discrete cerebral hypothermia in the management of traumatic brain injury: a randomized controlled trial. J Neurosurg, 2009, 110 (6): 1256-1264.

[17] Fazel Bakhsheshi M, Wang Y, Keenliside L, et al. A new approach to selective brain cooling by a Ranque-Hilsch vortex tube. Intensive Care Med Exp, 2016, 4 (1): 32.

[18] Fazel Bakhsheshi M, Keenliside L, Lee TY. A novel selective cooling system for the brain: feasibility study in rabbits vs piglets. Intensive Care Med Exp, 2018, 6 (1): 45.

[19] De paiva BLC, Bor-Seng-Shu E, Silva E, et al. Inducing Brain Cooling Without Core Temperature Reduction in Pigs Using a Novel Nasopharyngeal Method: An Effectiveness and Safety Study. Neurocrit Care, 2020, 32 (2): 564-574.

[20] Castr NM, Nordberg P, Svensson L, et al. Intra-arrest transnasal evaporative cooling: a randomized, prehospital, multicenter study (PRINCE: Pre-ROSC IntraNasal Cooling Effectiveness). Circulation, 2010, 122 (7): 729-736.

[21] Abou-Chebl A, Sung G, Barbut D, et al. Local brain temperature reduction through intranasal cooling with the RhinoChill device: preliminary safety data in brain-injured patients. Stroke, 2011, 42 (8): 2164-2169.

[22] Islam S, Hampton-Till J, Watson N, et al. Early targeted brain cooling in the cardiac CATHeterisation laboratory following cardiac arrest (COOLCATH). Resuscitation, 2015, 97: 61-67.

[23] Peng X, Wan Y, Liu W, et al. Protective roles of intra-arterial mild hypothermia and arterial thrombolysis in acute cerebral infarction. Springerplus, 2016, 5 (1): 1988.

[24] Choi JH, Pile-Spellman J. Chapter 52 - Selective brain hypothermia//Romanovsky AA. Handbook of Clinical Neurology. Elsevier. 2018: 839-852.

第六节　血脑屏障——脓毒症相关脑损伤的启动靶点

脓毒症相关性脑病（sepsis associated encephalopathy，SAE）是由全身炎症反应引起的大脑功能紊乱，表现为睡眠觉醒周期障碍、意识障碍、轻度认知功能障碍、明显的谵妄，严重者可表现为昏迷，是导致脓毒症患者死亡的危险因素之一。认知、运动和情绪障碍是脓毒症患者三种最常见的长期神经损害。目前的证据还表明，脓毒症后其他神经退行性疾病如脑卒中或阿尔茨海默病的易感性增加。尤其是老年人，可严重影响到他们独立生活的能力。Iwashyna 等发表的一项开创性研究表明，高达 70% 的脓毒症幸存者可能出现持续性的神经损伤。脓毒症期间引起全身炎症反应导致大脑内环境平衡破坏，这似乎是大脑功能紊乱的首要原因。目前认为脑干、杏仁核和海马体是 SAE 脑内损伤的主要部位，但其启动的病理生理学机制仍不完全清楚。

血脑屏障（blood brain barrier，BBB）是脑实质与脑循环之间具有高度选择性、动态性和半渗透性的生物界面。许多研究证实其在急性和慢性脑功能障碍进展中发挥重要的调节作用。其关键机制包括：神经炎症反应、屏障通透性增加、免疫细胞浸润、线粒体功能障碍和组织非特异度碱性磷酸酶的潜在屏障作用。

一、神经炎症和血脑屏障通透性

脓毒症诱发急性脑功能障碍的一个可能触发点是神经炎症的激活，但其发生机制尚不清楚。神经炎症是对中枢神经系统功能紊乱的一种反应，通常见于所有神经系统疾病。目前的文献表明，脓毒症中的神经炎症始于免疫细胞识别外来病原体相关分子模式（pathogen-associated molecular patterns，PAMPs），如脂多糖、鞭毛蛋白、菌毛、肽聚糖、热休克蛋白和 DNA 片段，这些被编码为“危险信号”。对外来 PAMPs 的识别导致了周围炎症因子的释放。炎症介质可通过多种机制进入大脑，包括细胞外扩散、溶质载体蛋白、受体介导的细胞外吞和吸附细胞外吞。许多细胞因子通过受体介导的脑内皮细胞内吞作用进入大脑。例如，在炎症反应中，肿瘤坏死因子 α 上调，主要通过受体介导的内吞作用受体，肿瘤坏死因子受体 1 和肿瘤坏死因子受体 2 增加从血液到大脑实质的内流。起源于外周或中枢神经系统组织的分子可以激活血管内皮细胞和各种白细胞，产生促进其进入大脑的激素。例如，Nishijima 等观察到前列腺素 E_2 增强了血清胰岛素样生长因子 1 在 BBB 中的转运。

细胞因子的产生除了导致许多其他神经系统疾病外，还会导致脓毒症患者的神经功能障碍。细胞因子的浸润增强了内皮细胞和小胶质细胞的活化，最终导致神经元功能的丧失。内皮细胞的活化导致凝血级联、微血栓形成和缺血的活性增强，进而促进 BBB 通透性和白细胞浸润。这个过程会引起神经损伤、细胞凋亡和脑水肿。细胞因子介导的小胶质细胞活化与内皮细胞活化同时发生。虽然正常的小胶质细胞反应是吞噬细胞损伤的神经元细胞和清除碎片，但持续和失调的小胶质细胞激活对中枢神经系统的特定区域是非常有害的。持续的小胶质细胞活化增加了炎症细胞因子和活性氧的产生，从而导致 BBB 通透性增加与神经元损伤和凋亡相互恶化的恶性循环。神经元凋亡和小胶质细胞活化是导致诱导型一氧化氮合酶活性增加和一氧化氮生成的主要机制。由于激活的小胶质细胞产生的一氧化氮水平升高，神经元敏感度增加，神经元凋亡进一步加剧。有趣的是，在脓毒症患者中，一氧化氮合酶水平升高，并且在死亡的脓毒症患者中最高。这种增加的一氧化氮合酶活性也可能是脓毒症中出现心血管衰竭的原因。很可能心血管衰竭亦影响大脑微循环，导致随后的脓毒症相关的大脑功能障碍。

研究表明，脓毒症，特别是革兰阴性菌脓毒症，可上调内皮细胞膜上的小泡蛋白 1。小泡蛋白 1 上调增加了外周免疫细胞渗入脑的量。发生这种情况的机制尚不完全清楚，但新的临床前研究已经揭示了一些可能的理论。Wu 等发现小泡蛋白 1 通过细胞间黏附分子 1（intercellular cell adhesion molecule-1，ICAM-1）介导的信号传导促进 T 细胞向中枢神经系统的运输。小泡蛋白 1 导致酸性鞘磷脂酶与 ICAM-1 相互作用，增加对外周免疫细胞的结合亲和力。一旦被激活，ICAM-1 促进外周免疫细胞渗入大脑。该过程借助于内皮细胞内的 Src 磷酸化和随后的 ICAM-1 构象变化，然后直接诱导跨细胞迁移。BBB 渗透性增强加剧了整个过程。进入大脑后，T 细胞通过释放细胞因子被招募到受损的神经胶质细胞。最近的证据表明白介素 17A 促进这种迁移过程。此外，星形胶质细胞帮助 T 细胞重新穿过渗透的 BBB，并将有关大脑状态的信息传递给身体其他部位。据推测，外周免疫细胞也会释放细胞因子，这些细胞因子在离开大脑时会维持 BBB 的渗漏。小胶质细胞和外周免疫细胞之间的这种交互作用何时发生以及持续多久仍有待阐明。然而，反馈回路已经在非自主神经元死亡中实施。最易感的大脑区域是黑质 - 纹状体通路和海马。未来的研究有必要进一步阐述大脑 / 免疫通路网络系统，特别是外周免疫细胞在离开大脑后最终存在的位置。总的来说，这些机制表明脓毒症通过复杂和多因素机制影响 BBB。

二、线粒体功能障碍

线粒体功能障碍是脓毒症的常见后果。大量的研究表明，氧化应激是导致这一现象的一个因素。线粒体功能异常在脓毒症后的行为、心理和认知功能障碍的发展中起着重要作用。在细胞水平上，活性氮如 NO，和活性氧如过氧亚硝酸盐，抑制电子传递链的复合物Ⅰ和Ⅳ等，导致线粒体利用氧障碍。此外，一些活性氧 / 活性氮增强内质网和线粒体膜的通透性，允许钙和促凋亡蛋白渗漏到细胞质中。

当研究氧化损伤导致线粒体功能障碍的时机时，感染的过程、活性氧 / 活性氮的类型和数量，以及氧化应激发生的大脑区域是很重要的。最近对大鼠的研究分别使用硫代巴比土酸和蛋白质羰基作为脂质和蛋白质氧化的标记，表明盲肠结扎穿孔术后 6 小时，脂质过氧化广泛分布在海马、小脑和皮层，且是一致的，而由于蛋白质氧化损伤主要局限于海马体。研究人员还证实伴随着抗氧化酶超氧化物歧化酶（SOD）和过氧化氢酶（CAT）的失衡，在脓毒症后的前 6 小时，SOD 活性增加，而在 12～96 小时，SOD 和 CAT 活性水平均低于受假性损伤的小鼠。综上所述，这些发现表明，脓毒症中枢神经系统的氧化损伤发生的时间比预期的要早得多。在此基础上，Barichello 等使用 N- 乙酰半胱氨酸（NAC）和去氧氧胺（DFX）抗氧化剂作为雄性大鼠盲肠结扎穿孔术后 6 小时的治疗干预，结果发现，联合使用 NAC 和 DFX 可以减少海马氧化性损伤，但单独使用时则不能。这些结果进一步强调了所有中枢神经系统抗氧化系统的重要性，并表明需要多个靶点才能获得显著的脓毒症治疗效果。

总体而言，脓毒症中的全身免疫应答加速了活性氧 / 活性氮水平的上升，这反过来促进了脑血管和脑实质中的脂质过氧化。来自外周的持续攻击促进了大脑和外周之间活性氧 / 活性氮生成的恶性循环。由于活性氧 / 活性氮的产生超过了抗氧化系统的能力，最终结果表现为神经炎症、缺血和 BBB 通透性增加。最重要的是，该恶性循环促进氧化代谢受损，在脓毒症持续期间持续存在并且可能在恢复后仍然持续存在。因此，恢复后活性氧 / 活性氮的持续产生是另一种导致脓毒症后长期神经损伤的机制。

三、组织非特异度碱性磷酸酶在血脑屏障中的推定作用

鉴定未发现的膜蛋白可能是更好地了解 BBB 在脓毒症中的具体屏障功能的关键。反过来，这些可能提供新的治疗靶点。一种潜在主要定位于脑内皮细胞表面的治疗靶点是碱性磷酸酶（AP）的非特异度亚型。AP 已被证明在炎症调节中起着不可或缺的作用，它可以作为一种可溶性形式存在于外周循环中，也可以作为一种膜结合形式存在于脑内皮细胞中，以及在外周的许多其他细胞类型中。AP 在人体内有 4 种亚型，分别由 4 个基因编码：肠道碱性磷酸酶（IAP；*ALPI*）、胎盘碱性磷酸酶（PLAP；*ALPP*）、生发碱性磷酸酶（GCAP；*ALPPL2*）和组织非特异度碱性磷酸酶（TNAP；*ALP*）。TNAP 也被称为骨 / 肝 / 肾 AP，是人类和啮齿动物中最丰富的 AP 亚型。TNAP 是唯一一种在人脑中检测到的 AP 同工酶，虽然在神经元中也检测到 TNAP 的存在，但长期以来一直被用作脑内皮细胞的标记物。

TNAP 在脑内皮细胞和 BBB 中的作用机制尚不清楚；然而，多个物种的大量研究结果表明，TNAP 在 BBB 中特定种类化合物的转运中起着重要作用。脑内皮细胞 TNAP 蛋白也可能有助于促进 BBB 和其他细胞类型之间的分子交流；此外，一些分子，包括环腺苷单磷酸和白介素 6，已经被证明可以调节 TNAP 的表达。Deracinois 等发现 TNAP 在脑内皮细胞中表达增加，而使用非特异度 AP 抑制剂左旋咪唑抑制 AP 活性，可增加脑内皮细胞通透性。推测 TNAP 对多种 BBB 内皮蛋白的调节磷酸酶活性可能在维持 BBB 完整性方面发挥重要作用，从而减轻感染性脑病或长期脑功能障碍。

脓毒症的异质性表现及其病因与临床预后密切相关。慢性神经功能损害越来越常见，但人们对其临床预后知之甚少。为改善预后，了解脓毒症期间保持 BBB 完整性的决定因素对脓毒症的诊断和治疗方案的实施至关重要。重要的是，脓毒症幸存者的长期预后与 BBB 通透性和功能的暂时性及永久性改变有关。因此，应将 BBB 纳入所有脓毒症患者的短期和长期治疗策略的一部分。开发降低 BBB 功能障碍和促进正常 BBB 功能的疗法，将改善死亡率，抑制神经炎症，并改善脓毒症幸存者的神经预后。

（青岛大学附属医院　方　巍）

参 考 文 献

［1］ Sonneville R, Verdonk F, Rauturier C, et al. Understanding brain dysfunction in sepsis. Annals of Intensive Care, 2013, 3 (1): 15.

［2］ Feng Q, Ai YH, Gong H, et al. Characterization of Sepsis and Sepsis-Associated Encephalopathy. Journal of Intensive Care Medicine, 2017: 885066617719750.

［3］ Widmann CN, Heneka MT. Long-term cerebral consequences of sepsis. The Lancet Neurology, 2014, 13 (6): 630-636.

［4］ Mazeraud A, Pascal Q, Verdonk F, et al. Neuroanatomy and Physiology of Brain Dysfunction in Sepsis. Clinics in Chest

Medicine, 2016, 37 (2): 333-345.

[5] Salluh JI, Wang H, Schneider EB, et al. Outcome of delirium in critically ill patients: systematic review and meta-analysis. Bmj, 2015, 350: h2538.

[6] Tauber SC, Eiffert H, Bruck W, et al. Septic encephalopathy and septic encephalitis. Expert Review of Anti-Infective Therapy, 2017, 15 (2): 121-132.

[7] Towner RA, Saunders D, Smith N, et al. Assessing long-term neuroinflammatory responses to encephalopathy using MRI approaches in a rat endotoxemia model. GeroScience, 2018, 40 (1): 49-60.

[8] Shindo A, Suzuki K, Iwashita Y, et al. Sepsis-Associated Encephalopathy with Multiple Microbleeds in Cerebral White Matter. The American Journal of Medicine, 2018, 131 (7): e297-e298.

[9] Mayhan WG. Effect of lipopolysaccharide on the permeability and reactivity of the cerebral microcirculation: role of inducible nitric oxide synthase. Brain Research, 1998, 792 (2): 353-357.

[10] Nwafor DC, Brichacek AL, Mohammad AS, et al. Targeting the Blood-Brain Barrier to Prevent Sepsis-Associated Cognitive Impairment. Journal of Central Nervous System Disease, 2019, 11: 1179573519840652.

[11] Erickson MA, Banks WA. Neuroimmune Axes of the Blood-Brain Barriers and Blood-Brain Interfaces: Bases for Physiological Regulation, Disease States, and Pharmacological Interventions. Pharmacological Reviews, 2018, 70 (2): 278-314.

[12] Wang F, Liu J, Weng T, et al. The Inflammation Induced by Lipopolysaccharide can be Mitigated by Short-chain Fatty Acid, Butyrate, through Upregulation of IL-10 in Septic Shock. Scandinavian Journal of Immunology, 2017, 85 (4): 258-263.

[13] Michels M, Danielski LG, Dal-Pizzol F, et al. Neuroinflammation: microglial activation during sepsis. Current Neurovascular Research, 2014, 11 (3): 262-270.

[14] Azevedo LC. Mitochondrial dysfunction during sepsis. Endocrine, Metabolic & Immune Disorders Drug Targets, 2010, 10 (3): 214-223.

[15] Brookes PS, Bolanos JP, Heales SJ. The assumption that nitric oxide inhibits mitochondrial ATP synthesis is correct. FEBS Letters, 1999, 446 (2-3): 261-263.

[16] d'Avila JC, Santiago AP, Amancio RT, et al. Sepsis induces brain mitochondrial dysfunction. Critical Care Medicine, 2008, 36 (6): 1925-1932.

[17] Deng S, Ai Y, Gong H, Feng Q, et al. Mitochondrial dynamics and protective effects of a mitochondrial division inhibitor, Mdivi-1, in lipopolysaccharide-induced brain damage. Biochemical and Biophysical Research Communications, 2018, 496 (3): 865-871.

[18] Molnar L, Fulesdi B, Nemeth N, et al. Sepsis-associated encephalopathy: A review of literature. Neurology India, 2018, 66 (2): 352-361.

[19] Oddo M, Taccone FS. How to monitor the brain in septic patients? Minerva Anestesiologica, 2015, 81 (7): 776-788.

[20] Hosokawa K, Gaspard N, Su F, et al. Clinical neurophysiological assessment of sepsis-associated brain dysfunction: a systematic review. Critical Care, 2014, 18 (6): 674.

[21] Reade MC, Eastwood GM, Peck L, et al. Routine use of the Confusion Assessment Method for the Intensive Care Unit

(CAM-ICU) by bedside nurses may underdiagnose delirium. Critical Care and Resuscitation : Journal of the Australasian Academy of Critical Care Medicine, 2011, 13 (4): 217-224.

[22] Devlin JW, Skrobik Y, Gelinas C, et al. Clinical Practice Guidelines for the Prevention and Management of Pain, Agitation/Sedation, Delirium, Immobility, and Sleep Disruption in Adult Patients in the ICU. Critical Care Medicine, 2018, 46 (9): e825-e873.

[23] Vincent JL, Privalle CT, Singer M, et al. Multicenter, randomized, placebo-controlled phase III study of pyridoxalated hemoglobin polyoxyethylene in distributive shock (PHOENIX). Critical Care Medicine, 2015, 43 (1): 57-64.

[24] Rice TW, Wheeler AP, Bernard GR, et al. A randomized, double-blind, placebo-controlled trial of TAK-242 for the treatment of severe sepsis. Critical Care Medicine, 2010, 38 (8): 1685-1694.

[25] Lopez A, Lorente JA, Steingrub J, et al. Multiple-center, randomized, placebo-controlled, double-blind study of the nitric oxide synthase inhibitor 546C88: effect on survival in patients with septic shock. Critical Care Medicine, 2004, 32 (1): 21-30.

[26] Albertson TE, Panacek EA, MacArthur RD, et al. Multicenter evaluation of a human monoclonal antibody to Enterobacteriaceae common antigen in patients with Gram-negative sepsis. Critical Care Medicine, 2003, 31 (2): 419-427.

[27] Root RK, Lodato RF, Patrick W, et al. Multicenter, double-blind, placebo-controlled study of the use of filgrastim in patients hospitalized with pneumonia and severe sepsis. Critical Care Medicine, 2003, 31 (2): 367-373.

[28] Angus DC, Birmingham MC, Balk RA, et al. E5 murine monoclonal antiendotoxin antibody in gram-negative sepsis: a randomized controlled trial. E5 Study Investigators. Jama, 2000, 283 (13): 1723-1730.

[29] Andonegui G, Zelinski EL, Schubert CL, et al. Targeting inflammatory monocytes in sepsis-associated encephalopathy and long-term cognitive impairment. JCI insight, 2018, 3 (9).

[30] Catarina AV, Luft C, Greggio S, et al. Fructose-1, 6-bisphosphate preserves glucose metabolism integrity and reduces reactive oxygen species in the brain during experimental sepsis. Brain research, 2018, 1698: 54-61.

[31] Ji MH, Xia DG, Zhu LY, et al. Short- and Long-Term Protective Effects of Melatonin in a Mouse Model of Sepsis-Associated Encephalopathy. Inflammation, 2018, 41 (2): 515-529.

[32] Li S, Lv J, Li J, et al. Intestinal microbiota impact sepsis associated encephalopathy via the vagus nerve. Neuroscience Letters 2018, 662: 98-104.

[33] Kuperberg SJ, Wadgaonkar R. Sepsis-Associated Encephalopathy: The Blood-Brain Barrier and the Sphingolipid Rheostat. Frontiers in Immunology, 2017, 8: 597.

[34] Hoshino K, Hayakawa M, Morimoto Y. Minocycline Prevents the Impairment of Hippocampal Long-Term Potentiation in the Septic Mouse. Shock, 2017, 48 (2): 209-214.

第七节　脓毒症相关脑损伤的诊断：困惑与思考

近年来，随着对脓毒症的认识的深入，脓毒症相关脏器损伤的防治逐渐成为临床工作中的重点之一。脓毒症相关脑损伤增加脓毒症患者死亡率，损伤患者远期神经系统功能，导致患者远期预后差、生活质量下降，因此受到越来越多的临床医师的重视。然而脓毒症相关脑损伤是一个宽泛的定义，脑损伤涉及内容包括结构、代谢和功能等多个层面，因此也导致其缺乏公认的早期诊断方法。尽管近年来一些学者的研究从生物标志物、脑电图和颅脑超声影像学等方面为脓毒症相关性脑损伤早期诊断提供了一些的依据，但目前脓毒症相关性脑损伤的诊断上仍存在一定的困惑，本文将就此作一综述。

一、脓毒症相关脑损伤定义

遗憾的是，迄今为止脓毒症相关脑损伤仍缺乏一个统一的名称，目前临床上使用的名称包括脓毒症相关脑损伤（sepsis-associated brain injury，SABI）、脓毒症相关性脑病（sepsis-associated encephalopathy，SAE）、脓毒性脑病（septic encephalopathy，SE）、脓毒症相关性谵妄（sepsis-associated delirium，SAD）、脓毒症所致脑功能障碍（sepsis-induced brain dysfunction，SIBD）、脓毒症后认知减退等。其中脓毒症相关脑病是比较常用的名称，而脓毒症相关性谵妄是根据美国《精神障碍诊断与统计手册》第 4 版（DSM- Ⅳ）和第 10 版国际疾病分类（ICD-10），以“谵妄”取代“脑病”用于疾病分类诊断的名称。为了避免混淆，本文后续采用脓毒症相关性脑病（sepsis-associated encephalopathy，SAE）这一名称。

尽管名称各异，但目前学界对 SAE 比较统一的描述为：SAE 是一种常见的脓毒症中枢系统并发症，其发生并非是由中枢神经系统直接感染导致，而是由脓毒症全身炎症反应引起的弥散性脑功能障碍。临床表现以意识改变为主要特征，可有谵妄、昏迷、癫痫发作或局灶性神经系统体征。

SAE 主要表现为与脓毒症伴随的急性期脑损伤表现，然而临床研究还发现，众多脓毒症存活患者出院后也出现长期神经系统后遗症，尤其是以认知功能显著下降的症状为突出表现，由此可见 SAE 也存在不容忽视的慢性期表现。而且 SAE 急性期表现和慢性期表现密切相关，研究表明脓毒症患者早期出现谵妄是其出院后发生认知功能障碍的独立危险因素。

然而由于上述对 SAE 的描述比较模糊和宽泛，其临床表现没有特异度，并且脓毒症治疗过程中的医疗干预措施如抗生素和镇静药物等药物的使用、机械通气等也可能引起患者上述临床表现，导致不同临床医师对 SAE 的定义并不相同。因此目前仍亟须对 SAE 进行统一而规范的定义，在此定义中，不但需要对众多名称进行统一，还需要准确描述 SAE 病理生理改变，并将诊断标准、鉴别诊断标准进行统一。但由于目前 SAE 的机制并未清晰地阐明，因此目前乃至将来一段时间内对 SAE 进行准确而统一的定义仍存在困难。

二、脓毒症相关性脑病的诊断进展

正是由于 SAE 的定义尚未确定，由此带来的诊断标准不统一，因此临床报道 SAE 发病率差异非常大，为 9%～71%，提示 SAE 诊断可能存在漏诊的情况，由此对患者的诊治可能带来不利影响，同时也会导致临床医师对 SAE 的诊断存在非常大的困惑。在上述背景下，目前存在非常大的困难对 SAE 进行早期诊断，目前国内外学者也不断进行深入的研究，试图从结构、代谢和功能如颅脑超声、磁共振、生物标志物、脑电图等多方面，为 SAE 的早期诊断提供有力的证据。

1. 脓毒症相关性脑病的临床表现　尽管 SAE 没有特异度临床表现，但早期发现和识别脓毒症患者精神状态及意识水平的改变有助于对 SAE 的早期诊断和救治，改善患者预后。

对 ICU 的脓毒症患者而言，谵妄是脓毒症患者脑功能病理改变的主要症状之一，临床表现为睡眠 - 觉醒周期紊乱或幻觉、躁动等常见的谵妄症状。需要注意的是，患者可能还表现为缄默型谵妄，即以昏睡和注意力不集中为主要特征，伴随反应能力下降、退缩和冷漠。缄默型谵妄症状不易被察觉，常被漏诊，往往预后更差，应引起重视。临床常用的谵妄评估工具为 ICU 患者意识模糊评估法（the Confusion Assessment Method for the ICU，CAM-ICU）或重症监护谵妄筛查量表（the Intensive Care Delirium Screening Checklist，ICDSC），目前建议常规使用 CAM-ICU 或 ICDSC 作为评估工具对脓毒症患者进行谵妄评估以期早期发现 SAE。此外，镇静药物的使用可能会混淆谵妄的诊断，例如深度镇静（RASS 镇静程度评分≤-3 分）的患者由于无法与医护人员进行有效的交流和配合而无法完成评估。由于在镇静状态下，神经系统反应不受镇静药物剂量影响，因此建议每日对患者进行神经评估包括觉醒水平、脑干功能和运动反应等评估，可通过格拉斯哥昏迷量表（GCS）或全面无反应性量表（FOUR）进行。患者脑干反射、瞳孔反射缺失和异常运动反应往往提示患者发生精神状态改变的风险很高。

在 SAE 临床表现中，谵妄发生率最高，可达 49%，其他临床表现按发生率高低依次为昏迷（46%）、局灶性神经功能障碍（18%）和癫痫发作（10%）。神经内分泌功能异常及自主神经功能异常亦是 SAE 常见临床表现。另外，SAE 也存在慢性期临床表现，研究提示高达 70% 的脓毒症存活者出院时伴有神经认知障碍，甚至 1～4 年后患者还可能出现躯体、感觉和认知功能问题。而且高达 70% 重病患者可合并出现重症相关性肌病。

2. 脓毒症相关性脑病的影像学发现　与其他神经系统疾病不同，SAE 患者神经功能障碍与神经解剖学异常的关系尚未明确。现有研究不支持常规 CT 检查用于 SAE 的诊断，因为患者在其精神状态变化时脑部影像改变并不明显。但 CT 可以作为局灶性神经功能缺损或意识变化原因不明患者的初始诊断工具，特别是用于除外导致的脑功能障碍的其他原因例如脑出血等疾病的鉴别诊断。

与 CT 相比，磁共振在诊断 SAE 上具有一定优势，但 SAE 的磁共振表现也不特异，如对出现局灶性神经功能缺损、癫痫、昏迷或谵妄的患者进行脑磁共振检查发现，仍有 52% 患者磁共振结果正常，SAE 急性期脑损伤的表现可包括缺血性病变、弥漫性白质脑病、严重的血管源性水肿、后部可逆性脑病综合征以及脑萎缩等，也可见胼胝体、深部白质及核团受累。在磁共振的磁敏感加权成像可观察到 SAE 诱发的脑白质内多个微出血，而这种微出血可能预示着预后存在严重的认知功能障。通常认为 SAE 发生与血脑屏障（blood-brain barrier，BBB）破坏有关，但动物实验显示在 BBB 没有破裂的情况下，磁共振仍然异常，即有脑白质水扩散各向异性增强和胶质细胞形态改变。磁共振可以敏感地检测出 SAE 患者脑容量变化，研究表明磁共振发现特定深部灰质区域的体积减少是患者预后不良的指标。

三、脓毒症相关性脑病的生物标志物指标研究进展

生物标记物可作为反映脓毒症脑功能障碍或损害的定量指标，这些标志物包括了神经损伤、神

经代谢以及炎症反应等多方面标志物，但由于 SAE 的病理生理机制并未完全阐明，因此尚不明确这些生物标记物与 SAE 的直接相关，因此目前仍缺乏公认的反映 SAE 患者认知功能障碍的诊断生物标志物。目前研究较多的生物标记物包括：神经元特异度烯醇化酶（neuron-specific enolase，NSE）、中枢神经特异蛋白（S100β）、钙结合蛋白 A8（S100A8）、神经丝（Nf）、血清 tau 蛋白、4- 羟基苯乙酸等。

研究表明 S100β 和 NSE 可用于 SAE 的诊断及预后的判断，NSE 是参与细胞质糖酵解途径的一种烯醇化酶，其在血中水平升高反映神经元受损。S100β 是一种钙离子结合蛋白，主要存在于脑的星形胶质细胞，在脑组织受损和血脑屏障破坏时，血清中的 S100β 升高。S100β 的升高表明有神经胶质细胞损伤和 BBB 功能异常，且与脓毒症的严重程度有关。与 NSE 和 GCS 评分相比，S100β 水平更能反映脓毒症严重程度和大脑损伤类型，而且与 NSE 相比血清 S100β 对 SAE 的诊断及预后的预测价值更优。但由于 NSE 和 S100β 的敏感度和特异度较差，在临床上的应用仅限于用于 SAE 的辅助诊断。最新发现 S100A8 可能是更好地诊断 SAE 和预测预后的生物标志物。此外，有研究通过与 NSE 和 S100β 蛋白比较，分析 N 末端 C 型钠尿肽（NT-proCNP）作为 SAE 生物标志物的价值，结果发现脓毒症早期血浆 NT-proCNP 的峰值浓度可能有助于预测 SAE 的发生，而且与脑脊液（cerebral spinal fluid，CSF）相比，NT-proCNP 在血浆中的水平可更好地提示 SAE 患者存在神经功能损害。CSF 和血浆中的神经丝的轻链和重链是神经轴突损伤的生物标记物。研究发现，神经丝水平升高提示 SAE 脑功能 / 认知预后较差，神经丝水平与脓毒症发病时间的关系可能具有较高的预后评估价值。有学者亦发现严重脓毒症患者血清 tau 蛋白水平与 SAE 的发生密切相关，血清 tau 蛋白的临界值为 75.92pg/ml 时，预测严重脓毒症患者 28 天死亡率的敏感度为 81.1%，特异度为 86.1%。血清 tau 蛋白水平可用于脓毒症患者预后不良的预测。此外，组织和细胞代谢紊乱可能是 SAE 的病理生理机制，对血浆 63 种代谢产物检测 SAE 代谢变化也发现 4- 羟基苯乙酸的浓度与脓毒症患者意识障碍的严重程度相关，4- 羟基苯乙酸可能是 SAE 的一个潜在的生物标志物，并有助于预测患者的预后。

四、脓毒症相关性脑病的脑自动调节功能受损和脑灌注失调

脑自动调节功能（cerebral auto regulation，CAR）受损和脑灌注失调（无论是高灌注还是低灌注）均可能导致神经元损伤从而引起 SAE 发生，是 SAE 发病率和死亡率高的重要原因。近年来经颅多普勒超声（transcranial doppler，TCD）、组织脑氧饱和度指数（COx）和脑平均血流指数（Mxa）等使早期发现 SAE 成为可能。

TCD 可以床旁无创、连续、实时地监测脑血流灌注状态，因此尤其适用于重症患者，国内学者的研究也提示 SAE 的发病与脓毒症患者的脑灌注不足相关，TCD 有助于 SAE 的早期诊断。TCD 可实时显示脑血流变化，其监测的指标可用于 SAE 的预警，如对大脑中动脉的 TCD 监测显示，搏动指数（pulsatility index，PI）＞1.3 是谵妄发生的预警信号，而且仅在脓毒症最初 24 小时内 PI 的变化与 SAE 相关，提示 PI 是 SAE 预测的早期敏感指标。在新生儿脓毒症患者的研究发现，脑血流指标可以作为 SAE 的预测因子，SAE 患者大脑前动脉和大脑中动脉收缩期峰值速度、舒张末期速度和阻力指数（resistance index，RI）均较无 SAE 患者高，大脑前动脉 RI≤0.61 是 SAE 的最佳预测因子。

近红外光谱（NIRS）衍生的局部脑血氧饱和度可以识别脓毒症患者最佳血压范围，计算局部脑

氧饱和度和平均动脉压（mean arterial pressure，MAP）之间的时间相关性则可获得脑氧饱和度指数（COx），COx 可作为反映脑自动调节的指标，COx 越低反映脑自动调节功能越好。研究发现，脓毒症中以 COx 为基础的自我调节紊乱与更严重的神经系统紊乱（GCS 评分<13）相关，也与脓毒症严重程度相关。提示大脑的自我调节功能与脑病的严重程度有关。使用床边自动调节监测的个体化血压目标可能比当前实践更好地保存 SAE 患者的脑灌注。

用 2MHz 探头对大脑中动脉进行 TCD 检查，同时记录大脑中动脉血流速度（FV）和动脉血压（ABP）信号，用 MATLAB 计算 ABP 与 FV 的 Pearson 相关系数即可获得平均血流指数（Mxa），Mxa >0.3 时被定义为 CAR 受损。研究结果显示半数脓毒症患者 CAR 改变，CAR 受损是 SAE 的独立预测因子。

五、脓毒症相关性脑病的电生理监测

脑电图可非常敏感地反映出脑功能变化，因此可作为诊断 SAE 非常敏感的筛查工具，而且脑电图异常可先于临床表现出现。但约 50% 非 SAE 患者均可出现脑电图改变，因此脑电图诊断 SAE 的特异度较低。SAE 患者的脑电图多表现为弥散性可逆性慢波，Young 等将 SAE 的脑电图表现分为 4 级，依次为过多 θ 波、显著的 δ 波、三相波、抑制或暴发性抑制波高。在轻至中度 SAE 时，脑电图主要表现为 α 的节律变缓，可伴 θ 波出现，提示有皮质功能的障碍；在重度 SAE 时，α 的节律减慢更加显著，并出现 δ 波、三相波，甚至有抑制波或暴发性抑制波，提示有基底神经节和间脑功能的障碍。SAE 的脑电图表现谱与脑病的临床严重程度相近，脑电图级别越高，病情越严重，病死率越。

体感诱发电位（somatosensory evoked potentials，SEPS）不受持续镇静的影响，有助于 SAE 诊断，SAE 患者 SEPS 皮质和皮质下途径波幅衰减、峰潜伏期延长，其程度与 SAE 严重性有关。研究显示 SAE 中体感诱发电位 N20～N70 峰间潜伏期随脑病严重程度的增加而延长。

近年来，基于脑电图开发的新的监测工具或软件如双频脑电指数（BIS）、量化脑电图（qEEG）等已经广泛用于重症神经患者的监测评估中，这些监测方式具有准确、简便易懂、受镇静镇痛药物的干扰少等优势，已经显示出很好的应用价值和良好的前景，但目前这些监测手段在 SAE 方面的研究尚少，未来仍需要更多的临床证据支持。

六、脓毒症相关性脑病早期诊断的思考与展望

如前所述，SAE 的临床表现、影像学特点、生物标记物、CAR 和脑灌注的病理生理改变以及脑电图等脑功能学检查等均缺乏特异度，导致 SAE 缺乏高度特异的诊断标准，因此早期识别并诊断 SAE 非常困难。目前 SAE 的诊断是排除式诊断，即首先应排除可引起脑功能障碍的其他疾病或原因，如颅内原发器质性病变，肝性、肾性、肺性、心源性及其他原因引起的脑病，以及代谢性疾病、中毒及药源性等原因引起的脑功能障碍。

但基于 SAE 可直接导致脓毒症死亡率增加、患者远期神经损伤及生活质量下降等严重危害，临床医师应高度重视 SAE 早期识别与诊断的重要性，避免漏诊，因此所有脓毒症患者出现不明原因急

性精神状态或意识水平发生变化时，均应怀疑是否发生 SAE，同时应注意对 SAE 高危人群进行筛查，如高龄患者、住院期间 GCS 评分较低、医院感染持续时间较长等。

尽管在诊断 SAE 时常常面临困惑，但临床医师诊断 SAE 时需要遵循下列诊断原则：①患者出现谵妄等精神行为改变的脑病表现；②出现急性期脑病表现患者已经明确诊断为脓毒症，或者出现认知下降等慢性期表现的患者既往有明确诊断为脓毒症的病史；③对患者进一步的神经学检查，除外神经系统的原发病、其他脏器原发损伤导致的脑病以及医疗干预措施导致的脑病等，可通过包括临床表现、影像学特点、生物标记物、脑自动调节功能以及脑电图等多种检查进行诊断和鉴别。

遵循上述诊断原则有助于规范 SAE 的诊断，然而，临床医师对遵循该诊断原则的具体措施仍然存在困惑。下述问题仍然需要解决：① SAE 的具体临床表现是哪些？②急性期表现和慢性期表现的具体时间界定如何确定？③如何评价临床表现、影像学特点、生物标记物、CAR 以及脑电图等多种检查的敏感度与特异度？各种指标的权重如何评价？能否以量表或评分形式进行评估？④能否有可遵循的除外诊断流程？如要解决上述问题，学界仍非常有必要进行统一认识，就 SAE 的早期诊断提出相应诊断标准。而目前正在进行和未来的研究也需要针对上述问题寻找解决方案。

现代医学模式的不断发展将有助于实现 SAE 的早期诊断。重症神经多模态脑监测是目前具有良好应用前景的监测手段，多模态监测主要包括临床评估、颅内压监测、脑血流和脑代谢评估、自动调节功能评估等多种监测方法，并在此基础之上对监测信息进行整合，对患者脑病理生理状态进行连续动态而全面的评估。尽管目前选择哪些指标组成多模态神经监测也尚无定论，但研究结果提示，急性脑损伤患者多模态神经监测比单一监测模式更准确，对继发损伤和并发症的监测更及时，更有利实现重症神经患者个体化治。但目前针对 SAE 的多模态监测临床研究还较少，相信并期待未来更多的大型研究将有助于对 SAE 诊断指标进行优化、组合，做到 SAE 诊断的精准化和早期化。

（重庆医科大学附属第一医院　刘景伦）

参考文献

[1] 冯清，吴龙，艾宇航，等．神经元特异度烯醇化酶、中枢神经特异蛋白与白细胞介素 -6 在脓毒症相关性脑病中的诊断价值．中华内科杂志，2017，56（10）：747-751.

[2] Pierrakos C, Attou R, Decorte L, et al. Cerebral perfusion alterations and cognitive decline in critically ill sepsis survivors. Acta Clin Belg, 2017, 72 (1): 39-44.

[3] 中华医学会重症医学分会．中国成人 ICU 镇痛和镇静治疗指南．中华重症医学电子杂志（网络版），2018，4（2）：90-113.

[4] Sharshar T, Porcher R, Siami S, et al. Brainstem responses can predict death and delirium in sedated patients in intensive care unit. Crit Care Med, 2011, 39 (8): 1960-1967.

[5] Polito A, Eischwald F, Maho AL, et al. Pattern of brain injury in the acute setting of human septic shock. Crit Care, 2013, 17 (5): R204.

[6] Widmann CN, Heneka MT. Long-term cerebral consequences of sepsis. Lancet Neurol, 2014, 13 (6): 630-636.

[7] Annane D, Sharshar T. Cognitive decline after sepsis. Lancet Respir Med, 2015, 3 (1): 61-69.

[8] Garner O, Ramirez A, Iardino A, et al. A case of posterior reversible encephalopathy syndrome associated with sepsis. BMJ Case Rep, 2018, 2018.

[9] Shindo A, Suzuki K, Iwashita Y, et al. Sepsis-Associated Encephalopathy with Multiple Microbleeds in Cerebral White Matter. Am J Med, 2018, 131 (7): e297-e298.

[10] Griton M, Dhaya I, Nicolas R, et al. Experimental sepsis-associated encephalopathy is accompanied by altered cerebral blood perfusion and water diffusion and related to changes in cyclooxygenase-2 expression and glial cell morphology but not to blood-brain barrier breakdown. Brain Behav Immun, 2020, 83: 200-213.

[11] Orhun G, AUID- Oho, Tuzun E, et al. Brain Volume Changes in Patients with Acute Brain Dysfunction Due to Sepsis. LID - 10. 1007/s12028-019-00759-8 [doi]. Neurocrit Care. 2019.

[12] Yao B, Zhang LN, Ai YH, et al. Serum S100β is a better biomarker than neuron-specific enolase for sepsis-associated encephalopathy and determining its prognosis: a prospective and observational study. Neurochem Res, 2014, 39 (7): 1263-1269.

[13] Zhang LN, Wang XH, Wu L, et al. Diagnostic and Predictive Levels of Calcium-binding Protein A8 and Tumor Necrosis Factor Receptor-associated Factor 6 in Sepsis-associated Encephalopathy: A Prospective Observational Study. Chin Med J (Engl), 2016, 129 (14): 1674-1681.

[14] Hamasaki MY, Severino P, Puga RD, et al. Short-Term Effects of Sepsis and the Impact of Aging on the Transcriptional Profile of Different Brain Regions. Inflammation, 2019, 42 (3): 1023-1031.

[15] Denstaedt SJ, Spencer-Segal JL, Newstead MW, et al. S100A8/A9 Drives Neuroinflammatory Priming and Protects against Anxiety-like Behavior after Sepsis. J Immunol, 2018, 200 (9): 3188-3200.

[16] Ehler J, Saller T, Wittstock M, et al. Diagnostic value of NT-proCNP compared to NSE and S100B in cerebrospinal fluid and plasma of patients with sepsis-associated encephalopathy. Neurosci Lett, 2019, 692: 167-173.

[17] Ehler J, Petzold A. The prognostic value of neurofilament levels in patients with sepsis-associated encephalopathy - A prospective, pilot observational study. PLoS One, 2019, 14 (1): e0211184.

[18] Ehler J, Barrett LK. Translational evidence for two distinct patterns of neuroaxonal injury in sepsis: a longitudinal, prospective translational study. Crit Care, 2017, 21 (1): 262.

[19] Zhao T, Xia Y, Wang D, et al. Association between Elevated Serum Tau Protein Level and Sepsis-Associated Encephalopathy in Patients with Severe Sepsis. Can J Infect Dis Med Microbiol, 2019, 2019: 1876174.

[20] Zhu J, Zhang M, Han T, et al. Exploring the Biomarkers of Sepsis-Associated Encephalopathy (SAE): Metabolomics Evidence from Gas Chromatography-Mass Spectrometry. Biomed Res Int, 2019, 2019: 2612849.

[21] Burkhart CS, Siegemund M, Steiner LA. Cerebral perfusion in sepsis. Crit Care, 2010, 14 (2): 215.

[22] Masse MH, Richard MA, D'Aragon F, et al. Early Evidence of Sepsis-Associated Hyperperfusion-A Study of Cerebral Blood Flow Measured With MRI Arterial Spin Labeling in Critically Ill Septic Patients and Control Subjects. Crit Care Med, 2018, 46 (7): e663-e669.

[23] Pfister D, Siegemund M, Dell-Kuster S, et al. Cerebral perfusion in sepsis-associated delirium. Crit Care, 2008, 12 (3):

R63.

[24] 艾美林，黄立，冯清，等. 经颅多普勒超声在早期诊断脓毒症相关性脑病中的临床意义. 中华内科杂志，2019，58（11）：814-818.

[25] El Shimy MS, El-Raggal NM, El-Farrash RA, et al. Cerebral blood flow and serum neuron-specific enolase in early-onset neonatal sepsis. Pediatr Res, 2018, 84 (2): 261-266.

[26] Rosenblatt K, AUID- Oho, Walker KA, et al. Cerebral Autoregulation-Guided Optimal Blood Pressure in Sepsis-Associated Encephalopathy: A Case Series. J Intensive Care Med, 2019: 885066619828293.

[27] Crippa IA, Subirà C, Vincent JL, et al. Impaired cerebral autoregulation is associated with brain dysfunction in patients with sepsis. Crit Care, 2018, 22 (1): 327.

[28] Feyissa AM, Tatum WO. Adult EEG. Handb Clin Neurol, 2019, 160: 103-124.

[29] Young GB. Encephalopathy of infection and systemic inflammation. J Clin Neurophysiol, 2013, 30 (5): 454-461.

[30] Velissaris D, Pantzaris ND, Skroumpelou A, et al. Electroencephalographic Abnormalities in Sepsis Patients in Correlation to the Calculated Prognostic Scores: A Case Series. J Transl Int Med, 2018, 6 (4): 176-180.

[31] Berisavac II, Padjen VV, Ercegovac MD, et al. Focal epileptic seizures, electroencephalography and outcome of sepsis associated encephalopathy-A pilot study. Clin Neurol Neurosurg, 2016, 148: 60-66.

[32] Zauner C, Gendo A, Kramer L, et al. Impaired subcortical and cortical sensory evoked potential pathways in septic patients. Crit Care Med, 2002, 30 (5): 1136-1139.

[33] Chalela R, Gallart L, Pascual-Guardia S, et al. Bispectral index in hypercapnic encephalopathy associated with COPD exacerbation: a pilot study. Int J Chron Obstruct Pulmon Dis, 2018, 13: 2961.

[34] Cantalupo G, Pavlidis E, Beniczky S, et al. Quantitative EEG analysis in Encephalopathy related to Status Epilepticus during slow Sleep. Epileptic Disord, 2019, 21 (S1): 31-40.

[35] Esen F, Orhun G, Özcan PE, et al. Diagnosing acute brain dysfunction due to sepsis. Neurol Sci, 2020, 41 (1): 25-33.

[36] Seifert A, Hartog CS, Zweigner J, et al. Sepsis masquerading as delirium. Anaesthesist, 2017, 66 (11): 858-861.

[37] Bouzat P, Marques-Vidal P, Zerlauth JB, et al. Accuracy of brain multimodal monitoring to detect cerebral hypoperfusion after traumatic brain injury. Crit Care Med, 2015, 43 (2): 445-452.

[38] Cardinale M, Esnault P, d'Aranda E, et al. Validation of a monitoring matrix for patients with brain injuries. Injury, 2019, 50 (1): 79-81.

[39] Rivera Lara L, Püttgen HA. Multimodality Monitoring in the Neurocritical Care Unit. Continuum (Minneap Minn), 2018, 24 (6): 1776-1788.

[40] Okonkwo DO, Shutter LA, Moore C, et al. Brain Oxygen Optimization in Severe Traumatic Brain Injury Phase-II: A Phase II Randomized Trial. Crit Care Med, 2017, 45 (11): 1907-1914.

[41] Makarenko S, Griesdale DE, Gooderham P, et al. Multimodal neuromonitoring for traumatic brain injury: A shift towards individualized therapy. J Clin Neurosci, 2016, 26: 8-13.

第十章　重症镇静、镇痛

第一节　体外膜氧合对阿片类药物药代动力学的影响

人工体外膜氧合（extracorporeal membrane oxygenation，ECMO）是一种针对常规治疗无效患者的终极生命支持手段，也是一种具有高度侵袭性的治疗措施。近年来，随着治疗理念和技术的不断提高，ECMO 在难治性心力衰竭和呼吸衰竭中的应用逐渐增多。患者在接受 ECMO 期间给予充分的镇痛、镇静治疗可以最大限度地降低导管意外移位的风险，特别是在进行 ECMO 的早期，可以优化管路流量和机械通气参数，并将耗氧量降至最低。然而，接受 ECMO 支持治疗的患者与常规重症患者相比，其药物的药代动力学会发生明显变化。因此，更好地了解 ECMO 如何影响药物的药代动力学，尤其是 ECMO 对镇静和镇痛药物的影响，是正确管理这些患者的关键。

一、体外膜氧合时的基本药代动力学参数

药代动力学是研究药物在机体内吸收、分布、代谢和排泄的过程，并运用数学原理和方法描述药物的动态规律。房室模型是药代动力学的基本模型，用于模拟人体的药物分布情况，使复杂的生物系统简单化，从而能定量地分析药物在体内的动态过程。在房室模型中，只要体内某些部位接受或消除药物的速率相似，即可归入一个房室。一般而言，根据血流动力学、膜通透性、药物与组织的亲和力等因素，可将机体分为若干房室。对于行 ECMO 的重症患者，由于其平流及管路的存在，可将 ECMO 视为一个单独的房室。

在 ECMO 患者中，常用的评估药代动力学的参数包括：①曲线下面积（area under the curve，AUC），反映吸收到体内的总药量。②表观分布容积（apparent volume of distribution，Vd），反映体内药物总量达到平衡后，按血药浓度计算所需的体液总容积，用于估算给予一定剂量的药物后，人体接触药物的程度及强度。③清除率（clearance，CL），单位时间内从体内清除的药物表观分布容积数，单位一般为 L/h，反映机体对药物的处置特性，与生理因素有密切关系。在接受 ECMO 治疗的患者中，影响药物药代动力学的因素很多，彼此之间有着复杂的关系。

二、阿片类药物在体外膜氧合时的应用

阿片类药物是罂粟衍生的精神活性物质或人工合成的具有类似效果的物质，包括吗啡、海洛因、

曲马多、羟考酮及美沙酮等。上文所述，ECMO 患者多需要接受镇痛和镇静治疗。不充分或不恰当地使用镇痛或镇静药物可能导致不必要的疼痛、睡眠障碍和焦虑，并且可能加重意识模糊和谵妄。

一项评估静脉 - 静脉（VV）-ECMO 患者接受镇痛措施的国际调查显示，吗啡（43%）和芬太尼（45%）是 ECMO 时最常用的镇痛药物。在临床实践中，可以观察到使用 ECMO 治疗的患者通常比未使用 ECMO 治疗的患者有更高的镇痛药物剂量要求。新生儿研究表明，随着时间的推移，行 ECMO 治疗的婴儿，使用芬太尼的剂量也在增加。此外，在这些研究中，芬太尼的剂量范围变化较大［9～71μg/（kg·h）］，这提示使用 ECMO 治疗的患者存在个体间差异和疾病导致的不同阿片类药物的药效动力学和药代动力学的改变。有研究发现，在行 ECMO 期间，吗啡的清除率为（0.57±0.30）L/（kg·h），在停止 ECMO 后吗啡的清除率几乎翻了一倍，达到（1.05±0.72）L/（kg·h）；ECMO 期间和之后的血清吗啡浓度分别为（87±58）μg/ L 和（35±17）μg/ L。上述结果提示 ECMO 对药代动力学的影响。在另一项研究中发现，行 ECMO 期间，吗啡 -3- 葡萄糖醛酸（吗啡的主要代谢物）和吗啡 -6- 葡萄糖醛酸的代谢减少，提示 ECMO 期间临床需要更高剂量的吗啡。

以上结果提示，行 ECMO 时阿片类药物的药代动力学会发生显著变化。了解阿片类药物的药代动力学特性，有助于确定无效和毒性阈值，确定治疗窗口，并确定或调整适当的阿片类药物剂量，在取得良好镇痛效果的同时减少患者对阿片类药物的依赖。

三、影响体外膜氧合时阿片类药物药代动力学变化的因素

ECMO 时药代动力学过程受 ECMO 管路因素、药物因素和患者因素等影响。一方面，重症患者由于脓毒症、不同类型的休克、严重创伤、烧伤、囊性纤维化、发热性中性粒细胞减少、肥胖、器官功能障碍或大手术等因素，各项生理功能会发生改变，严重的全身炎症反应综合征可能使原发性疾病进一步复杂化，导致高动力状态和毛细血管通透性增加。此外，在重症患者中，过度的液体复苏、外科引流或心、肾功能恶化往往导致机体的水代谢、出入量及分布紊乱。这些因素都会使重症患者的药代动力学特征受到影响。而 ECMO 管路的置入从药理学角度成为机体新的代谢房室，使这部分患者的药代动力学更加复杂。

1. 体外膜氧合管路因素　ECMO 管路通常由聚氯乙烯组成，内表面与肝素共价键结合，预充液通常由晶体液构成。ECMO 管路自身与各种药物的理化特性之间可能存在复杂的相互作用，并且与患者连接后可认为是附加的药物药代动力学的单独房室，故对分布体积和药物清除都有影响。ECMO 管路中的药物吸附是一个已知的现象。ECMO 回路中影响药物吸附的因素包括氧合器、导管、药物性质及预充液的组成。氧合器包括硅橡胶、聚甲基戊烯、微孔中空纤维或实心中空纤维氧合器。导管主要由聚氯乙烯组成，并且可分为有涂层或无涂层 2 种，目前缺乏这 2 种导管对阿片类药物药代动力学是否有影响的数据，但截至目前的数据表明，涂层导管可吸附 35%～58% 的吗啡和 30%～40% 的芬太尼。尽管氧合器为吸附提供了较大的表面积，但目前的数据表明，与导管相比，氧合器对药物损失的影响最小。离体研究比较了有氧合器和无氧合器的 ECMO 回路中芬太尼和吗啡的损失，结果显示，在没有氧合器的回路中，芬太尼的平均吸附率为 80%，而在不同氧合器的回

路中，芬太尼的平均吸附率为 83%～86%，两者变化不大。同样，在所有带有或不带有氧合器的回路中，平均的吗啡吸附率为 40%。

2. 药物因素　并非所有的药物都具有相同的结合能力，药物自身的理化性质可能对药物吸附有影响。有研究表明，药物的亲脂性和蛋白结合率是影响药物吸附的 2 个最大特性。其他理化特点，如分子大小和离子特性，在理论上也有一定作用，但没有足够的数据来描述它们的潜在效应。

药物的亲脂性通常用醇 / 水分配系数表示。数值越高表示亲脂性越强，而负值表示亲水性越强。与亲水性药物相比，亲脂性药物始终显示更高的吸附倾向，部分原因是 ECMO 回路中的有机成分较多，亲脂性药物更容易吸附结合。在 ECMO 回路的离体研究中，全血循环通过回路后，在 24 小时内，平均有 96% 的芬太尼和 87% 的咪达唑仑在回路中损失。相反，未观察到吗啡的明显损失。芬太尼和咪达唑仑的醇 / 水分配系数分别为 4.05 和 3.89。相比之下，吗啡的醇 / 水分配系数为 0.89，故芬太尼和咪达唑仑之间的吸附差异与吗啡相比可能是亲脂性不同所致。因此，亲脂性越高的药物损失更多。

蛋白结合率是 ECMO 回路中影响药物吸附的另一个重要因素。一项离体研究比较了封闭的 ECMO 回路中不同程度蛋白结合率的药物流失，尽管其亲脂性相似，但蛋白结合率更高的药物，其流失率更高。例如，环丙沙星和硫代戊酮的醇 / 水分配系数均为 2.3，但是环丙沙星的蛋白结合率为 20%～40%，而硫喷酮的蛋白结合率为 80%，平均损失分别为 4% 和 88%。在线性回归模型中，醇 / 水分配系数和蛋白结合率都是 ECMO 回路中药物损失的高度重要预测因子。与芬太尼相比，吗啡具有更低的蛋白结合率，由肝通过酶 UGT2B7 代谢为活性代谢物吗啡 -6- 葡萄糖醛酸，由酶 UGT2B7 和酶家族 UGT1A 代谢为吗啡 -3- 葡萄糖醛酸。因此，ECMO 回路中吗啡的剂量损耗相对于芬太尼较低，也有蛋白结合率的影响。

与药物吸附相关的另一个复杂因素是 ECMO 回路作为一个额外的药代动力学房室，引发的后续继发性潜在重分布现象。吸附在管路上的药物可能会在停止给药后继续从管路表面释放出来，从而延长作用时间。这种延长的药理活性会给临床治疗带来不便，尤其是在评估患者脱离 ECMO 时。当患者前期使用了大量的镇静和镇痛药物时，可能会延迟其脱机时间。

3. 体外膜氧合运转启动时的影响　ECMO 管路启动时，患者的有效循环容量增加，这对阿片类药物的药代动力学也会产生显著影响。具体因素包括预充液的种类、电解质含量、pH 和温度。总的来说，这些因素可能会影响回路内药物的吸附程度，但是目前的相关研究较少，尚不清楚不同的预充液对阿片类药物药代动力学的影响。Mehta 等比较了不同药物在用晶体液或全血预充液在体外 ECMO 回路中的丢失，发现在使用晶体液的管路中，芬太尼损耗了 87%。相比之下，在全血预充液中，芬太尼损耗了 100%。了解 ECMO 启动时的潜在影响是有必要的，因为这些差异可能导致治疗时镇痛不够，影响疗效。

4. 体外膜氧合管路使用时间的影响　ECMO 管路的类型和使用时间也可能会影响药物的损耗程度。Dagan 等研究了在全新的和临床使用过的全封闭 ECMO 管路中各种药物的损失。结果发现，与使用过的管路相比，在新管路中观察到苯巴比妥具有更高的损耗。一些研究现实，万古霉素、庆大霉素和苯妥英钠也遵循相似的模式。有研究者还指出，更换氧合器后，吗啡的稳态浓度显著下降（从 68.2ng/ml 降至 11.6ng/ml），表明较旧的管路由于先前的饱和状态可能导致较少的吸附，并且更换氧合器可能需要增加药物剂量补偿。最近的一项研究表明，与带滚轮泵的有机硅膜式氧合器相比，带离心泵的聚丙烯中空纤维膜式氧合器的芬太尼和咪达唑仑的后期释放率要高得多。但在机器运转 3 小时后，全新的管路与临床使用过的管路（以前暴露于吗啡、咪达唑仑、阿莫西林、头孢噻肟、氢化可的松和万古霉素＞48 小时）没有差别。

5. 患者自身因素　与健康成人相比，重症患者的血清蛋白水平常显著降低，降低的血清蛋白水平会导致结合蛋白药物的游离分数增加，可能改变药物的清除率和组织的吸收率。血液 pH 的改变也可能影响蛋白结合率。此外，重症患者经常会有液体重分布，这可能会影响药物的表观分布容积。由于大多数药物的表观分布容积分析均在新生儿中进行，故 ECMO 对成人的药物表观分布容积的真正影响难以量化。与成人相比，新生儿体内总水分的比例较高，而脂肪组织的比例较低，从而导致亲水性药物的表观分布容积较高，而亲脂性药物的表观分布容积较低。器官功能障碍和全身炎症的发展可能导致药物的表观分布容积升高和清除率降低。肥胖患者的脂肪组织增加，为螯合亲脂性药物提供了场所。但是无论是哪个人群，表观分布容积较低的药物与表观分布容积较高的药物相比，由于相对增加较大，故表观分布容积会发生明显变化。

器官功能障碍在接受 ECMO 支持治疗的患者中很常见。使用 VV-ECMO 和静脉 - 动脉（VA）-ECMO 的成人，肾功能不全的发生率均很高。接受 ECMO 治疗的患者通常合并有缺氧 / 低灌注相关的肾损伤。VA-ECMO 期间，肾无脉冲灌注可能会导致肾小球滤过率降低。这些都可能导致使用 ECMO 治疗的患者通过肾清除的药物速度下降。ECMO 期间，肝损伤在这类患者中也很常见，局部肝血流量可能有改变，这也会影响药物的氯离子水平，特别是那些高提取率的药物（如芬太尼），会导致许多药物（包括阿片类药物）代谢的下降。

总之，ECMO 的使用进一步增加了药代动力学变化的变异性，给患者滴定最佳药物剂量治疗带来了巨大挑战。个体化地评估患者，提供个性化的治疗计划以最大化治疗益处，同时最小化潜在毒性，是目前针对 ECMO 患者使用阿片类药物的法则。

（四川大学华西医院　杨　浩　康　焰）

参考文献

［1］ Ha MA, Sieg AC. Evaluation of altered drug pharmacokinetics in critically ill adults receiving extracorporeal membrane oxygenation. Pharmacotherapy, 2017, 37 (2): 221-235.

［2］ Amy L Dzierba, Darryl Abrams, Daniel Brodie. Medicating patients during extracorporeal membrane oxygenation: the evidence is building. Crit Care, 2017, 21 (1): 66.

［3］ Preston TJ, Ratliff TM, Gomez D, et al. Modified surface coatings and their effect on drug adsorption within the extracorporeal life support circuit. J Extra Corpor Technol, 2010, 42 (3): 199-202.

［4］ Eyler RF, Heung M, Pleva M, et al. Pharmacokinetics of oseltamivir and oseltamivir carboxylate in critically ill patients receiving continuous venovenous hemodialysis and/or extracorporeal membrane oxygenation. Pharmacotherapy, 2012, 32 (12): 1061-1069.

[5] Preston TJ, Hodge AB, Riley JB, et al. In vitro drug adsorption and plasma free hemoglobin levels associated with hollow fiber oxygenators in the Extracorporeal Life Support (ECLS) circuit. J Extra Corpor Technol, 2007, 39 (4): 234-237.
[6] Shekar K, Roberts JA, Mcdonald CI, et al. Sequestration of drugs in the circuit may lead to therapeutic failure during extracorporeal membrane oxygenation. Crit Care, 2012, 16 (5): R194.
[7] Shekar K, Roberts JA, Mcdonald CI, et al. Protein-bound drugs are prone to sequestration in the extracorporeal membrane oxygenation circuit: results from an ex vivo study. Crit Care, 2015, 19: 164.

第二节　对乙酰氨基酚在重症成人患者中的临床应用

对乙酰氨基酚为乙酰苯胺类解热镇痛药，1878 年首次合成，1893 年由 Von Mering 首先应用于临床，1949 年因被认为是乙酰苯胺（退热冰）和非那西丁的活性代谢产物而得到普遍应用，1955 年于美国成为非处方药物，1960 年我国开始生产。在对乙酰氨基酚得到广泛应用不足百年的时间里，有多项研究表明其作为乙酰苯胺类解热镇痛药，对中枢神经系统前列腺素合成的抑制作用比对外周神经前列腺素合成的抑制作用强，因而解热作用较强，镇痛作用较弱，但作用缓和、持久。截至目前，重症患者应用对乙酰氨基酚的相关研究数量十分有限，而临床相关指南仍将其推荐为重症患者的镇痛药物之一。本文介绍了对乙酰氨基酚的镇痛机制及特点、与阿片类药物的相互作用和使用注意事项等内容，结合近期国内外相关文献，进行阐述。

一、对乙酰氨基酚的镇痛机制及特点

对乙酰氨基酚是乙酰苯胺的衍生物，具有较弱的抗炎性质，并被用作一种常规镇痛药物，但其可能造成肝、血细胞和肾的损伤。作为镇痛药物，其类似阿司匹林样外周镇痛作用的机制（抑制环氧合酶）得到了一定认同，但确切机制仍不十分明确，而相关研究证明了 5- 羟色胺受体途径是对乙酰氨基酚发挥中枢镇痛作用的重要机制。

二、重症患者使用对乙酰氨基酚镇痛的原因，以及其在减少阿片类药物使用剂量中的作用

重症监护病房（intensive care unit，ICU）患者疾病谱的构成、不同年龄段疾病谱的构成、不同疾病的病情转归及院内感染率均存在显著差异性特征，体现出疾病谱复杂多样、跨多临床学科疾病等特点，且病情危重，易出现死亡、院内感染等情况。许多慢性疾病或其转归与疼痛相关，且疼痛本身亦可能改变疾病进程，药物是治疗疼痛的一种重要方法。Deng LX 等发现，约有 20% 的高龄患者存在中重度疼痛。由此可见，重症患者术后的镇痛治疗十分重要，其中阿片类药物的使用在术后疼痛治疗中持续扮演着重要角色。但 Krebs EE 等的研究发现，相较于非阿片类药物对慢性疼痛的管理，目前有关阿片类药物长期转归的证据数量仍不足，且长期阿片类药物治疗相较于非阿片类药物并未显示出

对于改善疼痛相关功能恢复的优越性，并且有充分的证据表明，其与患者的不良反应相关联，如阿片类药物有许多不良反应，包括镇静、头晕、恶心、呕吐、便秘、呼吸抑制且可致药物依赖。术后疼痛的管理和控制对于患者和外科医师来说非常重要，但对于阿片类药物依赖性的忧虑仍然存在，且阿片类药物相关的不良反应和死亡事件已被考证与术后的依赖性相关。美国疾病控制与预防中心（Centers for Disease Control and Prevention，CDC）有关药物过量致死的数据显示，在 2015 年因阿片类药物过量死亡的 33 000 例患者中，仅有 50% 接受了阿片类药物的处方。阿片类药物使用不当，特别是滥用的问题，已在美国引起了强烈关注。基于阿片类药物的术后疼痛管理所伴随的诸多并发症，相关指南已将推荐内容调整为结合非阿片类药物的多模式镇痛策略。

多模式镇痛被定义为阿片类药物联合 1 种、2 种或更多非阿片类药物的镇痛模式，其中包括非甾体抗炎药、环氧合酶 -2 抑制药、对乙酰氨基酚、外周神经阻滞、激素、加巴喷丁 / 普瑞巴林或氯胺酮。多模式镇痛管理与阿片类处方量、费用及住院时长的减少相关联。大多数外科手术患者在出院时接受的是多模式镇痛管理方案，但仍有许多患者单用阿片类药物。相较于单用阿片类药物治疗，出院时多模式镇痛管理方案与随访期更好的疼痛管理效果及全因再入院的比率相关。伴有围手术期并发症高危风险的阻塞性睡眠呼吸暂停综合征患者，多模式镇痛管理方案可逐步降低其阿片类药物的使用剂量并减少并发症的数量，包括临界呼吸衰竭。行肩关节置换术的患者在应用多模式镇痛管理方案时，术后的疼痛程度、阿片类药物的消耗剂量及住院时长均出现下降。Beloeil H 等的研究发现，相较于单用吗啡，吗啡联合 3 种非阿片类镇痛药物显著节省了术后 48 小时的吗啡使用剂量，且在最初 24 小时内的镇痛效果更优。Subramaniam 等的研究将对乙酰氨基酚作为除其他阿片类药物和非阿片类药物之外的一种辅助性药物，评估了多模式镇痛管理方案加入经静脉对乙酰氨基酚的效果，并得出了积极的结果。在进行经导管主动脉瓣置换术的患者中，结合了经静脉对乙酰氨基酚的多模式镇痛管理方案可降低手术当日麻醉药的使用剂量及住院时长。在进行全髋关节置换术的患者中，对乙酰氨基酚联合布洛芬相较于单用对乙酰氨基酚可在术后最初 24 小时内显著降低吗啡的消耗剂量。在发热的重症成人患者中，应用对乙酰氨基酚治疗可降低体温、血压及心率。因此，经静脉对乙酰氨基酚可在重症患者中产生些许降低体温的效果，并伴有显著的临床降压作用。相较于单用患者自控式吗啡镇痛方法，曲马多＋对乙酰氨基酚联用协同患者自控式吗啡镇痛可改善冠状动脉搭桥术后的镇痛效果并使吗啡的需要剂量降低 50%。Fukumori 等的研究显示，对于行全髋关节置换术的日本患者，在多模式镇痛管理方案的基础上添加经静脉对乙酰氨基酚可以降低其术后疼痛。在进行机器人辅助腹腔镜前列腺切除术的患者中，术前应用经静脉对乙酰氨基酚可以降低其住院时间。Aryaie 等的研究发现，经静脉对乙酰氨基酚有助于结直肠手术患者降低阿片类药物的消耗剂量、缩短住院时间、提高疼痛的控制效果、加速肠道功能恢复的时间及减少术后肠梗阻的发生率。Kitagawa H 等观察到食管癌患者在胸腔镜食管切除术后，给予经静脉对乙酰氨基酚疗程治疗可降低术后的肺炎发生率。术后经静脉对乙酰氨基酚疗程治疗可以在不增加术后疼痛强度的情况下，降低阿片类药物的使用率。Kinoshita 等发现，在胃癌手术患者中，相较于单用胸段硬膜外麻醉，常规经静脉对乙酰氨基酚联合胸段硬膜外麻醉可以取得更好的术后疼痛管理效果。行全膝关节置换术的患者应用经静脉对乙酰氨基酚可以降低再入院的概率，并对外科医师制定临床决策及医疗卫生管理人员降低医护成本有一定价值。经静脉对乙酰氨基酚可以有效减少全膝关节置换术最初 24 小时内的阿片类药物的需要剂量，并降低患者的视觉模拟评分（visual analogue scale，VAS）。为提高患者的舒适度并限制阿片类药物的应用，术后应考虑采取包含非甾体抗炎药的术后多模式镇痛管理方案。

相较于上述支持多模式镇痛管理方案及对乙酰氨基酚镇痛治疗的研究，以下文献则反映了两者现存的争议性问题。在择期行关节成形术的患者中，多模式镇痛管理方案的控制方式相较于传统的术后镇痛方式并未展现出优势，相反其阿片类药物的消耗剂量却明显更大。Conaghan 等认为，尽管对乙酰氨基酚被广泛推荐用于骨关节炎（osteoarthritis，OA）早期阶段的镇痛管理，并被频繁给予 OA 患者，但证据表明，对乙酰氨基酚治疗 OA 的镇痛效果不佳；而且近期因为胃肠道、心血管、肝及肾不良反应事件的报道，还存在对于对乙酰氨基酚安全性的忧虑。Leopoldino 等的研究表明，目前临床将对乙酰氨基酚作为髋或膝关节炎的一线镇痛药物的一致性推荐需要重新进行考量。Turner 等发现，对于行盆腔脏器脱垂修复的女性患者，术前经静脉对乙酰氨基酚不能减少 VAS 或阿片类药物的使用剂量，并且对于患者的满意度或生活质量没有影响。在 Yamamoto 等的研究中，相较于经静脉对乙酰氨基酚，髂筋膜室阻滞在不增加并发症发生率的情况下改善了活动所致的术后疼痛。Zolhavarieh 等的研究认为，经静脉对乙酰氨基酚与经静脉芬太尼对于泌尿系统术后疼痛的缓解均有效，且两组患者的血流动力学状态如收缩压、舒张压和心率等几乎一样，仅血氧饱和度在对乙酰氨基酚组中明显更高。在日常实践中，经静脉对乙酰氨基酚是否且在何种情况下扮演着有意义的临床角色仍有待确定。

三、对乙酰氨基酚在预防谵妄中的作用

目前，关于对乙酰氨基酚预防谵妄的相关研究数量十分有限。Subramaniam B 等的研究认为，对乙酰氨基酚有助于降低患者的谵妄发生率。该研究是在美国一家医疗中心的 120 例行体外循环冠状动脉旁路移植术（coronary artery bypass graft surgery，CABG）或 CABG/ 瓣膜联合手术的患者中进行的，其患者年龄均在 60 岁以上，为一项随机、安慰剂对照的析因设计临床试验。结果显示，在老年心外科手术的患者中，相较于对照组，术后行经静脉对乙酰氨基酚的疗程治疗，联合经静脉丙泊酚或右旋美托咪定，可以减少谵妄的发生。但在 Greenberg S 等的研究中，对乙酰氨基酚组和对照组的援救药物使用时间点、使用剂量、ICU 及住院时间、神经查体的成功次数、谵妄、满意度评分、VAS 及术后最初 24 小时内体温等均相似。Brooks E 等的研究发现，尽管接受了更多的阿片类药物，组间患者术后第 1～3 天的疼痛自评、谵妄或活动度均不存在差异。因此，对乙酰氨基酚对于谵妄的预防作用仍有待于进一步研究。

四、使用对乙酰氨基酚的注意事项

Hickman 等的研究认为，经静脉对乙酰氨基酚相较于口服对乙酰氨基酚并未在减少术后恶心和呕吐、下床时间、按需使用第 1 剂镇痛药物的时间、麻醉术后恢复病房或总住院时间等方面展现出优越性。

疼痛在老年患者中很常见，临床医师也因为年龄相关的药代动力学、药效动力学、并发症增多及多重用药等变化，而在选择适宜的治疗方案上经常面临诸多挑战。在老年患者中，对乙酰氨基酚是最常用的镇痛药物，其给药剂量主要依据经验性药物剂量指南决定；药物分布容积、年龄和虚弱体质

都会降低对乙酰氨基酚的清除率。伴随年龄的增长所发生的生理变化会影响对乙酰氨基酚的药代动力学和变异度。重症多发伤患者由于清除率增加，对乙酰氨基酚以 1g、每 6 小时 1 次的推荐剂量给药会导致患者血清药物浓度低于 10μg/ml；为达到 10μg/ml 的目标量，并且从更严格的药代动力学角度看，连续性注射可能比大剂量推注更具有可行性。

当非药物性干预和常规疗程剂量的对乙酰氨基酚无法控制持续性疼痛时，口服非甾体抗炎药或阿片类药物可以考虑作为治疗选项，但非甾体抗炎药具有神经毒性并可致上消化道出血。相关研究报道，在临床确诊为骨关节炎的患者中，非选择性非甾体抗炎药或阿片类镇痛药物的应用与急性冠状动脉事件的发生风险增加具有相关性。

对乙酰氨基酚的肝毒性在全球范围内已达成共识，与药物过量相关的不良预后包括肝移植和（或）死亡。在发达国家中，对乙酰氨基酚药物过量是急性肝损伤和急性肝衰竭的主要原因，且在女性患者中更常见。已发表的病例报告中也有因治疗过量出现肝衰竭的患者。当对乙酰氨基酚中毒的发生率很高且不确定性很大时，基于半衰期的计算进行药物治疗将更加行之有效。Ali M 等的研究认为，连续性静脉 - 静脉血液透析滤过可作为血液透析的一种适宜替代模式，在线粒体功能紊乱的情况下管理对乙酰氨基酚的药物过量问题。

高阴离子间隙的代谢性酸中毒（HAGMA）最常见的病因有乳酸酸中毒、酮症酸中毒和毒物中毒，但是临床医师也可能面对无法解释的 HAGMA，进而需要寻找一些罕见的病因。在少数成人患者中，长期应用对乙酰氨基酚可导致短暂的 5- 氧脯氨酸累积，并导致 HAGMA；对于 1 例应用对乙酰氨基酚的代谢性酸中毒患者，尤其是在脓毒症、营养不良、肝和肾疾病及应用氟氯西林抗生素治疗的情况下，必须考虑 5- 氧脯氨酸累积的可能，此时必须中断对乙酰氨基酚的治疗并予以乙酰半胱氨酸。

Zhu 等发现，伴有高血压或肝硬化的患者在术后联用双氯芬酸＋对乙酰氨基酚缓解疼痛时，更易发生急性肾损伤。

Lebrun-Vignes 等的研究表明，Stevens-Johnson 综合征和中毒性表皮坏死溶解症大多数是由药物诱发的罕见且严重的皮肤反应，而对乙酰氨基酚与 Stevens-Johnson 综合征和中毒性表皮坏死溶解症的发生风险之间存在一定的相关性。

五、总结

5- 羟色胺受体途径可能是对乙酰氨基酚发挥中枢镇痛作用的重要机制。ICU 患者的特点为病情危重，易出现死亡、院内感染。对于高龄患者、重症术后患者，镇痛十分重要。目前，相关指南推荐应用阿片类药物结合非阿片类药物的多模式镇痛管理方案，其中包括对乙酰氨基酚，其临床镇痛效果及减少阿片类药物使用剂量的作用仍存在争议。尚无支持对乙酰氨基酚可预防谵妄发生的充分证据。临床应用对乙酰氨基酚需结合重症患者的特点，充分考虑药物过量、脏器损害、酸碱平衡及皮肤反应等不良事件发生的可能性。对于对乙酰氨基酚的进一步理解，仍有待于后续大规模的临床研究对其进行深入分析。

（北京大学人民医院　刘晓江　赵慧颖　安友仲）

参 考 文 献

[1] 徐小薇，对乙酰氨基酚及复方制剂．中国药房，2001，12（2）：123-124.

[2] 阚淑月，黄祥，对乙酰氨基酚的临床应用及中毒救治方法．医药导报，2005，24（2）：164-166.

[3] 中华医学会重症医学分会．中国成人 ICU 镇痛和镇静治疗指南．中华重症医学电子杂志（网络版），2018，4（2）：90-113.

[4] Devli JW, Fraser Gilles L, Puntillo Kathleen RN, et al, Clinical practice guidelines for the prevention and management of pain, agitation/sedation, delirium, immobility, and sleep disruption in adult Patients in the ICU. Crit Care Med, 2018, 46 (9): 825-873.

[5] 孙芳．5- 羟色胺受体途径是对乙酰氨基酚人体镇痛作用的重要机制．国外医学：药学分册，2006，33（5）：395.

[6] 徐韬燕，陈红玉，吴帅．某老年病院 ICU 住院患者疾病特征及预后分析．中国医院统计，2018，25（6）：470-473.

[7] Schuning J, Schwarzer A. Pharmacological basis of pain treatment. Dtsch Med Wochenschr, 2018, 143 (19): 1363-1371.

[8] Den LX, Kanan Patel, Christine Miaskowski, et al. Prevalence and characteristics of moderate to severe pain among hospitalized older adults. J Am Geriatr Soc, 2018, 66 (9): 1744-1751.

[9] Krebs EE, Gravely A, Noorbaloochi S. Opioids vs nonopioids for chronic back, hip, or knee pain-reply. JAMA, 2018, 320 (5): 508-509.

[10] John W Barrington, Ryan N Hansen, Belinda Lovelace, et al. Impact of intravenous acetaminophen on lengths of stay and discharge status after total knee arthroplasty. J Knee Surg, 2019, 32 (1): 111-116.

[11] Bryan A Hozack, Jack Abboudi, Gregory Gallant, et al. Prospective evaluation of opioid consumption following cubital tunnel decompression surgery. Hand (N Y), 2019, 14 (1): 42-47.

[12] Ryan D Horsley, Ellen D Vogels, Daaron A P McField, et al. Multimodal postoperative pain control Is effective and reduces opioid use after laparoscopic roux-en-Y gastric bypass. Obes Surg, 2019, 29 (2): 394-400.

[13] Jenny C Barker, Kaitlin DiBartola, Corinne Wee, et al. Preoperative multimodal analgesia decreases postanesthesia care unit narcotic use and pain scores in outpatient breast surgery. Plast Reconstr Surg, 2018, 142 (4): 443e-450e.

[14] Keith B Allen, A Michael Borkon, David J Cohen, et al. Intravenous acetaminophen improves outcomes after transapical transcatheter aortic valve replacement. Innovations (Phila), 2018, 13 (4): 287-291.

[15] Cozowicz C, Poeran J, Zubizarreta N, et al. Non-opioid analgesic modes of pain management are associated with reduced postoperative complications and resource utilisation: a retrospective study of obstructive sleep apnoea patients undergoing elective joint arthroplasty. Br J Anaesth, 2019, 122 (1): 131-140.

[16] Crispiana Cozowicz, Janis Bekeris, Jashvant Poeran, et al. Multimodal pain management and postoperative outcomes in lumbar spine fusion surgery: a population-based cohort study. Spine, 2019, 45 (9): 580-589.

[17] Karishma Desai, Ian Carroll, Steven M Asch, et al. Utilization and effectiveness of multimodal discharge analgesia for

postoperative pain management. J Surg Res, 2018, 228: 160-169.

[18] Dell C McLaughlin, Jonathan W Cheah, Pedram Aleshi, et al. Multimodal analgesia decreases opioid consumption after shoulder arthroplasty: a prospective cohort study. J Shoulder Elbow Surg, 2018, 27 (4): 686-691.

[19] Beloeil H, Albaladejo P, Sion A, et al. Multicentre, prospective, double-blind, randomised controlled clinical trial comparing different non-opioid analgesic combinations with morphine for postoperative analgesia: the OCTOPUS study. Br J Anaesth, 2019, 122 (6): e98-e106.

[20] Balachundhar Subramaniam, Puja Shankar, Ariel Mueller. Intravenous acetaminophen for postoperative delirium-Reply. JAMA, 2019, 322 (3): 272.

[21] Kasper Højgaard Thybo, Daniel Hägi-Pedersen, Jørgen Berg Dahl, et al. Effect of combination of paracetamol (acetaminophen) and ibuprofen vs either alone on patient-controlled morphine consumption in the first 24 hours after total hip arthroplasty: the PANSAID randomized clinical trial. JAMA, 2019, 321 (6): 562-571.

[22] Hildy M Schell-Chaple, Kathleen D Liu, Michael A Matthay, et al. Effects of Ⅳ acetaminophen on core body temperature and hemodynamic responses in febrile critically Ⅲ adults: a randomized controlled trial. Crit Care Med, 2017, 45 (7): 1199-1207.

[23] Dilek Altun, Özlem Çınar, Emre Özker, et al. The effect of tramadol plus paracetamol on consumption of morphine after coronary artery bypass grafting. J Clin Anesth, 2017, 36: 189-193.

[24] Norio Fukumori, Motoki Sonohata, Masaru Kitajima, et al. Reduction of postoperative pain by addition of intravenous acetaminophen after total hip arthroplasty: a retrospective cohort study. Acta Med Okayama, 2019, 73 (1): 7-14.

[25] Victor C Wang, Mark A Preston, Adam S Kibel, et al. A prospective, randomized, double-blind, placebo-controlled trial to evaluate intravenous acetaminophen versus placebo in patients undergoing robotic-assisted laparoscopic prostatectomy. J Pain Palliat Care Pharmacother, 2018, 32 (2-3): 82-89.

[26] Amir H Aryaie, Sepehr Lalezari, Wallace K Sergent, et al. Decreased opioid consumption and enhance recovery with the addition of IV Acetaminophen in colorectal patients: a prospective, multi-institutional, randomized, double-blinded, placebo-controlled study (DOCIVA study). Surg Endosc, 2018, 32 (8): 3432-3438.

[27] Hiroyuki Kitagawa, Tsutomu Namikawa, Jun Iwabu, et al. Scheduled intravenous acetaminophen for postoperative management of patients who had thoracoscopic esophagectomy for esophageal cancer. Anticancer Res, 2019, 39 (1): 467-470.

[28] Yu Ohkura, Junichi Shindoh, Masaki Ueno, et al. A new postoperative pain management (intravenous acetaminophen: Acelio (R) leads to enhanced recovery after esophagectomy: a propensity score-matched analysis. Surg Today, 2018, 48 (5): 502-509.

[29] Jun Kinoshita, Sachio Fushida, Masahide Kaji, et al. A randomized controlled trial of postoperative intravenous acetaminophen plus thoracic epidural analgesia vs. thoracic epidural analgesia alone after gastrectomy for gastric cancer. Gastric Cancer, 2019, 22 (2): 392-402.

[30] Michael A Mont, Belinda Lovelace, An T Pham, et al. Intravenous acetaminophen may be associated with reduced odds of 30-day readmission after total knee arthroplasty. J Knee Surg, 2019, 32 (5): 414-420.

[31] Philip S Huang, Scott M Gleason, Jalaal A Shah, et al. Efficacy of intravenous acetaminophen for postoperative analgesia in primary total knee arthroplasty. J Arthroplasty, 2018, 33 (4): 1052-1056.

[32] Deborah M Shepherd, Heidi Jahnke, William L White, et al. Randomized, double-blinded, placebo-controlled trial comparing two multimodal opioid-minimizing pain management regimens following transsphenoidal surgery. J Neurosurg, 2018, 128 (2): 444-451.

[33] Elaine Brooks, Susan H Freter, Susan K Bowles, et al. Multimodal pain management in older elective arthroplasty patients. Geriatr Orthop Surg Rehabil, 2017, 8 (3): 151-154.

[34] Philip G Conaghan, Nigel Arden, Bernard Avouac, et al. Safety of paracetamol in osteoarthritis: what does the literature say? Drugs Aging, 2019, 36 (Suppl 1): 7-14.

[35] Amanda O Leopoldino, Gustavo C Machado, Paulo H Ferreira, et al. Paracetamol versus placebo for knee and hip osteoarthritis. Cochrane Database Syst Rev, 2019, 2: CD013273.

[36] Lindsay C Turner, Halina M Zyczynski, Jonathan P Shepherd. Intravenous acetaminophen before pelvic organ prolapse repair: a randomized controlled trial. Obstet Gynecol, 2019, 133 (3): 492-502.

[37] Norio Yamamoto, Shinichi Sakura, Tomoyuki Noda, et al. Comparison of the postoperative analgesic efficacies of intravenous acetaminophen and fascia iliaca compartment block in hip fracture surgery: a randomised controlled trial. Injury, 2019, 50 (10): 1689-1693.

[38] Seyed Mohammad Zolhavarieh, Seyed Habibollah Mousavi-Bahar, Maede Mohseni, et al. Effect of intravenous acetaminophen versus fentanyl on postoperative pain after transurethral lithotripsy. Rev Bras Anestesiol, 2019, 69 (2): 131-136.

[39] Eva E Mörwald, Jashvant Poeran, Nicole Zubizarreta, et al. Intravenous acetaminophen does not reduce inpatient opioid prescription or opioid-related adverse events among patients undergoing spine surgery. Anesth Analg, 2018, 127 (5): 1221-1228.

[40] Balachundhar Subramaniam, Puja Shankar, Shahzad Shaefi, et al. Effect of intravenous acetaminophen vs placebo combined with propofol or dexmedetomidine on postoperative delirium among older patients following cardiac surgery: the DEXACET randomized clinical trial. JAMA, 2019, 321 (7): 686-696.

[41] Steven Greenberg, Glenn S Murphy, Michael J Avram, et al. Postoperative intravenous acetaminophen for craniotomy patients: a randomized controlled trial. World Neurosurg, 2018, 109: e554-e562.

[42] Skip R Hickman, Kathleen M Mathieson, Lynne M Bradford, et al. Randomized trial of oral versus intravenous acetaminophen for postoperative pain control. Am J Health Syst Pharm, 2018, 75 (6): 367-375.

[43] Wissam K Kabbara, Hani Dimassi, Marwan Sheikh-Taha. Patterns of pain medication use in older individuals with cardiovascular disease. Curr Med Res Opin, 2018, 34 (5): 931-934.

[44] Paola Mian, Karel Allegaert, Isabel Spriet, et al. Paracetamol in older people: towards evidence-based dosing? Drugs Aging, 2018, 35 (7): 603-624.

[45] Mian P, van Esdonk MJ, Olkkola KT, et al. Population pharmacokinetic modelling of intravenous paracetamol in fit older people displays extensive unexplained variability. Br J Clin Pharmacol, 2019, 85 (1): 126-135.

[46] Oscar Fuster-Lluch, Pedro Zapater-Hernández, Manuel Gerónimo-Pardo. Pharmacokinetic study of intravenous acetaminophen administered to critically ill multiple-trauma patients at the usual dosage and a new proposal for administration. J Clin Pharmacol, 2017, 57 (10): 1345-1352.

[47] Callan Banks, Krystal Hughes, Cassandra Simpkins, et al. Osteoarthritis in older adults: nonsteroidal anti-inflammatory drugs versus opioids. Sr Care Pharm, 2019, 34 (10): 674-677.

[48] Caridad Pontes, Josep Ramon Marsal, Josep Maria Elorza, et al. Analgesic use and risk for acute coronary events in patients with osteoarthritis: a population-based, nested case-control study. Clin Ther, 2018, 40 (2): 270-283.

[49] Astrid Bacle, Charlotte Pronier, Helene Gilardi, et al. Hepatotoxicity risk factors and acetaminophen dose adjustment, do prescribers give this issue adequate consideration? A French university hospital study. Eur J Clin Pharmacol, 2019, 75 (8): 1143-1151.

[50] Jessica B Rubin, Bilal Hameed, Michelle Gottfried, et al. Acetaminophen-induced acute liver failure is more common and more severe in women. Clin Gastroenterol Hepatol, 2018, 16 (6): 936-946.

[51] What dose of paracetamol for older people? Drug Ther Bull, 2018, 56 (6): 69-72.

[52] Raúl Muñoz Romo, Alberto M Borobia Pérez, Mario A Muñoz, et al. Efficient diagnosis and treatment of acute paracetamol poisoning: cost-effectiveness analysis of approaches based on a hospital toxicovigilance program. Emergencias, 2018, 30 (3): 169-176.

[53] Lanot A, Henri P, Nowoczyn M, et al. Acetaminophen induced 5-oxoproline acidosis: An uncommon case of high anion gap metabolic acidosis. Rev Med Interne, 2018, 39 (2): 122-126.

[54] Sandra Hitzing, Andrea Böttcher, Marcus Laube. Metabolic acidosis under acetaminophen intake - an unordinary side effect. Anasthesiol Intensivmed Notfallmed Schmerzther, 2018, 53 (10): 718-722.

[55] Yan Zhu, Ping Xu, Qing Wang, et al. Diclofenac-acetaminophen combination induced acute kidney injury in postoperative pain relief. J Pharm Pharm Sci, 2018, 21 (1): 19-26.

[56] Bénédicte Lebrun-Vignes, Claire Guy, Marie-Josèphe Jean-Pastor, et al. Is acetaminophen associated with a risk of Stevens-Johnson syndrome and toxic epidermal necrolysis? Analysis of the French Pharmacovigilance Database. Br J Clin Pharmacol, 2018, 84 (2): 331-338.

第三节　加巴喷丁对减少术后疼痛和阿片类药物使用的作用

加巴喷丁的化学名称为 1（氨甲基）- 环己烷乙酸，是人工合成的氨基酸，其结构与 γ- 氨基丁酸（gamma-aminobutyric acid，GABA）相似，由美国的 Warner-Lanbert 公司首先开发，并于 1993 年首次在英国上市，当时主要用于抗癫痫。2002 年，经美国食品药品监督管理局（Food and Drug Administration，FDA）批准，加巴喷丁用于带状疱疹后神经痛的一线治疗。近几年的研究发现，术前使用一定剂量的加巴喷丁可减少术中及术后阿片类药物的使用剂量及患者的依赖性，降低术后 VAS，同时可以降低阿片类药物的不良反应，提高患者的生活质量。

一、加巴喷丁的药理机制和使用指征

1. 加巴喷丁的作用机制　目前，加巴喷丁的作用机制尚不明确。Offord 等和 Thorpe 等的研究发现，加巴喷丁是 N 型电压门控钙通道的 α2δ 亚基的配体，加巴喷丁与 α2δ 亚基结合。在慢性疼痛的情况下，α2δ 亚基表达增加，这些变化与痛觉过敏相关，加巴喷丁与 α2δ 亚基结合，抑制钙电流，进而导致神经递质释放减少和突触后兴奋性减弱，从而发挥镇痛作用。加巴喷丁还可以激活下行去甲肾上腺素能疼痛抑制系统，减少小胶质细胞的激活和促炎细胞因子的表达，从而达到镇痛作用。也有研究指出，加巴喷丁主要防止中枢敏化和痛觉过敏，对正常痛觉影响不大。Chang 等认为，加巴喷丁既不与 $GABA_A$ 亚基受体或 $GABA_B$ 亚基受体结合，也不通过代谢转化为 GABA，且不具有直接的 GABA 能作用，由于 GABA 受体拮抗药不会减弱加巴喷丁在动物疼痛模型中的抗伤害性感受作用，所以加巴喷丁的抗伤害性感受作用可能不通过提高中枢神经系统中的 GABA 水平来介导。

2. 加巴喷丁的药理特性　据报道，服用加巴喷丁后所有的药理学作用都来自其母体化合物的活性。其生物利用度与剂量不成比例，当剂量增加时，生物利用度下降；在每天分 3 次给予剂量为 900mg、1200mg、2400mg、3600mg 和 4800mg 的加巴喷丁时，其生物利用度分别约为 60%、47%、34%、33% 和 27%。食物对加巴喷丁的吸收速度和程度只有轻微的影响。加巴喷丁在循环中大部分不与血浆蛋白结合（蛋白结合率＜ 3%），口服 3 小时达最大血药浓度，半衰期为 5～7 小时，这可能需要每天增加给药数次。加巴喷丁主要以原形通过肾排泄从全身循环系统中消除，在人体内的代谢不明显。在老年患者和肾功能损伤的患者中，加巴喷丁的血浆清除率下降。加巴喷丁可以通过血液透析从血浆中清除，所以这类患者可能需要调整剂量。加巴喷丁的毒性较低，反复给药不会出现耐受。吗啡可以使加巴喷丁的血药浓度增高，应引起注意。

3. 使用指征　加巴喷丁最初作为抗癫痫药物，可与其他抗癫痫药物联合使用降低癫痫发作的频率，小剂量使用有镇静作用，也可改善精神运动性功能。随着临床研究的进一步深入，加巴喷丁在被用于治疗神经病理性疼痛（如带状疱疹后神经痛、三叉神经痛、偏头痛等），降低患者的视觉模拟评分，提高患者的生活质量。加巴喷丁还可用于治疗顽固性皮肤瘙痒，在一定程度上可缓解患者的瘙痒症状。另外，加巴喷丁现已广泛应用于围手术期的镇痛治疗，与其他镇痛药物联合使用可增强镇痛作用，提高患者的生活质量。

二、加巴喷丁在围手术期中的作用

Michael 等指出，外科手术患者在围手术期采用综合治疗措施能够显著提高预后。这些综合治疗措施包括：①多模式镇痛，用于减轻患者的术后疼痛；②避免阿片类药物的不良反应；③适宜的活动等。术后疼痛不仅是一种组织损伤引起的伤害性疼痛，且常伴有炎症痛、神经病理性疼痛和内脏痛。目前，围手术期镇痛主要联合应用阿片类药物和非甾体抗炎药，具有明显的不良反应，而加巴喷丁具有抗痛觉异常和抗痛觉过敏的特性，对正常伤害性刺激的影响较小，且其可以减轻组织损伤引起的脊髓背角神经元的高度敏感度。加巴喷丁的抗痛觉过敏作用可以减轻中枢致敏，进而减轻术后疼痛。围手术期使用加巴喷丁可以预防阿片类药物的耐受性，减少其使用剂量，降低相关不良反应，且具有抗焦虑特性，可以预防术后恶心、呕吐，降低术后谵妄的发生率等。

1. 加巴喷丁在骨科手术围手术期中的应用　H.A. Clarke 等进行了一项随机对照双盲研究。该研究共纳入 212 例全膝关节成形术患者，分为对照组和试验组，试验组在术前 2 小时口服加巴喷丁 600mg 和塞来昔布 400mg，对照组仅口服塞来昔布 400mg，2 小时后所有患者接受神经阻滞和腰麻（蛛网膜下腔阻滞麻醉），行膝关节置换术，术后所有患者均接受塞来昔布（200mg，每 12 小时 1 次，共 72 小时），试验组在此基础上接受加巴喷丁（200mg，每天 3 次，持续 4 天）；另外，所有患者根据疼痛情况接受经静脉阿片类药物镇痛治疗。该研究测定患者入院时、术后 4 天、术后 6 周及术后 3 个月的疼痛和肢体功能情况。结果显示，与对照组相比，试验组在术后 24 小时内应用较少的吗啡，膝关节活动范围较对照组明显增加，在术后 4 天、6 周及 3 个月时，2 组无明显差异；对照组在术后 2 小时内有较高的瘙痒、恶心发生率，可能与吗啡的应用剂量较大有关。该研究证实，围手术期应用加巴喷丁能够明显减少膝关节成形术后阿片类药物的使用剂量，同时能够增加关节的运动范围，减少不良反应。Pinto Filho 等研究了加巴喷丁在儿童骨科围手术期中的作用。结果显示，与对照组相比，加巴喷丁能够降低术后疼痛，术中镇静效果更佳、更能耐受气管插管，同时术后躁动的发生率较低，但 2 组间吗啡的使用剂量无明显差异。Anwar Ul Huda 等对肩关节镜术前应用加巴喷丁的研究进行 Meta 分析时发现，术前应用加巴喷丁能够明显降低术后恶心、呕吐的发生率，可能与应用加巴喷丁后能够降低术后阿片类药物的使用剂量有关。

2. 加巴喷丁在子宫切除术围手术期中的应用　G.dierking 等在一项随机对照双盲研究中纳入了 80 例行子宫切除术的患者，分为对照组和试验组，试验组在术前 1 小时口服加巴喷丁 1200mg，并在随后的 8 小时、16 小时、24 小时分别口服加巴喷丁 600mg，所有患者均在术后 24 小时接受吗啡镇痛治疗，根据疼痛情况来控制使用剂量，测量指标包括安静、活动时的 VAS，以及恶心、呕吐、嗜睡、谵妄的发生率。结果显示，子宫切除术围手术期 2 小时内给予总量 3000mg 的加巴喷丁能够明显降低吗啡的使用剂量（32%），而不良反应的发生率 2 组之间无明显差异。但目前的研究尚不足以证明加巴喷丁能够作为麻醉师的常规处方药物，未来的研究应该重点关注加巴喷丁与其他镇痛药（包括非甾体消炎药、局部麻醉药）合用时能否减少疼痛、减少阿片类药物的使用剂量及其不良反应的发生率。

3. 加巴喷丁在围手术期应用的新进展　Han 等为了评估围手术期内短期应用加巴喷丁的效果，进行了一项单中心随机对照研究。该研究共选取 1805 例患者（最终入选 410 例患者），年龄在 18～75 岁，时间从 2010 年 3 月 25 日至 2014 年 7 月 25 日，为择期手术的患者，手术包括肺叶切除术、胸腔镜手术、髋关节置换术、膝关节置换术、脑部手术及肩袖修复术等，术后常规随访 2 年。该研究分为对照组（202 例）和试验组（208 例），试验组在术前应用 1200mg 加巴喷丁，之后每 8 小时应用 600mg，共持续 72 小时；对照组术前服用劳拉西泮（0.5mg），术后给予安慰剂。该研究的目的是观察加巴喷丁对术后疼痛的效果，以及其能否降低阿片类药物的使用剂量；主要观察指标为疼痛缓解的时间，次要观察指标为停止使用阿片类药物的时间及术后 6 个月、1 年仍感疼痛和在使用阿片类药物的比例。结果显示，2 组术后疼痛终止的时间无明显差异（HR=1.04，95%CI 0.82～1.33，P=0.73）；试验组能够明显减少阿片类药物的使用时间（HR=1.24，95%CI 1.00～1.54，P=0.05）；1 年后，试验组有 21 例（10.1%）、对照组有 18 例（8.9%）仍感觉疼痛，其中在术后 1 年仍在使用阿片类药物的试验组有 4 例（1.9%）、对照组有 3 例（1.5%），2 组之间无明显差异；2 组之间在谵妄、嗜睡等不良上无明显差异。该研究虽然提示加巴喷丁并不能缩短疼痛的持续时间，但是证实了加巴喷丁作为术后疼痛的辅助用药，对于减少阿片类药物的使用剂量有一定作用。事实上，每年因为阿片类药物的过量使用和成瘾导致大量患者死亡，已经成为世界性的难题，加巴喷丁的联合使用有重大意义。

当临床由于加巴喷丁具有阿片类药物的效果而将其作为术后镇痛策略的一部分时，越来越多的问题也出现了，因为这样的使用也许并不能改善患者的预后。Lunn 等在一项随机对照研究中将 300 例阿片类药物未耐受的全膝关节置换术患者平均分为 3 组，分别为加巴喷丁 1200mg/d、600mg/d 及空白对照组，加巴喷丁持续时间从术前 2 小时至术后 6 天，3 组均采用标准的多模式镇痛治疗。结果显示，3 组之间在术后视觉模拟评分及吗啡的使用剂量上无明显差异；加巴喷丁 1200mg/d 组在镇静深度、头晕及其他不良反应发生率上较空白对照组显著提高；加巴喷丁 600mg/d 组较空白对照组差异不明显。所以该研究认为，对于阿片类药物未耐受的全膝关节置换术患者在围手术期应用加巴喷丁不能获益，加巴喷丁不应作为术后镇痛的常规手段，建议未来的研究应重点关注围手术期加巴喷丁的使用剂量和用药时间。

综上所述，加巴喷丁作为一种抗癫痫药物和镇痛药物，由于其在术后较好的镇痛及阿片类药物的效果，使得其越来越受到临床医务人员的重视，但是目前关于加巴喷丁的使用仍存在一定争议，包括使用时机、使用剂量及与其他镇痛药物的联合使用等，未来应对围手术期加巴喷丁的标准使用进行研究，同时探讨加巴喷丁能够减少阿片类药物使用的机制，从而防止阿片类药物的过量使用。

（青岛市市立医院　曲　彦　谢伟峰）

参考文献

［1］Penprase B, Brunetto E, Eman D, et al. The efficacy of preemptive analgesia for postoperative pain control: a systematic review of the literature. AORN J, 2015, 101 (1): 94-105.

［2］Offord J, Isom LL. Drugging the undruggable: gabapentin, pregabalin and the calcium channel $\alpha 2\delta$ subunit. Crit Rev Biochem Mol Biol, 2015, 5l (4): 246-256.

［3］Thorpe AJ, Offord J. The alpha2-delta protein: an auxiliary subunit of Voltage-dependent caIcium channels as a recognized drug larget. Curr 0pin lnvestig Drugs, 2010, 11 (7): 76l-770.

［4］Chen C, Han CH, Sweeney M, et al. Pharmacokinetics, efficacy, and tolerability of a once-daily gastroretentive dosage form of gabapentin for the treatment of postherpetic neuralgia. Pharm Sci, 2013, 102: 1155-1164.

［5］Zhai L, Song Z, Liu K. The Effect of gabapentin on acute postoperative pain in patients undergoing total knee arthroplasty: a Meta-analysis. Medicine Baltimore, 2016, 95 (20): e3673.

［6］Chang CY, Challa CK, Shah J, et al. Gabapentin in acute postoperative pain management. Biomed Res Int, 2014, 14: 631-656.

［7］Jensen TS. Anticonvulsants in neuropathic pain: rationale and clinical evidence. Pain, 2003, 6: 61-68.

[8] Alles SRA, Smith PA. Etiology and pharmacology of neuropathic pain. Pharmacological Reviews, 2018, 70 (2): 315-347.

[9] Dhand A, Aminoff MJ. The neurology of itch. Brain, 2013, 137 (2): 313-322.

[10] Michael A Ashburn, Lee A Fleisher. The role of gabapentin in multimodal postoperative pain management. JAMA Surgery, 2018, 4 (153): 4.

[11] Ljungqvist O, Scott M, Fearon KC. Enhanced recovery after surgery: a review. JAMA Surg, 2017, 152 (3): 292-298.

[12] Clarke HA, Katz J. Perioperative gabapentin reduces 24h opioid consumption and improves in-hospital rehabilitation but not post-discharge outcomes after total knee arthoplasty with peripheral nerve block. British Journal of Anaesthesia, 2014, 113 (5): 855-864.

[13] Washington Aspilicueta Pinto Filho, Lara de Holanda Juca Silveira, Mariana Lima Vale, et al. The effect of gabapentin on postoperative pain of orthopedic surgery of lower limb by sciatic and femoral blockage in children: a clinical trial. Anesth Pain Med, 2019, 9 (4): e91207.

[14] Anwar Ul Huda, Rob W Jordan, Matthew Daggett, et al. Pre-medication with Gabapentin is associated with significant reductions in nausea and vomiting after shoulder arthroscopy: a meta-analysis. Orthopaedics & Traumatology: Surgery & Research, 2019, 105 : 1487-1493.

[15] Dierking G, Duedahl TH, Rasmussen ML, et al. Effects of gabapentin on postoperative morphine consumption and pain after abdominal hysterectomy: a randomized, double-blind trial. Acta Anaesthesiol Scand, 2004, 48: 322-327.

[16] Hah J, Mackey SC, Schmidt P, et al. Effect of perioperative gabapentin on postoperative pain resolution and opioid cessation in a mixed surgical cohort: a randomized clinical trial. JAMA Surg, 2017, 11 (13): 303-311.

[17] Lunn TH, Husted H, Laursen MB, et al. Analgesic and sedative effects of perioperative gabapentin in total knee arthroplasty: a randomized, double-blind, placebo-controlled dose-finding study. Pain, 2015, 156 (12): 2438-2448.

第四节　中重度急性呼吸窘迫综合征患者是否能从浅镇静中获益

既往观点认为，中重度急性呼吸窘迫综合征（acute respiratory distress syndrome，ARDS）可能需要相对较深的镇静水平，以利于人机同步、减少呼吸做功、改善患者氧合。2019 年，发表于 *N Engl J Med* 的研究显示，对照组至少有超过 1/3 的患者是浅镇静，其病死率与深镇静加肌松药组无差异，提示中重度 ARDS 患者不一定均需要深镇静。

一、中重度急性呼吸窘迫综合征患者实施镇静的理由

目前，ARDS 患者救治的基石仍是机械通气，肺保护性通气策略已被证实能改善 ARDS 患者的预后。机械通气的起始阶段通常需要给予镇静治疗，以便于提高插管的耐受性，减少气管内操作，限制平台压力在 28～30cmH_2O 以下，减少气压伤，使患者更好地适应机械通气治疗。对于中重度 ARDS 患者，一些挽救性治疗方法如俯卧位通气、体外膜氧合、高频振荡通气等，也常需要镇静措

施，以减少长期卧床不适、意外拔管等常见问题，提高治疗质量、减轻护理压力。

同时，由于呼吸驱动力高，中重度 ARDS 患者常表现出较强的呼吸努力，并伴有肺高压和周期性肺不张，这些情况可导致严重的人机不同步，增加肺损伤。对于一些中重度 ARDS 患者，肌松药的应用能改善人机对抗，减少机械性肺损伤，改善生存率和无呼吸机天数。对于这些应用肌松药的患者，镇静措施除伦理考虑外，还有利于控制应激状态、减少耗氧、满足机体对氧的需求和有效利用、减少心脑血管意外发生。

此外，一些研究发现，镇静药物可能对 ARDS 具有特殊影响。例如，七氟醚早期镇静能够改善 ARDS 患者的氧合指数、降低促炎因子水平。此外，七氟醚本身具有肌肉松弛和抗炎特性，在需要深镇静的患者中可能特别有用。

基于上述原因，深镇静曾经在 ICU 患者中普遍应用。

二、深镇静的临床问题与浅镇静实施的依据

前瞻性队列研究发现，早期深镇静与 ARDS 患者机械通气时间延长、气管切开概率增加、病死率提高有关。近 30 年，大量研究对 ICU 患者和机械通气患者的镇静措施与预后进行了观察，过度镇静与重症患者预后不良密切相关已成定论。过度镇静会延迟拔管时间，增加谵妄和长期认知障碍的发生风险，引起如呼吸抑制、膈肌功能障碍、心肌抑制、血流动力学不稳定、胃肠功能抑制、免疫抑制，以及肺炎、血栓性静脉炎和压疮风险增加等临床问题。

减少深镇静对重症患者可能有益。2 项里程碑式的研究证实，每天实施唤醒比持续镇静可缩短重症患者的机械通气时间、ICU 停留时间和住院时间。降低镇静深度，甚至于仅给予镇痛药物，并未增加谵妄等神经系统并发症的发生。如前所述，因治疗需要，ARDS 患者往往需要深镇静，这与为改善预后实施浅镇静的理念相矛盾。一些研究对这些治疗过程中的镇静需求进行了观察，其结果与既往认识不一致，ARDS 患者可能不需要深镇静来耐受治疗过程中各种操作。例如，实施肺保护性通气策略并不需要常规给予深镇静。在需要镇静如给予肌松药时，深镇静甚至可能有害。例如，2019 年发表于 *N Engl J Med* 的 ROSE 研究，以肌松药使用者为主要研究对象。根据该研究中的镇静方式，不难发现深镇静措施可能对中重度 ARDS 患者有害。而肌松药是否有利于中重度 ARDS 患者的救治仍待确定。

实施浅镇静改善 ARDS 患者的预后的原因有多种。第一，与浅镇静能够促进患者进行早期活动有关。50% 的 ARDS 患者后期会出现身体和认知功能缺陷，早期活动有助于减少谵妄和 ICU 获得性虚弱的发生风险，与机械通气时间缩短和出院时身体功能的改善相关，且未明显增加活动的相关风险。第二，与既往观点不同，镇静过深可能反而会增加人机对抗。在 ARDS 患者中，深镇静与机械通气时的反向触发直接相关。反向触发是指呼吸机输送一次呼吸后触发膈肌收缩，从而引起自发呼吸，而此时呼气尚未完全，可造成肺过度膨胀，加重肺损伤，并导致膈肌纤维受损和呼吸功增加。30% 的 ARDS 患者可出现反向触发，其导致的上述后果会最终影响 ARDS 患者的预后。在 ROSE 研究中，对照组实施浅镇静，反向触发事件少，可能是该组预后与试验组无差异的一个原因。而在早期类似的 ACURASYS 研究中，由于试验组在深镇静的同时使用了肌松药，限制了膈肌收缩，反向触发

所造成的肺损伤无法体现，故得出了与 ROSE 研究完全不同的结论。

三、关注急性呼吸窘迫综合征患者的镇静

近些年，ARDS 的相关救治理念和技术取得了一些进展，很多措施被应用于 ARDS 患者的救治中，特别是俯卧位通气和 ECMO 的应用。但中度 ARDS 患者的病死率接近 40%，重度患者的病死率可高达 46.1%。需要认识到，以肺保护性通气策略和优化呼气末正压通气为中心的非药物策略仍是 ARDS 管理的基石。镇静的主要目的之一是有利于 ARDS 各项治疗措施安全有效地开展，而非对所有患者均给予同等程度的镇静。ARDS 患者的治疗应个体化，镇静的实施强度需要进一步考虑当下的情况是否需要，如应用肌松药或进行气管插管时，深镇静通常不可缺少。但在给予俯卧位通气、长期应用 ECMO 等情况下，长期深镇静缺乏理论及临床证据支持。2018 年的《PAD 指南》（疼痛、躁动 / 镇静、谵妄）建议对重症患者及机械通气患者均使用浅镇静策略。美国胸科医师学会和美国胸科学会联合发布的撤机指南，同样建议对 ICU 内的机械通气患者使用最小化镇静方案。基于上诉证据及理论依据，个体化实施镇静措施并利用各种手段及时评估，已是 ARDS 患者治疗中的道德和专业义务。

（空军军医大学西京医院　陈　宇　张西京）

参 考 文 献

[1] Moss M, Huang DT, Brower RG, et al. Early neuromuscular blockade in the acute respiratory distress syndrome. N Engl J Med, 2019, 380 (21): 1997-2008.

[2] Matthay MA, Zemans RL, Zimmerman GA, et al. Acute respiratory distress syndrome. Nat Rev Dis Primers, 2019, 5 (1): 18.

[3] Fan E, Del Sorbo L, Goligher EC, et al. An Official American Thoracic Society/European Society of Intensive Care Medicine/Society of Critical Care Medicine clinical practice guideline: mechanical ventilation in adult patients with acute respiratory distress syndrome. Am J Respir Crit Care Med, 2017, 195 (9): 1253-1263.

[4] Bourenne J, Hraiech S, Roch A, et al. Sedation and neuromuscular blocking agents in acute respiratory distress syndrome. Ann Transl Med, 2017, 5 (14): 291.

[5] Brochard L, Slutsky A, Pesenti A. Mechanical ventilation to minimize progression of lung injury in acute respiratory failure. Am J Respir Crit Care Med, 2017, 195 (4): 438-442.

[6] Beitler JR, Sands SA, Loring SH, et al. Quantifying unintended exposure to high tidal volumes from breath stacking dyssynchrony in ARDS: the BREATHE criteria. Intensive Care Med, 2016, 42 (9): 1427-1436.

[7] Papazian L, Forel JM, Gacouin A, et al. Neuromuscular blockers in early acute respiratory distress syndrome. N Engl J Med, 2010, 363 (12): 1107-1116.

[8] Jabaudon M, Boucher P, Imhoff E, et al. Sevoflurane for sedation in acute respiratory distress syndrome. A randomized

controlled pilot study. Am J Respir Crit Care Med, 2017, 195 (6): 792-800.

[9] Heffner JE. A wake-up call in the intensive care unit. N Engl J Med, 2000, 342 (20): 1520-1522.

[10] Tanaka LM, Azevedo LC, Park M, et al. Early sedation and clinical outcomes of mechanically ventilated patients: a prospective multicenter cohort study. Crit Care, 2014, 18 (4): R156.

[11] Goligher EC, Douflé G, Fan E. Update in mechanical ventilation, sedation, and outcomes 2014. American Journal of Respiratory and Critical Care Medicine, 2015, 191 (12): 1367-1373.

[12] Shehabi Y, Chan L, Kadiman S, et al. Sedation depth and long-term mortality in mechanically ventilated critically ill adults: a prospective longitudinal multicentre cohort study. Intensive Care Med, 2013, 39 (5): 910-918.

[13] Shehabi Y, Bellomo R, Reade MC, et al. Early intensive care sedation predicts long-term mortality in ventilated critically ill patients. Am J Respir Crit Care Med, 2012, 186 (8): 724-731.

[14] Vincent JL, Shehabi Y, Walsh TS, et al. Comfort and patient-centred care without excessive sedation: the eCASH concept. Intensive Care Med, 2016, 42 (6): 962-971.

[15] Takala J. Of delirium and sedation. Am J Respir Crit Care Med, 2014, 189 (6): 622-624.

[16] Kress JP, Pohlman AS, O'Connor MF, et al. Daily interruption of sedative infusions in critically ill patients undergoing mechanical ventilation. N Engl J Med, 2000, 342 (20): 1471-1477.

[17] Girard TD, Kress JP, Fuchs BD, et al. Efficacy and safety of a paired sedation and ventilator weaning protocol for mechanically ventilated patients in intensive care (Awakening and Breathing Controlled trial): a randomised controlled trial. Lancet, 2008, 371 (9607): 126-134.

[18] Jackson JC, Girard TD, Gordon SM, et al. Long-term cognitive and psychological outcomes in the awakening and breathing controlled trial. Am J Respir Crit Care Med, 2010, 182 (2): 183-191.

[19] Strom T, Stylsvig M, Toft P. Long-term psychological effects of a no-sedation protocol in critically ill patients. Crit Care, 2011, 15 (6): R293.

[20] StromT, Martinussen T, Toft P. A protocol of no sedation for critically ill patients receiving mechanical ventilation: a randomised trial. Lancet, 2010, 375 (9713): 475-480.

[21] Serpa Neto A, Simonis FD, Barbas CS, et al. Association between tidal volume size, duration of ventilation, and sedation needs in patients without acute respiratory distress syndrome: an individual patient data meta-analysis. Intensive Care Med, 2014, 40 (7): 950-957.

[22] Mehta S, Cook DJ, Skrobik Y, et al. A ventilator strategy combining low tidal volume ventilation, recruitment maneuvers, and high positive end-expiratory pressure does not increase sedative, opioid, or neuromuscular blocker use in adults with acute respiratory distress syndrome and may improve patient comfort. Ann Intensive Care, 2014, 4: 33.

[23] Herridge MS, Moss M, Hough CL, et al. Recovery and outcomes after the acute respiratory distress syndrome (ARDS) in patients and their family caregivers. Intensive Care Med, 2016, 42 (5): 725-738.

[24] Kayambu G, Boots R, Paratz J. Early physical rehabilitation in intensive care patients with sepsis syndromes: a pilot randomised controlled trial. Intensive Care Med, 2015, 41 (5): 865-874.

[25] Schaller SJ, Scheffenbichler FT, Bose S, et al. Influence of the initial level of consciousness on early, goal-directed mobilization: a post hoc analysis. Intensive Care Med. 2019, 45 (2): 201-210.

[26] Schaller SJ, Anstey, Blobner M, et al. Early, goal-directed mobilisation in the surgical intensive care unit: a randomised controlled trial. Lancet, 2016, 388 (10052): 1377-1388.

[27] Slutsky AS, Villar J. Early paralytic agents for ARDS? Yes, no, and sometimes. N Engl J Med, 2019, 380 (21): 2061-2063.

[28] Bourenne J, Guervilly C, Mechati M, et al. Variability of reverse triggering in deeply sedated ARDS patients. Intensive Care Med, 2019, 45 (5): 725-726.

[29] Bellani G, Laffey JG, Pham T, et al. Epidemiology, patterns of care, and mortality for patients with acute respiratory distress syndrome in intensive care units in 50 countries. JAMA, 2016, 315 (8): 788-800.

[30] Devlin JW, Skrobik Gelinas C, et al. Clinical practice guidelines for the prevention and management of pain, agitation/sedation, delirium, immobility, and sleep disruption in adult patients in the ICU. Crit Care Med. 2018, 46 (9): e825-e873.

[31] Girard TD, Alhazzani W, Kress JP, et al. An Official American thoracic society/american College of Chest Physicians clinical practice guideline: liberation from mechanical ventilation in critically Ⅲ adults. Rehabilitation protocols, ventilator liberation protocols, and cuff leak tests. Am J Respir Crit Care Med, 2017, 195 (1): 120-133.

第五节　镇静药物对血流动力学的影响位点

镇静药物在提供镇静作用的同时，也存在较明确的血流动力学不良反应。各种镇静药物（如苯二氮䓬类药物、丙泊酚、右美托咪定等）对血流动力学的影响程度不同。已经有较多的基础和临床研究分析并讨论了不同镇静药物对血流动力学影响的可能位点或机制。

一、苯二氮䓬类药物

咪达唑仑作为一种新一代的水溶性和短效的苯二氮䓬类药物，主要通过苯二氮䓬受体作用于脑干网状结构和大脑边缘系统。临床中，咪达唑仑作为麻醉诱导药和ICU内的镇静药物而被广泛应用。患者在手术前或ICU中产生焦虑会导致机体自主神经系统的交感神经激活和迷走神经失活，从而引起心率和血压的升高。有研究表明，在麻醉诱导期间加入咪达唑仑可减弱插管引起的血压、心率、心脏自主神经系统反应升高，减缓机体血清肾上腺素和去甲肾上腺素浓度的升高。

当以镇静剂量给药时，相较于丙泊酚和右美托咪定，咪达唑仑对患者血压和心率的影响较小，但是增加剂量后血压仍会明显下降。苯二氮䓬类药物的抗焦虑作用在惊恐障碍患者和健康人中均增加了肌肉交感神经的活动和心率。也有研究表明，咪达唑仑对交感神经张力没有显著影响，但在静脉注射后约10分钟略有下降。咪达唑仑降低血压的机制可能与降低全身血管阻力和心肌收缩力有关。在因脓毒症休克需要机械通气的患者中，使用镇静药物减轻患者的焦虑和应激反应是必须的，其中咪达唑仑是这些患者最常用的持续输注药物。虽然较多的研究证实咪达唑仑对患者的血压有影响，但其对患者微循环的影响尚不清楚。在非脓毒症的重症患者中，咪达唑仑会导致血管反应和微血管缺血恶化。在脓毒症休克患者中，由丙泊酚改为咪达唑仑后，患者的舌下微循环灌注有所改善，但这种效应并不能用全身血流动力学的改善来解释。在通过使用激光多普勒血流测定法评估 10 例非脓毒症患者微循环的研究中，咪达唑仑会引起皮肤微循环血流增加，而这一效应继发于患者的血管扩张和血管运动改变。

咪达唑仑不仅对血压及微循环有影响，而且对心肌及冠脉血流有明显作用。使用咪达唑仑可增加患者对心脏手术麻醉的耐受性，减少应激反应，增加冠状动脉的血流量，改善心脏的供氧平衡，从而改善心肌缺血。咪达唑仑对冠状动脉的舒张作用主要有 2 个方面的机制，部分依赖于血管内皮的舒张机制，部分依赖于血管平滑肌的舒张机制。依赖于血管内皮的舒血管机制源于血管内皮释放的一系列调节血管平滑肌张力的血管活性物质，主要有一氧化氮（nitric oxide，NO）、前列腺环素等。有文献表明，NO 可通过 NO- 鸟苷酸环化酶 - 环磷酸鸟苷途径、作用于 K^+通道等机制而舒张血管。用非特异度一氧化氮合酶（NOS）抑制药预孵氯化钾（KCI）预收缩猪的冠状动脉后，咪达唑仑的舒张血管作用部分被阻断，提示咪达唑仑的舒张血管作用可能与 NO 有关。

二、丙泊酚

丙泊酚是由 2，6- 二异丙基苯酚衍生而来的烷基酚，可以通过对 $GABA_A$ 受体抑制功能的积极调节来产生镇静作用。丙泊酚分布迅速，作用时间为 3～8 分钟，常用于短期手术的全身麻醉。丙泊酚主要由肝代谢，但近 30% 的剂量在肝外代谢，特别是肺代谢。丙泊酚的血浆清除率高，这是其恢复较快的原因。丙泊酚会引起静脉和动脉循环的血管扩张，导致其在所有静脉麻醉药中最容易引起血压降低。在患者脓毒症休克期间，内源性交感神经流出在调节血管张力以维持足够的组织灌注方面起至关重要的作用。虽然脓毒症休克患者的内源性血管收缩因子的浓度升高，但是 α 肾上腺素能受体和受体后信号通路的下调仍会导致血管的反应性明显减弱。当使用丙泊酚镇静时，其通过降低外周交感神经的血管收缩活性而加剧血管的低反应性。这时需要增加外源性儿茶酚胺的剂量来抵消这种不利影响。然而，内源性、外源性血管活性物质的结合会导致交感神经过度刺激，对器官功能和患者的预后产生不利影响。

丙泊酚具有显著的离子通道效应。据报道，其既有抗心律失常的作用，也有促心律失常的作用。有研究报道，使用丙泊酚可降低室性心律失常的发生率。丙泊酚可抑制肌肉交感神经活动、心率和血压，并降低压力反射的敏感度。用于控制手术期间的升压反应时，丙泊酚的血管舒张作用超过了手术引起的神经血管收缩，进一步抑制了心脏的压力反射。结构性心脏病可能与较高的交感神经活动基础水平相关，从而导致对丙泊酚抑制产生更大的抵抗。在易感患者中，交感神经活动的抑制作用可能在电生理研究中阻止心律失常的发生。

与正常心肌相比，丙泊酚可导致急性缺血心肌收缩力的显著下降，而心肌氧平衡不参与其中。目前，尚不清楚正常心肌和缺血心肌对丙泊酚心肌抑制作用的不同敏感度的机制，但至少清楚的是，其机制不涉及氧失衡。丙泊酚可改变急性缺血心肌的某些收缩机制。第一，丙泊酚也可能对 L 型钙通道有抑制作用，而在急性缺血心肌中，L 型钙通道密度或调节的异常可能对心功能产生影响。第二，丙泊酚可能增加心肌肌丝钙的敏感度，从而抵消丙泊酚引起的细胞内钙离子浓度降低。然而，在缺血心肌中，心肌肌丝钙的敏感度可能降低。丙泊酚对缺血心肌肌丝钙的增敏作用可能减弱。第三，丙泊酚部分通过对抗儿茶酚胺与肾上腺素受体结合，抑制后续的受体激活来抑制心功能。

三、右美托咪定

α_2 肾上腺素能受体分为 α_2A、α_2B 和 α_2C 3 个亚型，α_2A 肾上腺素能受体主要分布在周围神经系统，α_2B 和 α_2C 肾上腺素能受体分布于中枢神经系统，包括大脑和脊髓。右美托咪定作为一种选择性 α_2 肾上腺素受体激动药，对脑蓝斑和脊髓 α_2 肾上腺素受体有镇静、镇痛和抗伤害作用。右美托咪定对周围血管有影响，导致血管收缩和心动过缓。然后，其逐渐作用于大脑和脊髓突触前 α_2 肾上腺素能受体，减少去甲肾上腺素的释放，随后引起低血压。给予 ICU 患者右美托咪定的Ⅲ期临床研究表明，54% 连续输注右美托咪定的患者出现了低血压。

有研究证实，脓毒症休克患者在从丙泊酚换成右美托咪定镇静后，在保持相似的镇静水平［由 Richmond 躁动镇静量表（Richmond agitation and sedation scale，RASS）评分量化］时，去甲肾上腺素的需求减少。此外，这种血流动力学效应在换药 4 小时就比较明显，持续到右美托咪定停药并重启丙泊酚后的 8 小时。考虑右美托咪定的半衰期短，预计停止右美托咪定并重新使用异丙酚 8 小时后，去甲肾上腺素的剂量将接近基线时的记录值。可是相反地，尽管在停药后去甲肾上腺素有增加的趋势［从 0.3μg/（kg · min）到 0.42μg/（kg · min）］，但该研究仍观察到与基线水平［0.69μg/（kg · min）和 0.42μg/（kg · min）］有显著差异。分析讨论后，该研究的作者认为，这不能完全归因于患者病情的临床改善，右美托咪定诱导的修饰在停药后可能持续存在。

右美托咪定对脓毒症休克患者血流动力学效应的潜在机制可能是多因素的，目前尚未完全阐明。目前普遍认为，右美托咪定的主要作用与其减少中枢交感神经流出的能力有关，这可能减缓血管对升压药物反应性的下降。事实上，右美托咪定激动 α_2 受体的镇痛作用引起内源性儿茶酚胺浓度的降低，从而抵消了 α_1 受体的下调，而 α_1 受体逐渐转化为上调，从而增加了血管对升压药物的反应。右美托咪定也有复杂的直接血管效应。血压升高也可能是 α_2 A/D 受体亚型表达（与局部一氧化氮生成和血管舒张有关）转化为 α_1 和 α_2b 亚型的结果。此外，α_2 受体激动药通过激活磷脂酶 A 改善血管紧张素和儿茶酚胺的血管反应。α_2 受体激动药甚至可能直接抑制血管的三磷酸腺苷（ATP）敏感度钾通道 Kir 6.0 亚单位，导致血管的升压反应增强。最后，右美托咪定通过胆碱能抗炎途径发挥抗炎作用，降低早期和晚期细胞因子和黏附分子的表达，从而改善血管的反应性。

右旋美托咪定抑制交感神经对多种组织和血管床的活性作用。动物实验已经证实，右旋美托咪定可以抑制交感神经活动、心率和血压。研究人员使用显微神经造影技术显示可卡因增加，而右旋美托咪定减少人体皮肤的交感神经活动、血压和心率。这些数据表明，皮肤的交感神经活动可作为麻醉和镇静期间监测心 - 交感神经张力的有用工具。这些信息可能有助于指导电生理过程中的麻醉或镇静。

（武汉同济医院　李树生）

参 考 文 献

[1] Michael A Frölich, Alireza Arabshahi, Charles Katholi, et al. Hemodynamic characteristics of midazolam, propofol, and dexmedetomidine in healthy volunteers. J Clin Anesth, 2011, 23 (3): 218-223

[2] Kreibig SD. Autonomic nervous system activity in emotion: a review. Biol Psychol, 2010, 84: 394-421.

[3] Nishiyama T, Misawa K, Yokoyama T, et al. Effects of combining midazolam and barbiturate on the response to tracheal intubation: changes in autonomic nervous system. J Clin Anesth, 2002, 14: 344-348.

[4] Xiao L, Perry L. R, Yuan Y, et al. Effects of anesthetic and sedative agents on sympathetic nerve activity. Heart Rhythm, 2019, 16 (12): 1875-1882.

[5] Lamblin V, Favory R, Boulo M, et al. Microcirculatory alterations induced by sedation in intensive care patients. Effects of midazolam alone and in association with sufentanil. Crit Care, 2006, 10: R176.

[6] Penna GL, Fialho FM, Kurtz P, et al. Changing sedative infusion from propofol to midazolam improves sublingual microcirculatory perfusion in patients with septic shock. J Crit Care, 2013, 28 (5): 825-831.

[7] Chen CC, Shen TY, Chang MC, et al. Stress-induced myocardial ischemia is associated with early post-stress left ventricular mechanical dyssynchrony as assessed by phase analysis of ^{201}Tl gated SPECT myocardialperfusion imaging. Eur J Nucl Med Mol Imaging, 2012, 39 (12): 1904-1909.

[8] Wang TT, Zhou GH, Kho JH, et al. Vasorelaxant action of an ethylacetate fraction of Euphorbia humifusa involves NO-cGMP pathway and potassium channels. J Ethnopharmacol, 2013, 148 (2): 655-663.

[9] Andreis DT, Singer M. Catecholamines for inflammatory shock: A Jekyll-and-Hyde conundrum. Intensive Care Med, 2016, 42: 1387-1397.

[10] Maekawa T, Cho S, Takahashi S, et al. Negative inotropic action of propofol is enhanced in the acute ischemic myocardium of dogs. J Anesth, 2005, 19 (2): 136-141.

[11] Zhao ZY, Gan JH, Liu JB, et al. Clinical evaluation of combination of dexmedetomidine and midazolam vs. dexmedetomidine alone for sedation during spinal anesthesia. Saudi J Biol Sci, 2017, 24 (8): 1758-1762.

[12] Andrea M, Filippo S, Philip A, et al. The effect of propofol and dexmedetomidine sedation on norepinephrine requirements in septic shock patients: a crossover trial. Crit Care Med, 2019, 47 (2): e89-e95.

[13] Ferreira J. The theory is out there: the use of ALPHA-2 agonists in treatment of septic shock. Shock, 2018, 49: 358-363.

[14] Geloen A, Pichot C, Leroy S, et al. Pressor response to noradrenaline in the setting of septic shock: Anything new under the Sundexmedetomidine, clonidine? A minireview. Biomed Res Int, 2015, 2015: 863715.

[15] Xiang H, Hu B, Li Z, et al. Dexmedetomidine controls systemic cytokine levels through the cholinergic anti-inflammatory pathway. Inflammation, 2014, 37: 1763-1770.

第六节　不同的镇静药物，不同的脑电活动

镇静是ICU重要的治疗措施之一。镇静可减轻ICU患者的焦虑，降低有创诊断或治疗过程中的不舒适体验，并为临床医师提供更好的操作条件。一些特殊情况尚需要深镇静以达到器官保护作用，如急性重症胰腺炎和重度急性呼吸窘迫综合征。清醒镇静，或称浅镇静，也是一种镇静状态，允许患者能够在一定程度上合作并忍受不愉快的操作，而深镇静则提供了对听觉刺激或有害刺激无反应的状态。

目前，ICU镇静深度的评估主要依靠主观评价量表，通过对患者主观感觉的检查来实现，但是当患者的表达存在障碍时，如气管插管和意识障碍，这些主观评分方法难以充分发挥作用。脑电图（electroencephalogram，EEG）测量大脑皮质活动。近年来，随着现代生物医学工程的发展，各种量化EEG（qualified EEG，qEEG）技术应用于临床，如脑电双频指数（bispectral index，BIS）。虽然新近指南并未推荐临床常规应用qEEG评估ICU的镇静深度，但对于一些特殊情况，qEEG仍可作为一种辅助评估工具。

镇静药物可能作用于不同的分子靶标和神经回路，以产生不同的EEG频谱。目前，ICU常用的镇静药物包括A型γ-氨基丁酸（$GABA_A$）受体激动药、阿片类受体激动药、N-甲基D-天门冬氨酸受体（NMDA）拮抗药和α_2受体激动药。近年来的相关研究注意到，不同的镇静药物及不同的镇静深度对EEG的影响。例如，作为$GABA_A$受体激动药的典型药物丙泊酚，引起意识改变的特征是α节律的突然前移。而作为NMDA拮抗药的氯胺酮则导致"α暴发"，并显著增加整个皮质的∂波功率。右美托咪定是一种高度选择性α_2肾上腺素能受体激动药，其诱发的镇静状态类似于额叶区域特征性纺锤波的非快速眼动睡眠。EEG也随药物剂量和镇静水平的不同而变化。中度丙泊酚镇静会增加额叶在额叶纺锤区范围的EEG振荡功率，深镇静与整个皮质的∂波和α波前位化相关。近期的研究主要集中于不同镇静药物在相同的临床镇静水平下及不同镇静深度条件下EEG的变化特征。

异丙酚和右美托咪定是目前ICU最常应用的2种镇静药物。Xi等在一项针对10例健康志愿者的研究中，探讨了这2种镇静药物在从清醒、中度镇静到深镇静等不同镇静深度下的EEG特点。结果发现，这2种药物的EEG变化特征存在明显差异。中度镇静时，右美托咪定和丙泊酚均引起纺锤体功率增加。但右美托咪定增加整个皮质的∂功率并降低α/β/γ功率，而丙泊酚降低枕骨区域的α功率并增加整体β/γ功率。深镇静时，右美托咪定与整体和额叶中心纺锤∂功率增加、整个皮质的α/β/γ功率降低有关；而丙泊酚与纺锤体∂/α/β功率增加有关，并且在额叶区域得到最大化。从中度镇静转变为深镇静时，右美托咪定和丙泊酚都表现出类似的EEG α/β功率地形分布的改变。

右美托咪定在ICU中的应用越来越普遍。与GABA受体激动药不同，右美托咪定通常用于浅镇静，且希望患者处于能够唤醒的状态。Sleigh等探讨16例健康志愿者使用右美托咪定镇静下唤醒对EEG的影响。该研究发现，右美托咪定血浆浓度的升高导致α和δ功率增加，β功率下降。未施加刺激时的β功率是临床镇静目标的最佳预测指标。唤醒受试者导致β功率增加，α和δ功率降低。施加刺激后，恢复到EEG基线值所需的时间明显长于行为反应的观察结果。该研究的结果提示，使用右美托咪定后给予外界刺激评估镇静深度时，虽然患者表现出觉醒状态，但是EEG功率返回基线所

花费的时间比预期要长得多。然而，这些 EEG 的研究结果对于辅助临床评估是否具有借鉴价值，尚需进一步研究。

这些基于 EEG 的镇静相关研究表明，不同的镇静药物即便在相同的镇静深度下，定性的 EEG 参数存在明显差异，qEEG 也存在明显差异，可能反映出不同的镇静机制。基于 EEG 和 qEEG 的临床镇静监测，应考虑药物的种类对 EEG 的动态影响。针对不同镇静药物对 EEG 影响的差异进行相关研究，将为指导临床合理用药提供数据资料。

（首都医科大学附属北京天坛医院　周建新　张琳琳）

参考文献

［1］Devlin JW, Skrobik Y, Gelinas C, et al. Clinical practice guidelines for the prevention and management of pain, agitation/sedation, delirium, immobility, and sleep disruption in adult patients in the ICU. Critical care medicine, 2018, 46: e825-e873.

［2］Gong Y, Yang H, Xie J, et al. ICU physicians' perception of patients' tolerance levels in light sedation impacts sedation practice for mechanically ventilated patients. Front Med, 2019, 6: 226.

［3］Sessler CN. Sedation scales in the ICU. Chest, 2004, 126: 1727-1730.

［4］Shetty RM, Bellini A, Wijayatilake DS, et al. BIS monitoring versus clinical assessment for sedation in mechanically ventilated adults in the intensive care unit and its impact on clinical outcomes and resource utilization. Cochrane Database Syst Rev, 2018, 2: CD011240.

［5］Purdon PL, Sampson A, Pavone KJ, et al. Clinical electroencephalography for anesthesiologists: part I: background and basic signatures. Anesthesiology, 2015, 123: 937-960.

［6］Mehta S, Spies C, Shehabi Y. Ten tips for ICU sedation. Intensive Care Med, 2018, 44: 1141-1143.

［7］Vijayan S, Ching S, Purdon PL, et al. Thalamocortical mechanisms for the anteriorization of alpha rhythms during propofol-induced unconsciousness. J Neurosci, 2013, 33: 11070-11075.

［8］Vlisides PE, Bel-Bahar T, Lee U, et al. Neurophysiologic correlates of ketamine sedation and anesthesia: a high-density electroencephalography study in healthy volunteers. Anesthesiology, 2017, 127: 58-69.

［9］Zhang Z, Ferretti V, Guntan I, et al. Neuronal ensembles sufficient for recovery sleep and the sedative actions of alpha2 adrenergic agonists. Nat Neurosci, 2015, 18: 553-661.

［10］Murphy M, Bruno MA, Riedner BA, et al. Propofol anesthesia and sleep: a high-density EEG study. Sleep, 2011, 34: 283-291.

［11］Xi C, Sun S, Pan C, et al. Different effects of propofol and dexmedetomidine sedation on electroencephalogram patterns: Wakefulness, moderate sedation, deep sedation and recovery. PLoS One, 2018, 13: e0199120.

［12］Sleigh JW, Vacas S, Flexman AM, et al. Electroencephalographic arousal patterns under dexmedetomidine sedation. Anesth Analg, 2018, 127: 951-959.

第七节　褪黑素在改善重症患者睡眠中的作用和在预防重症患者发生谵妄中的作用

重症患者常处于和一般住院患者完全不同的处境，多种因素的存在，包括重病状态、各种药物干预及 ICU 的特殊环境（光线、噪声等）都可导致下丘脑松果体功能下调，使皮质醇和褪黑素分泌减少，影响了昼夜生理节律的维持，导致睡眠剥夺的发生，后者是 ICU 患者发生谵妄的重要原因。目前，临床实践指南针对 ICU 患者疼痛、躁动和谵妄的预防及治疗措施主要是非药物方法，包括优化环境、减少对患者的操作刺激、降低噪声等，虽然镇静药物常用于改善患者的睡眠，并期望能减少谵妄的发生，但这些药物的可靠性尚无法得到确认，并且由于这些药物有非常明显的不良反应，尤其是对心血管和呼吸系统的抑制作用，故临床使用时需要慎重考虑其利弊关系。褪黑素作为一种天然激素，具有调节昼夜生理节律的作用，近年来用于治疗重症患者的睡眠问题和谵妄，受到了广泛关注。

一、褪黑素的介绍

褪黑素（也称美拉托宁）的化学名为 5- 甲氧基 -N- 乙酰色胺，是一种产生于松果体的激素，由色氨酸转化而来。血清素是褪黑素的前体，在白天时，松果体中以血清素为主，到了晚上，松果体的神经节后交感兴奋性增加，使松果体中的血清素转变为褪黑素，褪黑素的水平上升数倍，随即弥散入血，迅速使血浆浓度从 2～10pg/ml 升至 100～200pg/ml，传递信号至靶器官，主要是大脑，最终作用于睡眠及昼夜节律。

褪黑素的代谢部位主要在肝，通过 P450 酶依赖的微粒体氧化酶降解，然后经过硫酸化或葡萄糖醛酸化后经尿液或粪便排出体外，有 2%～3% 的褪黑素以原形排出体外。口服褪黑素有很强的首关效应，绝对生物利用度仅为 15%，具有明显的个体化差异或因肝 P450 1A2（CYP1A2）活性不同而出现差异。

褪黑素有 3 种受体，MT_1 受体集中于下丘脑视交叉上核、垂体结节部和心血管，MT_2 受体主要位于视网膜和海马，而 MT_3 受体在肾、脑组织和多个周围器官中。在老年人和阿尔茨海默病患者中，视交叉上核中的 MT_1 受体表达神经元的数量和密度降低，而在脑外伤患者中，发现 MT_1/MT_2 受体的表达降低，这可能正是褪黑素仅对部分患者有效的原因。

一些研究已经证实了褪黑素的分泌节律丧失和谵妄的发生有关。一项前瞻性观察性研究发现，在住院患者中，在谵妄发生前 3 天，褪黑素的分泌水平明显下降，提示两者之间可能存在因果关系。

在美国，褪黑素无须处方，已经归类为饮食补充剂。人工合成的褪黑素受体激动药雷美替胺对于 MT_1 受体和 MT_2 受体的亲和力比褪黑素高 3 倍和 6 倍，且其不会和 MT_3 受体结合，在美国被 FDA 批准为慢性失眠的治疗药物。另一种药物是他司美琼，主要的适应证为盲人非 24 小时睡眠觉醒紊乱症。第 3 种药物是阿戈美拉汀，在欧洲上市，用于重度抑郁症的治疗。到目前为止，雷美替胺是唯一在 ICU 做过研究的药物，其作用机制是消除了视交叉上核产生的唤醒信号，通过缩短睡眠潜伏期、延长总睡眠时间来改善睡眠；此外，雷美替胺还具有没有成瘾风险、镇静效应小及认知损害效应轻微及没有反弹效应的特点。

在 ICU 中，褪黑素的理想剂量尚不清楚；在临床研究中，剂量范围为每晚 0.5～6.0mg。有研究认为，10mg 可以导致患者次日清醒困难。

二、褪黑素在改善重症患者睡眠中的作用

在 ICU 的重症患者经常发生睡眠障碍，原因很多，如患者本身的重症状态，加上机械通气、环境因素（长时间存在的噪声和明亮的灯光等）、不恰当的医护干预措施及药物的相互作用等，都使得多数患者无法获得和正常人或普通住院患者一样的睡眠觉醒周期。多项研究发现，重症患者的褪黑素分泌是不足的，这可能和睡眠剥夺及谵妄的发生有关。重症患者睡眠剥夺的特点主要为睡眠严重碎片化，经常被唤醒，睡眠架构被打乱，以非快速眼动睡眠 I、II 期占优势为特征，伴慢波睡眠的深睡眠期及快速眼动睡眠减少，睡眠剥夺会产生躯体和心理上的不良反应，如免疫功能下降、机械通气时间延长，并产生谵妄。

临床上试图使用传统的镇痛、镇静药物来解决这个问题，但这些药物本身就可能带来新的问题而又对睡眠产生不利影响。要仔细考量药物的疗效和不良反应，尤其是药物对于正常睡眠架构的影响。苯二氮䓬类药物和阿片类药物分别通过刺激 $GABA_A$ 受体、阿片 μ 受体而减少慢波睡眠和快速眼动睡眠；另外，阿片类药物还通过减少乙酰胆碱活性和增加多巴胺、谷氨酸盐活性而导致谵妄发生。丙泊酚可以抑制快速眼动睡眠时相并进一步恶化这些患者的睡眠质量，且和重症患者的短期预后（谵妄）或长期预后（创伤后应激障碍）有关。

Shilo 等发现，ICU 患者缺乏正常人的睡眠形态，并且夜间不出现褪黑素的高峰现象。由于褪黑素具有昼夜生理节律的调节作用，所以给重症患者外源性褪黑素治疗应当可以改善睡眠，然而相关研究的结果并不完全一致。Shilo 等使用动作记录仪观察慢性阻塞性肺疾病患者，发现给予 3mg 褪黑素可以增加睡眠时间并改善睡眠质量，发挥诱导睡眠及使生物钟重新同步的作用。而 Ibrahim 等在气管切开处于撤机过程中的重症患者和对照组患者中使用相同剂量的褪黑素，发现褪黑素组的血浆浓度比对照组高 10 倍，但睡眠时间没有区别。Bourne 等利用 BIS 来观察睡眠时间，给予机械通气已进入脱机阶段的 24 例重症患者 10mg 褪黑素，结果发现，褪黑素能够增加夜间睡眠时间 1 小时，BIS 能降低至更佳的睡眠区间，说明其可以改善睡眠效率。

2019 年发表的一项系统综述分析了外源性褪黑素及其受体激动药是否能改善 ICU 患者的睡眠和谵妄发生，对最终 8 项随机对照研究进行定量分析，在 6 项记录了睡眠时间的研究中发现，使用褪黑素或雷美替胺能够显著减少夜间苏醒次数（$WMD=-2.03$，95%CI −3.83～−0.22，$P=0.028$），并倾向于促进睡眠时间（$WMD=0.43$，95%CI −0.02～0.88，$P=0.063$）。

改善 ICU 患者睡眠质量的药物包括传统的苯二氮䓬类药物、非苯二氮䓬类催眠药、褪黑素及褪黑素受体激动药等。与苯二氮䓬类药物相比，褪黑素制剂在减少失眠反弹、耐受性和成瘾性方面更具有优势，因为苯二氮䓬类药物会改变正常的睡眠节律，包括减少慢波睡眠和快速眼动睡时相，而褪黑素的优势正好是恢复正常的睡眠模式。

三、褪黑素在预防重症患者发生谵妄中的作用

谵妄是ICU患者较为常见的严重并发症，也是机械通气时间延长、ICU住院时间延长、费用增加、远期认知功能障碍发生及病死率增高的强预测因子。ICU患者常发生睡眠觉醒周期失调，这是引起谵妄的常见原因之一，也是《PADIS指南》[疼痛（pain）、躁动/镇静（agitation/sedation）、谵妄（delirium）、制动（immobility）及睡眠紊乱（sleep disruption）]建议应用包含优化睡眠在内的多模态非药物策略减少谵妄发生的原因。谵妄的发生是否和褪黑素水平及睡眠情况存在因果关系尚未明确，但有证据表明，褪黑素水平异常和谵妄的发生有关。一项腹部外科术后患者的研究表明，在不伴有并发症的谵妄患者中，血浆褪黑素水平低于术前，而伴有并发症的谵妄患者，其水平却是增高的。

《PADIS指南》没有推荐任何药物用于预防和治疗谵妄，只是推荐了部分非药物方法，但临床上仅依靠非药物方法预防和控制谵妄显然是远远不够的。近年来有越来越多的研究表明，外源性补充褪黑素或褪黑素受体激动药可能对于谵妄的预防和治疗都有价值。2014年，一项多中心随机对照、评估者盲法的临床研究报道，共有67例65～89岁在急诊室就诊后进入ICU或普通病房的患者被随机分成2组，分别给予雷美替胺6mg（n=33）每晚1次或安慰剂（n=34），直到谵妄发生或连续服用7天，用于评估雷美替胺预防谵妄的效果，结果发现，服用雷美替胺组谵妄的发生率明显低于安慰剂组（3% *vs.* 32%，P=0.003），在排除了既往曾经发生谵妄的患者后，仍然发现存在显著差异（0 *vs.* 30%）。de Jonghe等给老年膝关节手术患者预防性使用3mg褪黑素以减少谵妄，结果显示，虽然发现2组之间谵妄的发生率没有显著差异，随访3个月也没有发现病死率、认知能力或功能存在差异，但发现围手术期补充褪黑素可以减少发生长时间谵妄（>2天）的患者人数，推测这可能和褪黑素的时间生物调节特性有关，即通过影响生物钟而重置了睡眠-觉醒周期，恢复了正常的昼夜生理节律，也不排除其直接影响谵妄的病理生理。然而，Jaiswal等在老年住院患者中探索褪黑素预防谵妄的有效性时，却发现在这些非ICU患者中，使用褪黑素治疗并不能预防谵妄的发生，但谵妄患者呈现出更多的碎片化睡眠。Sultan等在计划进行膝关节置换术的老年患者（年龄>65岁）中，观察不同药物对于术后谵妄发生的预防作用，药物分别为褪黑素、咪达唑仑和可乐定。结果发现，使用褪黑素的患者术后发生谵妄的比例远低于安慰剂及另外2种药物（9.43%、32.65%、44.00%、37.25%，P=0.003）。

一项系统综述分析了3项研究共211例患者，结果发现，使用褪黑素或雷美替胺能够显著降低谵妄的发生率（RR=0.49，95% CI 0.28～0.88，P=0.017），且没有显著的异质性差异，并发现其能够显著降低住院时间，但对于病死率没有影响。

四、展望

褪黑素除上述作用外，在重症患者中，还在治疗脓毒症、镇痛、神经保护、治疗和预防应激性溃疡及改善心肌缺血等方面有潜在价值，主要与其具有多种生理作用有关，包括抗炎、抗氧化、减轻氧化应激反应及改善组织血流等有关。现有的多项研究发现，褪黑素及褪黑素受体激动药对于改善ICU重症患者睡眠和减少谵妄可能是有价值的，这和褪黑素本身具有调节昼夜生理节律的生理作用有

关。在褪黑素分泌受到干扰的ICU患者中，补充外源性褪黑素理论上应该能发挥其生理作用，加上此类药物不良反应非常小，即便使用很大剂量仍未发现严重不良反应，故其在改善睡眠及减少谵妄中可能具有良好价值。已发表的研究存在一些问题，如睡眠质量和谵妄的评估方法未达成共识、褪黑素的剂量和疗程没有统一、纳入人群规模较小等。另外，生理性的褪黑素分泌模式和光线的强弱密切相关，提示在夜间应当尽可能保持较暗的光线以促进内源性褪黑素尽可能呈现出正常分泌的模式。

（浙江大学医学院附属第二医院　崔　巍）

参考文献

[1] Devlin JW, Skrobik Y, Gélinas C, et al. Clinical practice guidelines for the prevention and management of pain, agitation/sedation, delirium, immobility, and sleep disruption in adult patients in the ICU. Crit Care Med, 2018, 46 (9): e825-e873.

[2] Lynch HJ, Wurtman RJ, Moskowitz MA, et al. Daily rhythm in human urinary melatonin. Science, 1975, 187 (4172): 169.

[3] Miyazaki T, Kuwano H, Kato H, et al. Correlation between serum melatonin circadian rhythm and intensive care unit psychosis after thoracic esophagectomy. Surgery, 2003, 133 (6): 662-668.

[4] ángeles-Castellanos M, Ramírez-Gonzalez F, Ubaldo-Reyes L, et al. Loss of melatonin daily rhythmicity is asociated with delirium development in hospitalized older adults. Sleep Sci, 2016, 9 (4): 285-288.

[5] Neubauer DN. A review of ramelteon in the treatment of sleep disorders. Neuropsychiatr Dis Treat, 2008, 4 (1): 69-79.

[6] Watson PL, Pandharipande P, Gehlbach BK, et al. Atypical sleep in ventilated patients: empirical electroencephalography findings and the path toward revised ICU sleep scoring criteria. Crit Care Med, 2013, 41 (8): 1958-1967.

[7] Weinhouse GL, Schwab RJ, Watson PL, et al. Bench-to-bedside review: delirium in ICU patients - importance of sleep deprivation. Crit Care, 2009, 13 (6): 234.

[8] Kondili E, Alexopoulou C, Xirouchaki N, et al. Effects of propofol on sleep quality in mechanically ventilated critically ill patients: a physiological study. Intensive Care Med, 2012, 38 (10): 1640-1646.

[9] Shilo L, Dagan Y, Smorjik Y, et al. Patients in the intensive care unit suffer from severe lack of sleep associated with loss of normal melatonin secretion pattern. Am J Med Sci, 1999, 317 (5): 278-281.

[10] Shilo L, Dagan Y, Smorjik Y, et al. Effect of melatonin on sleep quality of COPD intensive care patients: a pilot study. Chronobiol Int, 2000, 17 (1): 71-76.

[11] Ibrahim MG, Bellomo R, Hart GK, et al. A double-blind placebo-controlled randomized pilot study of nocturnal melatonin in tracheostomised patients. Crit Care Resusc, 2006, 8 (3): 187-191.

[12] Bourne RS, Mills GH, Minelli C. Melatonin therapy to improve nocturnal sleep in critically ill patients: encouraging results from a small randomised controlled trial. Crit Care, 2008, 12 (2): R52.

[13] Zhang QY, Gao FQ, Zhang S, et al. Prophylactic use of exogenous melatonin and melatonin receptor agonists to improve sleep and delirium in the intensive care units: a systematic review and meta-analysis of randomized controlled trials.

Sleep Breath, 2019, 23 (4): 1059-1070.

[14] Balas MC, Happ MB, Yang W, et al. Outcomes associated with delirium in older patients in surgical ICUs. Chest, 2009, 135: 18-25.

[15] Miyazaki T, Kuwano H, Kato H, et al. Correlation between serum melatonin circadian rhythm and intensive care unit psychosis after thoracic esophagectomy. Surgery, 2003, 133: 662-668.

[16] Shigeta H, Yasui A, Nimura Y, et al. Postoperative delirium and melatonin levels in elderly patients. Am J Surg, 2001, 182 (5): 449-454.

[17] Hatta K, Kishi Y, Wada K, et al. Preventive effects of ramelteon on delirium a randomized placebo-controlled trial. JAMA Psychiatry, 2014, 71 (4): 397-403.

[18] de Jonghe A, van Munster BC, Goslings JC, et al. Effect of melatonin on incidence of delirium among patients with hip fracture: a multicentre, double-blind randomized controlled trial. CMAJ, 2014, 186 (14): E547-E556.

[19] Jaiswal SJ, McCarthy TJ, Wineinger NE, et al. Melatonin and sleep in preventing hospitalized delirium: a randomized clinical trial. Am J Med, 2018, 131 (9): 1110-1017.

第八节　家庭参与在预防重症患者谵妄中的作用

谵妄是 ICU 患者常见的一种并发症。有研究表明，约有 2/3 的重症患者在 ICU 治疗期间会发生不同程度的谵妄。传统的 ICU 模式往往会基于院感和执业安全等方面考虑而不推荐家庭参与重症患者的照护，然而越来越多的研究表明，当家庭参与到谵妄的管理中时，不仅可以减轻医护人员的工作量，还可以促进患者的定向力恢复，减少谵妄等不良反应的发生。近年来，家庭参与在重症患者的谵妄管理中越来越受到临床医务人员的重视，美国重症医学会（Society of Critical Care Medicine，SCCM）提出的“ABCDEF”集束化管理策略及 Vincent 教授提出的以患者为中心的舒适化浅镇静策略均强调了家庭参与在谵妄管理中的重要性。本文就近年来家庭参与在重症患者谵妄防治中的最新研究进展进行总结，为临床医护人员提供参考。

一、家庭参与在重症监护病房谵妄防治中的应用

ICU 中的家庭参与是指患者、家庭和医疗服务提供者积极合作，以促进和支持患者和家庭在健康和医疗决策中的参与度和影响，以保证医疗护理的质量及安全。Burns 将 ICU 中的家庭参与归纳为了 5 个方面，即家属陪伴、被支持、参与沟通、参与护理和决策共享。目前，国内外在 ICU 的谵妄管理中研究较多、较为成熟的家庭参与形式主要包括：①家庭陪伴，如开放 ICU 探视、延长家属探视时间、实施弹性探视等。②家庭参与到护理的过程中，如由家属对患者提供定向练习（时间、人物和地点定向）和早期活动等干预措施。在美国重症医学会最新的“ICU 中以患者家庭为中心的实践指南”中也提到，尊重并满足患者家属的探视要求，促进医患信息共享及指导家属参与多学科查房和患者的护理可以提高护理质量，降低 ICU 谵妄的发生率。

二、如何看待家庭参与在重症监护病房谵妄防治研究中的阴性研究结果

1. 弹性探视制度在谵妄防治中的作用　弹性探视制度对重症患者谵妄的防治作用已被许多研究报道，但到目前为止，仍没有大型的随机研究能验证弹性探视制度在重症患者谵妄防治中的作用。2019 年，Rosa 等在 *JAMA* 发表了《弹性探视对 ICU 患者谵妄的影响：一项随机对照临床研究》，报道了实施弹性探视对重症患者谵妄的影响。该研究纳入了巴西 36 个实施限制探视（每天<4.5 小时）的 ICU，并将其分为弹性探视组（$n=19$）和限制探视组（$n=17$），其中弹性探视组共纳入了患者 837 例，限制探视组纳入患者 848 例。弹性探视组每天可由家属自主决定探视时间，并允许 2 名直系亲属陪伴患者 12 小时，除此之外，患者的朋友、非直系亲属也可以在特定的时间探视患者。除了以上的探视制度外，还有经过培训的医务人员对患者提供至少一次面对面的培训，内容包括 ICU 的环境、常见的诊疗措施及谵妄的管理等。最终，2 组患者谵妄的发生率分别为 18.9% 和 20.1%，无显著性差异。该研究表明，在重症患者中，弹性探视与限制探视相比，并没有显著降低谵妄的发生率。Rosa 等的随机对照研究对弹性探视在重症患者谵妄中的防治作用进行了充分报道，但该研究还给了临床医师一些启示。第一，在该研究中，当医护人员进行医疗护理操作时，家属是被要求离开病房的。第二，在研究方案中，家属接受了医务人员提供的谵妄相关教育，且结果显示弹性探视组家属自述积极参与了谵妄的防治过程，但未提及家属参与预防谵妄的具体策略及实施方案。因此，虽然弹性探视组高度重视了弹性探视制度，但可以说只给予了充分的探视时长，而忽略了家庭成员在相关诊疗措施和谵妄管理中的参与程度及质量，所以弹性探视组中的干预措施并没有达到能够影响患者结局指标的水平。在该研究中，家庭参与并未真正落实。

2. 家庭参与的护理在谵妄防治中的作用　ICU 由于其治疗特殊性，医护人员与患者的沟通交流相对较少。而家庭参与式的护理因为家属的加入，可以为患者带来更多社会上和情感上的支持，其效果较为显著。2019 年，Bannon 等在 *Intensive Care Medicine* 上发表了《非药物干预在降低危重患者谵妄发生率和持续时间方面的效果评价》，研究者对 15 项研究进行了分析，结果显示，目前的证据并不支持使用非药物干预措施来降低重症患者的谵妄发生率和持续时间。但其中纳入的一篇关于家属参与对患者提供定向训练的研究显示，家庭成员参与患者的定向训练可以降低谵妄的发生率。虽然 Bonnon 等的 Meta 分析并没有证明家属参与的非药物干预措施在降低重症患者发生谵妄中的作用，但从其纳入的研究中不难看出，目前关于家属参与谵妄管理等研究的干预措施及结果指标存在较大差异，家属参与式护理如何去实施及保障质量仍无确切标准，故对其分析结果存在较大影响。这也提示临床医师在今后的研究中应该明确地描述干预措施及结局指标。

三、如何真正让家庭参与到谵妄的管理中

2019 年，王艳艳等在 *JAMA Internal Medicine* 上发表了《个体化定制家属参与方案对老年术后患者谵妄及影响的随机对照试验》，该研究以 Inouye 教授提出的“住院老年患者生活项目（Hospital Elder Life Program，HELP）”为基础，再基于中国老年照护文化特色和中国医院系统现有资源，创新

性地研发了“家庭参与个性化住院老年生活项目（Tailored，Family-Involved HELP，t-HELP）”。当符合条件的患者随机入组后，试验组使用基于 t-HELP 的护理方案，给予该组所有患者定向训练、认知刺激和早期活动 3 项常规措施，并由护士每天进行 9 项谵妄相关危险因素的评估（包括疼痛管理、睡眠促进、营养支持、补液、预防便秘、促进视觉和听觉的敏感度、改善缺氧、导管感染防护及用药护理），如果存在相关的危险因素，则针对危险因素制定个体化的干预方案，该组所有方案的实施都是以护士主导 - 家属参与的模式开展。而对照组则接受普通的护理方案。谵妄的发生率为该研究的主要结局指标。最终，t-HELP 组纳入了 152 例患者，对照组纳入了 129 例患者，2 组患者谵妄的发生率分别为 2.6% 和 19.4%，差异具有统计学意义。在 t-HELP 方案的实施过程中，也有专人来进行质量控制，除了每天动态评估患者的谵妄危险因素以外，护士还将对家属的参与程度及依从性进行追踪，以了解方案实施的效果，保证家属的参与程度及质量。若在研究过程中存在家属参与依从性较低，完成质量较差等情况时，则会有专人加强对家属的相关教育，并强调家庭参与的重要性，同时会如实记录每个项目的完成情况及完成依从性，研究组再讨论解决依从性较低的行为。该研究的结果也表明，以家庭参与为核心的 t-HELP 方案可以有效地降低老年患者术后谵妄的发生率。

四、未来的研究方向

目前，已经有越来越多的研究关注家属参与的谵妄管理，期待未来能有更多的研究可以为家属参与的 ICU 管理提供高质量的证据。也对该领域未来的研究有以下启示：①家庭参与的谵妄管理是对一类行为的概括性定义，其核心应该在参与，所以家庭参与的诊疗行为应符合家庭参与的定义。②在家庭参与类的研究中，其依从性及行为质量应当进行把控，以得到准确的结论。

（四川大学华西医院　田永明　徐　禹）

参 考 文 献

［1］张山，吴瑛．ABCDEF 集束化策略应用于防治 ICU 谵妄的研究进展．中国护理管理，2018，18（12）：1724-1726.

［2］韩遵海，刘雪娇，何茵，等．ICU 以患者家庭为中心探视模式的研究进展．中华护理杂志，2019，54（2）：235-238.

［3］王月琦，郭放，李娜．家庭参与式综合护理模式的研究现状与展望．中华现代护理杂志，2019，25（11）：1444-1448.

［4］Leona Bannon, Jennifer McGaughey, Rejina Verghis, et al. The effectiveness of non-pharmacological interventions in reducing the incidence and duration of delirium in critically ill patients: a systematic review and meta-analysis. Intensive Care Medicine, 2019, 45 (1): 1-12.

［5］Davidson JE, Aslakson RA, Long AC, et al. Guidelines for family-centered care in the neonatal, pediatric, and adult ICU.

Critical Care Medicine, 2017, 45 (1): 103-128.

[6] Burns KEA, Misak C, Herridge M, et al. Patient and family engagement in the ICU: untapped opportunities and under recognized challenges. American Journal of Respiratory and Critical Care Medicine, 2018, 10: 2032.

[7] Wang YY, Yue JR, Xie DM, et al. Effect of the tailored, family-involved hospital elder life program on postoperative delirium and function in older adults: a randomized clinical trial. JAMA Intern Med, 2019, 21: 194446.

[8] Rosa RG, Falavigna M, da Silva DB. Effect of flexible family visitation on delirium among patients in the intensive care unit: the ICU visits randomized clinical trial. JAMA, 2019, 322 (3): 216-228.

第十一章　重 症 消 化

第一节　神经重症的肠道微生态变化对预后的价值

肠道微生态是指肠道菌群的组成、结构、功能及与宿主之间的相互作用。肠道微生态在机体健康、疾病的发生和发展中起重要作用。人的胃肠道可容纳一个完整的微生态，这种微生态随着机体受到外界的不同刺激会发生相应的改变。目前，个人的生活习惯、年龄、性别、病理生理状态及心理因素等会对机体的微环境产生相应影响。临床医师通常将肠道菌群大致分为有益菌、有害菌和中间菌，肠道菌群的种类和组成发生改变会相应地导致肠道微生态发生改变。

目前，关于肠道微生态作用的研究主要集中于以下 3 个方面：①肠道微生态参与机体代谢和能量平衡的调节。胃肠道是机体代谢和能量平衡最重要的器官，机体摄入的糖、脂肪及蛋白质在这里消化吸收，产生能量和各种刺激因子，这些刺激因子参与肥胖、炎症性肠病、心血管疾病及肿瘤的发生和发展。②肠道微生态参与构成肠道微生物屏障。目前，肠道微生物屏障在肠源性感染发展中作用的信息尚有限，新一代代基因测序技术（next-generation sequencing，NGS）的进步及其应用已彻底改变了肠道微生态学，使人们对肠道菌群的组成及其与多种疾病的联系有了新的见解。肠道微生态变化会导致肠道黏膜屏障功能障碍，从而产生败血症和多器官功能障碍综合征。③肠道微生态参与机体的免疫调节。免疫系统的主要功能在于维持宿主及各种微生物的动态平衡，由于人体 50% 以上的淋巴存在于肠道相关淋巴组织中，所以肠道微生态改变可以对机体的免疫和炎症产生影响。

肠道微生态变化与胃肠道系统疾病息息相关，其中 Zhao 等和 Machiels 等的研究发现，溃疡性结肠炎（ulcerative colitis，UC）患者肠道微生态的变化会影响炎症的发生和发展。也有研究表明，肠道微生态与自身免疫性肝炎（autoimmune hepatitis，AIH）的发展有关。AIH 的发展与患者肠黏膜屏障通透性增加及肠道微生物和微生物产物从肠道转移到全身循环有关。除了对胃肠道系统疾病的影响，肠道微生态变化对糖尿病、心身系统疾病、骨质疏松、动脉粥样硬化病程的发生和发展同样具有重要影响。

以往很少对神经重症患者进行肠道微生态变化的研究。神经重症患者为保证脑等重要脏器功能，减少肠道血供，导致肠道缺血、缺氧，造成肠道损伤，肠道微生物群组成及多样性发生剧烈变化；而肠道微生物群为适应肠道环境变化，可能主动改变表型，增强毒力基因表达，加重机体损伤。

目前，已知的对神经重症患者肠道微生态的影响因素主要有：抗生素的使用、人工营养的方式和营养物的成分、应用的药物和给药途径。当前的研究很难将抗生素及重症疾病对肠道微生物群的影响分开，因为大多数神经重症患者都接受了抗微生物治疗。最重要的变化可能与抗生素治疗有关，因为抗生素不加选择地消灭共生微生物组，导致次生病原微生物的入侵和抗生素抗性基因的扩增。营养是肠道微生物组体内稳态的另一个关键因素，因为它主要取决于肠内营养素的可用性。因此，营养成分（碳水化合物、脂质和蛋白质）和给药途径（肠内或肠外）也可能改变微生物。由于不耐受或肠内营养禁忌等情况，一些神经重症患者无法在早期接受足够的肠内营养。许多研究表明，缺乏肠内营养，可改变肠道微生物群种类并削弱上皮屏障功能，诱发细菌移位，这也与炎症并发症相关。药理学干预可以改变身体部位的特定状况（如用氯己定净化皮肤），而侵入性操作可能会改变自然屏障机制（如气管插管、血管内导管），从而可以促进微生物的进入和增生。

相关研究表明，脑卒中和短暂性脑缺血发作的患者肠道有严重的菌群失调。另一项研究表明，神经重症患者具有较低的纤毛虫和拟杆菌的相对丰度，并且细菌蛋白水平较高；克里斯滕氏菌科和丹参科植物的丰度是 180 天内神经重症患者病死的潜在风险指标。有研究发现，硬壁菌门和拟杆菌门数量比例的变化可以预测患者的预后。上述研究可能有助于提高重症医学科医师对于维持肠道微生态平衡的认识，即肠道菌群失调可能与预后不良有关，微生物群失调可能会增加不良事件的风险，包括感染，营养不良和意识不清。

为了恢复神经重症患者的微生态稳态，需要改善重症患者的管理。与肠外营养相比，肠内营养已被证明能更有效地促进肠道微生物组的体内稳态。纠正肠道菌群失调，目前临床主要的治疗方案包括益生元、益生菌、合生元和粪便微生物群移植。最近在神经重症患者中进行的一项随机对照研究比较了标准肠内配方和肠内配方中益生元（低聚果糖）的含量，结果表明，与标准肠内饮食组相比，富含纤维饮食的患者较早地达到了目标营养摄入量。重要的是，富含益生菌的饮食还可以减少腹泻的发生率。粪菌移植重建肠道微生态平衡用于治疗代谢综合征、多发性硬化症、帕金森病的报道逐渐增多，但目前仅有少数个案报道其在重症患者中的应用。神经重症患者肠道微生态破坏的机制尚未明确，未来需要进一步探讨肠道微生态变化对于重症患者的意义。

目前，对微环境的了解日益丰富，临床医师可以获得依靠传统培养方法无法获得的更高效率和更深层次的微生物，从而破译更多晦涩而微妙的微生物群种类和功能改变。基于 NGS，对肠道菌群进行快速和高通量的分析成为可能。关于微生态的研究方法，目前主要有：① 16*S rRNA* 基因测序与分析。16*S rRNA* 扩增子 NGS 单个或多个可变区测序可实现复杂细菌群落的高通量分析，这是目前肠道微生态细菌快速分类的金标准，但这种方式只能获得细菌群水平的分辨率，在一定程度上限制了微生态的研究。②宏基因组测序与分析。目前，宏基因组学已被临床及科研机构用于生理或病理状态下的肠道微生物群分析，微生态宏基因组测序可以对生态内的微生物进行分类鉴定并分析生物群落潜在的功能。但是由于目前技术水平限制，部分肠道微生态生物群难以完全分离培养，许多测定序列难以分类；同时，宏基因组测序还不能检测微生物生理状态。无论采用哪种方法研究，样品采集的优化是多组学分析的关键；减少样本和数据处理的差异、优化分析微生物组数据的统计方法、设计微生物组的流行病学研究及制定结果报告与数据共享标准是取得正确研究结果的重要保障。相信未来借助研究方法及研究技术的改革，临床医师可以更加深入地了解神经重症的肠道微生态变化对预后的价值。

（复旦大学医学院附属华山医院　赵　锋
上海交通大学医学院附属瑞金医院　陈德昌）

参考文献

[1] Gao X, Xie Q, Liu L, et al. Metabolic adaptation to the aqueous leaf extract of moringa oleifera lam. -supplemented diet is related to the modulation of gut microbiota in mice. Appl Microbiol Biotechnol, 2017, 101 (12): 5115-5130.

[2] Floch MH. Intestinal microecology in health and wellness. J Clin Gastroenterol, 2011, 45 (Suppl): S108-S110.

[3] Buford TW, Willoughby DS. Impact of DHEA (S)and cortisol on immune function in aging: a brief review. Appl Physiol Nutr Metab, 2018, 33 (3): 429-433.

[4] Lin S, Wang Z, Lam KL, et al. Role of intestinal microecology in the regulation of energy metabolism by dietary polyphenols and their metabolites. Food Nutr Res, 2019, 63: 10.

[5] Yan KT, Liu Y, Gao J. Advances in research on the relationship between intestinal microecology and cardiovascular diseases. Zhonghua Xin Xue Guan Bing Za Zhi, 2018, 46 (2): 165-167.

[6] Cen ME, Wang F, Su Y, et al. Gastrointestinal microecology: a crucial and potential target in acute pancreatitis. Apoptosis, 2018, 23 (7-8): 377-387.

[7] Wang C, Li Q, Ren J. Microbiota-immune interaction in the pathogenesis of gut-derived infection. Front Immunol, 2019, 10: 1873.

[8] Yang R, Xu Y, Dai Z, et al. The immunologic role of gut microbiota in patients with chronic HBV infection. J Immunol Res, 2018, 2018: 2361963.

[9] Shen ZH, Zhu CX, Quan YS, et al. Relationship between intestinal microbiota and ulcerative colitis: Mechanisms and clinical application of probiotics and fecal microbiota transplantation. World J Gastroenterol, 2018, 24 (1): 5-14.

[10] Machiels Kathleen, Joossens Marie, Sabino João, et al. A decrease of the butyrate-producing species Roseburia hominis and Faecalibacterium prausnitzii defines dysbiosis in patients with ulcerative colitis. Gut, 2014, 63 (8): 1275-1283.

[11] Czaja A. Factoring the intestinal microbiome into the pathogenesis of autoimmune hepatitis. World J Gastroentero, 2016, 22: 9257-9278.

[12] Zheng PL, Li ZX, Zhou ZG, et al. Gut microbiome in type 1 diabetes: a comprehensive review. Diabetes Metab Res Rev, 2018, 34 (7): 1-9.

[13] Brittany D Needham, Weiyi Tang, WeiLi Wu, et al. Searching for the gut microbial contributing factors to social behavior in rodent models of autismspectrum disorder. Dev Neurobiol, 2018, 78 (5): 474-499.

[14] Chen YC, Greenbaum J, Shen H, et al. Association between gut microbiota and bone health: potential mechanisms and prospective. J Clin Endocrinol Metab, 2017, 102 (10): 3635-3646.

[15] Lin Chen, Tomoaki Ishigami. Intestinal microbiome and atherosclerosi. EBio Medicine, 2016, 13: 17-18.

[16] Segal JP, Mullish BH, Quraishi MN, et al. The application of omics techniques to understand the role of the gut microbiota in inflammatory bowel disease. Therap Adv Gastroenterol, 2019, 12: 1756284818822250.

[17] Caporaso JG, Lauber CL, Walters WA, et al. Ultra-high-throughput microbial community analysis on the illumina HiSeq and MiSeq platforms. ISME J, 2012, 6 (8): 1621-1624.

[18] Meyer F, Paarmann D, D'Souza M, et al. The metagenomics RAST server-a public resource for the automatic phylogenetic and functional analysis of metagenomes. BMC Bioinformatics, 2008, 9: 386.

[19] Sinha R, Ahsan H, Blaser M, et al. Next steps in studying the human microbiome and health in prospective studies. Microbiome, 2018, 6 (1): 210.

第二节　质子泵抑制药预防性应用的再评价

重症患者经常存在与应激相关的胃肠道黏膜损伤的风险，出现以急性黏膜糜烂、溃疡和出血为特征的病变，通常发生于胃底、十二指肠，也可发生于食管下段，临床表现为上消化道出血。既往的研究显示，重症患者应激性溃疡和上消化道出血的发生率为5%～10%，并与增加病死率和延长住院时间有关。质子泵抑制药（proton pump inhibitor，PPI）能特异地抑制壁细胞质子泵 H^+-K^+-ATP 酶，是目前抑制胃酸分泌作用最强的一类药物。国内外相关指南一致推荐PPI用于治疗消化性溃疡和上消化道出血。尽管支持在重症患者中使用PPI预防应激性溃疡和上消化道出血的研究的数量和质量都很低，且没有确切的证据证明接受预防治疗的患者一定会受益，但是在大多数ICU中仍常规使用PPI预防应激性溃疡（有悖于国际相关指南中的建议）。

但是，近来的研究显示，使用PPI预防应激性溃疡反而会增加心肌缺血、艰难梭菌感染和医院获得性肺炎的发生率。有几项随机对照临床研究和系统性研究比较了PPI和 H_2 受体拮抗药（H_2 receptor antagonist，H_2RAs）与安慰剂或无预防方案的效果，结果显示，PPI和 H_2RAs均未显示出明显的优势。

一、质子泵抑制药能否预防应激性溃疡和上消化道出血

Krag等的多中心研究结果显示，73%的患者接受了PPI，上消化道出血的发生率为2.6%（27/1034），入ICU后出现消化道出血的中位数时间为3天（2～6天）。消化道出血的独立危险因素包括：同时出现3种或3种以上疾病（*OR*＝8.9，95%*CI* 2.7～22.8）；伴有肝病（*OR*＝7.6，95%*CI* 3.3～17.6）；接受肾替代治疗（*OR*＝6.9，95%*CI* 2.7～17.5）；伴有凝血障碍（*OR*＝5.2，95%*CI* 2.3～11.8）；更高的SOFA评分（*OR*＝1.4，95%*CI* 1.2～1.5）。在出现严重胃肠道出血的患者中，粗病死风险比值比和校正后的病死风险比值比分别为3.7（95%*CI* 1.7～8.0）和1.7（95%*CI* 0.7～4.3）。

Krag M等还采用meta分析和试验序列分析（test sequence analysis，TSA）对20项随机对照研究进行了系统性回顾，评估在ICU内应用PPI或 H_2RAs预防应激性溃疡与安慰剂或无预防性治疗相比对全因病死率和消化道出血的影响。结果显示，应用PPI或 H_2RAs预防治疗可以显著降低消化道出血的发生风险（*RR*＝0.44，95%*CI* 0.28～0.68，*P*＝0.01，I^2＝48%）。

Liu等进行的meta分析纳入了8项随机对照研究共829例神经重症患者。结果显示，PPI或 H_2RAs可以降低神经重症患者消化道出血的发生风险（*RR*＝0.31，95%*CI* 0.20～0.47，*P*＜0.000 01，I^2＝45%）和全因病死率（*RR*＝0.70，95%*CI* 0.50～0.98，*P*＝0.04，I^2＝0%）。

二、预防应激性溃疡和上消化道出血，质子泵抑制药是否更有效

Lilly 等回顾性研究了至少有一个应激性溃疡的危险因素且接受 PPI 或 H_2RAs 治疗 3 天以上的 49 576 例重症成年患者，70.7% 的患者接受了 PPI，29.3% 的患者接受了 H_2RAs。结果显示，上消化道出血的发生率为 0.85%（424/49576）；与应用 H_2RAs 相比，应用 PPI 的患者出现上消化道出血的概率是应用 H_2RAs 的 2 倍［校正后的风险比为 1.82（95%*CI* 1.19～2.78）］；敏感度分析发现，在预防上消化道出血方面，PPI 并不优于 H_2RAs。

但 Alhazzani 等则提出了反对意见，他们进行的 meta 分析纳入了 57 项随机对照研究共 7293 例患者，比较 PPI、H_2RAs 和硫糖铝预防重症患者消化道出血的疗效和安全性。结果显示，PPI 比 H_2RAs、硫糖铝和安慰剂更能有效地预防消化道出血。PPI 与 H_2RAs 相比，每 1000 例中减少 8 例出现消化道出血（*OR*=0.38，95%*CI* 0.20～0.73）；PPI 与硫糖铝相比，每 1000 例中减少 12 例出现消化道出血（*OR*=0.30，95%*CI* 0.13～0.69）；PPI 与安慰剂相比，每 1000 例中减少 16 例出现消化道出血（*OR*=0.24；95%*CI* 0.10～0.60）。

三、肠内营养能否替代质子泵抑制药预防应激性溃疡和上消化道出血

Selvanderan 等在澳大利亚开展了一项前瞻性、随机、双盲、安慰剂平行对照研究，纳入接受有创机械通气超过 24 小时且在入院 48 小时内接受肠内营养的患者，评估接受肠内营养的患者应用 PPI 的利弊。结果显示，没有发现预防性应用 PPI 对接受肠内营养的机械通气患者有益处或损害的证据；主要观察终点为消化道出血（2.8% *vs.* 5.6%，*P*=0.50）、呼吸机相关性肺炎（ventilator-associated pneumonia，VAP）（11.3% *vs.* 7.4%，*P*= 0.35）、无机械通气时间（21 天 *vs.* 21 天，*P*=0.69）、90 天病死率（28.3% *vs.* 23.1%，*P*=0.331），均无统计学差异。

Alhazzani W 等在加拿大、沙特阿拉伯、澳大利亚进行的一项多中心、随机、分层、双盲、安慰剂平行对照研究同样纳入接受有创机械通气超过 48 小时且在入院 48 小时内接受肠内营养的患者。结果显示，没有发现预防性应用 PPI 对接受肠内营养的机械通气患者有益处的证据；泮托拉唑组和安慰剂组上消化道出血的发生率分别为 6.1% 和 4.8%（*P*=1.0），VAP 的发生率分别为 20.4% 和 14.3%（*P*=0.58），艰难梭菌感染的发生率分别为 4.1% 和 2.4%（*P*=1.0），ICU 的病死率分别为 22.4% 和 23.8%（*P*=1.0）；在接受肠内营养的患者中，不使用 PPI 也未增加消化道出血和病死的发生风险。

El-Kersh 等在美国开展了一项前瞻性、双盲、随机、安慰剂对照、探索性研究，纳入接受机械通气至少 48 小时且在入 ICU 24 小时内接受肠内营养的患者，比较泮托拉唑和早期肠内营养与安慰剂和早期肠内营养预防应激性溃疡的效果。结果显示，每组各有 1 例患者出现明显的消化道出血，总发生率为 1.96%，2 组间消化道出血的发生率无统计学差异（*P*=0.99）；机械通气患者早期接受肠内营养同时应用 PPI 似乎并无益处。对于早期接受肠内营养的重症患者，常规行抑酸治疗值得进一步评价。

近几年多项临床研究的结果表明，在接受肠内营养的同时应用PPI似乎并无益处；没有发现接受机械通气的患者在行肠内营养的同时应用PPI预防应激性溃疡有益的证据；不使用PPI也未增加消化道出血或病死的发生风险；应用PPI预防反而增加发生医院获得性肺炎（hospital acquired pneumonia，HAP）或VAP的发生风险。

四、泮托拉唑预防性应用的再评价进展

Marija Barbateskovic等使用荟萃分析和TSA对42项随机对照研究进行系统评价，评估PPI/H_2RAs与安慰剂/无预防方案对病死率、消化道出血、严重不良事件、健康相关生活质量、心肌缺血、HAP及难辨梭菌肠炎的影响。共纳入6899例患者（42项随机对照研究），其中3项随机对照研究的总体偏倚风险较低。结果显示，应用PPI预防应激性溃疡并不能降低病死率（*RR*=1.03，95%*CI* 0.94～1.14；TSA校正后95%*CI* 0.94～1.14）；但是与安慰剂/无预防方案相比，可以减少消化道出血的发生风险（*RR*=0.60，95%*CI* 0.47～0.77；TSA校正后95%*CI* 0.36～1.00）。传统荟萃分析显示，应用PPI可以减少临床严重消化道出血的发生风险（*RR*=0.63，95%*CI* 0.48～0.81），但TSA校正后的95%*CI*（0.35～1.13）却显示缺乏确凿的证据证明上述结论。可见应用PPI或H_2RAs预防应激性溃疡似乎并不降低病死率，但有可能减少消化道出血的发生风险。此外，应用PPI或H_2RAs对严重不良事件、健康相关生活质量、心肌缺血、HAP及艰难梭菌感染的影响也尚不明确。

但也有不完全相同的声音。Reynolds等对共3220例患者的34项随机对照研究同样进行meta分析和TSA，评估应用PPI/H_2RAs与无预防方案或肠内营养对消化道出血、HAP、艰难梭菌相关性腹泻及病死率的影响。其中，33项随机对照研究的偏倚风险高，仅1项随机对照研究的偏倚风险低。结果显示，应用PPI/H_2RAs预防应激性溃疡可以显著降低临床发生严重出血（*RR*=0.53，95%*CI* 0.37～0.76，$P<0.001$，$I^2=0\%$）、明显出血（*RR*=0.55，95%*CI:* 0.39～0.76，$P=0.000\,3$，$I^2=53\%$）和任何出血（*RR*=0.54，95%*CI* 0.41～0.71，$P<0.000\,01$，$I^2=58\%$）的风险，TSA同样证实了上述结论；但是没有发现两者对HAP、艰难梭菌相关性腹泻及病死率的影响有显著差异。Reynolds等建议，应用PPI/H_2RAs尽管不能降低病死率，但可以显著减少消化道出血的发生风险，在大规模随机研究证明这种干预措施无效之前，不应放弃预防应激性溃疡的治疗。

Xie等通过纵向观察队列研究评估应用PPI相关的全因病死率和超额病死率。结果显示，每1000例应用PPI的患者病死超过45.20例（95%*CI* 28.20～61.40）、循环系统疾病患者的病死例数为17.47例（95%*CI* 5.47～28.80）、肿瘤患者的病死例数为12.94例（95%*CI* 1.24～24.28）、传染病和寄生虫病患者的病死例数为4.20例（95%*CI* 1.57～7.02）、泌尿生殖系统疾病患者的病死例数为6.25例（95%*CI* 3.22～9.24）。PPI暴露的累计持续时间与由于循环系统疾病、肿瘤及泌尿生殖系统疾病引起的全因病死率和病死风险之间存在分级关系。对病死患者的子类分析表明，应用PPI增加心血管疾病（95%*CI* 5.02～25.19）和慢性肾疾病（95%*CI* 1.56～6.58）患者的超额病死率。在没有应用抑酸药物适应证的患者中（$n=116\,377$），应用PPI增加心血管疾病、慢性肾疾病及上消化道肿瘤患者的超额病死率，有必要提高应用PPI的警惕性。

近期的研究显示，无指征地预防性使用PPI是不必要的，但是有出现消化道出血风险的患者积

极预防可以减少消化道出血的发生风险，尽管这样并不能降低全因病死率。

（哈尔滨医科大学附属第一医院 赵鸣雁 费东生）

参考文献

[1] Marik PE, Vasu T, Hirani A, et al. Stress ulcer prophylaxisin the new millennium: a systematic review and meta-analysis. Crit Care Med, 2010, 38 (11): 2222-2228.

[2] Krag M, Marker S, Perner A, et al. Pantoprazole in patients at risk for gastrointestinal bleeding in the ICU. N Engl J Med, 2018, 379 (23): 2199-2208.

[3] Alhazzani W, Guyatt G, Alshahrani M, et al. Withholding pantoprazole for stress ulcer prophylaxis in critically ill patients: a pilot randomized clinical trial and meta-analysis. Crit Care Med, 2017, 45 (7): 1121-1129.

[4] Selvanderan SP, Summers MJ, Finnis ME, et al. Pantoprazole or placebo for stress ulcer prophylaxis (pop-up): randomized double-blind exploratory study. Crit Care Med, 2016, 44 (10): 1842-1850.

[5] Marker S, Krag M, Moller MH. What's new with stress ulcer prophylaxis in the ICU? Intensive Care Med, 2017, 43 (8): 1132-1134.

[6] Rhodes A, Evans LE, Alhazzani W, et al. Surviving sepsis campaign: international guidelines for management of sepsis and septic shock: 2016. Intensive Care Med, 2017, 43 (3): 304-377.

[7] Madsen KR, Lorentzen K, Clausen N, et al. Guideline for stress ulcer prophylaxis in the intensive care unit. Dan Med J, 2014, 61 (3): C4811.

[8] Krag M, Perner A, Wetterslev J, et al. Stress ulcer prophylaxis in the intensive care unit: is it indicated? A topical systematic review. Acta Anaesthesiol Scand, 2013, 57 (7): 835-847.

[9] Alhazzani W, Alenezi F, Jaeschke RZ, et al. Proton pump inhibitors versus histamine 2 receptor antagonists for stress ulcer prophylaxis in critically ill patients: a systematic review and meta-analysis. Crit Care Med, 2013, 41 (3): 693-705.

[10] Lin PC, Chang CH, Hsu PI, et al. The efcacy and safety of proton pump inhibitors vs histamine-2 receptor antagonists for stress ulcer bleeding prophylaxis among critical care patients: a meta-analysis. Crit Care Med, 2010, 38 (4): 1197-1205.

[11] Kantorova I, Svoboda P, Scheer P, et al. Stress ulcer prophylaxis in critically ill patients: a randomized controlled trial. Hepatogastroenterology, 2004, 51 (57): 757-761.

[12] Pongprasobchai S, Kridkratoke S, Nopmaneejumruslers C. Proton pump inhibitors for the prevention of stress-related mucosal disease in critically-ill patients: a meta-analysis. J Med Assoc Thai, 2009, 92 (5): 632-637.

[13] Barkun AN, Bardou M, Pham CQ, et al. Proton pump inhibitors vs. histamine 2 receptor antagonists for stress-related mucosal bleeding prophylaxis in critically ill patients: a meta analysis. Am J Gastroenterol, 2012, 107 (4): 507-520.

[14] Alshamsi F, Belley-Cote E, Cook D, et al. Efcacy and safety of proton pump inhibitors for stress ulcer prophylaxis in

critically ill patients: a systematic review and meta-analysis of randomized trials. Crit Care, 2016, 20 (1): 120.

[15] Krag M, Perner A, Wetterslev J, et al. Prevalence and outcome of gastrointestinal bleeding and use of acid suppressants in acutely ill adult intensive care patients. Intensive Care Med, 2015, 41 (5): 833-845.

[16] Krag M, Perner A, Wetterslev J, et al. Stress ulcer prophylaxis versus placebo or no prophylaxis in critically ill patients. A systematic review of randomised clinical trials with meta-analysis and trial sequential analysis. Intensive Care Med, 2014, 40 (1): 11-22.

[17] Liu B, Liu S, Yin A, et al. Risks and benefits of stress ulcer prophylaxis in adult neurocritical care patients: a systematic review and meta-analysis of randomized controlled trials. Crit Care, 2015, 19: 409.

[18] Lilly CM, Aljawadi M, Badawi O, et al. Comparative effectiveness of proton pump inhibitors vs histamine type 2 receptor blockers for preventing clinically important gastrointestinal bleeding during intensive care: a population-based study. Chest, 2018, 154 (3): 557-566.

[19] Alhazzani W, Alshamsi F, Belley-Cote E, et al. Efficacy and safety of stress ulcer prophylaxis in critically ill patients: a network meta-analysis of randomized trials. Intensive Care Med, 2018, 44 (1): 1-11.

[20] Selvanderan SP, Summers MJ, Finnis ME, et al. Pantoprazole or placebo for stress ulcer prophylaxis (POP-UP): randomized double-blind exploratory study. Crit Care Med, 2016, 44 (10): 1842-1850.

[21] Alhazzani W, Guyatt G, Alshahrani M, et al. Withholding pantoprazole for stress ulcer prophylaxis in critically ill patients: a pilot randomized clinical trial and meta-analysis. Crit Care Med, 2017, 45 (7): 1121-1129.

[22] El-Kersh K, Jalil B, McClave SAJ. Enteral nutrition as stress ulcer prophylaxis in critically ill patients: a randomized controlled exploratory study. Crit Care, 2018, 43: 108-113.

[23] Barbateskovic M, Marker S, Granholm A, et al. Stress ulcer prophylaxis with proton pump inhibitors or histamin-2 receptor antagonists in adult intensive care patients: a systematic review with meta-analysis and trial sequential analysis. Intensive Care Med, 2019, 45 (2): 143-158.

[24] Reynolds PM, MacLaren R. Re-evaluating the utility of stress ulcer prophylaxis in the critically ill patient: a clinical scenario-based meta-analysis. Pharmacotherapy, 2019, 39 (3): 408-420.

[25] Xie Y, Bowe B, Yan Y, et al. Estimates of all cause mortality and cause specific mortality associated with proton pump inhibitors among US veterans: cohort study. BMJ, 2019, 365: 11580.

第三节　益生菌与重症患者的呼吸机相关性肺炎

随着技术的发展，临床医师对肠道微生物及其在危重疾病中的作用的了解已大大提高。ICU 患者的微生物组特点是丧失多样性、部位特异度、丰富性和病原体过度生长，倾向于单一分类群。尽管对其应用的理解尚滞后，但有越来越多的研究集中在益生菌的临床使用上，从而为 ICU 患者提供预防呼吸机相关性肺炎（VAP）、与抗生素相关的腹泻、艰难梭菌感染（clostridium difficile infection，CDI）、多器官功能障碍、新生儿败血症和大多数败血症的希望，尤其是 VAP。

VAP 是机械通气患者发病和死亡的重要原因，并导致 24%～47% 的 ICU 患者发生获得性感染。尽管目前有许多 VAP 的预防策略，但其效果却不尽如人意。现在，越来越多的研究集中于使用益生菌预防 VAP。虽然取得了乐观的结果，但一些学者认为，人们对微生物群落的兴趣日渐浓厚，产生了一种解释性的“炒作”。因此，关键问题是益生菌行之有效吗？作用机制是什么？最重要的是安全吗？

一、益生菌预防呼吸机相关性肺炎的有效性

近年来，已经发表了许多针对益生菌和危重疾病（尤其是 VAP）的临床研究和荟萃分析。在 Cochrane 数据库中，有多项研究使用益生菌对 VAP 进行治疗，尽管证据质量低，但 VAP 的发生率有所降低。一项荟萃分析纳入 8 项随机对照研究（共 1083 例参与者），发现使用益生菌可以降低 VAP 的发生率（OR=0.70，95%CI 0.52～0.95，低质量证据），但汇总结果不能确定益生菌对 ICU 患者病死率的影响。Weng 等最近进行的另一项荟萃分析纳入了 13 项随机对照研究（n=1969），并且有类似的发现。他们发现，ICU 住院时间或机械通气时间缩短。上述荟萃分析的质量低，研究间异质性显著，并且由于纳入的研究数量有限，未能检测出任何会影响结果准确性的偏倚。此外，各项研究之间 VAP 的基线发生率和所使用的 VAP 定义可能会有显著差异。尤其需要注意的是，所使用的益生菌菌株、给药方案及给药途径存在很大差异。

最近，Shimizu 等研究了合生元（即益生元+益生菌）减少 VAP 并发症并调节肠道菌群的能力。所用的共生物是短双歧杆菌 Yakult 菌株、干酪乳杆菌 Shirota 菌株和低聚半乳糖的组合。在完成研究的 72 例机械通气脓毒症患者中，合生素组的 VAP 发生率为 14.3%，而非合生素组的 VAP 发生率为 48.6%（P<0.05）。但明显降低的 VAP 发生率并不意味着减少了抗生素的使用及菌血症的发生风险、无呼吸机天数或病死率的降低。遗憾的是，由于败血病患者招募缓慢和必须排除使用其他益生菌的某些患者，在 5 年内，该研究仅成功招募 127 例患者（预期 150 例）。虽然有上述限制，但目前可获得的低水平证据表明，使用益生菌预防 VAP 在总体上有益。

二、益生菌预防呼吸机相关性肺炎的机制

如果在更大的研究中证实了益生菌对 VAP 的保护作用，那么益生菌如何发挥其保护作用还有待观察。益生菌的有利作用包括诱导宿主细胞抗微生物肽、释放抗微生物因子、抑制免疫细胞增生、刺激 IgA 产生、抗氧化活性、抑制上皮 NF-κB 活化及其他上皮屏障保护作用。然而，益生菌是否能够帮助重症患者恢复肠道菌群是一个问题。令人感兴趣的是最近的一项研究，该研究检查了多菌株益生菌对人类黏膜微生物组使用抗生素后重组的深层影响。结果表明，益生菌诱导了明显的延迟和持续不完全的本地粪便 / 黏膜微生物组重组。换句话说，在某些情况下，益生菌会干扰而不是帮助微生物群的恢复。另外，曾娟等的研究提示，益生菌预防 ICU 患者发生 VAP 的潜在机制可能与防止在胃中获得 PPMO 定植有关。当然，此领域尚需更多、更深入的研究予以证实。

三、临床应用益生菌的安全性

在重症患者中使用益生菌的安全性尚未完全明确。自从 PROPATRIA 研究发表以来，这一直是一个令人关注的问题，尽管该研究在多个方面都受到了批评。美国医疗保健研究与质量局（AHRQ）对临床应用益生菌的安全性进行了系统审查，得出的结论是，尽管在中危和重症患者中使用益生菌治疗似乎没有增加不良反应的发生风险，但不良反应的报道却是可变的，当前的证据并未提供临床应用益生菌产生的未解决问题的具体答案（即是否安全）。

在有信心将益生菌或合生元治疗大规模推广到 ICU 患者之前，还有许多问题等待解答。当然，有证据表明，其对降低 VAP 有明显好处，但问题仍然是为什么？也许回答这一问题将为更好的靶向治疗开辟道路，同时降低不良反应的发生风险。尽管原核生物谱系在肠道微生物菌群中占绝大多数，但由于真核生物和病毒微生物组的图表仍不完整，重要的参与者也可能会被遗漏。此外，可以在所有人群和地区使用什么剂量的益生菌？笔者从过去的相关研究中获得的结果证明，这不太可能实现。因此，临床需要更大规模的研究，这些研究可以与微生物组研究专家合作，以分析此类结果背后的机制。

自 Metchnikoff 首次提出益生菌的假设以来，已有 100 多年，比利时农民大量食用培养的酸奶可能以某种方式解释了他们出色的健康和长寿。现今，益生菌在全球的销量已超过 300 亿美元。因此，益生菌的未来不仅在于补充有益的功能，还在于提供维持它们的必要生态环境。因此，随着抗生素耐药性的增加和抗生素管线的停滞，当务之急是临床医师在不损害患者安全的情况下进行创新性研究。临床鼓励对益生菌的研究和报道进行标准化，并加强基础研究，以避免“一刀切”的风险。

（山东省立医院　王春亭　胡晓波）

参考文献

[1] Jotham Suez, Niv Zmora, Gili Zilberman-Schapira, et al. Post-antibiotic gut mucosal microbiome reconstitution is impaired by probiotics and improved by autologous FMT. Cell, 2018, 174 (6): 1406-1423.

[2] Jacqueline M Lankelma, Lonneke A van Vught, Clara Belzer, et al. Critically ill patients demonstrate large interpersonal variation in intestinal microbiota dysregulation: a pilot study. Intensive Care Med, 2017, 43 (1): 59-68.

[3] Paul E Wischmeyer, Daniel McDonald, Rob Knight. Knight, role of the microbiome, probiotics, and 'dysbiosis therapy' in critical illness. Curr Opin Crit Care, 2016, 22 (4): 347-353.

[4] Bastiaan W Haak, Hallie C Prescott, W Joost Wiersinga. Therapeutic potential of the gut microbiota in the prevention and treatment of sepsis. Front Immunol, 2018, 9: 2042.

[5] Thomas S B Schmidt, Jeroen Raes, Peer Bork. The human gut microbiome: from association to modulation. Cell, 2018,

172 (6): 1198-1215.

[6] Mary Jo Grap, Cindy L Munro, Takeshi Unoki, et al. Ventilator-associated pneumonia: the potential critical role of emergency medicine in prevention. J Emerg Med, 2012, 42 (3): 353-362.

[7] Hong Weng, Jian-Guo Li, Zhi Mao, et al. Probiotics for preventing ventilator-associated pneumonia in mechanically ventilated patients: a meta-analysis with trial sequential analysis. Front Pharmacol, 2017, 8: 717.

[8] William Manzanares, Margot Lemieux, Pascal L Langlois, et al. Probiotic and synbiotic therapy in critical illness: a systematic review and meta-analysis. Crit Care, 2016, 19: 262.

[9] Juan Zeng, Chun-Ting Wang, Fu-Shen Zhang, et al. Effect of probiotics on the incidence of ventilator-associated pneumonia in critically ill patients: a randomized controlled multicenter trial. Intensive care medicine, 2016, 42 (6): 1018-1028.

[10] Lulong Bo, Jinbao Li, Tianzhu Tao, et al. Probiotics for preventing ventilator-associated pneumonia. Cochrane Database Syst Rev, 2014, 10: CD009066.

[11] Kentaro Shimizu, Tomoki Yamada, Hiroshi Ogura, et al. Synbiotics modulate gut microbiota and reduce enteritis and ventilator-associated pneumonia in patients with sepsis: a randomized controlled trial. Crit Care, 2018, 22 (1): 239.

[12] Nathan J Klingensmith, Craig M Coopersmith. The gut as the motor of multiple organ dysfunction in critical illness. Crit Care Clin, 2016, 32 (2): 203-312.

[13] Marc Gh Besselink, Hjalmar C van Santvoort, Erik Buskens, et al. Probiotic prophylaxis in predicted severe acute pancreatitis: a randomised, double-blind, placebo-controlled trial. Lancet, 2008, 371 (9613): 651-659.

[14] Susanne Hempel, Sydne Newberry, Alicia Ruelaz, S. et al. Safety of probiotics used to reduce risk and prevent or treat disease. Evid Rep Technol Assess (Full Rep), 2011, 200: 1-645.

[15] Lee E Morrow, Paul Wischmeyer. Blurred lines: dysbiosis and probiotics in the ICU. Chest, 2017, 151 (2): 492-499.

第四节 粪菌移植：建立粪菌银行的国际专家共识

粪便微生物群移植（fecal microbiota transplantation，FMT）是一种将粪便从健康供体转移到患病受体的肠道中以恢复肠道微生物组成和功能的过程。近年来，随着艰难梭菌感染（CDI）的发生率逐年增高，临床将 FMT 作为中重度复发性艰难梭菌感染（recurrent CDI，rCDI）的治疗选择，缓解率可达 85.0%～89.7%。尽管 FMT 在 CDI 的治疗发挥重要作用，但它的广泛应用还是受到了一些限制，包括缺乏专门的中心、供体招募困难及监管和安全监测方面的复杂性。粪便银行可确保患者可靠、及时和公平地获得 FMT，并提供可追溯的工作流程，以确保程序的安全和质量。随着 FMT 在全球的广泛使用，2019 年 *GUT* 发表此问题的国际专家共识。在这个共识中，来自欧洲各国、北美各国和澳大利亚的专家就粪便银行的一般原则、目标和组织，选择和筛选捐献者，收集、制备和储存粪便，服务和客户端，登记、结果监测和伦理问题，FMT 在临床实践中的作用 6 个方面达成共识，这对规范粪菌移植技术和更好地利用其治疗肠道疾病提供指导。

一、粪便银行的一般原则、目标和组织

粪便银行旨在安全收集、储存和分配那些已经经过筛选的健康供者的粪便，以便通过 FMT 处理 CDI。专家对于 FMT 治疗 CDI 也做出了更新。粪便银行将减轻医院的管理负担，明确个人的 FMT 捐赠方案，并提高 FMT 的标准化。在处理患者和捐赠者的个人数据时，应以国家或更高级别的法规为准，以确保高度的安全性。粪便银行应组建学术委员会，成员必须在 FMT 领域具有经验，以提供临床、法规等方面的科学建议。

对于粪便银行的管理，各个国家不尽相同，一些国家或地区将 FMT 作为一种药物来管理，一些国家或地区将 FMT 作为一种组织来管理，一些国家或地区使用混合管理，还有一些国家或地区没有提供具体的管理方案。具体来说，美国、英国和法国将 FMT 作为一种药品加以规范。2014 年，欧盟委员会提出，FMT 是一种复合产品，考虑该材料中存在人类细胞和非人类成分（如微生物基因），但鉴于 FMT 的人类细胞成分一般不被认为是活性成分，故决定 FMT 不属于组织和细胞，修改了对不同欧洲国家或地方法规的规定。澳大利亚药品管理局目前正在制定 FMT 的管理框架。专家小组同意，所有粪便银行应继续在每个国家指定的监管机构下经营。

二、选择和筛选捐赠者

粪便捐赠必须是自愿的。粪便捐赠者可能会收到经济补偿，用于支付所花费的时间和交通等，但关于组织或细胞捐赠者的补偿问题一直存在争议。

在开始筛选捐赠者时，必须通过临床调查表检查感染性疾病的风险、可能与肠道菌群改变有关的疾病史及可能会影响肠道菌群的治疗方法来评估候选捐赠者。由于年龄的增长与肠道微生物群组成的改变有关，年轻人（如果他们完成了适当的肠癌筛查，且年龄＜60 岁）是首选的潜在供体。同时，尽量排除有自身免疫性疾病史的献血者，排除特异反应性、哮喘或食物 / 季节性过敏的献血者。此外，还应该排除有个人癌症史的捐赠者，但在经过适当的治疗后，会考虑有非恶性皮肤癌（如基底细胞癌）病史的捐赠者。尽管一些粪便库排除了与患者有接触的医护人员，但现有的数据表明，该人群中耐抗生素细菌的聚集率较低。

所有通过医学面试的候选捐赠者必须接受血液和粪便检测，医师根据供体临床、社会和地理特征决定检测项目，以排除可能传播的疾病。在许多健康的成年捐赠者中，巨细胞病毒和 EB 病毒都有较高的风险。血液检测应该考虑，同时也建议检测对线虫（如蛔蛔虫、猪带绦虫和人带绦虫）。C 反应蛋白可用于识别潜在的炎症状态，但其在健康、无症状的个体中使用是有限的。此外，美国 FDA 最近发布的警告对筛查和检测粪便捐赠者是否含有耐药微生物的建议也做了说明。

三、收集、制备和储存粪便

最好在粪便银行现场使用特定的一次性容器收集粪便。粪便脱臭后应尽快运至粪便银行，确保 6

小时内处理和储存完毕。如果需要短时间贮藏，应调整为 4℃或更低的温度（但不冷冻，因为反复的冻融循环可能会影响质量）。

装有粪便的容器应具有可靠的识别和追溯方法，并带有捐赠者的唯一代码及收集和处理的日期。由于 FMT 可以通过不同的方式管理，粪便银行应该能够为接收中心提供配方适当的粪便悬液。用于下消化道移植的最少供体粪便量已从 30g 减少到 25g，用于上消化道的最少供体粪便量维持在 12.5g，这些量在粪便银行中已被证明是最合适的；小容量（30ml）和大容量（500ml）制剂均已使用。据报道，较高的容量制剂可能会导致反流和吸入性肺炎的发生，所以建议健身，因为理想的剂量仍未确定。胶囊制剂应遵循标准规程，悬浮液的 -80℃冻结和使用甘油作为微生物低温保存剂已被成功使用。粪便悬浮液可保存长达 2 年。但一项临床前研究报道，在冷冻的粪便中，微生物的生存能力于 9 个月后就会下降，建议最好使用 1 年内冻结的捐赠样品。

四、服务和客户端

第一，应向 CDI 患者的医师提供粪便银行的信息，它不能直接提供给患者。接收中心应满足一系列获得粪便银行服务的标准。第二，FMT 的费用应基于商业案例和预算影响进行分析，然后由健康保险补偿，具体费用因国家而异。在 CDI 的背景下，FMT 一直被证明与其他潜在的治疗方案相比具有成本效益，即使是在各种全球卫生保健环境下进行评估时也是如此。然而，在大多数情况下，FMT 服务的资金历来都是由教学救济院或学术中心提供的。

越来越多的证据表明，粪便悬浮液和（或）粪便本身的储存时间和温度会影响可培养微生物群和与 FMT 疗效相关的细菌衍生代谢物的分布，包括短链脂肪酸。几乎没有数据表明粪便的储存温度会影响微生物群的组成和潜在功能。与新鲜材料相比，粪便悬浮液在 20℃下储存 30 天似乎没有降低 FMT 处理 CDI 的效果；相反，在冷冻超过 50 天的粪便样本中，厚壁菌门和拟杆菌门的比例明显高于相同的新鲜样本。证据表明，粪便悬浮液可在 20℃（或更低温度）的冰箱中安全保存长达 2 个月。2020 年，澳大利亚发布的共识提出，无论使用的供体粪便是新鲜的还是解冻的，均对 CDI 有效。

五、登记、结果监测和伦理问题

FMT 的安全性是与其使用有关的最大担忧之一。每份粪便捐赠的等分试样应冷冻保存，以备将来在发生不良反应的情况下进行检测，并符合法规指导。如果出于任何原因，粪便银行停止活动，应将存储的样本和相关数据转移到具有相同规定的另一家粪便银行或生物库，并通知捐赠者存放位置发生更改。如果没有这种可能性，应将按照管理生物废物的规则将样品丢弃。

受捐者登记表可能对监测 FMT 接收者发生不良反应很有用。关于转移复杂的微生物群落，没有现成的经验，FMT 的长期潜在后果几乎是未知的。动物研究和人体研究均表明，肠道菌群的组成可以改变受体的微生物群落，影响宿主对疾病的易感性。FMT 不同于其他疗法，它绕过了药物开发过程，迅速被广泛应用于临床，而药物的开发过程通常在提供治疗前收集大量患者的显著疗效和安全性数据。因此，收集真实世界的证据对于其短期安全性和长期安全性是很重要的。在美国和欧洲各国，已经启动了FMT的受体登记，以跟踪FMT对成人和儿童患者的疗效和安全性结果。除了感染，与疾病表型（如肥胖）相关的肠道菌群被移植的可能性和受体中这些慢性疾病的发生风险必须进行评估。前瞻性登记大量接受者并进行长期随访是实现这一目标的唯一方法。

六、粪便微生物群移植在临床实践中的作用

越来越多的证据表明，FMT是一种有效治疗严重CDI患者的标准方法。在几项随机和非随机研究中，粪便输注方案在严重CDI患者中非常成功。手术仍然被认为是暴发性CDI患者药物治疗无效时的最佳选择。然而，有一部分患者被认为不适合手术，在这种情况下，FMT可以被认为是挽救性治疗。

此外，FMT可以作为CDI之外的其他疾病的一种治疗选择。最可靠的数据来自胃溃疡的研究，随机对照研究和荟萃分析显示，FMT可以诱导近30%的轻度至中度胃溃疡患者的临床缓解率，尽管关于缓解维持的数据仍然有限。FMT对肠易激综合征的影响已经在几项随机对照研究和一项荟萃分析中进行了验证，但结果不一致，FMT不能被推荐用于这一疾病。同样，FMT是CDI患儿的一种安全有效的治疗方法。目前，妊娠期间使用FMT的安全性尚不清楚，故除非绝对需要，否则应避免使用。一些小样本研究表明，经过4年的随访，FMT是安全的，但仍缺乏大量FMT研究的随访数据。是否行FMT应与患者及其家属讨论，并记录在知情同意书中。

粪便银行的目的为基于医疗需要，让所有的CDI患者都能获得FMT，而不受其他因素干扰，包括住院地点、医院类型或支付能力。鉴于目前某些国家提供的FMT服务分布不均的情况，一家粪便银行将确保FMT在全世界的传播，并以公平的方式提供这一潜在的治疗程序。目前，FMT的粪菌主要来源于捐赠者，但科研界正在努力发展出一种人工制造、基于微生物的FMT疗法，这种疗法可能成为目前FMT疗法的替代。

（兰州大学第一附属医院　刘　健）

参考文献

[1] Cammarota G, Ianiro G, Kelly CR, et al. International consensus conference on stool banking for faecal microbiota transplantation in clinical practice. Gut, 2019, 68 (12): 2111-2121.

[2] Kumar V, Fischer M. Expert opinion on fecal microbiota transplantation for the treatment of Clostridioides difficile infection and beyond. Expert Opinion on Biological Therapy, 2020, 20 (1): 73-81.

[3] Costello SP, Tucker EC, La Brooy J, et al. Establishing a fecal microbiota transplant service for the treatment of clostridium difficile infection. Clin Infect Dis, 2016, 62: 908-914.

[4] European Parliament. Directive 95/46/EC of the European parliament and of the council of 24 October 1995 on the protection of individuals with regard to the processing of personal data and on the free movement of such data. Official

Journal L, 1995, 281: 31-50.

[5] Federalregister. Enforcement policy regarding investigational new drug requirements for use offecal microbiota for transplantation to treat clostridium difficile infection not responsive to standard therapies; draft guidance for industry. (2019-07-10)[2020-07-02]. https: //www. federalregister. gov/ documents/ 2016/ 03/ 01/ 2016- 04372/ enforcement-policyregarding-investigational- new- drug- requirements- for- use- of- fecal- microbiota- for.

[6] Europa. Competent authorities on substances of human origin expert group (CASoHOE01718). (2019-07-10)[2020-07-02]. https: // ec. europa. eu/ health/ sites/ health/ files/ blood_ tissues_organs/ docs/ ev_ 20141203_ sr_ en. pdf.

[7] Costello SP, Bryant RV. Faecal microbiota transplantation in Australia: bogged down in regulatory uncertainty. Intern Med J, 2019, 49: 148-151.

[8] Friedman AL. Payment for living organ donation should be legalised. BMJ, 2006, 333: 746-748.

[9] BMJ. Payment for living organ donation should be legalised. (2019-07-10)[2020-07-02]. https: //www. bmj. com/ rapid-response/2011/10/31/ payment- living- organ- donation- should- not- belegalised.

[10] Adair A, Wigmore SJ. Paid organ donation: the case against. Annals, 2011, 93: 191-192.

[11] Decker BK, Lau AF, Dekker JP, et al. Healthcare personnel intestinal colonization with multidrug-resistant organisms. Clin Microbiol Infect, 2018, 24: 82.

[12] Food and Drug Administration. Information pertaining to additional safety protections regarding use of fecal microbiota for transplantation-screening and testing of stool donors for multi-drug resistant organisms. (2019-07-10)[2020-07-02] https: //www. fda. gov/ vaccines-blood-biologics/ safety- availability- biologics/ information- pertaining additional-safety- protections- regarding- use- fecal- microbiota- transplantation.

[13] Lee CH, Steiner T, Petrof EO, et al. Frozen vs fresh fecal microbiota transplantation and clinical resolution of diarrhea in patients with recurrent Clostridium difficile infection. JAMA, 2016, 315: 142-149.

[14] Link A, Lachmund T, Schulz C, et al. Endoscopic peroral jejunal fecal microbiota transplantation. Dig Liver Dis, 2016, 48: 1336-1339.

[15] Elliott RJ, Nienga M, Ladha A, et al. Stool processing speed and storage duration do not impact clinical effectiveness of fecal microbiota transplantation across 1 924 Clostridium difficile infection patients. Am J Gastroenterol, 2016, 13: 111.

[16] Le P, Nghiem VT, Mullen PD, et al. Cost-effectiveness of competing treatment strategies for Clostridium difficile infection: a systematic review. Infect Control Hosp Epidemiol, 2018, 39: 412-424.

[17] Papanicolas LE, Choo JM, Wang Y, et al. Bacterial viability in faecal transplants: which bacteria survive? EBio Medicine, 2019, 41: 509-516.

[18] Bahl MI, Bergstr A, Licht TR. Freezing fecal samples prior to DNA extraction affects the Firmicutes to Bacteroidetes ratio determined by downstream quantitative PCR analysis. FEMS Microbiol Lett, 2012, 329: 193-197.

[19] Haifer C, Kelly CR, Paramsothy S, et al. Australian consensus statements for the regulation, production and use of faecal microbiota transplantation in clinical practice. Gut, 2020, 19: 320260.

[20] Baxter M, Colville A. Adverse events in faecal microbiota transplant: a review of the literature. J Hosp Infect, 2016, 92: 117-127.

[21] Ridaura VK, Faith JJ, Rey FE, et al. Gut microbiota from twins discordant for obesity modulate metabolism in mice.

Science, 2013, 341: 1241214.

[22] Hecht GA, Blaser MJ, Gordon J, et al. What is the value of a food and drug administration investigational new drug application for fecal microbiota transplantation to treat clostridium difficile infection? Clin Gastroenterol Hepatol, 2014, 12: 289-291.

[23] Cammarota G, Ianiro G, Magalini S, et al. Decrease in surgery for Clostridium difficile infection after starting a program to transplant fecal microbiota. Ann Intern Med, 2015, 163: 487-478.

[24] Costello SP, Hughes PA, Waters O, et al. Effect of fecal microbiota transplantation on 8-week remission in patients with ulcerative colitis. JAMA, 2019, 321: 156-164.

[25] Halkj SI, Christensen AH, Lo BZS, et al. Faecal microbiota transplantation alters gut microbiota in patients with irritable bowel syndrome: results from a randomised, double-blind placebo-controlled study. Gut, 2018, 67: 2107-2115.

[26] Jalanka J, Mattila E, Jouhten H, et al. Long-term effects on luminal and mucosal microbiota and commonly acquired taxa in faecal microbiota transplantation for recurrent clostridium difficile infection. BMC Med, 2016, 14: 155.

第五节　重症急性胃肠道损伤：早期肠道休息策略

重症患者约有 50% 会出现胃肠道的不适症状，40% 会发生急性胃肠道损伤（acute gastrointestinal injury，AGI），重症 AGI 患者的病死率高达 33%。2012 年，欧洲重症监护医学会（European Society of Intensive Care Medicine，ESICM）的腹部问题工作组（Working Group on Abdominal Problems，WGAP）将 AGI 定义为重症患者因急性疾病引起的胃肠道功能障碍。

对于需要营养支持的重症患者，目前的指导方针建议在 24～48 小时使用肠内营养，并在之后 48～72 小时达到最佳营养目标。但重症 AGI 患者进行早期肠内营养可能是无益的。因为在危重疾病的急性期，过度使用肠道可能会对预后产生不良影响。因此，Zhang 等针对重症 AGI 患者提出了一种部分肠道休息的器官保护策略，即重症 AGI 患者采用早期肠道休息策略——72 小时后进行肠内营养喂养。

一、重症急性胃肠损伤的特点

ESICM-WGAP 对 AGI 的严重性进行分级，主要基于消化吸收功能受损的程度。AGI 具体分为Ⅰ～Ⅳ级（表 11-5-1），目前仍无针对 AGI 患者进行肠内营养的合适方案。

表 11-5-1　急性胃肠损伤的分级描述

急性胃肠损伤分级	描述
Ⅰ级	出现新的一过性胃肠道症状
Ⅱ级	胃肠道功能障碍，需要干预才能恢复
Ⅲ级	胃肠道衰竭，此时干预不能恢复胃肠道功能
Ⅳ级	直接危及生命的急性胃肠道问题

AGI 的损伤程度可能会影响重症患者行肠内营养的预后。并且，目前针对 AGI 患者提供肠内营养的指南很少。ESICM-WGAP 建议启动最低剂量肠内营养（20ml/h），其实际剂量大于营养喂养，随后在 AGI Ⅰ级患者中将肠内营养的剂量增加到计算能量需要量的 100%；对于 AGI Ⅱ级或Ⅲ级患者，建议启动或尝试最低剂量肠内营养（20ml/h），同时根据症状进行其他治疗（如给予促胃肠动力药物）；而肠内营养不适用于 AGI Ⅳ级患者，他们通常无法耐受。ESICM WGAP 建议在 AGI 患者中试验肠内营养的目的是改善胃肠道症状，并随后将肠内营养的剂量提高到计算能量的足量需要量。2016 年，SCCM/ASPEN 发布的指南建议，在开始肠内营养之前评估胃肠道功能，但没有涉及评估胃肠道功能的方法和启动肠内营养的方式；并且，这些建议并不完全基于证据，特别是在 AGI 患者的肠内营养管理方面仍缺乏证据。

二、重症急性胃肠损伤应用早期肠内营养的弊端

肠内营养可以增加流向胃肠道的血流量，保持肠道的完整性，并预防肠源性并发症。肠内营养还有助于维持肠道的生理功能，防止肠道绒毛萎缩，降低肠道的通透性，通过激活肠道血供灌注进而保护缺血 - 再灌注损伤，并通过影响肠道的相关淋巴组织来保护肠道的免疫力。然而，重症患者发生肠内营养相关胃肠道并发症的概率很高，包括营养不适、呕吐及新发溃疡等。早期营养或肠内营养与呼吸机相关肺炎的发生率增加有关。肠内营养导致上消化道不耐受与医院获得性肺炎、ICU 住院时间延长和重症患者病死率增加有关。改进喂养方案可能有助于减少或预防肠内营养的并发症。即使肠内营养在 AGI 患者中是安全的，在危重疾病的急性期及时识别评估此类患者，也可能增加获益。Mao 等的研究设计了一个 ICU 肠内营养实施的表单，在表单中设置了 AGI 分级评分并进行日常识别，回顾性分析显示该表单可以降低重症患者的机械通气时间和 ICU 时间。

理论上，过度使用受伤的胃肠道可能会加重器官损伤。目前，很少有证据揭示肠内营养对 AGI 患者胃肠道功能的影响。而急性胰腺炎患者通常与 AGI 有相关性。急性胰腺炎患者行早期肠内营养的研究或许可以为 AGI 提供间接证据。一项多中心随机对照研究显示，早期鼻肠管喂养（<24 小时）与 72 小时后口服饮食相比，并不增加并发症的发生率，但也不能降低感染率和病死率。在另一项随机对照研究中，与没有营养支持的患者相比，急性胰腺炎患者行早期鼻空肠喂养（<24 小时）也没有改善持续性器官衰竭或病死率。

因此，肠内营养可能会增加胃肠道并发症，而胃肠道并发症本身就是 AGI 的表现。虽然早期肠内营养可以通过改进重症患者（甚至包括那些通常表现为 AGI 的急性胰腺炎患者）的喂养方案来安全地实施，但对于急性胰腺炎患者，早期肠内营养的研究尚未显示其对 AGI 患者的益处。早期肠内喂养可能并不像临床医师预期的那样有效。

NUTRIREA-2 研究表明，休克患者早期肠内营养不降低病死风险且增加消化并发症。该研究纳入行有创机械通气和血管加压药治疗的成人休克患者，在插管后 24 小时内被随机分配接受肠外营养或肠内营养，两者的目标都是 20～25kcal/（kg・d）。在第 2 次中期分析之后，独立的数据得出结论，即停止招募患者。该研究共纳入 2410 例患者，肠内营养组 1202 例，肠外营养组 1208 例。随访至第 28 天，肠内营养组有 443 例（37%）病死，肠外营养组有 422 例（35%）病死（P=0.33）。ICU 获得

性感染患者的累计发病率在肠内营养组（173 例）和肠外营养组（194 例）之间无统计学差异（P=0.25）。肠内营养组与肠外营养组相比，消化道并发症的发生率均较高，具体为呕吐（406 例 *vs.* 246 例，P<0.0001）、腹泻（432 例 *vs.* 393 例，P=0.009）、肠缺血（19 例 *vs.* 5 例，P=0.007）及急性结肠假性梗阻（11 例 *vs.* 3 例，P=0.04）。对于休克患者，与早期等热量肠外营养相比，早期肠内营养不能降低病死率和继发感染的发生风险，而且消化道并发症的发生风险更大。NUTRIREA-2 研究与其他 meta 分析的结论不同，其结果表明，重症患者早期使用肠内营养非但没有整体获益，还增加了消化道并发症的发生风险。虽然 NUTRIREA-2 研究并未评估患者的 AGI 评分，而且纳入的患者也都没有肠内营养的禁忌证，但根据其数据，面对已经存在胃肠道损伤的重症 AGI 患者，临床是否要考虑采取早期肠道休息策略呢?

三、重症急性胃肠损伤行早期肠道休息的益处

在重症患者的发病过程中，虽然轻微损伤的适应性代谢反应对其是有益的，但过度的代谢反应可能会对重症患者造成继发性损伤。有效的治疗措施应中止这种继发性代谢损伤，而不是造成进一步的伤害。在 ICU 中，相关证据表明，过度使用受损器官可能会导致预后不良，限制性治疗可能会保护受损器官免受进一步损害。例如，治疗 ARDS/ALI 的低潮气量和限制性液体管理、治疗贫血的限制性红细胞输注策略和治疗急性肾衰竭的限制性利尿药使用等。急性胰腺炎相关的临床研究没有发现早期肠内营养优于肠道休息（72 小时）策略，提示肠道休息策略或许有效。因此，Zhang 等提出了 AGI 患者 72 小时后进行肠内营养喂养的肠道休息策略。

“器官休息”策略依赖于器官的完全休息。例如，动物实验中 ECMO 时的肺休息。但在临床实践中，肺休息策略仅意味着维持较小的工作负荷，如在使用机械通气的 ARDS/ALI 患者中保持低吸气压、低氧浓度和适度的呼气末正压（一种部分肺休息策略）。同样，营养喂养需要少量的肠内营养，这不是为了满足能量需求，而是为了保持胃肠道结构和功能的完整性，可以被称为部分肠道休息策略。然而，有必要进行进一步的试验来证明部分肠道休息策略在重症 AGI 患者中的效果。此外，还应进行营养喂养与肠道休息策略的比较，以及对 AGI 患者进行肠内营养的随机对照研究等。

四、重症急性胃肠损伤患者如何进行营养支持策略——评估与指南推荐

SCCM/ASPEN 发布的指南建议，在患者进入 ICU 时评估营养风险和高营养风险［营养风险筛查（NRS）评分>3 分或重症营养风险（NUTRIC）评分≥5 分］。但这些营养风险评分旨在指导肠内营养治疗或肠外营养治疗。胃肠道功能仍应是高营养风险和 AGI 患者实施肠内营养的主要考虑因素。

2018 年，ESPAN 发布的《ICU 重症营养治疗指南》关于营养治疗时机对供给量的影响的推荐意见主要集中于：①无论何种营养供给方式，48 小时内应避免过度喂养。②早期 3～7 天，多数患者不需要达到全目标量的热量供给。③避免超过 3 天的长时间饥饿或无营养供给。需要延迟喂养的情况包括：①休克尚未纠正，血流动力学与组织灌注尚未达到时，应暂缓肠内营养；一旦通过补液、血管活性药物纠正休克，应立即开始肠内营养，警惕出现肠缺血。②存在威胁生命的高碳酸血症和酸中毒

并未得到控制时，应延迟启动肠内营养；低氧血症稳定、高碳酸血症代偿或允许时，可以开始肠内营养。③上消化道活动性出血时，一旦出血停止且无出血征象，可给予肠内营养。④存在明显的肠内缺血表现。⑤高流量肠瘘患者且无法建立瘘管远端通路时。⑥合并腹腔间隙综合征。⑦胃残留量 6 小时超过 500ml。2018 年，ESPAN 发布的指南考虑到了需要延迟喂养的情况，但是仍没有列入重症 AGI 患者的肠内营养时机。

五、中国的现状：重症急性胃肠损伤的程度越重，肠内营养的实施越少

Critical Care 近期报道了一项中国 ICU 肠内营养实践情况的大规模横断面研究，可贵的是该研究评估了 AGI 情况与肠内营养实施的相关性。该研究覆盖了中国大陆地区 116 家医院的 118 个 ICU，共纳入 1953 例患者，其中存活患者 1483 例，病死患者 312 例。入 ICU 后 24 小时、48 小时、72 小时内开始肠内营养的比例分别为 24.8%、32.7% 和 40.0%。入 ICU 后 24 小时、48 小时、72 小时和 7 天内的能量达标率分别为 10.5%、10.9%、11.8% 和 17.8%。在 COX 模型分析中，以 AGI Ⅰ级为参照，AGI Ⅱ～Ⅲ级患者肠内营养启动的可能性显著降低（HR=0.46，95% CI 0.353～0.599，P<0.001），AGI Ⅳ级患者肠内营养启动的可能性更低（HR=0.056，95% CI 0.008～0.398，P=0.004）。同时，SOFA 评分较高的患者，肠内营养启动的可能性也降低。该研究认为，在中国的 ICU 内，早期肠内营养未达标准。

此横断面研究发现，AGI 越严重，实施肠内营养的比例越低。虽然横断面设计不能推断 AGI 分级和肠内营养之间的因果关系，但临床可以认为肠内营养的停用可能与胃肠道功能受损有关。而且 AGI 及 SOFA 评分的增加与肠内营养剂量降低之间的联系都表明，疾病的严重性增加与肠内营养耐受性的降低及较差的预后有关。在临床实践中，出现 AGI 分级增加的体征和症状时，医师通常会减少或中止肠内营养。AGI 引起的胃肠道不耐受是中断肠内营养的常见原因。中国横断面研究的数据可能并不是说明肠内营养早期实施不足，而是说明中国 ICU 的医师在临床实践中可能已经采用了“重症 AGI 的早期休息策略”。

六、重症急性胃肠损伤患者早期肠道休息策略的展望

营养支持对于重症患者的整体治疗非常重要。正如 Loss 在其评论《重症营养治疗的七宗罪》中所言：“营养支持既不应被忽视，也不应过度使用。”“重症 AGI 的早期肠道休息策略”可能为重症患者肠内营养的研究提供新的选择方案。Zhang 等提出的延迟营养喂养（在强烈应激 72 小时后）可能是治疗重症患者胃肠道损伤的优化选择。作为一种保护策略（类似于小潮气量通气、限制性液体复苏和限制性输血），早期肠道休息策略可以减轻肠道负担，帮助维持肠道生理，足以防止重症患者的黏膜萎缩并维持肠道的完整性。因此，该策略可能适用于 AGI 重症患者。然而，目前并无临床研究证实此策略的作用。

对未来临床研究的展望如下：①“重症 AGI 的早期肠道休息策略”是否真的有效？②“重症 AGI 的早期肠道休息策略”的时间节点是“72 小时”吗？③“重症 AGI 的早期肠道休息策略”在不

同的重症人群分层中的作用如何?

（解放军总医院 毛 智 周飞虎）

参 考 文 献

[1] Atasever AG, Ozcan PE, Kasali K, et al. The frequency, risk factors, and complications of gastrointestinal dysfunction during enteral nutrition in critically ill patients. Ther Clin Risk Manag, 2018, 14: 385-391.

[2] Zhang D, Li Y, Ding L, et al. Prevalence and outcome of acute gastrointestinal injury in critically ill patients: a systematic review and meta-analysis. Medicine (Baltimore), 2018, 97 (43): e12970.

[3] Reintam Blaser A, Malbrain ML, Starkopf J, et al. Gastrointestinal function in intensive care patients: terminology, definitions and management. Recommendations of the ESICM Working Group on abdominal problems. Intensive Care Med, 2012, 38 (3): 384-394.

[4] Zhang D, Li H, Li Y, et al. Gut rest strategy and trophic feeding in the acute phase of critical illness with acute gastrointestinal injury. Nutr Res Rev, 2019, 32 (2): 176-182.

[5] Heidegger CP, Berger MM, Graf S, et al. Optimisation of energy provision with supplemental parenteral nutrition in critically ill patients: a randomised controlled clinical trial. Lancet, 2013, 381 (9864): 385-393.

[6] McClave SA, Taylor BE, Martindale RG, et al. Guidelines for the provision and assessment of nutrition support therapy in the adult critically ill patient: Society of Critical Care Medicine (SCCM) and American Society for Parenteral and Enteral Nutrition (A. S. P. E. N.). JPEN, 2016, 40 (2): 159-211.

[7] Reignier J, Darmon M, Sonneville R, et al. Impact of early nutrition and feeding route on outcomes of mechanically ventilated patients with shock: a post hoc marginal structural model study. Intensive Care Med, 2015, 41 (5): 875-886.

[8] Mao Z, Yu Q, Liu C, et al. The impact of daily use of an enteral feeding checklist on clinical outcomes in shock patients: a retrospective cohort study. Asia Pac J Clin Nutr, 2019, 28 (2): 230-237.

[9] Bakker OJ, van Brunschot S, van Santvoort HC, et al. Early versus on-demand nasoenteric tube feeding in acute pancreatitis. N Engl J Med, 2014, 371 (21): 1983-1993.

[10] Stimac D, Poropat G, Hauser G, et al. Early nasojejunal tube feeding versus nil-by-mouth in acute pancreatitis: a randomized clinical trial. Pancreatology, 2016, 16 (4): 523-528.

[11] Reignier J, Boisrame-Helms J, Brisard L, et al. Enteral versus parenteral early nutrition in ventilated adults with shock: a randomised, controlled, multicentre, open-label, parallel-group study (NUTRIREA-2). Lancet, 2018, 391 (10116): 133-143.

[12] Tian F, Heighes PT, Allingstrup MJ, et al. Early enteral nutrition provided within 24 hours of ICU admission: a meta-analysis of randomized controlled trials. Crit Care Med, 2018, 46 (7): 1049-1056.

[13] Hartl WH, Jauch KW. Metabolic self-destruction in critically ill patients: origins, mechanisms and therapeutic principles. Nutrition, 2014, 30 (3): 261-267.

[14] Jie B, Jiang ZM, Nolan MT, et al. Impact of preoperative nutritional support on clinical outcome in abdominal surgical patients at nutritional risk. Nutrition, 2012, 28 (10): 1022-1027.

[15] Singer P, Blaser AR, Berger MM, et al. ESPEN guideline on clinical nutrition in the intensive care unit. Clin Nutr, 2019, 38 (1): 48-79.

[16] Xing J, Zhang Z, Ke L, et al. Enteral nutrition feeding in Chinese intensive care units: a cross-sectional study involving 116 hospitals. Crit Care, 2018, 22 (1): 229.

[17] Masch JL, Bhutiani N, Bozeman MC. Feeding during resuscitation after burn injury. Nutr Clin Pract, 2019, 34 (5): 666-671.

[18] Gea Cabrera A, Sanz-Lorente M, Sanz-Valero J, et al. Compliance and adherence to enteral nutrition treatment in adults: a systematic review. Nutrients, 2019, 11 (11): 2627.

[19] Loss SH, Franzosi OS, Nunes DSL, et al. Seven deadly sins of nutrition therapy in critically ill patients. Nutr Clin Pract, 2020, 35 (2): 205-210.

第六节 内镜逆行胰胆管造影术后胰腺炎的药物预防

内镜逆行胰胆管造影（endoscopic retrogradetography，ERCP）是在纤维十二指肠镜直视下通过十二指肠乳头将导管插入胆管和（或）胰管内进行造影。ERCP 是诊断和治疗胰腺及胆道系统疾病最常见、最专业的方法。尽管 ERCP 创伤小、手术简单、恢复时间短，但操作有一定的并发症发生率，如 ERCP 术后胰腺炎（post-ERCP pancreatitis，PEP）、胆道系统感染、穿孔及出血（尤其是括约肌切开术后）等。本文介绍药物预防 ERCP 引起急性胰腺炎的相关研究情况。

一、内镜逆行胰胆管造影术后胰腺炎的介绍

PEP 是 ERCP 术后最常见且较严重的并发症，发生率为 2%～10%，高危患者高达 40%。1991 年，Cotton 等制定了关于 ERCP 术后并发症的共识意见，将 PEP 定义为 ERCP 术后出现胰腺炎相关的临床表现持续超过 24 小时，同时伴有血淀粉酶超过正常值上限 3 倍或以上。PEP 的诊断也可参考最近发布的《中国急性胰腺炎多学科诊治（MDT）共识意见（草案）》，根据 PEP 的严重程度可以分为轻度、中度、重度 3 级（表 11-6-1）。

表 11-6-1 内镜逆行胰胆管造影术后胰腺炎的严重程度分级

分级	临床表现
轻度	急性胰腺炎的临床症状；血淀粉酶升高超过正常值上限 3 倍或以上（ERCP 术后 24 小时内）；需要住院或延长住院时间 2～3 天
中度	需要 4～10 天住院治疗
重度	需要住院治疗至少 10 天；引起出血性胰腺炎、胰腺坏死或假性囊肿形成，需要经皮引流或手术

欧洲胃肠内镜学会（European Society of Gastrointestinal Endoscopy，ESGE）发布的指南建议，当

存在至少 1 个明确的或 2 个可能与患者相关或与手术相关的危险因素时，应将这类患者视为发生 PEP 的高风险患者（弱推荐，低质量证据）。因此，了解 PEP 的危险因素（表 11-6-2）对于降低其风险和提高程序安全性至关重要，同时在手术前确定高风险患者也很重要，这样就可以在一定程度上避免或降低手术风险。ElNakeeb 等的研究表明，年龄＜35 岁和胆总管直径较窄（＜9mm）是 PEP 发生的显著危险因素，与狭窄的胆管引流不畅相关。高龄（＞80 岁）则是 PEP 的保护性因素，但镇静麻醉的手术相关风险增加。

表 11-6-2　内镜逆行胰胆管造影术后胰腺炎相关危险因素

患者因素	操作因素
Oddi 括约肌功能障碍	乳头括约肌切开术
女性	胆管括约肌气囊扩张术
既往胰腺炎	腔内超声术
年龄＜60 岁	胰管内反复注射造影剂
胆管未扩张	插管困难
初次 ERCP	

ERCP 诱发的胰腺炎与普通胰腺炎的发生机制不同，文献中已经提出了以下几种机制：①机械损伤，直接机械损伤，即长时间或困难的器械操纵，如导丝操作，会引起导管水肿，从而阻塞胰液分泌。②造影剂损伤，造影剂的渗透压和离子状态被认定是导致胰腺炎的主要因素之一。③感染，内窥镜或附件中细菌的感染也可能代表其中一种损伤机制。④热损伤，括约肌切开术期间使用电灼术也可能导致热损伤。

目前，PEP 的预防策略根据危险因素可以分为 4 个主要类别，包括患者相关因素预防、程序技术预防、胰管支架预防和药物预防。在近期的一项随机对照研究中，高危 PEP 患者被随机分配到单药预防组（直肠吲哚美辛、硝酸异山梨酯舌下含服，以及 Ringer 乳酸盐静脉注射水化）和药物联合胰管支架预防组，主要评估 ERCP 术后 PEP 的发生率、严重程度、血清淀粉酶水平及住院时间。结果显示，并未发现单药预防的非劣效性或劣势。

二、内镜逆行胰胆管造影术后胰腺炎的药物预防进展

PEP 的药物预防一直是临床研究的热点。目前，临床通过抑制炎症反应、抑制胰腺分泌能力、抑制胰蛋白酶活性、积极水化及降低 Oddi 括约肌压力等机制预防 PEP。最佳的 PEP 预防药物应该同时具备有效、不良反应小、成本 - 效益比高、便于获取及给药方便等特点。迄今为止，临床已经广泛探索了许多针对 PEP 药理潜力的药物，如非甾体抗炎药、生长抑素、加比西酯、乌司他汀及奥曲肽等。

1. 非甾体抗炎药　大量研究显示，非甾体抗炎药能够有效抑制磷酸酯酶 A_2 的活性，从而降低 PEP 的发生。2014 年，ESGE 推荐 ERCP 患者常规使用 100mg 非甾体抗炎药纳肛预防 PEP。PEP 的临床实践指南提出，非甾体抗炎药（吲哚美辛或双氯芬酸 50mg 或 100mg 经肛门给药）对 PEP 有预防

作用，建议在 ERCP 之前或之后立即经肛门给予吲哚美辛或双氯芬酸 50mg 或 100mg。

非甾体抗炎药快速起效且具有较高的生物利用度。临床已证明，直肠给药在预防 PEP 方面优于口服给药。近期 2 项分别纳入 12 项和 9 项随机对照研究的荟萃分析显示，非甾体抗炎药对 PEP 高危及低危患者都有预防作用。但最近国内一项纳入 3013 例患者的荟萃分析显示，并非所有的 ERCP 患者使用非甾体抗炎药均能有效预防 PEP，其仅对 PEP 高危患者具有显著的预防作用。临床发现，经直肠给药的非甾体抗炎药，尤其是吲哚美辛和双氯芬酸，在预防 PEP 方面显示出最佳的疗效。优选的非甾体抗炎药是吲哚美辛和双氯芬酸，因为它们在预防 PEP 方面优于萘普生。一项 Meta 分析提供了"高质量"证据，表明经直肠给予非甾体抗炎药是一种安全、简单、经济的策略，并且可以在所有风险人群中显著降低 PEP 的发生风险；同时，该研究建议未接受非甾体抗炎药治疗或有 ERCP 确切禁忌证的 ERCP 患者应将经直肠非甾体抗炎药作为常规临床应用。

然而，非甾体抗炎药的给药时间（即 ERCP 术前或 ERCP 术后）也可能影响 PEP 的发生率。关于非甾体抗炎药的最佳使用时机，最近我国一项大样本量多中心随机对照研究发现，ERCP 术前 30 分钟内给予 100mg 吲哚美辛纳肛较术后纳肛能更显著降低 PEP 的发生率。另一项荟萃分析同样显示，在 ERCP 术前或术后立即使用 100mg 双氯芬酸或吲哚美辛可将 PEP 的发生率从 12.5% 降低至 4.4%。但 Yang 等进行了另一项荟萃分析，发现无论给药时间如何，单剂量直肠非甾体抗炎药（双氯芬酸和吲哚美辛）均可有效预防 PEP。

目前，非甾体抗炎药预防 PEP 的研究仍存在较大争议，由于各研究在患者纳入标准及药物剂型、剂量、给药方式、给药时机等方面存在差异，能否降低所有 ERCP 患者的 PEP 发生率仍需要进一步的循证医学研究来证实。

2. 生长抑素及其类似物奥曲肽　生长抑素的药理作用为抑制多种内分泌激素的分泌，减少胰腺的内外分泌及小肠和胆囊的分泌，能够降低消化酶的活性，保护胰腺细胞，具有极佳的安全性。近年，我国 11 家医院共同完成一项纳入 900 例患者的多中心、大样本量、随机对照研究，证实 ERCP 围手术期使用生长抑素（250μg 术前静脉推注＋250μg/h 术后静脉滴注 11 小时）可显著降低 PEP 的发生率（7.5% *vs.* 4.0%），且无严重不良反应发生。

生长抑素类似物奥曲肽同样具有抑制多种内分泌激素、减少胰腺分泌的作用。另一项由我国 12 家医疗中心完成的随机对照研究证实，围手术期使用奥曲肽（ERCP 术前 1 小时给予奥曲肽 0.3mg 持续静脉滴注至术后 5 小时，静脉滴注结束后 6 小时及 12 小时给予奥曲肽 0.1mg 皮下注射）可明显降低 PEP 的发生率及 ERCP 术后高淀粉酶血症（post-ERCP hyporamylasemia，PEH）的发生率。近期，2 项荟萃分析的结果显示，大剂量奥曲肽（≥0.5mg）预防 PEP 的效果更加突出。

《内镜下逆行胰胆管造影术围手术期用药专家共识意见》指出，ERCP 围手术期使用生长抑素能降低 PEP 的发生率，推荐剂量为 250μg 术前静脉推注＋250μg/h 术后静脉滴注至少 11 小时。生长抑素类似物奥曲肽也可降低 PEP 的发生率，推荐使用剂量≥0.5mg。

3. 蛋白酶抑制药（加贝酯、乌司他丁、萘莫司他）　目前，无论是高质量的随机对照研究还是荟萃分析，均没有明确加贝酯和乌司他丁是否对 PEP 有预防作用。有荟萃分析显示，乌司他丁仅能预防中低危患者发生 PEP。

萘莫司他是一种新型蛋白酶抑制药。有 meta 分析表明，萘莫司他可显著降低 PEP 的发生风险（*RR*＝0.41），而加贝酯（*RR*＝0.64）和乌司他丁（*RR*＝0.65）降低 PEP 发生风险的效果并不显著。最近一项单中心随机对照研究发现，萘莫司他能降低低危患者的 PEP 发生率；但由于该研究中高危 PEP 患者都置入了胰管支架，故萘莫司他对高危患者的预防作用需要进一步研究。目前，我国尚无相关的高质量临床研究证据，故不建议常规使用蛋白酶抑制药预防 PEP。

4. 硝酸甘油 Oddi 括约肌的张力增加是 PEP 发生的危险因素。因此，已提出使平滑肌细胞松弛的药物作为预防药。硝酸甘油是一种氮氧化物供体，可能会刺激微血管扩张和壶腹周围括约肌舒张，可缓解括约肌痉挛导致的胰管梗阻，故硝酸甘油有预防 PEP 的潜在价值。硝酸盐预防 PEP 有 3 种途径：口服给予，即舌下给予；经皮肤给予，如三硝酸甘油酯贴片；静脉给予。既往对硝酸甘油预防 PEP 的随机对照研究及荟萃分析显示，经静脉给予硝酸甘油预防 PEP，全身不良反应较多，而透皮贴剂的预防效果不明显，故舌下含服可能具有最佳的预防效果。近期一项随机对照研究探讨舌下含服硝酸甘油联合静脉注射胰高血糖素对 ERCP 置管的影响，发现深插管的成功率明显提高、PEP 的发生率显著下降，提示硝酸甘油舌下含服对预防 PEP 可能具有一定应用价值，但是最佳剂量和给药时机尚待进一步研究。

联合使用非甾体抗炎药和舌下含服硝酸盐可以减少住院时间及费用，减少硝酸盐所引起的头痛发生率（可能与非甾体抗炎药具有强效镇痛作用有关），同时降低 PEP 的发生率。近些年，有相关随机研究的结果证明，与单纯给予非甾体抗炎药相比，在 ERCP 术前联合使用经直肠吲哚美辛和舌下含服硝酸盐的组合更有可能降低 PEP 的发生率。

5. 积极的水化作用 近年来，有研究者提出，使用乳酸林格液（Lactated Ringer’s solution，LR）积极水化有助于预防 PEP。水化可维持胰腺微循环灌注，纠正酸中毒，从而抑制胰酶原激活损伤胰腺组织，降低 PEP 的发生风险。近期，一项纳入 395 例 PEP 中高危患者的多中心随机对照研究发现，ERCP 术中乳酸林格液 3ml/（kg・h）静脉滴注，术后 20ml/kg 静脉团注后再以 3ml/（kg・h）静脉滴注持续 8 小时，能显著降低高危患者的 PEP 发生率。目前，国内一项纳入 3 项随机对照研究共 722 例患者的 Meta 分析显示，大剂量乳酸林格液能明显降低 PEP 的发生率。有的研究表明，大剂量乳酸林格液能降低高危患者的 PEP 发生率，但在心肺功能或肾功能不全的患者和高龄患者中，大剂量乳酸林格液的使用受到限制。目前，尚无乳酸林格液预防 PEP 的高质量临床研究。

总之，尽管目前关于 PEP 药物预防的研究较多，且取得诸多成效，但在患者选择及药物剂型、剂量、给药方式、给药时机等方面仍存在较大争议，需要大规模的临床研究进一步证实。

（哈尔滨医科大学附属第一医院 康 凯）

参考文献

[1] Mine T, Morizane T, Kawaguchi Y, et al. Clinical practice guideline for post-ERCP pancreatitis. J Gastroenterol, 2017, 52: 1013-1022.

[2] El Nakeeb A, El Hanafy E, Salah T, et al. Post-endoscopic retrograde cholangiopancreatography pancreatitis: risk factors

and predictors of severity. World J Gastrointest Endosc, 2016, 8 (19): 709-715.
[3] 奕奇，李维勤，毛恩强．中国急性胰腺炎多学科诊治（MDT）共识意见（草案）．中国实用内科杂志，2015，35（12）：1004-1010.
[4] Sotoudehmanesh R, Ali-Asgari A, Khatibian M, et al. Pharmacological prophylaxis versus pancreatic duct stenting plus pharmacological prophylaxis for prevention of post-ERCP pancreatitis in high risk patients: a randomized trial. Endoscopy, 2019, 51 (10): 915-921.
[5] Dumonceau JM, Andriulli A, Elmunzer BJ, et al. Prophylaxis of post-ERCP pancreatitis: European Society of Gastrointestinal Endoscopy (ESGE) Guideline - updated June 2014. Endoscopy, 2014, 46 (9): 799-815.
[6] Wan J, Ren Y, Zhu Z, et al. How to select patients and timing for rectal indomethacin to prevent post-ERCP pancreatitis: a systematic review and meta-analysis. BMC Gastroenterol, 2017, 17 (1): 43.
[7] Hou YC, Hu Q, Huang J, et al. Efficacy and safety of rectal nonsteroidal anti-inflammatory drugs for prophylaxis against post-ERCP pancreatitis: a systematic review and meta-analysis. Sci Rep, 2017, 7: 46650.
[8] Johnson KD, Perisetti A, Tharian B, et al. Endoscopic retrograde cholangiopancreatography-related complications and their management strategies: a "scoping" literature review. Dig Dis Sci, 2020, 65 (2): 361-375.
[9] Yang C, Zhao Y, Li W, et al. Rectal nonsteroidal anti-inflammatory drugs administration is effective for the prevention of post-ERCP pancreatitis: an updated meta-analysis of randomized controlled trials. Pancreatology, 2017, 17 (5): 681-688.
[10] Bai Y, Ren X, zhang XF, et al. Prophylactic somatostatin can reduce incidence of post-ERCP pancreatitis: multicenter randomized controlled trial. Endoscopy, 2015, 47 (5): 415-420.
[11] Omata F, Deshpande G, Tokuda Y, et al. Meta-analysis: somatostatin or its long-acting analogue, octreotide, for prophylaxis against post-ERCP pancreatitis. J Gastroenterol, 2010, 45 (8): 885-895.
[12] 中国医师协会内镜医师分会，中国医师协会消化内镜专业委员会，中国医师协会胰腺病专业委员会，等．内镜下逆行胰胆管造影术围手术期用药专家共识意见．中华消化杂志，2018，38（10）：649-656.
[13] Zhu K, Wang JP, Su JG. Prophylactic ulinastatin administration for preventing post-endoscopic retrograde cholangiopancreatography pancreatitis: a meta-analysis. Exp Ther Med, 2017, 14 (4): 3036-3056.
[14] Yu G, Li S, Wan R, et al. Nafamostatmesilate for prevention of post-ERCP pancreatitis: a meta-analysis of prospective, randomized, controlled trials. Pancreas, 2015, 44 (4): 561-569.
[15] Kim SJ, Kang DH, Kim Hw, et al. A randomized comparative study of 24-and 6-hour infusion of nafamostat mesilate for the prevention of post-endoscopic retrograde cholangio pancreatography pancreatitis: a prospective randomized comparison trial. Pancreas, 2016, 45 (8): 1179-1183.
[16] Katsinelos P, Lazaraki G, chatzimavroudis G, et al. Impact of nitroglycerin and glucagon administration on selective common bile duct cannulation and prevention of post-ERCP pancreatitis. Scand J GastroenteroI, 2017, 52 (1): 50-55.
[17] Tomoda T, Kato H, Ueki T, et al. Combination of diclofenac and sublingual nitrates is superior to diclofenac alone in preventing pancreatitis after endoscopic retrograde cholangiopancreatography. Gastroenterology, 2019, 156 (6): 1753-1760.
[18] Park CH, Paik WH, Park ET, et al. Aggressive intravenous hydration with lactated Ringer's solution for prevention of post-ERCP pancreatitis: a prospective randomized multicenter clinical trial. Endoscopy, 2018, 50 (4): 460.

[19] Mok SRS, Ho HC, Shah P, et al. Lactated Ringer's solution in combination with rectal indomethacin for prevention of post-ERCP pancreatitis and readmission: a prospective randomized, double-blinded, placebo-controlled trial. Gastrointest Endosc, 2017, 85 (5): 1005-1013.

第七节　急性胃肠道损伤生物标志物的研究进展

近年来，重症患者的胃肠道损伤越来越多地受到临床医师的广泛关注与重视。多项临床研究证实，50%～60% 的 ICU 患者会发生胃肠道损伤，且发生胃肠道损伤的严重程度与不良预后密切相关。目前认为，人体的胃肠道作为全身炎症反应综合征（systemic inflammatory response syndrome，SIRS）的始动器官及多器官功能障碍综合征（multiple organ dysfunction syndrome，MODS）的枢纽器官，是脓毒症的发源地，重症患者一旦发生急性胃肠道损伤（AGI），常提示病情加重或预后不良。目前，临床尚缺乏较完善的胃肠道功能评分体系，主要与胃肠道功能损伤机制复杂及肠外器官功能相互影响有关，加之重症患者的主诉不清，难以通过问诊判断疾病变化及严重程度，故难以使用量表评估。因此，寻找可靠的生物学标志物对迅速诊断疾病和制定进一步的治疗方案具有重要意义。本文将对目前关于 AGI 生物标志物的研究加以综述。

一、急性胃肠损伤的血清标志物

目前，AGI 的血清生物标志物主要有内毒素、D- 乳酸、二胺氧化酶、瓜氨酸及肠脂肪酸结合蛋白等。

1. 内毒素　内毒素是革兰阴性菌胞壁的脂多糖（lipopolysaccharide，LPS）成分，当细菌死亡时，细胞壁破裂，释出 LPS。肠道菌群是 LPS 的主要来源，重症导致肠黏膜屏障受损时，内毒素穿透肠壁入血，与特定的 Toll 样受体 -4（Toll-like receptor 4，TLR-4）结合，通过一系列途径激活 NF-κB，诱导促炎因子肿瘤坏死因子 α、白介素 1 等生成，导致 SIRS，产生内毒素血症，其水平与病死率密切相关。有研究的结果提示，内毒素可作为胃肠道功能障碍严重程度的检测指标。但也有研究通过受试者操作特征（receiver operator characteristic，ROC）曲线显示，血清内毒素水平对预测胃肠道功能障碍的敏感度虽高，但其特异度仅为 0.2，故用血清内毒素预测胃肠道功能障碍的价值明显受限。近期，一项热应激对胃肠道损伤影响的研究发现，患者体内的内毒素水平虽然有所升高，但无统计学意义，因为内毒素除了来源于消化道外，其他部位的感染或有创操作引起表皮屏障破坏也会使内毒素入血，引起血清内毒素水平升高，故目前血清内毒素对胃肠道屏障功能障碍的治疗指导意义有限，内毒素水平是否与发生胃肠功能障碍有关需要大样本量的临床观察进一步研究。

2. D- 乳酸　D- 乳酸是胃肠道内原生细菌的代谢产物。发生 AGI 后，肠黏膜的通透性增高，D- 乳酸大量入血，而哺乳动物缺少将其分解的酶系统，使血清 D- 乳酸水平显著升高。血清 D- 乳酸水平可能反映胃肠道黏膜损伤的严重程度。有研究证实，血清 D- 乳酸联合其他检测指标可明显提高 AGI 的诊断。一项单中心前瞻性研究发现，D- 乳酸的升高程度与 AGI 分级密切相关，且其优于 LPS

和肠脂肪酸结合蛋白。血清 D- 乳酸水平的升高与肠道组织病理损伤的程度相一致，其在 48 小时内持续升高可预测预后或死亡。由于 D- 乳酸的检验方法简单，其特异行和敏感度较高，因而是目前较为理想的检测指标。

3. 二胺氧化酶 二胺氧化酶（diamine oxidase，DAO）是一种与小肠黏膜内核酸和蛋白合成密切相关的细胞内酶，主要分布于哺乳动物小肠黏膜绒毛尖端。正常情况下，血清 DAO 水平很低。当 AGI 时，肠黏膜缺血、缺氧，肠绒毛坏死，DAO 可快速通过肠细胞间隙或淋巴管释放入血，导致血清 DAO 水平升高。动物实验发现，血清 DAO 水平与小肠缺血的持续时间和小肠黏膜的损伤程度呈正相关，是小肠损伤的敏感预测指标，其敏感度和特异度分别为 94.34% 和 100%。明亮等观察发现，重症急性胰腺炎患者的 DAO 水平明显升高，且与胃肠道功能障碍的程度密切相关。崔艳丽等通过观察重症急性胰腺炎患者血清 DAO 水平的变化，发现血清 DAO 水平可作为重症急性胰腺炎肠黏膜损伤早期诊断的敏感指标，但需要排除肝素输入、溶血、恶性肿瘤及妊娠等因素。目前，DAO 在临床重症患者肠屏障功能检测方面尚缺乏大样本研究，对肠道损伤的严重程度还缺乏具体标准。

4. 瓜氨酸 瓜氨酸以谷氨酰胺作为前体在哺乳动物的小肠细胞线粒体中合成，从肠细胞释放并进入门静脉循环，不通过肝代谢，主要在肾中转化为精氨酸。目前认为，瓜氨酸只受胃肠道功能和肾功能影响。当肠屏障功能障碍时，肠黏膜缺氧坏死，瓜氨酸合成减少，血清瓜氨酸浓度下降。由此提示，当肾功能正常时，血清中瓜氨酸的水平变化仅与小肠黏膜的表面积相关。因此，瓜氨酸的血清浓度变化可以反映肠上皮细胞的合成能力，并标志着肠黏膜上皮细胞总数量的变化。瓜氨酸水平不仅反映肠屏障功能的损害，且与 AGI 的严重程度直接相关。当肾功能受到较明显的损害时（血清肌酐清除率＜50ml/min），肾对瓜氨酸的转化和排泄能力均降低，引起血清瓜氨酸水平假性升高。王静等认为，瓜氨酸可作为 AGI 诊断及分级的标志物。但 Peoch K 等的研究发现，低水平瓜氨酸患者的创伤严重程度（ISS）评分和 28 天的病死率更高，ICU 住院时间和机械通气时间更长，提示血清瓜氨酸作为肠功能损伤的预后标志物比诊断标志物可能更佳。一项前瞻性研究发现，严重多发伤患者的血清瓜氨酸水平与 ICU 住院时间、ISS 评分、AGI 分级、血清 DAO、D- 乳酸毒素水平呈负相关。血清瓜氨酸≤19.56μmol/L 可能是预测严重创伤后 AGI 较好的界值。但 Piton 等进行的相关研究表明，血清瓜氨酸不能反映重症患者的小肠吸收功能，因其在体内代谢复杂，血清瓜氨酸浓度还缺乏准确性，故将瓜氨酸用于 AGI 诊断仍需要进一步研究。

5. 肠脂肪酸结合蛋白 肠脂肪酸结合蛋白（intestinal fatty acid binding protein，IFABP）存在于小肠上皮细胞，当肠细胞膜的完整性被破坏时，IFABP 释放入血，并快速被肾清除。当其血清水平超过 100pg/ml 时，提示小肠黏膜上皮细胞被破坏，具有高度特异度。肠黏膜损伤早期（15 分钟），IFABP 即可升高。血清 IFABP 的峰值可反映小肠缺血、再灌注持续时间及肠黏膜损伤的严重程度。当 IFABP＞355pg/ml 时，提示与 28 天的病死率相关；当 IFABP＞1300pg/ml 时，可能提示小肠存在不可逆的损伤。IFABP 的半衰期短（11 分钟），可将血清 IFABP 水平作为肠道损伤的实时监测指标。但也有研究认为，IFABP 与 AGI 的预后和分级并没有相关性。因此认为，IFABP 只是肠黏膜损伤的监测指标，并不能完全客观地反映消化吸收功能，并不适合作为功能性的诊断指标。

6. 其他指标　其他指标包括谷胱甘肽 S 转移酶、紧密连接蛋白及三叶因子家族等。相关研究尚处于实验室阶段或难以在临床开展。

二、急性胃肠损伤的消化液标志物

除了血清标志物，消化液中的生物标志物也是研究的热点。

分泌型免疫球蛋白 A（sIgA）主要由消化道、呼吸道等处黏膜固有层中的浆细胞产生，是黏膜免疫系统的效应分子。在 AGI 中，sIgA 主要由胃肠道相关淋巴组织产生，特异度阻止病原菌黏附到黏膜表面，阻止肠抗原的摄取，阻止内毒素或微生物与微绒毛结合，溶解细菌，阻碍细菌复制，阻碍细菌与上皮细胞受体结合，构成肠黏膜的免疫屏障。此外，sIgA 还具有抗吞噬和抗体依赖细胞介导的细胞毒作用。AGI 患者的胃肠道黏膜功能下降、胃肠道相关淋巴组织萎缩、胃肠道黏膜免疫力降低、胃肠道 sIgA 水平降低。因此，sIgA 的含量可以用于评估肠黏膜的免疫功能。近期，一项纳入 76 例存在胃肠道功能损伤重症患者的前瞻性观察研究显示，在诊断 AGI 后 24 小时内，通过鼻肠管收集消化液，分析其中的 pH 和白介素 6、白介素 10、肿瘤坏死因子 α 及 sIgA 的含量，发现 sIgA 是Ⅲ级 AGI 的独立预测因子。pH、白介素 10 和 sIgA 是急性胃肠衰竭的预测指标。但由于呼吸道黏膜也分泌 sIgA，易进入胃内，使检测的胃液中的 sIgA 不准确，从而导致通过胃液的 sIgA 诊断 AGI 的特异度、诊断价值均较低。

三、展望

评估胃肠道功能损伤的指标很多，但大多仍处于实验室或临床研究阶段，且重症患者常并发多器官衰竭，使得很多评估指标的应用受到了一定限制。期待更好的 AGI 生物标志物的问世，使得临床能早期发现并防治 AGI，降低病死率，改善预后。

（吉林大学第一医院　刘心刚　刘忠民）

参考文献

[1] Puleo F, Arvanitakis M, Van Gossnm A, et al. Gut failure in the ICU. Semin Crit Care Med, 2011, 32 (5): 626-638.

[2] Blaser AR, Starkopf J, Fruhwald S, et al. Gastrointes-tinal function in intensive care patients: terminology, definitions and management. Recommendations of the ESICM Working Group on abdominal problems. Intensive Care Medicine, 2012, 38 (3): 384-394.

[3] Piton G, Belon F, Cypriani B, et al. Enterocyte damage in critically ill patients is associated with shock condition and 28-day mortality. Critical Care Medicine, 2013, 41 (9): 2169-2176.

[4] Clark JA, Coopersmith CM. Intestinal crosstalk: a new paradigm for understanding the gut as the “motor” of critical illness. Shock, 2007, 28 (4): 384-393.

［5］ Sertaridou E, Papaioannou V, Kolios G, et al. Gut failure in critical care: old school versus new school. Ann Gastroenterol, 2015, 28 (3): 309-322.

［6］ Hu B, Sun R, Wu A, et al. Severity of acute gastrointestinal injury grade is a predictor of all-cause mortality in critically ill patients: a multicenter, prospective, observational study. Crit Care, 2017, 21 (1): 188.

［7］ Guerville M, Boudry G. Gastrointestinal and hepatic mechanisms limiting entry and dissemination of lipopolysaccharide into the systemic circulation. Am J Physiol Gastrointest Liver Physiol, 2016, 311 (1): G1-G15.

［8］ 赖添顺，林哲婉，肖百芳．血内毒素在非脓毒症危重患者中预测胃肠功能不全的价值．中华临床医师杂志（电子版），2016，10（10）：1378-1381.

［9］ Snipe RMJ, Khoo A, Kitic CM, et al. The impact of exertional -heat stress on gastrointestinal integrity, gastrointestinal symptoms, systemic endotoxin and cytokine profile. Int J Sports Med, 2018, 118 (2): 389-400.

［10］ Nielsen C, Kirkegard J, ErIandsen E J, et al. D-iactate is a vaiid biomarker of intestinaI ischemia induced by abdominaI compartment syndrome. J Surg Res, 2015, 194 (2): 400-404.

［11］ Shi H, Wu B, Wan J. et al. The role of serum intesti nalfatty acid binding protein levels and D-iactate levels in the diagnosis of acute intestinaIischemia. Cm Res Hepatof Gastroenterof, 2015, 39 (3): 373-378.

［12］ Li H, Chen Y, Huo F, et al. Association between acute gastrointestinal injury and biomarkers of intestinal barrier function incritically illpatients. BMC Gastroenterol, 2017, 17 (1): 45-52.

［13］ Guzman-De La Garza FJ, fbarra-Hernandez J M. Cordero-Perez P, et al. Temporal relationship of serum markers and tissue damage during acute intestinal ischemia/reperfusion. Clinics (Sao Paulo), 2013, 68 (7): 1034-1038.

［14］ Powell A, Armstrong P. Plasma biomarkers for early diagnosis of acute Intestinal ischemia. Semin Vasc Surg, 2014, 27 (3-4): 170-175.

［15］ Cai C, Li W, Chen J, et al. Diamine oxidase as a marker for diagnosis of superior mesenteric arterial occlusion. Hepatogas-troenteroIogy, 2012, 59 (113): 155-158.

［16］ 明亮，刘瑞涵，王欣，等．急性重症胰腺炎患者血清二胺氧化酶的变化及与患者 CTSI 评分、胃肠道功能变化的关系．国际检验医学杂志，2017，38（14）：1918-1920.

［17］ 崔艳丽，余杨．重症急性胰腺炎患者二胺氧化酶检测的临床意义．中国临床研究，2012，25（1）：20-21.

［18］ Piton GL, Capellier G. Biomarkers of gut barrier failure in the ICU. Current Opinion in Critical Care, 2016, 22 (2): 152-160.

［19］ 王静，玉丽梅，夏永宏，等．瓜氨酸和肠型脂肪酸结合蛋白对重症患者急诊胃肠损伤的诊断价值：一项 530 例患者的前瞻性研究．中华危重病急救医学，2017，29（11）：999-1003.

［20］ Peoc'h K, Nuzzo A, Guedj K, et al. Diagnosis biomarkers in acute intestinal ischemic injury: so close, yet so far. Clin Chem Lab Med, 2018, 56 (3): 373-385.

［21］ 庞韦，田锐，朱冠华，等．严重多发伤患者血清瓜氨酸水平与肠功能损伤的相关性．中华重症医学电子杂志，2019，5（4）：311-316.

［22］ Piton G, Capellier G. Plasma citrulline in the critically ill: intriguing biomarker, cautious interpretation. Crit Care, 2015, 19: 204.

［23］ Strang SG, Van Waes OJ, Van Der Hoven B, et al. Intestinal fatty acid binding protein as a marker for intra-abdominal pressure-related complications in patients admitted to the intensive care unit: study protocol for a prospective cohort study (I-Fabulous study). Scand J Trauma Resusc Emerg Med, 2015, 23: 6.

[24] Minhua Cg, Tao G, Fengchan X, et al. Using digestive fluid biomarkers to predict acute gastrointestinal injury in critically ill patients: a pilot study. Am J Crit Care, 2018, 27 (6): 504-507.

第八节　急性胰腺炎：临床实践更新

急性胰腺炎（acute pancreatitis，AP）作为累及胰腺内外分泌功能的炎症性疾病，是最常需要收治入院治疗的消化系统疾病之一。随着人类生活方式的转变，AP 的发生率不断升高。美国的流行病学调查数据显示，AP 的年发生率已高达 13/10 万～45/10 万。根据疾病的严重程度，约有 80% 的 AP 患者表现为轻型，通过非手术治疗均可在 1 周之内康复。而有 15%～20% 的患者可出现重型 AP（SAP），表现为全身炎症反应综合征、持续性器官衰竭和（或）严重的局部并发症等，病程迁延，病情凶险，病死率可高达 30%。近年来，随着各项临床研究的开展和循证医学的进步，关于 AP 的诊断、干预和治疗，不断有新的指南出现，故本文将对最新的 AP 临床实践更新意见进行归纳总结，以指导医师更好地进行临床实践。

一、流行病学与病因

各个国家和地区报道的 AP 发生率存在差别。如前所述，美国的流行病学数据显示，AP 年的发生率为 13/10 万～45/10 万。目前，中国没有统一的全国性 AP 流行病学调查数据。一些研究显示，江苏省的 AP 年发生率为 48/10 万（2016 年）和 60/10 万（2017 年）。除了发生率，不同地区胆源性疾病和酒精滥用的发生率不同，其病因构成也不尽相同。此外，不同人群的发生率之间也存在差别。例如，男性的酒精性胰腺炎发生率更高，而胆源性胰腺炎在女性中的发生率更高，女性也易出现由 ERCP 导致的胰腺炎或自身免疫性 AP。

目前，全球的数据显示，胆源性因素和酒精滥用是 AP 最主要的病因，但是高脂血症性 AP（HTG-AP）的发生率正逐年升高，已成为 AP 的第三大病因。一项研究显示，严重高甘油三酯血症（＞1000mg/dl）患者发生 AP 的概率高达 15%～20%；除此之外，相比于血脂正常的患者，HTG-AP 患者疾病的严重程度更重，持续性器官衰竭的发生率更高，预后更差。除了三大病因之外，药物因素亦可导致 AP，其发生率较低，不足 AP 总人数的 5%，与 AP 发生有明确关联的药物主要有硫唑嘌呤、6- 巯嘌呤、去羟肌苷、丙戊酸、血管紧张素转化酶抑制药及美沙拉嗪等。AP 病因的明确诊断对后续生活方式的调整、预防复发及进展至慢性胰腺炎等至关重要，故在充分考虑上述病因外，对于病因不明的 AP 患者，不可忽略肿瘤（特别是年龄＞50 岁的患者）及遗传（特别是儿童反复发作 AP）等因素的存在。

值得注意的是，近年来多项研究的结果表明，吸烟或伴有酒精滥用与 AP 的发生关联密切。吸烟本身是 AP 发生的重要危险因素，且其可进一步增加酒精性 AP 的发生率；但有趣的是，若不同时伴有吸烟，中少量饮酒（<40g/d）不会导致AP的发生，甚至对AP还可发挥保护性作用。除了吸烟、饮酒之外，一些研究也不断证实饮食因素也与AP存在密切关联。饱和脂肪酸和胆固醇摄入过多会导致胆源性AP的发生率升高，而提高纤维的摄入可降低AP的发生风险，维生素D的摄入可降低胆源性AP的发生风险，摄入咖啡与非胆源性AP的发生率降低有关。近期，*BMJ Open* 发表了由匈牙利胰腺炎研究小组主持的一项跨国多中心观察性研究，其旨在观察饮食因素、运动锻炼、社会经济地位、精神压力及睡眠习惯等与AP发生率之间的关联，期望早日看到该研究的结果，以科学地指导人们的生活方式，预防AP的发生和（或）复发。

二、急性胰腺炎严重程度的评估与分级

早年的研究基于AP患者的临床症状、体格检查结果及实验室检查结果等内容，提出了各项评分，如BISAP评分系统、Ranson评分系统及APACHE II评分系统（用于重症患者，非特定用于AP患者）等，这些评分系统也被广大临床医师所熟知并常规用于评估AP病情及指导后续的干预治疗。对AP进行疾病严重程度的分级，目前最常用的是2012改良亚特兰大分级系统（Revised Atlanta Classification System，RACS），其将AP患者分为轻、中、重3级：①轻度，无器官衰竭，无系统或局部并发症。②中度，短暂器官衰竭（不超过48小时），伴或不伴有系统、局部并发症。③重度：持续器官衰竭（超过48小时）。

但无论是评分系统还是病情严重程度的分级，其局限性在于无法实时动态地对疾病的严重程度进行连续监测，故急需一项新的可连续动态反映AP患者病情变化及监测患者对治疗干预反应性的评分系统。近期，由多位国际AP领域的专家共同参与提出的胰腺炎活动评分系统（Pancreatitis Activity Scoring System，PASS）较好地解决了这一问题。PASS对5项重要参数进行权重赋值，总分用于反映AP的严重程度，其可进行动态评估和监测（表11-8-1）。

表11-8-1 胰腺炎活动评分系统的主要内容

各项参数	乘以	权重	备注
器官衰竭	×	100	对于各个系统
全身炎症反应综合征评分	×	25	对于各项指标
腹痛（0～10）	×	5	
吗啡当量（mg）	×	5	
耐受固体饮食（是=0，否=1）	×	40	

注：器官衰竭的定义为改良Marshall评分或SOFA评分≥2分

在PASS被提出后，陆续有一些研究对PASS的效能进行了验证。结果发现，除了可预测AP的严重程度之外，PASS与局部并发症（如假性囊肿、胰腺坏死等）发生率、住院时长及出院后再入院发生率等均有较好的相关性。有研究利用该作者所在医疗中心的数据对PASS进行验证，结果发现，病程早期的PASS可较好地预测传染性胰坏死病（infectious pancreatic necrosis，IPN）的发生，其准确性高于APACHE II等传统的评分系统，再一次证实了PASS在未来的临床实践中有较为广

阔的应用前景。

三、急性胰腺炎的干预治疗

（一）重症监护治疗

1．入住 ICU 的指征　出现持续性器官衰竭（＞48 小时）或充分液体复苏后器官功能未见缓解。

2．早期液体复苏　在美国胃肠病协会（American College of Gastroenterology，ACG）近期提出的胰腺炎干预质控指标中，建议 AP 患者应在诊断后 2 小时内开始液体复苏。早期液体复苏应以优化组织灌注作为目标，应对血流动力学指标进行反复评估，以指导合理的液体复苏，避免液体不足或液体过多。复苏液体推荐使用等渗晶体液。有 2 项临床研究证实，乳酸林格液可降低 AP 患者的全身炎症反应，故国际胰腺病协会（International Association of Pancreatology，IAP）/APA 指南推荐使用乳酸林格液进行早期液体复苏。

3．镇痛、镇静　目前，没有任何关于限制镇痛药物使用的证据或推荐意见。在急性肾损伤患者中，应尽量避免使用非甾体抗炎药；在多模式镇痛方案中，硬膜外镇痛可替代或与静脉途径镇痛联合使用；推荐患者自控镇痛（patient-controlled analgesia，PCA）。

近年来，随着阿片类药物的滥用和成瘾对患者、家庭及社会造成的巨大负担，减少阿片类药物的使用的呼声越来越高，故未来的临床研究有必要更多地关注阿片类药物的替代物在 AP 患者中的镇痛效果。

4．机械通气治疗　如果高流量鼻导管吸氧或持续气道正压通气对于纠正呼吸急促或呼吸困难无效，此时必须进行机械通气。无创和有创通气均可使用，但当患者支气管分泌物难以有效清除或患者出现呼吸疲劳症状时，必须进行有创通气。进行有创通气时，推荐使用肺保护通气策略。

5．腹腔高压的管理　过量液体复苏、镇静药物及部分血管活性药物的使用，可导致胃肠道功能障碍，加重 AP 患者的腹腔高压，故可对上述药物的使用进行适当限制。对其他干预措施有反应的腹腔高压，应尽力避免使用腹腔开放策略。对于内科保守治疗无效的腹腔高压 / 腹腔间隔室综合征（abdominal compartment syndrome，ACS）患者，推荐通过外科减压和（或）腹腔开放来降低腹腔压力。如果需要清除胰腺的坏死组织，不推荐行早期开腹手术（除非严重的腹腔高压不得不行腹腔开放）。对于早期必须进行腹腔开放的 ACS 患者，不推荐在当次手术中同时进行早期胰腺坏死组织的清除。

（二）抗生素治疗

多项研究表明，AP 患者预防性使用抗生素并不能降低病死率。因此，对于 AP 患者，不推荐常规预防性使用抗生素。对于发生感染的 SAP 患者，推荐进行抗生素治疗。细针穿刺（fine needle aspiration，FNA）可用于明确诊断 IPN，但由于其存在假阴性且侵入性操作可增加感染的风险，现在已不推荐常规使用。有一种临床情况下 FNA 可能是有益的，即对于怀疑感染的患者尽管进行了抗菌治疗，但仍出现了临床情况恶化，FNA 的结果有助于指导抗生素的选择。对于 IPN 患者，推荐使用易渗透入胰腺坏死组织内的抗生素。经验性抗生素治疗方案的抗菌谱应覆盖需氧或厌氧革兰阴性菌和革兰阳性菌。不推荐常规预防性使用抗真菌药物。

（三）营养支持治疗

SAP 患者的机体通常处于高分解代谢状态，故需要通过积极的营养治疗来预防营养不良或耗竭的出现。除此之外，重症患者易出现胃肠道功能障碍、肠黏膜的完整性丧失、肠的通透性增加及肠动力减弱，这些因素均可导致细菌移位的发生风险增加，故对于胰腺坏死的患者，早期肠内营养可预防“肠源性感染”，从而降低胰腺坏死感染的发生风险。推荐没有恶心、呕吐症状及没有严重肠麻痹、胃肠道梗阻等表现的患者立即尝试自主经口进食，应进行低脂固体饮食；若不能经口进食，应尽早开始肠内营养支持治疗（24～72 小时）；对于经口或经肠内营养管均不可行或不能耐受的患者，才考虑进行肠外营养。在肠内营养的实施过程中，鼻胃管与鼻肠管 2 种营养途径均可进行，不针对何种更优进行推荐。对于不能经鼻置管（如畸形、鼻部易激惹）或预计进行长期营养治疗（超过 30 天）的患者，推荐放置经皮内镜胃或空肠造瘘营养管。

（四）经内镜逆行性胰胆管造影术与胆囊切除

对于胆源性 AP 患者，不推荐常规进行经内镜逆行性胰胆管造影术（ERCP）。对于合并有胆管炎或胆总管梗阻的胆源性 AP 患者，推荐行 ERCP。对于不伴有胆管炎或胆总管梗阻且预计可能发展为 SAP 的胆源性 AP 患者，不推荐当次住院行 ERCP。

对于轻型胆源性 AP 患者，推荐当次入院行胆囊切除。对于已经在当次入院行 ERCP 和括约肌切开的患者，仍推荐行胆囊切除，可降低其他胆道并发症的发生风险。对于伴有急性胰周液体积聚的胆源性 AP 患者，可等到液体积聚吸收或不再增加或急性炎症消退后，再行胆囊切除。

（五）胰腺坏死的干预

胰腺坏死的干预需要多学科共同参与并协作，在部分临床条件受限制的医院，建议将严重胰腺坏死的患者转诊至专业的治疗中心进行干预。

推荐升阶梯治疗模式，以经皮引流或透壁内镜引流为首，对于引流无法处理的大量固体坏死，可进行经皮微创或经内镜下坏死清除，若微创手段干预无效可行开腹手术清创。

1. 胰腺坏死的干预时机　对于发生感染的胰腺坏死，需行坏死组织引流或清创治疗。对于未发生感染的胰腺坏死，若患者出现持续的不适症状，如腹痛、恶心、呕吐、营养实施失败，或出现胃肠道梗阻、胆道梗阻、复发性胰腺炎、瘘、持续性全身炎症反应等并发症时，也需进行坏死组织引流或清创治疗。避免在早期急性阶段（发病 2 周内）行胰腺坏死清创治疗，应尽量推迟至 4 周后，只有在坏死组织适当包裹且有强烈的干预指征时，可较早进行干预。

2. 经皮置管引流　经皮置管引流作为快速、有效控制感染的手段，其可单独或与其他微创治疗相结合处理感染或有症状的胰腺坏死。对于部分患者，其可作为确定性治疗手段。有研究表明，35% 的患者行经皮置管引流后，无须行进一步干预。对于早期出现（发病 2 周内）需要处理的胰腺坏死或已形成包裹性坏死的患者，其一般情况较差，无法承受内镜或外科干预，这 2 种情况优先考虑选用经皮置管引流。除此之外，还有 2 种情况也强烈推荐行经皮置管引流，包括扩展至结肠旁沟或盆腔的胰腺坏死和内镜或外科干预后残余的胰腺坏死。经皮置管引流的一大优点在于置管形成的窦道可为后续经皮清创提供途径，如视频辅助下后腹膜清创（videoscopic-assisted retroperitoneal debridement，VARD）及经皮内镜清创等。但经皮置管引流的缺点也不容忽视，如多项研究表明，相比于透壁内镜引流，经皮置管引流可显著增加胰外瘘的发生风险。

3. 透壁内镜引流或清创　对于胰腺坏死，经皮置管引流或透壁内镜引流均可作为首选的微创干预手段，有条件的情况下更推荐进行透壁内镜引流，因为其可避免胰外瘘的发生。内镜引流的途径可选择经胃或经十二指肠，这取决于坏死组织积聚的部位，主要积聚于胰头部位的坏死建议选择经十二指肠途径，其他情况多选择经胃途径。在支架选择方面，相比于塑料支架，大口径（直径≥15mm）自膨式金属支架（self-expandable metal stents，SEMS）更有利于坏死组织的排出，同时可为后续的内镜下清创提供途径。新型腔内贴壁金属支架（lumen-apposing metal stents，LAMS；是 SEMS 的一种类型）因其长度短（1cm），更适合于进行内镜引流或清创（相比之下，商业化的覆膜食管 SEMS 的长度通常超过 6～7cm）。

对于胰腺坏死，若经大口径 LAMS/ SEMS/ 伴有腔内灌洗的塑料支架介导透壁内镜引流后效果不理想，可使用内镜引导对腔内的坏死组织进行机械清除，称为内镜下直接坏死组织清除（direct endoscopic necrosectomy，DEN）。值得注意的是，DEN 伴有一定的严重不良反应发生风险，如空气栓塞、腔内出血及穿孔等，故 DEN 应在有一定内镜操作经验且有介入放射和外科手段作为支撑的专业医疗中心进行。

在内镜引流或清创的治疗方面，还有以下几点值得关注。第一，关于支架在体内的放置时间，塑料支架可长期放置，直到坏死组织完全清除，同时其可在主胰管断裂的患者中发挥一定的预防胰管中断综合征（disconnected pancreatic duct syndrome，DPDS）的作用。而 LAMS/ SEMS 不可在体内长期放置，对于放置超过几周的 LAMS，有发生迟发性出血的报道。第二，在化学辅助清创方面，部分研究报道，抗生素 / 过氧化氢腔内灌洗可用于预防感染或促进坏死组织清除，但缺乏高质量随机对照研究的支持，故不推荐。部分内镜医师建议，包裹性坏死患者若进行内镜引流，应避免使用抑酸药，以发挥胃酸的“化学清创”作用，但这一推荐也缺乏高质量的证据支撑。

4. 外科清创　现阶段有多项微创外科技术可进行胰腺坏死清除，包括 VARD、腹腔镜下经胃清创及开腹经胃清创等。根据坏死组织的分布范围、患者的一般情况及多学科团队的特长和经验等因素，选择最佳的干预手段。

VARD 是指通过左侧腹经皮置管至后腹膜，使用传统腹腔镜设备进行视频辅助下坏死组织的清除，清创手术后，可经原窦道继续放置引流管进行胰腺坏死灌洗引流或对消化道瘘进行感染控制。VARD 最适用于坏死延伸至左侧结肠旁沟的患者，其对扩展至肠系膜血管右侧的坏死组织的清除效果不佳。荷兰胰腺炎小组发表的 PANTER 研究关注以经皮置管引流和 VARD 为核心的升阶梯治疗，对比传统的开腹手术清创，虽然 2 组间的病死率没有差异，但开腹手术组新发器官功能障碍显著增多，且长期随访发现，新发糖尿病和腹部疝的概率升高。

外科经胃清创与内镜经胃清创的原理一致，关键在于构建胃与脓腔之间的引流通道。经胃清创主要适用于坏死组织积聚集中的患者；但其用于向下扩展至结肠旁沟的患者，可导致清创不完全。尽管现阶段对于胰腺坏死的处理大力提倡微创干预，但开腹清创仍是一种重要的治疗手段。特别是处理分散至全腹的大量坏死组织，开腹清创可发挥不可替代的作用。除此之外，对于胆源性胰腺炎患者，可在开腹清创的同时行胆囊切除。

5. 胰管中断综合征的处理 针对 DPDS 处理的总体推荐意见为：对于有手术储备的患者，推荐进行远端胰腺切除的确定性手术；而非手术治疗，如长期放置内镜支架，对 DPDS 进行干预的效果尚不明确。关于手术时机，可选择在胰腺坏死清创的同时进行远端胰腺切除，但有研究表明，这样虽然只需进行一次手术操作，但围手术期的并发症发生率较高，包括需要术中输血、术后发生胰瘘及住院时间延长等情况。因此，对于一般情况较差的患者，可选择在胰腺坏死清除干净且患者一般情况恢复之后进行择期远端胰腺切除。若切除的胰腺组织体积较大，可考虑同期进行胰岛自体移植，预防术后内分泌功能不全的出现。尽管目前内镜下放置支架治疗 DPDS 的效果不明确，但是对于一般情况较差且无法进行手术的患者，可放置支架暂时缓解 DPDS 引起的症状。对于合并 DPDS 的胰腺坏死患者，推荐行经内镜引流或清创，这样在处理胰腺坏死的同时可为 DPDS 提供有效的内引流途径。

四、总结与展望

AP，特别是 SAP，作为一种复杂的临床急症，针对其干预治疗的临床实践经过了多年发展，先后有多项国际性指南推出，为广大胰腺病医师指明了治疗方向。第一，明确诊断特别是病因诊断，对于 AP 患者后续的有效治疗、出院后干预指导及预防 AP 的复发等至关重要。第二，在院内干预方面，SAP 患者治疗的重点和难点在于器官功能的维护和严重局部并发症的处理，而 SAP 治疗经常面临困境，主要原因在于 SAP 分散在外科、消化内科、急诊及 ICU 内，单学科治疗模式往往不够整体、系统，在局部并发症与全身状况之间、多个脏器之间往往难以统筹兼顾，顾此失彼，故需要多学科协作参与 SAP 患者的治疗，以改善患者的预后。目前，尽管有多项临床研究关注特异度药物对 AP 的治疗效果，但到目前为止，没有一项特异度药物被明确证实可预防 AP 或降低 AP 患者的病死率。营养支持是重症患者干预治疗的“基石”，目前已有大量循证研究证实，合理的营养支持可显著改善 AP 患者的预后，故有效评估患者的营养状态并科学高效地进行营养支持是 AP 患者治疗的重要组成部分。胰腺坏死的干预处理从以外科手术清创为主的传统观念，已转变至现阶段被广泛接受并实践的升阶梯治疗模式。胰腺坏死作为 AP 患者病程中出现的最复杂、严重的情况之一，病程后期可能伴有坏死组织感染、胰瘘、消化道瘘甚至腹腔出血等，是不断出现的挑战，临床医师需要在遵循指南意见并结合实践经验的同时，根据每例患者的具体情况进行个体化处理。

（南京总医院 皋 林 李维勤）

参考文献

[1] Forsmark CE, Vege SS, Wilcox CM. Acute pancreatitis. The New England Journal of Medicine, 2016, 375 (20): 1972-

1981.

[2] Yadav D, Lowenfels AB. The epidemiology of pancreatitis and pancreatic cancer. Gastroenterology, 2013, 144 (6): 1252-1261.

[3] Peery AF, Dellon ES, Lund J, et al. Burden of gastrointestinal disease in the United States: 2012 update. Gastroenterology, 2012, 143 (5): 1179-1187.

[4] Vivian E, Cler L, Conwell D, et al. Acute pancreatitis task force on quality: development of quality indicators for acute pancreatitis management. The American Journal of Gastroenterology, 2019, 114 (8): 1322-1342.

[5] Baron TH, DiMaio CJ, Wang AY, et al. American Gastroenterological Association clinical practice update: management of pancreatic necrosis. Gastroenterology, 2020, 158 (1): 67-75.

[6] Hines OJ, Pandol SJ. Management of severe acute pancreatitis. BMJ (Clinical research ed), 2019, 367: 16227.

[7] Leppaniemi A, Tolonen M, Tarasconi A, et al. 2019 WSES guidelines for the management of severe acute pancreatitis. WJES, 2019, 14: 27.

[8] Adiamah A, Psaltis E, Crook M, et al. A systematic review of the epidemiology, pathophysiology and current management of hyperlipidaemic pancreatitis. Clinical Nutrition (Edinburgh, Scotland), 2018, 37 (6 Pt A): 1810-1822.

[9] Nawaz H, Koutroumpakis E, Easler J, et al. Elevated serum triglycerides are independently associated with persistent organ failure in acute pancreatitis. The American Journal of Gastroenterology, 2015, 110 (10): 1497-1503.

[10] Kumar S, Ooi CY, Werlin S, et al. Risk factors associated with pediatric acute recurrent and chronic pancreatitis: lessons from INSPPIRE. JAMA Pediatrics, 2016, 170 (6): 562-569.

[11] Lugea A, Gerloff A, Su HY, et al. The combination of alcohol and cigarette smoke induces endoplasmic reticulum stress and cell death in pancreatic acinar cells. Gastroenterology, 2017, 153 (6): 1674-1686.

[12] Setiawan VW, Pandol SJ, Porcel J, et al. Prospective study of alcohol drinking, smoking, and pancreatitis: the multiethnic cohort. Pancreas, 2016, 45 (6): 819-825.

[13] Setiawan VW, Pandol SJ, Porcel J, et al. Dietary factors reduce risk of acute pancreatitis in a large multiethnic cohort. Clinical Gastroenterology and Hepatology, 2017, 15 (2): 257-265.

[14] Koncz B, Darvasi E, Erdosi D, et al. Life style, prevention and risk of acute pancreatitis (LIFESPAN): protocol of a multicentre and multinational observational case-control study. BMJ Open, 2020, 10 (1): e029660.

[15] Banks PA, Bollen TL, Dervenis C, et al. Classification of acute pancreatitis-2012: revision of the Atlanta classification and definitions by international consensus. Gut, 2013, 62 (1): 102-111.

[16] Wu BU, Batech M, Quezada M, et al. Dynamic measurement of disease activity in acute pancreatitis: the pancreatitis activity scoring system. The American Journal of Gastroenterology, 2017, 112 (7): 1144-1152.

[17] Buxbaum J, Quezada M, Chong B, et al. The pancreatitis activity scoring system predicts clinical outcomes in acute pancreatitis: findings from a prospective cohort study. The American Journal of Gastroenterology, 2018, 113 (5): 755-764.

[18] Ke L, Mao W, Li X, et al. The pancreatitis activity scoring system in predicting infection of pancreatic necrosis. The American Journal of Gastroenterology, 2018, 113 (9): 1393-1394.

[19] Wu BU, Hwang JQ, Gardner TH, et al. Lactated Ringer's solution reduces systemic inflammation compared with saline

in patients with acute pancreatitis. Clinical Gastroenterology and Hepatology, 2011, 9 (8): 710-717.

[20] Choosakul S, Harinwan K, Chirapongsathorn S, et al. Comparison of normal saline versus Lactated Ringer's solution for fluid resuscitation in patients with mild acute pancreatitis, a randomized controlled trial. Pancreatology, 2018, 7: 1424.

[21] Guarner-Argente C, Shah P, Buchner A, et al. Use of antimicrobials for EUS-guided FNA of pancreatic cysts: a retrospective, comparative analysis. Gastrointestinal Endoscopy, 2011, 74 (1): 81-86.

[22] Reintam Blaser A, Starkopf J, Alhazzani W, et al. Early enteral nutrition in critically ill patients: ESICM clinical practice guidelines. Intensive Care Medicine, 2017, 43 (3): 380-398.

[23] van Santvoort HC, Bakker OJ, Bollen TL, et al. A conservative and minimally invasive approach to necrotizing pancreatitis improves outcome. Gastroenterology, 2011, 141 (4): 1254-1263.

[24] van Brunschot S, van Grinsven J, van Santvoort HC, et al. Endoscopic or surgical step-up approach for infected necrotising pancreatitis: a multicentre randomised trial. Lancet, 2018, 391 (10115): 51-58.

[25] Abu Dayyeh BK, Mukewar S, Majumder S, et al. Large-caliber metal stents versus plastic stents for the management of pancreatic walled-off necrosis. Gastrointestinal Endoscopy, 2018, 87 (1): 141-149.

[26] Stecher SS, Simon P, Friesecke S, et al. Delayed severe bleeding complications after treatment of pancreatic fluid collections with lumen-apposing metal stents. Gut, 2017, 66 (10): 1871-1872.

[27] Othman MO, Elhanafi S, Saadi M, et al. Extended cystogastrostomy with hydrogen peroxide irrigation facilitates endoscopic pancreatic necrosectomy. Diagnostic and Therapeutic Endoscopy, 2017, 2017: 7145803.

[28] van Santvoort HC, Besselink MG, Bakker OJ, et al. A step-up approach or open necrosectomy for necrotizing pancreatitis. The New England Journal of Medicine, 2010, 362 (16): 1491-1502.

[29] Hollemans RA, Bakker OJ, Boermeester MA, et al. Superiority of step-up approach vs open necrosectomy in long-term follow-up of patients with necrotizing pancreatitis. Gastroenterology, 2019, 156 (4): 1016-1026.

[30] Moggia E, Koti R, Belgaumkar AP, et al. Pharmacological interventions for acute pancreatitis. The Cochrane Database of Systematic Reviews, 2017, 4: Cd011384.

第十二章　重症营养

第一节　重视重症患者早期的高蛋白供给

重症患者早期蛋白质代谢活跃和肌肉蛋白消耗可增加患者的并发症发生率和病死率。充分的蛋白质补充可修复损伤的组织，促进骨骼肌和内脏蛋白合成，并维持免疫功能，是影响营养治疗效果和临床结局的独立因素。尽管近年来国际相关重症指南均建议早期补充高蛋白，但观察性研究表明，重症患者营养处方就存在蛋白质供给的严重不足，实际蛋白质的补充量更不足，仅为处方剂量的60%。这一现象可能与缺乏强有力的证据支持相关。因此，高蛋白补充能否转化为肌肉蛋白含量，影响生存率及改善康复质量，仍需要深入地探讨。

一、高蛋白供给的近期临床证据

近期一项回顾性研究（PROTINVENT研究）显示，对于蛋白质供给＜0.8g/（kg·d）的患者，其6个月的病死率升高。2016年，SCCM/ASPEN发布的指南建议重症患者的蛋白质供给量为1.2～2.0g/（kg·d）；肥胖、烧伤或多发伤患者的蛋白质供给量应不低于2g/（kg·d）或更高。2018年，ESPEN发布的指南同样建议重视重症患者的早期蛋白质补充，目标＞1.3g/（kg·d）。然而，这2个指南的推荐证据仍然仅基于观察性研究的结果，而缺乏高质量的随机对照研究的支持，也缺乏蛋白质补充方式更明确的建议，如达到目标的时间和形式。

2019年，Fetterplace对6项（纳入511例患者）符合入选标准的随机对照研究进行荟萃分析，发现与临床患者普遍接受的蛋白质剂量［＜1.2g/（kg·d）］相比，通过肠内供给蛋白质［≥1.2g/（kg·d）］并不能改善患者的预后（*RR*＝0.92，95%*CI* 0.63～1.35）。该荟萃分析纳入的研究的样本量较小，文献质量低，组间热量供给存在显著差异，而且对照组部分患者实际接受了高剂量的蛋白质。此外，部分研究组的实际蛋白质供给量低于指南推荐，尤其是纳入肥胖患者的研究。这些都严重降低了该荟萃分析结论的可信度。同年，Arabi等对PermiT研究（允许性低喂养*vs.*标肠内喂养，纳入729例患者）进行事后分析，发现高蛋白供给并不能改善28天的病死率。但该研究的蛋白质量供给［高蛋白组1.0g/（kg·d）*vs.*低蛋白组0.6g/（kg·d）］均低于指南的推荐剂量，且PermiT研究主要针对热量供给量而非蛋白质，导致该分析尚不足以说明高蛋白营养对临床结局的影响。

与随机对照研究相反，近期的观察性研究的结果倾向于支持早期高蛋白的应用。在一项回顾性观察研究中，43.6%患者的蛋白质摄入达到目标的80%，并显示与病死率降低相关（*P*＝0.012）。另一项来自数据库的回顾性分析评价了早期高蛋白供给对具有不同骨骼肌含量（横截面积）和密度的重症患者预后的影响。该研究共纳入739例机械通气患者，补充1.2～1.5g/（kg·d）蛋白质。结果发现，低骨骼肌面积与低骨骼肌面积 - 密度的患者，早期高蛋白补充与较低的病死率相关。此外，Bendavid 等的回顾性研究纳入了 2253 例患者，观察蛋白质的供给形式（剂量和时机）对病死率的影响。结果发现，与晚期 / 低蛋白组［0.69g/（kg・d）］相比，早期 / 高蛋白组［0.98g/（kg・d）］每天摄入更多的蛋白质，且 60 天的病死率显著降低（$P<0.001$）。观察性研究与随机对照研究结果的差异可能与重症患者的异质性相关，以及与不同患者对营养治疗反应存在的差异相关。因此，有学者建议通过营养风险筛查确定可能从高蛋白营养供给中获益的人群。

值得注意的是，上述研究中多数高蛋白组的患者，经肠内喂养的供给量仅处于指南推荐剂量的下限（1.0～1.3g/kg），而目前主要使用的肠内营养剂型都难以达到指南推荐的蛋白质供给目标。因此，更高的蛋白质供给可能需要高蛋白配方或添加静脉补充。既往的荟萃分析提示，<2.5g/（kg・d）的蛋白质供给对于多数重症患者是安全的。随着蛋白质供给的增加，氮的平衡得到了改善。2019 年，Azevedo 等在一项随机对照研究（120 例患者）中评估了更高剂量蛋白质供给对 3 个月和 6 个月生理健康评分的影响。120 例患者随机分成优化热量和高蛋白营养治疗组（研究组，每天供给蛋白质 2.0～2.2g/kg）和标准营养治疗组（对照组，每天供给蛋白质 1.4～1.5g/kg）。结果显示，研究组的蛋白质补充显著高于对照组，同时校正后的负 Δ 蛋白（实际接受的蛋白质少于预期的蛋白质目标）与随机后 3 个月和 6 个月较低的生理健康评分相关；但 2 组患者的生存率仍无显著差别。

综上所述，近期评估重症患者高蛋白供给的随机对照研究与观察性研究仍然呈现不同的结论。尽管众多的临床评论更倾向于高蛋白供给，但受现存研究的质量及方法学的局限，使得支持高蛋白供给的证据仍不足。正在进行中的一项评估重症患者高蛋白营养治疗的研究（EFFORT 研究）的结果值得期待。该研究项是一项基于注册的大型、多中心、志愿者驱动的随机对照研究，拟 4000 例营养高危风险的重症患者随机接受高剂量蛋白质［≥2.2g /（kg・d）］或常规治疗［≤1.2g/（kg・d）］，研究终点为 60 天的病死率。该研究的结果有望为明确高蛋白营养的临床疗效提供有力证据。

二、影响高蛋白治疗效果的因素

从荟萃分析的局限性及随机对照研究和观察性研究的不同结论，临床医师可以看到早期高蛋白营养支持治疗的疗效影响因素很多。在这些因素中，早期高蛋白供给的最佳时机、联合康复运动、氨基酸配方的成分及适用对象等在近年来引起了较多关注。

1. 高蛋白的供给时机　随着对重症代谢的深入研究，发现高蛋白补充效果与重症不同阶段的代谢变化相关。高蛋白补充的时机并非越早越好。Weijs 等在观察性研究中发现，于第 4 天开始接受剂量≥1.2g/（kg・d）的蛋白质与非脓毒症和非过度喂养的长期机械通气患者更好的生存率相关。另一项针对急性肺损伤患者营养支持研究（INTACT 研究）的事后分析显示，在初始 1～7 天给予高蛋白［1.5g/（kg・d）］显著增加了患者的病死风险，而在 7 天之后提供蛋白质却具有保护作用。Casaer 等对 ICU 肠内营养不足的患者进行肠外营养补充时机的随机对照研究（EPaNIC 研究）并做了事后分析，发现早期组（48 小时内）患者摄入更多的蛋白质与 ICU 出院生存率降低相关。同时，该作者首次提出了细胞自噬概念，尝试为早期高蛋白摄入的不良预后提供生理学解释。细胞在应激状态下通过自噬机制选择性清除受损的细胞器或蛋白质，在生成 ATP、维持细胞结构、改善蛋白合成及细胞生存等方面发挥重要作用。而在重症急性期时，强烈的炎症反应减弱了细胞的自噬能力。作为自噬的强大抑制剂，氨基酸此时的高剂量补充无疑将加剧这一机制的损害，降低对氧化应激的耐受性，并增加多器官衰竭的发生风险，从而导致细胞死亡和病死率增加。2019 年，MLY 等回顾性分析了 ICU 第 1 周最佳的蛋白质补充剂量和时机与患者 6 个月病死率的相关性，455 例长期行机械通气的患者分别补充 3 种剂量的蛋白质[低剂量<0.8g/(kg·d)、中等剂量 0.8～1.2g/(kg·d) 和高剂量> 1.2g/(kg·d)]。结果发现，蛋白质补充剂量与非脓毒症患者的病死率之间存在时间依赖关系，早期（1～3 天）高剂量蛋白质供给及晚期（4～7 天）低剂量蛋白质供给都显著增加患者 6 个月的病死风险，而早期低剂量蛋白质供给和晚期中高剂量蛋白质供给则有改善患者生存预后的趋势（$P=0.065$）。基于该研究的结果，建议对非脓毒症患者可采取蛋白质供给量的累积方案，即第 1～3 天给予 0.8g/（kg·d），第 4 天给予>1.2g/（kg·d）。因此，重症早期可通过限制营养来增强自噬；而在疾病的稳定期和后期，需要大量蛋白质和氨基酸来提供底物合成蛋白质，同时重症患者本身合成代谢的阈值较高，需要提供更多的蛋白质来匹配其合成速率。

2. 蛋白质供给与运动结合　近年来，一些研究指出高蛋白的治疗效果在运动条件下可能更大。在非重症人群及肌肉萎缩的各种情况下（如老年、肥胖、COPD 及长期卧床等），蛋白质联合运动与单独营养或运动相比，能保持更好的肌肉力量或功能。重症患者普遍存在由炎症、胰岛素抵抗及失用性萎缩等因素导致的肌肉萎缩和机体损伤，可通过上述联合干预得到更好的修复。但目前这方面的研究仍然缺乏，联合使用的时机和运动方式也未明确。目前，由美国国立卫生研究院（NIS）资助的 NEXIS 研究（重症患者的营养与运动）正在进行中，这项随机对照研究评估了早期床旁脚踏车联合静脉氨基酸输注［最多 2.5g/（kg·d）］对长期 ICU 患者预后和康复的效果，预计 2022 年公布临床结果。

3. 蛋白质的配方　有研究认为，复方氨基酸液的成分可能部分解释近期研究的阴性结果，并且可能需要“特殊配方”。该假设部分基于与结构蛋白或转运蛋白相比，急性期蛋白的氨基酸含量不同。因此，输注常规的氨基酸配方饮食可能不足以满足某些必需氨基酸的更高需求。相反，由于体内没有氨基酸储存池，过量服用其他氨基酸反而会造成代谢负担。

此外，在 Weijs 的研究中，结果仅体现在非脓毒症亚组患者，而在脓毒症亚组患者中则无此关联。同样，MLY 等发现，早期高蛋白摄入与抑制自噬的关联也并不包括脓毒症患者，猜测这与脓毒症患者和非脓毒症患者之间可能存在自噬激活、分解代谢水平、肠道营养素的吸收率差异相关。总之，早期、逐步增加蛋白质补充受到较广泛认同，但不同重症患者是否同等获益仍需深入研究、探讨。

（清华大学附属北京清华长庚医院　黄惠斌　许　媛）

参考文献

［1］ Daren K Heyland, Peter J M Weijs, Jorge A Coss-Bu, et al. Protein delivery in the intensive care unit: optimal or suboptimal? Nutr Clin Pract, 2017, 32 (1_suppl): 58s-71s.

[2] Koekkoek KWAC, van Zanten ARH. Reply-letter to the editor - timing of protein intake and clinical outcomes of adult critically ill patients on prolonged mechanical ventilation: the PROTINVENT retrospective study. Clin Nutr, 2018, 37 (5): 1772-1773.

[3] Stephen A McClave, Beth E Taylor, Robert G Martindale, et al. Guidelines for the provision and assessment of nutrition support therapy in the adult critically ill patient: Society of Critical Care Medicine (SCCM) and American Society for Parenteral and Enteral Nutrition (A. S. P. E. N.). JPEN, 2016, 40 (2): 159-211.

[4] Pierre Singer, Annika Reintam Blaser, Mette M Berger, et al. ESPEN guideline on clinical nutrition in the intensive care unit. Clin Nutr, 2019, 38 (1): 48-79.

[5] Stephan M Jakob, Lukas Bütikofer, David Berger, et al. A randomized controlled pilot study to evaluate the effect of an enteral formulation designed to improve gastrointestinal tolerance in the critically ill patient-the SPIRIT trial. Crit Care, 2017, 21 (1): 140.

[6] Matilde Jo Allingstrup, Jens Kondrup, Jørgen Wiis, et al. Early goal-directed nutrition versus standard of care in adult intensive care patients: the single-centre, randomised, outcome assessor-blinded EAT-ICU trial. Intensive Care Med, 2017, 43 (11): 1637-1647.

[7] Eyer SD, Micon LT, Konstantinides FN, et al. Early enteral feeding does not attenuate metabolic response after blunt trauma. J Trauma, 1993, 34 (5): 639-643.

[8] Kate Fetterplace, Adam M Deane, Audrey Tierney, et al. Targeted full energy and protein delivery in critically ill patients: a pilot randomized controlled trial (FEED trial). JPEN, 2018, 42 (8): 1252-1262.

[9] Saúl-Javier Rugeles, Juan-David Rueda, Carlos-Eduardo Díaz, et al. Hyperproteic hypocaloric enteral nutrition in the critically ill patient: A randomized controlled clinical trial. Indian J Crit Care Med, 2013, 17 (6): 343-349.

[10] Arthur R H van Zanten, Laurent Petit, Jan De Waele, et al. Very high intact-protein formula successfully provides protein intake according to nutritional recommendations in overweight critically ill patients: a double-blind randomized trial. Crit Care, 2018, 22 (1): 156.

[11] Kate Fetterplace, Benjamin M T Gill, Lee-Anne S Chapple, et al. Systematic review with meta-analysis of patient-centered outcomes, comparing international guideline-recommended enteral protein delivery with usual care. JPEN, 2020, 44 (4): 610-620.

[12] Arabi YM, Al-Dorzi HM, Mehta S, et al. Association of protein intake with the outcomes of critically ill patients: a post hoc analysis of the PermiT trial. Am J Clin Nutr, 2018, 108 (5): 988-996.

[13] Yaseen M Arabi, Abdulaziz S Aldawood, Samir H Haddad, et al. Permissive underfeeding or standard enteral feeding in critically ill adults. N Engl J Med, 2015, 372 (25): 2398-2408.

[14] Wilhelmus G P M Looijaard, Ingeborg M Dekker, Albertus Beishuizen, et al. Early high protein intake and mortality in critically ill ICU patients with low skeletal muscle area and density. Clin Nutr, 2019, 23: 5.

[15] Santos H, Araujo IS. Impact of protein intake and nutritional status on the clinical outcome of critically ill patients. Rev Bras Ter Intensiva, 2019, 31 (2): 210-216.

[16] Itai Bendavid, Oren Zusman, Ilya Kagan, et al. Early administration of protein in critically ill patients: a retrospective

cohort study. Nutrients, 2019, 11 (1): 106.

[17] Hoffer LJ, Bistrian BR. Appropriate protein provision in critical illness: a systematic and narrative review. Am J Clin Nutr, 2012, 96 (3): 591-600.

[18] José Raimundo Araújo de Azevedo, Hugo Cesar Martins Lima, Widlani Sousa Montenegro, et al. Optimized calorie and high protein intake versus recommended caloric-protein intake in critically ill patients: a prospective, randomized, controlled phase II clinical trial. Rev Bras Ter Intensiva, 2019, 31 (2): 171-179.

[19] Daren K Heyland, Jayshil Patel, Danielle Bear, et al. The effect of higher protein dosing in critically ill patients: a multicenter registry-based randomized trial: the EFFORT trial. JPEN, 2019, 43 (3): 326-334.

[20] Peter J M Weijs, Wilhelmus G P M Looijaard, Albertus Beishuizen, et al. Early high protein intake is associated with low mortality and energy overfeeding with high mortality in non-septic mechanically ventilated critically ill patients. Crit Care, 2014, 18 (6): 701.

[21] Tom Fivez, Dorian Kerklaan, Dieter Mesotten, et al. Early versus late parenteral nutrition in critically ill children. N Engl J Med, 2016. 374 (12): 1111-1122.

[22] Michael P Casaer, Alexander Wilmer, Greet Hermans, et al. Role of disease and macronutrient dose in the randomized controlled EPaNIC trial: a post hoc analysis. Am J Respir Crit Care Med, 2013, 187 (3): 247-255.

[23] Boya P, Reggiori F, Codogno P. Emerging regulation and functions of autophagy. Nat Cell Biol, 2013, 15 (7): 713-720.

[24] Miet Schetz, Michael Paul Casaer, Greet Van den Berghe. Does artificial nutrition improve outcome of critical illness? Crit Care, 2013, 17 (1): 302.

[25] Daren K Heyland, Renee D Stapleton, Marina Mourtzakis, et al. Combining nutrition and exercise to optimize survival and recovery from critical illness: conceptual and methodological issues. Clin Nutr, 2016, 35 (5): 1196-1206.

[26] Zudin A Puthucheary, Jaikitry Rawal, Mark McPhail, et al. Acute skeletal muscle wasting in critical illness. JAMA, 2013, 310 (15): 1591-1600.

[27] de Koning MLY, Koekkoek WACK, Kars JCNH, et al. Association of protein and caloric intake and clinical outcomes in adult septic and non-septic ICU patients on prolonged mechanical ventilation: the PROCASEPT retrospective study. JPEN, 2020, 44 (3): 434-443.

第二节　脓毒症休克患者早期肠内营养的最佳时机

与肠外营养（parenteral nutrition，PN）相比，肠内营养（enteral nutrition，EN）有助于维持肠黏膜屏障结构功能的完整性，缩短机械通气时间和 ICU 留置时间，降低住院病死率，故目前多主张重症患者于入住 ICU 24～48 小时启动肠内营养，即所谓的早期肠内营养（early enteral nutrition，EEN）。但是，对于血流动力学不稳定，尤其是脓毒症休克的重症患者而言，能否从 EEN 获益仍不明确。近年来，多位学者对脓毒症休克患者早期肠内营养的时机、剂量及营养素组成等做了更精细深入的研究，使得 EEN 在重症患者中的实施更加个体化。

一、脓毒症休克患者急性期的代谢特点

根据Sepsis3.0标准，脓毒症休克是脓毒症患者并发的严重循环、细胞和代谢异常，可伴有病死率明显上升。脓毒症休克患者急性期的代谢特点是分解代谢增强，瘦体组织丢失增加，伴有应激性高血糖、胰岛素抵抗，同时急性氨基酸分解和内源性氨基酸再循环增加又加速了肝糖原异生，进一步加重了代谢失调。此外，脓毒症休克时肠黏膜上皮细胞和肠道微生态均被破坏，机体释放的细胞因子和炎症介质直接影响肠道肌细胞功能，导致胃肠道激素分泌调节异常，从而诱发肠道水肿。除了这些内源性机制外，脓毒症休克时应用的血管活性药物等作为“外源性机制”导致血液从内脏器官再分布，引起胃肠道缺血，继而在胃肠道功能不全的发生、发展中推波助澜。

二、脓毒症休克患者启动肠内营养的时机

脓毒症休克患者急性期盲目启动肠内营养存在加重肠道缺血并导致非梗阻性肠道穿孔和坏死的发生风险增加。曾有学者推荐，当休克患者血管活性药物的等效剂量低于12.5μg/min去甲肾上腺素时，使用肠内营养是安全的。李维勤等指出，重症患者在喂养流程中当去甲肾上腺素的剂量低于0.2μg/（kg·min）、血乳酸的剂量低于4mmol/L时启动肠内营养是安全的。最近的指南推荐，在休克不能纠正及血流动力学和组织灌注目标无法达到时，肠内营养宜暂缓。但是在休克得到控制的情况下，可以开始行低剂量的肠内营养，同时仍需警惕肠缺血的迹象。

NUTRIREA-2研究比较了在应用机械通气的休克患者中早期肠内营养和早期肠外营养对患者预后的影响。结果发现，早期等热量的肠内营养与肠外营养相比，并不能降低患者的病死率和继发感染率；肠内营养启动初期血乳酸有上升趋势，并且增加了胃肠道并发症的发生风险。但是该研究中接受早期肠内营养的休克患者去甲肾上腺素的使用剂量平均为0.56μg/（kg·min），肠外营养组为0.5μg/（kg·min），血乳酸的平均值为3.8mmol/L，提示在这样的患者中启动肠内营养本身就是有风险的，患者很难从中获益。另一项来自日本的研究将使用机械通气的脓毒症休克患者按照血管活性药物的剂量分为低剂量、中等剂量、高剂量3组，分别对应去甲肾上腺素＜0.1mg/（kg·min）、0.1～0.3mg/（kg·min）、≥0.3mg/（kg·min），以机械通气2天内启动肠内营养为早期肠内营养，2天后启动肠内营养为晚期肠内营养（late enteral nutrition，LEN）。结果发现，在低剂量、中等剂量去甲肾上腺组，早期肠内营养有助于降低病死率，而在高剂量去甲肾上腺组则没有这个作用。提示对于应用去甲肾上腺素低于0.3mg/（kg·min）的脓毒症休克患者，早期肠内营养可能是安全和有益的。该研究的作者在文末提出高剂量组差异不显著是否受样本量限制（入组病例数仅477例）仍需后续研究验证。

三、脓毒症休克患者早期肠内营养的剂量

肠内营养剂量的计算方法有多种，可以根据体重应用公式进行计算或用间接测热仪来确定，这些方法简单易行，但是这些方法对脓毒症休克患者并不精准。再次回到NUTRIREA-2研究，肠内营养组接受的热量为17.8kcal/（kg·d），肠外营养组为19.6kcal/（kg·d），这样的剂量虽已低于传统意

义上的常规剂量 25kcal/（kg·d），但对于休克患者还是过高了，超出了胃肠道的耐受能力，血乳酸的不降反升也提示胃肠道黏膜氧供与氧需的不匹配。把脓毒症休克患者的早期肠内营养剂量降低会有不同的结果吗？来自美国和加拿大的学者进行了研究。在脓毒症患者滋养型早期肠内营养组，他们将第 1 个 24 小时的热量目标设定为 600kcal 以下，按照 20ml/h 的速度、1.2kcal/ml 的浓度实施肠内营养，如果患者的血流动力学改善，可以将肠内营养每 4 小时缓慢增加 20ml/h，直至达到目标热量。滋养型早期肠内营养组前 48 小时去甲肾上腺素的最大剂量为 0.18μg/（kg·min），非早期肠内营养组为 0.19μg/（kg·min）。结果发现，早期肠内营养组非 ICU 天数明显长于非早期肠内营养组，呕吐的发生率更低，未发生非梗阻性肠道缺血或坏死等严重并发症。从而提示，在脓毒症休克早期限制热量摄入是有益的。这可能和喂养限制了细胞的自噬功能相关。尤其是氨基酸，它是一种重要的细胞自噬抑制因子。甚至有学者建议对所有的重症患者在疾病急性期（前 24～96 小时）都应给予较低的非蛋白热卡，在恢复期逐渐增量。但也应注意到，对病因不同的脓毒症休克，热量的需求也许不同，厌食对细菌性感染患者是一种保护，但对于流感患者或病毒感染患者，必要的营养支持却能降低病死率。

四、脓毒症休克患者早期肠内营养配方和药理营养素的补充

2019 年，欧洲营养与代谢学会（Europe Society for Clinical Nutrition and Metabolism，ESPEN）发布的指南推荐，在重症患者的疾病急性期，应该逐渐给予不低于 1.2g/（kg·d）的蛋白质剂量，非烧伤和创伤的患者不应通过肠内添加谷氨酰胺，尤其是脓毒症休克患者应避免使用谷氨酰胺，可以使用含 ω-3 脂肪酸［二十碳五烯酸（EPA）＋二十二碳六烯酸（DHA）的日摄取量为 0.5g/d］的肠内营养制剂。血浆水平低（25- 羟基 - 维生素 D＜12.5ng/ml，或 50nmol/L）的重症患者可以补充维生素 D_3，单次的高剂量维生素 D_3（500 000U）可在入院后 1 周内给予。

Casaer 和 van den Berghe 认为，重症患者均存在不同程度的微量元素缺乏，除了常规进行检测外，建议在重症患者的疾病急性期持续补充维生素和微量元素直至肠内营养达到目标热卡。最近一项回顾性研究的结果表明，脓毒症休克患者补充硫胺素、维生素 C、小剂量激素可以降低病死率，但这个结论尚需大规模的随机对照研究进一步验证；硫胺素按照 200mg、每日 2 次、持续 7 天的剂量应用是安全的。Meta 分析提示，重症患者常规给予硒和其他抗氧化剂是一项有前景的治疗方案，但近期的随机对照研究未能证实其有效性。

（山东大学齐鲁医院　翟　茜）

参考文献

［1］ Mervyn Singer, Clifford S Deutschman, Christopher Warren Seymour, et al. The third international consensus definitions for sepsis and septic shock (Sepsis-3). JAMA, 2016, 315 (8): 801-810.

［2］ Matthias Kott, Wolfgang H Hartl, Gunnar Elke. Enteral vs parenteral nutrition in septic shock: are they equivalent? Curr

Opin Crit Care, 2019, 25 (4): 340-348.

[3] Nikki Treskes, Wilhelmina Aria Christina Koekkoek, Arthur Raymond Hubert van Zanten. The effect of nutrition on early stress-induced hyperglycemia, serum insulin levels, and exogenous insulin administration in critically ill patients with septic shock: a prospective observational study. Shock, 2019, 52 (4): e31-e38.

[4] Adam M Deane, Marianne J Chapman, Annika Reintam Blaser, et al. Pathophysiology and treatment of gastrointestinal motility disorders in the acutely ill. Nutr Clin Pract, 2019, 34 (1): 23-36.

[5] Erin E Mancl, Katie M Muzevich. Tolerability and safety of enteral nutrition in critically ill patients receiving intravenous vasopressor therapy. JPEN, 2013, 37 (5): 641-651.

[6] Pierre Singer, Annika Reintam Blaser, Mette M Berger, et al. ESPEN guideline on clinical nutrition in the intensive care unit. Clin Nutr, 2019, 38 (1): 48-79.

[7] Jean Reignier, Julie Boisramé-Helms, Laurent Brisard, et al. Enteral versus parenteral early nutrition in ventilated adults with shock: a randomised, controlled, multicentre, open-label, parallel-group study (NUTRIREA-2). Lancet, 2018, 391 (10116): 133-143.

[8] Hiroyuki Ohbe, Taisuke Jo, Hiroki Matsui, et al. Differences in effect of early enteral nutrition on mortality among ventilated adults with shock requiring low-, medium-, and high-dose noradrenaline: a propensity-matched analysis. Clin Nutr, 2019, 39 (2): 460-467.

[9] Jayshil J Patel, Michelle Kozeniecki, William J Peppard, et al. Phase 3 pilot randomized controlled trial comparing early trophic enteral nutrition with “no enteral nutrition” in mechanically ventilated patients with septic shock. JPEN, 2019, 10: 1002.

[10] Van Dyck L, Casaer M, Gunst J. Autophagy and its implications against early full nutrition support in critical illness. Nutr Clin Pract, 2018, 33 (3): 339-347.

[11] Gunst J. Recovery from critical illness-induced organ failure: the role of autophagy. Crit Care, 2017, 21 (1): 209.

[12] Michael P Casaer, Dieter Mesotten, Greet Hermans, et al. Early versus late parenteral nutrition in critically ill adults. N Engl J Med, 2011, 365 (6): 506-517.

[13] Andrew Wang, Sarah C Huen, Harding H Luan, et al. Opposing effects of fasting metabolism on tissue tolerance in bacterial and viral inflammation. Cell, 2016, 166 (6): 1512-1525.

[14] Philip C Calder, Michael Adolph, Nicolaas E Deutz, et al. Lipids in the intensive care unit: recommendations from the ESPEN expert group. Clin Nutr, 2018, 37 (1): 1-18.

[15] Casaer M, G Van den Berghe. Nutrition in the acute phase of critical illness. N Engl J Med, 2014, 370 (13): 1227-1236.

[16] Paul E Marik, Vikramjit Khangoora, Racquel Rivera, et al. Hydrocortisone, vitamin C, and thiamine for the treatment of severe sepsis and septic shock: a retrospective before-after study. Chest, 2017, 151 (6): 1229-1238.

[17] Wischmeyer E. Nutrition therapy in sepsis. Crit Care Clin, 2018, 34 (1): 107-125.

[18] Waleed Alhazzani, Judith Jacobi, Anees Sindi, et al. The effect of selenium therapy on mortality in patients with sepsis syndrome: a systematic review and meta-analysis of randomized controlled trials. Crit Care Med, 2013, 41 (6): 1555-1564.

[19] Frank Bloos, Evelyn Trips, Axel Nierhaus, et al. Effect of sodium selenite administration and procalcitonin-guided

therapy on mortality in patients with severe sepsis or septic shock: a randomized clinical trial. JAMA Intern Med, 2016, 176 (9): 1266-1276.

第三节 营养风险评分对重症患者营养治疗决策及预后的意义

住院患者尤其是重症患者，发生营养不良非常普遍。营养状况的评估方法有很多，如重症营养风险（NUTRIC）评分、改良 NUTRIC（mNUTRIC）评分和营养风险筛查（nutritional risk screening，NRS）评分。

NUTRIC 评分问世后，学术界对其存在争议。多项回顾性观察研究表明，NUTRIC 评分高的患者（NUTRIC 评分＞6 分，定义为营养高风险）能够从增加营养供给中获益。但 2018 年 ESPEN 发布的指南认为，目前评分系统的循证证据不够，并未将其作为重症患者营养治疗决策的选择参考。本文回顾了近几年营养风险评分的相关研究，分析其是否对重症患者具有临床价值。

一、高营养与低营养的不同风险

2018 年，加拿大的一项回顾性研究纳入了 ICU 住院时间＞72 小时、NUTRIC 评分＜4 分的 2781 例患者。统计分析发现，增加营养供给并没有改善 60 天的病死率；亚组分析显示，各亚组（体重指数＜20kg/m^2，发病前体重降低 20% 或进食量减少）患者增加营养摄入也不改善预后。但考虑低营养风险患者通常在住院的第 5~7 天病情会逐渐加重并发展为高危患者，以及营养摄入达标具有潜在生理益处，病死率无影响不应该成为不开展营养治疗的理由。

2019 年，一项瑞士的多中心、前瞻性、随机对照研究纳入了 5015 例高营养风险（NRS 评分＞3 分）的住院患者，随机分为营养干预组（个体化营养支持以达到蛋白质、热量的干预目标）和对照组（标准医院饮食）。结果发现，在高营养风险患者人群中，营养干预组 30 天内出现不良临床结局的概率较对照组低（23% *vs.* 27%）（*OR*＝0.79，95%*CI* 0.64～0.97，*P*＝0.023）；营养干预组的病死率显著低于对照组（7% *vs.* 10%）（*OR*＝0.65，95%*CI* 0.47～0.91，*P*＝0.011）；2 组营养治疗的并发症发生率无显著差异（16% *vs.* 14%，*P*=0.26）。由此可见，通过营养风险评分后，高营养风险患者人群更能从规范的营养治疗中获益。

2016 年，加拿大的一项研究更加印证了上述观点。该研究纳入了 1199 例患者，探索 NUTRIC 评分与预后的相关性。结果发现，NUTRIC 评分每增加 1 分，28 天的病死率增加 1.4 倍，营养治疗达标率与 28 天的病死率呈正相关；NUTRIC 评分越高，6 个月的病死率越高。

二、营养风险评分对不同专科重症患者预后的预测意义

2019 年，韩国一项纳入 248 例脓毒症患者的回顾性研究发现，高营养风险（mNUTRIC 评分≥5 分）的患者于入院第 1 周进行高能量、高蛋白供给［适当的能量（≥25kcal/kg）和蛋白质（≥1.2g/

kg)] 可以降低败血症 28 天内的病死率。在低营养风险(mNUTRIC 评分<5 分)的患者中，同样的营养治疗方案(能量≥25kcal/kg 和蛋白质≥1.2g/kg)并没有显著降低败血症 28 天的病死率。

中国台湾的一项回顾性队列研究纳入 55 例普通外科重症患者。结果发现，高营养风险(mNUTRIC 评分≥5 分)的患者进行小肠喂养可以显著提高喂养量，提高能量和蛋白质的摄入达标率；在高营养风险(mNUTRIC 评分≥5 分)的患者中，小肠肠内营养能量达标率<65% 是病死的危险因素(OR=4.97，95%CI 1.44～17.07，P<0.001)。

另一项中国台湾的研究纳入了 131 例肝硬化的患者。结果发现，在急性肝硬化胃食管性静脉出血的患者中，38% 的患者被归类为高营养风险(mNUTRIC 评分>5 分)。高营养风险患者的肝储备差，ICU 停留时间较长，C 反应蛋白水平较高，病死率较高。因此认为，mNUTRIC 评分可作为 6 周病死率的独立预测因子。

伊朗的一项研究探讨 NUTRIC 评分与入院血浆内毒素和连蛋白浓度的相关性。结果发现，血浆内毒素(OR=2.04，95%CI 1.80～3.52))和连蛋白(OR=1.11，95%CI 1.03～1.20)浓度升高是发生高营养风险(NUTRIC 评分≥6 分，mNUTRIC 评分≥5 分)的危险因素。

三、NUTRIC 评分对重症患者预后的预测价值

2018 年的一项关于 NUTRIC 评分的系统综述分析了关于 NUTRIC 评分的 12 项临床研究，其中包含 1 项随机对照研究、1 项 Pilot 研究和 10 项观察性研究。系统分析显示，如果将 NUTRIC 评分≥5 分定义为高营养风险，那么重症患者中的高营养风险比例为 25.0%～55.8%；NUTRIC 高评分(NUTRIC 评分≥5 分)和临床预后、住院时间及病死率相关；高营养风险(NUTRIC 评分≥5 分)与并发症(肺炎)显著相关；高营养风险和机械通气的关系不明确。

综合目前多项临床研究得出结论，NUTRIC 评分和与 mNUTRIC 评分对于区分重症患者营养风险高和低具有双重意义。其不但对于营养治疗决策具有重要的参考价值，更对重症患者的预后具有重要的预测价值。

(西安交通大学第一附属医院 王 雪
空军军医大学唐都医院 李 敏)

参考文献

[1] Ghazaleh Eslamian, Seyed Hossein Ardehali, Zahra Vahdat Shariatpanahi. Association of intestinal permeability with a NUTRIC score in critically ill patients. Nutrition, 2019, 63-64: 1-8.

[2] Wei-Ning Wang, Mei-Fang Yang, Chen-Yu Wang, et al. Optimal time and target for evaluating energy delivery after adjuvant feeding with small bowel enteral nutrition in critically ill patients at high nutrition risk. Nutrients, 2019, 11 (3): 645.

[3] Ming-Hung Tsai, Hui-Chun Huang, Yun-Shing Peng, et al. Nutrition risk assessment using the modified NUTRIC score in cirrhotic patients with acute gastroesophageal variceal bleeding: prevalence of high nutrition risk and its independent prognostic value. Nutrients, 2019, 11 (9): 2152.

[4] Dae Hyun Jeong, Sang-Bum Hong, Chae-Man Lim, et al. Relationship between nutrition intake and 28-day mortality using modified NUTRIC score in patients with sepsis. Nutrients, 2019, 11 (8): 1906.

[5] Philipp Schuetz, Rebecca Fehr, Valerie Baechli, et al. Individualised nutritional support in medical inpatients at nutritional risk: a randomised clinical trial. Lancet, 2019, 393 (10188): 2312-2321.

[6] Michael Chourdakis, Maria G Grammatikopoulou, Andrew G Day, et al. Are all low-NUTRIC-score patients the same? Analysis of a multi-center observational study to determine the relationship between nutrition intake and outcome. Clin Nutr, 2019, 38 (6): 2783-2789.

[7] Adam Rahman, Rana M Hasan, Ravi Agarwala, et al. Identifying critically-ill patients who will benefit most from nutritional therapy: further validation of the "modified NUTRIC" nutritional risk assessment tool. Clin Nutr, 2016, 35 (1): 158-162.

[8] Reis A, Fructhenicht A, Moreira LF. NUTRIC score use around the world: a systematic review. Rev Bras Ter Intensiva, 2019, 31 (3): 379-385.

第四节　早期肠内营养对脓毒症预后的影响——营养以外的探讨

ICU 内脓毒症患者的早期代谢特点是以急性分解代谢反应为主，迅速动员全身的肌肉、糖原和储存的脂肪被分解，促进葡萄糖的生成。这种分解代谢短期内会快速引起瘦体质量（lean body mass，LBM）损失，导致肌肉消耗、衰弱和躯体功能丧失，并可发生 ICU 获得性衰弱（ICU-acquired weakness，ICU-AW）和 ICU 后综合征（post-intensive care syndrome，PICS）等不良预后。

一、早期肠内营养对脓毒症的重要性

营养治疗已成为脓毒症治疗的重要手段。早期肠内营养（EEN）的目的除了提供给脓毒症患者足够的蛋白质、适度的非蛋白能量热量和补充微量营养素或维生素以满足机体的代谢需求外，还可通过保持肠道上皮细胞间的紧密连接，刺激肠道的血液流动，并诱导释放肠内源性营养物质（如胆囊收缩素、胃泌素、蛙皮素和胆盐），维持肠道功能的完整性，以及通过维持肠上皮绒毛的高度和肠黏膜分泌型 IgA（sIgA）的质量保持肠道结构的完整性。2017 年，欧洲危重症学会（European Society of Intensive Care Medicine，ESICM）制定的《重症患者的早期肠内营养指南》将 EEN 定义为重症患者住院后 48 小时内启动的肠内营养，无关于其剂量和类型。多项研究的结果表明，与延迟肠内营养（DEN）相比，EEN 能显著降低重症患者的病死率、ICU 住院时间和感染的发生率。因此，国内外相关指南均推荐重症患者如果无肠内营养（EN）禁忌证，应在入住 ICU 24～48 小时启动 EN。新近的研究发现，EEN 除了提供机体的营养代谢需求、维护胃肠道黏膜屏障的完整性、减少肠道菌群

易位、促进胃肠道蠕动、增加胃肠道血供等作用外，还可通过抑制机体的炎症反应及调节局部和全身的免疫功能来改善脓毒症患者的临床预后。

二、早期肠内营养在脓毒症中的抗炎作用和免疫调节作用

1. 早期肠内营养对细胞免疫T淋巴细胞的调节作用　越来越多的研究发现，免疫（特别是细胞免疫）失调是脓毒症发生的重要原因。众所周知，脓毒症的免疫反应在不同阶段可表现为促炎或抗炎反应，T辅助淋巴细胞被认为与这些过程密切相关。T辅助淋巴细胞亚型根据不同的生理作用可分为促炎淋巴细胞（Th1细胞和Th17细胞）和抗炎淋巴细胞（Th2细胞和Treg细胞）。Th1细胞和Th17细胞主要表达IL-6、IL-17和TNF-α促炎因子，而Th2细胞和Treg细胞可表达IL-10、IL-4和TGF-β等抗炎因子。在肺部感染革兰阴性（G^-）杆菌的脓毒症患者中，可观察到Th17细胞和Treg细胞的比例增加，Treg/Th17比率降低。

肠道是一个重要的免疫器官，也是肠道病原微生物的初始屏障。脓毒症患者常因缺血、缺氧等因素导致肠黏膜屏障受损，引起肠道细菌和内毒素移位，从而促进炎症反应和免疫失衡。最近的研究表明，肠道免疫反应与EN密切相关，缺乏肠道营养物质刺激可导致免疫抑制。在重症急性胰腺炎患者的研究中发现，入院48小时内开始行EN的患者，其外周血$CD4^+$ T淋巴细胞百分比、$CD4^+/CD8^+$比值和C反应蛋白水平显著低于入院7天后开始行EN的患者；相反，其免疫球蛋白G（IgG）水平和人白细胞抗原-DR（HLA-DR）表达高于入院7天后开始行EN的患者，提示EEN可改善重症急性胰腺炎患者的免疫失衡。同样，在63例接受机械通气的脓毒症患者中，入ICU后48小时内启动EN的患者（EEN组）的外周血Th17细胞比例与内毒素水平低于DEN组，而Treg细胞比例高于DEN组。该研究也观察到，EEN组患者的机械通气时间、ICU住院时间及ICU-AW显著低于DEN组。进一步显示，EEN可抑制脓毒症早期的过度免疫应答，缩短机械通气时间及ICU和住院时间。

有研究已证实Th17/Treg比率和IL-23/IL-17轴的失衡与脓毒症及各种炎症性疾病密切相关，EEN改善脓毒症患者的免疫功能失调是否与维持Th17/Treg比率平衡和调节IL-23/IL-17轴相关尚不清楚。然而，最近有研究者对107例脓毒症患者进行回顾性分析发现，EEN组（入ICU 48～72小时启动EN）患者入ICU第14天外周血Th1淋巴细胞和Th17淋巴细胞百分数及Th1/Th2比率和Th17/Treg比率显著低于DEN组（入ICU第4天后启动EN）和TPN组（$P<0.05$），而3组间外周血Th2淋巴细胞和Treg淋巴细胞未见显著差异。尽管EEN组与DEN组入ICU 28天的病死率未见显著差异（EEN 10.9% *vs.* 22.2%，$P=0.149$），但EEN组入ICU第14天的急性生理与慢性健康状况（Acute Physiology and Chronic Health Evaluation Ⅱ，APACHE Ⅱ）评分和SOFA评分显著低于DEN组（$P<0.01$）。该研究小组进一步开展了一项前瞻性观察研究，探讨EEN对脓毒症患者（$n=53$）Th17/Treg比率及IL-23/IL-17轴的影响。结果显示，EEN组（入ICU 48小时内启动EN）脓毒症患者在入ICU第7天Th17淋巴细胞百分数、Th17/Treg比率、IL-17、IL-23和IL-6水平显著（$P<0.05$）低于DEN组（入ICU后第4天启动EN），但2组间Treg淋巴细胞百分数未见显著差异。同样，EEN组患者的机械通气时间和ICU停留时间短于DEN组。这也提示，EEN能调节脓毒症患者的Th17/Treg比

率失衡，抑制 IL-23/IL-17 轴的促炎反应，并能降低脓毒症患者的病情严重程度。

2．早期肠内营养对肠促胰岛素激素介导抗炎作用　脓毒症期间葡萄糖稳态的失调代表了机体内源性代谢反应的破坏，高血糖和低血糖的发生与脓毒症患者的病死风险显著增加相关。由于急性疾病和炎症的影响，负责处理葡萄糖的内分泌通路中断，以及重症期间治疗干预的影响之间存在复杂的平衡关系，脓毒症患者维持正常的血糖水平仍具有挑战性。迄今为止，临床上重症患者血糖控制的主要策略是使用外源性胰岛素，但还受限于其引起的低血糖并发症。目前，以葡萄糖依赖的方式刺激内源性胰岛素分泌，可最大限度地降低发生低血糖的风险。

有研究发现，肠内神经内分泌细胞在肠内营养和增加胰岛素分泌信号的作用下，分泌肠促胰岛素，并以葡萄糖依赖的方式刺激胰腺分泌胰岛素。肠促胰岛素包括由回肠 L 细胞合成分泌的胰高血糖素样肽 1（glucagon-like peptide 1，GLP-1）和空肠 K 细胞合成分泌的葡萄糖依赖性胰岛素释放肽（glucose-dependent insulinotropic peptide，GIP）。肠促胰岛素激素具有多效性，可减轻炎症反应，增加周围代谢器官的胰岛素敏感度。然而，在重症患者中，开展外源性肠促胰岛素激素的初步临床研究并没有显示出其对血糖控制方面有改善，但安慰剂组使用肠内营养素刺激可促进内源性肠促胰岛素的分泌，有利于血糖的控制。Shah 等对内毒素血症的 C57BL/6J 小鼠模型进行研究后发现，与静脉注射葡萄糖组小鼠（100μl/h）相比较，肠道输注葡萄糖的内毒素血症小鼠组（100μl/h）的糖耐受显著改善、胰岛素释放和胰岛素敏感度增加、平均动脉压升高、GIP 循环水平增加，且循环中促炎细胞因子水平降低。同样，外源性给予 GIP 干预可改善内毒素血症小鼠的葡萄糖代谢，改善血压，增加胰岛素释放，而通过药物抑制 GIP 信号则使肠内输注葡萄糖的有益作用丧失。该研究的结果提示，早期肠内葡萄糖输注可通过刺激内源性 GIP 的分泌，维持葡萄糖稳态，减弱内毒素血症小鼠的全身炎症反应，这将为改善脓毒症患者的血糖控制和临床预后提供治疗靶点。目前，该研究小组已设计一项单中心、双盲、随机对照试验，开展脓毒症早期肠内输注葡萄糖的临床研究，计划在美国匹兹堡大学医学中心招募 60 例脓毒症患者，按照 1∶1 的比例随机给予肠内葡萄糖（50% 葡萄糖，10ml/h）或水（安慰剂）输注 24 小时。主要研究终点是比较葡萄糖与安慰剂 24 小时输注后循环中 IL-6 水平的变化；次要研究终点包括输注后循环胰岛素、肠促胰岛素和其他促炎细胞因子的水平变化，以及在输注期间高血糖和低血糖的发生率。期待该研究将会阐明早期低水平肠内葡萄糖输注对脓毒症患者内源性肠促胰岛素内分泌通路和全身炎症反应的影响。

3．早期肠内营养对胆碱能抗炎信号通路的影响　胆碱能抗炎通路是迷走神经的传出冲动在网状内皮组织中的巨噬细胞附近释放乙酰胆碱（Ach），Ach 特异度地与免疫细胞上具有 α_7 亚单位的 N 型乙酰胆碱受体（nicotinic acetycholine receptor α_7，a_7-nAChR）结合，抑制炎症细胞因子的释放。胆碱能信号提供持续性的神经效应调节细胞因子合成，其功能类似于发动机的节流阀来控制免疫反应的强度，是机体中一个调节炎性因子释放的高效能机制。药物刺激胆碱能抗炎通路可减弱内毒素诱导的全身炎症反应。在大肠埃希菌活菌注射后，应用胆碱能受体激动药可降低宿主感染的易感性。

肠道和中枢神经系统可通过肠 - 脑轴这个复杂的网络紧密联系。胆囊收缩素（cholecystokinin，CCK）是一种胃肠肽激素，它通过迷走神经传入激活 CCK_1 受体，由该受体调节胆碱能抗炎通路。有研究发现，在静脉注射脂多糖的小鼠中，肠内持续输注富含脂肪的营养液可减少 TNF-α 的释放，这种抗炎作用是通过 CCK 受体、肠系膜传入迷走神经的激活和外周烟碱受体介导的。同样，输注富含脂肪的肠内营养液也能阻滞内毒素诱导的小肠上皮损伤及减轻肝和脾的炎症。一项新近的前瞻性观察研究共纳入 113 例外科 ICU 患者，早期（入 ICU 24～48 小时）实施 EN。结果发现，耐受 ENN 的患者在入 ICU 第 1 周内血浆 TNF-α 和 IL-1β 水平显著降低，而血浆 Ach 和 CCK 水平在入 ICU 第 3、5 及 7 天显著升高。相关分析显示，平均 CCK 与 Ach 水平呈正相关（r=0.775，P<0.001）。此外，多元线性回归分析显示，EEN（β=0.347，P=0.018）、血浆乳酸（β=−0.109，P=0.013）、机械通气（β=−0.167，P=0.01）、SOFA 评分（β=−0.26，P=0.02）和血浆 CCK 水平（β=0.314，P=0.028）是血浆 Ach 水平的独立决定因素。上述研究的结果提示，重症患者实施 EEN 可刺激肠道 CCK 的分泌，从而进一步激活胆碱能抗炎通路，促进血浆 Ach 水平升高，抑制全身炎症反应。

既往研究已表明 EEN 能改善重症患者的临床预后，其营养以外的作用如抗炎效应和调节免疫功能的作用越来越受到临床关注。目前，观察性研究发现，EEN 可通过肠促胰岛素激素途径和胆碱能抗炎通路改善脓毒症的全身炎症反应，以及通过调节 T 淋巴细胞功能和 Th17/Treg 比率失衡，抑制机体炎症反应，可能有利于改善患者的临床预后。然而，由于上述证据绝大多数来源于小样本、观察性研究，故仍需要大样本、前瞻性研究去证实。此外，EEN 抗炎和免疫调节的信号通路的确切分子生物学机制有待深入研究。

（浙江省人民医院 呼邦传 孙仁华）

参 考 文 献

[1] Preiser JC, van Zanten AR, Berger MM, et al. Metabolic and nutritional support of critically ill patients: consensus and controversies. Crit Care, 2015, 19: 35.

[2] Victor D Dinglas, Lisa Aronson Friedman, Elizabeth Colantuoni, et al. Muscle weakness and 5-year survival in acute respiratory distress syndrome survivors. Crit Care Med, 2017, 45 (3): 446-453.

[3] Kang W, Kudsk KA. Is there evidence that the gut contributes to mucosal immunity in humans? JPEN J Parenter Enteral Nutr, 2007, 31 (3): 246-258.

[4] Kudsk KA. Current aspects of mucosal immunology and its influence by nutrition. Am J Surg, 2002, 183 (4): 390-398.

[5] Reintam Blaser A, Starkopf J, Waleed Alhazzani, et al. ESICM Working Group on Gastrointestinal Function. Early enteral nutrition in critically ill patients: ESICM clinical practice guidelines. Intensive Care Med, 2017, 43 (3): 380-398.

[6] Taylor BE, McClave SA, Martindale RG, et al. Guidelines for the provision and assessment of nutrition support therapy in the adult critically ill patient: Society of Critical Care Medicine (SCCM) and American Society for Parenteral and Enteral Nutrition (A. S. P. E. N.). Crit Care Med, 2016, 44 (2): 390-438.

[7] Doig GS, Heighes PT, Simpson F, et al. Early enteral nutrition, provided within 24h of injury or intensive care unit admission, significantly reduces mortality in critically ill patients: a meta-analysis of randomised controlled trials. Intensive Care Med, 2009, 35 (12): 2018-2027.

[8] Marik PE, Zaloga GP. Early enteral nutrition in acutely ill patients: a systematic review. Crit Care Med, 2001, 29 (12): 2264-2270.

[9] Liu Y, Sun JK, Qi X, et al. Expression and significance of Th17 and Treg cells in pulmonary infections with gram-negative bacteria. Immunol Invest, 2017, 46 (7): 730-741.

[10] Sun JK, Mu XW, Li WQ, et al. Effects of early enteral nutritionon immune function of severe acute pancreatitis patients. World J Gastroenterol, 2013, 19 (6): 917-922.

[11] Sun JK, Yuan ST, Mu XW, et al. Effects of early enteral nutrition on T helper lymphocytes of surgical septic patients: A retrospective observational study. Medicine (Baltimore), 2017, 96 (32): e7702.

[12] Sun JK, Zhang WH, Chen WX, et al. Effects of early enteral nutrition on Th17/Treg cells and IL-23/IL-17 in septic patients. World J Gastroenterol, 2019, 25 (22): 2799-2808.

[13] Liu Y, Zhao W, Chen W, et al. Effects of early enteral nutrition on immune function and prognosis of patients with sepsis on mechanical ventilation. J Intensive Care Med, 2018, 1: 10.

[14] Drucker DJ. The biology of incretin hormones. Cell Metab, 2006, 3 (3): 153-165.

[15] Kar P, Cousins CE, Annink CE, et al. Effects of glucose-dependent insulinotropic polypeptide on gastric emptying, glycaemia and insulinaemia during critical illness: a prospective, double blind, randomised, crossover study. Crit Care, 2015, 19: 20.

[16] Shah FA, Singamsetty S, Guo L, et al. Stimulation of the endogenous incretin glucose-dependent insulinotropic peptide by enteraldextrose improves glucose homeostasis and inflammation in murine endotoxemia. Transl Res, 2018, 193: 1-12.

[17] Shah FA, Kitsios GD, Zhang Y, et al. Rationale for and design of the study of early enteral dextrose in sepsis: a pilot placebo-controlled randomized clinical trial. JPEN, 2020, 44 (3): 541-547.

[18] Borovikova LV, Ivanova S, Zhang M, et al. Vagus nerve stimulation attenuates the systemic inflammatory response to endotoxin. Nature, 2000, 405 (6785): 458-462.

[19] Lubbers T, De Haan JJ, Hadfoune M, et al. Lipid-enriched enteral nutrition controls the inflammatory response in murine gram-negative sepsis. Crit Care Med, 2010, 38 (10): 1996-2002.

[20] Tao G, Min-Hua C, Feng-Chan X, et al. Changes of plasma acetylcholine and inflammatory markers in critically ill patients during earlyenteral nutrition: a prospective observational study. J Crit Care, 2019, 52: 219-226.

第五节　胃肠道不耐受的影响因素与治疗进展

早期肠内营养对于维持肠道的结构和功能（尤其是屏障功能）、防止细菌移位、刺激肠激素分泌，发挥肠源性免疫功能，可减少机械通气时间并降低住院病死率。但是重症患者创伤严重，休克时血流分布改变，组织灌注减低，胃肠道往往最先受累，早期肠内营养常发生胃肠道不耐受（enteral feeding intolerance，EFI）、反流误吸风险增加、腹泻、肠道氧供需不匹配，增加肠缺血或肠梗阻的发生风险。因此，明确 EFI 的影响因素，识别 EFI 的高危人群，对积极采取应对措施有极大的裨益。

一、胃肠道不耐受的定义及其评估方法

尽管 EFI 在重症患者的肠内营养中非常常见，发生率达 38%（95%*CI* 31～46），但尚无确切的定义。一项关于 EFI 的荟萃分析检索了 263 篇肠内营养耐受性相关研究，72 项临床研究明确定义了 EFI，其临床表现多达 43 种，主要归纳为 3 种，分别为：①胃残余量（gastric residual volume，GRV）增加（其中 63 项研究应用了此标准出现）；②出现胃肠道不适症状，如上腹部不适感、呕吐、反流、腹胀、腹泻等；③未能达到目标喂养量。其中，GRV 监测是可用于床旁动态评估的客观指标之一，高 GRV 提示胃排空障碍、吸入性肺炎的发生风险增加，但是界定高 GRV 的临界值跨度非常大，为 75～500ml，也反映了 GRV 作为 EFI 诊断标准的局限性。2013 年，*JAMA* 发表了一项法国多中心非劣性研究，提示不监测 GRV 可减少不必要的喂养中断，增加肠内营养的摄入量，且并未增加呕吐、呼吸机相关性肺炎的发生。因此，2016 年美国危重症学会（Society of Critical Care Medicine，SCCM）/美国肠外营养学会（American Society for Parenteral and Enteral Nutrition，ASPEN）发布的《成人重症营养评估与治疗指南》不推荐通过常规监测 GRV 来评估肠内营养的耐受性。2018 年，ESPEN 发布的《重症营养临床实践指南》建议 GRV≥500ml/6h 应延迟肠内营养。近年来，随着重症超声的快速发展，床旁超声测定胃窦截面积反映胃容积、测量试餐后胃窦运动指数反映胃动力状态等，对于动态评估肠内营养的耐受性和预测反流、误吸的风险有一定的临床应用价值。

二、影响胃肠道耐受性的因素

影响早期肠内营养耐受性的因素主要包括疾病相关因素和治疗相关因素。疾病相关因素包括糖尿病 / 高血糖、腹腔或腹膜后感染、腹腔高压和严重高颅压等，治疗相关因素包括机械通气、镇静和镇痛药物、儿茶酚胺药物、液体超负荷和肠内营养的输注方式等。2018 年，*Lancet* 发表的 NUTRIREA-2 研究是一项多中心随机对照研究（非盲法平行组试验），比较早期肠内营养、肠外营养对 2410 例使用肾上腺素、多巴酚丁胺或去甲肾上腺素治疗的休克患者的预后的影响。入选病例的序贯器官衰竭（SOFA）评分为 11 分，乳酸浓度为 3.8mmol/L，去甲肾上腺素的平均剂量 0.5μg/（kg・min），62.5% 的患者为脓毒症休克患者，反映了基线疾病较高的严重程度。结果显示，肠内营养组呕吐、腹泻、肠缺血和结肠假性梗阻等胃肠道并发症的发生率明显高于肠外营养组；肠内营养组发生低血糖的风险高于肠外营养组；肠内营养组乳酸水平恢复正常的比例低于肠外营养组。以往的研究显示，休克时血容量减少 15%，不伴有明显的心率、血压和心输出量的变化，肠道血流量减少 40% 为代偿；复苏后体循环灌注恢复，胃肠道仍处于低灌注状态；肠黏膜前小动脉血流恢复正常，肠黏膜后微动脉仍存在持续收缩，导致肠黏膜血流量减少，此时如果给予足量的肠内营养，可导致肠黏膜氧供和氧耗不匹配，发生肠缺血或非梗阻性小肠坏死的风险为 0.3%～8.5%，病死率达 46%～100%。NUTRIREA-2 研究再次验证了这一理论，也提示在休克复苏后大循环稳定而组织低灌注未改善（乳酸清除下降）时，早期肠内营养不耐受的风险增加，发生严重胃肠道并发症的概率升高。

三、胃肠道不耐受的治疗进展

常用于改善 EFI 的促胃肠动力药物有甲氧氯普胺、红霉素等。甲氧氯普胺具有多巴胺 D_2 受体拮抗、5-HT_4 受体激动的双重作用，刺激胃窦、上段小肠运动。红霉素是大环内酯类抗生素，刺激胃窦、十二指肠收缩。一项纳入 1341 例 ICU 患者的荟萃分析表明，接受促动力药物（甲氧氯普胺、红霉素、多潘立酮）可减少 GRV（*RR*＝0.69，95%*CI* 0.52～0.91），EFI 的发生率降低 17.3%。但甲氧氯普胺、红霉素用药 3～4 天后促动力作用均易减退，并且存在 Q-T 间期延长、谵妄、易激惹及抗生素耐药等问题。近年来，脑肠肽越来越受到关注，这是一类分布于胃肠道和神经系统的肽类物质，包括胃肠激素、胃肠神经肽及神经肽，直接参与调节胃肠道的感觉和运动。生长素就是其中的代表之一，由 28 个氨基酸组成，是促生长激素分泌受体（growth-hormone secretagogue receptor，GHS-R）的内源性配体。生长素在胃中分泌和表达，在结构上与胃动素有高度的相似性，在外周和中枢参与对胃肠道生理活动的调节，可引起剂量依赖性的胃酸分泌增多及胃运动频率增多及幅度增大等。ICU 患者发生 EFI 与生长素释放减少有关。ulimorelin 是生长素的选择性激动药，其结构与胃动素相关，有较少的中枢神经系统和心血管不良反应，是一种新型促胃肠动力药物。

2019 年，*Intensive Care Medicine* 发表了一项 4 个国家 20 家 ICU 参与的多中心随机双盲研究（PROMOTE 研究），评估新型促动力药 ulimorelin 对 EFI 重症患者的有效性与安全性。120 例 EFI 重症患者被随机分为 2 组，分别予 ulimorelin（600μg/kg，每 8 小时 1 次）与甲氧氯普胺（10mg，每 8 小时 1 次）5 天，采用基于容积的喂养方案，肠内营养持续输注 40～150ml/h，目标蛋白质的摄入量为 1.3g/（kg・d），目标能量的摄入量为 25kcal/（kg・d）。每 6 小时测量 GRV，GRV≥500ml 为 EFI，即降低喂养速度；如果 GRV≥500ml 连续 2 次且肠内营养输注速度降至 10ml/h 超过 1 天，则停用研究药物。该研究发现，在 5 天的治疗期间，ulimorelin 和甲氧氯普胺 2 组患者蛋白质的摄入达标比例无显著差异（82.9% *vs.* 82.3%），喂养成功率、呕吐或反流、误吸和肺部感染等发生率没有显著差异，2 组 EFI 复发（50.0% *vs.* 56.9%）亦无显著性差异，第 5 天 EFI 的发生率均明显下降（13.2% *vs.* 17.4%）。该研究还评估了 2 种药物的安全性，发现 ulimorelin 组血糖水平更高（*P*＝0.009），甲氧氯普胺组发生心房颤动较 ulimorelin 组更常见（13.8% *vs.* 1.6%，*P*＝0.014），并导致研究药物中断。

PROMOTE 研究给予的启示：①早期肠内营养的目标。EFI 是严重疾病状态的一种表现，也是休克时血流重新分布、组织灌注不良的后果，可视为危重状态下的适应性机制。机体是否需要充分的营养补充？给予 80% 能量、蛋白质补充目标胃肠道是否可承受？② EFI 的诊断标准不统一。ulimorelin 与甲氧氯普胺均以促胃肠动力为主要作用点，虽然胃排空障碍是 EFI 常见的表现，但部分 EFI 患者表现为腹胀、腹泻，应用促动力药物可能加剧腹胀、胃肠黏膜缺血及氧供需矛盾。③ EFI 改善是疾病转归还是药物作用的结果？在 PROMOTE 研究中，2 组患者的 EFI 发生率均逐渐减少，从第 1 天的 25% 至第 5 天逐步降至 15%，即随着喂养持续，GRV 逐渐减少。此时有无继续应用促动力药物的指征？还有哪些方法可协助评估肠内营养的风险 - 获益？

四、总结

综上所述，早期肠内营养在重症患者的综合治疗中占有重要地位，对于营养补充、肠道黏膜屏障维护、免疫状态调节有着不可替代的作用。但是肠内营养不耐受也是早期肠内营养实施、管理过程中不可逾越的挑战，目前 EFI 尚无明确的定义，GRV、胃窦超声评估等可帮助识别 EFI 患者。甄别疾病、治疗措施等影响胃肠道动力的因素，评估组织灌注状态，有助于预测 EFI 的发生。促动力药物是改善早期喂养不耐受的常规选择，确定促动力治疗的适应证（EFI 明确定义）是实现这一治疗最佳效益 - 风险比的先决条件。

（清华长庚医院　周　华
解放军总医院　宋　青）

参 考 文 献

［1］ Blaser AR, Starkopf J, Kirsimägi Ü, et al. Definition, prevalence, and outcome of feeding intolerance in intensive care: a systematic review and meta-analysis. Acta Anaesthesiol Scand, 2014, 58 (8): 914-922.

［2］ Montejo JC, Miñambres E, Bordejé L, et al. Gastric residual volume during enteral nutrition in ICU patients: the REGANE study. Intensive Care Med, 2010, 36 (8): 1386-1393.

［3］ Reignier J, Mercier E, Le Gouge A, et al. Effect of not monitoring residual gastric volume on risk of ventilator-associated pneumonia in adults receiving mechanical ventilation and early enteral feeding: a randomized controlled trial. JAMA, 2013, 309 (3): 249-256.

［4］ McClave SA, Taylor BE, Martindale RG, et al. Guidelines for the provision and assessment of nutrition support therapy in the adult critically ill patient: Society of Critical Care Medicine (SCCM) and American Society for Parenteral and Enteral Nutrition (A. S. P. E. N.). JPEN, 2016, 40 (2): 159-211.

［5］ Singer P, Blaser AR, Berger MM, et al. ESPEN guideline on clinical nutrition in the intensive care unit. Clin Nutr, 2019, 38 (1): 48-79.

［6］ Sharma V, Gudivada D, Gueret R, et al. Ultrasound-assessed gastric antral area correlates with aspirated tube feed volume in enterally fed critically ill patients. Nutr Clin Pract, 2017, 32 (2): 206-211.

［7］ Reignier J, Boisraméhelms J, Brisard L, et al. Enteral versus parenteral early nutrition in ventilated adults with shock: a randomised, controlled, multicentre, open-label, parallel-group study (NUTRIREA-2). Lancet, 2018, 391 (10116): S974-S977.

［8］ Kozar RA, Hu S, Hassoun HT, et al. Specific intraluminal nutrient alter mucosal blood flow during gut ischemia/reperfusion. JPEN, 2002, 26 (4): 226-229.

［9］ Flynn WJ Jr, Gosche JR, Garrison RN. Intestinal blood flow is restored with glutamine or glucose suffusion after hemorrhage. J Surg Res, 1992, 52 (5): 499-504.

[10] Lewis K, Alqahtani Z, Mcintyre L, et al. The efficacy and safety of prokinetic agents in critically ill patients receiving enteral nutrition: a systematic review and meta-analysis of randomized trials. Crit Care, 2016, 20 (1): 259.

[11] Heyland DK, van Zanten ARH, Grau-Carmona T, et al. Investigators of the PROMOTE LP101-CL-201 trial. A multicenter, randomized, double-blind study of ulimorelin and metoclopramide in the treatment of critically ill patients with enteral feeding intolerance: PROMOTE trial. Intensive Care Med, 2019, 45 (5): 647-656.

第六节　重症患者维生素 D_3 缺乏与补充

维生素 D 是一种类固醇激素，属于脂溶性维生素，主要包括维生素 D_2（麦角钙化醇）和维生素 D_3（胆钙化醇）2 种。维生素 D_2 主要来源于植物性食物，维生素 D_3 不但可以在动植物性食物中摄取，人体皮肤下储存的 7- 脱氢胆固醇受紫外线照射后，也可转变为维生素 D_3。这 2 种维生素 D 是没有活性的，需要在肝中通过微粒体中单氧化酶系统的作用，将 25 位羟基化形成 25- 羟维生素 D[25(OH)D]，随循环进入肾，再在 1α- 羟化酶的作用下，转变为有活性的 1,25- 二羟维生素 D[1, 25（OH）2D]；最后在维生素 D 结合蛋白转运蛋白的载运下，经循环系统到达靶器官，与相应受体结合发挥效应。

一、重症患者维生素 D 缺乏的现状

近年来，随着人们对维生素 D 研究的深入，发现维生素 D 的作用不仅局限于调节钙磷代谢，其还可以抑制增生，诱导凋亡，参与调节机体的固有免疫应答和自身免疫，与呼吸系统感染性疾病、糖尿病、慢性肾疾病、心血管疾病、胃肠道疾病、自身免疫性疾病及肿瘤等密切相关。维生素 D 的这些非骨骼作用是通过控制一些器官（如大脑、前列腺、结肠和免疫细胞）的基因表达来调节的，导致细胞增生、分化、凋亡及血管生成的调控，这些作用在危重疾病中尤为明显。

据报道，重症患者发生维生素 D 缺乏相当普遍，占 26%～74%。有研究发现，重症患者血浆中 25（OH）D 浓度低于 12ng/ml 与高病死率明确相关，同样，其他研究也发现 25（OH）D 浓度低下（＜30ng/ml）与重症患者的感染发生率、SOFA 评分、机械通气时间、ICU 住院时间及病死率均密切相关。一项涉及 14 项研究共 9715 例重症患者的系统性观察综述报道了维生素 D 与败血症和病死风险的相关性。结果表明，维生素 D 缺乏与重症患者的严重感染易感性和病死风险增加有关。这表明维生素 D 可能是预测重症患者预后的一项独立危险因素。但另一些研究却得出相反的结论，证实维生素 D 的血浆水平与 C 反应蛋白水平、SOFA 评分、APACHE Ⅱ评分、病死率及相关并发症无明确相关性。亦有研究表明，维生素 D 缺乏和炎性指标如 IL-6、TNG-α、IL-10、C 反应蛋白等呈明显负相关。因此，维生素 D 缺乏是否影响重症患者的最终预后尚不明确。

二、关于维生素 D 的补充存在争议

关于重症患者补充维生素 D 的研究不多。目前的研究主要集中在口服维生素 D_3，剂量为200～540 000U，可单独或重复使用，可口服、肌内注射或静脉注射。目前尚无任何服用维生素 D_3 导致临床相关不良反应的报道，短暂高钙血症是唯一的发现，提示了补充维生素 D 的安全性和可靠性。

实际上，服用维生素 D_3 的疗效并不明确，因为 ICU 患者缺乏光照，同时肠内营养制剂及肠外营养制剂都存在摄入维生素 D 不足的情况。一项大规模双盲随机研究（VITDAL-ICU 研究）在一家三级医院的 5 个不同的 ICU 内进行，纳入血清 25（OH）D 水平＜20ng/ml 的重症患者，给予高剂量维生素 D_3（首剂口服 540 000U，序贯补充每月 90 000U，持续 5 个月）或安慰剂治疗。结果发现，只有50% 服用维生素 D_3 的患者血清中 25（OH）D 水平＞75nmol/L。该研究的作者认为，这种低反应可能与重症相关的胃肠道功能损害、肾和药物相关的肝细胞色素 P450（CYP450）系统损害有关，该系统涉及维生素 D 的 25- 羟基化过程。因此目前的观点认为，重症患者需要补充维生素 D，但由于 ICU 患者常存在肝肾功能不全，故补充维生素 D 复合物或无活性的维生素 D_3 可能难以转化为 1, 25（OH）2D，而目前的大多数研究都是直接补充具有活性的骨化三醇。有研究推荐维生素 D_3 的使用剂量可根据美国内分泌学会对高危人群的建议（1500～2000U/d），但结果发现，给予常规剂量长期维生素 D_3 补充可能会延长重症患者 25（OH）D 水平的恢复时间，故 2018 年 ESPEN 发布的指南推荐对于血清 25（OH）D 浓度＜12.5ng/ml（或 50nmol/L）的重症患者于入院后 1 周内应该补充单次剂量为 500 000U 的维生素 D_3 。但一项关于重症患者维生素 D_3 补充的系统综述发现，无论是单次还是多次、高剂量（＞300 000U）还是低剂量（＜300 000IU），对患者的近期病死率、感染发生率、ICU 住院时间及机械通气时间都无显著的统计学意义。近期，有学者进行了一项随机、双盲、安慰剂对照、早期补充维生素 D_3 的Ⅲ期研究（VIOLET 研究），对血清 25（OH）D 水平＜20ng/ml 的重症患者在入 ICU 1 周内给予高剂量维生素 D_3（单次剂量口服 540 000U）或安慰剂治疗，研究的主要终点为 90 天的全因病死率。结果表明，补充高剂量维生素 D_3 可以降低 28 天的病死率（去除 7 天内病死或中止治疗的患者），但进一步对影响病死率的因素进行矫正后却发现高剂量维生素 D_3 的补充不是预测病死风险的独立危险因素，90 天的病死率或其他非致命性结局均不优于安慰剂。一项系统综述发现，重症患者补充高剂量维生素 D_3（＜300 000U）与低剂量（≥300 000U）相比，两者在 ICU 住院时间及患者病死率方面无统计学差异。

目前，关于维生素 D_3 的补充形式（口服、肌内注射、静脉）哪种更优尚无定论。Zabihiyeganeh M 等的研究发现，口服及肌内注射补充维生素 D_3 后在血清 2（OH）D 水平上 2 组均明显升高，无明显的统计学差异。 Reza Hashemi 等的研究也发现，口服及肌内注射补充维生素 D_3 均能够改善患者的炎性指标和预后，但两者之间无显著差别。David E Leaf 等的研究发现，脓毒症患者静脉单次应用骨化三醇与安慰剂组对比，治疗组的抑菌肽及 IL-10 水平明显升高，但对患者的预后无明显影响。2018 年，一项针对重症患者补充维生素 D_3 的系统综述发现，不同形式补充维生素 D_3 的研究之间异质性较大，不能得出哪种形式更优的结论。

综上所述，维生素 D 缺乏在重症患者中非常常见，但发病机制目前仍不清楚，缺乏维生素 D 可

能与预后差有关。尽管如此，在收集了最近几年重症患者补充维生素 D 的研究数据后，笔者没有发现任何有统计学意义的临床疗效。目前的数据还不足以支持任何强有力的结论，还需要更多的研究，尤其是探索维生素 D 给药的药代动力学特征。

（南京大学医学院附属鼓楼医院　徐　颖　顾　勤）

参考文献

[1] Mostafa WZ, Hegazy RA. Vitamin D and the skin: focus on a complex relationship: a review. J Adv Res, 2015, 6: 793-804.

[2] Heulens N, Korf H, Janssens W. Innate immune modulation in chronic obstructive pulmonary disease: moving closer toward vitamin D therapy. J Pharmacol Exp Ther, 2015, 353: 360-368.

[3] Christakos S, Dhawan P, Verstuyf A, et al. Vitamin D: metabolism, molecular mechanism of action, and pleiotropic effects. Physiol Rev, 2016, 96: 365-408.

[4] Goral A, Brola W, Kasprzyk M, et al. The role of vitamin D in the pathogenesis and course of multiple sclerosis. Wiad Lek, 2015, 68: 60-66.

[5] Khayatzadeh S, Feizi A, Saneei P, et al. Vitamin D intake, serum vitamin D levels, and risk of gastric cancer: a systematic review and meta-analysis. J Res Med Sci, 2015, 20: 790-796.

[6] Gomes TL, Fernandes RC, Vieira LL, et al. Low vitamin D at ICU admission is associated with cancer, infections, acute respiratory insufficiency, and liver failure. Nutrition, 2019, 60: 235-240.

[7] Holick MF. Vitamin D deficiency. N Engl J Med, 2007, 357: 266-281.

[8] Matthews LR, Ahmed Y, Wilson KL, et al. Worsening severity of vitamin D deficiency is associated with increased length of stay, surgical intensive care unit cost, and mortality rate in surgical intensive care unit patients. Am J Surg, 2012, 204: 37-43.

[9] Lucidarme O, Messai E, Mazzoni T, et al. Incidence and risk factors of vitamin D deficiency in critically ill patients: results from a prospective observational study. Intensive Care Med, 2010, 36: 1609-1611.

[10] Moraes RB, Friedman G, Wawrzeniak IC, et al. Vitamin D deficiency is independently associated with mortality among critically ill patients. Clinics (Sao Paulo), 2015, 70: 326-332.

[11] Quraishi SA, McCarthy C, Blum L, et al. Plasma 25-hydroxyvitamin D levels at initiation of care and duration of mechanical ventilation in critically ill surgical patients. JPEN, 2016, 40: 273-278.

[12] Ginde AA, Camargo CA, Shapiro NI. Vitamin D insufficiency and sepsis severity in emergency department patients with suspected infection. Acad Emerg Med, 2011, 18: 551-554.

[13] Vassiliou AG, Jahaj E, Mastora Z, et al. Serum admission 25-hydroxyvitamin D levels and outcomes in initially non-septic critically ill patients. Shock, 2018, 50: 511-518.

[14] National Heart L, Blood Institute PCTN, Ginde AA, et al. Early high-dose vitamin D_3 for critically ill, vitamin D-deficient

patients. N Engl J Med, 2019, 381: 2529-2540.

[15] de Haan K, Groeneveld AB, de Geus HR, et al. Vitamin D deficiency as a risk factor for infection, sepsis and mortality in the critically ill: systematic review and meta-analysis. Crit Care, 2014, 18: 660.

[16] Su LX, Jiang ZX, Cao LC, et al. Significance of low serum vitamin D for infection risk, disease severity and mortality in critically ill patients. Chin Med J (Engl), 2013, 126: 2725-2730.

[17] Higgins DM, Wischmeyer PE, Queensland KM, et al. Relationship of vitamin D deficiency to clinical outcomes in critically ill patients. JPEN, 2012, 36: 713-720.

[18] Corey KE, Zheng H, Mendez-Navarro J, et al. Serum vitamin D levels are not predictive of the progression of chronic liver disease in hepatitis C patients with advanced fibrosis. PLoS One, 2012, 7: e27144.

[19] De Vita F, Lauretani F, Bauer J, et al. Relationship between vitamin D and inflammatory markers in older individuals. Age (Dordr), 2014, 36: 9694.

[20] Leaf DE, Raed A, Donnino MW, et al. Randomized controlled trial of calcitriol in severe sepsis. Am J Respir Crit Care Med, 2014, 190: 533-541.

[21] Amrein K, Schnedl C, Holl A, et al. Effect of high-dose vitamin D_3 on hospital length of stay in critically ill patients with vitamin D deficiency: the VITdAL-ICU randomized clinical trial. JAMA, 2014, 312: 1520-1530.

[22] Quraishi SA, De Pascale G, Needleman JS, et al. Effect of cholecalciferol supplementation on vitamin D status and cathelicidin levels in sepsis: a randomized, placebo-controlled trial. Crit Care Med, 2015, 43: 1928-1937.

[23] Nair P, Venkatesh B, Lee P, et al. A randomized study of a single dose of intramuscular cholecalciferol in critically ill adults. Crit Care Med, 2015, 43: 2313-2320.

[24] Langlois PL, Szwec C, D'Aragon F, et al. Vitamin D supplementation in the critically ill: a systematic review and meta-analysis. Clin Nutr, 2018, 37: 1238-1246.

[25] Holick MF, Binkley NC, Bischoff-Ferrari HA, et al. Evaluation, treatment, and prevention of vitamin D deficiency: an Endocrine Society clinical practice guideline. J Clin Endocrinol Metab, 2011, 96: 1911-1930.

[26] Singer P, Blaser AR, Berger MM, et al. ESPEN guideline on clinical nutrition in the intensive care unit. Clin Nutr, 2019, 38: 48-79.

[27] Martucci G, McNally D, Parekh D, et al. Trying to identify who may benefit most from future vitamin D intervention trials: a post hoc analysis from the VITDAL-ICU study excluding the early deaths. Crit Care, 2019, 23: 200.

[28] Zabihiyeganeh M, Jahed A, Nojomi M. Treatment of hypovitaminosis D with pharmacologic doses of cholecalciferol, oral vs intramuscular; an open labeled RCT. Clin Endocrinol (Oxf), 2013, 78: 210-216.

第十三章　重症肾脏与替代治疗

第一节　合适的连续性肾替代治疗时机可以保护重症患者的肾

毫无疑问，肾替代治疗（renal replacement therapy，RRT）挽救了成千上万重症患者的生命，提高了肾功能不全患者的生命质量，RRT 首先成为器官替代的革命性治疗手段，并由此伴随重症医学的发展。然而，RRT 的并发症如血栓形成、感染、出血和 RRT 相关低血压等一些危及生命的事件逐渐受到关注。需要注意的是，仪器本身还不能做到完全的生物相容性，以及对营养物质、抗生素等有用物质的清除，理论上会加重伴有急性肾损伤（acute kidney injury，AKI）重症患者的肾损伤程度和相关不良预后，而这恰恰是阻碍医师决定启动 RRT 的主要因素，也是目前 RRT 时机研究的热点和核心。

一、肾替代治疗导致肾损伤加重

类似于呼吸机相关性肺损伤的概念，Gaudry 等近期提出了人工肾相关性肾损伤（artificial kidney-induced kidne y injury，AKIKI），认为临床或许应该延迟启动 RRT，等待“紧急”指征，给重症患者额外的时间让肾恢复，甚至取消 RRT，并且给出了一系列证据。

（一）RRT 延迟了肾功能恢复

几项研究已经评估了 RRT 模式对于生存和肾恢复的作用。例如，ATN 研究纳入了 1000 多例重度 AKI 患者，发现强化 RRT 不能改善生存率；Post hoc 分析发现，强化治疗在开始 7 天显著降低了尿量；对于血流动力学稳定的患者，间断性 RRT（IRRT）的频次从每周 3 次增加到每周 6 次，28 天时肾功能恢复受损。一项纳入了 8 项随机对照研究的 Meta 分析证实，强化 RRT 导致肾功能恢复延迟。

与普遍观点相反的是，近期的一项随机对照研究证实，连续性 RRT（CRRT）并不能改善肾的预后。以观察性研究为主的 meta 分析显示，CRRT 有一定优势，这些不同可能与入选偏倚相关。

明显的是，最低强度的 RRT 模式是根本不做 RRT。对于没有危及生命并发症的 AKI 患者，同 IDEAL-ICU 研究和 AKIKI 研究显示的那样，可以不做 RRT。这 2 个研究显示，延迟 RRT 组 38%～49% 的重症 AKI 患者最终没有做 RRT。在 AKIKI 研究中，延迟 RRT 组患者肾功能恢复（尿量足够、肌酐自主降低）的时间明显早于早期 RRT 组；在感染性休克患者亚组中，延迟 RRT 组前 2 天的累积尿量显著多于早期 RRT 组（1881ml *vs.* 994ml，$P=0.001$），即使将应用利尿药的患者排除后仍如此。

（二）病理证据

在因战争伤亡的人群中，缺血性 AKI 患者接受 RRT 治疗 3～4 周后的病理检查（活检或尸检）发现了新发生的肾小管坏死（仅 48～72 小时），而初始损伤发生在几周之前。近期的一项观察性研究显示，感染性休克伴有重度 AKI 的患者死亡后即刻尸检发现了相似的结果，接受 RRT 治疗的患者出现更多的肾小管损伤，如肾小管刷状缘缺失、坏死和管腔内细胞质碎片沉积明显多于那些没有接受 RRT 治疗的患者。

（三）机制假设

1．医源性低血压　人工肾诱导的肾损伤的首要机制是医源性低血压。在 ATN 研究中，强化治疗组的肾损伤明显多于非强化治疗组。此现象也许是肾功能恢复受损的显著原因。机制包括 RRT 相关血流动力学不稳定，尤其是超滤导致的 CO 降低、渗透压和胶体的转移、心肌顿抑和血管阻力降低等。

2．生物不相容性　虽然 20 世纪 90 年代“生物相容性”透析膜的出现，相较于纤维素膜和铜仿膜，减少了粒细胞和补体激活。但无论是什么膜材质，生物不相容性持续存在，即所谓的“生物相容性”疏水膜（聚砜膜、聚甲基丙烯酸甲酯膜）导致血小板 - 中性粒细胞微聚体形成，进而导致氧化应激。所以，希望血 - 膜相互作用不再发生，RRT 是安全的想法很可能是幻想。

总之，越来越多证据支持人工肾相关的肾损伤假说，RRT 可能是肾损伤的“二次打击”，由此会导致治疗模式转移，如同 20 年前提出了有关急性呼吸窘迫综合征（acute respiratory distress syndrome，ARDS）治疗时的呼吸机相关性肺损伤。

二、合适的肾替代治疗时机可以保护重症患者的肾

（一）肾替代治疗延迟了肾功能恢复的本质或许不是肾替代治疗本身

在支持“少即是好”策略的 AKIKI 研究和 IDEAL-ICU 研究中，早期 RRT 组和延迟 RRT 组之间肾外器官衰竭的病死率和发生率是相似的，这不能作为 RRT 是有害的或反之亦然的证据。但有趣的是，在 IDEAL-ICU 研究中，约 45% 的患者为感染性休克患者，接受了间断血液透析（intermittent hemodialysis，IHD）作为初始治疗，这不同于世界上其他国家的临床常用行为。有关 IHD 对肾功能的额外损伤风险一直受到关注，尤其是恢复功能受损。这很可能与 IHD 控制液体平衡的能力有限有关，IHD 很难做到在短时间内进行超滤而不导致低血容量，尤其是当患者存在容量反应性的时候，在慢性肾病（chronic kidney disease，CKD）的治疗中经常会看到此现象。近期一项研究探讨 IHD，结果发现其降低了 2/3 CKD 患者的肾灌注，降低到基础值的 65%，此降低与超滤的强度相关（r=0.31，P=0.05，平均超滤）。对于接受透析的终末期肾病（ESRD）患者，液体清除≥10ml/（kg·h）与冠状动脉低灌注、心肌顿抑和导管相关性并发症相关。另外，液体清除＞13ml/（kg·h）被认为与病死率增加相关，这也是为什么国际上一直建议 ESRD 患者需要透析 240 分钟、超滤速率应该不能超过 13ml/（kg·h）的

原因。此血流动力学改变一直被认为会损伤 AKI 后肾功能恢复的可能性，血液透析越频繁，肾功能结果恶化的可能性越大。

在 AKIKI 研究中，相对于限制 RRT 组，早期 RRT 组 RRT 启动后尿量减少，被观察者认为与肾功能损伤加重有关，此相关性是否成立还不确定，重要的是此观察揭示了 RRT 内在的不良反应或是模式的结果。近期，RENAL 研究的 Post hoc 分析证明了高超滤［＞1.75ml/（kg·h）］与预后恶化相关。需要注意的是，该研究的作者曾经报道使用高超滤来管理液体过负荷与预后改善有关。这些结果和已知的证据一致，即液体过负荷与不良预后相关，解决组织液体过负荷而不导致血管内低血容量是困难的。在该研究中，CRRT 对于限制液体累积的程度是有益的，但在晚期治疗组中，尤其对于行 IHD 的患者，高超滤可能是有害的。

因此，肾损伤加重或是由于不适当的指征，或是不合适的模式，或均有。类比于机械通气，相较于 12ml/kg 的潮气量，6ml/kg 的损伤较小，但这并不意味着重度呼吸衰竭的患者不能获益于机械通气。在应用 RRT 时，模式和 UF 速率是导致二次肾损伤的关键因素。

（二）液体过负荷是肾替代治疗开始的时机

AKI 最常见的并发症是液体过负荷。液体过负荷与 AKI 的高病死率相关，故液体过负荷的处理十分重要。几项回顾性队列研究已经发现，晚期启动 RRT 的患者不良结局增加。Woodward 等的研究显示，液体过负荷＞10% 与 90 天主要肾不良结局增加 58% 相关（P=0.046），并且发现从入 ICU 起，每延迟 1 天启动 CRRT，就会增加 2.7% 的主要肾不良预后的发生风险（P=0.024）；当患者的 Scr 达到峰值且伴有液体过负荷（定义为＞10% 体重）时，其肾功能恢复的可能性很小。脓毒症 AKI 患者有更显著的液体正平衡。

RRT 常用于清除液体，及时清除液体可以改善预后。国际透析结果和临床模式研究显示，超滤速率 10ml/（kg · h）与 ESRD 患者全因病死率和心肺病死率增加相关。Murgen 等的研究报道，相较于净超滤强度＜0.5ml/（kg · h），超滤 NET 强度＞1.0ml/（kg · h）与低病死风险相关（OR=0.41，95%CI 0.24～0.71）。Tehranian 等的研究显示，净超滤率＞35ml/（kg · h）可以减少 AKI 患者行 CRRT 治疗。有趣的是，RENAL 研究的二次分析显示，超滤 NET＞1.75ml/（kg · h）与 7～90 天的生存率降低有关，而且每增加 0.5ml/（kg · h），就会增加 7% 的病死风险，提示过快的超滤率会导致血流动力学不稳定，预后不良。同时也提示，早期开始行 RRT 或许可以降低超滤率。

（三）肾替代治疗时机的个体化选择

为了提供安全有效的 RRT，临床医师需要实施“肾保护性”治疗，密切监测液体状态，选择合适的患者，在合适的时机给予合适的模式和治疗剂量，尽可能减少损害。

总之，将 RRT 本身看作是有害的，从而采取“尽量避免应用”的想法是值得思考的，而合适的时机或许可以保护重症患者的肾。

（河北医科大学第四医院　刘丽霞　胡振杰）

参考文献

[1] Dreyfuss D, Saumon G. Ventilator-induced Lung Injury. Am J Respir Crit Care Med, 1998, 157: 294-323.

[2] Gaudry S, Quenot J-P, Hertig A, et al. Timing of renal replacement therapy for severe acute kidney injury in critically ill patients. Am J Respir Crit Care Med, 2019, 199: 1066-1075.

[3] Moist LM, Port FK, Orzol SM, et al. Predictors of loss of residual renal function among new dialysis patients. J Am Soc Nephrol, 2000, 11: 556-564.

[4] NIH Acute Renal Failure Trial Network, Palevsky PMZJ, O'Connor TZ, et al. Intensity of renal support in critically ill patients with acute kidney injury. N Engl J Med, 2008, 359: 7-20.

[5] Mc Causland FR, Asafu-Adjei J, Betensky RA, et al. Comparison of urine output among patients treated with more intensive versus less intensive RRT: results from the acute renal failure trial network study. Clin J Am Soc Nephrol, 2016, 11: 1335-1342.

[6] Vijayan A, Delos Santos RB, Li T, et al. Effect of frequent dialysis on renal recovery: results from the acute renal failure trial network study. Kidney Int Re, 2018, 3: 456-463.

[7] Wang Y, Gallagher M, Li Q, et al. Renal replacement therapy intensity for acute kidney injury and recovery to dialysis independence: a systematic review and individual patient data meta-analysis. Nephrol Dial Transpl, 2018, 33: 1017-1024.

[8] Nash DM, Przech S, Wald R, et al. Systematic review and meta- analysis of renal replacement therapy modalities for acute kidney injury in the intensive care unit. J Crit Care, 2017, 41: 138-144.

[9] Schneider AG, Bellomo R, Bagshaw SM, et al. Choice of renal replacement therapy modality and dialysis dependence after acute kidney injury: a systematic review and meta-analysis. Intensive Care Med, 2013, 39: 987-997.

[10] Barbar SD, Clere-Jehl R, Bourredjem A, et al. Timing of renal replace ment therapy in patients with acute kidney injury and sepsis. N Engl J Med, 2018, 379: 1431-1442.

[11] Gaudry S, Hajage D, Schortgen F, et al. Initiation strategies for renal replacement therapy in the intensive care unit. N Engl J Med, 2016, 375: 122-133.

[12] Gaudry S, Hajage D, Schortgen F, et al, Timing of renal support and outcome of septic shock and acute respiratory distress syndrome. A post hoc analysis of the AKIKI randomized clinical trial. Am J Respir Crit Care Med, 2018, 198: 58-66.

[13] Murugan R, Kerti SJ, Chang CC, et al. Association of net ultrafiltration rate with mortality among critically ill adults with acute kidney injury receiving continuous venovenous hemodiafiltration. JAMA Network Open, 2019, 2(6): e195418.

[14] Shawwa K, Kompotiatis P, Jentzer JC, et al. Hypotension within one-hour from starting CRRT is associated with in-hospital mortality. Journal of Critical Care, 2019, 54: 7-13.

[15] Shahrzad Tehranian, Khaled Shawwa, Kianoush B Kashani. Net ultrafiltration rate and its impact on mortality in patients with acute kidney injury receiving continuous renal replacement therapy. Clinical Kidney Journal, 2019, 17: 1-6.

第二节　肾替代治疗相关血流动力学不稳定的机制及预防措施

与肾替代治疗（RRT）相关的血流动力学不稳定（hemo-dynamic instability related to renal replacement therapy，HIRRT）是 RRT 的常见并发症。多项研究报道，HIRRT 的发生率差异较大，部分是因为对定义缺乏共识。维持血液透析（HD）治疗期间低血压（IDH）的定义包括收缩压（systolic pressure，SBP）下降≥20mmHg 或平均动脉压（mean arterial pressure，MAP）下降＞10mmHg，并伴有与透析期间低血压相关的临床症状。HIRRT 不仅与院内较高的病死率有关，而且可能影响肾功能恢复。已证明，HIRRT 影响 10%～70% 的 HD 和 19%～43% 的 CRRT。最新的研究质疑了 HIRRT 几乎完全与过度超滤有关的观点。过度超滤无疑是一个关键机制，还可能由多个、独立且可能重叠的机制导致，包括心输出量减少或外周阻力降低伴生理代偿不足。总结并探讨目前已知的 HIRRT 机制及现有的各种与 RRT 相关的干预措施的治疗证据，为预防或减少 HIRRT 提供思路。

一、肾替代治疗过程中血流动力学不稳定的相关机制

（一）超滤

液体过负荷是 AKI 发生的独立危险因素，并加重 AKI 的严重程度，与病死率独立相关。液体过负荷成为启动 CRRT 的重要指征。许多研究发现，液体负平衡与病死率下降有关。Murugan 等进行的一项研究表明，使用 RRT 积极纠正液体过负荷是有益的，给予液体过负荷（体重增加＞5%）重症患者超滤（UF）治疗，校正后 1 年病死风险降低。但合适的超滤率尚不清楚。缓慢超滤可能会延长组织水肿的时间和器官功能障碍的时间，快速脱水会导致血流动力学不稳定。一项单中心观察性研究发现，与净超滤（NUF）＞25ml/（kg·d）相比，NUF＜20ml/（kg·d）与病死率增加有关。该研究的作者却在今年的 Post-hoc 分析中发现，与 NUF＜1.01ml/（kg·d）相比，NUF＞1.75ml/（kg·d）的生存率更低。精准恰当的 UF 与患者的预后相关，也是 CRRT 发生 HIRRT 更直接的因素，成为近年来 RRT 领域关注的热点和难点。RRT 本身可以因为 UF 和（或）与渗透压变化相关的液体移位而引起心脏前负荷急剧下降，血管外液和细胞内液重新回到血浆中来代偿 UF。当 UF 速率超过血浆再灌注率时，在代偿不足的情况下，血管内容量减少，导致 HIRRT。通过降低 UF 速率、延长治疗时间而达到相同液体清除效果的 RRT 模式，有可能减少 HIRRT，但需要强调的是，无论 UF 速率如何，当液体处于正平衡时，过高的 UF 不是 HIRRT 的原因。

据报道，RRT 前行液体复苏或被动抬腿试验（passive legraising test，PLR）阳性可以预测 HIRRT。Monnet 等进行了一项研究，对 39 例患者在 PLR 之前使用经肺热稀释法测量心脏指数（CI），并使用脉搏轮廓法测量 PLR 期间的 CI 峰值。结果发现，PLR 诱导的 CI 增加＞9% 可预测 HIRRT 的发生，其敏感度为 77%，特异度为 96%。Bitker 等对 47 例需要行 HD 的 ICU 患者进行研究，采用 Picco 装置测量 CI，并在 HIRRT 发生时进行 PLR。结果发现，只有 19% 的患者存在前负荷依赖性。这表明尽管

在 HIRRT 中有明显的前负荷依赖性，但在 ICU 接受 RRT 的许多 AKI 危重患者中，前负荷依赖性可能不是 HIRRT 的主要原因。Schortgen 等先前进行的研究与 Bitker 等的研究存在一致性，ICU 患者行 HD 的过程中 HIRRT 经常发生较早，通常在 UF 进行明显液体清除之前。此外，Bitker 等确定了与前负荷依赖性 HIRRT 相关的临床变量，包括 HD 期间使用机械通气和较高的肺血管通透指数（pulmonary vascular permeability index，PVPI）。正压通气本身将减少右心室前负荷，故当 RRT 额外降低前负荷时，更可能发生 HIRRT。较高的 PVPI 反映肺毛细血管通透性增加，可能与血浆再充盈受损有关，这强调了重症患者 HIRRT 风险增加的一个重要原因，即重症患者炎症反应导致毛细血管渗透增加和血浆再充盈受损。这增加了 UF 发生 HIRRT 的可能性。重症患者间质水肿引起淋巴系统紊乱或阻塞，导致血浆再充盈受损。在再充盈由于任何原因受到损害时，更低的 UF 也会导致 HIRRT。

有研究显示，透析引起的低血容量可能因左心室排空触发 Bezold-Jarisch 反射，导致外周血管迷走神经张力下降，加重低血压和心动过缓。有潜在左心室肥厚和舒张功能障碍的患者更易出现。

（二）血浆渗透压变化

当 RRT 快速清除血浆溶质时，血浆渗透压随之降低，自由水从血管内转移到渗透压相对较高的组织和细胞内，导致有效动脉血容量减少和血浆再灌注减少，代偿不足及过度 UF 导致 HIRRT。血浆渗透压变化速率取决于 RRT 前患者的渗透压和 RRT 达到的小分子溶质清除率。

对于 ESRD 维持 HD 的患者，HD 后血浆渗透压可下降 33mOsm/kg。已有研究评估了单纯 UF（不引起渗透压变化）和单纯高渗液体（防止液体转移）缓解 HIRRT 的效果。一项对维持 HD 患者的研究发现，与常规血液透析相比，单纯 UF 更好地保持了血压稳定，如果应用高渗甘露醇来稳定血浆渗透压，可防止透析后直立性低血压，但这些数据主要来自维持 HD 的 ESRD 患者。重症患者行 RRT 时，针对这种机制的干预措施是调节钠浓度和（或）调节 UF。在 Schortgen 等进行的一项控制 HIRRT 的重要研究中，应用高钠透析液（＞145mmol/L）来限制渗透压转变，促进血流动力学稳定。

这些干预措施对 CRRT 血流动力学的影响尚不清楚。然而，与其他 RRT 模式相比，CRRT 的血浆渗透压变化比其他 RRT 模式慢，但也要防止渗透压变化太大。

重症患者的一大特殊性为通常存在低蛋白血症，由于血浆渗透压在很大程度上取决于白蛋白，这可能导致重症患者血管内容量减少。因此，建议将白蛋白用于预防或治疗重症患者的 HIRRT，但这方面的研究很少。一项在维持 HD 患者中进行的随机交叉研究表示，5% 的白蛋白与生理盐水相比，两者在液体清除方面没有显著差异。在重症脓毒症患者中，与生理盐水预冲相比，用 17.5% 的白蛋白预冲，显著提高了 HD 的血流动力学耐受性。但相关病例数较少，需要更多的大样本量研究证实。

（三）透析血流速度

目前，普遍存在一种错误看法，即较高的透析血流速度（QB）往往与低血压相关。但在现阶段封闭的体外循环通路中，引血量与回流量几乎是完全匹配的，所以 QB 对 HIRRT 没有直接影响。QB 影响血流动力学的唯一途径是其对小分子溶质清除的速度和相关的渗透压变化。对 ESRD 病情稳定且维持 HD 的患者进行了 2 项交叉设计研究，结果发现，QB 对血压没有影响。对于合并 AKI 的重症患者，CRRT开始时QB较慢，QB缓慢增加到目标流速200ml/min时，也未显示出任何影响。目前，还没有研究发现其他RRT模式的QB对重症AKI患者的影响。

（四）心肌抑制

在重症患者中，RRT相关的心肌抑制也有描述。一项对11例接受HD治疗但不需要正性肌力药物或呼吸机支持的AKI住院患者的初步研究发现，所有患者在透析期间都出现了心肌抑制，表现为局部室壁运动异常（RWMAs）和左心室收缩功能下降。最近，在接受CRRT的重症患者中也发现了这种现象，即11例患者中有10例在CRRT开始4小时内，尽管血流动力学保持稳定的情况下，出现了新的RWMAs。虽然尚不清楚这在多大程度上归于HIRRT的原因或结果，但有证据表明这种现象与容量清除无关，因为左心室收缩和舒张功能障碍通常发生在HD治疗早期，即在大量UF之前。此外，维持HD患者经历这种现象时，冠状动脉的血流似乎保持不变。血液接触透析器内表面引起的炎症反应可能导致了这种与容量无关的心肌抑制，其机制可能需更多的研究进一步探索。

（五）血管张力下降

来自患者自身因素或CRRT方面的因素，如脓毒症和其他重症的炎症介质释放（扩血管物质产生增多、血管升压素相对不足）、透析液杂质或细菌污染引发内毒素血症、血液和透析膜接触引起机体致敏、CRRT期间血管活性药物清除增加等因素导致机体血管张力下降，发生HIRRT。

（六）温度变化

低温透析液通过增加全身血管阻力及收缩外周和内脏血管来改善RRT的血流动力学。

在CRRT中，应用低温技术的研究很少。Rokyta等观察在9例脓毒症患者中，连续CVVH诱导的低温（而不是降低透析液温度）对全身血流动力学的影响。结果显示，核心温度轻度下降能够增加SVR和MAP。一项小规模的初步研究（采用交叉设计的随机对照研究，$n=30$）在CRRT开始时设置低温，能够改善血流动力学的稳定性。总体而言，在各种RRT模式的HIRRT预防中，通过RRT降低体温是一种比较有前景的策略。

（七）置换液钙浓度

透析液钙浓度也可能对心肌收缩性、心律失常风险及血管张力有影响。在需要行RRT的重症AKI患者中，离子钙＜1.0mmol/L是全因病死率增加的独立预测因素。RRT期间细胞外液钙浓度变化，能够直接激活血管平滑肌细胞的钙敏感受体（CaSR），进而增加血管张力，降低HIRRT的发生风险。目前，还没有关于高钙透析液对合并AKI重症患者的血流动力学影响的研究。对于接受标准枸橼酸盐抗凝的CRRT患者，高钙透析液的应用受限，且在重症患者中，应用高钙透析液来预防HIRRT还没有经过严格的研究来评估其安全性。总体来说，目前需要更多的研究评估其对临床结果是否有意义、是否安全。

二、有关血流动力学不稳定预防措施的研究

目前，预防重症患者发生 HIRRT 的研究有限。2018 年，Adrianna Douvris 对该领域的 9 项研究［5 项随机对照研究和 4 项观察性研究，共 623 例；干预措施包括透析液钠浓度（n=3）、超滤调整（n=2）、温度控制（n=3）及持续时间和慢血流速启动（n=1）］进行分析，一些研究同时应用多个策略。例如，Schortgen 等的回顾性队列研究（依据 2015 年法国成人和儿科重症监护、麻醉和透析专家小组发布的 HIRRT 预防措施最新指南）使用改良的纤维素膜代替未改良的纤维素膜，透析液的钠浓度设置为 145mmol/L 或更高，最大的 QB 为 150ml/min，治疗时间最少为 4 小时，透析液温度为 37℃或更低，对血流动力学不稳定的患者启动治疗时不用 UF，然后根据血流动力学的反应调整 UF 速率。结果发现，相对于过去的治疗方法，根据实践指南进行治疗的人群改善了血流动力学的耐受性，表现为治疗起始及维持阶段低血压发生率均降低；此外，2 组之间的 HIRRT（定义为 SBP 比基线下降 10% 以上或需要进行治疗干预）减少了 10%（71% *vs*. 61%）。在不同的研究中，HIRRT 的定义和出现频率差异很大。由于研究间的异质性较大，合并研究不太可能。

三、重症患者血流动力学不稳定的防治建议

结合近期的研究证据，以下总结了重症患者 HIRRT 的防治建议。

（一）超滤（脱水）率

1．建议　设定液体清除目标以避免或减少液体正平衡，当发生 HIRRT 时检查前负荷依赖性，如果存在前负荷依赖性，则只降低 UF 目标。

2．原理　除了过度 UF 外，HIRRT 还有许多其他原因。因此，降低 UF 目标并不总是合适的，特别是对于液体负荷加重的患者。

3．方式　当 HIRRT 与过度 UF 无关时，启动（或增加）血管升压素或强心药可能是更适合的治疗策略。

（二）治疗时间

1．建议　若需要清除液体，应延长 IRRT 的治疗时间，如对于 IHD，治疗时间至少为 4 小时；对于缓慢低效透析（slow low-effeciency dialysis，SLED），考虑延长常规治疗时间。

2．原理　较长的治疗时间、较低 UF 率能达到相同的 UF 目标。允许足够的血浆回流防止 HIRRT。

3．方式　IHD 使用常规透析液和血流速，治疗时间不超过 4～5 小时（有效溶质清除容易导致透析失衡）。对于 SLED，如果机器软件不允许延长治疗时间，可考虑连续透析以实现脱水目标。

（三）治疗剂量（流速）

1．建议　从适度少量溶质清除开始，特别是重度尿毒症（高渗）患者，如IHD，QB≤200ml/min、QD≤300ml/min；对于CRRT，总脱水量为20～25ml/（kg · h）。

2．原理　当血浆渗透压逐渐降低时，可减少液体移位，促进血浆回流。

3．方式　一旦渗透压 / 尿毒症下降，确保足够的RRT剂量血流速对CRRT小分子溶质清除无影响（更依赖总脱水量）。因此，不应该将CRRT中的QB降低到正常水平（150～200ml/min），因为这样会增加凝血风险，而HIRRT不会减少。

（四）透析钠浓度

1．建议　使用高钠透析液间歇治疗（HD和SLED）。

2．原理　减少渗透压波动，促进血浆回流。

3．方式　低钠血症患者不可采取这种策略，因为如果使用高钠透析液，存在纠正过快的风险。

（五）透析钙浓度

1．建议　HD和SLED可使用高钙透析液间歇治疗（1.50～1.75mmol/L）。

2．原理　激活血管平滑肌细胞上的钙受体可以增强血管张力，从而增强心脏收缩力。

3．方式　一些研究表明，使用钙纠正重症患者的低钙症（不需要RRT）可能是有害的。在重症患者中常规使用高钙透析液的安全性尚未得到证实。

（六）透析液温度

1．建议　HD和SLED可使用低温透析液，应比患者体温低0.5℃（最低为35.0～35.5℃）。

2．原理　低温可促进周围血管收缩，增加血容量的回流，也可减少心肌抑制（可能改善心输出量）。

3．方式　多数IHD机器的软件不允许透析液温度<35.0～35.5℃（低于此温度的安全性尚未研究）；与支持低温透析液SLED和间歇性透析的应用相比，较少有证据表明低温透析对CRRT患者的影响。

综上所述，在合并AKI的重症患者中，如何预防RRT相关的HIRRT，尚缺乏高质量的证据支持。进一步了解和认识合并AKI的重症患者发生HIRRT的相关因素，对于开展临床研究和寻求新的防治策略至关重要。

（山西白求恩医院　武卫东）

参考文献

[1] Hoste EA, Bagshaw SM, Bellomo R, et al. Epidemiology of acute kidney injury in critically ill patients: the multina

tional AKI-EPI study. Intensive Care Med, 2015, 41: 1411-1423.

[2] Bitker L, Bayle F, Yonis H, et al. Prevalence and risk factors of hypotension associated with preload-dependence during intermittent hemodialysis in critically ill patients. Crit Care, 2016, 20: 1-11.

[3] Akhoundi A, Singh B, Vela M, et al. Incidence of adverse events during continuous renal replacement therapy. Blood Purif, 2015, 39: 333-339 .

[4] Sharma S, Waikar SS. Intradialytic hypotension in acute kidney injury requiring renal replacement therapy. Semin Dial, 2017, 100: 1-6.

[5] Douvris A, Malhi G, Hiremath S, et al. Interventions to prevent hemodynamic instability during renal replacement therapy in critically ill patients: a systematic review. Crit Care, 2018, 22: 41.

[6] Van der Mullen J, Wise R, Vermeulen G, et al. Assessment of hypovolaemia in the critically ill. Anaethesiol Intensive Ther, 2018, 50: 141-149.

[7] Murugan R, Balakumar V, Kerti SJ, et al. Net ultrafltration intensity and mortality in critically ill patients with fuid overload. Crit Care, 2018, 22: 223.

[8] Monnet X, Teboul J-L. Passive leg raising: fve rules, not a drop of fuid! Crit Care, 2015, 19: 18.

[9] Monnet X, Cipriani F, Camous L, et al. The passive leg raising test to guide fuid removal in critically ill patients. Ann Intensive Care, 2016, 6: 46.

[10] Mc Causland FR, Waikar SS. Association of predialysis calculated plasma osmolarity with intradialytic blood pressure decline. Am J Kidney Dis, 2016, 66: 499-506.

[11] Lynch KE, Ghassemi F, Flythe JE, et al. Sodium modeling to reduce intradialytic hypotension during hae modialysis for acute kidney injury in the intensive care unit. Nephrology, 2016, 10: 870-877.

[12] Flythe JE, Xue H, Lynch KE, et al. Association of mortality risk with various defnitions of intradialytic hypotension. J Am Soc Nephrol, 2015, 26: 724-734.

[13] Yu J, Liu Z, Shen B, et al. Intradialytic hypoten sion as an independent risk factor for long-term mortality in maintaining hemodialysis patients: a 5-year follow-up cohort study. Blood Purif, 2018, 45: 320-326.

[14] Vincent JL, Backer DD, Wiedermann CJ. Fluid management in sepsis: the potential benefcial efects of albumin. J Crit Care, 2016, 35: 161-167.

[15] Ricci Z, Romagnoli S, Ronco C. The 10 false beliefs in adult critical care nephrology. Intensive Care Med, 2018, 44: 1302-1305.

[16] Sherman RA. We lower blood fow for intradialytic hypotension. Semin Dial, 2016, 29(4): 295-296.

[17] Schytz PA, Mace ML, Soja AMB, et al. Impact of extracorporeal blood fow rate on blood pressure, pulse rate and cardiac output during haemodialysis. Nephrol Dial Transplant, 2015, 30: 2075-2079.

[18] Buchanan C, Mohammed A, Cox E, et al. Intradialytic cardiac magnetic resonance imaging to assess cardiovascular responses in a short-term trial of hemodiafltration and hemodialysis. J Am Soc Nephrol, 2017, 28: 1269-1277.

[19] Aneman A, Vieillard-Baron A. Cardiac dysfunction in sepsis. Intensive Care Med, 2016, 42: 2073-2076.

[20] Odudu A, McIntyre CW. An update on intradialytic cardiac dysfunction. Semin Dial, 2016, 29: 435-441.

[21] Mahmoud H, Forni LG, McIntyre CW, et al. Myocardial stunning occurs during intermittent haemodialysis for acute

kidney injury. Intensive Care Med, 2017, 43: 942-944.

[22] Slessarev M, Salerno F, Ball IM, et al. Continuous renal replacement therapy is associated with acute cardiac stunning in critically ill patients. Hemodial Int Int Symp Home Hemodial, 2019, 3: 325-332.

[23] Larkin JW, Reviriego-Mendoza MM, Usvyat LA, et al. To cool, or too cool: is reducing dialysate temperature the optimal approach to preventing intradialytic hypotension? Semin Dial, 2017, 30: 501-508.

[24] Mustafa RA, Bdair F, Akl EA, et al. Effect of lowering the dialysate temperature in chronic hemodialysis: a systematic review and meta-analysis. Clin J Am Soc Nephrol, 2016, 11: 442-457.

[25] Edrees FY, Katari S, Baty JD, et al. A pilot study evaluating the efect of cooler dialysate temperature on hemodynamic stability during prolonged intermittent renal replacement therapy in acute kidney injury. Crit Care Med, 2019, 47: e74-e80.

[26] Schepelmann M, Yarova PL, Lopez-Fernandez I, et al. The vascular Ca^{2+}-sensing receptor regulates blood vessel tone and blood pressure. Am J Physiol Cell Physiol, 2016, 310: C193-C204.

[27] Vinsonneau C, Allain-Launay E, Blayau C, et al. Renal replacement therapy in adult and pediatric intensive care. Ann Intensive Care, 2015, 5: 58.

[28] Aberegg SK. Ionized calcium in the ICU: should it be measured and corrected? Chest, 2016, 149: 846-855.

[29] Tian JH, Ma B, Yang K, et al. Bicarbonate- versus lactate-bufered solutions for acute continuous haemodiafltration or haemofltration. Cochrane Database Syst Rev, 2015, 3: CD006819.

[30] Patel S, Raimann JG, Kotanko P. The impact of dialysis modality and membrane characteristics on intradialytic hypotension. Semin Dial, 2017, 30: 518-531.

[31] Lynch KE, Ghassemi F, Flythe JE, et al. Sodium modelling to reduce intradialytic hypotension during haemodialysis for acute kidney injury in the intensive care unit. Nephrology, 2017, 21: 870-877.

[32] Kitchlu A, Adhikari N, Burns KEA, et al. Outcomes of sustained low efficiency dialysis versus continuous renal replacement therapy in critically ill adults with acute kidney injury: a cohort study. BMC Nephrol, 2015, 16: 127.

[33] Bagshaw SM, Darmon M, Ostermann M, et al. Current state of the art for renal replacement therapy in critically ill patients with acute kidney injury. Intensive Care Med, 2017, 43(6): 841-854.

[34] Cerda J, Liu KD, Cruz DN, et al. Promoting kidney function recovery in patients with AKI requiring RRT. Clin J Am Soc Nephrol, 2015, 10(10): 1859-1867.

[35] Forni LG, Darmon M, Ostermann M, et al. Renal recovery after acute kidney injury. Intensive Care Med, 2017, 43(6): 855-866.

[36] Douvris A, Hiremath S, McIntyre L, et al. Interventions to prevent hemodynamic instability during renal replacement therapy for acute kidney injury: a systematic review protocol. Syst Rev, 2017, 6(1): 113.

[37] Wells GA SB, O'Connell D, Peterson J, et al. Newcastle-Ottawa Quality Assessment Scale Case Control Studies. [2020-07-02]. http://www. ohri. ca/programs/clinical_epidemiology/nosgen. pdf. Accessed 30 Aug 2017.

[38] Basile C, Pisano A, Lisi P, et al. High versus low dialysate sodium concentration in chronic haemodialysis patients: a systematic review of 23 studies. Nephrol Dial Transplant, 2016, 31(4): 548-563.

[39] Zhang L, Chen Z, Diao Y, Yang Y, et al. Associations of fluid overload with mortality and kidney recovery in patients

with acute kidney injury: a systematic review and meta-analysis. J Crit Care, 2015, 30(4): 860.

[40] Odudu A, Eldehni MT, McCann GP, et al. Randomized controlled trial of individualized dialysate cooling for cardiac protection in hemodialysis patients. Clin J Am Soc Nephrol, 2015, 10: 1408-1417.

[41] Marat S, Salerno F, Ball I, et al. Continuous renal replacement therapy is associated with acute myocardial injury in critically ill patients. Intensiv Care Med Exp, 2017, 5(Suppl 2): 847.

[42] Klijn E, Groeneveld ABJ, Van Genderen ME, et al. Peripheral perfusion index predicts hypotension during fluid withdrawal by continuous veno-venous hemofiltration in critically ill patients. Blood Purif, 2015, 40(1): 92-98.

[43] Kovacs B, Sullivan KJ, Hiremath S, et al. Effect of sustained low efficient dialysis versus continuous renal replacement therapy on renal recovery after acute kidney injury in the intensive care unit: a systematic review and metaanalysis. Nephrology, 2017, 22(5): 343-353.

[44] Zhang L, Yang J, Eastwood GM, et al. Extended daily dialysis versus continuous renal replacement therapy for acute kidney injury: a meta-analysis. Am J Kidney Dis, 2015, 66(2): 322-330.

第三节　停止肾替代治疗需要流程化管理

肾替代治疗（RRT）是急性肾损伤（AKI）患者的主要治疗手段。在ICU内，接受RRT的AKI患者的院内病死率显著高于无须行RRT的AKI患者。苏格兰的一项研究显示，在ICU内接受连续性肾替代治疗（CRRT）的患者的病死率高达62%，这可能与疾病的严重程度相关，而合理把握RRT的治疗剂量及上机和停机时机对改善患者的预后也至关重要。有研究发现，CRRT停机失败是影响重症患者预后的独立危险因素，在接受RRT的AKI患者中，40%～60%停止RRT是因病死或停止生命支持，这对RRT的管理极为不利。RRT停机过早会导致AKI的并发症加重，如液体过负荷、电解质酸解紊乱等；而停机过晚，RRT本身亦有增加并发症发生和病死的风险，如反复低血压、血流感染、出血、生物不相容反应及药物剂量不足等。然而，针对RRT的停机时机及评估流程，目前尚无共识。近年来，关于RRT停机的概念及指标亦不断推陈出新，本文亦为“停止RRT需要流程化管理”添砖加瓦，以期推进RRT的流程化管理。

一、停止肾替代治疗的概念

目前，如何界定停止RRT尚无统一共识。KDIGO指南认为，停止RRT包括完全停止透析，或透析的方式或频率发生变化，如CRRT变为IHD，或IHD频率从每日变为隔日。而笔者所同意的更加严格意义上的停止RRT应是无须重新启动RRT和肾功能恢复（通常定义为血清肌酐稳定或下降且尿量＞400ml/24h）。那么关于无须重新启动RRT，其时间界定是多久呢？目前尚缺乏统一的标准，不同研究规定的时间阈值亦不尽相同，如12小时、7天、2周、30天。统计近年报道的临床研究发现，最常见的时间阈值为7天。

二、指导停止 RRT 的指标

关于停止 RRT 的时机，KDIGO 指南推荐当患者肾功能恢复到可以满足自身需求或 RRT 和治疗目标不一致时可考虑停止。此外，不鼓励应用利尿药促进肾功能恢复或减少 RRT 的持续时间或频率。急性疾病质量倡议（Acute Disease Quality Initiative，ADQI）专家共识推荐，若肾功能已经恢复到足以满足机体目前及下一步的治疗需求，达到预期水平或总体治疗目标已经改变时，可考虑停止 RRT。然而，相关指南均未涉及关于停止 RRT 时机选择的最适合的评估策略。综合现有的研究来看，停止 RRT 受多种临床因素影响，如患者的临床特点（年龄、血流动力学稳定性、液体平衡 / 容量过负荷、电解质紊乱等）、肾功能（尿量、尿化学和肾小球滤过率等）及机器特征（导管故障、管路凝血等）。多个文献曾分别报道尿量、血肌酐（serum creatinine，SCr）、肌酐清除率（creatinine clearance，CCr）等可作为指导 RRT 停机的有效指标，而一些新型生物标志物或评估手段用于指导停机的研究也逐渐兴起，下面将就此展开进一步额阐述。

（一）尿量

大多数 ICU 的临床医师认为，随着时间的推移，尿量是判断成功停止 RRT 最重要的预测指标。其中，尿量的阈值及是否利用利尿药是目前具有争议的焦点。Raurich 等开展的回顾性观察研究发现 6 小时尿量是成功停止 CRRT 的主要指标，在尿量＜0.3ml/（kg · h）的患者中，超过 70% 的患者停机失败。Uchino 等的回顾性分析纳入 529 例在 ICU 中接受 RRT 治疗后存活的 AKI 患者，发现停机前一天 24 小时的尿量能很好地预测停机成功率，但利尿药的使用会降低尿量的预测能力，尿量＞436ml/24h（无利尿药）或＞2330ml/24h（有利尿药）时成功停机的概率可达 80% 及以上。韩国的一项大型回顾性研究纳入了 1176 例停止 CRRT 后存活超过 3 天的成人患者，将成功终止 CRRT 的定义为停止 CRRT 后 3 天内无 RRT 需求。多变量回归分析显示，停止 RRT 前一天的尿量和利尿药的使用是预测 CRRT 成功停机的重要因素。与 Uchino 等的研究不同的是，该研究认为，利尿药的使用有利于维持患者的液体平衡，停机前一天的尿量达 125ml 是预测使用利尿药患者 CRRT 停机成功的最佳临界值。综上所述，采用尿量评估停止 RRT 是可行的，然而透析模式及 UF 作用对尿量阈值的影响仍有待进一步研究，且应用利尿药的患者的尿量阈值应相对提高。

Mallika L 等开展了一项前瞻性队列研究，利用标准化临床评估和管理计划制定 RRT 的上机和停机标准，该研究设置尿量超过 500ml/24h 作为停用 RRT 的标准。然而，仅 33% 的患者停机成功。不能及时终止 RRT 的最常见的原因是容量超负荷（69%）、血清肌酐恶化（25%）及尿毒症（17%）。该研究表明，一个孤立的指标不足以指导 RRT 的停用，建立一个多因素的客观流程指导停止 RRT 势在必行。

（二）常用的肾功能指标

SCr 是目前临床上应用最广泛的肾功能参考指标，但其易受众多因素影响且可被滤器清除，敏感度不高，不能作为 RRT 停机的有效参考指征。CCr 可通过 SCr 和相应时间内尿肌酐排泄量计算得到，能间接反映肾小球滤过率（glomerular filtration rate，GFR）。

Viallet 等的研究发现，24 小时尿肌酐清除率可有效预测 AKI 患者成功停止 RRT。其尝试停机的标准包括尿量至少为 20ml/h、无利尿药、血流动力学和呼吸状况稳定、无进行性肾损害及临床判断无须持续进行 RRT。其中，26 例停机成功，28 例失败。统计分析发现，24 小时肌酐清除率（>5.2mmol/24h）是成功停机的最有效的预测因子，与年龄、体重及利尿药等无关。Susanne S 等也开展了一项针对行 CRRT 的 AKI 重症患者停机指标的前瞻性多中心观察研究，发现停机后第 2 天具有较高的肌酐清除率［阈值 11ml/min（95%*CI*　6～16）］或较低的肌酐比值（停机后第 2 天肌酐 / 第 0 天肌酐），认为阈值 1.41ml/min（95%*CI*　1.27～1.59）与 CRRT 的成功停机独立相关。类似的研究，如 Stads 等的研究也发现肌酐增量比（停机后第 2 天肌酐 / 第 0 天肌酐）是 RRT 再上机的最佳预测指标。但其作为指导停机的指标，在时间逻辑上显然不符，医师更愿意将其归为停机后病情变化的指标，可指导早期停机后的干预措施，包括再 RRT、利尿等处理。

另外，有研究显示，尿素氮有作为判断 RRT 停机指标的可能。一项单中心回顾性队列研究分析了 67 例 AKI 需 IHD 至少 7 天并至少 4 次的患者。该研究的作者观察到成功停机和未成功停机患者之间每日尿肌酐清除率不存在显著差异，而尿量和尿中尿素氮的浓度均与 IHD 停机显著相关，尿中尿素氮浓度>148mmol/L，尿素日排泄量>1.35mmol/（kg · 24h）是预测停机的最佳阈值。该研究为临床提供了尿素氮作为判断停机指标的可能，但其为单中心回顾性小样本研究，在一定程度上限制了其应用，有待未来进一步探究。

（三）生物标志物

1. 胱抑素 C　胱抑素 C（cystatin C，CysC）是半胱氨酸蛋白酶抑制剂超家族中的一员，其水平不易受年龄、性别、肌肉指数等影响，且 CysC 较少被滤器清除，可作为 RRT 期间肾功能的监测指标。Chang 等对 110 例 CRRT 停机后的患者进行了前瞻性观察研究，判定 14 天内无须再次进行 RRT 是停机成功的标准。在入选的 110 例患者中，以血清 CysC 作为 CRRT 停机的预测指标，89 例（80.9%）可成功停机。Yang 等的研究发现，停用 RRT 时血清 CysC 水平<2.97mg/L、血红蛋白水平>85g/L 和尿量>1130ml/24h 的 RRT 患者显示出更高的停机成功率和生存率。但 CysC 能否作为 RRT 的停机指标及其指导停机的最佳阈值，仍需大量的临床研究探究。

2. 中性粒细胞明胶酶脂质运载蛋白　中性粒细胞明胶酶脂质运载蛋白（neutrophil gelatinase associated lipid delivery protein，NGAL）是一种最初在激活中性粒细胞中发现的相对分子质量较大的蛋白质，不易被滤器清除，可早期预测 AKI 的发生，亦有一些针对 NGAL 指导 RRT 停机的研究。Stads 等探究了尿 NGAL 对停止 CRRT 的预测作用，并未显示阳性结果。Chen 等开展了一项前瞻性研究，发现血清 NGAL 是预测非脓毒症 AKI 患者 CRRT 成功停机的重要因素，但在脓毒症 AKI 患者中，尿 NGAL 而非血清 NGAL 是 CRRT 停机的重要预测指标。尿或血清 NGAL 在预测 RRT 成功停机中的作用仍存在争议，期待未来出现更有价值的研究为临床提供更好的停机指标。

3. 其他生物标志物　Yang 等收集了行 RRT 的 AKI 患者停机后测定的血清骨桥蛋白（secreted osteopontin，sOPN）、血清 IL-6、CysC、血清 IL-18、NGAL、尿 IL-18 和尿 NGAL 水平，预测其对 60 天病死率的影响。统计分析发现，血清 sOPN、糖尿病和 APACHE Ⅱ评分是 60 天病死率的独立预测因子，且血清 sOPN、IL-6 和 CysC 水平可作为评估 RRT 停机时机的有效指标。另外，CRRT 后

尿肾损伤分子 -1（renal injury molecule-1，Kim-1）显著降低，可用于反映 CRRT 期间肾功能的变化，有望成为预测停机的指标。Han 等发现，血 N 终端脑钠尿肽激素原（N-terminal prohormone of brain natriuretic peptide，NT-pro-BNP），而不是血浆 NGAL，可预测 RRT 的停机成功率。但这些研究更多地聚焦在肾功能的恢复和生存率改善上，其在指导 RRT 停机上的应用有待进一步探究。同时，更多有意义的预测指标也有待开发。

（四）其他

目前，正在开发一些非侵入性成像方法以评估 AKI 的程度和肾功能恢复的潜力，如基于化学交换饱和转移（chemical exchange saturation transfer，CEST）的 MRI pH 成像可用于评估肾缺血再灌注损伤，可能在指导停止 RRT 方面也能做出贡献。另外，动力学估算的 GFR 基于血清肌酐的动态变化计算得出，是一种新开发的估算方法，有望反映真实的 GFR。Teruhiko 等的研究发现，动力学 GFR 结合尿量是 CRRT 停机的更好的预测指标。显然，仅凭单一或几个临床生化指标评估 RRT 停用时机是远远不够的。Julia-Marie 等就此构建了一个完整的停机流程，在每一个 CRRT 周期（72 小时）后进行撤机试验，验证其停机流程具有实践意义（图 13-3-1）。

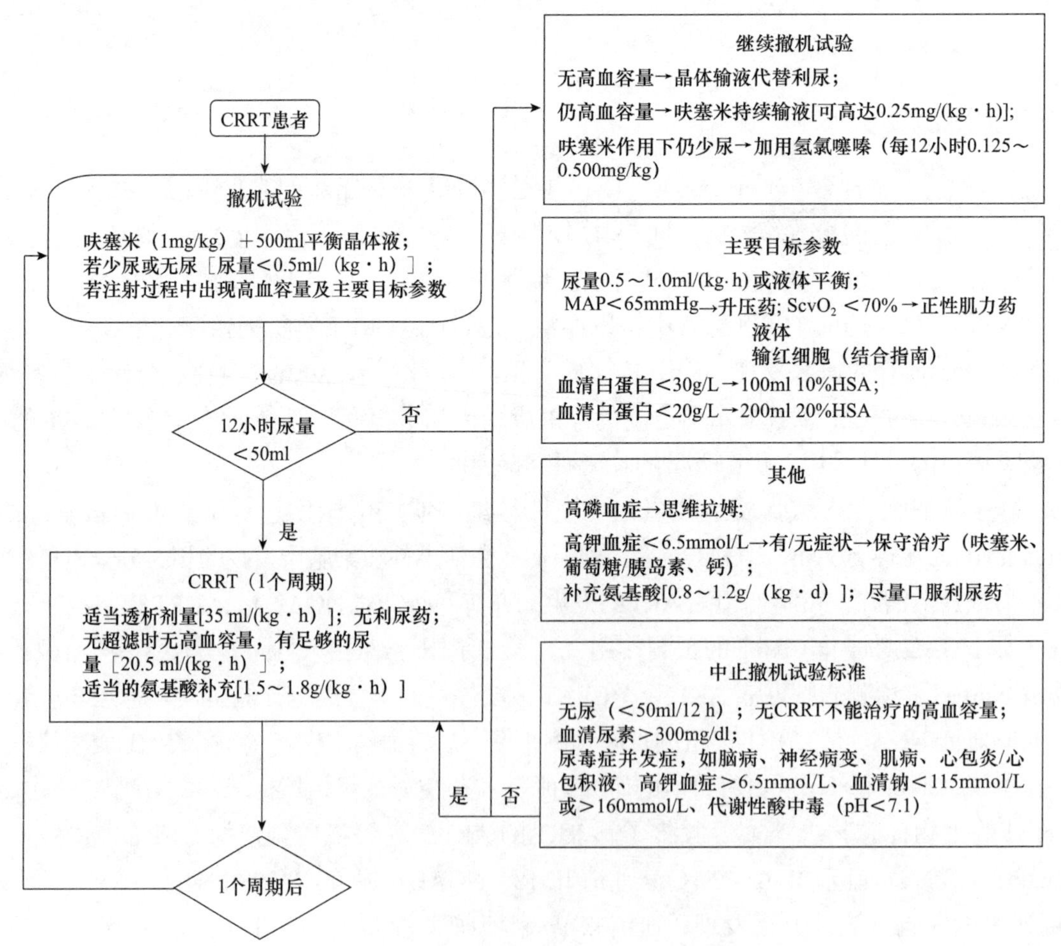

图 13-3-1　连续性肾替代治疗的停机流程

三、结语

目前，关于停止 RRT 尚无共识标准，停机成功的定义亦不明确，未来应有更多的研究致力于探索 RRT 的停机时机和远期预后，如完全治愈或转为慢性肾病。关于 AKI 患者成功停机指标的研究任重而道远，如果最终确定出准确统一而又不失个体化的停机流程，将会使更多的 AKI 患者获益。

（上海瑞金医院　黄思思　刘　娇）

参考文献

[1] Forni LG, Darmon M, Ostermann M, et al. Renal recovery after acute kidney injury. Intensive Care Med, 2017, 43(6): 855-866.

[2] Clark EG, Bagshaw SM. Unnecessary renal replacement therapy for acute kidney injury is harmful for renal recovery. Semin Dial, 2015, 28(1): 6-11.

[3] Rennie T J, Patton A, Dreischulte T, et al. Incidence and outcomes of acute kidney injury requiring renal replacement therapy: a retrospective cohort study. Nephron, 2016, 133(4): 239-246.

[4] Vijayan A, Delos Santos RB, Li T, et al. Effect of frequent dialysis on renal recovery: results from the acute renal failure trial network study. Kidney Int Rep, 2018, 3(2): 456-463.

[5] Yvelynne P Kelly, Sushrut S Waikar, Mallika L Mendu.When to stop renal replacement therapy in anticipation of renal recovery in AKI: The need for consensus guidelines. Semin Dial, 2019, 32(3): 205-209.

[6] Katayama S, Uchino S, Uji M, et al. Factors predicting successful discontinuation of continuous renal replacement therapy. Anaesth Intensive Care, 2016, 44(4): 453-457.

[7] Stads S, Kant KM, de Jong MFC, et al. Predictors of short-term successful discontinuation of continuous renal replacement therapy: results from a prospective multicentre study. BMC Nephrol, 2019, 20(1): 129.

[8] Yoshida T, Matsuura R, Komaru Y, et al. Kinetic estimated glomerular filtration rate as a predictor of successful continuous renal replacement therapy discontinuation. Nephrology (Carlton), 2019，24(3): 287-293.

[9] Chen X, Chen Z, Wei T, et al. The effect of serum neutrophil gelatinase-associated lipocalin on the discontinuation of continuous renal replacement therapy in critically ill patients with acute kidney injury. Blood Purif, 2019, 48(1): 10-17.

[10] Commereuc M, Guerot E, Charles-Nelson A, et al. ICU patients requiring renal replacement therapy initiation: fewer survivors and more dialysis dependents from 80 years old. Crit Care Med, 2017, 45(8): e772-e781.

[11] Wu VC, Ko WJ, Chang HW, et al. Risk factors of early redialysis after weaning from postoperative acute renal replacement therapy. Intensive Care Med, 2008, 34(1): 101-108.

[12] Raurich JM, Llompart-Pou JA, Novo MA, et al. Successful weaning from continuous renal replacement therapy.

Associated risk factors. J Crit Care, 2018, 45: 144-148.

[13] Uchino S, Bellomo R, Morimatsu H, et al. Discontinuation of continuous renal replacement therapy: a post hoc analysis of a prospective multicenter observational study. Crit Care Med, 2009, 37(9): 2576-2582.

[14] Jeon J, Kim DH, Baeg SI, et al. Association between diuretics and successful discontinuation of continuous renal replacement therapy in critically ill patients with acute kidney injury. Crit Care, 2018, 22(1): 255.

[15] Mendu ML, Ciociolo GR, McLaughlin SR, et al. A decision-making algorithm for initiation and discontinuation of RRT in severe AKI. Clin J Am Soc Nephrol, 2017, 12(2): 228-236.

[16] Viallet N, Brunot V, Kuster N, et al. Daily urinary creatinine predicts the weaning of renal replacement therapy in ICU acute kidney injury patients. Ann Intensive Care, 2016, 6(1): 71.

[17] Stads S, Kant KM, de Jong MFC, et al. Predictors of 90-day restart of renal replacement therapy after discontinuation of continuous renal replacement therapy, a prospective multicenter study. Blood Purif, 2019, 48(3): 243-252.

[18] Aniort J, Ait Hssain A, Pereira B, et al. Daily urinary urea excretion to guide intermittent hemodialysis weaning in critically ill patients. Crit Care, 2016, 20: 43.

[19] Kim CS, Bae EH, Ma SK, et al. A prospective observational study on the predictive value of serum cystatin C for successful weaning from continuous renal replacement therapy. Kidney Blood Press Res, 2018, 43(3): 872-881.

[20] Yang T, Sun S, Lin L, et al. Predictive factors upon discontinuation of renal replacement therapy for long-term chronic dialysis and death in acute kidney injury patients. Artif Organs, 2017, 41(12): 1127-1134.

[21] Shao Y, Fan Y, Xie Y, et al. Effect of continuous renal replacement therapy on kidney injury molecule-1 and neutrophil gelatinase-associated lipocalin in patients with septic acute kidney injury. Exp Ther Med, 2017, 13(6): 3594-3602.

[22] Yang T, Sun S, Zhao Y, et al. Biomarkers upon discontinuation of renal replacement therapy predict 60-day survival and renal recovery in critically ill patients with acute kidney injury. Hemodial Int, 2018, 22(1): 56-65.

[23] Han SS, Bae E, Song SH, et al. NT-proBNP is predictive of the weaning from continuous renal replacement therapy. Tohoku J Exp Med, 2016, 239(1): 1-8.

[24] Longo DL, Cutrin JC, Michelotti F, et al. Noninvasive evaluation of renal pH homeostasis after ischemia reperfusion injury by CEST-MRI. NMR Biomed, 2017, 30(7): 1.

[25] Tourneur JM, Weissbrich C, Putensen C, et al. Feasibility of a protocol to wean patients from continuous renal replacement therapy: A retrospective pilot observation. J Crit Care, 2019, 53: 236-243.

第四节　血液净化治疗脓毒症是否有效

脓毒症的发生率和病死率均很高。临床医师尝试使用各种方法来对脓毒症进行干预，目前血液净化成为研究的热点之一。多项小样本的研究表明，一些血液净化方式可通过清除炎性介质或内毒素来改善脓毒症患者的免疫功能及血流动力学。然而，令人失望的是，近年来的多中心随机对照研究并未证明通过血液净化来清除炎性介质或内毒素能够改善脓毒症患者的预后。那么，血液净化治疗脓毒症是否有效？下面对几种主要的血液净化方式进行阐述。

一、连续性肾替代治疗与脓毒症

连续性肾替代治疗（CRRT）用于脓毒症合并急性肾损伤的效果是明确的。Yuting Li 等的荟萃分析表明，脓毒症合并急性肾损伤的患者早行 CRRT 与晚行 CRRT 相比，28 天的病死率、90 天的病死率、ICU 住院时间及总住院时间均无明显差异。提示脓毒症合并急性肾损伤与其他原因所致急性肾损伤行 RRT 的时机可能并无明显区别。

脓毒症为严重感染引起的宿主反应失调（失控的炎症反应）导致的致命性器官功能障碍。因此，清除循环中的病原体、内毒素及细胞因子等成为治疗脓毒症的新靶点。内毒素及细胞因子的分子量大，标准剂量、常规血滤器进行的 CRRT 清除上述物质的能力有限。Joannes-Boyau 等尝试使用常规血滤器增加治疗剂量至 70ml/（kg · h），与标准剂量 35ml/（kg · h）相比，血流动力学改善及患者 28 天的病死率均未见明显差异，故并不推荐脓毒症合并急性肾损伤的患者使用高剂量 CRRT。

随着技术的发展，目前已研制出高截留分子量滤器，其膜孔径明显大于普通滤器（截留分子量 50×10^3 *vs.* 30×10^3）。Grzegorz Kade 等的研究证实，脓毒症合并急性肾损伤的患者使用高截留分子量滤器并采用连续血液透析模式可明显降低患者血浆中 TNF-α、IL-1b、IL-2、IL-6、IL-10 和 IL-12 的浓度。该研究也证实，使用高截留分子量滤器并采用连续血液透析模式可显著降低患者的 SOFA 评分。

目前也有多种具有吸附能力的血液净化膜尝试应用于脓毒症的治疗，主要利用膜与不同极性或电荷离子的相互作用捕捉内毒素、炎性介质及细胞因子等发挥治疗作用，目前常用的膜包括 AN69 ST 膜、PMMA 膜、AN69 oXiris 膜等。AN69 ST 膜的设计初衷是希望在治疗过程中不需要使用抗凝剂，故在聚丙烯腈膜的基础上增加第 2 层聚乙烯亚胺和第 3 层肝素，此设计使膜具有强大的吸附高迁移率族蛋白 B-1 的能力，同时具有吸附乳酸、氨基糖苷类抗生素、多黏菌素及万古霉素的作用。AN69 oXiris 膜相比 AN69 ST 膜的 3 层结构，具有更厚的聚乙烯亚胺和肝素层，膜表面带正电荷，可吸附带负电荷的内毒素，且其吸附能力更强，可非选择地吸附多种炎症介质。PMMA 膜可吸附分子量为 65×10^3 的炎症介质，但其吸附高迁移率族蛋白 B-1 的能力仅为 AN69 ST 膜的 1/2，其吸附内毒素的能力与 AN69 oXiris 膜相似，因其孔径较大，可以清除同型半胱氨酸和溶解的 CD40，故 PMMA 膜能同时吸附上游（内毒素）和下游（CD40）的细胞因子，阻止炎症反应的瀑布效应。Benjamin Malard 等的体外研究也证实了 AN69 oXiris 膜可吸附内毒素及细胞因子，显著降低上述物质的浓度。Broman ME 等的研究进一步证实了使用 AN69 oXiris 膜行血液净化治疗，可显著降低患者体内 TNF-α、TNF-γ、IL-6 和 IL-8 的浓度，该研究中患者的血流动力学更加稳定也可能与此相关。Shuichi Kobashi 等的回顾性研究发现，使用 AN69 ST 膜行血液净化较 PMMA 膜可显著降低患者的 28 天全因病死率；亚组分析证实，AN69 ST 膜可降低脓毒症患者 28 天的病死率。

然而，上述关于高截留分子量滤器及高吸附性能膜（滤器）的研究多为单中心、小样本量研究，证据质量不高，有待于多中心随机对照研究进一步验证上述结果，不同患者的滤器选择也应个体化。

二、血浆置换与脓毒症

近 20 年，均有采用血浆置换治疗脓毒症的相关报道。早期有研究报道，采用血浆置换治疗可降低脓毒症患者的病死率，但随着研究的增多，与之相反的结果也相继报道。2014 年，有荟萃分析对既往使用血浆置换治疗脓毒症的研究进行统计，发现与一般治疗组未见明显差异。2018 年，Hannah Knaup 等进行的前瞻性非随机研究发现，对使用大剂量升压药物［去甲肾上腺素剂量＞0.4μg/（kg · min）］的脓毒症患者采用血浆置换治疗是安全的，该组患者体内促炎介质明显下降，且血流动力学改善迅速。

目前认为，血浆置换治疗脓毒症除可清除循环中的有害物质，如病原体、内毒素及细胞因子等；使用健康人的血浆可以补充重要的保护性因子，如用于维持微循环的 ADAMTS13、对抗及平衡血管渗漏的 Angiopoietin-1 等。但到底哪些脓毒症患者会从血浆置换中明显获益，还需进一步地研究来明确。

三、内毒素吸附与脓毒症

脓毒症患者体内促炎及抗炎机制失衡，极易导致多器官功能障碍，而大多数发生多器官功能障碍的脓毒症患者体内均可检测到内毒素。内毒素是革兰阴性菌细胞壁的主要成分，并且被认为是免疫反应的重要触发因素，导致促炎和抗炎细胞因子的释放、凝血级联反应的激活、血管麻痹扩张及多器官功能障碍。除了革兰阴性菌感染所致的脓毒症外，内毒素亦可见于革兰阴性菌培养结果阴性的重症患者，可能由于肠道通透性改变和肠道菌群易位所致。因此，通过血液净化清除内毒素可能成为治疗脓毒症的新方法。

针对脓毒症休克的内毒素吸附疗法如多黏菌素 B 直接血液吸附（direct hemo-perfusion with a polymyxin B-immobilized fiber，PMX-DHP），除了能清除革兰阴性菌产生的内毒素，还能清除革兰阳性菌产生的花生四烯酸乙醇胺及活化的白细胞，可能因此改善了休克的治疗效果，还有望通过免疫活化作用和细胞凋亡的抑制作用改善患者的预后。

使用 PMX-DHP 治疗脓毒症已有 20 余年，相关研究的结果存在差异。最近一项大型多中心随机对照研究（EUPHRATES 研究）纳入了 450 例脓毒症患者，在 24 小时内行 2 次 PMX-DHP 治疗，每次治疗 2 小时，但结果令人失望，治疗组与对照组相比，患者 28 天的病死率并未见明显下降。该研究的阴性结果可能与部分患者病情严重、内毒素负荷过高有关。在内毒素活性测定（endotoxin activity assay，EAA）为 0.6～0.9 的患者中，PMX-DHP 治疗可以改善患者的平均动脉压、减少呼吸机的使用天数、降低患者的病死率。美国 FDA 已批准 TIGRIS 研究作为 EUPHRATES 研究的修正方案，预计纳入 150 例脓毒症患者，再次对 PMX-DHP 的治疗效果进行评估。

Claudio Ronco 等建议，脓毒症休克患者在感染源控制及抗生素使用后 4 小时内开始清除内毒素并进行内毒素活性监测。对于 SOFA 评分＞9 分且 EAA 在 0.6～0.9 的患者，PMX-DHP 治疗作为清除内毒素的首选方案。目前，该治疗在国际上的通用做法为血流速 80～120ml/min、血液吸附治疗时间

2～3 小时；但当 SOFA 评分＞15 分和（或）EAA＞0.9 时，PMX-DHP 治疗应慎重选择，因为患者病情危重、预后不佳。在脓毒症合并肾损伤情况下，建议 PMX-DHP 治疗后序贯 CRRT，在此情况下，CRRT 可选择具有吸附能力的血液净化器如 AN69 oXiris 膜、AN69 ST 膜；根据相关监测结果，可于第 1 次 PMX-DHP 治疗后 18～24 小时进行第 2 次 PMX-DHP 治疗；当器官衰竭发展时，体外器官支持系统可以为支持或替代心脏、肾、肝和肺提供广泛支持。

四、其他血液净化技术与脓毒症

近些年，随着血液净化技术的飞速发展，涌现出许多新的治疗模式及集成的血液净化模式，部分模式处于体外实验或动物实验阶段，部分模式已尝试应用于脓毒症患者的治疗中，包括级联血滤、血浆透析滤过、联合血浆滤过吸附、联合血浆滤过吸附＋PMX-DHP 等。但这些血液净化技术治疗脓毒症均缺乏大样本的临床研究数据支持，需要根据患者的具体情况及技术条件慎重选择。

五、总结

鉴于上述研究结果存在矛盾性，除了 RRT 外，目前的脓毒症休克指南并未推荐采用血液净化技术清除细胞因子或内毒素来治疗脓毒症患者。脓毒症的治疗仍应以早期复苏、抗微生物治疗、感染源控制为基础，不能盲目采用血液净化治疗脓毒症而忽略其基础治疗。目前认为，脓毒症合并急性肾损伤与其他原因所致急性肾损伤行 RRT 的时机无差异，并非越早越好。

但血液净化治疗脓毒症并非没有效果。因重症患者的异质性及脓毒症的复杂性，并非所有的脓毒症患者都会从血液净化治疗中获益。只有床旁动态监测脓毒症患者的体内细胞因子及内毒素的动态变化，才能筛选出那些可能从血液净化治疗中获益的脓毒症患者。期待以后的研究聚焦于对脓毒症患者进行合理分层，并在恰当的病程阶段进行血液净化干预。对于存在炎性细胞因子“风暴”的患者，采用内毒素吸附、细胞因子吸附、高吸附膜或高截留分子量膜 CRRT 有效清除炎性细胞因子可能会带来益处。总之，血液净化治疗脓毒症会有其用武之地，但需要质量更高的研究来证实。

（大连市中心医院　杨荣利　葛　冬）

参考文献

［1］Li Y, Li H, Zhang D. Timing of continuous renal replacement therapy in patients with septic AKI: a systematic review and meta-analysis. Medicine (Baltimore), 2019, 98(33): e16800.

［2］Joannes-Boyau O, Honoré, Patrick, Perez P, et al. High-volume versus standard-volume haemofiltration for septic shock patients with acute kidney injury (IVOIRE study): a multicentre randomized controlled trial. Intensive Care Medicine,

2013, 39(9): 1535-1546.

[3] Kade G, Lubas A, Rzeszotarska A, et al. Effectiveness of high cut-off hemofilters in the removal of selected cytokines in patients during septic shock accompanied by acute kidney injury-preliminary study. Medical Science Monitor, 2016, 22: 4338-4344.

[4] Gianluca V, Cosimo C, Elena M, et al. Organ dysfunction during continuous veno-venous high cut-off hemodialysis in patients with septic acute kidney injury: a prospective observational study. PLoS One, 2017, 12(2): 1-13.

[5] Malard B, Lambert C, Kellum J A . In vitro comparison of the adsorption of inflammatory mediators by blood purification devices. Intensive Care Medicine Experimental, 2018, 6(1): 12.

[6] Broman ME, Hansson F, Vincent JL, et al. Endotoxin and cytokine reducing properties of the oXiris membrane in patients with septic shock: a randomized crossover double-blind study. PLoS One, 2019, 14(8): e0220444.

[7] Kobashi S, Maruhashi T, Nakamura T, et al. The 28-day survival rates of two cytokine - adsorbing hemofilters for continuous renal replacement therapy: a single - center retrospective comparative study. Acute Medicine & Surgery, 2019, 6(1): 60-67.

[8] Knaup H, Stahl K, Schmidt BMW, et al. Early therapeutic plasma exchange in septic shock: a prospective open-label nonrandomized pilot study focusing on safety, hemodynamics, vascular barrier function, and biologic markers. Critical care, 2018, 22(1): 285.

[9] David S, Stahl K. To remove and replace-a role for plasma exchange in counterbalancing the host response in sepsis. Critical Care, 2019, 23(1): 1-3.

[10] Dellinger RP, Bagshaw SM, Antonelli M, et al. Effect of targeted polymyxin B hemoperfusion on 28-Day mortality in patients with septic shock and elevated endotoxin level: the EUPHRATES randomized clinical trial. JAMA, 2018, 320(14): 1455-1463.

[11] Klein DJ, Foster D, Walker PM, et al. Polymyxin B hemoperfusion in endotoxemic septic shock patients without extreme endotoxemia: a post hoc analysis of the EUPHRATES trial. Intensive Care Medicine, 2018, 44(12): 2205-2212.

[12] Rosa SD, Villa G, Ronco C. The golden hour of polymyxin B hemoperfusion in endotoxic shock: the basis for sequential extracorporeal therapy in sepsis. Artificial Organs, 2019, 100: 1-3.

第十四章　重 症 超 声

第一节　重症超声监测：从个体化走向器官化

近年来，重症超声监测作为重症医学的一个重要组成部分，在临床上越来越展现出独特优势。重症患者经常处于严重的血流动力学不稳定的状态，且血流动力学紊乱患者的临床表现相似，如均表现为血压低、心率快、呼吸困难。但是，其背后的病理生理学特点却各不相同，故需要进行个体化的评估与治疗。而重症超声具有问题导向、实时实地，多系统整合与多目标流程化等特点，不仅可以及时发现问题，而且还可以进行多目标的动态评估，与其他监测手段一起获得重要监测和评估数据，从而为诊断与治疗调整提供及时、准确的指导。以重症急会诊超声流程（critical consultation ultrasonic examination，CCUE）为代表的经典流程化方案已经表明，重症超声可以显著地缩短初步诊断、最终诊断、治疗方案、寻求其他检查及专科协助的时间，并且能够明显提高诊断的准确率，缩短患者在 ICU 的住院时间，所以，重症超声是实现重症患者呼吸循环个体化评估的有利工具。

重症医学是研究任何损伤或疾病导致机体向死亡发展过程的特点和规律性，并据此对重症患者进行治疗的学科。因此，除循环系统、呼吸系统以外，重症医学在脑组织、肾、消化道等重要器官系统的监测、评估和支持方面，也表现出了明确的专业特点。发病机制复杂与多系统多器官损伤是重症医学的特点，随着对重症医学理念的深刻理解及对重症患者病情变化的细微观察与思考，重症血流动力学治疗也逐渐从个体化走向了器官化，重症患者的器官功能变化特点及相关的临床监测与治疗也成为大家讨论的热点。器官化的讨论不仅是指临床治疗的具体措施对目标器官的影响，对其他器官的作用效果也已经成为重症治疗的重要组成部分。器官化的治疗重点在于监测，不同于对呼吸系统与循环系统这些已有丰富指标与手段的监测，目前关于器官的监测与评估仍有限，且主要局限于功能方面，而重症超声的发展为重症医学的器官化发展提供了新思路。近年来，已经有一些研究探索了重症超声对不同脏器的具有脏器特色的评估，如颅脑超声、肾脏超声等并对多个方面进行了扩展，为重症医学的器官化监测奠定了基础。本文将以重症颅脑超声与重症肾脏超声为例，详细介绍阐述重症超声监测在器官化时代的相关进展。

一、颅脑超声的临床应用

大脑是人体代谢率最高的器官。大脑重量仅占人体体重的 2%，但在静息状态下，脑的血流灌注约占心输出量的 14%，其氧耗量占到全身基础氧耗量的 20%；另外，脑的能量储备又非常有限，需要不断的灌注。因此，脑灌注的监测和评估是重症血流动力学器官化评估的重点。但传统的神经重症的监测手段非常有限，对意识水平的监测以主观评价为主，如格拉斯哥昏迷量表。而颅内压的监测主要依赖液体传导测压或光电传导测压等有创手段。随着重症颅脑超声的广泛应用，使无创的颅脑系统评估成为可能。颅脑超声是一种无创的，成本较低的神经监测方法。它不仅可以用于床旁评估脑实质、脑血流及脑的血流动力学变化，还可以在早期为神经系统疾病的发现和监测提供至关重要的信息。目前有 2 种颅脑超声技术，即经颅多普勒超声（transcranial Doppler，TCD）和经颅彩色多普勒超声（transcranial color-coded duplex sonography，TCCD），TCD 主要通过频谱显示和标准条件“盲”探识别脑动脉（包括动脉深度、动脉血流方向和波形分析），可用来评估脑自动调节，临界闭合压，脑顺应性等高级参数。而 TCCD 结合了彩色多普勒血管成像和二维脉冲多普勒超声成像，实现了直接可视化，可高精度实时地观测大脑，以评估大脑的血流动力学。

1. 颅脑超声在脑实质评估中的作用　颅脑超声使在床旁对脑实质的评估成为可能，使重症医学科医师能够更快发现和监测大脑中线移位（midline shift，MLS）、颅内血肿、脑积水等临床上重要的病情改变，还可以通过对视神经鞘的测量间接预测颅内高压。MLS 是一种需要紧急诊断和处理的急症，其在床旁可评估监测早期颅脑部并发症及进一步影像学检查或满足神经外科干预的需要。超声测量双侧颅骨与第三脑室的距离，可在床旁协助确定患者是否存在 MLS。研究显示，在神经重症患者中，超声评估 MLS 与 CT 检测的结果具有良好的一致性（Pearson 相关系数 0.65；$P<0.001$）。根据颅内血肿和缺血性病变成像的差异，TCCD 可用于颅内血肿和缺血性脑卒中的识别与区分。研究显示，TCCD 能够正确监测是否存在颅内出血或缺血性脑卒中，其敏感度为 94%，特异度为 95%。TCCD 还可评估超急性期颅内出血患者的血肿体积和疾病进展。改进技术与 CT 血肿体积测量及早期血肿扩大监测有着良好的相关性。TCCD 还可用于在床旁评估第三脑室的直径和室外引流位置，在早期就能监测脑积水的进展和脑室外引流量。研究显示，用超声测量第三脑室宽度，侧脑室右额角、左额角和中间部分时，TCCD 和 CT 之间存在良好的相关性。另外，通过超声评估视神经鞘直径（optic nerve sheath diameter，ONSD）是无创评估颅内压力的重要方法。荟萃分析显示，超声测量 ONSD 为 4.80～6.30mm，对颅内高压的评估具有强大的预测能力，阳性和阴性相似比分别为 67.5（95%*CI*　29～135），5.35（95%*CI*　3.76～7.53）和 0.088（95%*CI*　0.046～0.152）。而将 ONSD 与其他超声模式（如静脉多普勒评估直窦）联合应用时，对颅内高压评估的准确性更高。

2. 脑超声在脑血流评估中的作用　由于大脑顺应性血管血流速度与压力的生理关系，颅内压的升高会对颅内血管流速及血管流速波形产生影响，如颅内压升高会导致舒张期血流速度下降，出现高阻波及搏动指数（pulsatility index，PI）升高。TCD/TCCD 是目前无创监测脑血流的重要方法之一，可以监测颅内动脉血流速度和灌注指数等指标。颅内动脉血流速度包括峰值流速、平均血流速度、舒张末期流速 3 个测量指标。大脑中动脉（middle cerebral artery，MCA）是临床中最常选择的 TCD 监测位点。PI 用于评价颅内动脉弹性、血管阻力及脑血流灌注状态高低，通过峰值流速、平均血流速度和舒张末期流速的测量，运用公式 PI＝（Vs−Vd）/Vm 计算而来。PI 通常为 0.55～1.05，一般认为 PI＞1.2 提示搏动指数增高。PI 正常或增高在不同的平均血流速度情况下代表了不同的意义。通过对平均血流速度的监测并结合血管灌注指数的改变，可判断颅脑血流的状态是与全身大循环流量不足相关，还是处于颅内缺血或全脑充血状态。另外，脑血流调节能力的评估也是神经重症患者管理的重点，通过观察血流在屏气试验、压颈试验等不同操作前后的变化，即可实现在床旁对患者脑血管反应性及血管自动调节功能的评估。

二、重症肾脏超声在临床中的应用

急性肾损伤（acute kidney injury，AKI）是一种涉及多学科的临床常见重症，由多种病因所致，是不良预后的独立危险因素。重症超声在 AKI 的早期识别、诊断及肾脏灌注评估方面的作用日益受到关注。超声具有无创、快捷、可在床旁实施动态监测，以及费用较低等优点，使临床上 AKI 重症患者在超声的指导下，以肾脏灌注为目标导向实施个体化治疗成为可能。目前床旁评估肾脏灌注的方法主要包括彩色多普勒血流显像、肾血管阻力指数及增强超声造影 3 种。

1. 彩色多普勒血流显像　彩色多普勒血流显像能够直观地显示血流的性质和流速在血管内的分布情况，而在此基础上又衍生出彩色多普勒速度能量图，利用血液中红细胞的能量来显示血流信号，彩色信号的颜色和亮度代表多普勒信号的能量，该能量大小与产生多普勒频移的红细胞数量有关。这 2 种方法均不受血流方向及血流与声束夹角的影响，彩色多普勒血流显像在评价肾实质血流灌注方面比彩色多普勒更优越，有利于低能量、低流速血流的检测。临床上可以使用彩色多普勒血流显像获得肾脏的整体灌注图像。根据能够检测到肾脏血流的位置，将肾脏的灌注水平分为 4 级，从而实现肾脏灌注的半定量评估。

2. 肾血管阻力指数　肾血管阻力指数（RRI）是评估重症患者肾灌注改变及预测 AKI 的一个重要指标。RRI 通过测量肾内动脉多普勒频谱中收缩期血流峰值速率（peak systolic velocity，PSV）和舒张末期血流速率（end-diastolic velocity，EDV），并根据以下公式进行计算获得：RRI=（PSV−EDV）/PSV，其受到肾内因素和肾外因素的影响。肾毛细血管楔压是决定 RRI 的主要肾内因素，而肾毛细血管楔压主要受肾间质压力和肾静脉压力的影响。肾外因素中，脉压是 RRI 的主要决定因素，而脉压与心功能与收缩期动脉顺应性相关。RRI 在重症领域已经得到了广泛的应用，Lerolle 等的研究显示，在感染性休克患者中，RRI 升高的患者其发生 AKI 的风险显著升高，RRI 可以作为发生 AKI 的预测因子。除此之外，有研究证实 RRI 可作为评估 AKI 患者肾功能预后的指标，当诊断为 AKI 时 RRI>0.85，则预示 AKI 患者短期内肾功能难以恢复，出院时很有可能仍然存在肾功能障碍。

3. 增强肾脏超声造影　无论是彩色多普勒血流成像还是 RRI 均不能监测较小的血管，难以实现对肾微循环灌注的评估，而增强肾脏超声造影可以用于组织微循环灌注的评价。由于微气泡的存在改变了超声波与组织之间的吸收、反射、折射和散射等作用，使微泡造影剂所在部位回声信号增强，可以显著提高二维超声的信号强度，也可以显著增强大、小血管的多普勒信号强度，通过时间强度曲线、曲线下面积、平均通过时间等来反映肾脏血流量变化，用于评估肾脏大循环和微循环灌注，反映肾功能的变化。

Schneider 等应用 CEUS 技术观察去甲肾上腺素作用下不同血压目标时感染性休克患者肾微循环的灌注情况，发现肾微循环灌注存在异质性及不同患者间存在显著差异性，这与特利加压素作用下肾微循环灌注的研究结果相似。

重症血流动力学治疗的目标之一就是在休克复苏的基础上，达到并维持有效的器官灌注。尽管一些临床、生化指标可以给我们提供一些器官灌注的信息，但目前常用的评估器官低灌注的指标仍主要依赖于大循环的改变，并且是非特异度的。而随着重症超声的进一步发展，重症超声的监测已经从以心、肺为主的大循环逐渐开始深入到对各个重要器官的评估中，这为临床上评估血流动力学对各个器官的影响提供了一个更为便捷、准确且有效的监测手段。在重症超声的帮助下，重症医学正在逐步从个体化走向器官化治疗时代。

（中国医学科学院北京协和医院　丁　欣　王小亭）

第二节　重症医师是否能做好经食管超声

重症超声已经成为重症医师的一项核心技能，尤其在管理重症患者的呼吸循环衰竭时更能凸显其重要性。经食管心脏超声（transesophageal echocardiography, TEE）是重症心脏超声的高级组成部分，比经胸心脏超声（transthoracic echocardiography，TTE）具有更多的优势。患者在正压机械通气、肥胖、存在外科切口 / 敷料等条件下，TEE 能够提供比 TTE 更稳定更可靠的图像，从而辅助重症医师进行临床的判断和决策。在不同的重症场景中，如血流动力学不稳定 / 循环衰竭，感染性心内膜炎，心脏外科术后，心脏停搏等情况下，TEE 也展现出一定的临床实用优势。国内外的专家共识 / 指南已经提出重症医师进行重症经食管超声的意义及操作规范。但除欧洲外，TEE 在中国或其他国家的使用仍然未普及。因此，重症医师进行经食管超声的临床效能成为进一步开展和普及重症经食管超声前亟待回答的问题，本综述将尝试结合现有的研究来从不同角度进行阐述。

一、重症医师进行经食管超声的可行性、安全性及临床效能

在一项回顾性研究中，呼吸危重症专科医师经过培训后完全具备能力对重症患者进行床旁目标化 TEE 检查，获得所需要的标准图像，并正确解读图像提供的病理生理信息，以及依据 TEE 检查结果指导临床的诊断和治疗决策。其中，12% 的 TEE 检查用于心脏停搏进行心肺复苏（cardiopulmonary resuscitation，CPR）的过程中，或者在自主循环恢复（recovery of spontaneous circulation，ROSC）之后进行，18% 的 TEE 检查是针对心内膜炎，其余均为针对血流动力学不稳定的原因进行检查。TEE 检查后，28% 的患者得到新的证据和临床诊断，72% 的患者进一步确定初始的临床诊断，而 TEE 提供的信息调整了 38% 患者的临床治疗决策。在 152 例 TEE 检查中并未发生任何机械性并发症。这些接受检查的患者都是气管插管进行机械通气患者，多数存在血流动力学不稳定。PCCM 专科医师在放置探头的过程中采用了可视喉镜进行辅助，并在需要的情况下考虑移除鼻胃管 / 经口胃管。

一项美国的多中心研究发现，即使是在凝血功能障碍并具有高出血风险的患者中进行 TEE 检查，重症医师和急诊科医生也能安全的完成，未增加患者的出血性并发症。另一项回顾性研究也发现，与心脏医生进行 TEE 检查结果相比较，经过高级培训或有经验的重症医师 TEE 检查的结果具有同样的高度敏感度和特异度、阳性预计值和阴性预计值。

二、重症医师进行经食管超声检查的规范培训

进行 TEE 良好临床应用的前提是对操作者进行规范的培训，质控和监督。根据欧洲重症医学会（the European society of intensive care medicine，ESICM）下的高级重症心脏超声认证（European diploma in advanced critical care EchoCardiography，EDEC）针对 TEE 的培训要求，被培训者需要在高级监督下完成 35 例 TEE 操作，并进行结构性日志记录，即可具备 TEE 的临床能力。也有一些关于培训的研究发现，采用 TEE 模拟器进行模拟化培训，可减少所需的 TEE 临床操作例数来获得认证，如在 Prat 的研究中仅需要完成 13 例临床病例的 TEE 操作。TEE 模拟器在熟悉设备、规范探头操作、掌握层面获取和正确解读图像方面提升被培训者的能力，这大大提高了培训的效率，节省人力，增加被培训者未来临床实际操作的安全性。但是，仍需要进一步设计良好的研究进行证实。同时，TEE 模拟器的费用昂贵，需要在制定培训计划的时候考虑培训成本。

在一项回顾性研究中，PCCM 专科医师接受了包括使用模拟器在内计时为 4 小时的培训项目，然后在高级监督下进行临床操作。在一项关于评估 TEE 模拟器培训效果的研究中，被培训者接受 4 小时的讲座式培训及 4 小时的 TEE 模拟器操作培训。中国重症超声研究组（Chinese critical care ultrasound group，CCUSG）的 TEE 培训项目设置为 2 天，包括 12 个学时的理论课程，1 个学时病例实战，以及 6 个学时基于 TEE 模拟器的培训。可见，TEE 的规范化培训耗时不多，效果显著，在重症医师中开展并不困难。但是，TEE 只是一项技术，通过 TEE 检查能够获得重症患者可视化的病理生理信息，除经过规范培训获得标准层面和图像外，对这些重症病理生理信息解读并应用到临床才是重症医师最高级的核心能力。有人认为将 TEE 的培训定位在何种层面上是需要进行探讨的，TEE 的规范化培训是针对接受过高级重症心脏超声培训的 ICU 医师，还是针对所有的 ICU 医师进行目标化的培训？怎样才能让重症医师用好 TEE 还需要积累经验。

三、重症医师进行经食管超声检查的质量控制

将 TEE 这项重症技术良好的应用在重症的诊疗中，需要具备 TEE 资质的高级监督者进行指导和监督，在进行 TEE 之前需获得知情同意，把握应用 TEE 的重症临床指征，对 TEE 的检查结果进行结构化记录并图像留取回顾，以及做好质量控制。将 TEE 提供的病理生理信息用于指导临床的整体过程。正因为 TEE 在 ICU 内并未被规范、广泛的开展，因此从目前的回顾性研究和相关调查中能发现，缺乏具备资质的高级 TEE 操作者作为监督、不能规范的进行知情同意、TEE 应用指征过于随意、不按照标准 TEE 检查流程留取图像、以及指导临床的过程是否恰当都存在未被临床研究证实的地方。

四、重症医师进行经食管超声检查的现状

在德国进行的一项 ICU 医师应用超声进行血流动力学评估的调查研究显示，104 名参与调查的 ICU 医师中有 66% 常规使用心脏超声作为血流动力学监测的方法，但 TEE 的使用率明显低于 TTE。

重症医师能否应用好 TEE 还有一个很重要的决定因素，就是所在 ICU 病房是否配备 TEE 探头。这无疑是一个存在国家或地区差异性的问题，比如在法国的 ICU 中几乎普及配备 TEE 探头，但在其他国家，包括美国和中国在内，很少有 ICU 配备 TEE 探头，同时，也缺乏有 TEE 资质的高级监督者能够监督 TEE 的培训效果和使用。

当设备和培训不成问题的时候，在印度的一项针对心脏麻醉患者进行 TEE 的在线调查研究，结果显示 TEE 应用率高的临床中心（每年超过 500 例）和应用率不高的临床中心之间可能存在设备、经验及临床应用的不同。

五、结论

重症经经食管超声曾经是遥不可及的存在。然而其特殊优势对于渴求真相与细节的重症医师来说具有很大的吸引力。TEE 的技术难度和规范发展，以及良好质量控制对重症医师来说从来都不是阻碍而是动力，相信在良好的培训引导和临床监督下，中国和世界的重症经食管超声能够被重症医师良好而规范的应用。

（中国医科大学附属第一医院　朱　然）

参考文献

［1］ Mayo P, Arntfield R, Balik M, et al.The ICM research agenda on critical care ultrasonography. Intensive Care Med, 2017, 43: 1257-1269.

［2］ 尹万红，王小亭，刘大为，等．中国重症经食管超声临床应用专家共识（2019）．中华内科杂志，2019, 58（12）：869-882.

［3］ Garcia YA, Quintero L, Singh K, et al.Feasibility, safety, and utility of advanced critical care transesophageal echocardiography performed by pulmonary/critical care fellows in a medical ICU. Chest, 2017, 152: 736-741.

［4］ Wray TC, Schmid K, Braude D, et al.Safety of transesophageal echocardiography performed by intensivists and emergency physicians in critically Ⅲ patients with coagulopathy and thrombocytopenia: a single-center experience. J Intensive Care Med, 2019: 885066619887693.

［5］ Lau V, Priestap F, Landry Y, et al. Diagnostic accuracy of critical care transesophageal echocardiography vs cardiology-led echocardiography in ICU patients. Chest, 2019, 155: 491-501.

［6］ Vieillard-Baron A, Millington SJ, Sanfilippo F, et al.A decade of progress in critical care echocardiography: a narrative review. Intensive Care Med, 2019, 45: 770-788.

［7］ Prat G, Charron C, Repesse X, et al. The use of computerized echocardiographic simulation improves the learning curve for transesophageal hemodynamic assessment in critically ill patients. Ann Intensive Care, 2016, 6: 27.

［8］ Bloch A, von Arx R, Etter R, et al. Impact of simulator-based training in focused transesophageal echocardiography: a randomized controlled trial. Anesth Analg, 2017, 125: 1140-1148.

[9] Borde DP, George A, Joshi S, et al. Variations of transesophageal echocardiography practices in India: a survey by indian college of cardiac anaesthesia. Ann Card Anaesth, 2016, 19: 646-652.

[10] Balzer F, Trauzeddel RF, Ertmer M, et al. Utilisation of echocardiography in intensive care units: results of an online survey in Germany. Minerva Anestesiol, 2018, 18: 12655-12657

第三节　重症经食管超声：从监测到导向治疗

随着重症医学理念的进步发展及重症监测救治难度和需求的提高，重症医学临床需要多维度的监测。因此，重症超声已成为重症医师需要掌握的核心技能，并越来越广泛的应用于 ICU。今年重症超声领域也取得了很好的进展，其中具有代表性的进展即中国重症经食管超声临床应用专家共识（2019）的发布。

由于重症患者的临床特殊性及经食管超声的独特优势（重点看心脏结构和评估瓣膜），经食管超声在重症医学中的应用得到极大拓展并且有了脱胎换骨的变化。在整合了重症医学理念之后，重症经食管超声（transesophageal echocardiography for critical care，TEECC）的概念应运而生，其在 ICU 的应用指征和方式也有了新的发展。由于重症患者的特殊性和重症经食管超声本身的发展，因此有了中国重症经食管超声临床应用专家共识（2019）的出现。

该共识基于重症理念和重症救治的临床需求，包含了从 TEECC 的基本理念和自身特点到其在循环障碍、精细血流动力学管理、特定重症临床事件、心脏停搏等的应用及应用流程、质控等几个方面的内容。共识强调了 TEECC 与传统经食管超声的区别，TEECC 基于重症临床事件与诊治需求实施，是推动重症可视化、精细化、精准化管理的重要手段，它提高了重症诊治的效能。TEECC 质量高及稳定性好、可对心脏大血管全方位化与细节化显像、操作者依赖性低、可连续监测等特征使其在 ICU 中具有能实现精细血流动力学监测，拓展监测维度、实现多维度监测，在特定临床场景如应用体外膜氧合器（extracorporeal membrane oxygenation，ECMO）、发生心脏停搏时等发挥独特优势。建议经食管超声探头应当在 ICU 中常规配置。

TEECC 在 ICU 中的应用指征是与传统经食管超声的标志性区别。它不仅包含传统方式的临床病因检查评估和临床有创操作引导，更重要的是它是基于重症临床救治需求的经食管超声检查，因此，不同的检查目的会有不同的检查方案及检查内容。当临床需要进行容量反应性评估时，需要通过双房上、下腔切面对上腔静脉变异，以及通过经胃左心室流出道切面测量左心室流出道速度时间积分（VTI）变异进行评估；当临床怀疑各种原因的肺动脉高压、急性肺心病时，需要通过食管中段四腔心切面和经胃左心室短轴乳头肌切面进行右心大小、“D”字征及右心收缩力的评估；其他还包括左心舒张功能的评估切面与指标、左心收缩功能的评估切面及指标等。

精细血流动力学监测是重症经食管超声应用指征中区别于传统经食管超声的重要方面。正是由于经食管超声通过食管紧贴心脏表面成像从而图像质量好，不受 ICU 常见如肥胖、机械通气等对经胸心脏超声的影响，能清晰、稳定、全方位、立体化的显像，从而使得多种指标的监测与测量成为可能，能提供全面的血流动力学定量指标。重症临床不同场景的不同需求，TEECC都可通过不同的检查方案、切面及测量指标带来可视化全面、精细、精准的信息，再整合其他指标互相印证，推动重症可视化精细血流动力学管理的发展。尤其是针对难治性休克、复杂心内结构改变导致的休克及初始复苏未达目标、需要重新评估的休克患者。对于此类患者，流程化的评估有助于规范临床决策及诊疗行为，精细血流动力学评估重症经胸超声有FREE流程，而TEECC也有TEECC-FREE流程。然而，现有国内外文献关于ICU中经食管心脏超声（transesophageal echocardiography，TEE）的应用依然大部分集中在传统TEE的指征与应用方式上，极大程度上浪费了TEE的独特优势。因此，需要更多关于TEE精细血流动力学评估在ICU应用的相关研究。

而TEECC独特优势使其在ICU一些特定的临床场景中成为必不可少的的手段。现在重症病房越来越多的应用ECMO，TEECC不仅能在应用ECMO前进行评估从而帮助选择ECMO的方式，还能够在置管阶段通过双房上、下腔切面直接看到上、下腔静脉中引血管路及回血管路的所在位置是否合适，评估二者间相对位置是否会形成血流的直接回路。能在使用ECMO患者的诊疗过程中进行全程的血流动力学监护，还能辅助ECMO的撤离，实现了对使用ECMO患者的全程管理。在心脏停搏时，TEECC可以在不影响胸外按压及除颤的情况下，进行实时心脏超声评估。TEECC不仅可以评估胸外按压效果与深度，还能筛查导致心脏停搏的可逆病因，并且已有TEECC应用于心肺复苏的指南。其他特殊场景还包括俯卧位、急性肺心病的评估管理等。

经食管超声的成像特点也使其在重症中对于局部心脏压塞、结构异常所致休克/低血氧（左向右或右向左分流）及休克优先病理生理机制等判别上具有独特的优势，并且TEECC由于图像质量好，可以整合高级超声技术（如斑点追踪、三维四维评估等），使这些技术在重症患者中的应用成为可能，为更深入的探索提供了良好的平台。微型TEECC能进行连续血流动力学监测，更符合重症监护持续监测的特点。TEECC具有无创、易操作、图像稳定性好的特性。重症患者多有气管插管等气道保护措施也使得TEECC在ICU的开展更加简单、安全。TEECC的诸多优势，都使得其在ICU的应用即TEECC，具有更广阔的空间与应用潜力。

中国重症经食管超声临床应用专家共识（2019）不仅对TEECC的特点进行了系统性梳理，为TEECC在ICU的应用打下了坚实的理论基础，而且还阐述了其与重症经胸超声相得益彰、互相补充、互相印证的关系，在重症超声的发展中具有里程碑的意义。而其推动的重症可视化精细血流动力学管理，也使得TEECC从单纯的监测到导向重症治疗，迈出了重要的一步。

（四川大学华西医院　李　易　尹万红　康　焰）

参 考 文 献

[1] 尹万红，王小亭，刘大为，等. 中国重症经食管超声临床应用专家共识（2019）. 中华内科杂志，2019，58（12）：869-882.

[2] Paul H M, Mangala N, Seth K. Critical care transesophageal echocardiography. CHEST, 2015, 148(5): 1323-1332.

[3] Vignon P, Merz TM, Vieillard-Baron A. Ten reasons for performing hemodynamic monitoring using transesophageal echocardiography. Intensive Care Med, 2017, 43: 1048-1051.

[4] Vieillard-Baron A, Slama M, Mayo P, et al. A pilot study on safety and clinical utility of a single-use 72-hour indwelling transesophageal echocardiography probe. Intensive Care Med, 2013, 39: 629-635.

[5] Vieillard-Baron A, Chergui K, Rabiller A, et al. Superior vena caval collapsibility as a gauge of volume status in ventilated septic patients. Intensive Care Med, 2004, 30(9): 1734-1739.

[6] Groban L, Dolinski SY. Transesophageal Echocardiographic Evaluation of diastolic function. Chest, 2005, 128: 3652-3663.

[7] Bouferrache K, Amiel JB, Chimot L, et al. Initial resuscitation guided by the surviving sepsis campaign recommendations and early echocardiographic assessment of hemodynamics in intensive care unit septic patients: a pilot study. Crit Care Med, 2012, 40(10): 2821-2827.

[8] Nagueh SF, Middleton KJ, Kopelen HA, et al. Doppler tissue imaging: a noninvasive technique for evaluation of left ventricular relaxation and estimation of filling pressures. J Am Coll Cardiol, 1997, 30: 1527-1533.

[9] Melanie M, Christoph S, Alexander Z. Echophysiology: the transesophageal echo probe as a noninvasive Swan-Ganz catheter. Curr Opin Anesthesiol, 2016, 29: 36-45.

[10] Blaivas M. Transesophageal echocardiography during cardiopulmonary arrest in the emergency department. Resuscitation, 2008, 78(2): 135-140.

[11] Gaspari R, Weekes A, Adhikari S, et al. Emergency department point- of-care ultrasound in out-of-hospital and in-ED cardiac arrest. Resuscitation, 2016, 109: 33-39.

[12] James F, Michael M, Haney M, et al. Transesophageal echocardiography: guidelines for point-of-care applications in cardiac arrest resuscitation. Ann Emerg Med, 2018, 71(2): 201-207.

[13] Cunningham LM, Mattu A, O'Connor RE, et al. Cardiopulmonary resuscitation for cardiac arrest: the importance of uninterrupted chest compressions in cardiac arrest resuscitation. Am J Emerg Med, 2012, 30: 1630-1638.

[14] Huisin't Veld MA, Allison MG, Bostick DS, et al. Ultrasound use during cardiopulmonary resuscitation is associated with delays in chest compressions. Resuscitation, 2017, 119: 95-98.

[15] Armand MD, Olivier P, Florence B, et al. Transesophageal echocardiography in prone position during severe acute respiratory distress syndrome. Intensive Care Med, 2011, 37: 430-434.

[16] Toshihito T, Yuchi Y, Takeshi T, et al. Evaluation of density area in dorsal lung region during prone position using transesophageal echocardiography. Crit Care Med, 2004, 32: 83-87.

[17] Vieillard-Baron A, Matthay M, Teboul JL, et al. Experts'opinion on management of hemodynamics in ARDS patients: focus on the effects of mechanical ventilation. Intensive Care Med, 2016, 42(5): 739-749.

[18] Aneman A, Brechot N, Brodie D, et al. Advances in critical care management of patients undergoing cardiac surgery. Intensive Care Med, 2018, 44(6): 799-810.

[19] Riu-Poulenc B, Begot E, Mari A, et al. Agreement of therapeutic proposals derived from early hemodynamic assessment using transpulmonary thermodilution and transesophageal echocardiography in septic shock patients. Intensive Care Med, 2014, 40(Suppl 1): S209.

[20] Hammoudi N, Hékimian G, Laveau F, et al. Three-dimensional transoesophageal echocardiography for cardiac output in critically ill patients: A pilot study of ultrasound versus the thermodilution method. Arch Cardiovasc Dis, 2017, 110(1): 7-13.

[21] Arntfield R, Pace J, Hewak M, et al. Focused transesophageal echocardiography by emergency physicians is feasible and clinically influential: observational results from a novel ultrasound program. J Emerg Med, 2016, 50: 286-294.

[22] Cecconi M, De Backer D, Antonelli M, et al. Consensus on circulatory shock and hemodynamic monitoring: task force of the European Society of Intensive Care Medicine. Intensive Care Med, 2014, 40: 1795-1815.

[23] Khoury AF, Afridi I, Quiñones MA, et al. Transesophageal echocardiography in critically ill patients: Feasibility, safety, and impact on management. Am Heart J, 1994, 127(5): 1363-1371.

[24] Vignon P, Mentec H, Terre S, et al. Diagnostic Accuracy and Therapeutic Impact of Transthoracic and Tansesophageal Echocardiography in Mechanically Ventilated Patients in the ICU. Chest, 1994, 106(6): 1829-1834.

[25] Huttemann E, Schelenz C, Kara F, et al. The use and safety of transoesophageal echocardiography in the general ICU — a minireview. Acta Anaesthesiol Scand, 2004, 48(7): 827-836.

[26] Yunuen AG, Luis Q, Karan S, et al. Feasibility, Safety, and utility of advanced critical care transesophageal echocardiography performed by pulmonary/ critical care fellows in a medical ICU. CHEST, 2017, 152(4): 736-741.

第四节　肺部超声评分能帮助诊疗决策吗

肺部超声是一种评估肺部病变的实用性工具。相对于传统放射学成像技术，肺部超声具有可在床旁操作、实时成像、便携性好、无辐射、操作简便、可重复性好的优势，已在临床中广泛应用于重症患者。

肺部超声是一种监测手段，可半定量或定量评估肺部通气。肺部超声评分在近几年有了很大的发展。它是以肺部超声为手段，量化肺部病理生理状态的重要指标。肺部超声评分系统已有多种，包括 B 线最大数量评分、B 线占据肺面积的视觉百分比评分、B 线融合评分、改良的 B 线融合评分等，主要是根据肺气水比例失调占肺部分区的大小和超声影像学分值来计算总分，量化肺部通气面积的变化。目前 ICU 中最常用的肺部超声评分方法是根据肺气水比例失调严重程度分为 4 级，每级对应一个分数，①0 分：正常通气，A 线或≤2 条 B 线；②1 分：≥3 条清晰、典型的 B 线；③2 分：融合的 B 线；④3 分：组织样变。每侧胸廓由胸骨、腋前线、腋后线为标志分区，每个区域又分为上、下 2 个区，全肺共分为 12 个区。肺部超声评分为全肺 12 个区评分之和，得分范围从 0 分（所有区域均通气良好）到 36 分（所有区域均组织样变）。该评分已应用于不同的临床环境，现有证据表明肺部超声评分可以协助重症患者诊断疾病，判断预后，并指导治疗过程中的决策，包括协助 PEEP 滴定、协助评估容量状态和液体管理、评估机械通气脱机指标等。

一、肺部超声评分在疾病诊断中的作用

在 Aurélien Buessler 等的多中心前瞻性研究中，肺部超声评分作为急诊患者急性心力衰竭诊断 Brest 评分的互补工具，实现了在急性呼吸困难患者中对急性心力衰竭的快速诊断。对临床急性心力衰竭诊断不明确的患者，6 分区及 8 分区肺部超声评分方法可提高诊断的准确性。在重症患者中，肺气水比例失调的原因复杂，可能导致 B 线和组织样变。因此，患者出现组织样变不足以诊断为肺炎。在组织样变中出现动态线性 / 树状支气管充气征是呼吸机相关性肺炎的一个特殊征象。研究表明，床旁肺部超声是一种可靠、准确的诊断工具，在 ICU 诊断肺炎方面优于床旁胸片。临床肺部超声评分可以很容易地评估，早期诊断呼吸机相关性肺炎。

二、肺部超声评分有助于疾病严重程度分级

O. Dransart-Ray 等的前瞻性的观察研究表明，对高危手术后行机械通气的重症患者，在进入 ICU 30 分钟以内行肺部超声检查提示，肺部超声评分≥10 分的患者比肺部超声评分＜10 分的患者 PaO_2/FiO_2 比值低，术后需要更长时间的通气支持。这提示患者在进入 ICU 时，肺部超声评分可以预测高危手术后的肺部结局，可以作为高危外科患者术后通气支持需求的早期预测指标，从而有助于预防或早期治疗，以提高床旁决策的能力。在急性呼吸窘迫综合征患者中，肺部超声评分可以预测病情的严重程度，0～5 分为轻度，6～9 分为中度，＞11 分为重度。血管外肺水的变化与 B 线变化有显著相关性。评分≥6 分对预测血管外肺水＞10ml/kg 的敏感度为 82%，特异度为 77%，ROC 曲线下的面积（area under curve，AUC）为 0.86。Yin 等对 175 例有完整肺部超声检查数据的休克患者进行分析，多因素分析显示急性生理和慢性健康状况Ⅱ评分（acute physiology and chronic health evaluation-Ⅱ score，APACHE-Ⅱ score），乳酸及肺部超声评分为 ICU 内休克患者 28 天病死率的独立危险因素，肺部超声评分越高，患者病死率越高。肺部超声评分可预测急诊的急性呼吸困难老年患者疾病严重程度及结局。在多变量分析中，肺部超声评分是患者需入住 ICU 的唯一独立的相关因素，有利于急诊早期分诊。肺超声评分还有助于区分拔管后高风险和低风险患者，在 Soummer 等关于肺部超声评估脱机拔管的研究中，自主呼吸试验结束后，肺部超声评分＞17 分，高度预示患者拔管失败风险高；而肺部超声评分＜13 分的患者拔管失败的风险低。

三、肺部超声评分有助于指导疾病治疗

肺部超声评分可以评估 PEEP 诱导的肺实变区再通气面积的变化，其变化与 PEEP 引起的呼气末肺容量增加相关，因此建议在床边应用肺部超声评分评估肺复张。有研究表明，肺部超声评分的增加是感染性休克合并 ARDS 患者液体复苏不良反应的早期预警，可指导医生进行液体管理。目前，已经提出了肺部超声指导复苏，即复苏期间 B 线增多提示临床医生停止进一步的复苏。在心力衰竭出院患者的随访中，肺部超声评分可以在早期发现患者亚临床肺淤血，其指导的利尿剂治疗可以减少心

力衰竭患者的失代偿次数，提高患者的步行能力，显著减少患者 6 个月内再入院次数。

四、肺部超声评分的局限性

1．肺部超声评分有时不能准确地反映 B 线分布范围，B 线的量化亦是困难的，进而不能准确的反映肺气水比例失调的严重程度。为了更全面地估计血管外肺水，有文献推荐评估由 B 线所占据胸膜线的百分比，而不是计数 B 线的最大数目。基于视觉估计的半定量的方法已经被提出来评估 B 线所占的扫描百分比，但很容易引起错误。Claudia Brusasco 对 12 例 ICU ARDS 患者进行前瞻性观察研究，旨在开发一个计算机辅助全自动、定量 B 线占胸膜线百分率评分系统（QLUSS：定量肺部超声声评分）。研究表明 QLUSS 与血管外肺水的关联度优于 B 线的融合评分（cLUSS）或 B 线的最大数量评分（nLUSS），与其他半定量肺部超声评分相比，显示出最佳的观察者间一致性。QLUSS 是在对先前存储的影像进行后处理时执行的，未来可进行实时分析。这项初步研究表明，QLUSS 是一个可靠的独立于操作者的 ARDS 血管外肺水评估方法，该方法可能优于先前的肺部超声评分，且在速度和大型数据分析方面具有优势。

2．肺部超声评分有时不能准确的反映组织样变范围，进而不能准确的反映疾病严重程度。肺部超声评分系统中 3 分对应的标准为存在组织样变。按照这一标准，仅累及 1 个肋间隙的肺组织样变与累及多个肋间隙的肺组织样变评分都是 3 分，由此导致高估肺含气量损失。为了进一步提高肺部超声评价肺通气的准确性，最近的研究结果表明，以组织样变为主的区域才应评 3 分。因此，需改进现有的肺部超声评分系统，进行更精确的量化，更好地评估肺通气。

3．肺部超声不能评估 PEEP 引起的肺过度膨胀，因此，肺部超声评分不是完美的评估肺复张的方法。不能仅用肺部超声评分这一种方法进行 PEEP 滴定。

4．肺部超声评分时，分区选择会对诊断的准确性造成影响。Aurélien Buessler 比较了 4 分区 BLUE 方案和 6、8、28 分区方案，并进一步评估这些方法在急性心力衰竭诊断的临床评分（Brest 评分）中等（即 4～8 分）患者中的诊断效果。结果显示，在全体患者和 Brest 评分中等的患者中，6、8 分区法在 Brest 评分的基础上提高了急性心力衰竭诊断的准确性。4 分区法诊断急性心力衰竭的能力略低于其他更多扫描点的方法。Alfonso Sforza 对 170 例急诊急性呼吸困难患者的研究表明，单独胸廓前侧扫查对急性心力衰竭的诊断准确性较低，而同时扫查胸部前侧或外侧可以帮助确定几乎所有的急性心力衰竭病例。因此，选择更多的分区对肺水及肺部通气面积进行评估可能更为全面和充分。未来的研究可以计划比较 6、8、12 分区肺部超声评分的可行性和诊断性能。

5．Öhman 等研究表明，快速心胸超声方案（cardiothoracic ultrasound protocol，CaTUS）诊断急性心力衰竭的准确率高于单独行超声心动图或肺部超声。在超声评估拔管方面，Stein Silva 等建议对心脏、肺和膈肌功能进行综合的床旁超声评估，不仅可准确预测拔管后出现呼吸窘迫的患者，还可以监测一些与脱机拔管后呼吸窘迫有关的病理生理过程（肺气水比例失调、左心室舒张压病理性升高和膈肌功能障碍）。另外，对于重度 COPD 等有拔管风险的特殊人群，拔管后呼吸窘迫的病因可能不能通过超声评估（如可逆性气道痉挛相关的气道阻力增加），或者需要更复杂的超声心动评估（如右心室的收缩及舒张功能）。在诊断肺炎方面，肺部超声与气管内吸引物的革兰染色的联合应用优于气管内吸引物与临床肺部感染评分（clinical pulmonary infection score，CPIS）联合应用，降钙素原检测与肺部超声的结合也显示出有助于呼吸机相关性肺炎的诊断。因此，不应局限于肺部超声评分，而需要使用基于多部位的超声方案，同时结合患者临床信息，来进一步提高疾病诊断的准确性。

综上所述，肺部超声评分已成为协助诊断重症疾病、判断预后和指导诊疗决策的有效方法，是管理急危重症疾病的一个不可或缺的工具。它虽然强大，但仍存在很多局限性，需要对现有的评分系统进行改进，进行更精确的量化，且将肺部超声评分及其他部位超声整合到临床对于肺部超声的有效应用至关重要。计算机辅助自动化评分系统也正在进行检测，它是否会进一步改善超声对急危重症疾病的诊断价值，并指导治疗决策，仍需进一步评估。

（首都医科大学附属北京同仁医院　刘　杨　何　伟）

参考文献

[1] Francesco M, Bélaid B, Silvia M, et al. Lung ultrasound for critically ill patients. Am J Respir Crit Care Med, 2019, 199(6): 701-714.

[2] Buessler A, Tahar C, Kévin D, Accuracy of several lung ultrasound methods for the diagnosis of acute heart failure in the ed : a multicenter prospective study .Chest, 2020, 157 (1): 99-110.

[3] Mongodi S, Via G, Girard M, et al. Lung ultrasound for early diagnosis of ventilator-associated pneumonia. Chest, 2016, 149(4): 969-980.

[4] Bitar Z I, Maadarani, Ossama S, et al. Diagnostic accuracy of chest ultrasound in patients with pneumonia in the intensive care unit: A single - hospital study. Health Sci Rep, 2019, 2 (1): e102.

[5] Staub L J, Biscaro, Roberta R M, et al. Accuracy and applications of lung ultrasound to diagnose ventilator-associated pneumonia: a systematic review. J Intensive Care Med.2018, 33 (8): 447-455.

[6] Dransart-Rayé, E Roldi, L Zieleskiewicz, et al. Lung ultrasound for early diagnosis of postoperative need for ventilatory support: a prospective observational study. Anaesthesia, 2019, 75(2): 202-209.

[7] Bataille B, Rao, Guillaume, Cocquet, Pierre, et al. Accuracy of ultrasound B-lines score and E/Ea ratio to estimate extravascular lung water and its variations in patients with acute respiratory distress syndrome. J Clin Monit Comput, 2015, 29(1): 169-176.

[8] Yin W, Zou Tongjuan, Qin Y, et al. Poor lung ultrasound score in shock patients admitted to the ICU is associated with worse outcome. BMC Pulm Med, 2019, 19(1): 1.

[9] Thibaut, Markarian, Laurent, et al. A lung ultrasound score for early triage of elderly patients with acute dyspnea. CJEM, 2019, 21(3): 399-405.

[10] Bouhemad B, Brisson H, Le-Guen M, et al. Bedside ultrasound assessment of positive end-expiratory pressure-induced lung recruitment. Am J Respir Crit Care Med, 2011, 183(3): 341-347.

[11] Caltabeloti F, Monsel A, Arbelot C, et al. Early fluid loading in acute respiratory distress syndrome with septic shock

deteriorates lung aeration without impairing arterial oxygenation: a lung ultrasound Observational Study. Crit Care, 2014, 18(3): R91.

[12] Lichtenstein D. Fluid administration limited by lung sonography: the place of lung ultrasound in assessment of acute circulatory failure (the FALLS-protocol). Expert Rev Respir Med, 2012, 6(2): 155-162.

[13] Rivas-Lasarte M, Jesús Álvarez - García, Juan Fernández - Martínez, et al. Lung ultrasound-guided treatment in ambulatory patients with heart failure: a randomized controlled clinical trial (LUS-HF study) . Eur J Heart Fail, 2019, 21(12): 1605-1613.

[14] Gargani L. Lung ultrasound: a new tool for the cardiologist. Cardiovasc Ultrasound, 2011, 9: 6.

[15] Brusasco C, Gregorio S, Elisa B, et al. Quantitative lung ultrasonography: a putative new algorithm for automatic detection and quantification of B-lines. Crit Care, 2019, 23 (1): 288.

[16] Chiumello D, Mongodi S, Algieri I, et al. Assessment of lung aeration and recruitment by CT scan and ultrasound in ARDS patients. Crit Care, 2014, 18(3): R91.

[17] Constantin JM, Grasso S, Chanques G, et al. Lung morphology predicts response to recruitment maneuver in patients with acute respiratory distress syndrome. Crit Care Med, 2010, 38 (4): 1108-1117.

[18] Sforza A, Carlino MV, Guarino M, et al. Anterior vs lateral symmetric interstitial syndrome in the diagnosis of acute heart failure . Int J Cardiol, 2019, 280: 130-132.

[19] Öhman J, Harjola VP, Karjalainen P, et al. Rapid cardiothoracic ultrasound protocol for diagnosis of acute heart failure in the emergency department. Eur J Emerg Med, 2019, 26(2): 112-117.

[20] Silva S, Ait Aissa, Dalinda, et al. Combined Thoracic Ultrasound Assessment During a Successful Weaning Trial Predicts Postextubation Distress. Anesthesiology, 2017, 127 (4): 666-674.

[21] Soummer A, Perbet S, Brisson H, et al. Lung ultrasound study group. ultrasound assessment of lung aeration loss during a successful weaning trial predicts postextubation distress. Crit Care Med, 2012, 40(7): 2064-2072.

第十五章　重 症 康 复

第一节　移植前肺康复治疗对单侧肺移植患者的积极意义

肺移植是治疗终末期肺疾病的唯一有效方法，术后患者可长期存活，生存质量得到明显改善。理论上双肺移植更有利于改善通气血流比例失调，肺水肿风险较低，总体生存率较高。但由于器官捐赠者匮乏，接受单侧肺移植治疗的患者更为常见，肺移植围手术期的综合管理复杂且困难，所以病死率高。肺康复（pulmonary rehabilitation，PR）被认为是促进肺移植术后患者恢复最有效的措施之一，是肺移植患者围手术期管理及术后随访应关注的重点，也是延长患者生命、提高生活质量的关键。

一、肺移植

肺移植是一种治疗终末期肺疾病的有效干预措施，间质性肺炎是最常见的终末期肺疾病。而特发性肺纤维化是一种最常见的慢性、进行性的间质性肺炎亚型，其特征是呼吸困难和肺功能的进行性恶化。特发性肺纤维化患者的中位生存期为2～3年，急性恶化和并发症可能导致住院和死亡，造成重大的经济和医疗负担。尽管药物治疗可以缓解特发性肺纤维化患者的症状并延缓其肺功能下降，但总体疗效仍不令人满意，其成本和不良反应也不能忽略。肺移植可以延长特发性肺纤维化患者的生存期。肺康复是非药物治疗中最受欢迎的治疗方法之一，已被特发性肺纤维化患者指南推荐使用。

二、肺康复

1. 简介　肺康复是对有症状、日常生活能力下降的慢性呼吸系统疾病患者在术前、术后及出院重返社会过程中采取的一套整体的多学科综合干预措施。肺康复的循证医学指南指出，肺康复具有多学科协作、个体化、注重改善患者的躯体功能和社会功能3个特点。

2. 移植前肺康复的意义　肺康复是一种有效的治疗方案，有研究证实早期运动训练能提高肺移植等待者和肺移植术后患者的活动耐力，有效减少术后并发症。肺康复可以增强特发性肺纤维化患者的运动能力并其改善生活质量。

患者无论是否在等待肺移植的名单上，肺康复结合运动训练对间质性肺炎都是有益处的。肺康复对肺移植等待名单上的患者的运动能力和生活质量有积极影响。此外，有学者还证明了运动训练后在 6 分钟步行试验、症状和健康相关生命质量（health-related quality of life，HRQoL）方面有重要的临床改善。在肺移植术前进行肺康复可以使患者增强身体功能并使术后的恢复速度加快。

与其他疾病病因的患者相比，特发性肺纤维化患者在运动训练中的改善可能更小。但近期的一项研究表明，肺康复可以降低特发性肺纤维化患者肺移植术后的死亡率、缩短机械通气及 ICU 住院的时间。该研究指出单肺移植前完成肺康复能使特发性肺纤维化患者肺移植后的死亡风险降低 50%。在这项研究中，肺康复组患者有创机械通气时间超过 24 小时的比例明显低于对照组，这表明肺康复对于接受单侧肺移植的特发性肺纤维化患者的恢复具有重要意义。

3. 肺移植前肺康复的内容　研究表明肺移植前完成肺康复的主要内容包括肌肉锻炼、有氧训练、临床和精神科随访、营养随访、社会援助和教育讲座。具体计划包括每 2 个月与移植团队进行的医疗预约、精神病学评估、营养咨询、社会援助及每个月 1 次的教育讲座。肺康复的体能训练部分由 2 名理疗师进行管理，每周 3 节，共 36 节。在此项体能训练中，患者进行了热身，肌肉强化和有氧运动。热身包括与手臂抬高相关的呼吸训练。肌肉强化是进行手臂和腿部的练习，初始负荷值从最大测试值的 30% 开始，每重复 10 次为 1 节。根据患者的耐受性，每 7 节负荷增加 0.5kg。有氧运动在跑步机上进行，从 6 分钟步行试验速度的 70% 开始，每隔 6 分钟进行渐进式训练，直到达到 30 分钟为 1 节。每 7 节速度提高 0.3km/h。当患者主诉呼吸困难或腿部疲劳（改良的 Borg 量表评分＞4），以及 SpO_2 达到 92% 时，所有训练都受到限制。改良的 Borg 量表主要是用于评价 6 分钟步行试验后患者呼吸困难的情况，分值为 0～10 分。当患者 SpO_2＜92% 时，不要停止训练，可降低运动强度，促进氧气流量增加，并鼓励患者耐受呼吸困难。在每节训练结束时，患者需对锻炼过主要肌肉群进行拉伸。在肺康复期间，所有患者均按照其医学处方接受连续的氧气治疗，并通过无创脉搏血氧饱和度仪对其进行持续监测，以期 SpO_2≥92%。

4. 移植前肺康复如何改善患者的病情　特发性肺纤维化患者的呼吸困难可导致心理困扰增加，而抑郁和焦虑可增加对呼吸道症状的感知。肺康复可能延缓特发性肺纤维化患者肺功能的下降。肺康复包括精神科随访，可减轻患者心理困扰，有证据表明，康复计划可以显著改善抑郁症和焦虑症。

有研究表明对肺移植等待名单上的患者进行肺康复，在社交功能和心理健康方面的得分均增加，肺康复已被证明可以改善运动耐力，减少呼吸困难，改善生活质量，并减少卫生资源的使用。肺康复是以体育锻炼为基础，与其他策略一起作用，旨在减轻和控制症状，减少并发症，帮助患者积极生活。

总之，肺康复对单侧肺移植患者的恢复具有重要意义。在肺移植之前进行肺康复可以使患者增强身体功能，并加快术后的恢复速度。肺康复需要多学科的参与合作，提高对患者的精确评估，制定个体化的肺康复方案。如何将肺移植前的肺康复加入常规治疗，使更多的肺移植患者受益，是我们未来努力的方向。在双肺移植前的进行肺康复的意义如何，需要更多的试验来验证。

（哈尔滨医科大学附属第二医院　王洪亮　马红梅）

参 考 文 献

[1] Lischke R, Simonek J, Pozniak J, et al. Lung transplantation. Rozhl Chir, 2011, 90(11): 612-620.

[2] Ley B, Collard HR, King TE Jr. Clinical course and prediction of survival in idiopathic pulmonary fibrosis. American Journal of Respiratory and Critical Care Medicine, 2011, 183(4): 431-440.

[3] Martinez FJ, Collard HR, Pardo A, et al. Idiopathic pulmonary fibrosis, Nature Reviews Disease Primers, 2017, 3: 17074.

[4] Nathan SD, Albera C, Bradford WZ, et al. Effect of pirfenidone on mortality: pooled analyses and meta-analyses of clinical trials in idiopathic pulmonary fibrosis. Lancet Respiratory Medicine, 2017, 5(1): 1-33.

[5] Antonella Caminati, Roberto Cassandro, Olga Torre, et al. Severe idiopathic pulmonary fibrosis: what can be done? Eur Respir Rev, 2017, 26(145): 170047.

[6] Raghu G, Collard HR, Egan JJ, et al. An official ATS/ERS/JRS/ALAT statement: idiopathic pulmonary fibrosis: evidence-based guidelines for diagnosis and management. Am J Respir Crit Care Med, 2011, 183: 788-824.

[7] Ries AL, Bauldoff GS, Carlin BW, et al. Pulmonary rehabilitation: joint ACCP/AACVPR evidence-based clinical practice guidelines. Chest, 2007, 131(5Suppl): 4S-42S.

[8] Spruit MA, Singh SJ, Garvey C, et al. An official American Thoracic Society/European Respiratory Society statement: key concepts and advances in pulmonary rehabilitation. Am J Respir Crit Care Med, 2013, 188(8): e13-e64.

[9] Hoffman M, Chaves G, Ribeiro-Samora GA, et al. Effects of pulmonary rehabilitation in lung transplant candidates: a systematic review. BMJ Open, 2017, 7(2): e013445.

[10] Yu X, Li X, Wang L, et al. Pulmonary Rehabilitation for Exercise Tolerance and Quality of Life in IPF Patients: A Systematic Review and Meta-Analysis. Biomed Res Int, 2019: 8498603.

[11] Dowman L, Hill CJ, Holland AE. Pulmonary rehabilitation for interstitial lung disease. Cochrane Database of Systematic reviews (Online), 2014, 10(10): CD006322.

[12] Florian J, Rubin A, Mattiello R, et al. Impact of pulmonary rehabilitation on quality of life and functional capacity in patients on waiting lists for lung transplantation. J Bras Pneumol, 2013, 39(3): 349-356.

[13] Dowman LM, McDonald CF, Hill CJ, et al. The evidence of benefits of exercise training in interstitial lung disease: a randomised controlled trial. Thorax, 2017, 72: 610-619.

[14] Juliessa Florian, Guilherme Watte, Stephan Altmayer, et al. Pulmonary rehabilitation improves survival in patients with idiopathic pulmonary fibrosis undergoing lung transplantation. Scientific Reports, 2019, 9(1): 9347.

[15] Garrod R, Malerba M, Crisafulli E. Determinants of success. Eur Respir J, 2011, 38(5): 1215-1218.

第二节 早期目标靶向康复治疗对意识障碍患者的益处

重症患者长期卧床，机体经常保持在制动状态，尤其是急性脑血管病、脊髓损伤、肢体骨折等疾病，以及因治疗和护理需要而进行镇痛、镇静治疗，这些都增加了患者的制动时间。从而引起坠积性肺炎、压疮、下肢静脉血栓、ICU 获得性衰弱等并发症也逐渐成为临床治疗不得不考虑的问题。

一、意识障碍患者的早期活动

大量研究表明，早期活动可减少上述并发症的发生率。但是，对于存在意识障碍的神经重症患者，早期活动的获益与风险仍存在争议。急性神经系统损伤（如急性缺血性脑卒中，动脉瘤性蛛网膜下腔出血，自发性脑出血和神经外伤）的早期活动方式、时机、频率是当前研究的热点话题。

Indredavik 等一项卒中单元与普通病房的单中心回顾性分析发现，卒中病房组死亡及致残率相较普通病房组降低了 64%。随后的差异性分析发现卒中病房组在发病 24 小时内进行超早期活动（very early mobility，VEM）是死亡及致残率下降的主要原因。该研究认为急性脑卒中后进行超早期活动（坐、下床，站立和行走）降低出院，可以降低致残率及出院后的家庭护理支出。

这一结论极大的鼓舞了临床医师及护理人员，随后 Bernhardt 教授及其团队进行了一项针对急性脑卒中患者的超早期活动大型多中心临床试验（a very early rehabilitation trial，AVERT）Ⅲ期临床试验。该试验纳入了 5 个国家 56 个卒中中心 2006—2015 年的 2000 多名患者。对干预组患者实施常规护理并在脑卒中发作 24 小时内进行 VEM，对照组仅实施常规护理。最终结果显示，干预组患者中、重度残疾或死亡的比例明显高于对照组；两组在认知功能及独立生活能力方面无明显差异，在之后为期 1 年的随访发现两组在生活质量方面亦无明显差异。

AVERT 的试验结果并没有否定早期活动的积极意义，只是提醒临床医师，早期活动并不是无限制的活动，如对于急性脑卒中患者早期活动引起的血压波动、体位变化、脑血流灌注的影响等都是加重原发病的因素。该试验的局限性在于，研究对象虽然为急性脑卒中患者，但实施早期活动的人员及场所为卒中中心，但在监护设备齐全，具有丰富重症治疗经验的 ICU 的适用性存疑。

二、早期目标导向活动

早期目标导向活动（early goal-directed mobilisation，EGDM）是指由早期活动团队（包括康复治疗师、临床医师、护理人员）指导并制订的个体化、有针对性及目标的早期活动。EGDM 是早期活动的发展趋势，但如何规范化的实施并为患者带来最大的获益，这急需一些评价指标或量表来进行评估指导。

1. 基于 SOMS 量表的早期目标导向活动　Kasotakis 等制订了 SICU 移动量表（the SICU Optimal Mobility Score，SOMS），① SOMS 0 分：表示不考虑活动，适用于 24 小时内预期死亡率高或生命体征不稳定的头部或脊髓损伤，以及颅内压升高（>20cmH_2O）的患者；② SOMS 1 分：表示能够在床上接受被动运动锻炼；③ SOMS 2 分：表示能够在半卧位或坐在椅子；④ SOMS 3 分：表示能够站立；⑤ SOMS4 分：表示能够走动。随后的 2 项单中心的随机对照试验证明了 SOMS 量表与 SICU 住院时间、死亡率具有良好的相关性。

Schaller 等在 Lancet 上发表了一项国际多中心随机对照试验，该试验基于 SOMS 量表，纳入了

2011 年 7 月 1 日至 2015 年 11 月 4 日期间的 200 例 SICU 的患者，随机分为对照组（常规护理组）和干预组（基于 SOMS 的 EGDM 组）。试验结果显示干预组相较于对照组，出 SICU 时患者可以步行的比例更高（干预组 52%，对照组 25%）；SICU 住院时间缩短（干预组 7 天 *vs.* 对照组 10 天，$P=0.0054$）；出院时患者的独立功能获得改善（干预组平均 mmFIM 评分为 8 分，对照组平均 mmFIM 评分为 5 分，$P=0.0002$）；不良事件的发生率干预组为 2.8%，对照组为 0.8%，未观察到严重的不良事件。出院前 25 例患者死亡（干预组 16%，对照组 8%）。出院 3 个月后，36 例患者死亡（干预组 22%，对照组 17%）。Schaller 等认为 EGDM 缩短了患者在 SICU 中停留的时间，并改善了患者出院时的独立功能。

2019 年 Schaller 等对 SOMS 试验进行了回顾性分析。根据受伤后格拉斯哥昏迷量表（GCS）（≤8 分或>8 分）进行了亚组分组。其中干预组有 44 例受试者（51%）在出院时实现了功能独立，而对照组为 25 名（28%）；入组时 60 例患者 GCS≤8 分，140 例患者 GCS>8 分，在干预组和对照组之间随机均匀分布，在 GCS 的亚组分析中，干预组中 GCS≤8 分的患者相较于对照组，ICU 停留时间明显缩短、出院时功能独立性明显改善。即意识障碍并未影响基于 SOMS 的早期目标导向活动的有效性。

2. 基于 IMS 评分的早期目标导向活动　ICU 移动能力量表（ICU mobility scale，IMS）由 ICU 临床医师领导的多学科小组，包括来自澳大利亚和新西兰重症监护协会临床试验小组及约翰霍普金斯医院的 5 名医师，8 名物理治疗师和 2 名护士联合制定，于第五届国际物理医学与康复医学学术会议上进行了的完善讨论。该量表评分标准，① 0 分：不动（躺在床上），可以被动移动；② 1 分：坐在床上，可进行床上的所有主动运动；③ 2 分：在护理人员的帮助下被动转移到椅子，被动转移回床上；④ 3 分：可坐在床边，护理人员可能会给予一定部分帮助，目标是通过部分躯干控制主动坐在床边；⑤ 4 分：站立，有或没有帮助的情况下，可使用辅助站立的工具；⑥ 5 分：从床上到椅子的主动转移，患者将自己移到椅子上（包括转移腿的重量），如果外力辅助站立，则患者必须主动坐到椅子上；⑦ 6 分：可地面移动，在护理人员支持下通过交替抬起双腿，患者可以站立移动；⑧ 7 分：在 2 个或更多人的帮助下行走（至少 5 米）；⑨ 8 分：在 1 个人的帮助下行走（至少 5 米），在助行器的帮助下行走（至少 5 米），但无需进一步的帮助；⑩ 9 分：坐在轮椅上自行前进至少 5 米；⑪ 10 分：独立步行至少 5 米，无步行辅助或其他人的支持。

Hodgson 等进行了一项基于 IMS 评分的 EGDM 可行性的多中心随机对照试验，该研究纳入了多个 ICU 的 50 位机械通气患者，分为常规护理组及 EGDM 组，其中 EGDM 组患者的目标是每天活动 1 小时，包含主动运动及被动运动。进行主动运动的时间取决于患者的 IMS 分数。IMS 得分为 1～2 分的患者表示活动水平非常低，进行主动运动 30 分钟。IMS 得分为 4～6 分的患者表明具有中等水平的活动性，进行主动运动 45 分钟。IMS 得分为 7～10 分的患者具有高水平的活动性，进行主动运动 1 小时。在整个试验期间，如出现不良事件可由早期活动小组进行调节，生命体征稳定后继续进行目标活动。常规护理组患者每天被动运动 5～10 分钟。最终结果显示可行走的患者比例在 EGDM 组中更高（干预组 66% *vs.* 对照组 38%，$P=0.05$）。

三、总结

以意识障碍为主要表现的神经危重症患者对早期活动提出了更高的要求，这促进了早期目标导向活动的发展。如何制定个体化的、有针对性的、有效的早期活动方案将是重症康复未来的研究热点。

（河南省人民医院　秦秉玉）

参 考 文 献

[1] Olkowski BF, Shah SO. Early mobilization in the neuro-ICU: How far can we Go? Neurocrit Care, 2017, 27(1): 141-150.

[2] Fuest, K, Schaller SJ. Early mobilisation on the intensive care unit : What we know. Med Klin Intensivmed Notfmed, 2019, 114(8): 759-764.

[3] Indredavik B, Bakke F, Slrdahl S, et al. Benefits of a stroke unit: a randomized controlled trial. Stroke, 1991, 22: 1026-1031.

[4] Indredavik B, Bakke RPT, Slrdahl SA, et al. Treatment in a combined acute and rehabilitation stroke unit: which aspects are most important? Stroke, 1999, 30: 917-923.

[5] Bernhardt, J, Churilov, L, Ellery, F, et al. Prespecified dose-response analysis for A Very Early Rehabilitation Trial (AVERT). Neurology, 2016, 86(23): 2138-2145.

[6] Cumming TB, Churilov L, Collier J, et al. Early mobilization and quality of life after stroke. AVERT Neurology, 2019, 93(7): e717-e728.

[7] Langhorne P, Wu O, Rodgers H, et al. A very early rehabilitation trial after stroke (AVERT): a Phase Ⅲ, multicentre, randomised controlled trial. Health Technol Assess, 2017, 21(54): 1-120.

[8] Cumming, TB, Bernhardt J, Lowe D, et al. Early mobilization after stroke is not associated with cognitive outcome. Stroke, 2018, 49(9): 2147-2154.

[9] Luft AR, Kesselring J. Critique of a very early rehabilitation trial (AVERT).Stroke, 2016, 47(1): 291-292.

[10] Kasotakis G, Schmidt U, Perry D, et al. The surgical intensive care unit optimal mobility score predicts mortality and length of stay.Crit Care Med, 2012, 40(4): 1122-1128.

[11] Piva S, Dora G, Minelli C, et al. The surgical optimal mobility score predicts mortality and length of stay in an Italian population of medical surgical and neurologic intensive care unit patients. J Crit Care, 2015, 30(6): 1251-1257.

[12] Schaller SJ, Suemasa M, et al. The german validation study of the surgical intensive care unit optimal mobility score. J Crit Care, 2016, 32: 201-206.

[13] Schaller SJ, Anstey M, Blobner M, et al. Early goal-directed mobilisation in the surgical intensive care unit: a randomised controlled trial. Lancet, 2016, 388(10052): 1377-1388.

[14] Schaller SJ, Scheffenbichler FT, Bose S, et al. Influence of the initial level of consciousness on early, goal-directed mobilization: a post hoc analysis. Intensive Care Med, 2019, 45(2): 201-210.

[15] Hodgson C, Needham, D, Haines, K, et al. Feasibility and inter-rater reliability of the ICU Mobility Scale. Heart Lung, 2014, 43(1): 19-24.

[16] Tipping CJ, Bailey MJ, Bellomo R, et al. The ICU mobility scale has construct and predictive validity and is responsive: A multicenter observational study. Ann Am Thorac Soc, 2016, 13(6): 887-893.

第三节　早期多学科合作康复治疗有助于改善重症患者预后

在过去的 20 年中，重症医学的快速发展，重症患者的存活率大大提高。但是，重症患者在重症监护病房（ICU）住院期间，会面临一系列新的、日益严重的身体和（或）心理认知的问题，这种长期的身体和神经心理影响（包括疾病严重程度、长期卧床、深镇静、机械通气和早期全身肌肉无力等），导致重症患者从 ICU 出院后的致残率显著升高，其中 50%～70% 的患者存在认知功能障碍，60%～80% 的患者有肢体功能障碍，1%～62% 的人出现焦虑和抑郁等心理问题。

近 10 年来，重症患者的康复治疗越来越受到重视。重症早期康复是一套旨在优化患者机体功能和减少残疾的干预措施，也是重症医学科综合管理的重要组成部分。重症患者应尽早开展教育、镇痛（镇静、谵妄）管理、活动（运动）、营养支持、睡眠管理和心理干预等的综合康复治疗，从而达到降低 ICU 出院后患者的致残率，改善患者的生活质量的目的。

一、早期康复

（一）早期康复的积极意义

2009 年 Schweickert 等进行了一项具有里程碑意义的临床研究，研究结果发现在 ICU 中对机械通气患者进行早期物理和专业康复治疗是安全的，且患者的耐受性良好。早期物理和专业康复治疗既可缩短机械通气时间和谵妄持续时间，又可改善出院时患者机体功能状态。近年来，越来越多的证据表明，早期康复治疗可以改善重症患者的多种临床情况。①早期康复可以减少 ICU 后综合征（post-intensive care syndrome，PICS）及相关的并发症，是防治 ICU 获得性衰弱的重要措施。②早期康复可以缩短 ICU 患者的机械通气时间和 ICU 住院时间。③增加患者获得康复咨询和治疗的机会，可减少 2.1～3.1 天的住院时间。④康复和早期活动与步行距离、身体功能和肌肉力量的增加有关，经过康复的患者可以拥有更好的生活质量。⑤在许多特定的危急情况下，如脑卒中、烧伤、脑外伤和脊髓损伤等，康复治疗可改善患者身体状况和总体预后。⑥早期康复可以降低 ICU 运动减少相关的并发症，如肺不张、胰岛素抵抗、谵妄、深静脉血栓形成、压疮、关节挛缩和误吸等，从而减少 ICU 住院期间的并发症，并提高 ICU 患者出院时独立活动和自理的能力。

（二）早期康复

在早期康复治疗实践中，关于“早期”的定义通常是指在 ICU 停留期间，除了常规护理治疗之外，任意时间可开始实施物理康复治疗。目前早期康复治疗中“早期”的定义仍不十分明确，在不同的研究中，开始早期康复治疗时间也不同，一般认为不晚于进入 ICU 后 1 周。

近年来，越来越多的研究显示，重症患者越早开始康复治疗，ICU 出院后患者的预后越好。越来越多的研究结果支持患者应该在重症疾病开始的 2～5 天进行被动运动或主动运动等康复治疗。德国的重症监护学会建议开展早期康复的干预时间应在患者进入 ICU 72 小时内。近期发表在 Physiotherapy 杂志的一项关于早期康复治疗能减少 ICU 获得性衰弱的荟萃分析，也支持了这一观点。

另有研究表明，ICU 入院后 24～48 小时患者进行康复治疗是可行的，安全且具有成本效益，与谵妄持续时间和 ICU 住院时间减少相关，同时可降低患者再次住院的概率，并最终改善了患者临床和身体功能状态。

因此，ICU 早期康复治疗，建议尽早开始，即在患者进入 ICU 后一旦病情相对稳定即可开始，此时患者的获益更多，而且疗效显著优于延迟干预。

二、早期多学科合作康复的实施

在尊重多学科团队合作理念的前提下，实施早期康复路径，包括早期功能评估、个体化、目标导向的康复及不断更新的康复策略。

（一）强调多学科协作

2009 年，英国国家卫生与医疗研究院（National Institute for Health and Clinical Excellence，NICE）关于重症患者康复指南中就提出了需要重症医学专业医护人员及康复专业医护人员共同完成患者康复需求的评估，因此，参与重症患者的康复治疗除 ICU 的医务人员外，仍需要专业康复医师及康复治疗师。2016 年在一项来自澳大利亚关于重症患者早期活动的多学科实践指导中，提出在 ICU 中使用安全的多学科渐进式早期康复协作策略，该策略强调融合医疗、护理和物理治疗人员等多学科渐进式实施早期活动。这一策略在澳大利亚已经成功实施了 10 余年，其安全性高，且不良反应发生率低。

近期，一项发表在 *Arch Phys Med Rehabil* 的回顾性研究显示，应针对不同的患者制定不同的康复训练方法。早期加强多学科协作并提供个性化的理疗程序动态计划，对重症患者的康复是有利的。在重症患者的早期康复治疗中多学科交叉合作的优势日益凸显。该研究中早期康复治疗的多学科团队组成包括 1 名物理和康复医师，2 名物理治疗师及 ICU 医护人员。开始康复治疗前组织多学科协作会议，调查讨论常规护理的局限和早期康复治疗的障碍，并提出改善的策略。因此，建议在 ICU 中采取包括康复专业人员在内多学科协作的早期康复策略。

（二）评估与筛查

1．风险筛查与评估　康复小组和 ICU 医师应每天进行评估与筛查，根据表 15-3-1 所示的清单，确定可避免的早期活动障碍或活动受限的风险，并确定符合康复治疗条件的患者。

表 15-3-1　由物理和康复医师评估在 ICU 中进行早期定制康复的资格筛查的标准清单（根据 NICE 指南进行修改）

因素	康复治疗资格	原因
既往或急性神经感觉运动障碍	是	康复训练可帮助降低运动障碍或活动受限的风险
中重度运动障碍	是	
既往呼吸衰竭	是	
无法在 35% 或更低的氧浓度下进行自主呼吸（即存在机械或无创通气支持）	是	
皮肤（压疮）和肌肉骨骼并发症（肌腱回缩）	是	
由于重症疾病的严重程度，可预测的住院时间延长	是	
既往或急性严重行为障碍（冷漠）或认知障碍（痴呆）	没有	康复治疗患者配合程度差
严重的精神运动性躁动	没有	
镇静程度深	没有	
严重的血流动力学不稳定	没有	康复会增加疾病恶化的风险
预后不良的合并疾病	没有	预计康复治疗后身体功能不会得到改善

2. 每日重新评估　康复团队定期对 ICU 中所有患者每日进行重新评估，定期更新康复计划，并向 ICU 医护人员汇报患者每日康复情况。

（三）个体化目标导向的康复

物理治疗师根据康复内容和持续时间针对患者的临床情况进行个性化的调整，身体功能受损较严重的患者仅接受被动关节活动或辅助活动，以及预防呼吸系统并发症的策略；而对于身体功能轻度受损的患者则需要逐渐参与呼吸运动锻炼、肌肉力量训练、离床和行走（图 15-3-1）。来自意大利安科纳 Chiarici 等发表的回顾性研究建议早期康复的患者单次治疗时间为每天 20～45 分钟，每周 6 天。根据患者的临床情况，身体功能的评估，康复内容和持续时间等康复治疗要进行个体化定制。该评估由国际功能、残疾和健康分类确定（the International Classification of Functioning，Disability，and Health）：（b1）精神功能；（b4）心血管，血液和呼吸系统；（b7）神经肌肉骨骼和运动相关功能。

（四）康复治疗的连贯性

重症患者的康复治疗不仅要贯穿 ICU 治疗始终，同时需要关注 ICU 出院后的康复治疗的重要性。因此，在重症患者从 ICU 出院后仍需要多学科团队制定康复计划，以确保将康复治疗延伸到急诊科、普通病房或社区医院，乃至家庭。

对重症患者实施早期康复治疗，需要综合考虑 5 个方面因素：障碍、收益、可行性、安全性和资源。事实证明，早期和适当的多学科康复治疗是安全可行且具有成本效益的，有助于缩短重症患者 ICU 住院时间和总住院时间，且无需额外的人力资源，并可能减少直接护理成本。因此，重症患者康复治疗，应强调多学科协作前提下的筛查评估，实施以个体化目标为导向的康复治疗原则。

（哈尔滨医科大学附属第四医院　高　岩）

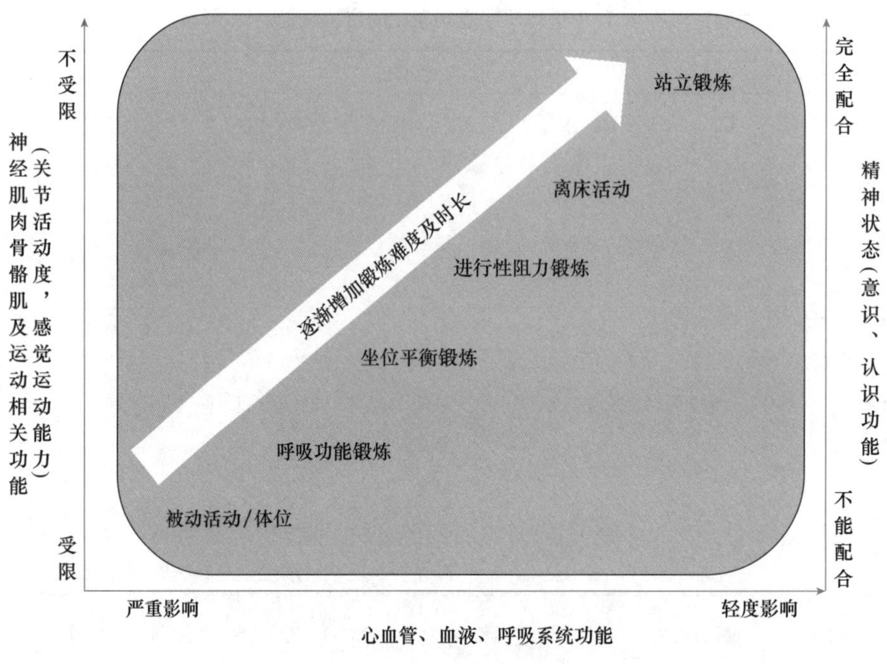

图 15-3-1　康复治疗实施的临床标准

参考文献

［1］Connolly B, O´Neill B, Salisbury L, et al. enhanced Recovery After critical illness program group. physical rehabilitation interventions for adult patients during critical illness: an overview of systematic reviews. Thorax, 2016, 71: 881-890.

［2］Wischmeyer PE, San-Millan I. Winning the war against ICU-acquired weakness: new innovations in nutrition and exercise physiology. Crit Care, 2015, 19(Suppl 3): S6.

［3］Rawal G, Yadav S, Kumar R. Post-intensive care syndrome: an overview. J Transl Int Med, 2017, 5: 90-92.

［4］赵红梅．危重症患者的个体化康复治疗．中华结核和呼吸杂志，2019，42（9）：656-659.

［5］Schweickert WD, Pohlman MC, Pohlman AS, et al . early physical and occupational therapy in mechanically ventilated, critically ill patients: a randomised controlled trial. Lancet, 2009, 373: 1874-1882.

［6］Parker AM, Sricharoenchai T, Dale MN, et al. early rehabilitation in the intensive care unit: preventing impairment of physical and mental health. Current Physical Medicine and Rehabilitation Reports, 2013, 1: 307-314.

［7］Dale M Needham DM, Radha Korupolu, Jennifer M Zanni, et al. early physical medicine and rehabilitation for patients with acute respiratory failure: A quality improvement project. Archives of Physical Medicine and Rehabilitation, 2009.

［8］Arias-Fernández P, Romero-Martin M, Gómez-Salgado J, et al. Rehabilitation and early mobilization in the critical patient: systematic review. Journal of Physical Therapy Science, 2018, 30(9): 1193-1201.

[9] Schretzman Mortimer D, et al. rehabilitation of patients in critical care Settings. PM&R KnowledgeNow, 2015.

[10] Inoue S, Hatakeyama J, Kondo Y, et al. Nishida O Post-intensive care syndrome: its pathophysiology, prevention, and future directions.Acute Medicine & Surgery, 2019, 6: 233-246.

[11] Hodgson CL, Berney S, Harrold M, et al. Clinical review: early patient mobilization in the ICU. Crit Care, 2013, 17(1): 207.

[12] Bein T, Bischoff M, Brückner U, et al. S2e guideline: positioning and early mobilisation in prophylaxis or therapy of pulmonary disorders: Revision 2015: S2e guideline of the German Society of Anaesthesiology and Intensive Care Medicine (DGAI) . Anaesthesist, 2015, 64(Suppl 1): 1-26.

[13] David E. Anekwe, Sharmistha Biswas, André Bussières, et al. Early rehabilitation reduces the likelihood of developing intensive care Unit-Acquired Weakness: A Systematic Review and Meta-Analysis. Physiotherapy, 2019.

[14] Zoe van Willigen Z, Collings N, Richardson D, et al. Quality improvement: the delivery of true early mobilisation in an intensive care unit. BMJ Qual Improv Rep, 2016, 5: 16.

[15] Green M, Marzano V, Leditschke IA, et al. Mobilization of intensive care patients: a multidisciplinary practical guide for clinicians. J Multidiscip Healthc, 2016, 25(9): 247-256.

[16] Chiarici A, Andrenelli E, Serpilli O, et al. An early tailored approach is the key to effective rehabilitation in the intensive care unit. Archives of physical medicine and rehabilitation, 2019, 100(8): 1506-1514.

第四节 神经肌肉电刺激疗法可预防重症监护病房获得性衰弱

重症监护病房获得性衰弱（intensive care unit acquired weakness，ICU-AW），又被称为 ICU 获得性肌无力。近年来，随着医疗技术进步，ICU 患者存活率的提高，暴露出一种在重症患者特别是在老年患者中常见的远期并发症，其总体发病率为 25%～100%。在机械通气 4～7 天患者中的发病率为 33%～82%，在 ICU 住院时间超过 7 天的患者发病率为 24%～77%。根据受累位点不同，ICU-AW 分为危重病性肌病（critically ill myopathy，CIM）、危重病多发性神经病（critical illness polyneuropathy，CIP）、以及二者兼有的危重病性神经肌肉病（critical illness polyneuromyopathy，CIPNM）3 种。ICU-AW 主要引起脱机困难、轻瘫或四肢瘫、反射减少和肌萎缩、导致患者住院病死率明显升高，严重影响患者出院后生活质量。有研究表明，ICU-AW 是影响患者出院后 3～6 个月身体健康功能受损的独立预测因素，而其对身体造成的损伤在 ICU 出院后至少持续 5 年。在过去的几年里，包括早期主动肌肉训练和神经肌肉电刺激疗法（neuromuscular electrical stimulation，NMES）等针对 ICU-AW 的治疗方案一直是研究的重点。NMES 可以在昏迷患者或深镇静患者中顺利进行，由此被认为是一种很有前途的治疗选择。

有研究指出，NMES 对危重患者的肌力产生有益的影响，主要影响给予电刺激的肌肉群，其次也可能影响非电刺激肌肉群，产生保存肌肉体积和肌力的效果。然而，Fossat 等发现 314 例接受股四头肌 NMES 和床上自行车联合治疗方案患者的肌肉力量和活动性并未得到改善。目前，关于 NMES 对于 ICU-AW 的治疗效果，仍未能形成定论。关于相关研究结论的解读，只有从疾病病理生理角度出发，探讨治疗手段对ICU-AW不同致病环节的干预效果，才能从根本上明确NMES治疗是否存在价值。

一、关于ICU-AW发病机制的研究进展

众多研究显示离子通道异常、肌肉蛋白降解、炎性介质作用、线粒体功能受损及免疫因素等均可致肌肉萎缩、肌力下降及神经传导受损，从而引起ICU-AW的发生。

1．离子通道异常　肌肉收缩始动于细胞膜离子通道开闭，离子跨膜流动形成动作电位，进而形成以肌丝的滑行为基础的收缩过程，即兴奋收缩耦联。因此离子通道状态的变化必然导致肌力的改变。有研究指出ICU-AW模型小鼠骨骼肌电压依赖性门控钠通道Nav1.4和Nav1.5亚型α亚基发生糖基化改变，导致钠通道超级化，使肌细胞失去兴奋性。另有研究指出，肌细胞膜上L型电压门控钙通道和肌浆网钙释放通道相互作用密切，在感染甚至脓毒症等病理状态下钙释放异常，将通过激活钙依赖水解蛋白酶Calpain发挥细胞骨架水解作用。同时钙离子从肌浆网泄漏导致胞浆内钙超载，引起肌萎缩和肌节组织结构混乱，进而导致肌无力发生。

2．肌蛋白降解　肌蛋白通过泛素-蛋白酶体系统和自噬溶酶体途径进行降解，前者是其主要降解途径。Dupontversteegden等发现通过悬吊建立的ICU-AW大鼠模型，其肌萎缩因子（muscle atrophy Fbox，MAFbx）表达翻倍，且随悬吊时间增加而增加，MAFbx可通过影响泛素-蛋白酶连接酶造成肌肉分解。另外，感染等致病因素也可通过核因子κ*B*（nuclear factor-kappa B，NF-κB）途径加速肌肉降解。

3．炎性介质作用　感染或非感染因素均会导致细胞因子的释放增加，重症患者全身炎症反应综合征（systemic inflammatory response syndrome，SIRS）反应较重，其中白介素6、肿瘤坏死因子α等炎性介质往往呈瀑布样释放。Munoz-Canoves等发现白介素6可能通过降低血浆胰岛素样生长因子1绑定蛋白3表达，以及促进其降解的方式来削弱肌细胞生长能力。另有研究表明，肿瘤坏死因子α可直接介导肌力的下降。

4．线粒体受损及免疫功能异常　有研究发现氧自由基过度产生导致线粒体功能障碍，ATP供需失衡从而引起骨骼肌功能障碍。Aare等发现在出现衰弱的肌肉模型中，包含补体成分C7在内的多个免疫应答基因表达上调，可能与ICU-AW的发生相关。

二、神经肌肉电刺激疗法对肌肉的潜在影响

肌肉运动本质是兴奋收缩耦联的过程，NMES从理论上是一种通过电刺激诱发这一过程的手段。

1．肌容量　近期的2项系统评价表明，NMES可保存重症患者的肌容量及肌力。Fischer等通过随机对照试验，利用超声测量心胸外科术后危重病患者NMES治疗后肌层厚度（muscle layer thickness，MLT）变化来评估NMES对肌肉容量的影响。研究者采用股四头肌电刺激法诱发肌肉收缩，患者从在ICU术后第1天开始，每周7天，每天刺激2次（2×30分钟，2次治疗之间的间隔至少30分钟），MLT于术后第1天增加了0.41cm（95%*CI* 0.24～0.59，$P<0.001$），且从术后第1天起MLT每

天下降 0.08cm（95%CI −0.11～−0.06，P＜0.001），患者转出 ICU 时 MLT 比术前 1 天厚约 0.18cm（95%CI −0.004～0.37cm，P=0.055）。出院时 MLT 比术前低约 0.28cm（95%CI −0.49～0.06cm，P=0.01）。通过与对照组比较，发现 NMES 对肌肉容量的促进作用尚不能明确。通过出入量的计量，Fischer 等认为 MLT 的变化与围手术期肌肉水肿的发生及消退有关。同时指出累积液体平衡和术后前 3 天 MLT 变化之间存在正相关，表明水肿在外科危重病的早期占主导地位。换句话说，即使 NMES 对 MLT 有促进作用，但肌肉水肿造成 MLT 的变化更为显著，NMES 的作用可能会被稀释，甚至造成结果反转。液体状态作为测量肌肉质量的混杂因素，尚未在现有研究中得到有效控制，NMES 对肌容量的影响有待进一步研究。

2. 肌力　肌力的评价及 ICU-AW 诊断有赖于英国医学研究理事会（medical research council，MRC）评分。MRC 评分≤48 分的患者被诊断为 ICU-AW。Fischer 等在上述研究中，通过线性回归分析得出：NMES 干预开始后，干预组患者肌力恢复斜率比对照组高 4.5 倍，平均每天 0.09MRC 点（95%CI 0.03～0.14MRC 点 / 天）。表明 NMES 干预可以促进患者在 ICU 治疗期间肌肉力量更快的恢复。该研究也是首次在重症患者肌力研究中引入时间因素，充分考虑到了肌力的时变性。Patsaki 等对 128 例转出 ICU 不满 48 小时的患者进行随机分组，NMES 组在双下肢股直肌和腓骨长肌上实施电刺激，对照组实施不通电的安慰疗法。结果表明 NMES 组患者出院时 MRC 与对照组相比无显著性差异（48±21 *vs.* 50±18，P=0.53）。但 NMES 组在转出 ICU 后 1 周后和 2 周后△ MRC% 有升高的趋势（分别为 13%±22% 和 7%±12%，P=0.1；34%±48% 和 18%±19%，P=0.1）；进一步相关性分析得出转出 ICU 时 MRC 与 1 周后及 2 周后的 MRC 改善呈负相关，表明严重肌无力的患者可能比强壮的患者从 NMES 及康复策略中获益更多。另一方面，研究者认为 MRC 属于定性评价方法，其评分具有上限效应，在评估较强壮的肌肉群和相对较高的基线 MRC 时敏感度降低。除此之外，MRC 对于患者意识状态的要求限制了 ICU 重症患者纳入研究中进行的常规康复措施对 NMES 潜在稀释作用、NMES 刺激强度能否达标及对照组安慰剂效应均可能稀释最终结果，导致假阴性。Segers 等发现，败血症、使用加压素和下肢水肿是 NMES 收缩反应缺失的独立预测因素。另一项研究发现，在 21 例接受 NMES 治疗的患者中共有 1824 个肌群在治疗的前 7 天受到刺激，在 NMES 的第 1 天只有 64.4% 的刺激导致收缩反应，上肢（100%）和下肢（41.7%）之间有显著差异，且这种差异贯穿研究始终。在整个 7 天的观察期内，收缩反应从 64.4% 下降到 25.0%，这可能与病情进展有关。迄今为止公布的大多数关于 NMES 的试验仅仅报告了 NMES 疗程的次数或持续时间，而没有提及成功转化为肌肉收缩的相对刺激量，而无效的刺激可能稀释 NMES 治疗作用，这也许是大部分文献阴性结果的可能原因。通过对多个肌群的研究，表明股外侧肌对 NMES 的反应率最低，上肢和下肢对 NMES 的反应有显著差异。基于这些事实，可推测另一个导致对 NMES 的研究产生重大偏差的因素是几乎所有的 NMES 都只研究下肢或股四头肌，由于缺乏收缩反应，很可能导致阴性的研究结果。

三、结语

NMES 理论上是通过电刺激，利用电机械耦联环节发挥肌肉收缩。但 ICU-AW 的发病机制尚未完全探明，不同的主要致病环节，其干预位点不尽相同，对于同种治疗方式其反应也千差万别。NMES 在现有部分研究中表现出一定的肌无力治疗价值，但尚需更完善的试验设计、更精准的干预控制及更科学的评价方法进一步量化治疗效果。

（郑州大学第二附属医院　刘小军）

参 考 文 献

[1] Jolley SE, Bunnell AE, Hough CL. ICU-Acquired Weakness. Chest, 2016, 150(5): 1129-1140.

[2] Nanas S, Kritikos K, Angelopoulos E, et al. Predisposing factors for critical illness polyneuromyopathy in a multidisciplinary intensive care unit. Acta Neurologica Scandinavica, 2008, 118(3): 175-181.

[3] Latronico N, Bolton CF. Critical illness polyneuropathy and myopathy: a major cause of muscle weakness and paralysis. Lancet Neurol, 2011, 10: 931-941

[4] Stevens RD, Marshall SA, Cornblath DR, et al. A framework for diagnosing and classifying intensive care unit-acquired weakness. Critical care medicine, 2009, 37(10Suppl): S299-308.

[5] Dettling-Ihnenfeldt DS, Wieske L, Horn J, et al. Functional Recovery in Patients With and Without Intensive Care Unit-Acquired Weakness. American Journal of Physical Medicine & Rehabilitation, 2017, 96(4): 236-242.

[6] Herridge MS, Tansey CM, Matté A, et al. Functional Disability 5 Years after Acute Respiratory Distress Syndrome. New England Journal of Medicine, 2011, 364(14): 1293-1304.

[7] Tobias W, Janine W, Martin K, et al. Dynamics of myosin degradation in intensive care unit-acquired weakness during severe critical illness. Intensive Care Medicine, 2014, 40(4): 528-538.

[8] Karatzanos E, Gerovasili V, Zervakis D, et al. Electrical Muscle Stimulation: An Effective Form of Exercise and Early Mobilization to Preserve Muscle Strength in Critically Ill Patients. Critical Care Research & Practice, 2015, 2012(12): 432752.

[9] Guillaume F, Florian B, Courtes Léa, et al. Effect of in-bed leg cycling and electrical stimulation of the quadriceps on global muscle strength in critically Ⅲ adults. JAMA, 2018, 320(4): 368.

[10] Kramer CL. Intensive care unit-acquired weakness. Neurologic Clinics, 2017, 35(4): 723-736.

[11] Susan DK, Kevin RN, Qingbo W, et al. Altered sodium channel-protein associations in critical illness myopathy. Skelet Muscle, 2012, 2(1): 17.

[12] Llano-Diez M, Cheng AJ, Jonsson W, et al. Impaired Ca^{2+}release contributes to muscle weakness in a rat model of critical illness myopathy . Crit Care, 2016, 20 (1): 254.

[13] Kraner SD, Wang Q, Novak KR, et al. Upregulation of the CaV 1. 1-ryanodine receptor complex in a rat model of critical illness myopathy. AJP: Regulatory, Integrative and Comparative Physiology, 2011, 300(6): R1384-R1391.

[14] Dupontversteegden EE, Strotman BA, Gurley CM, et al. Nuclear translocation of EndoG at the initiation of disuse muscle atrophy and apoptosis is specific to myonuclei. Am J Physiol Regul Integr Comp Physiol, 2006, 291(6): R1730.

[15] Belova SP, Shenkman BS, Kostrominova TY, et al. Paradoxical effect of IKKβ inhibition on the expression of E3 ubiquitin ligases and unloading - induced skeletal muscle atrophy. Physiological Reports, 2017: 5.

[16] Munoz-Cánoves P, Scheele C, Pedersen BK, et al. Interleukin-6 myokine signaling in skeletal muscle: a double-edged sword? FEBS Journal, 2013, 280(17): 4131-4148.

[17] Stasko SA, Hardin BJ, Smith JD, et al. TNF signals via neuronal-type nitric oxide synthase and reactive oxygen species to depress specific force of skeletal muscle. Journal of Applied Physiology, 2013, 114(11): 1629-1636.

[18] Pollock N, Staunton CA, Vasilaki A, et al. Denervated muscle fibers induce mitochondrial peroxide generation in neighboring innervated fibers: Role in muscle aging. Free Radical Biology and Medicine, 2017, 112: 84-92.

[19] Aare S, Radell P, Eriksson LI, et al. Effects of corticosteroids in the development of limb muscle weakness in a porcine intensive care unit model. Physiological Genomics, 2013, 45(8): 312-320.

[20] Wageck B, Nunes GS, Silva FL, et al. Application and effects of neuromuscular electrical stimulation in critically ill patients: Systematic review. Medicina Intensiva, 2014, 38(7): 444-454.

[21] Maffiuletti N A, Roig M, Karatzanos E, et al. Neuromuscular electrical stimulation for preventing skeletal-muscle weakness and wasting in critically ill patients: a systematic review. BMC Medicine, 2013, 11(1): 137.

[22] Fischer A, Spiegl M, Altmann K, et al. Muscle mass, strength and functional outcomes in critically ill patients after cardiothoracic surgery: does neuromuscular electrical stimulation help? The Catastim 2 randomized controlled trial. Critical Care, 2016, 20(1): 30.

[23] Patsaki I, Gerovasili V, Sidiras G, et al. Effect of neuromuscular stimulation and individualized rehabilitation on muscle strength in Intensive Care Unit survivors: A randomized trial. Journal of Critical Care, 2017, 40: 76-82.

[24] Segers J, Hermans G, Bruyninckx F, et al. Feasibility of neuromuscular electrical stimulation in critically ill patients. Journal of Critical Care, 2014, 29(6): 1082-1088.

[25] Julius J. Grunow, Moritz Goll, Niklas M. Carbon, et al. Differential contractile response of critically ill patients to neuromuscular electrical stimulation. Critical Care, 2019, 23: 308.

第五节　重症患者康复过程中的机械通气模式选择

重症患者早期康复锻炼对肌力、肌群保护和全身炎症抑制均安全有益。在 ICU 机械通气患者的常规治疗中渐进加入多模式康复计划，可通过提高患者肌肉力量、改善身体功能、以及接受常规物理治疗的灵活性，增加 ICU 获得性衰弱（ICU-AW）患者的脱机成功率和出院率。机械通气患者的早期康复训练效果取决于机体能否耐受相应的训练强度，而机械通气模式选择可能会影响到康复锻炼的效果，无效的脱机锻炼和患者人机不同步可能会以各种方式限制康复运动的耐受性。因此，本文重点讨论在康复过程中机械通气模式的调节能否可能促使康复治疗达到更加理想的效果。

一、机械通气模式在重症患者康复过程中对耗氧量和做功的影响

在压力支持通气（pressure support ventilation，PSV）过程中，需求和辅助之间的不匹配可能会增加呼吸功并且限制康复训练。成比例辅助通气（proportional assist ventilation，PAV）和神经调节辅助通气（neutrally adjusted ventilatory assist，NAVA）可以提高康复运动的耐受性。PAV 是一种新的比例通气模式，压力在气道内输送与患者的瞬间努力成比例地连续加在每次吸气上，目的是使患者获得由自己支配的呼吸形式和通气程度，实际效果是患者的吸气努力得到了放大，其特点在于能够不断监测患者瞬时吸气努力，因此能协调好患者吸气和机械通气间的关系，让患者能控制自己的呼吸方式。Akoumianaki 等观察了重症患者在康复过程中，采用 PSV 模式和比例通气模式是否对呼吸肌负荷和工作效能有不同的影响。研究对象为机械通气＞48 小时的 10 例重症患者，其中 6 例通气模式为 PSV/PAV 和 4 例为 PSV/NAVA，结果显示：患者在进行康复锻炼时，在 PSV 模式下耗氧量显著增加（ΔVO_2，77.6ml/min，59.9～96.5），而在比例模式下耗氧量无明显变化（46.3ml/min，5.7～63.7，$P<0.05$）。同时，PSV 模式下患者康复锻炼时的做功（$\Delta VO_2/W$）与比例通气模式下的记录值相比高出近 2 倍［49.2ml/（min · W），36.2～85.2，*vs.* 25.4ml/（min · W），1.2～46.1，$P<0.05$］。由此可见，与选择 PSV 模式相比，患者选择比例通气模式进行康复锻炼有更高的工作效能和更低的耗氧量。

二、机械通气模式在重症患者康复过程中对呼吸力学及血流动力学的影响

PAV 模式的特点之一就是气道峰压低，在应用 PAV 模式的整个呼吸驱动中，患者的自主吸气努力必须占一部分，气道峰压总是比被动情况下取得相同容量和流速时的压力低，差异就在于患者在接近吸气末时用力最大，而其他通气支持模式在接近吸气末时，患者的吸气努力多数已不需要。在 PAV 模式下，只要患者开始自主呼吸，气道压力就上升而不存在触发问题。PAV 能改善神经通气耦联，其机制在于患者能通过对呼吸系统的力学变化、气体交换或代谢率的变化来调节自身吸气努力的大小进而改变潮气量（tidal volume，TV），患者对 TV 的控制没有最小值。如呼吸中枢窘迫或肺脏本身疾病（如肺实质或肺血管病变）患者吸气努力峰值非常小，导致呼吸形式浅快，此时的浅快呼吸与神经通气耦联无关，改善耦联并不能增加 TV，呼吸中枢将自动下调吸气努力以维持浅快的呼吸形式。

PAV 模式下的气道压力较低，因此对机械通气患者的血流动力学影响较小，但实际上并未在康复训练时显示出优势。Akoumianaki 等研究发现在康复锻炼时，比例通气模式与 PSV 模式相比，2 组患者的呼吸频率（27 次 / 分 *vs.*30 次 / 分）、收缩压（119mmHg *vs.* 125mmHg）、心率（104 次 / 分 *vs.* 108 次 / 分）及 SpO_2（96% *vs.* 96%）均无显著统计学差异。结果表明，比例通气模式与 PSV 模式对重症患者的呼吸困难、肢体疲劳、血流动力学及呼吸方式均无明显影响。

三、机械通气模式在重症患者康复过程中对人机同步性的影响

人机不同步（patient-ventilator asynchrony，PVA）与机械通气患者的不良预后有关，如通气不适感、

呼吸困难乃至氧合恶化、呼吸做功增加、膈肌损伤、睡眠障碍、镇静或神经肌肉阻滞的使用增加，以及机械通气时间、脱机时间延长和死亡率升高。PAV 和 NAVA 都属于比例通气模式，需要患者努力吸气而提供部分比例的支持，目前这 2 种通气模式在减少人机不同步方面显示出良好的前景。而人机不同步是导致康复活动被迫中止，以及导致不良事件的发生的主要原因。

NAVA 模式通过监测膈肌电活动（electrical activity of the diaphragm，EAdi）的信号来感知患者的呼吸需要，以 EAdi 的产生点与衰减点作为通气辅助的触发点与切换点，以 EAdi 的发放频率为呼吸机的送气频率，按照 EAdi 的一定比例给予通气辅助。Di Mussi 等研究发现 NAVA 模式的 48 小时中枢通气效率从基线时的（27±19）ml/μV 增加到（ 62±30 ）ml/μV（P<0.0001），中枢机械效率从（1.0±0.6）cmH_2O/μV 上升至（2.6±1.1）cmH_2O/μV（P=0.033），而随机选择 PSV 模式的患者并没有这些改变。采用 NAVA 模式的机械通气患者的膈肌电活动、中枢吸气时间、膈肌压力时间乘积及呼吸模式变异性均显著高于对照组。PSV 模式患者的非同步指数为 9.48（6.38～21.73），而 NAVA 模式患者仅为 5.39（3.78～8.36；P=0.04）。由此可见,NAVA 模式可提高膈肌效率，而 PSV 模式则无此作用。

Schmidt 等研究发现，PAV 模式和 NAVA 模式组的无效触发率低于 PSV 模式组（P<0.05），而 NAVA 模式组的双重触发率高于 PAV 和 PSV 模式组（P<0.05）。与 PSV 相比，PAV 和 NAVA 模式均能预防过度张力，改善神经机械耦合，恢复呼吸模式的变异性，减少患者呼吸机的非同步性。Akoumianaki 等研究结果显示，与 PSV 模式相比，比例通气模式更有利于 TV 的变化。与 PAV 模式相比，NAVA 和 PSV 模式明显增加了患者的吸气努力，而 PAV 模式的触发延迟发生率更高。PAV 和 NAVA 模式提供了与患者努力成比例的压力辅助，进而使通气更好地由患者的大脑控制。这种控制是设计比例模式的潜在基础，可以避免辅助过度和辅助不足，从而改善人机协调性，并提供保护性通气。在临床研究中，比例模式与减少人机不同步、增强膈肌恢复和限制过多 TV 密切相关，而这些优势恰好有助于调高机械通气患者康复训练过程中的人机协调性，减少康复训练过程中的不良事件发生，期待康复治疗达到更加理想的效果。

总之，机械通气患者在适应和耐受康复训练的过程中，不仅需要选择人机协调性更好的通气模式，也需要关注机械通气模式及参数的设置对患者血流动力学、呼吸力学及呼吸做功、耗氧量等生理指标的影响，从而使康复治疗达到更加理想的效果。与 PSV 通气模式相比，机械通气患者采用比例通气模式可能会进一步提高康复训练的效果。

（吉林大学第一医院　张　东）

参 考 文 献

[1] Moss M, Nordon-Craft A, Malone D, et al. A randomized trial of an intensive physical therapy programfor patients with acute respiratory failure. Am J Respir Crit Care Med, 2016, 193(10): 1101-1110.

[2] Verceles AC, Wells CL, Sorkin JD, et al. multimodal rehabilitation program for patients with ICU acquired weakness improves ventilator weaning and discharge home. J Crit Care, 2018, 47: 204-210.

[3] Vaporidi K. NAVA and PAV＋ for lung and diaphragm protection. Curr Opin Crit Care, 2020, 26(1): 41-46.
[4] Kataoka J, Kuriyama A, Norisue Y, et al. Proportional modes versus pressure support ventilation: a systematic review and meta-analysis. Ann Intensive Care, 2018, 8(1): 123.
[5] Akoumianaki E, Dousse N, LyazidiA, et al. Can proportional ventilation modes facilitate exercise in critically ill patients? A physiological cross-over study : Pressure support versus proportional ventilation during lower limb exercise in ventilated critically ill patients. Ann Intensive Care, 2017, 7(1): 64.
[6] Beloncle F, Akoumianaki E, Rittayamai N, et al. Accuracy of delivered airway pressure and work of breathing estimation during proportional assist ventilation: a bench study. Ann Intensive Care, 2016, 6(1): 30.
[7] Holanda MA, Vasconcelos RDS, Ferreira JC, et al. Patient-ventilator asynchrony. J Bras Pneumol, 2018, 44(4): 321-333.
[8] Carteaux G, Córdoba-Izquierdo A, Lyazidi A, et al. Comparison between neurally adjusted ventilatory assist and pressure support ventilation levels in terms of respiratory effort. Crit Care Med, 2016, 44(3): 503-511.
[9] Demoule A, Clavel M, Rolland-Debord C, et al. Neurally adjusted ventilatory assist as an alternative to pressure support ventilation in adults: a French multicentre randomized trial. Intensive Care Med, 2016, 42(11): 1723-1732.
[10] Di Mussi R, Spadaro S, Mirabella L, et al. Impact of prolonged assisted ventilation on diaphragmatic efficiency: NAVA versus PSV. Crit Care, 2016, 20: 1.
[11] Schmidt M, Kindler F, Cecchini J, et al. Neurally adjusted ventilatory assist and proportional assist ventilation both improve patient-ventilator interaction. Crit Care, 2015, 19: 56.
[12] Akoumianaki E, Prinianakis G, Kondili E, et al. Physiologic comparison of neurally adjusted ventilator assist, proportional assist and pressure support ventilation in critically ill patients.Respir Physiol Neurobiol, 2014, 203: 82-89.
[13] Ferreira JC, Diniz-Silva F, Moriya HT, et al. Neurally adjusted ventilatory assist (NAVA) or pressure support ventilation (PSV) during spontaneous breathing trials in critically ill patients: a crossover trial. BMC Pulm Med, 2017, 17(1): 139.
[14] Yonis H, Crognier L, Conil JM, et al. Patient-ventilator synchrony in neutrally adjusted ventilatory assist (NAVA) and pressure support ventilation (PSV): a prospective observational study. BMC Anesthesiol, 2015, 15: 117.
[15] Lamouret O, Crognier L, Vardon Bounes F, et al. Neurally adjusted ventilatory assist (NAVA) versus pressure support ventilation: patient-ventilator interaction during invasive ventilation delivered by tracheostomy. Crit Care, 2019, 23(1): 2.
[16] Blanch L, Villagra A, Sales B, et al. Asynchronies during mechanical ventilation are associated with mortality. Intensive Care Med, 2015, 41(4): 633-641.
[17] Vaporidi K, Babalis D, Chytas A, et al. Clusters of ineffective efforts during mechanical ventilation: impact on outcome. Intensive Care Med, 2017, 43(2): 184-191.
[18] Subira` C, de Haro C, Magrans R, et al. Minimizing asynchronies in mechanical ventilation: current and future trends. Respir Care, 2018, 63(4): 464-478.
[19] Alexopoulou C, Kondili E, Plataki M, et al. Patient-ventilator synchrony and sleep quality with proportional assist and pressure support ventilation. Intensive Care Med, 2013, 39(6): 1040-1047.

第十六章 重 症 护 理

第一节 弹性探视改善重症监护病房患者的认知功能

重症监护病房（ICU）是医院集中监护和救治重症患者的专业科室，其探视制度尚无统一标准。家属探视不仅能够缓解患者不良情绪，改善患者健康结局，也能使家属直接参与医护沟通，共享决策。恰当的ICU探视制度能够同时满足患者、家属和医护的需求。一直以来，由于院内感染的防控、医护的认知及医院的管理制度等原因，国内大多数ICU病房采用限制性探视制度。随着对谵妄的深入研究和对谵妄患者管理措施的研究均证实，家庭参与对于患者预后的具有积极作用。与限制性探视相比较，弹性探视优势明显。正确认识到弹性探视的必要性、安全性，以及了解弹性探视的安全实施方法十分重要。

一、重症监护病房探视制度的类型

限制性探视制度（restricted visiting policy，RVP）是指对探视人数、探视次数、探视持续时间及探视者年龄等加以限定的探视制度。通过对相关研究文献回顾，绝大部分ICU将每次探视者人数限制在2名以内。在探视时间和次数上，荷兰和巴西大部分实施RVP的ICU允许每日探视<4.5小时，探视次数为2～3次，探视时段设置为9:00～11:00、16:00～17:30、21:00～22:00。意大利大部分医院的ICU采取RVP，其平均探视时间为每天115分钟。法国超过一半的ICU将探视时间限制在每天4小时以内。在探视者年龄上，大部分ICU对儿童探视有严格的限制。法国仅有3%ICU不限制儿童探视。新英格兰地区超过50%的ICU对探视者的年龄有限制，要求探视者年龄应12岁以上。意大利东北地区少数ICU允许12岁以下儿童进行探视。在我国，绝大部分医院的ICU限制探视人数不超过2人，每天探视次数为1～2次、每次15～90分钟。探视时段设置为14:30～16:30，其中儿童可在成人陪同下进行探视。

弹性探视制度（flexible visitation policy，FVP）一般是指对探视频次、持续时间及探视人员数更具有灵活性，甚至不做限制，使之更符合患者和家属的需求，在一些研究中相对于RVP亦被称作延长探视制度（extended visiting policy，EVP）或开放性探视制度（unrestricted visiting policy，UVP），三者在内涵上无严格意义的区分，皆在不侵犯他人权力、安全及不影响治疗的前提下，患者可根据自己的意愿选择探视者，并允许其全天探视。但其弹性也存在一定的限制，包括符合医院感染管控制度、爆发性感染时的限制，以及在患者丧失沟通和决定能力时由医护人员做出探视决策等。在英国和美国大部分 ICU 探视时间超过 4 小时，其中有较少数 ICU 全天不限制探视时间。在巴西的一项多中心研究中 EVP 组的探视时间延长至 12 小时，其实际探视时间平均为 245 分钟，显著高于 RVP 组的 133 分钟（$P<0.001$）。此外，某 ICU 的探视时间延长至 24 小时，患者家属探视依从性（68.6%）显著高于 RVP（44.9%）（$P<0.001$）。丹麦大部分 ICU 采取 UVP，研究发现护士在探视中起主导作用，并认为 UVP 实践的前提是丹麦的护患间比例为 1∶1～1∶1.4。

二、弹性探视的必要性

尽管弹性探视受到推荐，但并未得到推广。据调查，ICU 实施弹性探视比例增长缓慢，原因可能是医护人员尚未意识到弹性探视对患者有益。在我国超过半数的 ICU 患者家属希望探视时间在 30 分钟以上，当患者病情危重或处于濒死状态时，家属可按意愿留在患者身边，而不再受探视时间的限制。

ICU 患者面对封闭的环境、死亡的恐惧、被动依从和潜在的永久性功能丧失等，可能出现一系列精神心理方面的临床综合征。其中谵妄较常见，这与 ICU 患者住院时间延长、专业护理机构安置时间和死亡独立相关。延长探视时间能有效降低 ICU 内谵妄的发生率及持续时间。据一项前瞻性单中心前后对照研究，延长探视模式下的谵妄发生率（9.6%）显著低于限制探视模式（20.5%）（a*RR* 0.50，95%*CI* 0.26～0.95），谵妄持续时间更短（$P=0.03$），且住院时间更短（$P=0.04$）。亚组分析中延长探视时间对年龄≥65 岁、外科术后、无精神病史、无持续镇静、APACHE-Ⅱ≥15 分、无机械通气患者的益处非常显著。因此，延长 ICU 探视时间能够降低谵妄的累计发生率，缩短 ICU 住院时间，且并未增加 ICU 获得性感染。

此外，弹性探视有利于以患者和家庭为中心护理模式（patient and family centered care，PFCC）的实施，使家庭成员更好地参与到患者的照护过程中，从而提高患者的生存率。2017 年 ICU-PFCC 探视模式临床工作指南颁布，提倡完全开放家属探视，支持有创操作、心肺复苏时家属在场，鼓励家属参与多学科查房和护理工作，强调多学科团队与家属进行有效沟通。美国重症监护护理协会和美国重症医学会推荐 ICU-PFCC 探视模式的探视时间、探视次数和探视人群依据患者和家属的意愿决定。禁止医院以家属的年龄、种族、民族、宗教等个人原因限制家属探视。但是，当家属存在下列情况时，需要限制其探视：①有虐待、破坏或不安全行为；②不遵守医院的感染控制政策；③疑似或确诊患有接触传播或经呼吸道传播的传染性疾病。另外，探视过程中应保护其他患者的隐私。如同病房的患者进行心肺复苏或讨论私人问题时，可以要求其他患者家属暂时离开病房。在 ICU 成人疼痛、躁动和谵妄临床治疗指南中 ABCDEF 策略中“F”所代表的家庭成员参与指出，家庭支持可帮助患者有效应对 ICU 中陌生的环境，促进患者定向力的恢复，可适当增加家属陪伴时间。研究显示，ICU 患者对总的 ABCDEF 集束化策略的依从性每增加 10%，其院内生存率可增加 7%（$OR=1.07$，95%*CI* 1.04～1.11），部分依从每增加 10%，院内生存率可增加 15%（$OR=1.15$，95%*CI* 1.09～1.22），较高的集束化策略依从性与长时间的无谵妄 / 昏迷天数相关。弹性探视可以促进患者和 ICU 工作人员之间的沟通，使医护人员更好地了解谵妄的风险因素，从而减少 ICU 患者的压力和焦虑，预防谵妄的发生，促进患者舒适，加强治疗的依从性。

三、弹性探视的安全性

反对放松 ICU 探视限制条件常见的原因之一是担心增加感染风险，但现有的研究证据并不支持这一观点。有研究通过分析 90 例 ICU 患者及其家属体表微生物样本，发现两者携带的微生物间不存在相关性。这说明探视不会增加患者感染风险，而患者的感染也不会对探视者的健康造成威胁。有研究观察比较了实施两种探视制度前后 ICU 患者的感染率，发现差异无统计学意义，进一步证实了该结论。亦有学者在随机对照试验中指出，RVP 期间 ICU 走廊空气中细菌数明显低于弹性探视期间，而病房内空气中两者并无差异。此外，病房表面细菌数随空气细菌数的增加、室内温度增高或实施弹性探视而增多。然而，两组探视制度下的患者肺炎、尿路感染、菌血症及全部感染的发生率的差异并无统计学意义（$P>0.05$）。也有研究指出将延长探视时长至 12 小时，两种探视模式下，ICU 患者在血流感染、导尿管相关性感染、ICU 相关性肺炎等 ICU 获得性感染及 ICU 病死率均无统计学意义。但以上研究均局限于某个国家或地区，需要有进一步的大样本多中心的证据来支持此观点。

四、弹性探视可行的实施方法

1. 尊重并满足患者家属探视需求　研究表明，将患者及家属对健康和疾病的认知、信仰和文化背景等纳入到护理计划和护理实践，在临床决策和护理过程中考虑患者的特征和个人偏好，尊重患者及其家属的个性化需求和健康观，是满足弹性探视模式的重要思想。研究发现，家属的探视需求包括获得与患者有关的信息、探视患者、给患者希望、每天与医生交谈、确保患者得到最好的护理等。此外，ICU 还应保持病房舒适、整洁，为患者营造最佳的疗愈环境，为家属提供便利设施和休息场所，提高患者和家属的满意度。

2. 延长探视时间，灵活开放全天中的不同时段　延长探视时间、灵活开放全天中的不同时段可以使家属为患者提供更好的陪伴。影响 ICU 患者家属满意度的 2 个最重要的因素是家庭需求的满足程度及患者的照护质量。某研究指出患者与家属的不良心理情绪是呈正相关。家属是患者的精神支柱，延长家属探视时间，危重患者可以充分得到亲人们的开导和关心，及时调整情绪，正确、积极地应对所发生的一切，患者家属也能更好地参与患者的照护过程，患者家属满意度也会随之提高。我国学者研究指出，将 ICU 探视时间由 30 分钟延长至 90 分钟，患者的谵妄发生率显著降低，院内感染、气管插管非计划性拔管等不良事件发生率的差异无统计学意义，患者及家属满意度显著提高。

3. 医患信息共享　信息共享是指医护人员与患者、家属以恰当的方式交流，并及时分享完整、准确的信息，以便患者及家属有效参与决策。探视过程中护士可采用口头、书面、多媒体及网络等多种形式对家属进行 ICU 环境、探视制度、约束、手卫生处理及疾病相关知识的宣教。多方位家庭支持措施促进医患有效沟通，具体措施包括：①护士接受专业的沟通训练，训练内容重点包括与危重病患者家属的沟通方法和支持方法等；②制订并持续改进家属支持路径，护士每天与家属会面，在患者进入 ICU 的 48 小时内举行多学科家庭会议，此后每 5～7 天重复 1 次；③把共同决策融合到临床治疗方案中。结果显示多方位家庭支持措施提高了患者家属的满意度，缩短了 ICU 患者住院时间。

有研究构建了 ICU 多学科团队，成员包括危重病医学和姑息治疗学的医师、护理专家、护理管理者、护士和社工等，在患者进入 ICU 5～7 天时，多学科团队举行首次家庭会议。此后每 10～14 天举行 1 次家庭会议。家庭会议共同讨论患者的诊断、预后、照护负担、护理目标、转出后的照护需求以及支持方式等，并将家庭会议的模板添加到电子病历中。结果表明家庭会议使医护人员和家属更有照护一致性。同时，ICU 医护人员运用结构化沟通模式与家属交流，提高沟通效果和家属满意度，如 VALUE 沟通模式（评估家属的陈述、认同家属的表达、耐心地倾听、以同理心对待患者和家属、确定家属的需求和问题）、CHIEF 沟通模式（安抚、倾听、问题、解答、帮助）等。因此，建立 ICU 多学科团队，实施多途径多形式的健康宣教和沟通交流，能促进医患信息共享，实现共同决策。

4. 指导家属参与多学科查房及患者的部分护理工作　研究指出，在探视过程中，法国少部分 ICU 允许家属参与查房。荷兰接近一半的 ICU 允许家属参与患者的护理工作，超过半数的 ICU 为患者进行心肺复苏时，允许其家属在场。在某项研究中，允许每例患者有 2 名以内的家属参与日常查房，内容包括护士报告过去 24 小时内患者的生命体征及相关事件、实习医师报告过去 24 小时内患者的治疗及相关情况、上级住院医师给出未来 24 小时的治疗目标及治疗方案、主治医师用通俗的语言解答家属的疑问，结果发现家属参与多学科团队查房。可以提高家属参与、共享决策的积极性。此外，护士指导家属参与 ICU 患者的早期康复运动，可降低患者谵妄、医院感染及非计划拔管等的发生率和缩短患者 ICU 的住院时间。提高家属的满意度。同时，护士指导家属对患者进行听觉刺激、记忆诱导、肢体功能锻炼等技能，提高了患者和家属的满意度。对家属赋权的医疗决策，通过医护－家庭会议的召开和积极有效的沟通，让家属作出符合患者自身价值取向的决策。对家属参与的治疗和护理，医护人员要充分认识家属的心理状况及需求，积极鼓励家属参与到患者的治疗和护理中来。

5. 院内感染管理与控制　患者及家属遵循手卫生原则是最基本要求。调查显示，英国、瑞士和巴西等国家要求 ICU 家属探视前、后进行手卫生处理，法国近 1/3 的 ICU 常规使用防护物品（如探视服、帽子、鞋套及口罩等），英国、瑞士和巴西等国家常规使用防护物品的 ICU 不足 5%。部分 ICU 仅当患者有耐药菌感染时才使用防护物品。调查显示，我国 ICU 均要求家属探视前后进行手卫生处理，部分要求穿探视服，少数要求穿专用拖鞋、戴口罩及帽子，探视结束后进行通风及空气消毒处理。目前，有研究表明，探视时使用一次性口罩、帽子或鞋套并不能改善 ICU 空气质量和物体表面清洁度。因此，家属探视前后及探视过程中遵守手卫生原则是控制医院感染的基本要求，而是否常规使用探视服、帽子、鞋套和口罩等防护物品，还需要更多的实证研究。

（浙江大学医学院附属邵逸夫医院　隋伟静　庄一渝）

参考文献

[1] Westphal GA, Moerschberger MS, Vollmann DDA, et al. Effect of a 24h extended visiting policy on delirium in critically ill patients. Intensive Care Medicine, 2018, 44(6): 968-970.

[2] Rosa RG, Falavigna M, Da Silva DB, et al. Effect of flexible family visitation on delirium among patients in the intensive

care unit. JAMA, 2019, 322(3): 216.

[3] Barnes-Daly MA, Phillips G, Ely EW. Improving hospital survival and reducing brain dysfunction at seven california community hospitals. Critical Care Medicine, 2017, 45(2): 171-178.

[4] Li XY, Lee S, Yu HF, et al. Breaking down barriers: enabling care-by-parent in neonatal intensive care units in China. World J Pediatr, 2017, 13(2): 144-151.

[5] Rosa RG, Tonietto TF, Da Silva DB, et al. Effectiveness and safety of an extended icu visitation model for delirium prevention. Critical Care Medicine, 2017, 45(10): 1660-1667.

[6] Au SS, Roze Des Ordons AL, Amir Ali A, et al. Communication with patients' families in the intensive care unit: A point prevalence study. Journal of Critical Care, 2019, 54: 235-238.

[7] Rosa RG, Falavigna M, Teixeira C, et al. Family visitation policies in the ICU and delirium—reply. JAMA, 2019, 322(19): 1924.

[8] Kozub E, Scheler S, Necoechea G, et al. Improving nurse satisfaction with open visitation in an adult intensive care unit. Crit Care Nurs Q, 2017, 40(2): 144-154.

[9] Monroe M, Wofford L. Open visitation and nurse job satisfaction: An integrative review. J Clin Nurs, 2017, 26(23-24): 4868-4876.

[10] 韩遵海，刘雪娇，何茵，等．ICU 以患者家庭为中心探视模式的研究进展．中华护理杂志，2019，54（2）：235-238.

[11] 陈立萍，韦秀霞，尹琴．家属不同探视时长在 ICU 中的干预研究．护士进修杂志，2018，33（10）：915-917.

[12] 罗迪祎，周会兰，胡燕华，等．ICU 集束化策略中家属参与和赋权的研究进展．护理学杂志，2019，34（23）：86-90.

[13] Ning J, Cope V. Open visiting in adult intensive care units-A structured literature review. Intensive and Critical Care Nursing, 2020, 56: 102763.

[14] Kleinpell R, Zimmerman J, Vermoch KL, et al. Promoting family engagement in the ICU: experience from a national collaborative of 63 ICUs. Crit Care Med, 2019, 47(12): 1692-1698.

[15] Sganzerla D, Teixeira C, Robinson CC, et al. Statistical analysis plan for a cluster-randomized crossover trial comparing the effectiveness and safety of a flexible family visitation model for delirium prevention in adult intensive care units (the ICU Visits Study). Trials, 2018, 19(1): 636.

[16] Rosa RG, Falavigna M, Robinson CC, et al. Study protocol to assess the effectiveness and safety of a flexible family visitation model for delirium prevention in adult intensive care units: a cluster-randomised, crossover trial (The ICU Visits Study). BMJ Open, 2018, 8(4): e21193.

第二节　护士在多学科协作联合查房中的作用

多学科协作（multi-disciplinary team，MDT）诊疗是指临床多学科工作团队，通常是 2 个以上的相关学科组成固定的工作组，针对某种疾病进行定期定时的临床讨论会，提出临床治疗方案。MDT

成员一般包括内科、外科、放疗科、医学影像科室、病理科、介入科、护理和心理学等多个学科的专家，以及社会工作者。

一、多学科协作模式在重症患者治疗中的作用

MDT作为疾病治疗的重要模式，早在1994年被美国重症医学会和美国重症医学护理学会提出作为ICU临床医疗活动的主要方式。多学科专科人员共同合作与分担危重患者的诊疗工作。目前以重症医学科医师为领导、多学科参与、多部分协调、多团队合作的医疗模式，为危重患者提供更为有效、更精准的治疗。重症患者病情的复杂性使得临床医护人员会面临难以管理的复杂问题，同时，问题可能会随着病情的进展而变化，MDT成员也可能随之进行相应的调整。在整个MDT模式中，重症医师和重症护士占主导地位，而其他成员的参与也具有重要的意义。Heeyoung等评估了ICU多学科协作团队对临床结果的影响，包括患者死亡率、ICU住院时间及药物不良事件的相关研究进行检索和系统评价，共检索4725篇相关文章，最终纳入14篇文章。荟萃分析结果显示，有药剂师加入的ICU多学科团队的干预能显著降低患者死亡率（95%*CI* 0.73～0.83，P<0.000 01），同时也能缩短了ICU住院时间，以及降低药物不良事件的发生率。

二、多学科联合查房是多学科协作的常见且有效形式

多学科查房是一种加强不同学科间沟通的有效途径，也是ICU医师、护士、呼吸治疗师、药剂师、康复理疗师和营养师等就危重患者治疗和护理问题进行沟通的最为重要的方式。随着患者病情的变化，团队成员的组成也会发生变化，以满足患者不断变化的临床和心理需求。从患者个人的角度来看，这种区别并不重要——患者“看到”的是以类似的方式、由类似的学科范围提供的护理。而以医务人员角度看则不同，多学科团队需要充分发挥团队优势以期达到最终目的。医务人员间有效的沟通是提供高质量医疗护理服务的关键。有研究表明医疗错误和不良事件与沟通不足相关，重症患者病情危重复杂且变化快、操作检查多，此时，有效沟通显得更为重要。开展多学科查房可以缩短ICU住院时间、降低死亡率、减少意外事件的发生，并促进团队合作的安全文化。随着多学科护理系统的整合，床边护士在查房中扮演着核心角色，确保及时准确地传送患者信息和制定适当的日常护理计划。Yamile Der介绍在2007年佛罗里达医院某医院的重症监护病房实施了重症监护室多学科查房，他们在以患者为中心的护理目标前提下，集结重症医师、重症护士、教育者、临床护理专家、牧师、呼吸治疗师、营养师和其他相关的卫生和行政领导等，进行有效的沟通、团队合作，并详细介绍多学科查房的具体实施情况，多学科查房允许实时和面对面的信息交流，使每个患者的护理目标和计划清楚地传达给每个人。信息系统使得团队能够立即访问患者相关的信息，也可随时继续在床边查房，团队成员可以看到患者，也可邀请患者参与计划的制定。Erika J.Yoo等进行了一项以社区为基础的回顾性队列研究，共收集来自181家医院的60 330例ICU患者的数据，采用Logistic回归评估方法评价多学科联合查房对内科和外科ICU患者住院期间死亡率的影响，结果证实对于外科患者而言，多学科查房与患者生存获益相关［OR=0.79，95% *CI* 0.62～1.00，P=0.05］，从而证实多学科协作可以改善手术危

重患者的预后。

三、护士的参与利于提高多学科查房的效率

多学科查房的意义毋庸置疑，而标准化、结构化的查房流程可以改善在多学科协作团队队员之间的沟通和协作效率。多学科查房过程中，护士需要在计划、协调、评估和向多学科团队介绍患者的情况等多方面起着至关重要的作用。而事实上护士在多学科查房过程中参与度很低，如未出席多学科查房或中途离开；不参与病例的陈述除非被问及；不参与每日治疗目标的设定和计划的制定等；这些问题使得多学科查房时间长且效率低，影响患者治疗及护理计划的实施，从而影响患者疾病的预后。Amy O'Brien 等对多学科查房中几个关键点进行干预，为保证护士的全程参与而调整多学科查房顺序，赋予护士“强行停止”的权利，以鼓励护士参与讨论和制定每日治疗/护理计划，干预前、后护士在提交患者资料时的参与度在外科 ICU 从 36.2% 提高到 71.8%（$P<0.0002$），在内科 ICU 从 34.8% 提高到 100%（$P<0.0001$），每日计划的制定与讨论的参与度也得到明显提高，也减少查房过程中沟通或理解错误。

多种方式提高多学科查房效率，其中查房清单得到了较多认可。Lauren Brown 等采用的查房清单模板中包括现病史、过去 24 小时发生的改变、过去 24 小时实验室异常数值、各器官功能支持及患者治疗目的、每日治疗目标和计划等内容。应用查房清单可明显缩短查房时间，提高查房效率，提高参与人群的出席率和出席时间，改善患者的预后。陈香萍等应用自制查房清单（WARM HUG AND KISS）（温暖的拥抱和亲吻）：撤机（weaning，W）、气道管理（airway management，A）、拔除导管（remove catheters，R）、康复运动（move，M）、床头抬高和洗手（head of bed elevation & hands washing，H）、预防应激性溃疡（stress ulcer prevention，U）、胃肠道管理（gastrointestinal management，G）、抗感染方案（anti-infection，A）、营养（nutrition，N）、辅助检查（kalium，K）、出入量（intake and output，I）、手术切口和皮肤（surgical site & skin，S）、镇静镇痛谵妄管理（sedation & pain & delirium management，S），使患者机械通气时间和 ICU 住院时间缩短，院内感染的发生率和导管的使用率降低，可改善多学科合作效果。

综上所述，多学科查房对于重症患者而言有多方面益处，但是如何让多学科查房不停留于形式是我们需要努力思考的。应该采取多种措施鼓励和提高护士的参与度，以提高多学科的查房效率。

（中国医学科学院北京协和医院　罗红波　李尊柱）

参 考 文 献

[1] Vretveit J. Five ways to describe a multidisciplinary team. J Inter Prof Care, 1996, 10(2): 163-171.

[2] Lee H, Ryu K, Sohn Y, et al. Impact on patient outcomes of pharmacist participation in multidisciplinary critical care teams: a systematic review and meta-analysis.Crit Care Med, 2019, 47(9): 1243-1250.

[3] Yamile Der. Multidisciplinary rounds in our ICU: improved collaboration and patient outcomes.Crit Care Nurse, 2009, 29(4): 84.
[4] Yoo E, Edwards JD, Dean ML, et al. Multidisciplinary critical care and intensivist staffing: results of a statewide survey and association with mortality.J Intensive Care Med, 2016, 31(5): 325-332.
[5] O'Brien A, O'Reilly K, Dechen T, et al.Redesigning rounds in the icu: standardizing key elements improves interdisciplinary communication.Jt Comm J Qual Patient Saf, 2018, 44(10): 590-598.
[6] Young E, Paulk J, Beck J, et al. Impact of altered medication administration time on interdisciplinary bedside rounds on academic medical ward. J Nurs Care Qual, 2017, 32(3): 218-225.
[7] Cao V, TanL D, Horn F, et al. Patient-centered structured interdiscipli-nary bedside rounds in the medical icu. Crit Care Med, 2018, 46(1): 85-92.
[8] Brown L, Saini V, Carter C. Standardizing multidisciplinary rounds: creation of an efficient and effective process to care for the critically ill. J Nurs Adm, 2020, 50(1): 5-8.
[9] 陈香萍，梁寅，庄一渝，等.ICU 多学科床边查房信息化清单的设计及临床应用. 中国实用护理杂志，2018，34（9）：672-676.

第三节　限制性氧疗的临床实施

氧气疗法（简称氧疗）是临床常用的治疗手段之一。合理的氧疗能使患者受益，不合理的氧疗同样也会对患者造成危害。2018 年 4 月的《柳叶刀》上发表的一篇综述发现氧疗并不能使血氧水平正常的患者获益，反而会增加他们的病死率。同时，作者提出建议，应给予急危重症患者限制性氧疗。

一、限制性氧疗的临床实施的必要性

研究发现，临床上过量的氧气输送是一种非常普遍的现象，约 50% 的患者表现出高氧血症，其中 4% 的为严重的高氧血症。高氧血症会造成机体的高氧相关性病理损伤，炎症、凋亡、组织修复性损伤等因素交织成网，相互作用共同形成了高氧损伤的病理特征。肺是最直接暴露在高氧中的器官，也是受损害最严重的器官，肺的急性损伤是高氧血症致死的主要原因，包括组织病理学损伤、间质纤维化、肺不张、气管支气管炎、肺泡蛋白渗漏和中性粒细胞浸润，加剧呼吸机诱发的肺损伤等。此外，高氧血症还可能导致心输出量、冠状动脉血流量和心肌耗氧量下降，在各种情况下产生自由基介导的各器官损害。高氧血症可能削弱宿主防御系统对感染的反应能力，影响多种患者的生物系统，如通过过量生产活性氧产生抗氧化酶和细胞因子。越多越多的研究表明氧疗不当或过量的氧疗影响患者的预后，甚至导致患者死亡。缺乏规范化的氧疗管理可能使患者暴露于不必要的高氧，导致潜在的医源性伤害。限制性氧疗的提出促进临床氧疗的规范化实施，将急危重症患者的 PaO_2 控制在正常生理范围之内，使他们在氧疗中获益。

二、限制性氧疗的临床实施

1. 评估患者是否需要氧疗　氧气实际上是一种“药物”，氧气作为一种特殊的药物在临床中使用时，不但要注意其使用剂量，还应注意其毒副作用。不推荐给予无低氧血症的患者给予氧疗，如患者需要氧疗，医生需开具氧疗处方，且任何时候的氧疗均需要记录吸氧浓度。

2. 设置氧疗的目标　根据不同疾病选择合理的氧疗目标。表 16-3-1 为目前临床指南推荐的氧疗目标。现有的指南许多只设置了 SpO_2 下限而没有去设置上限。2015 年澳大利亚和新西兰胸科学会氧疗指南滴定 SpO_2 最大为 96%。2018 年中国《急诊氧气治疗专家共识》也同样滴定 SpO_2 上、下限。限制性氧疗的研究与其他领域研究相似，对生理参数的过度积极治疗会加大其危害，如输血阈值和重症患者的葡萄糖管理。未来的研究需要精确定义氧疗策略，最大限度地提高效益，减少危害。

应用工具帮助大家筛查患者有无高碳酸血症呼吸衰竭，2018 年中国《急诊氧气治疗专家共识》推荐使用筛查 CO_2 潴留“ESCAPE”工具（E：Bronchiectasis 支气管扩张；S：Spinal disease 脊柱畸形或截瘫；C：Chest disease 胸壁疾病；A：Airway obstructed disease 气道阻塞性疾病，如 COPD、哮喘、肺纤维化；P：Paralysis 瘫痪，如神经肌肉接头疾病，药物过量；E：Elevated body weight 体质量增加，如肥胖）。根据是否存在 CO_2 潴留的高危因素制定不同的氧疗目标。对于存在 CO_2 潴留高危因素的患者推荐 SpO_2 目标为 88%～93%，而无 CO_2 潴留高危因素的患者，推荐其 SpO_2 目标为 94%～98%。有研究将 CO_2 潴留高危因素的患者推荐的 SpO_2 目标设置得更低，目标为 88%～92%。

但是，也有一些特殊的疾病需要的更高的 SpO_2 范围，Reed A C Siemieniuk 等提出一氧化碳中毒、气胸、丛集性头痛等疾病需要更高的 SpO_2 目标（SpO_2 目标近 100%）。

表 16-3-1　氧气疗法目标最新指南推荐意见

组织	患者种类	推荐意见	
		下限	上限
美国呼吸治疗协会，2002	急诊患者	$SaO_2<90\%$，给予氧疗	无上限
美国卒中协会 / 美国心脏协会，2018	脑卒中	维持 $SaO_2>94\%$	无上限
欧洲神经病学学会，2018	脑卒中	不应常规给予氧疗，当 $SaO_2<95\%$ 给予氧疗	未提及
美国心脏协会，2013	ST 段抬高型心肌梗死	$SaO_2<90\%$、心力衰竭或呼吸困难时给予氧疗	无上限
欧洲心脏病协会，2017	ST 段抬高型心肌梗死	当患者存在低氧血症（$SaO_2<90\%$ 或 $PaO_2<60mm\ Hg$）时给予氧疗；如 $SaO_2>90\%$ 则不给予氧疗	无上限
欧洲心脏病协会，2015	非 ST 段抬高型心肌梗死	$SaO_2<90\%$ 呼吸窘迫时给予氧疗	无上限
英国胸科协会，2017	急性疾病患者	绝大多数患者 SaO_2 下限为 94%，高碳酸血症患者 SaO_2 下限为 88%	绝大多数患者 SaO_2 上限为 98%，高碳酸血症患者 SaO_2 上限为 92%

续表

组织	患者种类	推荐意见	
		下限	上限
澳大利亚和新西兰胸科学会，2015	急性疾病患者	SpO_2<92%，给予氧疗	绝大多数患者 96%
中国急诊氧气治疗专家共识组，2018	急诊患者	有 CO_2 潴留风险的患者，SpO_2 下限推荐为 88%；对于无 CO_2 潴留风险的患者，SpO_2 下限推荐 94%	有 CO_2 潴留风险的患者，SpO_2 上限推荐为 93%；对于无 CO_2 潴留风险的患者 SpO_2 上限推荐 98%

3. 根据目标调节合适的吸氧浓度　吸氧浓度是氧疗措施中一项重要的参数，任何时候的氧疗都需要记录吸氧浓度，进行动态评估并调整，能保证患者氧疗的有效性与安全性。

实施限制性氧疗将患者的 SpO_2 维持在目标范围，如果 SpO_2 过高或大于 97%，除非 FiO_2 为 21%，否则应将此视为紧急情况。需要每隔不超过 5 分钟将 FiO_2 减小 10% 直到 SpO_2 小于 97%。如果 SpO_2 在目标范围内，通常使用最低的 FiO_2（即 21% 氧浓度）来实现目标 SpO_2。如果在降低 FiO_2 过程中 SpO_2 降至目标范围以下，请立即返回达到目标 SpO_2 的先前的 FiO_2。

4. 限制性氧疗的维持与撤离　Chu 等研究发现，不限制的氧疗不仅会提高患者死亡率，而且不能改善其他的重要结局。如果 SpO_2 在 94%～96% 仍给予氧疗会不利于患者。因此，限制性氧疗实施应贯彻降阶梯原则，根据病情选择从高浓度至低浓度的氧疗方式。当 SpO_2 稳定于目标区间高限一段时间后，可逐渐降低吸入氧气浓度。若心率、呼吸频率、SpO_2 均稳定，可酌情复查血气，逐渐降低吸入氧浓度直至停止氧疗。终止氧疗后，吸入空气时也应当监测 SpO_2。若 SpO_2 仍处于目标范围内，可随后减少评估频次。若停止氧疗后出现低氧血症，则应当寻找恶化的原因，若氧合仍不能维持，应当再次给予重新评估并选择合理的氧疗方法。若患者原发疾病改善，且 SpO_2 在目标范围内，可根据具体情况继续当前的氧疗方式，直至停止氧疗。某些患者可能在安全的停止氧疗后，于轻微体力活动时出现间歇性的低氧，可考虑允许患者在体力活动增加时接受氧疗，若出现一过性无症状的血氧饱和度下降，并不需要氧疗。

三、限制性氧疗的管理与质量控制

限制性氧疗的提出打破了氧气吸入、氧疗有益的常规，对医护人员提出了更高的要求，不仅仅要实施氧疗，更应注重氧疗前的评估、效果的评价，及时调整氧疗方式与浓度，做到规范化氧疗。首先应加强医护人员的培训，知晓限制性氧疗的相关知识，接收前沿知识的传达，才能更好地用于临床。其次，督查必不可少，目标的规范设置与落实，医护之间的沟通与协作都是至关重要的步骤。

临床上在给予患者实施氧疗经常没有足够讨论和解释，限制性氧疗的实施可以使医务人员更清晰地了解氧疗的目标，更好地向患者解释氧疗的目的，进而减少他们的焦虑并改善满意度，同时也减少了不必要的氧疗相关费用。因此，氧疗的选择与落实要因病制宜，基于目标谨慎使用。限制性氧疗的实施有益于临床规范地使用氧气，最终使患者受益。

（东南大学附属中大医院　韦小霞　钱淑媛　李晓青）

参考文献

[1] Chu DK, Kim LH, Young PJ, et al. Mortality and morbidity in acutely ill adults treated with liberal versus conservative oxygen therapy (IOTA): a systematic review and meta-analysis. Lancet, 2018, 391: 1693-705.

[2] Helmerhorst HJ, Schultz MJ, van der Voort, et al. Effectiveness and clinical outcomes of a two-step implementation of conservative oxygenation targets in critically ill patients: a before and after trial. Crit Care Med, 2016, 44(3): 554-563.

[3] Hale KE, Gavin C, O'Driscoll BR. Audit of oxygen use in emergency ambulances and in a hospital emergency department. Emerg Med J, 2008, 25: 773-776.

[4] Davis WB, Rennard SI, Bitterman PB, et al. Pulmonary oxygen toxicity: early reversible changes in human alveolar structures induced by hyperoxia. N Engl J Med, 1983, 309(15): 878-883.

[5] Crapo JD. Morphologic changes in pulmonary oxygen toxicity. Annu Rev Physiol, 1986, 48: 721-731.

[6] Stub D, Smith K, Bernard S, et al. Avoid investigators air versus oxygen in st-segment-elevation myocardial infarction. Circulation, 2015, 131(24): 2143-2150.

[7] Massimo Girardis, Stefano B, Damiani E, et al. Effect of conservative vs conventional oxygen therapy on mortality among patients in an intensive care unit.the oxygen-icu randomized clinical trial. JAMA, 2016, 316(15): 1583-1589.

[8] Investigators IR, The A, New Iealand Intensive Care Society Clinical TrialG, et al. The ICU-ROX Investigators and the Australian and New Zealand Intensive Care Society Clinical Trials Group；Conservative Oxygen Therapy during Mechanical Ventilation in the ICU. N Engl J Med, 2020, 382(11): 989-998.

[9] Kallstrom TJ. American Association for Respiratory Care (AARC) clinical practice guideline: oxygen therapy for adults in the acute care facility—2002 revision & update. Respir Care, 2002, 47: 717-720.

[10] Powers WJ, Rabinstein AA, Ackerson T, et al. American Heart Association Stroke Council: 2018 guidelines for the early management of patients with acute ischemic stroke: a guideline for healthcare professionals from the American Heart Association/ American Stroke Association. Stroke, 2018, 49: e46-e110.

[11] Kobayashi A, Czlonkowska A, Ford GA, et al. European Academy of Neurology and European Stroke Organization consensus statement and practical guidance for pre-hospital management of stroke. Eur J Neurol, 2018, 25: 425-433.

[12] O'Gara PT, Kushner FG, Ascheim DD, et al. American college of cardiology foundation/american heart association task force on practice guidelines. 2013 ACCF/AHA guideline for the management of ST-elevation myocardial infarction: a report of the American college of cardiology foundation/ American heart association task force on practice guidelines. Circulation, 2013, 127: e362-e425.

[13] Ibanez B, James S, Agewall S, et al. ESC scientific document group. 2017 esc guidelines for the management of acute myocardial infarction in patients presenting with ST-segment elevation: the task force for the management of acute myocardial infarction in patients presenting with ST-segment elevation of the European Society of Cardiology (ESC). Eur Heart J, 2018, 39: 119-177.

[14] Roffi M, Patrono C, Collet JP, et al. ESC scientific document group. 2015 esc guidelines for the management of acute

coronary syndromes in patients presenting without persistent st-segment elevation: task force for the management of acute coronary syndromes in patients presenting without persistent st-segment elevation of the european society of cardiology (ESC). Eur Heart J, 2016, 37: 267-315.

[15] O'Driscoll BR, Howard LS, Earis J, et al. British thoracic society emergency oxygen guideline group bts emergency oxygen guideline development group. bts guideline for oxygen use in adults in healthcare and emergency settings. Thorax, 2017, 72(Suppl 1): ii1-ii90.

[16] Beasley R, Chien J, Douglas J, et al. Thoracic society of Australia and New Zealand oxygen guidelines for acute oxygen use in adults: 'swimming between the flags'. Respirology, 2015, 20: 1182-1191.

[17] 急诊氧气治疗专家共识组．急诊氧气治疗专家共识．中华急诊医学杂志，2018，27（4）：355-360.

[18] Alexander P. Vlaar, Simon Oczkowski, Sanne de Bruin, et al. Transfusion strategies in non-bleeding critically ill adults: a clinical practice guideline from the European society of intensive care medicine. Intensive Care Med, 2020, 46(102): 1-24.

[19] Finfer S, Chittock DR, McArthur C, et al. Intensive versus conventional glucose control in critically ill patients. N Engl J Med, 2009, 360(13): 1283-1297.

[20] Reed A C Siemieniuk, Derek K Chu, Lisa Ha-Yeon Kim. et al. Oxygen therapy for acutely ill medical patients: a clinical practice guideline. BMJ, 2018, 363: k4169.

第四节　预防导尿管相关尿路感染的最佳临床实践

医院获得性感染是影响全球住院患者安全的主要因素，一项针对美国多个州医院获得性感染流行率调查显示设备相关性感染占所有医院获得性感染的25.6%，而尿路感染是最常见的类型之一。尿路感染大多数与留置尿管有关，导尿管相关尿路感染（catheter-associated urinary tract infection，CAUTI）是指患者留置尿管后，或者拔除导尿管48小时内发生的泌尿系统感染。美国疾病预防与控制中心的数据显示，美国每年平均使用3000万根导尿管，12%～16%的成人住院患者在入院后需要使用导尿管。美国的尿路感染发病率在医院感染中排名第一，约占40%，其中80%是由留置导尿管所引起的。因此，预防导尿管相关尿路感染是医院感染预防控制的重点环节。国外降低CAUTI发病率的临床实践主要包括选择适宜的导尿管、正确插管及维护与及时拔管3个部分。本文现将CAUTI的防控细则综述如下。

一、留置导尿管的指征

严格掌握导尿指征、及时拔除导尿管是预防CAUTI的一项基础措施。消除CAUTI的主要危险因素：减少不必要的留置导尿管。日本重症监护室一项多中心调查显示，参与调查的7个ICU患者留置导尿管比例为76%，其中仅54%符合留置导尿管适应证。因此，我们应该根据指南明确留置导尿管的适当和不适当指征，减少科室不必要导尿管的留置。术后在存在拔管指征的条件下，应该尽早拔除导尿管，缩短留置导尿的时间。同时，研究表明，采用提醒系统，如医师直接授权护士评估指征后拔除导尿管、医嘱系统自动停止留置尿管医嘱等方法，可在一定程度上缩短置管天数、降低CAUTI发病率。在必要时，可以结合患者的具体情况及病情需要，考虑其他的处理方法，如尿套、间歇性导尿等。同时，多项随机对照试验研究指出在深夜（22：00～24：00）与清晨（6：00～8：00）拔除尿管相比，深夜拔除尿管的患者首次自主排尿量更多、住院时间更短，此举可降低发生CAUTI的风险。同时，拔除尿管时机可选择患者膀胱充盈时，如此可缩短尿道刺激症状持续时间，减轻排尿困难。

二、把控导尿管的更换和拔除指征

导尿管更换周期国内外尚未有统一标准，鉴于导尿管与集尿袋频繁脱卸不利于维持集尿系统的密闭性，频繁的更换导尿管和集尿袋也会导致CAUTI的发生。而长期留置导尿管的患者，必然会涉及到集尿袋和导尿管更换的问题，权威指南建议应避免常规更换导尿管和集尿袋，应该根据临床指针（存在感染、堵塞等）更换引流装置，对引流装置的更换和拔除给出了以下推荐意见：①在拔除导尿管前，不推荐夹闭导尿管对患者的膀胱功能进行训练；②导尿管和集尿袋的更换频率可以参照使用产品的说明书；③当患者出现疑似CAUTI的症状，需要对患者进行抗菌药物治疗，治疗之前就应该更换导尿管，留取患者的尿液进行微生物病原学检测。

三、置管时严格执行无菌技术

护理人员进行置管操作前及执行任何插管部位或器械相关操作前后进行手卫生，未严格执行无菌技术及未对尿道口进行彻底清洁或消毒，尿道口及导管外壁的细菌可沿着导尿管进入膀胱导致逆行感染。导尿操作过程中反复拿取物品、跨越无菌区、破坏无菌环境等，也会增加感染的发病率。对此，共识给出了3条推荐意见：①严格执行手卫生，手卫生是普遍公认有效预防感染的关键组成部分，医务人员的手是病原菌传播的重要媒介，相关研究说明由医务人员传播的细菌造成医院获得性感染占30%；②插入导尿管时应严格无菌操作，正确铺无菌巾，避免污染尿道口，保持最大的无菌屏障，使用棉球、单剂包装的无菌润滑剂，插管时应佩戴无菌手套；③导尿管置入前，建议使用含有效碘1000～2000mg/L的碘伏棉球充分消毒尿道口及其周围皮肤黏膜，棉球不能重复使用。无菌操作是预防和控制医院感染，保障患者及医务人员自身安全最基本、最重要、最有效、最经济可行的措施。

四、导尿管的选择

国内外各种CAUTI相关指南没有就导尿管材质的选择给出明确的建议，目前我国临床上常见的导尿管材质主要为：天然橡胶导尿管、硅胶导尿管、乳胶导尿管及银合金导尿管等。导尿管的选择原则为：①根据患者年龄、性别、尿道情况等选择合适型号、材质的导尿管，以最大限度降低尿道损伤和尿路感染的发病率；②需要长期留置导尿管的患者尽量使用对尿道刺激小的全硅胶导尿管；③使用型号尽可能小的导尿管，并与引流袋相匹配，从而最大限度减少尿道损伤；④循证研究指出，短期（<14 天）留置尿管的住院成人患者，与乳胶导尿管相比，使用银合金涂层导尿管并不能减少 CAUTI 发病率，硝酸呋喃西林浸渍的导尿管能小幅度地降低 CAUTI 发生的风险，但它比标准导管昂贵，且更容易引起不适。同时具有抗菌作用的导尿管会增加医疗投入。

五、导尿管及引流装置的固定

临床护理人员须妥善固定导尿管及引流装置，防止装置打折和弯曲、移位或牵拉尿道，减少尿管脱出、皮肤压痕、尿道损伤、非计划性拔管等并发症的发生，避免尿液逆流，从而降低 CAUTI 的发病率。导管的固定方式分为内固定和外固定。

1. 内固定　将导尿管前端 5cm 处的气囊充足 10～15ml 无菌液体，轻拉尿管以确认尿管处于妥善的内固定。

2. 外固定

（1）当患者体位改变时，需要调整集尿袋的位置，重新固定导尿管及引流装置，保证其液面低于膀胱水平，避免与地面接触。

（2）传统留置尿管的方法是将尿管置于患者大腿下方向下引流，由于外露的导尿管位置低，尿管前端向上翘，尿管刺激局部尿道黏膜，进而增加了黏膜损伤和感染的机会，以及加重了患者的不适感；若导尿管固定不妥，活动时外力的作用可使尿管向上回送，水囊离开原始压迫位置，在膀胱里浮游，继而造成漏尿；尿管向上回缩将细菌回带至膀胱内，增大了逆行感染的概率。指南推荐尿管常见外固定部位为大腿内侧及下腹部，男性一般可固定于腹部，女性一般可固定于大腿处，但目前尚无证据证明，某个固定位置比另一个位置在预防 CAUTI 方面更具有优势。

（3）护士需定时清空集尿袋，倾倒尿液前需清洁集尿袋末端卡扣，倾倒时需严防尿液逆流，同时避免集尿袋排尿端触及地面或尿壶。

六、引流装置的管理

维持留置导尿引流装置的密闭性是预防 CAUTI 的重要环节。目前国内常用的引流装置有一次性普通引流袋、一次性抗反流引流袋及一次性精密计量引流袋。共识分析了这 3 种引流装置的结构特点后得出，简单式密闭引流装置与复杂式密闭引流装置在降低 CAUTI 发病率方面差异无统计学意义。关于引流装置的更换周期，虽目前国内外缺乏统一的标准，但共识给出了引流装置更换的指征，还给出了保持引流装置密闭性和通畅性的推荐意见，5 条推荐意见如下：①没有充分证据证明在预防 CAUTI 方面某一引流装置优于另一类，防反流装置不能代替日常护理措施；②留置导尿期间应保持引流装置的密闭性，防止污染；③留置导尿期间应保持尿液引流通畅，避免导尿管及引流管扭曲，集尿袋应始终低于膀胱水平，避免接触地面或直接置于地上；④不支持频繁更换集尿袋，具体更换频率可参照产品说明书；⑤一旦发生无菌状态被打破、接头（连接）处断开或尿液漏出，应使用无菌方法更换导尿管的引流装置。

七、护理液的选择

每日对留置尿管患者实施 2 次会阴护理，可预防 CAUTI 的发生。有调查表明，2% 以上的临床患者是由于尿道口周围清理工作不够而引起 CAUTI 的。有系统评价发现，使用消毒液消毒尿道口与非消毒液日常护理相比，并不能有效预防 CAUTI，消毒液的使用反而产生更多的菌株。同时，国外研究指出，采用清洁护理（生理盐水或清水）为患者行会阴部护理，预防 CAUTI 的效果同消毒护理相当。已有研究推荐使用温水替代抗菌剂行会阴部护理，考虑是由于抗菌剂对患者的皮肤及黏膜刺激性强、会增加患者不适感，同时易使细菌产生耐药性。而采用温水行会阴部护理对患者产生的不良反应小、成本低，其能够规避抗菌剂的刺激性，降低细菌耐药性，与使用抗菌剂相比，温水清洁会阴部不会增加尿路感染发病率。此外，不推荐常规使用抗菌溶液、乳霜或软膏清洁消毒尿道口、会阴区和导管表面。而对于大便失禁的患者，每次便后应及时清洁，并使用含有效碘 1000～2000mg/L 的碘伏消毒会阴部、尿道口、肛周及外露导尿管表面。

八、膀胱冲洗

目前，膀胱冲洗不作为患者留置导尿管期间预防 CAUTI 的措施，而是作为预防和解决患者血尿导致的血块凝集，治疗已经发生的 CAUTI 及尿路真菌感染等问题的一种手段。共识给出了行膀胱冲洗的具体推荐意见：①留置导尿管期间，不需要常规进行膀胱冲洗；②因治疗需要进行膀胱冲洗时，应严格无菌操作，保持引流系统呈密闭状态。

九、尿标本的采集、保存和送检

微生物学的检查对于诊断 CAUTI 有非常重要的临床意义。由于各种原因造成的尿培养标本污染率较高，不仅会影响医师的判断，而且会导致患者的不合理用药、增加医疗负担。共识关于尿标本的采集、保存和送检给出了 2 条推荐意见：①使用无菌技术留取尿液标本，留取少量标本进行微生物病原学检测时，应消毒导尿管后使用无菌注射器抽取尿液标本并送检，留取大量尿标本时可采用无菌方法从引流袋中获取；②尿培养标本收集完成后应在 2 小时内送检，如不能立即送达实验室，应先放置于 2～8℃的冰箱中保存。

十、教育与培训

有研究显示，对护士进行教育培训能有效降低 CAUTI 的发病率。共识给出 4 条教育与培训方面的具体推荐意见：①定期对医护人员进行有关导尿管置入、维护及拔除的技术操作方面的培训，并提供有关 CAUTI、其他留置导尿管并发症及留置导尿管替代方案的教育；②评估护理人员使用、护理和维持导尿管的能力，确保只有经过专业培训的护理人员才能进行留置导尿和导管维护的操作，确保护理人员在工作中能有效识别 CAUTI 的危险因素，并在临床工作中实施预防与控制 CAUTI 的相关措施；③强调患者和家属的共同参与，给予其导尿管维护和管理方面的教育；④患者和家属实施导尿管维护和管理方面的教育内容包括如何管理导尿管及其引流装置（如防止牵拉导尿管、集尿袋位置、饮水等）、如何将 CAUTI 风险降至最低（维持导尿管及其引流装置的完整性、密闭性）、保持尿道口清洁、发现异常或遇到困难时向专业人员寻求帮助等。

十一、质量管理

CAUTI 是衡量护理质量的重要指标，它的防控不仅是一线护理人员的工作，更需要医院护理部及感染控制相关职能科室的通力合作，即从上而下的统一管理与监控。共识关于导尿管的质量管理给出了 3 条推荐意见：①护理管理部门应制订预防与控制 CAUTI 的干预计划、工作制度及操作规程；② CAUTI 的发病率应作为护理质量敏感指标之一，护理管理部门及各级护理管理者宜加强与医院感染控制部门的协作，对临床导尿管的使用率、CAUTI 的发病率、CAUTI 护理实践的依从性进行监测，通过数据汇总与分析，发现实践中存在的不足，并拟定相应对策促进临床护理实践依从性的提升，以预防并降低 CAUTI 的发病率；③推荐以科室为单位建立多学科合作团队，共同参与 CAUTI 的防控。

综上所述，CAUTI 一旦发生，会延长患者平均住院天数、增加住院费用，加重社会和家庭的经济负担，严重时会引起患者死亡。且 CAUTI 是护理质量敏感指标之一，护士有责任和义务做好导尿管的日常防控措施，减少 CAUTI 的发生。以期在 CAUTI 最佳循证证据的基础上，为患者 CAUTI 防控提供参考依据，指导临床护理人员将 CAUTI 防控最佳护理实践真正落地，从而减少 CAUTI 的发生，进一步提升护理质量。

（四川大学华西医院　田永明　李　娜）

参考文献

[1] 王文丽，朱政，彭德珍，等. 长期留置导尿管患者导管相关性尿路感染预防护理的最佳证据总结 . 护士进修杂志，2019，34（16）：1473-1477.

[2] 周开敏，温贤秀. 预防导尿管相关尿路感染集束化护理策略的研究进展. 现代临床医学，2018，44（6）：404-406＋414.

[3] 彭飞. 导尿管相关尿路感染防控最佳实践——《导管相关感染防控最佳护理实践专家共识》系列解读之一. 上海护理，2019，19（6）：1-4.

[4] 刘思娣，吴安华，Yokoe DS，等. 美国急性病医院预防医院感染策略纲要（2014 更新版）Ⅱ . 中国感染控制杂志，2014，13（12）：767-770.

[5] Oyebola Fasugba Allen C, Cheng Victoria, et al. Chlorhexidine for meatal cleaning in reducing catheter-associated urinary tract infections: a multicentre stepped-wedge randomised controlled trial. The Lancet. Infectious diseases, 2019,

19 (6): 611-619 .

[6] Palmer, Sally R. Dixon. Reducing catheter-associated urinary tract infections through best practice: Sherwood Forest Hospitals’ experience. British Journal of Nursing, 2019, 28(1): 11-15.

第五节 重症监护病房实施 ABCDEF bundle 中遇到的 8 个主要问题

一、ABCDEF bundle 相关概念及含义

ABCDEF bundle 是重症监护病房（ICU）的集束化方案，多项研究表明，使用 ABCDEF bundle 可以改善重症患者的护理质量和结果，并降低医疗费用。美国重症医学会（SCCM）的一项多中心质量改善的研究，其中包括不同 ICU 的 15 000 多例机械通气和非机械通气的成年 ICU 患者，结果表明，随着 ABCDEF bundle 依从性的提高，患者机械通气的使用时间缩短，昏迷和谵妄的发生率降低，约束的使用率降低，ICU 住院时间和总住院时间缩短，患者再入院率显著降低。ABCDEF bundle 的含义如下所示。

A：Assessment，prevention and manage pain 评估、预防和管理疼痛；

B：Both spontaneous awakening trials and spontaneous breathing trials 自主唤醒和自主呼吸试验（SATs/SBTs）；

C：Choice of analgesia and sedation 镇痛镇静的选择；

D：Delirium assess，prevent，and manage 评估、预防和管理谵妄；

E：Early mobility and exercise 早期活动和锻炼；

F：Family engagement and empowerment 家庭参与和授权。

二、在 ICU 实施 ABCDEF bundle 中遇到的 8 个主要问题

1. 如何比较通过使用数字疼痛量表和重症监护疼痛观察量表获得的疼痛评估 研究表明，在 ICU 中能自我表述的患者，使用数字疼痛量表（NRS）评估疼痛是最有效，最可靠的方法。NRS 用数字表示疼痛程度，例如“0＝无疼痛”和“10＝最严重的疼痛”。2013 年 PAD 指南和中国成人 ICU 镇痛和镇静治疗指南建议，当患者无法表达自己的疼痛时，使用行为疼痛量表（BPS）或危重患者疼痛观察工具即重症监护疼痛观察量表（CPOT）进行评估。尽管 ICU 临床医护人员倾向于将 CPOT 得分等同为 NRS 分数，但是它们是不可互换的。NRS 评分 1～4 代表轻度疼痛；4～6 为中度疼痛；7～10 为剧烈疼痛。但是，CPOT 无法建立类似的类别，CPOT 只能用于确定是否存在疼痛（即是或否），而不用于评估疼痛强度。CPOT 评分的范围从 0～8，该数字评分系统不代表疼痛强度。当患者处于休息时，CPOT 评分为 2 分指示患者存在疼痛；COPT 评分＞3 分已知患者是在疼痛的过程中；有创伤的患者 COPT 评分＞4 分。而对于正在进行手术的患者，CPOT 评分＞3 分足以将大多数患者划分为具有严重或无法忍受的疼痛。CPOT 评分＞3 分表示该人群中存在显著疼痛。CPOT 得分＜3 分通常表明

止痛干预有效。

2. 哪些患者可进行自主呼吸试验　自主呼吸试验（spontaneous breathing trial，SBT）是在没有呼吸机的情况下，评估患者自主呼吸能力的试验。有时将 SBT 视为患者能否脱离呼吸机的预测。美国循证指南和专家共识建议，如果患者符合以下标准，则可以进行 SBT：①自主呼吸，吸入氧气浓度 FiO_2≤60%（保守值为 40%～50%）；②氧合指数（PaO_2/FiO_2）＞150～200；③呼气末正压（PEEP）为 5～8cmH_2O。

在自主呼吸试验过程中出现问题或有拔管的其他有效原因（如患者的精神状态不佳）的情况下，不应进行 SBT。SBT 的排除标准：① PaO_2/FiO_2＜150～200；② FiO_2＞60%；③ PEEP＞8cmH_2O；④过去 24 小时内发生心肌梗死；⑤活动性癫痫；⑥颅内压升高；⑦血管加压药的使用。

2017 年，美国胸科协会（ATS）和美国胸科医师学会（ACCP）发布了与 SBT 关的最新指南。其中一个指导性的建议是，SBT 应该在呼吸机上进行，而不是使用 T 管。该建议进一步指出，SBT 应在 30～120 分钟以 5～8cmH_2O 的压力（即使用压力支持或气管内管补偿）进行。在 SBT 期间，ATS/ACCP 指南对使用呼气末正压或持续气道正压没有规定。

3. 机械通气的患者在使用镇静药无躁动的情况下，是否需要自主唤醒试验　2013 年 PAD 指南建议，除非有临床禁忌，否则应使用镇静药物以维持轻度镇静（RASS 评分为 −2～−1）。自主唤醒试验（SAT）是维持患者苏醒状态，且不影响安全性的关键策略。2013 年 PAD 指南强烈建议使用每日 SAT 来减少镇静药的使用并促进患者觉醒。Girard 等的一项多中心研究，对 336 例接受机械通气的患者进行随机分配，分为接受 SAT 结合 SBT 组和仅接受 SBT 组。与仅接受 SBT 组的患者相比，接受 SAT 结合 SBT 组的患者呼吸机治疗时间减少了 3 天，ICU 住院时间减少了 4 天，一年死亡率降低了 14%。如果在 SAT 后患者发生躁动，特别是患者存在疼痛时，可通过静脉用阿片类药物缓解疼痛。

4. ICU 团队如何评估谵妄　2013 年 PAD 指南及 2018 版中国成人 ICU 镇痛和镇静治疗指南建议 ICU 患者意识模糊评估量表（confusion assessment method for the ICU，CAM-ICU）和重症监护谵妄筛查量表（intensive care delirium screening checklist，ICDSC）是成年 ICU 患者谵妄监测最为准确可靠的评估工具。ICU 患者的谵妄通常是多因素的，并且确定因果关系可能很复杂。谵妄监测工具应系统地、连续地使用，以提供额外的数据来检测这些变化并指导鉴别诊断。虽然这些工具可以用于监测谵妄，但在神经危重症人群中可能存在谵妄评估的挑战（即产生“无法评估”），对昏迷患者无法进行评估。此外，对于失语、情绪低落、严重紧张症患者，也很难进行评估。Yu 等报告说，在更广泛的神经危重症护理和创伤患者人群的临床实践中，和 CAM-ICU 具可靠性和可行性。

谵妄重在预防，评估患者的药物并停止（或减少）引起谵妄的药物。简单的记忆思维“THINK”可以帮助思考其他可能导致谵妄的诱因。T 代表毒素，如从长期使用阿片类药物、苯二氮类药物或酒精中止服用；充血性心力衰竭；休克和脱水。H 代表低氧血症。I 代表感染。N 强调需要确保非药物性干预措施（良好的睡眠、下床活动）。K 代表代谢紊乱，如钾或其他电解质异常。

2013 年的 PAD 指南及 2018 SCCM 临床实践指南：ICU 内成人患者疼痛、躁动 / 镇静、谵妄、固定及睡眠中断的管理指南均未提供药物治疗谵妄的建议。但是对于那些患有极度活跃性谵妄，且没有从非药物行为干预中受益的患者，以及在恐惧或有幻觉困扰的患者的行为管理中，应以最低的剂量来使用药物。只有在缓解了所有可改变的潜在谵妄，并且优化了已知的减少谵妄的非药物策略之后，才考虑谵妄的药物治疗。

5. 什么是衡量ICU患者活动状态最佳的评估工具 目前有许多工具可用于评估ICU中成年患者的身体机能和活动状态，包括chelsea重症监护物理评估工具（chelsea critical care physical assessment tool，CPAx），ICU功能状态量表（functional status score for the intensive care unit，FSS-ICU）、功能独立性评定量表（functional independence measurement，FIM），ICU活动量表（ICU mobility scale，IMS），Perme ICU活动度评分量表，外科优化康复评分量表（surgical optimal mobility score，SOMS）等。

CPAx包括患者呼吸功能、咳嗽能力、床上活动度、平衡能力、握力、卧位-坐位转移、床边坐位、坐位－站位转移及行走等功能的评估，采用6级（0～5级）数字评定法量化患者康复能力，级别越高，患者康复能力越强。FSS-ICU量表是基于FIM量表发展而来，包含了FIM量表中的2项运动功能条目和3项ICU环境相关性附加条目，包括翻身、卧位-坐位转移、床边坐位、坐位-站位转移及行走等5项功能性条目，每项分值设为1～7分，1～2分属于完全依赖，6～7分为无需他人帮助、自己独立完成，总分为35分，如果患者因功能受限或病情原因，无法完成指令则为0分，分值越高提示患者功能状态越好。IMS量表由Hodgson等研制，用于ICU成人患者的活动功能状态评估。该量表根据无活动（卧床）、床上活动、床－椅转移、床边活动，行走等将患者的活动功能客观量化地分为11个水平，分值为0～10分，分值越高说明活动功能越好。Perme ICU活动度评分量表是由美国学者Perme等编制，用于评估ICU患者完成指定活动的能力，尤其是2分钟内的行走能力。Perme ICU活动度评分量表可快速地评估出ICU患者接受物理治疗后的效果，所需评估时间不超过2分钟，共涵盖精神状况、潜在活动障碍、功能力量、床上活动、转移、步态和耐力等7个维度15项条目，其中"潜在活动障碍"这一条目主要用于评估ICU特定环境对患者活动的影响。每项的最大分值范围为2～4分，总分为32分，总分越高提示潜在活动障碍越少，可减少患者活动时的辅助；反之则潜在活动障碍越多，患者活动时需增加辅助。SOMS量表是由Kasotakis等编制，用于评估外科ICU患者的康复水平，预测患者的病死率及住院时间与ICU住院时间。SOMS量表采用5级（0～4级）数字评定法量化患者的康复能力，0级提示患者存在严重血流动力学不稳定或呼吸功能不全等因素，不适宜进行康复；1级提示患者可接受床上的被动全范围活动；2级提示患者能进行床上坐位训练；3级提示患者可进行有或无辅助的站立训练；4级提示患者能进行行走练习。分值越高，患者的活动能力越好，病死率越低，住院时间和ICU住院时间越短。

这些评估工具中的每一个都有其优点和缺点，医护人员在选用时需要根据实际需求进行考虑和选择。在ICU中使用活动工具所需的时间取决于活动期间的各种因素。当前，尚无科学证据将任何工具与ICU中的特定患者人群相关联。需要进行研究以评估和比较出功能强大的工具（如行为疼痛量表或谵妄评估工具）。

6. 如何衡量家庭参与程度 ICU患者及其家属或其他重要的人被认为是护理团队的一员，是最了解患者的价值观和喜好的成员。这种参与有助于ICU护理团队的所有成员更好地调整护理目标，将患者置于每个护理决策的中心；还有助于在患者、家庭和护理提供者之间培养更大的信任和尊重。

ICU多学科团队查房，能促进ICU ABCDEF bundle的实施，既支持护理协调，也支持团队内部和团队之间定期的沟通。在ICU查房期间，应邀请患者和家属积极参与讨论，以促进患者和家属的参与和赋权。当家庭成员因时间安排冲突而无法参加 ICU 查房或家庭会议时，为家庭成员使用视频会议或电话会议，帮助他们能够参与患者的护理讨论。

ICU 患者家属积极的参与，增进了患者，家属和医师的沟通和信任，并改善了患者的护理质量。研究表明 ICU 患者和家庭的参与程度直接影响患者的护理质量和预后，结果令人震惊。SCCM 最近发布了针对新生儿，儿科和成人 ICU 的以家庭为中心的护理的最新指南，其中概述了 23 种基于证据的策略，以改善家庭支持，沟通和参与 ICU 患者的护理。这些建议的范围包括 24 小时开放性探视政策，抢救时家属在场，患者和家庭直接参与有关护理活动，如早期活动和谵妄的预防工作，以患者和家庭为中心的 ICU 策略等。此指南也建议 ICU 患者家属可以加入跨学科治疗团队，在交流中提升满意度，提高家属参与度，在满足患者需要的同时也为医务人员提供支持。以“患者 - 家庭为中心”的护理主要有以下特点：①保证患者和家属的知情同意；②患者和家属积极参与决策的制订；③患者和家属积极参与自我管理；④为患者和家属提供身体上的舒适和情感上的支持；⑤对患者的疾病和文化信念保持清醒的认识。因此，在进行相关实践时，推荐家属在探视或其他规定时间内，在专业人员的支持下积极参与到患者的护理活动中。

7. 如何确定 ICU 成员认可支持 ABCDEF bundle　有意义的认可可以影响个人、团队和组织的结果。它可以提高自尊、乐观和适应力。“有意义的认可”是重症监护专业人员预防倦怠综合征的一项干预措施，它有助于营造健康的工作环境，并可能对抗压力和倦怠综合征。

专业团队对 ABCDEF bundle 的应用对患者产生重要的影响（包括认知、心理和生理方面）时，表扬员工的付出和贡献。这种认可可以通过多种方式实现：为员工设立奖项或通过单位的流程来认可个人或团体。

在可能的范围内，应使团队成员关于认知“什么是有意义”的信念上保持一致，并确保所有 ICU 团队成员都在认可的计划中。提供有意义的认可，以改善和加强所有 ICU 成员的支持。实施和维持一个基于循证依据的项目，比如 ABCDEF bundle，是一个挑战，通过有意义的认可，可以促进其不断改进。

8. 专业团队成员在促进 ABCDEF bundle 实施方面的角色是什么　通过沟通和团队合作，确保患者安全。沟通障碍已被确定为 ICU 医疗差错的主要原因。通过专业的护理，可改善护患间的沟通，减少差错，缩短患者的住院时间和降低患者的死亡率。

在执行 ABCDEF bundle 时，可考虑以下团队成员参与：ICU 主任医师、重症医师、规培医师、ICU 护士、药剂师、物理治疗师、呼吸治疗师、营养师。尽可能在患者床边进行讨论，让患者与家属也参与讨论。主任医师 /ICU 医师作为团队的协调人，确保所有成员遵循流程，征求所有成员的意见支持共同的决策，并总结团队为患者制定的每日目标。规培医师描述患者的临床表现或临时治疗，并生成问题清单和行动计划。通过实时的问题反馈，制定由多学科提出的建议清单。鼓励医师在查房期间开始并完成每日记录，以减少延误，提高记录的准确性，优化团队成员对信息的可及性。

临床护士为患者提供最佳的护理，包括心肺、精神和身体功能、皮肤完整性、肠道功能和营养耐受性的支持，以及密切监测患者在过去 24 小时的变化等。在协作期间，让 ICU 护士进行查房，以提高护士的价值。药剂师确保 SAT 和药物的适当使用，预防和治疗疼痛、躁动和谵妄。物理治疗师制定最新的活动和锻炼计划，包括目标活动水平和实现目标的障碍。呼吸治疗师每天对患者进行安全筛查和 SBT 结果报告。营养师保障患者的营养供应。

家属提供患者既往病史，既往用药史和治疗史，以及患者的价值观。家庭成员可以报告他们参与的护理计划，如指导和强化认知。鼓励所有成员确立之后使用“我推荐”，能够让每个成员都认识到自己是所属领域的专家。

叙事是实现文化和组织变革的一个特别强大的工具，这是在 ICU 成功实施 ABCDEF bundle 所需要的。应鼓励患者及其家属向 ICU 工作人员和卫生保健管理人员讲述与 bundle 治疗相关的 ICU 经历，包括消极的（如对严重疼痛或谵妄的记忆）和积极的（如让家属守在床边的重要性；家庭成员为他们所爱的人提供照顾的能力；家庭成员经历了看到他们的亲人醒来的喜悦和拔管并再次行走的希望）。这样的讲述可以比统计数据更有效地帮助改变人们的想法。在获得许可的情况下分享 ICU 幸存者及其家人的故事，以帮助教育工作人员和卫生保健管理人员了解 ABCDEF bundle 治疗对患者住院期间和出院后的影响。

综上所述，ABCDEF bundle 提高了以患者为中心、并需要多学科团队协作的护理效果。与其他 ICU bundle 不同的是，ABCDEF bundle 适用于所有 ICU 患者。本文回答了 8 个关键问题，每个 ABCDEF bundle 中的元素，团队合作和流程，合作期间提出的常见问题及建议将有助于医院和 ICU 多学科团队合作的运行。

（浙江医院 陈 芳）

参 考 文 献

[1] Hsieh SJ, Otusanya O, Gershengorn HB, et al. Staged implementation of awakening and breathing, coordination, delirium monitoring and management, and early mobilization bundle improves patient outcomes and reduces hospital costs. Crit Care Med, 2019, 47: 885-893.

[2] Balas MC, Vasilevskis EE, Olsen KM, et al. Effectiveness and safety of the awakening and breathing coordination, delirium monitoring/management, and early exercise/mobility bundle. Crit Care Med, 2014, 42: 1024-1036.

[3] Dale CR, Kannas DA, Fan VS, et al. Improved analgesia, sedation, and delirium protocol associated with decreased duration of delirium and mechanical ventilation. Ann Am Thorac Soc, 2014, 11: 367-374.

[4] Barnes-Daly MA, Phillips G, Ely EW. Improving hospital survival and reducing brain dysfunction at seven California community hospitals: Implementing PAD guidelines via the ABCDEF bundle in 6, 064 patients. Crit Care Med, 2017, 45: 171-178.

[5] Pun BT, Balas MC, Barnes-Daly MA, et al. Caring for critically ill patients with the ABCDEF bundle: Results of the ICU liberation collaborative in over 15, 000 adults. Crit Care Med, 2019, 47: 3-14.

[6] Ely EW. The ABCDEF Bundle: Science and Philosophy of How ICU Liberation Serves Patients and Families. Crit Care Med, 2017, 45(2): 321-330.

[7] Morandi A, Piva S, Ely EW, et al. Worldwide survey of the "Assessing Pain, Both Spontaneous Awakening and Breathing Trials, Choice of Drugs, Delirium Monitoring/Management, Early Exercise/Mobility, and Family Empowerment" ABCDEF bundle. Crit Care Med, 2017, 45: e1111-e1122.

[8] Chanques G, Viel E, Constantin JM, et al. The measurement of pain in intensive care unit: comparison of 5 self-report intensity scales. Pain, 2010, 151(3): 711-721.

[9] Stollings JL, Devlin JW, Pun BT, et al. Implementing the ABCDEF Bundle: Top 8 Questions Asked During the ICU liberation ABCDEF Bundle improvement collaborative. Crit Care Nurse, 2019, 39(1): 36-45.

[10] Barr J, Fraser GL, Puntillo K, et al. Clinical practice guidelines for the management of pain, agitation, and delirium in adult patients in the intensive care unit. Crit Care Med, 2013, 41(1): 263-306.

[11] 中华医学会重症医学分会．中国成人 ICU 镇痛和镇静治疗指南．中华重症医学电子杂志，2018，5（4）：90-113.

[12] Girard TD, Alhazzani W, Kress JP, et al. An official American Thoracic Society/American College of Chest Physicians clinical practice guideline: Liberation from mechanical ventilation in critically ill adults: rehabilitation protocols, ventilator liberation protocols, and cuff leak tests. Am J Respir Crit Care Med, 2017, 195(1): 120-133.

[13] Girard TD, Kress JP, Fuchs BD, et al. Efficacy and safety of a paired sedation and ventilator weaning protocol for mechanically ventilated patients in intensive care (Awakening and Breathing Controlled trial): a randomised controlled trial. Lancet, 2008, 371(9607): 126-134.

[14] Reade MC, Eastwood GM, Bellomo R, et al. Effect of dexmedetomidine added to standard care on ventilator-free time in patients with agitated delirium: a randomized clinical trial. JAMA, 2016, 315(14): 1460-1468.

[15] Yu A, Teitelbaum J, Scott J, et al. Evaluating pain, sedation, and delirium in the neurologically critically ill—feasibility and reliability of standardized tools: a multi-institutional study. Crit Care Me, 2013, 41(8): 2002-2007.

[16] Critical illness, brain dysfunction, and survivorship (CIBS) Center. Terminology & mnemonics. [2018-10-29] http://www.icudelirium.org/terminology.html.

[17] Devlin JW, Skrobik Y, Gélinas C, et al. Clinical practice guidelines for prevention and management of pain, agistation/sedation, delirium, immobility, and sleep disruption in adult patients in the ICU. Crit Care Med, 2018, 46(9): e825-e873.

[18] Corner EJ, Hichens LV, Attrill KM, et al. The responsiveness of the chelsea critical care physical assessment tool in measuring functional recovery in the burns critical care population: an observational study. Burns, 2015, 41(2): 241-247.

[19] Thrush A, Rozek M, Dekerlegand J L. The clinical utility of the functional Status Score for the Intensive Care Unit (FSS-ICU) at a long-term acute care hospital: A prospective cohort study. Phys Ther, 2012, 92(12): 1536-1545.

[20] Hodgson C, Needham D, Haines K, et al. Feasibility and inter-rater reliability of the ICU mobility scale. Heart Lung, 2014, 43(1): 19-24.

[21] Perme C, Nawa R K, Winkelman C, Masud F. A tool to assess mobility status in critically ill patients: The perme intensive care unit mobility score. Methodist Debakey Cardiovasc J, 2014, 10(1): 41-49.

[22] Kasotakis G, Schmidt U, Perry D, et al. The surgical intensive care unit optimal mobility score predicts mortality and length of stay. Crit care Med, 2012, 40(4): 1122-1128.

[23] Schaller S J, Stuble C G, Suemasa M, et al. The German validation study of the surgical intensive care unit optimal

mobility score. Crit care, 2016, 32(1): 201-206.

[24] Balas MC, Pun BT, et al. Common Challenges to Effective ABCDEF Bundle Implementation: The ICU Liberation Campaign Experience. Critical Care Nurse, 2019, 39(1): 46-60.

[25] Stollings JL, Devlin JW, Lin JC, et al. Best practices for conducting interprofessional team rounds to facilitate performance of the icu liberation (ABCDEF) Bundle. Crit Care Med, 2019.

[26] Davidson JE, Aslakson RA, Long AC, et al. Guidelines for family-centered care in the neonatalpediatric, and adult ICU. Crit Care Med, 2017, 45(1): 103-128.

第六节 氯己定在呼吸机相关性肺炎预防中的研究新进展

机械通气患者因缺乏正常的口腔摄入、唾液分泌减少，导致口腔自我清洁能力下降，大量致病微生物积聚繁殖，易下移进入下呼吸道引起呼吸机相关性肺炎（ventilator associated pneumonia，VAP）。有效的口腔护理可减少口咽部细菌繁殖、去除牙菌斑、保持口腔湿润，降低 VAP 发生。因此，选择合适有效的口腔护理药物成为目前急需解决的问题。有研究发现氯己定口腔护理对 VAP 预防有作用，而最近的研究未得到阳性结果。因此，氯己定漱口液在 VAP 预防中的作用值得商榷。

一、氯己定在吸机相关性肺炎预防中的现状

VAP 是机械通气患者的并发症之一，它严重威胁着患者的生命，可导致患者机械通气时间延长，住 ICU 时间延长、住院费用增加和死亡率升高。ICU 的机械通气患者中，有 5%～50% 发生 VAP，同时 VAP 是 ICU 感染与控制的重要指标，它的发病率是所有 ICU 感染性疾病的 9%～27%，而有效的口腔护理可以明显预防和降低 VAP 的发病率。基于文献查询，口腔护理已经纳入 ICU 患者预防 VAP 的措施。清除口腔污染是一种预防措施，可以减少病原体的定植。氯己定是许多 ICU 插管患者口腔护理中常用防腐剂，已证明可降低 VAP 的发病率。VAP 是 ICU 患者急性通气至少 48 小时后发生的肺炎，美国疾病控制与预防中心估计，VAP 目前影响了 6.6% 的机械通气患者，仅在美国每年有 5 万例患者发生 VAP，VAP 的医疗成本每年为 20 亿美元，感染的死亡率为 9%～13%。目前公认的 VAP 发生的危险因素包括镇痛、镇静、反流、误吸等。另外，拔管后的吞咽困难也是导致 VAP 发生的原因。多项研究表明口腔护理是预防 VAP 的重要措施，它可以使危重患者得到舒适和放松。美国疾病控制与预防中心（CDC）和美国卫生保健改善研究所（IHI）提出了预防 VAP 的建议，包括每日使用氯己定进行口腔护理，口腔护理是 ICU 最高级别的一项护理操作，有助于为患者感到舒适及防止 VAP 的发生。最近的研究分析，VAP 的发病率在过去十年几乎没有变化。VAP 的主要诱因是患者口咽部细菌的生长，而 VAP 的形成始于牙菌斑和口腔黏膜被金黄色葡萄球菌、铜绿假单胞菌和肠杆菌等细菌定植，而这些病原体也是引起由口咽引起的肺部感染全身传播的原因。

二、氯己定降低呼吸机相关性肺炎发病率

临床中常用的口腔护理溶液包括生理盐水、5%$NaHCO_3$、硼酸等。氯己定是一种口腔防腐剂，有助于防止牙菌斑形成和牙龈炎。抗菌活性可以维持12小时，它在治疗牙龈炎和其他口腔感染方面具有广泛的安全性和有效性。近3～4年实践指南推荐所有机械通气患者使用氯己定进行常规口腔护理。在各种研究中口腔护理分别使用了0.05%、0.12%、0.2%和2%浓度的氯己定溶液。使用氯己定对机械通气患者进行日常口腔护理，在现代重症监护实践中是普遍存在的。当氯己定浓度小于0.12%时，具有杀菌作用；当浓度大于0.15%时，具有消毒剂效果。氯己定与口腔组织相结合，作用时间长。有研究表明，与漱口水相比，氯己定凝胶在预防VAP方面更有效、更经济。使用氯己定溶液后，VAP的发病率降低了近30%。在使用0.2%和2%氯己定的研究中发现，每天应用2次可有效降低VAP的发病率。还有研究表明2%氯己定组的微生物定植量低于0.9%氯化钠组和0.2%氯己定组。氯己定是一种有效的口腔护理方法，可干预VAP的发生和微生物的定植。2008—2010年在美国、加拿大、欧洲等国家发表的VAP预防指南中采纳了氯己定口腔护理的方法，80%美国医院、大多数欧洲医院和世界各地其他医院为插管患者每日使用氯己定进行口腔护理。大多数中心报告在实施这种方法后VAP发病率显著下降至40%。但在日本是禁止使用氯己定溶液的，这可能与国情有关。另一项调查中，发现在口腔护理中将用氯己定漱口水与用氯己定凝胶比较，用氯己定漱口水的患者VAP的发病率更低。研究表明，氯己定是安全的，而且患者的耐受性良好。DeRiso等随机选取了353名心脏手术患者，让他们每天用0.12%的氯己定进行2次口腔护理，他们报告中说，上呼吸道和下呼吸道感染的发病率降低了69%。有研究者发现与用棉签或纱布清洁相比，刷牙可降低重症监护病房病人患VAP的风险。尽管在临床上使用氯己定进行日常口腔护理已非常普及，但现有的证据基础也存在一定的局限性，尚需要重新评估。

三、氯己定可能增加患者死亡率

近几年氯己定口腔护理溶液应用于临床，但近期的研究对氯己定漱口液有明显的争议。有研究显示，在特定人群中缺乏已证实的益处的情况下，在住院患者中不加选择地广泛使用氯己定进行口腔护理是错误的。同时提出高浓度的即2%的氯己定存在相对风险。Klompas等进行了一项荟萃分析，涉及了16项研究，评估了氯己定口腔护理预防肺内感染及VAP的价值，研究表明氯己定口腔护理可以降低心脏手术患者肺内感染及VAP的发病率，但不能降低非心脏手术患者VAP的风险。一项针对非心脏手术患者的双盲研究的最新荟萃分析显示，氯己定口腔护理后患者VAP发生率、机械通气时间或ICU住院时间并无缩短。相反，使用氯己定进行口腔护理可能会增加患者的死亡率。然而导致死亡率过高的生物学机制尚不清楚，氯己定可能导致患者直接中毒，或者引起过敏反应，导致黏膜糜烂，使患者感染加重和呼吸衰竭。安全有效的口腔护理对全世界每年因有创机械通气而进入ICU的患者口腔和全身健康结果起着至关重要的作用。非心脏手术接受氯己定口腔护理的患者，患者死亡率有上升趋势，口腔护理的频次为2～3次/日，这些发现促使我们重新考虑在临床的口腔护理中应

用氯己定，同时相关数据也引起了医学界的担忧。Deschepper 等在一个大型医院队列中发现在一项回顾性队列研究中发现，接受氯己定口腔护理的患者死亡率增加，从而将该问题的范围扩大到所有住院患者。对于 ICU 患者所住的病房环境来看，无论是在通风还是不通风的 ICU 患者中，均未观察到氯己定口腔护理的不良反应。评估并发现接受氯己定口腔护理的患者死亡率增加，鉴于越来越多的报告警告与氯己定口腔护理相关的潜在危害，我们需要重新考虑这一问题。另一项研究中发现，氯己定诱发的黏膜炎与死亡密切相关，而且是独立的，这种关联是根据性别、年龄和患者的疾病严重程度评分调整的。长期以来，受氯己定诱发的黏膜炎影响患者在 ICU 和机械通气中的住院时间较长。黏膜炎确诊后应用氯己定口服凝胶并没有阻止这些患者的病情恶化，最终导致 2/3 的患者在 ICU 死亡。在比利时进行的一项回顾性队列研究中建议不要滥用氯己定。到目前为止，我们掌握的关于氯己定潜在危害的少数线索与直接的肺毒性一致。

四、小结

基础护理是质量改进的基石，口腔护理被认为是敏感的干预措施。在医院降低 VAP 风险的方法之一就是注意口腔护理，包括刷牙、使用漱口水等。ICU 护士没有相应的口腔护理指南，需要在全球范围内开展进一步的研究，以制定机械通气患者口腔护理的实践标准。如果口腔护理的实践在机械通气患者中不一致，那这些患者有发展为 VAP 的高风险人群。目前，机械通气患者口腔护理操作尚不规范，护理工具、方式及护理液多种多样，护理频次及效果检测不一，仍存在较多思考与改进空间，需要研究者的不懈坚守和后续努力，使技术流程同质化、测评工具本土化、评价标准统一化、培训体系完整化，以更好地指导临床实践、优化护理服务。我们需要共同努力，让国外研究本土化，适应我国国情，为 ICU 患者的口腔护理提供更好的管理视角。

（大连医科大学附属第一医院　谷春梅）

参 考 文 献

［1］Scquizzato T, Gazzato A, Adopting. a smart toothbrush with artificial intelligence may improve oral care in patients admitted to the intensive care unit. Crit Care, 2019, 23: 223.

［2］Klarin B, Adolfsson A, Torstensson, et al. Can probiotics be an alternative to chlorhexidine for oral care in the mechanically ventilated patient? A multicentre, prospective, randomised controlled open trial. Crit Care, 2018, 22: 272.

［3］Harmon J, Grech C. Technical and contextual barriers to oral care: New insights from intensive care unit nurses and health care professionals. Aust Crit Care, 2000, 33(1): 62-64.

［4］Wei Hua-Ping, Yang Kelu, Effects of different oral care scrubs on ventilator-associated pneumonia prevention for machinery ventilates patient: A protocol for systematic review, evidence mapping, and network meta-analysis .Medicine (Baltimore), 2019, 98 (12): e14923.

[5] Zand F, Zahed L, Mansouri P. et al. The effects of oral rinse with 0.2% and 2% chlorhexidine on oropharyngeal colonization and ventilator associated pneumonia in adults' intensive care units. J Crit Care, 2017, 40: 318-322.

[6] 杨丽娟，栾琳琳，韩瑜．机械通气患者口腔护理的现状与思考．中国实用护理杂志，2019，35（30）：2321-2325.

[7] Wu CP, Xu YJ, Wang TG. et al. Effects of a swallowing and oral care intervention for patients following endotracheal extubation: a pre- and post-intervention study. Crit Care, 2019, 23: 350.

[8] 单君，吉云兰，雷晓玲，等．耐甲氧西林金黄色葡萄球菌呼吸机相关性肺炎预防策略的最佳证据总结．中华护理杂志，2019，54（2）：230-234.

[9] Rabello F, Araújo V E, Magalhães Sms. Effectiveness of oral chlorhexidine for the prevention of nosocomial pneumonia and ventilator-associated pneumonia in intensive care units: Overview of systematic reviews .Int J Dent Hyg, 2018, 16: 441-449.

[10] 符桃，钟琼，郑春燕．不同浓度氯己定口腔护理液对机械通气病人抑菌效果及呼吸机相关性肺炎防治效果研究．护理研究，2019，33（3）：431-434.

[11] Klompas M. Oropharyngeal decontamination with antiseptics to prevent ventilator-associated pneumonia: rethinking the benefits of chlorhexidine. Semin Respir Crit Care Med, 2017, 38: 381-390.

[12] Malhan N, Usman M, Trehan N. et al. Oral care and ventilator-associated pneumonia. Am J Ther, 2019, 26: 604-607.

[13] Kocaçal Güler Elem, Türk Gülengün. Oral chlorhexidine against ventilator-associated pneumonia and microbial colonization in intensive care patients. West J Nurs Res, 2019, 41: 901-919.

[14] Tuon FF, Gavrilko O, Almeida S, et al. Prospective, randomised, controlled study evaluating early modification of oral microbiota following admission to the intensive care unit and oral hygiene with chlorhexidine. J Glob Antimicrob Resist, 2017, 8: 159-163.

[15] Muramatsu K, Matsuo K, Kawai Y, et al. Comparison of wiping and rinsing techniques after oral care procedures in critically ill patients during endotracheal intubation and after extubation: A prospective cross-over trial. Jpn J Nurs Sci, 2019, 16: 80-87.

[16] Tang HJ, Chao CM, Leung P, et al. An observational study to compare oral hygiene care with chlorhexidine gluconate gel versus mouthwash to prevent ventilator-associated pneumonia. Infect Control Hosp Epidemiol, 2017, 38: 631-632.

[17] Luiz C, Silvana N S, Leandro C, Efficacy of toothbrushing procedures performed in intensive care units in reducing the risk of ventilator-associated pneumonia: A systematic review. Journal of Periodontal Research, 2019, 54 (34): 601-611.

[18] McCue MK, Palmer Glen A. Use of chlorhexidine to prevent ventilator-associated pneumonia in a long-term care setting: a retrospective medical record review. Journal of nursing care quality, 2019, 34(3): 263-268.

[19] Brignardello PR. Toothbrushing may decrease the risk of patients in the intensive care unit developing ventilator-associated pneumonia compared with cleaning with swabs or gauze. J Am Dent Assoc, 2019, 150: e220.

[20] Deschepper M, Waegeman W, Eeckloo K, et al. Effects of chlorhexidine gluconate oral care on hospital mortality: a hospital-wide, observational cohort study. Intensive Care Medicine, 2018, 44: 1017-1026.

[21] Klompas M, Speck K, Howell MD, et al. Reappraisal of routine oral care with chlorhexidine gluconate for patients receiving mechanical ventilation: systematic review and meta-analysis .JAMA Intern Med, 2014, 174: 751-61.

[22] Klompas M. Oropharyngeal decontamination with antiseptics to prevent ventilator-associated pneumonia: rethinking the benefits of chlorhexidine. Semin Respir Crit Care Med, 2017, 38: 381-390.

[23] Dale M, Rose L, Carbone S. et al. Protocol for a multi-centered stepped wedge cluster randomized controlled trial of the de-adoption of oral chlorhexidine prophylaxis and implementation of an oral care bundle for mechanically ventilated critically ill patients: the CHORAL study. Trials, 2019, 20: 603.

[24] Deschepper M, Vogelaers D, Blot S. Chlorhexidine-related ventilator-associated events: Toward recognition? .Infect Control Hosp Epidemiol, 2018, 39: 1144-1145.

[25] Messika, La Combe Béatrice, Ricard JD Oropharyngeal colonization: epidemiology, treatment and ventilator-associated pneumonia prevention. Ann Transl Med, 2018, 6: 426.

[26] Bellissimo-Rodrigues Wanessa Teixeira, Menegueti Mayra Gonçalves Leandro Dorigan de Macedo, et al. Oral mucositis as a pathway for fatal outcome among critically ill patients exposed to chlorhexidine: post hoc analysis of a randomized clinical trial .Crit Care, 2019, 23: 382.

[27] Lee S, Lighvan NL, McCredie V, et al. Chlorhexidine-related mortality rate in critically ill subjects in intensive care units: a systematic review and meta-analysis. Respir Care, 2019, 64: 337-349.

[28] Ricard JD, Lisboa T. Caution for chlorhexidine gluconate use for oral care: insufficient data. Intensive Care Med, 2018, 44: 1162-1164.

[29] Warren C, Medei MK, Wood B, et al. A Nurse-Driven Oral Care Protocol to Reduce Hospital-Acquired Pneumonia .Am J Nurs, 2019, 119: 44-51.

[30] Emery KP, Guido SF. Oral care practices in non-mechanically ventilated intensive care unit patients: An integrative review .J Clin Nurs, 2019, 28(5): 2462-2471.

[31] Tanguay A, LeMay S, Reeves I, et al. Factors influencing oral care in intubated intensive care patients. Nurs Crit Care, 2019.

第十七章 重 症 科 研

第一节 脓毒症临床前研究最低质量标准（MQTiPSS）国际专家共识

临床前的动物研究先于大多数临床试验。虽然脓毒症的临床定义和推荐的治疗指南定期更新，但对脓毒症的临床前模型尚无系统综述，并且缺乏明确的建模指南。为了解决这些问题，2017 年 5 月在维也纳召开了 Wiggers-Bernard 临床前脓毒症模型会议，会议的目的是确定临床前研究脓毒症模型的局限性，来自 13 个国家的 31 名专家参加了此次会议，并分为研究设计、建模中的动物福利、感染类型、器官衰竭 / 功能障碍、液体复苏和抗菌药物治疗 6 个专题工作组。与会人员对 2003—2012 年发表的 260 篇关于脓毒症模型的高引用科研论文进行了文献综述，将其作为脓毒症临床前研究最低质量标准（minimum quality threshold in preclinical sepsis studies，MQTiPSS）讨论的基础，包括“推荐”建议和“考虑”建议。这些推荐和考虑建议将推进了脓毒症临床前模型的标准化，并最终促进脓毒症临床前研究的转化，我们建议这些指导要点应该作为脓毒症动物模型的“最佳实践”并执行。

一、感染类型

脓毒症是由于宿主对感染的反应失调而导致的危及生命的器官功能障碍。脓毒症休克是脓毒症的一个特殊类型，其循环、细胞和代谢发生异常，比单纯脓毒症死亡风险更高。因此，感染是脓毒症发生发展的决定性因素之一。脓毒症通常为细菌感染，最常见于肺部、腹膜或泌尿生殖系统。因此，当复制人类脓毒症的动物模型时，细菌感染最为合适，且优于细菌成分如细胞壁成分等。该会议仔细回顾了脓毒症临床前模型的高引用论文，以确定最佳感染类模型，结果显示，大多数研究采用盲肠结扎穿孔术（CLP）模型（44%）、脂多糖（LPS）诱导模型（40%）和单一感染模型如肺炎（16%）。随后，通过对 2013—2017 年的 190 项小鼠脓毒症研究进行综述，发现 64% 的研究采用了 CLP 模型，而 LPS 是第二常见模型（23%），为单一和二次打击的组合。广泛应用 CLP 模型作为脓毒症模型，CLP 所致脓毒症模型简单可行，尤其与复苏、抗菌药物和感染负荷控制相结合的模型效果更佳，但不提倡大剂量应用 LPS。

使用人体脓毒症中常见微生物复制动物模型。从新生儿、小儿和成人脓毒症患者中分离的细菌不尽相同，但是在临床分离物中常发现许多相同的种类，它们包括革兰阴性菌，如大肠埃希菌、肺炎克雷伯菌、铜绿假单胞菌、脆弱拟杆菌，以及革兰阳性菌，如肺炎链球菌、化脓性链球菌和金黄色葡萄球菌。采用这些细菌感染复制脓毒症动物模型是一个合理的选择。某些细菌有多种菌株可供研究者使用。然而，与临床分离的菌株相比，这些菌株在其毒力、形成生物膜的能力及抗菌药物耐药性等方面可能存在明显差异。因此，只要这些细菌具有稳定的特征和较高的种群纯度，对脓毒症患者的细菌分离株进行研究就是一个不错的选择。当然，感染途径也很重要，这取决于具体的研究方向，因此提出以下推荐和考虑意见：

（1）LPS 不是复制人类脓毒症的合适模型；

（2）推荐优先使用人体脓毒症中常见微生物复制动物模型；

（3）考虑建立腹腔以外部位（如肺、泌尿道、脑）发生的脓毒症模型。

二、器官衰竭及功能障碍

在脓毒症研究中监测器官功能障碍可为深入了解脓毒症的发病机制提供依据。如果脓毒症中某一特定通路的功能失调与器官功能障碍之间存在既定的因果关系，那么该通路在脓毒症中的意义更为重要。与会者仔细分析了这些高引用论文是否记录了器官功能障碍，以及是否使用了器官损伤评分系统。然而，许多有关脓毒症的高被引文献没有监测器官功能障碍。77 篇脓毒症模型文献中观察了肺损伤，不到一半（23/77）的文献仅部分检测了肺功能，48 篇文献对肾进行了研究，却没有检测肌酐水平。监测器官功能障碍是研究脓毒症模型中器官功能的重要部分，有助于提高实验的严谨性。使用与患者类似的临床评分系统将成为动物模型的基础，但需要进行修正，以便准确地反映实验动物的器官功能障碍。关于器官衰竭及功能障碍的推荐和考虑意见如下：

（1）器官 / 系统功能障碍是基于客观证据，该器官 / 系统出现了危及生命的异常改变；

（2）某个器官 / 系统发生功能障碍时，并不指其所有功能活动都出现异常；

（3）为确定器官 / 系统功能障碍严重程度的客观证据，需要开发、验证并使用评分系统，或者使用现有的评分系统；

（4）并非所有实验都必须检测器官功能障碍的全部指标，但动物模型应该充分监测器官功能；

（5）避免低血糖。

三、液体复苏

脓毒症与体液平衡紊乱有关。一般情况下，治疗指南推荐使用液体纠正血流动力学紊乱。越来越多的证据表明，根据患者病情进行个性化液体疗法是成功的关键。脓毒症模型密切模仿临床治疗情况，实施液体复苏，避免心血管恶化到脓毒症休克。实验研究表明液体复苏能够改善生理变量和感染性休克状态。然而，大多数研究的结果基于是低循环血量的脓毒症模型，这使基础研究难以用于临床，而脓毒症患者通常会发展为高动力休克状态。在动物中，虽然已经有文献报道过类似于高动力性脓毒症模型，但在动物模型中模拟临床所用的液体量很难确定。由于脓毒症的病理生理变化复杂，需要建立临床相关的动物模型。

脓毒症和感染性休克早期治疗的关键步骤是早期液体复苏和应用抗生素，液体复苏应在诊断脓毒症后立即开始，前 3 小时静脉输注 30ml/kg 以上的晶体溶液，严密检测血流动力学。脓毒症期间，由于毛细血管内皮细胞完整性的丧失，液体治疗的主要目的恢复血管内容量的和增强组织氧合，适当的液体治疗至关重要。与脓毒症患者相似，在实验中推荐常规进行液体复苏，除非液体复苏是研究的一部分，等渗晶体溶液是复苏首选。实验和临床治疗之间差异较大，极大地限制了基础研究转化为临床应用。现有的脓毒症动物模型之间缺乏可比性，由于研究设计和脓毒症感染的处理方面的异质性进一步加剧了这一问题。超过 70% 的没有使用或没有明确指出复苏和（或）抗生素治疗。只有 3% 的实验提供了循环支持，如儿茶酚胺或调整液体复苏终点以进行器官支持。在脓毒症患者中，液体复苏的最佳速度和体积仍然不确定。在大多数动物研究中，液体治疗通常能改善脓毒症动物的生存率。实验动物可以通过各种给药途径接受不同数量的液体，包括静脉注射、皮下注射和腹腔注射。在动物脓毒症的实验中，需要适当考虑这些路径所造成的系统体积负荷的不同动力学。给药路径和给药时机应根据模型的具体要求进行调整，并优先考虑动态而非静态的血流动力学监测，应该预设补液终点和避免液体过负荷。液体复苏的具体建议：

（1）液体复苏是必要的，除非为研究的一部分。

（2）根据模型的具体要求进行液体复苏。

（3）根据具体脓毒症模型确定液体复苏的启动和持续时间。脓毒症建模后进行液体复苏，避免容量过负荷；监测血流动力学，监测动态血流动力学变化而非静态。

（4）建议应用等渗晶体溶液复苏。

（5）预设液体复苏终点。

四、抗生素治疗

感染性休克患者的循环和细胞代谢障碍与高死亡风险相关，抗生素治疗是脓毒症治疗的中心环节。最新的指南推荐在脓毒症 / 脓毒症休克诊断后的 1 小时内启动经验性广谱抗生素治疗。同时避免补液过多和对抗生素耐药。经验性广谱抗生素治疗尽可能覆盖可能的病原体，并随后应用病原菌敏感的抗生素。在动物脓毒症的研究中，各个研究之间使用抗生素并不一致。我们对 2003—2012 年发表的使用脓毒症模型的 260 篇被引用最多的论文进行了系统的回顾，结果表明抗生素未得到充分利用。大多数使用感染模型的研究（74%）未使用抗生素或没有描述如何应用抗生素。在使用抗生素的研究中最常使用的是碳青霉烯类（50%），其次是 β- 内酰胺类（22%）。其他药物包括甲硝唑（6%）、氨基糖苷类（5%）、多黏菌素（5%）、氟喹诺酮类（3%）、万古霉素（2%）、克林霉素（2%）、克拉霉素（2%）和甲氧苄氨嘧啶（2%）。回顾了随后 5 年（2013—2017 年）的 190 项小鼠脓毒症研究，发现仅 14% 的感染模型应用抗生素（14%），最常用的是 β- 内酰胺类（90%）。

与临床一致，我们建议在评估可能用于人类临床前研究中使用的抗生素时，应考虑到部分抗生素可能对宿主产生重大影响。此外在关于抗生素的研究旨在了解一种途径或特定抗生素作用的机制时，抗生素则不是必需的。临床前脓毒症的研究显示，在使用抗生素方面各研究之间差异很大，为了解决这个问题，临床前研究建议抗生素，根据特定的脓毒症模型和病原体调整剂量 。理想情况下，抗生素的应用应该高度模拟临床实践，考虑药物的药动学特征、吸收、分布和清除，以及宿主因素如年龄、体重和并发症。抗菌治疗的具体 3 个建议如下：

（1）抗生素被推荐用于评估潜在人类治疗的临床前研究；

（2）抗生素的选择应基于模型和可能 / 已知的病原体；

（3）抗生素的使用应模拟临床：给药的途径、抗菌谱、吸收分布和药物代谢、宿主因素。

五、研究设计

一个理想的临床前动物模型应该能准确地复制人类疾病。尽管人类脓毒症临床表现复杂阻碍了构建单个理想的模型，但是应该建立明确模型系统的标准。会前综述发现脓毒症动物实验存在证据偏差及大量方法学缺陷，这些问题会阻碍动物研究成果向临床转化。尽管 43% 脓毒症动物研究将生存率作为主要结局指标，但大部分实验仅作了简单的观察。鉴于脓毒症患者晚期病死率高及长期的后遗症，许多临床前研究中用短期的监测来反映临床脓毒症患者长期的病程并不合理。另一个缺陷是动物研究与脓毒症患者之间治疗措施不相符。仅 36% 动物研究在脓毒症发生后予以实验性治疗。在大多数研究中，干预时间的选择较主观且并不取决于症状和（或）疾病严重程度。在研究设计中生物学变量及合并症的报道较少，仅 5% 的研究对合并症进行了报道。虽然选择性别、年龄及体重均相近的健康近交系小鼠可以减少临床前模型基本特征的变异，但是同时也限制了模拟人群异质性。在简单的模型中获得有价值的临床前成果应该在更复杂的实验中加以验证，且这些实验应将发病率和致死率相关的危险因素考虑在内。为了动物模型的成功转化，科学严谨对于脓毒症临床前研究至关重要。关于研究设计推荐如下：

（1）生存随访应该合理反映脓毒症模型的临床时间进程；

（2）为了模拟临床应该在脓毒性损伤发生后启动治疗干预；

（3）推荐尽可能采用随机法和盲法进行治疗；

（4）考虑存在合并症和（或）其他生物变量（如年龄、性别、糖尿病、癌症、免疫抑制、遗传背景等）模型中复制研究结果；

（5）除啮齿类动物（小鼠和大鼠）外，考虑在其他物种（哺乳动物）中建立脓毒症模型；

（6）考虑感染源控制的需要。

六、脓毒症模型中的动物福利

动物福利是指动物适应其所处的环境，满足其基本的自然需求，当前在各国脓毒症研究中对实验动物福利的规定都不同，由于许多国际机构正积极建立国际实验室动物关怀认证与评价学会（AAALAC）的认证，此外，许多期刊不满足于地方伦理委员会的批准，而是遵循美国国家学术研究委员会《实验动物饲养管理和使用指南》第 8 版中公布的动物福利，旨在提升脓毒症临床前研究领域良好的护理及动物福利。鉴于脓毒症动物模型的动物痛苦程度较高，精准的监护、有效疼痛控制及死亡终点等问题的合理解决有助于建立最佳的脓毒症动物建模动物福利实践标准。

在实验设计阶段，研究人员需要清楚地列举出期望的实验结局，需要对既定的终点进行充分论证以证明假设，并且准确描述所有用来消除或减轻实验动物痛苦的措施。回顾 260 项脓毒症临床前研究，结果表明没有研究常规报道福利相关因素，超过 90% 的研究没有提及或定义安乐死的标准，不足 10% 的研究公开了镇痛药的使用。制定一致且合理的脓毒症临床前研究动物福利指南将有助于推动研究转化为临床，并减轻公众对使用实验动物的担忧，关于动物福利的推荐和考虑如下：

（1）制定并验证规范化指标，以监测脓毒症动物的康乐状况；

（2）推荐制定并验证脓毒症动物安乐死的规范化指标；

（3）考虑到伦理要求，建议在脓毒症手术建模时应用镇痛药；

（4）考虑在非手术脓毒症建模时使用镇痛药。

总而言之，MQTiPSS 指南是朝着建立脓毒症动物模型标准化现实框架迈出的第一步。一旦得到广泛应用，将改善脓毒症临床前研究的质量，并为脓毒症防治提供更加广阔的前景。

（武汉大学中南医院　李一鸣　彭志勇）

参 考 文 献

［1］Seymour CW, Liu VX, TJ Iwashyna, et al. Assessment of clinical criteria for sepsis: for the third international consensus definitions for sepsis and septic shock (sepsis-3). JAMA, 2016, 315: 762-774.

［2］Singer M, Clifford, et al. The third international consensus definitions for sepsis and septic shock (sepsis-3). JAMA, 2016, 315: 801-810.

［3］Remick, DG, Ayala Alfred, Chaudry Irshad, et al. Premise for standardized sepsis models. Shock, 2019, 51: 4-9.

［4］Mora-Rillo M, Fernández-Romero N, Francisco CN, et al. Impact of virulence genes on sepsis severity and survival in Escherichia coli bacteremia. Virulence, 2015, 6 (1): 93-100.

［5］Wang JY, Chen YX, Guo SB, et al. Predictive performance of quick Sepsis-related Organ Failure Assessment for mortality and ICU admission in patients with infection at the ED. Am J Emerg Med, 2016, 34(9): 1788-1793.

［6］Hsieh TV, MH, Remick DG. Enhancing scientific foundations to ensure reproducibility: a new paradigm. Am J Pathol, 2018, 188(1): 6-10.

［7］Kleinman ME., Goldberger ZD, Rea T, et al. 2017 American Heart Association Focused Update on Adult Basic Life Support and Cardiopulmonary Resuscitation Quality: An Update to the American Heart Association Guidelines for Cardiopulmonary Resuscitation and Emergency Cardiovascular Care. Circulation, 2018, 137: e7-e13.

［8］Davis AL. American College of Critical Care Medicine Clinical Practice Parameters for Hemodynamic Support of Pediatric and Neonatal Septic Shock. Crit Care Med, 2017, 45: 1061-1093.

［9］Byrne L, Van HF. Fluid resuscitation in human sepsis: Time to rewrite history? Ann Intensive Care, 2017, 7: 4.

［10］Byrne L, Obonyo NG, Diab S, et al. An ovine model of hyperdynamic endotoxemia and vital organ metabolism. Shock, 2018, 49: 99-107.

［11］Andrew R, Laura EE, Waleed A, et al. Surviving sepsis campaign: international guidelines for management of sepsis and septic shock: 2016. Intensive Care Med, 2017, 43: 304-377.

[12] Seok J,Warren HS, Cuenca AG, et al. Genomic responses in mouse models poorly mimic human inflammatory diseases. Proc Natl Acad Sci IN U S A, 2013, 110: 3507-3512.

[13] Sankar J, Ismail J, Sankar MJ, et al. Fluid bolus over 15-20 versus 5-10 minutes each in the first hour of resuscitation in children with septic shock: a randomized controlled trial. Pediatr Crit Care Med, 2017, 18: e435-e445.

[14] Ukor IF, Hilton AK, Bailey MJ. et al. The haemodynamic effects of bolus versus slower infusion of intravenous crystalloid in healthy volunteers. J Crit Care, 2017, 41: 254-259.

[15] Investigators P. Early goal-directed therapy for septic shock - a patient-level meta-analysis. N Engl J Med, 2017, 376: 2223-2234.

[16] Cohen D. Oxford vaccine study highlights pick and mix approach to preclinical research. BMJ Clinical Research, 2018, 360: j5845.

第二节　帮助实施重症临床研究的网络资源

重症临床研究，从设计，伦理、协作、基金、实施、每一步都充满困难和挑战，需要寻求帮助，下面简要介绍在临床研究过程中能提供帮助的一些网络资源。

一、临床试验数据协调中心

临床试验数据协调中心（the center for clinical trials & data coordination，CCDC）成立于 2015 年底，由匹兹堡大学提供机构资金支持，由统计学家，流行病学家，临床研究数据协调员，系统分析师和数据分析师构成。其成立的目标是：①提供临床试验设计、指导、协调和分析方面的相关专业知识；②推动临床研究人员和 CCDC 下属人员的职业发展；③成功获得大数据协调中心资助。

在指导临床试验方面，CCDC 采用自主开发设计的系统，无缝集成临床试验管理的 9 个关键要素，包括：电子数据采集、入组资格核查、药物和外部数据（即成像和实验室样本管理）跟踪、安全性报告、安全事件裁定、数据和安全监测、统计分析和报告、数据共享和法规遵从性。

1. 电子数据采集　基于 CCDC 的临床研究数据都可以通过一个有密码保护的基于 web 的数据输入系统直接输入。每个电子研究病例报告表（eCRF）都是 CCDC 与临床研究小组一起制定的。同时，为了提高输入数据的准确性，eCRF 开发小组对必填字段、数据类型、范围检查和自由文本使用等做了严格的界定和限定。

2. 入组资格核查　CCDC 使用的入组资格检查表是一个动态更新的 web 表单，表单有先前输入的与纳入 / 排除标准相关的所有问题的回答。这种集成式的核查表单有针对每个条件的复选框，较一个个单独、分离的表单更有助于降低不合格数据的纳入。

3. 药物与外部数据跟踪　CCDC 有与制药公司和药品包装公司合作的经验，能成功将系统用于多位点研究的盲法研究药物，在中心药房、现场药房和研究参与者的级别跟踪药物库存。包括药物

ID 生成，药物传输，过期药物销毁，和药物再补给等情况均可进行监测。对于外部数据，CCDC 制定了针对相关核心设施（影像、实验室数据）的门户和流程，这些门户有助于数据的上传和追踪，并且极其方便。

4. 安全性报告　CCDC 不允许非标准化的自由文本数据输入，所有不良事件均需根据器官系统、事件术语和等级进行分类。对于严格监管的研究，预先填写 FDA 医疗观察表，以便在必要的时间内报告所有与研究相关的严重不良事件（SAE）。

5. 安全事件的裁定　CCDC 能够将支持文件（如出院总结）上传到安全的基于网络的数据管理系统，并可以帮助组织和开展裁决或临床事件委员会。所有指定的评判员都有权访问一个门户，该门户显示每个未完成的安全事件的实时信息，一级和二级评审员可以查看上传的支持文件，并在评审表上完成评审。

6. 数据和安全监控　CCDC 为每项研究制定一份全面的、基于风险的数据和安全监测计划。主要包括：①研究合格性确认；②知情同意确认；③主要和关键、次要结果的完整性确定；④严重的不良事件和违反协议的行为。

7. 统计分析与报告　在研究完成之前约 6 个月，CCDC 统计学家会根据分析计划（SAP）制定各个数据集和分析程序，并进行初步分析。同时，CCDC 会成立一个写作小组，开始起草报告稿的各个部分，包括空白的表格和图表，这些文件（没有数据）会分发给更大的调查小组，并在参与者后续行动结束前通过审核并获得批准。在最后一位参与者研究完成后，数据中心统计员会完成统计工作，并用审核通过的表格和图表填写结果并分发给写作小组。写作小组会使用一个标准模板报告结果并及时公布。

8. 数据共享　CCDC 可协助注册、更新和向 clinicaltrials.gov 提交最终报告。还可通过维护完整的数据字典及其他快速、准确分析数据质量和数据库共享的工具完成数据共享。

此外，CCDC 会让使用人员接受适当的电子数据采集培训，工作重点是确保临床人员熟悉研究程序手册（MOP）和其他研究相关文件，所有这些文件都公布在特定网页上，并定期进行更新。CCDC 将举行现场或虚拟培训和认证会议，在会上，将对每个临床现场的工作人员进行使用电子系统进行数据管理的培训，并考核和颁发认证证书。

二、电子研究数据获取

电子研究数据获取（research electronic data capture，REDCap）也是用于支持临床研究的网络资源（http: //www.consort-statement.org/），成立于 2004 年范德比尔特大学，是一项免费资源，已成为全球众多医疗机构进行多中心临床研究的首选数据收集方法，目前在中国也已有十余家医疗机构使用 REDCap 开展临床研究。

REDCap 的开发者坚信，没有人能像研究人员一样了解这项研究。因此，一个基于用户便于使用的 web 界面被引入，让研究人员从研究设计、筛选病例、数据纳入、数据分析等各方面均能完全控制他们的工作。使用 REDCap 不需要基础知识或技术经验，且研究人员可以随时随地通过任何设备上的任何浏览器直接管理他们自己的项目。

三、固定标准化试验报告

固定标准化试验报告（consolidated standards of reporting trials，CONSORT）是临床试验报告统一标准，也就是说，如果要将临床研究结果发表，则必须按照 CONSORT 流程进行报告。CONSORT 网站（https://www.project-redcap.org/）是一个充满活力的小组，由临床试验方法、指南制定、生物医学期刊编辑和研究资助者的专家组成。CONSORT 的主要产品是 CONSORTstatement，它是一套基于证据的、用于报告随机试验的最低建议核查表和流程。它为作者编写结果报告提供了一种标准方法，有助于报告的完整和透明，并帮助他们进行批判性评估和解释。CONSORT 声明包含 25 项清单和流程图。核查表项目侧重于报告试验的设计、分析和解释方式，流程图则显示所有参与者通过试验的进度。

以上 3 个网络资源为重症临床研究从设计，纳入排除，数据收集，结果判读，报告撰写等各方面提供了有力的帮助，且其中绝大部分均为免费资源，是重症医生从事临床研究的好帮手。

（武汉大学中南医院　史川川　胡　波　李建国）

参 考 文 献

[1] Kaleab ZA, Andrew A, Diane C, et al. Creating an academic research organization to efficiently design, conduct, coordinate, and analyze clinical trials: The Center for Clinical Trials & Data Coordination. Contemp Clin Trials Commun, 2019, 16: 100488.

第三节　MicroRNA：脓毒症相关心肌功能抑制的潜在研究靶点

脓毒症是由宿主对感染的免疫反应失调导致的危及生命的器官功能障碍。当心脏受到累及时，即出现脓毒症相关心肌功能抑制，其特征表现为心肌收缩力、心输出量、心室顺应性下降，导致左心室收缩和舒张功能严重损害。脓毒症相关心肌功能抑制一直是基于临床和超声影像学评估的排他性诊断，临床缺乏用于诊断的生物标记物。近年来，脓毒症相关心肌功能抑制患者发病率和死亡率在逐渐升高。目前的观点认为，脓毒症时侵袭性微生物释放内毒素等毒性物质，促使心肌内肿瘤坏死因子 -α（tumor necrosis factor-α，TNF-α）、白介素 -1（interleukin-1，IL-1）等炎症介质产生，一氧化氮生成增加，引起心肌纤维对钙离子反应性降低、线粒体功能障碍及 β- 肾上腺素能受体减少，导致心肌功能受损。然而脓毒症相关心肌功能抑制的发病机制十分复杂，尚需深入探究。

微小核糖核酸（microRNAs，miRNAs）是一类高度保守的小片段非编码 RNA，主要通过识别并结合靶 mRNA 的 3' 端非编码区，在转录后水平抑制蛋白翻译或促进靶基因降解。过去的数十年间，众多研究评价了 miRNAs 在不同疾病模型中作为诊断标志物及治疗靶点的作用，miRNAs 在心肌中含量丰富，且对维持心脏功能起着重要的作用。因此，研究 miRNAs 在脓毒症相关心肌功能抑制中的作用具有广泛前景，可为脓毒症相关心肌功能抑制的诊疗提供新思路。

2019 年 Mirna 等在 *Cells* 杂志上发表了一篇系统综述，论述了 miRNAs 在炎症性心脏疾病和脓毒症相关心肌功能抑制中的应用价值，基于此，本文将 miRNAs 在脓毒症相关心肌功能抑制的研究进展予以介绍。

一、部分 miRNAs 减轻脓毒症相关心肌功能抑制

脓毒症时，心肌细胞、单核细胞及巨噬细胞中内源性配体样受体（toll-like receptors，TLRs）的活化导致心肌内炎症因子释放增加，是脓毒症相关心肌功能抑制发生的关键。研究表明，部分 miRNAs 可通过抑制心肌内炎症因子的释放，减轻脓毒症相关心肌抑制。例如，miRNA-146a 是最早被证实与炎症相关的调控因子。在脂多糖（lipopolysaccharide，LPS）诱导的脓毒症大鼠模型中，miRNA-146a 可靶向作用核转录因子 -κB（nuclear factor-κB，NF-κB）通路，减少心肌中炎症因子如 TNF-α、IL-1β、IL-1α 及血清中心肌损伤标志物如肌钙蛋白 I、B 型钠尿肽、肌酸激酶同工酶及肌红蛋白的含量。AN 等在体外实验中也得到类似结果，作者在 LPS 刺激的大鼠心肌细胞 H9C2 细胞中发现，miRNA-146a 可靶向 *ErbB4* 基因，下调白细胞介素 -1 受体相关激酶 1（IL-1 receptor associated kinase1，IRAK1）和肿瘤坏死因子受体相关因子 6（tumor necrosis factorassociated factor 6，TRAF6）的表达，抑制 NF-κB 的活性，减少细胞内炎症因子的分泌。此外，miRNA-125b 也能够靶向 NF-κB 通路，抑制细胞间黏附分子 -1（intercellular cell adhesion molecule-1，ICAM-1）和血管细胞黏附分子 -1（vascular cell adhesion molecule 1，VCAM-1）的表达，降低脓毒症大鼠血清中 TNF-α 和 IL-1β 的含量，提高大鼠的生存率。miRNA-223 可负向调控信号传导及转录激活因子 3（signal transducers and activators of transcription3，STAT3）的表达，抑制脓毒症小鼠心肌内炎症反应，减轻心肌损伤。上述研究表明 miRNAs 可通过负反馈调节机制作用于 NF-κB、STAT3 等炎症信号通路及下游的炎症因子，对脓毒症心肌损伤起保护作用。

脓毒症时心肌内产生大量心肌钙蛋白酶，活化含半胱氨酸的天冬氨酸蛋白水解酶 -3（cysteinyl aspartate specific proteinase-3，Caspase-3），诱导心肌细胞的凋亡，也是加重脓毒症心肌损伤的重要因素。如 miRNA-146a 可降低心肌细胞中 caspase-3 的表达，增加 B 淋巴细胞瘤 -2（b-cell lymphoma-2，Bcl-2）的表达，抑制心肌细胞凋亡。miRNA-125b 则能够抑制心肌细胞中 *P53*，*Bax* 和 *Bak1* 基因的表达，减少心肌细胞凋亡。以上表明同一种 miRNA 可通过不同的信号途径影响脓毒症相关心肌功能抑制的发生发展。Jia 等在 LPS 刺激的原代大鼠心肌细胞中发现抑制 miR-499 能够下调 *SOX6* 基因及程序性细胞死亡因子 4（programmed cell death 4，PDCD4）的表达。Yu 等在盲肠结扎穿孔（cecal ligation and puncture，CLP）脓毒症小鼠的心肌中发现 miRNA-146b 能够靶向 *Notch1* 基因，最终均激活 Bcl-2 通路，促进心肌细胞凋亡，加重心肌受损。上述研究提示调控相关 miRNA 的表达可抑制心肌细胞凋亡，从而减轻脓毒症相关心肌功能抑制。

二、部分 miRNAs 加重脓毒症相关心肌功能抑制

部分 miRNAs 也可通过诱导炎症反应加重脓毒症心肌损伤。Huang 等在严重脓毒症相关心肌功能抑制患者血清中检测到，miRNA-135a 的表达较轻症患者明显升高，表明 miRNA-135a 可能与脓毒症相关心肌功能抑制的进展相关，作者随后在 CLP 脓毒症小鼠中采用慢病毒转染上调 miRNA-135a 的表达后，检测到血清中炎症介质肿瘤坏死因子 α、白介素 1β 和白介素 6 的表达均升高，左心室射血分数、短轴缩短率、收缩压、舒张末期压等指标均明显下降，表明上调 miRNA-135a 表达可加重脓毒症相关心肌功能抑制，其机制可能与 miRNA-135a 参与调控 p38 蛋白（p38）分裂原激活的蛋白激酶（mitogen activated protein kinases，MAPK）/NF-κB 信号通路相关。

最近研究表明心肌纤维化在脓毒症相关心肌功能抑制当中也起着重要作用。Zhang 等在 CLP 脓毒症小鼠体内转染 miRNA-23b 抑制剂 12 天后，发现小鼠的心输出量增加，左心室收缩增强，且生存率也较对照组升高，其机制可能为 miRNA-23b 抑制 TGIF1 和 PTEN 基因的表达，从而抑制了小鼠心肌的纤维化。

三、某些 miRNAs 对脓毒症相关心肌功能抑制的双向调控

研究表明，miR-155 在特定的机体环境中可发挥促炎和抑炎的双重调节作用，如 miR-155 可激活 *STAT3* 和 NF-κB 信号通路，促进细胞因子和趋化因子的产生，加速动脉粥样硬化进程；而我们的研究显示，miR-155 可靶向抑制转化生长因子 - 活化激酶 -1 结合蛋白 2（transforming growth factor-bactivated kinase-1-binding protein 2，TAB2）的表达，调控自噬水平，减轻脓毒症肺内炎症反应。事实上，最近 2 项有关 miRNA-155 对脓毒症相关心肌功能抑制的研究也得出了相反的结论。Wang 等通过比较 25 例脓毒症相关心肌功能抑制患者与 21 例无心肌抑制脓毒症患者血浆中 miRNA-155 的表达，发现前者 miRNA-155 的表达明显升高，这提示了 miRNA-155 可能作为脓毒症相关心肌功能抑制患者的一个诊断标志物。进一步发现，抑制 miRNA-155 能够上调其靶基因 *Pea15a* 的表达，抑制小鼠心肌细胞凋亡，减轻 LPS 诱导的脓毒症相关心肌损伤。Zhou 等则证实 miRNA-155 能够作用于 c-Jun 氨基末端激酶（cJun N-terminal Kinase，JNK）信号通路，抑制心肌内巨噬细胞及中性粒细胞的聚集，减轻 CLP 脓毒症小鼠心肌内炎症反应，同时，miRNA-155 还能降低 β-arrestin2 蛋白的表达，增强脓毒症晚期小鼠的免疫能力，并提高生存率。2 项研究结论的不同可能与研究脓毒症时期不同有关，Wang 等在构建模型 3 天后即进行相关研究，处于脓毒症早期，属于炎症高反应期，而 Zhou 等在构建模型 12 天后观察相关指标，为脓毒症晚期，机体处于免疫抑制状态。上述研究提示同一 miRNA 可能对脓毒症不同时期的心肌抑制产生不同的作用，具体的机制还需进一步探究。

四、展望

在最近一项由 Zhang 等完成的研究中，作者通过腹腔注射 LPS 构建脓毒症休克大鼠模型，取大

鼠左心室组织进行 RNA 测序，发现与对照组相比，脓毒症大鼠心肌中有 78 个差异表达的 miRNAs，通过对这些差异表达的 miRNAs 进行系统的功能分析，构建与其靶基因的网络通路，其中几个差异表达的 miRNAs，如 miRNA-21-3p，miRNA-223 等已有研究证实了在脓毒症相关心肌功能抑制中的作用，但大多数差异表达的 miRNAs 目前仍没有相关研究。因此，根据此测序结果，仍需更多的研究去探索 miRNAs 在脓毒症相关心肌功能抑制的作用。

综上所述，miRNAs 对脓毒症相关心肌功能抑制的作用复杂多样，利用 miRNAs 抑制心肌内过度的炎症反应与心肌细胞凋亡等，减轻心肌损伤，有望成为脓毒症相关心肌功能抑制新的治疗靶点。

（南昌大学第一附属医院　刘　芬　钱克俭）

参 考 文 献

[1] Singer M, Deutschman CS, Seymour CW, et al. The Third International consensus definitions for sepsis and septic shock (Sepsis-3). JAMA, 2016, 315(8): 801-810.

[2] Raj S, Killinger JS, Gonzalez JA, et al. Myocardial dysfunction in pediatric septic shock. J Pediatr, 2014, 164(1): 72-77.

[3] Antonucci E, Fiaccadori E, Donadello K, et al. Myocardial depression in sepsis: from pathogenesis to clinical manifestations and treatment. J Crit Care, 2014, 29(4): 500-511.

[4] Sato R, Nasu M. A review of sepsis-induced cardiomyopathy. J Intensive Care, 2015, 3: 48.

[5] Bartel DP. MicroRNAs: target recognition and regulatory functions. Cell, 2009, 136(2): 215-233.

[6] Sayed D, Abdellatif M. MicroRNAs in development and disease. Physiol Rev, 2011, 91(3): 827-887.

[7] Romaine SP, Tomaszewski M, Condorelli G, et al. MicroRNAs in cardiovascular disease: an introduction for clinicians. Heart, 2015, 101(12): 921-928.

[8] Mirna M, Paar V, Rezar R, et al. MicroRNAs in Inflammatory Heart Diseases and Sepsis-Induced Cardiac Dysfunction: A Potential Scope for the Future. Cells, 2019, 8(11): 1352.

[9] Cecconi M, Evans L, Levy M, et al. Sepsis and septic shock. Lancet, 2018, 392(10141): 75-87.

[10] Dalton A, Shahul S. Cardiac dysfunction in critical illness. Curr Opin Anaesthesiol, 2018, 31(2): 158-164.

[11] Taganov KD, Boldin MP, Chang KJ, et al. NF-kappaB-dependent induction of microRNA miR-146, an inhibitor targeted to signaling proteins of innate immune responses. Proc Natl Acad Sci U S A, 2006, 103(33): 12481-12486.

[12] Xie J, Zhang L, Fan X, et al. MicroRNA-146a improves sepsis-induced cardiomyopathy by regulating the TLR-4/NF-κB signaling pathway. Exp Ther Med, 2019, 18(1): 779-785.

[13] An R, Feng J, Xi C, et al. miR-146a Attenuates Sepsis-Induced Myocardial Dysfunction by Suppressing IRAK1 and TRAF6 via Targeting ErbB4 Expression. Oxid Med Cell Longev, 2018, 2018: 7163057.

[14] Ma H, Wang X, Ha T, et al. MicroRNA-125b Prevents Cardiac Dysfunction in Polymicrobial Sepsis by Targeting TRAF6-Mediated Nuclear Factor κB Activation and *p53*-Mediated Apoptotic Signaling. J Infect Dis, 2016, 214(11): 1773-1783.

[15] Wang X, Huang W, Yang Y, et al. Loss of duplexmiR-223 (5p and 3p) aggravates myocardial depression and mortality in polymicrobial sepsis. Biochim Biophys Acta, 2014, 1842(5): 701-711.

[16] Li X, Luo R, Jiang R, et al. The role of the Hsp90/Akt pathway in myocardial calpain-induced caspase-3 activation and apoptosis during sepsis. BMC Cardiovasc Disord, 2013, 13: 8.

[17] Jia Z, Wang J, Shi Q, et al. SOX6 and PDCD4 enhance cardiomyocyte apoptosis through LPS-induced miR-499 inhibition. Apoptosis, 2016, 21(2): 174-183.

[18] Wang X, Yu Y. MiR-146b protect against sepsis induced mice myocardial injury through inhibition of Notch1. J Mol Histol, 2018, 49(4): 411-417.

[19] Zheng G, Pan M, Jin W, et al. MicroRNA-135a is up-regulated and aggravates myocardial depression in sepsis via regulating p38 MAPK/NF-κB pathway. Int Immunopharmacol, 2017, 45: 6-12.

[20] Zhang H, Caudle Y, Shaikh A, et al. Inhibition of microRNA-23b prevents polymicrobial sepsis-induced cardiac dysfunction by modulating TGIF1 and PTEN. Biomed Pharmacother, 2018, 103: 869-878.

[21] Yang Y, Yang L, Liang X, et al. MicroRNA-155 Promotes Atherosclerosis Inflammation via Targeting SOCS1. Cell Physiol Biochem, 2015, 36(4): 1371-1381.

[22] Liu F, Nie C, Zhao N, et al. MiR-155 Alleviates Septic Lung Injury by Inducing Autophagy Via Inhibition of Transforming Growth Factor-β-Activated Binding Protein 2. Shock, 2017, 48(1): 61-68.

[23] Wang H, Bei Y, Huang P, et al. Inhibition of miR-155 Protects Against LPS-induced Cardiac Dysfunction and Apoptosis in Mice. Mol Ther Nucleic Acids, 2016, 5(10): e374.

[24] Zhou Y, Song Y, Shaikh Z, et al. MicroRNA-155 attenuates late sepsis-induced cardiac dysfunction through JNK and β-arrestin 2. Oncotarget, 2017, 8(29): 47317-47329.

[25] Zhang TN, Yang N, Goodwin JE, et al. Characterization of Circular RNA and microRNA Profiles in Septic Myocardial Depression: a Lipopolysaccharide-Induced Rat Septic Shock Model. Inflammation, 2019, 42(6): 1990-2002.

[26] Wang H, Bei Y, Shen S, et al. miR-21-3p controls sepsis-associated cardiac dysfunction via regulating SORBS2. J Mol Cell Cardiol, 2016, 94: 43-53.

第四节 规范化的呼吸末正压临床研究：我们怎么做

急性呼吸窘迫综合征（acute respiratory distress syndrome，ARDS）由许多肺内和肺外疾病导致，死亡率高，以肺容积减少、肺顺应性下降及大量肺泡塌陷为主要病理生理学特征。国际指南推荐使用保护性肺通气策略：即小潮气量、低平台压（Pplat）、低驱动压、俯卧位以减少由机械通气引起的肺损伤。呼吸末正压（positive end expiratory pressure，PEEP）的设置在机械通气中起着重要作用，肺保护性通气策略联合适当的 PEEP 能显著改善 ARDS 患者氧合，降低病死率。恰当的 PEEP 设置可以使 ARDS 患者塌陷的肺泡开放，同时又避免了肺泡过度膨胀。然而，在 ARDS 患者机械通气过程中，PEEP 滴定和最佳 PEEP 设定的方法众多，但哪种方法最佳仍存在巨大的争议。ARDS 是一种异质性综合征，涉及不同的亚群（表型），具有明显不同的临床和预后特点，这种异质性可能决定了不同类型 ARDS 患者的 PEEP 设置方式不会绝对相同，国际上既往对于 PEEP 的选择方法众多，包括最佳氧合法、ARDS Network PEEP-FiO_2 方案、P-V 曲线拐点法等，如何判断和选择最恰当的 PEEP 仍存在巨大的争议。近年还有学者提出新的不同方法指导 PEEP 设置的研究方法，如：食管压或胸膜腔内压指导 PEEP 滴定；根据肺形态指导个体化机械通气策略；死腔分数导向 PEEP 选择等。

一、根据肺形态的个性化机械通气策略

根据对肺泡复张的生理研究，PEEP 和肺复张策略可能更适合非局灶性病变的 ARDS 患者，而局灶性病变的 ARDS 对高 PEEP 和肺复张反应不佳，反而在俯卧位和低 PEEP 中受益更多。此外，由于局灶性 ARDS 患者的肺体积比非局灶性 ARDS 患者大，使用更高的潮气量可能更适合限制肺不张和炎症。俯卧位在非局灶性 ARDS 患者中与在局灶性 ARDS 中在气体交换和肺泡复张方面一样有效，但当肺复张和高 PEEP 已使肺泡复张并增加气体交换时，其作用可能不那么重要。

基于以上原理，学者们根据肺部影像学特点来进行在 ARDS 患者的个体化机械通气设置，来判断 ARDS 患者的机械通气策略，是否应根据患者肺部影像学特点来进行，如对于局灶的 ARDS 患者，应进行低 PEEP、高潮气量，以及早期俯卧位的策略；对于非局灶型的 ARDS 患者应进行肺复张、小潮气量、高 PEEP 的策略，来提高 ARDS 患者的生存率。

此方法和传统的低 PEEP 通气策略进行对比，主要结果是 90 天的全因死亡率。次要结果包括 28 天、30 天、180 天和 365 天的死亡率、ICU 死亡率、第 30 天未使用呼吸机天数、ARDS 治愈率、ICU 住院时间、呼吸机相关性肺炎患者人数、气压伤人数。另外，还包括糖基化终末产物受体的浓度和 1 年的生活质量。试验的结果表明，根据肺影像学特点设置的个性化的机械通气策略对比传统的低 PEEP 通气策略，没有定量分析肺泡复张，未改善 ARDS 患者的 90 天的死亡率。这些结果可以解释为较高比例的患者未被正确评估肺形态学特点。当正确评估肺形态时，个体化的机械通气策略可能降低 ARDS 患者的死亡率，当个性化机械通气策略与肺形态学未对应时，死亡率大幅升高，这表明肺泡未复张时肺开放机械通气策略是有害的。

二、肺复张联合高呼吸末正压的肺开放通气策略

肺开放通气策略是基于肺复张手段（开放肺泡）联合高水平 PEEP（维持肺泡开放）来实现的。经研究证实，该方法可改善肺部力学结构。然而，它的临床效益在围手术期患者中仍然是不确定的。

围手术期肺不张被认为是大部分肺不张发生的关键因素。在外科手术中，肺复张和高水平 PEEP 一直在被尽量避免。另外，机械通气在因为手术需要经常被打断，这些因素连同肺损伤的危险因素，如炎症，肺缺血再灌注和术后膈肌功能障碍，可能增加肺不张和术后肺部并发症风险。以上观点仍然存在很大的争议。

1．在心脏外科手术围手术期中的研究　Lagier 等学者设计了试验，在心脏外科围术期患者中将肺开放保护性通气策略与常规低 PEEP 机械通气策略效果进行对比，试图了解肺复张手段联合高 PEEP 水平的肺开放围手术期机械通气策略是否可预防外科术后的肺部并发症发生。该研究主要终点

是术后7天肺部并发症的发病率，包括拔管后呼吸衰竭、支气管痉挛、严重的气道充血、呼吸性酸中毒、疑似或合并肺炎、胸腔积液、放射性肺不张、ARDS、拔管失败后再次行有创机械通气。次要终点为主要终点的各组成部分，即术后肺外并发症，包括全身炎症反应综合征、败血症、感染性休克、伤口感染、心脏压塞、心房颤动、心源性肺水肿、急性肾损伤和谵妄等；还有术后不良事件，如急性出血需要再次手术干预、气胸、需要血管活性药物等。

研究结果发现，围手术期进行肺复张手段和维持较高PEEP水平的肺开放通气策略并不会降低术后肺部并发症的发病率。

2. 在妇科手术围术期中的研究 保护性肺通气的是通过小潮气量来限制压力损伤，并通过使用PEEP和肺复张手段来减少肺泡塌陷。法国学者们设计了一项随机、双盲研究，利用超声作为定量评估肺通气状态的手段，验证在妇科手术围手术期中肺保护通气与传统机械通气策略相比在术后是否具有优势。该研究的主要结果为：在每个时间点计算所有受试者的肺超声评分（LUS）来定量评估肺通气状态。次要结果为：在每个时间点所记录的生命体征（脉搏、血压和氧饱和度）、FiO_2和动脉血气分析结果，以及记录各时间点的机械通气参数（潮气量、呼吸频率、PEEP）、最大吸气压力、平台压、肺复张次数。结果发现，合适的PEEP水平和肺复张手段可防止术中机械通气过程中的肺不张，但肺复张效果不会持续到拔除气管插管后。同时肺超声在研究中作为一个新型评估工具，保障了精确和有目的的围手术期肺保护通气策略的实施。

3. 在肥胖患者围术期中的研究 围术期的肥胖患者中高达18%的患者有术后肺部并发症，这几乎是正常体重或超重患者的2倍，术后肺部并发症使住院时间延长，死亡率升高。肥胖与肺泡塌陷和呼吸功能受损的风险相关，小潮气量和适当的PEEP肺保护通气策略科降低肥胖患者患肺和肺外并发症的风险。高PEEP联合肺复张手段的肺开放通气策略已被提出用于肥胖患者术中常规机械通气，但是否具有较高的临床意义仍不确定。

学者们构建了肥胖患者术中高PEEP联合肺复张和低PEEP未行肺复张机械通气方案的对比研究，以验证在肥胖患者术中选择高PEEP联合肺泡复张的机械通气策略是否有降低术后肺部并发症的发病率的可能。主要观察术后肺部并发症的发病率，包括轻度、中度和重度呼吸衰竭，ARDS，支气管痉挛，新的肺部浸润影，肺部感染，吸入性肺炎，胸腔积液，肺不张，心肺水肿和气胸等。结果发现在全身麻醉手术的肥胖患者中，高PEEP联合肺泡复张的肺开放通气方案对比低PEEP的机械通气策略不能降低术后肺部并发症的发病率。

三、食管压导向的机械通气策略

临床常用的PEEP滴定方法很难评估胸壁力学因素对跨肺压（P_L）产生的影响，胸膜腔内压与肺泡内压相互作用使肺扩张的压力即是P_L，等于肺泡内压与胸膜腔内压差，即P_L=肺泡内压－胸腔内压。当静息条件下，气道压用于克服呼吸系统的弹性阻力等于肺泡内压，P_L等于气道压力减去胸膜腔内压。呼吸系统由主要有胸壁和肺弹性组织组成，呼吸系统的总弹性阻力等于两者之和，在一定的气道压力下胸壁的弹性阻力增高，胸腔内压下降，跨肺压下降，则会引起肺泡塌陷，通气量不足。因此，在机械通气过程中单纯气道压力不足以指导ARDS患者的PEEP滴定，跨肺压（P_L=气道压力－

胸膜腔内压）才是实际肺扩张的压力。临床上通过呼吸机参数得到气道压力非常容易，但通过直接检测胸腔内压进而得到跨肺压却相对不易，胸膜腔是密闭空间，直接测量胸膜腔内压是有创的，临床上极少应用。有学者认为食管内压的变化是评估胸腔内压最有效的指标，通过食管气囊技术测量食管压（Pes）来替代胸膜压力检测，进而计算出跨肺压，个体化指导 ARDS 患者 PEEP 设置。机械通气过程中，气道内部分压力作用于肺组织，部分应力需要用来克服胸壁的弹性阻力，根据 P_L 滴定出的 PEEP 兼顾到肺和胸壁二者的力学机制，更符合 ARDS 患者的呼吸病理生理。

近年有研究应用 Pes 替代胸膜腔内压计算出 P_L 指导 PEEP 滴定，个体化实现 ARDS 患者 PEEP 设置。但与经验性高 PEEP-FiO_2 方案相比，Pes 指导 PEEP 滴定是否可以显著获益尚不清楚。2019 年美国的 Jeremy R. Beitler 进行了一项多中心随机对照试验（EPVent），该研究比较了 Pes 指导 PEEP 滴定方案与 ARDS Network 高 PEEP-FiO_2 方案的优劣，并将研究结果发表在了 *JAMA* 杂志。尽管该研究发现与经验性的高 PEEP-FiO2 方案相比 Pes 指导 PEEP 滴定是理想的，但实际上对改善大多数中重度 ARDS 患者的预后无明显优势。但了解患者的 Pes 和 P_L 可以帮助临床医师深入理解机械通气患者胸壁和肺呼吸力学，有助于临床医师更加合理有效的管理患者的呼吸机参数，给予患者恰当的吸气支持，识别无效做功。而测量 Pes 作为唯一能区分胸壁和肺顺应性的手段，其在指导呼吸机管理方面值得更多的探索。

四、总结

ARDS 患者的肺组织具有典型的“不均一性”，表现为重力依赖区肺泡塌陷，以及肺组织间质水肿共同导致肺顺应性降低。肺保护性通气不能使塌陷的肺泡完全复张，于是肺开放加维持肺开放的策略被提出，需要应用肺复张手法使塌陷的肺泡复张，并设置适当的 PEEP 水平维持肺泡的开放状态。适当的 PEEP 水平不仅能防止呼气末肺泡再次萎陷，又能避免肺泡过度膨胀，减少机械通气相关肺损伤的发生。一定范围内肺容积增加使肺顺应性会随之改善，当萎陷的肺泡扩张到最大程度时，PEEP 的进一步升高反而会导致肺顺应性下降，从而导致肺泡的过度膨胀，进一步加重肺损伤。因此，ARDS 患者机械通气过程中设置恰当的 PEEP 尤为重要，它能有效的维持肺泡开放，避免肺泡塌陷，减少肺泡反复萎陷和扩张而导致的剪切伤。

理论上，高 PEEP 可以保持大多数肺泡单位处于开放状态，减少区域的异质性，低 PEEP 可以避免顺应性好的肺泡区域过度膨胀，减少气压伤。所以需要合适并恰当的方式来指导设置最佳 PEEP——在保障大部分肺泡开放通气状态下又避免了过度膨胀的气压伤。目前，对于重度 ARDS 患者，仍然建议设置高 PEEP，但对于轻度 ARDS 患者，高 PEEP 有时可能是有害。尽管目前有些学者提出了一些新的指导 ARDS 患者 PEEP 设置的方式，但最终的研究结果都不具有显著优势。我们最应该去了解 ARDS 患者的异质性，由肺内、肺外因素导致，涉及不同的亚群，具有明显不同的临床和预后特点，这种异质性可能决定了不同类型的 ARDS 患者 PEEP 设置方式不会绝对相同，所以，我们的研究的关注点更应关注不同原因导致的 ARDS 的亚组及亚亚组分析，根据患者的肺部影像学特点，利用多方位的检测手段，建立更合理的 PEEP 设置方案。

（华中科技大学同济医学院附属协和医院　尚　游）

参 考 文 献

[1] Bellani G, Laffey JG, Pham T, et al. Epidemiology, patterns of care, and mortality for patients with acute respiratory distress syndrome in intensive care units in 50 countries. JAMA, 2016, 315: 788-800.

[2] Fan E, del Sorbo L, Goligher EC, et al. An official American Thoracic Society/European Society of Intensive Care Medicine/Society of Critical Care Medicine clinical practice guideline: mechanical ventilation in adult patients with acute respiratory distress syndrome. Am J Respir Crit Care Med, 2017, 195: 1253-1263.

[3] Sahetya SK, Brower RG. Lung recruitment and titrated PEEP in moderate to severe ARDS: is the door closing on the open lung? JAMA, 2017, 318: 1327.

[4] Constantin JM, Jabaudon M, Lefrant JY, et al. Personalised mechanical ventilation tailored to lung morphology versus low positive end-expiratory pressure for patients with acute respiratory distress syndrome in France (the LIVE study): a multicentre, single-blind, randomised controlled trial. Lancet Respir Med, 2019, 7(10): 870-880.

[5] Beitler JR, Sarge T, Banner-Goodspeed VM, et al. Effect of titrating positive end-expiratory pressure (PEEP) with an esophageal pressure-guided strategy vs an empirical high PEEP-FiO_2 strategy on death and days free from mechanical ventilation among patients with acute respiratory distress syndrome: a randomized clinical trial. JAMA, 2019, 321(9): 846-857.

[6] Delucchi K, Famous KR, Ware LB, et al. Stability of ARDS subphenotypes over time in two randomised controlled trials. Thorax, 2018, 73: 439-445.

[7] Jabaudon M, Blondonnet R, Audard J, et al. Recent directions in personalised acute respiratory distress syndrome medicine. Anaesth Crit Care Pain Med, 2018, 37: 251-258.

[8] D'Antini D, Huhle R, Herrmann J, et al. Respiratory system mechanics during low versus high positive endexpiratory pressure in open abdominal surgery: a substudy of provhilo randomized controlled trial. Anesth Analg, 2018, 126: 143-149.

[9] Pelosi P, Rocco PRM, Gama AM. Close down the lungs and keep them resting to minimize ventilator-induced lung injury. Crit Care, 2018, 22: 72.

[10] Chi D, Chen C, Shi Y, et al. Ventilation during cardiopulmonary bypass for prevention of respiratory 1412 insufciency: a meta-analysis of randomized controlled trials. Medicine (Baltimore), 2017, 96: e6454.

[11] Lagier D, Fischer F, Fornier W, et al. Effect of open-lung vs conventional perioperative ventilation strategies on postoperative pulmonary complications after on-pump cardiac surgery: the PROVECS randomized clinical trial. Intensive Care Med, 2019, 45(10): 1401-1412.

[12] Généreux V, Chassé M, Girard F, et al. Effects of positive end-expiratory pressure/recruitment manoeuvres compared with zero end-expiratory pressure on atelectasis during open gynaecological surgery as assessed by ultrasonography: a randomised controlled trial. Br J Anaesth, 2020, 124(1): 101-109.

[13] Ball L, Hemmes SNT, Serpa NA, et al. Intraoperative ventilation settings and their associations with postoperative

pulmonary complications in obese patients. Br J Anaesth, 2018, 121(4): 899-908.

[14] Pépin JL, Timsit JF, Tamisier R, et al. Prevention and care of respiratory failure in obese patients. Lancet Respir Med, 2016, 4(5): 407-418.

[15] Bluth T, Serpa NA, Schultz MJ, et al. Effect of intraoperative high positive end-expiratory pressure (PEEP) with recruitment maneuvers vs low PEEP on postoperative pulmonary complications in obese patients: a randomized clinical trial. JAMA, 2019, 321(23): 2292-2305.

[16] Baedorf KE, Loring SH, Talmor D. Mortality and pulmonary mechanics in relation to respiratory system and transpulmonary driving pressures in ARDS. Intensive Care Med, 2016, 42(8): 1206-1213.

[17] Terragni P, Mascia L, Fanelli V, et al. Accuracy of esophageal pressure to assess transpulmonary pressure during mechanical ventilation. Intensive Care Med, 2017, 43(1): 142-143.

[18] Loring SH, Topulos GP, Hubmayr RD. Transpulmonary pressure: the importance of precise definitions and limiting assumptions. Am J Respir Crit Care Med, 2016, 194(12): 1452-1457.

[19] Mauri T, Yoshida T, Bellani G, et al. Esophageal and transpulmonary pressure in the clinical setting: meaning, usefulness and perspectives. Intensive Care Med, 2016, 42(9): 1360-1373.

[20] Fish E, Novack V, Banner-Goodspeed VM, et al. The esophageal pressure-guided ventilation 2 (EPVent2) trial protocol: a multicentre, randomised clinical trial of mechanical ventilation guided by transpulmonary pressure. BMJ Open, 2014, 4(9): e006356.

第五节　脓毒症相关免疫功能研究：当前的差距和机遇

2016 年脓毒症和脓毒症休克的定义进行修订后，Sepsis 3.0 的定义已经将重点从非特异度炎症转移到由宿主对感染的反应失调引起的器官功能障碍，表明脓毒症的发生与宿主的免疫反应有关。越来越多的证据支持免疫系统在脓毒症中的中心地位，但对于脓毒症如何影响免疫系统，或者免疫系统如何影响脓毒症仍然不明确。2019 年欧洲脓毒症免疫组（EGIS）发表了当前对脓毒症免疫认识的关键缺陷，提出在关键免疫细胞、器官特异度免疫、生物标志物和免疫治疗及脓毒症动物模型的标准化方面都有很大的研究空间，并可成为从实验室到临床转化研究的新方向。

一、关键免疫细胞在脓毒症中的作用

在脓毒症发生时，淋巴细胞会显著减少，并在多数患者中持续存在，这与死亡率相关。因此，阐明淋巴细胞减少和淋巴细胞恢复的机制是至关重要的。大多数研究认为细胞凋亡是引起脓毒症相关淋巴细胞减少的原因。淋巴细胞凋亡似乎是由内在（如线粒体 p53）或外在（如 FAS）凋亡驱动的，具体发生取决于环境。迄今，与脓毒性淋巴减少有关的危险因素及其原因的确定仍有待进一步的研究。

1. T 淋巴细胞　目前认为，脓毒症患者淋巴细胞减少和免疫抑制是由于相关的 $CD4^{+}$ 和 $CD8^{+}$T 细胞凋亡所致。除了细胞凋亡，过度的外渗，炎症部位的异常聚集，以及血清趋化因子浓度下降导致

向外周迁移受阻都可能是循环T细胞减少的机制。循环中的淋巴细胞可能大量积聚在受损的内皮细胞和组织中，脓毒症患者的心血管损伤证实了这一假设。激素失衡可能是脓毒症T淋巴细胞功能障碍的另一潜在机制。除了在数量上的损失或克隆转移外，脓毒症中T细胞代谢和活化的多重功能障碍也有报道。此外，自然杀伤T细胞或γδT细胞在脓毒症中的作用更值得关注。例如，感染或创伤后，自然杀伤T细胞或细胞毒性T细胞的功能障碍导致过度促炎性细胞因子释放，产生死亡率高并危及生命的高炎症综合征。

2. B细胞　B细胞在固有免疫反应和获得性免疫反应中起到重要作用，最为大众所知的是其能产生抗体。此外，B细胞还可以通过表达MHC Ⅱ类分子来激活T细胞。B细胞还具有免疫调节特性，可以影响免疫系统的其他细胞，以及调节B细胞的亚群。研究发现，微生物感染所致的脓毒症中，特异度破坏先天反应激活因子B细胞的活力会影响细菌的清除，释放大量的炎症因子从而导致脓毒症休克。脓毒症会导致大量的记忆性B细胞丢失，若能对新感染快速回忆起的抗体反应的记忆性B细胞不可能自发恢复到脓毒症前的水平，可能会增加脓毒症幸存者长期感染的风险。

3. 中性粒细胞　脓毒症患者中未成熟的中性粒细胞功能大大降低，包括吞噬作用和呼吸爆发。未成熟的中性粒细胞自发性生产增多和释放中性粒细胞捕获网，它是由是细胞解聚DNA、组蛋白、中性粒细胞弹性蛋白酶、髓过氧化物酶组成的炎性纤维网络。中性粒细胞捕获网在血管或组织过长时间的存在（过度产生或清除不够）可能导致内皮损伤和高凝状态。了解成熟与不成熟中性粒细胞之间的平衡反应及由这些细胞和中性粒细胞捕获网导致内皮细胞和组织损伤的机制将可能打开脓毒症新的治疗选择。

4. 骨髓来源的抑制性细胞　骨髓来源的抑制性细胞（myeloid-derived suppressor cells，MDSCs）是脓毒症免疫环境中发挥免疫抑制的主要驱动者之一，它在脓毒症病理过程中的作用机制是目前的研究热点。由于缺乏特定的表型标记，它们的定义和在人类中的作用仍然难以确定。

研究表明，当机体发生脓毒症时，在急性炎症期MDSCs被快速招募到炎症组织中，发挥抑制局部炎症反应的作用，从而防止过度炎症造成的机体损伤。MDSCs根据表型不同可分为2个亚类，即单核细胞性MDSCs（m-MDSCs）和粒细胞性MDSCs（g-MDSCs），这两者均能在体内外抑制T细胞的激活和增殖。Hollen等观察到，在脓毒症感染6周以上的患者中，MDSC的数量仍然显著升高。然而，只有在脓毒症14天后产生的MDSCs才能显著抑制T淋巴细胞增殖和白介素2的产生。

目前对于MDSCs的研究也存在许多尚未攻克的问题。控制MDSCs的扩增或阻断其抑制功能可能是目前一种治疗脓毒症的有前途的新治疗方法。同时，由于MDSCs是骨髓前体细胞之一，它能够发生变化和分化，所以目前学术界仍未对MDSCs的特异度表型做出明确的界定。也正是因为MDSCs的表型可塑性，MDSCs是一种有希望用于免疫调节治疗的细胞。

二、脓毒症器官特异度免疫

器官功能障碍的发生发展是脓毒症最重要的临床特点，目前对脓毒症引起器官功能障碍的机制的理解仍然是不完整的，其中器官特异度免疫反应已经成为新的研究方向。目前，对脓毒症的免疫研究几乎都是基于循环的血液细胞，对于器官的特异度免疫方面的研究仍处于初级阶段。了解脓毒症的器官特异度免疫反应有助于了解器官或系统损伤的病理生理机制，针对器官特异度免疫治疗也许可以预防或保护器官脏器功能。如肺泡巨噬细胞在 ARDS 的发病中起重要作用，当肺泡巨噬细胞暴露于感染介质时，它们在识别 Toll 样受体配体、病原相关分子模式和危险相关分子模式时激活免疫应答，其中 M1 型肺泡巨噬细胞通过分泌促炎因子如肿瘤坏死因子 α，产生组织损伤。MM2 型肺泡巨噬细胞通过抗炎因子如白介素 10 发挥组织修复作用，肺内肿瘤坏死因子 α 与白介素 10 的浓度变化反应了急性呼吸窘迫综合征时抗炎与促炎反应的平衡。内毒素激活的肝巨噬细胞可以产生活性氧和促炎细胞因子，导致氧化应激和炎症反应。通过三氯化钆抑制肝巨噬细胞可以减轻脓毒症小鼠的炎症反应和肝窦内皮细胞的损伤，为脓毒症时肝脏保护提供思路，尽管该研究也发现这并不能减轻全身炎症反应和肺损伤。局部器官的特异度免疫与脓毒症的整体免疫，以及持续性炎症、免疫抑制的关系仍需进一步研究。

三、脓毒症的生物标志物以及免疫治疗

1．脓毒症生物标志物的研究进展　除已应用于临床的乳酸清除率连续测定、C 反应蛋白、降钙素原等生物标志物外，近期研究表明胰石蛋白在内脏低灌注期释放，可能是脓毒症患者肠系膜灌注的良好生物标志物。快速诊断试验可以很容易地检测其升高的水平，胰石蛋白测定可能优于降钙素原和 C 反应蛋白等其他脓毒症的生物标志物。

脓毒症患者白介素 6 水平升高与死亡率升高有关。促炎细胞因子趋化因子也可作为脓毒症生物标志物，有些已被证明优于白介素 6。包括用于诊断脓毒症的趋化因子 IL-8 和用于预测脓毒症死亡率的单核细胞趋化蛋白（MCP-1）。MCP-1 可能是脓毒症从促炎阶段向免疫抑制阶段演变的关键因素。血浆肝素结合蛋白（heparin-binding protein，HBP）水平升高（＞30ng/ml）是中性粒细胞活化的准确指标，有中性粒细胞趋化的证据。肝素结合蛋白水平进行性升高预示着内皮损伤、弥漫性毛细血管渗漏、脓毒症和休克，可作为不良结果的预测因子。

新的单分子生物标志物如髓系细胞上表达的可溶性髓系细胞触发受体 -1（sTREM-1）、可溶性尿激酶型纤溶酶原激活物受体（suPAR）和肾上腺髓质素原（pro-ADM），在成人中表现出相当的敏感度和特异度。但在单独的临床研究中，它们对脓毒症的诊断价值较低，故这些新的生物标志物诊断脓毒症的临床意义及其预后表现需要通过大型临床试验进一步确定。

2．脓毒症免疫治疗的新进展　粒细胞 - 巨噬细胞集落刺激因子（granulocyte-macrophage colony stimu-lating factor，GM-CSF）和干扰素 γ 是刺激骨髓细胞的有效物质，在脓毒症中研究较广泛，可通过增加 HLA-DR 表达和促炎症细胞因子的产生来增加抗原转导能力。最近一项研究表明，应用淋巴细胞减少来鉴定免疫抑制患者，结果显示，抗细胞凋亡和淋巴细胞功能增强细胞因子白介素 7 在这些患者中具有良好的耐受性，且可逆转脓毒症导致的淋巴细胞减少。另一个理想的免疫刺激靶标为 PD-1 抑制剂或 PD-L1。脓毒症患者中 PD-1 系统表达上调，抑制 PD-1 与其配体之间的相互作用，可促进免疫应答和抗原特异度 T 细胞应答。

目前，脓毒症的治疗面临许多挑战，尚无单一辅助疗法，仍需要一些工具来明确特定患者主要的免疫功能障碍类型是免疫抑制还是高炎症反应，尚未从血液中找到能指导临床实践的循环生物标志物。

因此，找到可靠的生物标志物来鉴别和检测脓毒症患者的免疫状态，并指导个性化治疗十分关键。

四、脓毒症动物模型构建的标准化

由于动物模型的局限性，以及与真实世界的不一致，其在研究脓毒症新疗法方面的应用一直存在争议。2016 年 Sepsis 3.0 发表以后，2017 年 5 月在维也纳举行了 Wiggers-Bernard 会议，提出临床前脓毒症建模的标准化指南。建议内毒素注射不应作为脓毒症的模型，来源于临床分离株的活细菌或真菌菌株更为合适。造模的微生物应复制人类败血症中常见的微生物。Sepsis 3.0 指出脓毒症是由宿主对感染的反应失调导致的危及生命的器官功能障碍，但对已发表的包含动物模型的论文分析后发现，对于动物器官功能障碍的研究和记录非常少见。建议可以应用可复制的评分系统客观地描述器官功能障碍。并非所有试验都必须测量和记录器官功能障碍的所有参数，但研究者应尝试充分捕获尽可能多的信息。

拯救脓毒症指南建议，腹腔感染一旦确诊后，应尽快实施感染源控制。目前大多数文献都是从肠结扎穿孔术（cecal ligation and puncture，CLP）模型中衍生出来的。在造模成功后，对腹腔内脓液的处理非常少见。因此，动物模型（CLP 后）中保留脓肿实际模拟了现实中无源头控制的临床情景。建议研究人员可考虑在脓毒症的动物模型中使用源头控制，以便与人类脓毒症的临床治疗原则相一致。比如可采用以不同的间隔切除盲肠和结肠，以作为脓毒症的源头控制模型。

文献回顾显示，79% 的脓毒症研究中使用了小鼠，94% 使用啮齿动物。已知高龄、慢性阻塞性肺疾病、癌症、慢性肾脏疾病、慢性肝病、糖尿病和免疫抑制是脓毒症的危险因素，因此，一种物种的模型不太能够模拟人类所遇到所有复杂的临床和生物学情境。研究人员应该考虑在啮齿动物之外的其他哺乳动物物种中模拟脓毒症，这可以包括兔子、猪、牛和非人灵长类动物模型。例如，兔模型可能更适合金黄色葡萄球菌诱导的脓毒症。

总之，脓毒症免疫的研究任重而道远，挑战与机遇并存。目前我们面临的最大问题是机体的免疫功能状态是一个复杂的网络，在脓毒症的各个发展阶段也不尽相同，如何理解脓毒症发生发展的免疫机制，准确识别和判定机体的免疫状态对于提高脓毒症患者生存率和改善远期预后具有重要意义。

（南昌大学第一附属医院 曾振国）

参 考 文 献

［1］Ignacio R, Marcin FO, Manu SH, et al. Current gaps in sepsis immunology: new opportunities for translational research. Lancet, 2019, 19(12): 422-436.

［2］Grimaldi D, Le Bourhis L, Sauneuf B, et al. Specific MAIT cell behaviour among innate-like T lymphocytes in critically ill patients with severe infections. Intensive Care Med, 2014, 40: 192-201.

［3］Kumar V. T cells and their immunometabolism: a novel way to understanding sepsis immunopathogenesis and future therapeutics. Eur J Cell Biol, 2018, 97: 379-392.

[4] Sjaastad FV, Condotta SA, Kotov JA, et al. Polymicrobial sepsis chronic immunoparalysis is defned by diminished ag-specifc T Cell-dependent B Cell responses. Front Immunol, 2018, 9: 2532.

[5] Ortmann W, Kolaczkowska E. Age is the work of art? Impact of neutrophil and organism age on neutrophil extracellular trap formation. Cell Tissue Res, 2018, 371: 473-488.

[6] McKenzie KH, Julie AS, Philip AE, et al. Myeloid-derived suppressor cell function and epigenetic expression evolves over time after surgical sepsis. Crit Care, 2019, 23: 355.

[7] Yang CY, Chen CS, Yiang GT, et al. New Insights into the Immune Molecular Regulation of the Pathogenesis of Acute Respiratory Distress Syndrome. International Journal of Molecular Sciences, 2018, 19(2): 588.

[8] Gaddam RR, Fraser R, Badiei A, et al. Differential Effects of Kupffer Cell Inactivation on Inflammation and The Liver Sieve Following Caecal-Ligation and Puncture-Induced Sepsis in Mice. Shock, 2017, 47(4): 480-490.

[9] Garcı á de Guadiana-Romualdo L, Berger M, Jime ´nez-Santos E, et al. Pancreatic stone protein and soluble CD25 for infection and sepsis in an emergency department. Eur J Clin Invest, 2017, 47(4): 297-304.

[10] Linder A, Arnold R, Boyd JH, et al. Heparin-binding protein measurement improves the prediction of severe infection with organ dysfunction in the emergency department. Crit Care Med, 2015, 43(11): 2378-2386.

[11] Hallie HD, Thomas JP, Stanislaw S, et al. A Novel Combination of Biomarkers to Herald the Onset of Sepsis Prior to the Manifestation of Symptoms. Shock, 2018, 49(4): 364-370.

[12] Hendrik G, Philipp H, Matthias B, et al. Neutrophils are a main source of circulating suPAR predicting outcome in critical illness. J Intensive Care, 2019, 7: 26.

[13] Christopher Geven, Matthijs Kox, Peter Pickkers. Adrenomedullin and adrenomedullin-targeted therapy as treatment strategies relevant for Sepsis. Front Immunol, 2018, 9: 292.

[14] Francois B, Jeannet R, Daix T, et al. Interleukin-7 restores lymphocytes in septic shock: the IRIS-7 randomized clinical trial. JCI Insight, 2018, 3: 98960.

[15] Roger D, Kieran O'Dea, Anthony G. Immune therapy in sepsis: Are we ready to try again? J Intensive Care Soc, 2018, 19(4): 326-344.

[16] Osuchowski MF, Ayala A, Bahrami S, et al. Minimum quality threshold in pre-clinical sepsis studies (MQTiPSS): an international expert consensus initiative for improvement of animal modeling in sepsis. Intensive Care Med Exp, 2018, 6: 26.

[17] Zingarelli B, Coopersmith CM, Drechsler S, et al. Part I: minimum quality threshold in pre-clinical sepsis studies (MQTiPSS) for study design and humane modeling endpoints. Shock, 2019, 51: 10-22.

[18] Reisz JA, Wither MJ, Moore EE, et al. All animals are equal but some animals are more equal than others: Plasma lactate and succinate in hemorrhagic shock-A comparison in rodents, swine, nonhuman primates, and injured patients. J Trauma Acute Care Surg, 2018, 84: 537-541.

[19] Reizner W, Hunter JG, O'Malley NT, et al. A systematic review of animal models for Staphylococcus aureus osteomyelitis. Eur Cell Mater, 2014, 27: 196-212.

第十八章　重症大数据

第一节　如何使用大数据——机器学习算法

医学是数据密集型行业，无论是公共卫生、临床服务、医学研究都离不开数据循证的支撑。一方面医疗健康活动中产生大量数据，另一方面这些数据对于提升医疗质量，有效控制费用，保障医疗安全具有潜在的价值。医疗保健领域的大数据可广泛应用于疾病流行病学预测，临床诊疗服务，可改善居民健康生活方式，满足人民日益增长的健康需求。

医疗保健系统的数字化正在改变我们临床诊疗和研究的方式。电子病历的广泛实施为大数据研究铺平了道路，并将数据科学的世界带到了患者的床边。随着大数据的逐渐发展，数据科学渗透到临床研究的各个方面，最终渗透到 ICU 的临床诊疗活动中，重症医学科医师应该熟悉这些方法的前景与风险。

一、大数据的定义

大数据可以定义为大量生成，种类繁多且高速累积的数字数据，数据集对于传统数据处理系统而言过大。大数据指越来越庞大、越来越复杂的数据集，特别是来自全新数据源的数据集。其规模之大令传统数据处理软件束手无策，却能帮助我们解决以往非常棘手的业务难题。医疗保健中的大数据取决于捕获数据的广度和深度。例如，每个患者的数据条目很少的一个医疗数据集，当它包含数百万条患者记录时，通常被视为大数据问题。

支持和指导从大数据中有规律地提取信息和知识的一系列基本原理称为数据科学。机器学习作为数据科学的一个研究领域，着重于计算机如何从数据中学习及开发，使这种学习成为可能的算法。

二、大数据的种类和特点

大数据具有“5V”的特点（表 18-1-1），即大量（volume）、高速（velocity）、多样化（variety）、价值（value）、真实性（veracity），它是高速涌现的大量的多样化的真实数据集。医疗大数据主要是指医师对患者诊疗过程中产生的数据，包括患者的基本数据、电子病历、诊疗数据、医学影像报告数据、医学管理、医疗设备和仪器数据等，即以患者为中心，构成医疗大数据的主要来源。医疗大数据不仅具有大数据的“5V”特点外，还包括 3 个主要特征，①时序性：患者就诊、疾病发病过程在时间上有一个进度；医学检测的波形、图像均为时间函数。②隐私性：患者的医疗数据具有高度的隐私性，泄露信息将造成严重后果。③不完整性：大量来源于人工记录，导致数据记录的残缺和偏差，医疗数据的不完整搜集和处理使医疗数据库无法全面反映疾病信息。

表 18-1-1 大数据的特点

大量（volume）	包括采集、存储和计算的量都非常大。大数据的起始计量单位至少是 P（1000 个 T）、E（100 万个 T）或 Z（10 亿个 T）
高速（velocity）	数据增长速度快，处理速度也快，时效性要求高。比如搜索引擎要求几分钟前的新闻能够被用户查询到，个性化推荐算法尽可能要求实时完成推荐。这是大数据区别于传统数据挖掘的显著特征
多样化（variety）	种类和来源多样化。包括结构化、半结构化和非结构化数据，具体表现为网络日志、音频、视频、图片、地理位置信息等，多类型的数据对数据的处理能力提出了更高的要求
价值（value）	数据价值密度相对较低，或者说是浪里淘沙却又弥足珍贵。随着互联网以及物联网的广泛应用，信息感知无处不在，信息海量，但价值密度较低，如何结合业务逻辑并通过强大的机器算法来挖掘数据价值，是大数据时代最需要解决的问题
真实性（veracity）	数据的准确性和可信赖度，即数据的质量

大数据从数据结构上分类，可分为结构化数据、半结构化数据、非结构化数据。结构化数据通常是指用关系型数据库记录的数据，数据按表和字段进行存储，字段之间相互独立。半结构化数据是指以自我描述的文本方式记录的数据，由于自我描述数据无需满足关系型数据库上那种非常严格的结构和关系，在使用过程中非常方便。非结构化数据通常是指语音、图片、视频等格式的数据。这类数据一般按照特定应用格式进行编码，数据量非常大，且不能简单地转换成结构化数据。以 ICU 中的大数据为例，ICU 中患者的一般信息（年龄、性别、实验室指标等）为结构化数据，疾病诊断和干预措施为半结构化数据，影像学和病情记录等为非结构化数据（图 18-1-1）。

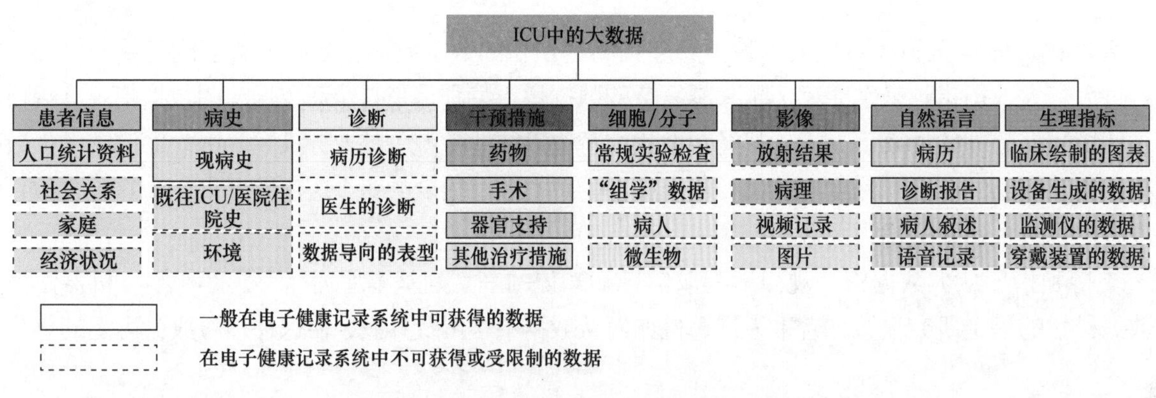

图 18-1-1 重症监护病房中一些主要的大数据来源

三、重症监护病房常用的机器学习算法种类和实例

机器学习算法通常分为 2 类，即监督学习算法和无监督学习算法。强化学习算法通常被分类为监督学习算法的人工神经网络算法（图 18-1-2）。机器学习算法还包括一些具有非传统数据类型的应用程序，这些应用程序主要针对于半结构化数据和非结构化数据，主要用于自然语言处理、生理波形分析和图像分析。

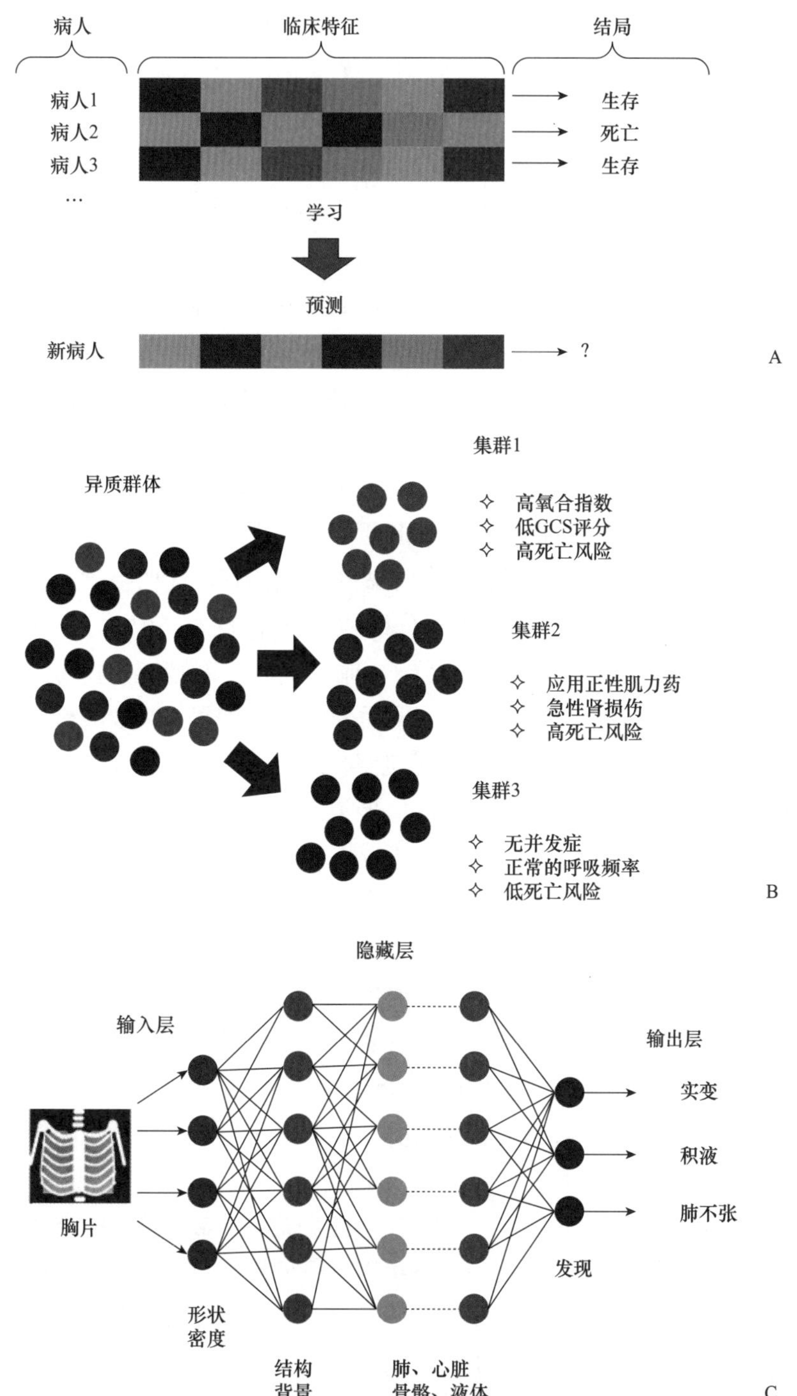

图 18-1-2　适用于重症监护的机器学习算法类型

注：A. 使用监督学习算法来揭示患者临床特征（如实验室检查和生命体征）与死亡率之间的关系，以便预测未来病例的结果；B. 无监督学习算法可用于根据患者的临床特征发现自然发生的亚组，而不针对特定的结果；C. 强化学习算法从影像数据（如胸部 X 线片）中提取有意义的特征，以便以越来越高的层次复杂度表示信息，并能够做出预测

1．监督学习算法　监督学习算法用于发现关注变量与一个或多个目标结果之间的关系。对于监督问题，必须知道目标结果。例如，研究人员想知道一组临床特征（生命体征、实验室检查等）是否可以预测 ICU 死亡率，则可以将监督学习算法应用于数据集中，其中每条患者记录都包含一组临床特征和一个指定结果的标签（在本例中为“存活”或“未存活”），从而分析这组临床特征与结果之间的关系。监督学习算法的示例包括基于回归的方法（线性和逻辑回归），基于树的方法（分类和回归树，随机森林算法，梯度增强算法），k- 近邻算法，人工神经网络和支持向量机。ICU 领域最常见的应用是使用监督学习算法的预测和预后模型（predictive and prognostic models）。Joshi 及其同事使用了 54 种临床可变时间序列来预测多参数智能监测数据库（MIMIC）中 ICU 患者 30 天死亡率。他们将生理测量结果集中到特定的患者状态，并在受试者特征曲线下面积（AUC）为 0.91 的情况下，预测最新的 30 天死亡率。Wong 使用基于分类和回归树的生物标志物风险模型和脓毒症儿童患者的基因表达谱，来确定从皮质类固醇获益的一组患者。

2．无监督学习算法　无监督学习算法用于发现数据中自然发生的模式或分组，而不针对特定结果。医疗保健中无监督学习常用于精准医学领域，其目的是发现拥有相似的临床或分子特征的患者的子集，从而有对针性的对他们共同的潜在病理生理学做出靶向治疗。无监督学习算法的一些示例包括聚类算法（如层次聚类、k 均值聚类），潜在类别分析和主成分分析。例如，可以使用无监督学习算法来发现脓毒症患者的亚群，这些亚群有不同的分子和临床特征，对特定药物（如皮质类固醇）的反应也不同。2016 年，Calfee 和他的同事应用潜在的聚类分析，从 2 个 ARDS 随机对照试验的临床和细胞因子数据中确定了急性呼吸窘迫综合征的 2 种亚表型，发现的亚表型在炎症、对呼吸机策略的反应和临床结局方面有明显的差异。Knox 等使用 k- 均值聚类识别 4 个不同子集的脓毒症患者，根据疾病的严重程度进行调整后发现与结局独立相关。Luo 等分析了多参数智能监测数据库（MIMIC）中重症患者的多种生理参数变量的趋势，并将相关趋势应用非负矩阵分解进行分组，结果表明这些趋势可以有效预测 30 天死亡率。

3．强化学习算法　强化学习算法普适性强，主要基于决策进行训练，算法根据输出结果的成功或错误来训练自己，通过大量经验训练优化后的算法将能够给出较好的预测。在医学应用中，强化学习已被用于根据眼底镜图像检测糖尿病性视网膜病变及皮肤癌，或者使用电子病历系统中的数据预测临床结局。在 ICU 中，Anthony Gordon 将强化学习算法应用于脓毒症的治疗策略中，给出最佳的液体复苏剂量及血管活性药物的时机和剂量。

4．自然语言处理　ICU 研究中使用的许多数据，如生命体征或实验室检查结果，都是结构化的数据，可以轻松地输入到数据库或电子表格中，并可以进行分类汇总。但是，临床上有大量数据以非结构化的临床叙述形式（病情记录、出院摘要、护理记录、诊断报告等）包含的信息。分析叙述数据的方法，通常被称为自然语言处理（NLP），被设计为从文本中提取特征，然后将这些特征用于特定任务的算法中以实现不同的目的。Lehman 和同事使用入院 24 小时的临床数据和非结构化的病情记录来预测院内死亡的风险。他们从病情记录中推导出主题模型，AUC 值为 0.82，优于仅基于结构化数据的临床疾病严重程度评分。

5．生理波形分析　来自床边监护仪和可穿戴设备的生理波形数据正越来越多地用于 ICU 的数据科学研究中，如心电图、光电容积描记法、阻抗呼吸描记法、有创动脉测压、呼气末二氧化碳图和脑电图。Sun JX 等根据波形数据使用脉冲轮廓分析技术估算心输出量；Roederer A 等使用光体积描记术数据检测低血容量；Dunitz M 等使用一系列生理数据预测高脂血症。

6. 图像分析　强化学习领域的进步对图像分析特别有用，最近该领域的研究数量迅速增加。虽然当前尚未发表任何研究来测试 ICU 中自动图像分析的可靠性。虽然这一领域的快速发展无疑会导致许多适用于 ICU 的实例。与 ICU 临床医师最相关的是胸部 X 线片肺部病理学技术及脑部、腹部影像学中的发现。这些技术在 ICU 特别有用，因为能够及时准确地解释图像的专家有限，所以在应用于临床实际之前，它们的有效性和安全性需要进行彻底的测试。

四、机器学习算法要避开的误区

与大多数新兴技术一样，危重症医学领域的数据科学研究产品，在成为危重症患者研究和诊疗领域公认的资产之前，无疑会经历一系列的炒作和幻灭周期。数据科学在 ICU 中面临的首要挑战之一是，尽管该领域的研究数量不断增加，但迄今很少有数据科学项目成功地在 ICU 中实现了数据驱动系统。这种在临床环境中暴露不足的情况会导致临床医师对这些数据驱动系统产生一定程度的不信任。虽然临床医师乐于使用类似的系统来浏览智能电视、网上购物或使用社交媒体的应用程序，但他们对使用机器学习算法分担临床决策的想法仍持谨慎态度。只有在 ICU 中实施设计良好、可解释和有效的数据驱动系统才能获得临床医师的信任。

数据驱动系统的有效性超越了 AUC 或 *P* 值等性能指标，它必须在正确的时间为正确的患者产生可操作的输出。例如，输出可以是预测信息，可以帮助临床医师在做出诊断后立即决定对患者进行最有效的治疗。此外，在评估这样一个系统的临床实施时，重要的是要知道它是否在实验环境中进行了测试，以及是否在相似的人群中也显示出有意义的影响。

糟糕的数据可能会伤害患者，只有对其进行严格的评估和实施，才能减轻这种风险。数据科学家、临床医疗专家、医疗信息专家和实践科学专家之间的合作将产生更有效和更安全的数据驱动系统。拥有数据科学技能、临床研究专长和对 ICU 临床实际情况深入了解的临床医师可以帮助数据科学团队获取正确的数据，解决正确的临床问题，并产生正确的可操作知识。此外，临床医师可以使这些系统产生的不必要的警告或提示的数量最小化，从而降低警报疲劳的风险。

此外，许多影响临床决策的因素，包括临床、社会和个人因素，不一定反映在数字记录中，数据驱动系统的任何输出都需要先由临床医师进行评估、解释和丰富。为了在临床医师和计算机之间建立成功的伙伴关系，我们必须先提高临床医师在解释和使用数据驱动系统的技能。

最后，ICU 中的数据科学团队面临的另一个挑战是平衡数据开放性和重复性与数据隐私和安全的需求。开放性数据科学运动呼吁进行透明和可重复性的研究，并实现机构间的无缝数据共享。最近的一项使用相同 ICU 数据的研究中，发现这些数据缺乏可重复性，所以为了确保可重复性，应该公开算法、研究程序、计算机代码甚至数据库。然而，这种数据开放一定以不能糟糕的数据管理，以及数据安全性或机密性的丧失为前提。

我们可以设想在危重症诊疗中，数据科学和临床医师携手合作的未来。大量的临床、生理和“组学”数据通过机器学习算法进行分析，并以可管理、可解释和可操作的形式提供给临床医师，从而增强其决策能力。预测模型执行诊断和治疗建议，临床医师将这些建议纳入并协调其实施。通过协作和科学严谨的方法，将错误警报保持在最低限度，并不断改进系统。

在不久的将来，数据科学可以改变一切的设想可能成为现实，但我们仍有许多工作要做。我们的患者将他们宝贵的数据托付给我们（临床医师、研究人员、数据科学家和危重症诊疗的领导者），而我们有义务有责任以最正确、最优化的方式方法对待和使用这些数据。

（山东省聊城市心脏病医院　宋　璇
山东第一医科大学附属省立医院　胡晓波　王春亭）

参考文献

［1］Palmer E, Klapaukh R, Harris S, et al. Intelligently learning from data. Crit Care, 2019, 23(1): 136.
［2］Sanchez-Pinto LN, Luo Y, Churpek MM. Big data and data science in critical care. Chest, 2018, 154(5): 1239-1248.
［3］Bates DW, Saria S, Ohno-Machado L, et al. Big data in health care: using analytics to identify and manage high-risk and high-cost patients. Health Aff (Millwood), 2014, 33(7): 1123-1131.
［4］Provost F, Fawcett T. Data science and its relationship to big data and data-driven decision making. Big Data, 2013, 1(1): 51-59.
［5］Obermeyer Z, Lee TH. Lost in thought-the limits of the human mind and the future of medicine. N Engl J Med, 2017, 377(13): 1209-1211.
［6］Deo RC. Machine learning in medicine. Circulation, 2015, 132(20): 1920-1930.
［7］Yang S, Stansbury LG, Rock P, et al. Linking big data and prediction strategies: tools, pitfalls, and lessons learned. Crit Care Med, 2019, 47(6): 840-848.
［8］Rush B, Stone DJ, Celi LA. From big data to artificial intelligence: harnessing data routinely collected in the process of care. Crit Care Med, 2018, 46(2): 345-346.
［9］James G, Witten D, Hastie T, et al. An introduction to statistical learning: with applications in R. Springer, 2013.
［10］Churpek MM, Yuen TC, Winslow C, et al. Multicenter comparison of machine learning methods and conventional regression for predicting clinical deterioration on the wards. Crit Care Med, 2016, 44(2): 368-374.
［11］Joshi R, Szolovits P, editors. Prognostic physiology: modeling patient severity in intensive care units using radial domain folding. AMIA Annual Symposium Proceedings, 2012: 1276-1283.
［12］Wong HR, Atkinson SJ, Cvijanovich NZ, et al. Combining prognostic and predictive enrichment strategies to identify children with septic shock responsive to corticosteroids. Crit Care Med, 2016, 44(10): e1000-e1003.
［13］Seymour CW, Gomez H, Chang CH, et al. Precision medicine for all? challenges and opportunities for a precision medicine approach to critical illness. Crit Care, 2017, 21(1): 257.
［14］Mayhew MB, Petersen BK, Sales AP, et al. Flexible, cluster-based analysis of the electronic medical record of sepsis with composite mixture models. J Biomed Inform, 2018, 78: 33-42.

［15］Luo Y, Ahmad FS, Shah SJ. Tensor factorization for precision medicine in heart failure with preserved ejection fraction. J Cardiovasc Transl Res, 2017, 10(3): 305-312.

［16］Calfee CS, Delucchi K, Parsons PE, et al. Subphenotypes in acute respiratory distress syndrome: latent class analysis of data from two randomised controlled trials. Lancet Respir Med, 2014, 2(8): 611-620.

［17］Knox DB, Lanspa MJ, Kuttler KG, et al. Phenotypic clusters within sepsis-associated multiple organ dysfunction syndrome. Intensive Care Med, 2015, 41(5): 814-822.

［18］Luo Y, Xin Y, Joshi R, et al. Predicting ICU mortality risk by grouping temporal trends from a multivariate panel of physiologic measurements. Thirtieth AAAI Conference on Artificial Intelligence, 2016.

［19］Goodfellow I, Bengio Y, Courville A. Deep learning. MIT press, 2016.

［20］Gulshan V, Peng L, Coram M, et al. Development and validation of a deep learning algorithm for detection of diabetic retinopathy in retinal fundus photographs. Jama, 2016, 316(22): 2402-2410.

［21］Esteva A, Kuprel B, Novoa RA, et al. Dermatologist-level classification of skin cancer with deep neural networks. Nature, 2017, 542(7639): 115-118.

［22］Miotto R, Li L, Kidd BA, et al. Deep Patient: An Unsupervised representation to predict the future of patients from the electronic health records. Sci Rep, 2016, 6: 26094.

［23］Aczon M, Ledbetter D, Ho L, et al. Dynamic mortality risk predictions in pediatric critical care using recurrent neural networks. arXiv preprint arXiv: 170106675. 2017.

［24］Komorowski M, Celi LA, Badawi O, et al. The artificial intelligence clinician learns optimal treatment strategies for sepsis in intensive care. Nat Med, 2018, 24(11): 1716-1720.

［25］Sjoding MW, Liu VX . Can You Read Me Now? unlocking narrative data with natural language processing. Annals of the American Thoracic Society, 2016, 13(9): 1443-1445.

［26］Lehman LW, Saeed M, Long W, et al. Risk stratification of ICU Patients using topic models inferred from unstructured progress notes amia. annual Symposium Proceedings, 2012: 505-511.

［27］Sun JX, Reisner AT, Saeed M, et al. The cardiac output from blood pressure algorithms trial. Crit Care Med, 2009, 37(1): 72-80.

［28］Roederer A, Weimer J, DiMartino J, et al. Robust monitoring of hypovolemia in intensive care patients using photoplethysmogram signals. 2015 37th Annual International Conference of the IEEE Engineering in Medicine and Biology Society (EMBC), 2015: IEEE.

［29］Dunitz M, Verghese G, Heldt T, et al. Predicting hyperlactatemia in the MIMIC II database. 2015 37th Annual International Conference of the IEEE Engineering in Medicine and Biology Society (EMBC), 2015: IEEE.

［30］Litjens G, Kooi T, Bejnordi BE, et al. A survey on deep learning in medical image analysis. Med Image Anal, 2017, 42: 60-88.

［31］Gonzalez G, Ash SY, Vegas-Sanchez-Ferrero G, et al. Disease staging and prognosis in smokers using deep learning in chest computed tomography. Am J Respir Crit Care Med, 2018, 197(2): 193-203.

［32］Bar Y, Diamant I, Wolf L, et al. Deep learning with non-medical training used for chest pathology identification. Medical Imaging, 2015: Computer-Aided Diagnosis; 2015: International Society for Optics and Photonics.

[33] Tangri N, Kent DM. Toward a modern era in clinical prediction: the TRIPOD statement for reporting prediction models. Am J Kidney Dis, 2015, 65(4): 530-533.

[34] Verghese A, Shah NH, Harrington RA. What this computer needs is a physician: humanism and artificial Intelligence. Jama, 2018, 319(1): 19-20.

[35] Han YY, Carcillo JA, Venkataraman ST, et al. Unexpected increased mortality after implementation of a commercially sold computerized physician order entry system. Pediatrics, 2005, 116(6): 1506-1512.

[36] Johnson AE, Pollard TJ, Mark RG, et al. Reproducibility in critical care: a mortality prediction case study. Machine Learning for Healthcare Conference, 2017.

[37] Raghupathi W, Raghupathi V. Big data analytics in healthcare: promise and potential. Health Inf Sci Syst, 2014, 2: 3.

第二节　开源性重症监护病房数据库

随着医院使用电子医疗记录（electronic health record，EHR）系统代替纸质文书已成趋势，如何将大量结构散乱的日常医疗数据转化为可读、可应用的知识与证据成为时下的热门课题。数据科学在ICU临床实践中的应用潜力巨大，一方面ICU每日产生的数据量大，而其中绝大部分未被应用于临床决策与研究；另一方面，重症患者病情与治疗的复杂性也限制了临床试验的设计与开展。据统计，传统临床研究的金标准随机对照试验（randomized controlled trail，RCT），目前仅能为10%～20%的临床决策提供循证依据。因此，EHR、床旁监护仪、输液泵、呼吸机、影像学、甚至未来分子诊断与“组”学所持续产生的大量可挖掘数据，都将通过传统医学研究与信息科学算法相结合的整合性手段（integrative approach），促进重症研究进展的飞跃。

一、临床数据库简介

1．MIMIC数据库　重症医学医疗信息数据集（medical information mart for intensive care，MIMIC），是2003年麻省理工学院计算生理学实验室联合飞利浦医疗、贝斯以色列女执事医疗中心（Beth Israel Deaconess Medical Center，BIDMC）共同研发、维护的公共数据库（http://mimic.physionet.org）。目前最新版本的重症医学数据库（MIMIC-Ⅲ 1.4版）包含从2001年6月至2012年10月在BIDMC的所有ICU中（CCU、MICU、SICU等）住院的46 476例患者总计60 000余次的住院资料。获得MIMIC数据库的使用权限，需要到PhysioNet官方网站（http://physionet.org）注册并通过CITI网站的伦理学考试。

MIMIC-Ⅲ涵盖从EHR中提取转换的大量临床信息，包括人口学特征、临床诊断、生命体征、实验室检查、医护人员记录、静脉药物、呼吸机设定、液体出入量等，储存在26个互相关联的表格中。其中有5个独立的专业词汇表，包括ICD-9诊断、临床操作、实验室检查等。MIMIC中出现最多的病种是心、脑血管疾病，约占36.6%；位居其后的是消化系统疾病和创伤。数据库外部与社保数据库相连接，包含全部患者的社区死亡信息，为研究者开展远期生存预后分析提供了可靠信息。MIMIC采取了患者匿名化（de-identification）、日期转换（date shifting）等处理，在开放数据权限的条件下起到保护患者隐私的作用。数据库的代码是开源的并由研究者社区不断更新，彼此共享，目前 Github 代码库中已有含诊断识别、病情评分、KDIGO AKI 分级等可供研究者直接使用（https://github.com/MIT-LCP/mimic-code）。此外，MIMIC 数据库还包括胸片数据库，以及由床旁监护仪波形、生命体征时序变化、心电图等高分辨率数据组成的波形数据库等。

2. eICU 数据库　eICU 协作研究数据库（eICU collaborative research database，eICU-CRD），同样是由 MIT 联合飞利浦医疗所开发的公共数据库（https://eicu-crd.mit.edu），全部数据以 eICU 远程医疗程序作为平台进行采集。不同于 MIMIC 单中心数据集的特点，eICU-CRD 包括 2014—2015 年全美 208 家医院中 335 个不同类型 ICU 的超过 200 000 次住院记录，其中综合 ICU（medical-surgical ICU）的数据占 50% 以上。获取 eICU 数据库使用权限的方法与 MIMIC 一致。数据库同样经过匿名化等保护病患隐私的处理，与 MIMIC 数据库不同的是，eICU 未与社保数据库相连，因此只有患者院内的生存情况。eICU 系统常规采用 APACHE Ⅳ评分预测患者的死亡风险，在 APACHE 评分的患者中出现最多的疾病是脓毒症，约占 16.4%，紧随其后是脑血管意外、心脏停搏。由于数据库的程序平台使用下拉菜单供医护人员记录住院诊断、治疗措施等情况，因此这部分信息以结构化的分层成分编码（hierarchical ingredient code）形式储存，不同于 MIMIC 设有的专业词汇表。eICU 的代码库同样开源（https://github.com/mit-lcp/eicu-code），目前丰富程度暂不如 MIMIC 数据库。

3. 其他数据库　疾病研究注册数据库同样是临床数据库的重要组成部分，如 AKI 网络（acute kidney injury network，AKIN）、ARDS 网络（ARDS Network，ARDSNet）、拯救脓毒症运动（surviving sepsis campaign，SSC）等。其中，ARDSNet 在 2014 年 7 月宣布正式结束，ARDSNet 曾实施的 10 项 RCT 研究，如小潮气量通气试验、他汀类药物治疗脓毒症所致急性肺损伤试验等，以及 1 项观察性研究的全部数据与部分存留标本都可以通过 NIH-NHLBI BioLINCC 官方网站注册后申请获取（https://biolincc.nhlbi.nih.gov/home）。已有研究者采用 ARDSNet 的试验数据，报道 ARDS 患者超目标的氧暴露（PaO_2＞80mmHg 且 FiO_2＞0.5）会导致预后不良的结论。但以上研究注册数据库关注的临床资料的范围较小，如疾病严重程度、经济花费、特定结局等，其他临床资料的缺乏导致无法解答更广泛的临床问题、并加大了混杂效应。而且许多数据库以医疗中心而非研究者为单位参与，在公共开放性上仍有欠缺。

MIT 计算生理学实验室在 2019 年 11 月发布了儿童重症医学数据库 1.0 版，儿童重症医学数据库以 MIMIC-Ⅲ为原型、包含 2010—2019 年在浙江大学医学院附属儿童医院所有 ICU 入住的超过 10 000 名患儿，是目前首个中英双语的公共儿童临床数据库。

可见，随着世界各地越来越多基于 EHR 的开源、多样、公共临床数据库的建立，一场通过 EHR 发掘临床证据、进行具有可重复性的真实世界研究（real world study，RWS）方法的运动即将到来。

二、应用医疗大数据解决临床问题

医疗大数据的构建与普及，为开展 RWS 提供了机遇与便利。与 RCT 类似，RWS 同样需要科学严密的研究设计与统计方法。相比 RCT 设定严格的入选标准、排除标准与试验条件，RWS 源自医疗机构、社区、家庭等的真实世界人群，内部有效性较弱而外推性更强。然而，RWS 并不能真正取代

RCT，它起到的揭示 RCT 研究线索、在 RCT 开展受限的条件下提供高质量证据的互补效应。

目前应用 ICU 开源数据库的 RWS 仍以描述分析性研究为主，探索疾病的预后相关因素。有研究报道女性、高 BMI、自身免疫性疾病（类风湿关节炎、克罗恩病等）均为脓毒症潜在保护性因素。中性粒细胞 / 淋巴细胞比值（neutrophil-lymphocyte ratio，NLR）、血小板 / 淋巴细胞比值（platelet-to-lymphocyte ratio，PLR）、红细胞分布宽度（red blood cell distribution width，RDW）等是当前较热的独立预测指标，在 AKI、脓毒症、ARDS 等群体中经验证与死亡风险相关。

Van den Boom 等将研究人群对准 MIMIC- Ⅲ 与 eICU-CRD 中氧疗 48 小时以上的患者（n=35 287），通过非线性广义相加模型发现当 SpO_2 范围为 94%～98% 时患者院内死亡率最低，以及 SpO_2 在此范围内时间越长、死亡风险越低，提示高氧血症相比低氧血症同样需要临床干预。Serpa Neto 等同样通过 MIMIC- Ⅲ 与 eICU-CRD 两个数据库中接受机械通气 48 小时以上的 8207 名患者分析得到，高机械功率（通过潮气量、呼吸频率、气道峰压、驱动压计算）与院内死亡率独立相关，导致无呼吸机天数降低，且不受是否存在 ARDS 或使用神经肌肉阻滞药的影响。

临床干预 RWS 方面，Chen 等通过 MIMIC- Ⅲ 验证了患者进入 ICU 1 小时内测量血乳酸、并在 3 小时内进行复测，对于血乳酸浓度＞2mmol/L 的脓毒症患者能显著降低其 28 天死亡率，并通过病因中介分析，提示其原因可能与早期测量组患者更早接受血管活性药物有关。该研究有效支持了 SSC 集束化管理中乳酸测量的推荐。Feng 等发现经胸心脏超声能明显改善脓毒症患者的 28 天死亡率，并通过多因素回归、倾向性评分匹配、双稳健模型、梯度提升模型等多种统计学方法验证了结论的稳定性。Shen 等报道使用髓袢利尿药能显著降低需要血管活性药物 ICU 患者的死亡率，并且平均动脉压没有明显降低。Parreco 等则利用 eICU-CRD 中来自 186 家医院的 64 904 名重症患者的临床资料，分析发现使用氯己定进行口腔护理不能降低肺炎的发病率，反而会增加脓毒症的发病率与死亡风险。

应用机器学习（machine learning）建立预测或预后模型也是 RWS 的热门课题。2019 年 PhysioNet/心脏计算科学竞赛举办的脓毒症早期识别竞赛，数据来源自 60 000 名重症患者的 40 项临床指标，共有 104 支队伍提交了 853 次算法，显示出机器学习在早期预测脓毒症方面的发展潜能。Roimi 等则用 BIDMC 和当地医院总计 3372 名患者的临床资料，选取包括基线资料、微生物学、药物治疗及导管留置等 50 项指标，建立了预测 ICU 中血流感染的机器学习模型，ROC 曲线下面积达 0.87 以上。Zhang 等用 MIMIC- Ⅲ 建立了极限梯度提升模型（XGBoost）来预测入 ICU 6 小时内少尿型 AKI 患者接受 5L 以上液体的液体反应性，其 ROC 曲线下面积达 0.86。此外，采用无监督机器学习进行疾病的聚类与亚型研究、自然语言处理（natural language processing，NLP）、生理学波形分析等也是未来重症数据科学领域的研究方向。

未来 10 年将是数据科学迅速发展的时代，随着大数据人工智能（artificial intelligence，AI）时代的到来，临床研究，日常的医疗决策也将会相应发展至临床经验与数据驱动算法相结合的新阶段。同 AlphaGo 在国际象棋上多次战胜人类选手一样，Komorowski 等也已在 *NATURE MEDICINE* 上报道了"AI 医生"通过人类医师一生也无法积累到的 MIMIC- Ⅲ 与 eICU-CRD 中的临床数据、从分析各种次优诊疗决策的过程中强化学习（reinforcement learning），最终比人类医师更优的针对脓毒症液体管理与血管活性药物使用的治疗方案。然而，机器学习算法对数据质量的高度依赖性、训练过程中噪声数据导致过拟合（overfitting）、患者数据隐私性、临床医师如何解读算法所提供结果等都是在 AI 得到实际应用前尚待解决的问题。我们希望，通过将数据科学引入到医学经验性实践中，能使临床医学进一步循证化、科学化，临床医师与 AI 算法强强联手的一天即将到来。

（中山大学附属第一医院　李姝翮　蔡常洁　管向东）

参 考 文 献

[1] Pirracchio R. Mortality Prediction in the ICU Based on MIMIC-II Results from the Super ICU Learner Algorithm (SICULA) Project. In: Secondary Analysis of Electronic Health Records. Cham (CH), 2016: 295-313.

[2] Sanchez-Pinto, L N, Y. Luo, et al. Big data and data science in critical care. Chest, 2018, 154(5): 1239-1248.

[3] Johnson A E, Pollard T J. Shen Lu, et al. MIMIC- Ⅲ , a freely accessible critical care database. Sci Data, 2016, 3: 160035.

[4] Johnson AEW, Pollard TJ, Berkowitz SJ, et al. MIMIC-CXR, a de-identified publicly available database of chest radiographs with free-text reports. Sci Data, 2019, 6(1):317.

[5] Saeed, Mohammed, Villarroel, et al. Multiparameter Intelligent monitoring in intensive care ii: a public-access intensive care unit database. Critical care medicine, 2011, 39(5): 952-960.

[6] Pollard TJ, Alistair EW Johnson, Jesse D R, et al. The eICU collaborative research database, a freely available multi-center database for critical care research. Sci Data, 2018, 5: 180178.

[7] Mehta RL, John AK, Sudhir V Shah, et al. Acute kidney injury network: report of an initiative to improve outcomes in acute kidney injury. Crit Care, 2007, 11(2): R31.

[8] Brower RG. Ventilation with lower tidal volumes as compared with traditional tidal volumes for acute lung injury and the acute respiratory distress syndrome. N Engl J Med, 2000, 342(18): 1301-1308.

[9] Dellinger RP. Surviving sepsis campaign: international guidelines for management of severe sepsis and septic shock, 2012. Intensive Care Med, 2013, 39(2): 165-228.

[10] Aggarwal NR, Brower RG, Hager DN, et al. Oxygen exposure resulting in arterial oxygen tensions above the protocol goal was associated with worse clinical outcomes in acute respiratory distress syndrome. Crit Care Med, 2018, 46(4): 517-524.

[11] Zeng X, Gang Y, Linhua T, et al. PIC, a paediatric-specific intensive care database. Scientific Data, 2020, 7.

[12] 吴一龙，陈晓媛，杨志敏，等. 2018 版真实世界研究指南. 北京：人民卫生出版社，2020.

[13] Xu J, Association of sex with clinical outcome in critically ill sepsis patients: A retrospective analysis of the large clinical database MIMIC- Ⅲ . Shock, 2019, 52(2): 146-151.

[14] Li S, Hu, X Xu Jh, et al. Increased body mass index linked to greater short- and long-term survival in sepsis patients: A retrospective analysis of a large clinical database. Int J Infect Dis, 2019, 87: 109-116.

[15] Sheth M, Corey M Benedum, Leo Anthony Celi, et al. The association between autoimmune disease and 30-day mortality among sepsis ICU patients: a cohort study. Crit Care, 2019, 23(1): 93.

[16] Fan, LL, Wang YJ, Nan CJ, et al. Neutrophil-lymphocyte ratio is associated with all-cause mortality among critically ill patients with acute kidney injury. Clin Chim Acta, 2019, 490: 207-213.

[17] Shen YF, Huang X, Zhang W, et al. Platelet-to-lymphocyte ratio as a prognostic predictor of mortality for sepsis: interaction effect with disease severity-a retrospective study. BMJ Open, 2019, 9(1): e022896.

[18] Wang B, Yuqiang G, Binyu Ying, et al. Relation between red cell distribution width and mortality in critically ill patients with acute respiratory distress syndrome. Biomed Res Int, 2019: 1942078.

[19] van den Boom W, Michael Hoy, Jagadish Sankaran, et al. The search for optimal oxygen saturation targets in critically ill patients: observational data from large icu databases. Chest, 2020, 3(157) 566-573

[20] Serpa Neto A, Deliberato RO, Johnson AEW, et al. Mechanical power of ventilation is associated with mortality in critically ill patients: an analysis of patients in two observational cohorts. Intensive Care Med, 2018, 44(11): 1914-1922.

[21] Chen H, Zhao CY, Wei Y, et al. Early lactate measurement is associated with better outcomes in septic patients with an elevated serum lactate level. Crit Care, 2019, 23(1): 351.

[22] Feng Ml, Kien Dang Trung, McSparron Jakob I, et al. Transthoracic echocardiography and mortality in sepsis: analysis of the MIMIC- Ⅲ database. Intensive Care Med, 2018, 44(6): 884-892.

[23] Shen Y, Zhang W, Shen Y. Early diuretic use and mortality in critically ill patients with vasopressor support: a propensity score-matching analysis. Crit Care, 2019, 23(1): 9.

[24] Parreco J, Soe-Lin H, Byerly S, et al. Multi-Center Outcomes of Chlorhexidine Oral Decontamination in Intensive Care Units. Surg Infect (Larchmt), 2020. online ahead of print

[25] Reyna, M, Josef CS, Jeter R, et al. Early Prediction of Sepsis From Clinical Data: The PhysioNet/Computing in Cardiology Challenge 2019. Critical Care Medicine, 2019, 48(32): 1.

[26] Roimi M, Neuberger A, Shrot A, et al. Early diagnosis of bloodstream infections in the intensive care unit using machine-learning algorithms. Intensive Care Medicine, 2020, 46(3): 454-462.

[27] Zhang ZH, Ho KM, Hong YC. Machine learning for the prediction of volume responsiveness in patients with oliguric acute kidney injury in critical care. Crit Care, 2019, 23(1): 112.

[28] Komorowski M, CeLi LA, Badawi O, et al. The Artificial Intelligence Clinician learns optimal treatment strategies for sepsis in intensive care. Nat Med, 2018, 24(11): 1716-1720.

第三节　基于大数据的预测急性肾损伤发生的模型

急性肾损伤（acute kidney injury，AKI）是由多种病因和病理机制引起的以肾功能迅速下降为特征的临床综合征。在第一次以“少尿”的概念提出后，其定义、诊断标准不断发展并逐步完善。随着人们对 AKI 认识的不断深入，意识到 AKI 的发生、发展会明显升高患者的死亡风险及增加医疗费用，这将对患者及国家造成很大的负担。AKI 是危重症医学的常见疾病，也是我们面临的一个巨大挑战。因此，基于大数据来预测 AKI 的发生是大势所趋。

一、急性肾损伤现状

（一）急性肾损伤的发病率

AKI的发病率和漏诊率高，预防和早期诊断AKI是我们目前迫切需要解决的问题。Paweena Susantitaphong等于2013年进行了全球范围的荟萃分析，意在估计AKI在世界范围内的发病率，评估其严重程度与患者病死率之间的关系，结果显示位居入选大型试验数目前三位的为北美洲、北欧以及东亚。Xin Xu等在*CJASN*上发表了一项中国范围内的大型多中心回顾性研究，结果显示2013年中国AKI发病率约为11.6%。而在ICU内AKI的发病率为30%。在2015年，我国又发表了相关调查，研究结果显示，无论是教学医院还是非教学医院我国的AKI漏诊率极高，在院漏诊率高达74.2%。在诊断出来的患者中，延迟诊断率达到17.6%。

（二）急性肾损伤的诊断方式

KDIGO的AKI诊断标准不能完全满足临床早期诊断AKI的需求。有研究表明，在发展中国家，引起AKI的主要原因是由脓毒症引起的肾缺血性损伤及药物相关性肾损伤。且研究表明AKI在早期是可逆的，如能及早诊断并治疗，则肾功能多可以恢复。自2012年起，KDIGO临床指南对AKI的诊断和分期有了新的定义，提高了AKI的诊断敏感度，但它的诊断标准基于肌酐的变化和尿量，这2项临床观测指标容易被外界干扰。

（三）急性肾损伤的预测及意义

早期的预测和诊断AKI对患者的预后有重大的意义。对AKI风险的预测模型包括患者的基础信息，如年龄、性别、肾功能或其他生物标志物、病史和药物史，来预测患者发生AKI的可能性。通常使用回顾性数据进行AKI预测模型构建，在用选定的变量构建AKI预测模型后，通常采用回归分析或其他方法，评估模型的有效性。最后，在模型开发之后，用外部验证过程来确保模型可以推广。可以前瞻性地应用预测模型，进一步证明模型的有效性。估计发生AKI的风险可以指导临床医师进行风险效益评估，然后决定何时对肾功能进行随访和执行可治疗或可预防的措施。因此，AKI预测模型旨在利用适当的信息确定合适的医疗程序，减少被忽视的AKI，并通过早期发现和早期治疗来改善AKI的预后。目前，AKI多根据病因和发病机制的不同，分为以下3种临床类型：肾前型、肾型、肾后型。由于AKI的发病机制和临床分型不同，对AKI患者的治疗也应该遵从个体化、特异化。

二、急性肾损伤预测的方法和模型

（一）急性肾损伤预测模型的现状

1. ACT预测模型　Pavan Kumar Bhatraju等对1337例危重患者进行了前瞻性研究，对749例患者进行推导研究，326名纳入内部验证中，262名为外部验证队列。ACT［a three-variable model（age,

cirrhosis，and soluble TNF receptor-1 concentrations）] 模型在内部和外部验证队列中表现良好，可用于 AKI 危重患者的风险预测。ACT 是一种新的，有希望的预测模型。

2．简化的整数评分预测模型　Malhotra 等报道了利用 10 个临床变量（慢性肾脏病、慢性肝病、充血性心力衰竭、高血压、动脉粥样硬化性冠状动脉血管疾病、pH=7.30、肾毒素暴露、严重感染 / 脓毒症、机械通气、贫血）进行外部验证的 AKI 风险预测模型。试验队列中模型的 AUROC 为 0.79，在外部验证队列中，AUROC 值为 0.81。风险模型在 2 个队列中都显示出良好的校准效果。这项研究使用了一个简化的整数评分，即将 10 个临床变量纳入 ICU 入院的风险评分模型中，可以识别发展为 AKI 的高风险患者。这种风险评估工具可以帮助临床医师对患者进行初步预防、监测和早期治疗干预，以改善 ICU 患者的护理和预后。

3．在线计算器预测模型　Flechet 等为 ICU 患者开发了一种在线风险计算器。随着大量的发现和验证队列，他们建立了一个具有合理鉴别能力的风险预测模型，这些模型只使用常规收集的临床数据。在线计算器帮助临床医师轻松地使用风险预测模型，进一步促进了验证。

（二）AKI 预测模型的未来

虽然某些模型已经提出了预测 AKI 风险的有效方法，但对 AKI 预测模型的改进和未来的发展，仍然需要在不同的医疗条件下开发实用的 AKI 风险预测模型。因此，AKI 预测模型未来的发展，需要将与 AKI 风险相关的详细变量以标准化的格式收录在临床数据库中。在目前的病历系统中，有一些临床信息不能很容易地处理或收集，因此有必要对这些信息进行注释。此外，全世界各中心的数据标准化也将有助于开发普遍适用的 AKI 风险预测模型。

AKI 风险预测模型在 AKI 发生前或发生时有助于做出医疗决策，并促进早期识别或预防措施的实施，以改善 AKI 的预后。这些模型已经在各个医学领域得到了发展，进一步的实施、外部验证 AKI 风险预测模型对于改善 AKI 的预后是必要的。未来的 AKI 预测模型可能基于一致的数据采集、人工智能技术，包括新的生物标志物等。

三、急性肾损伤预测与大数据

（一）人工智能与大数据

人工智能包括机器学习的方法，已经在风险预测模型中有所应用。AKI 的诊断需要通过肌酐水平来确定，当面对电子病历系统中复杂又庞大的数据时，最好的方法就是利用人工智能技术对大数据进行运算。因此，大数据加上人工智能算法将是未来 AKI 预测的最佳选择。

（二）基于大数据的急性肾损伤预测

2018 年发表在 CCM 上的一篇研究已经证实，利用人工智能可以较好的对 AKI 起到预测作用。该研究将电子健康病历 EHR 中的数据用梯度提升算法开发出了一种新的机器学习风险评估工具，用于预测急诊科、病房和 ICU 的 AKI。该算法包括患者的人口统计，生命体征，实验室检查，以及临床干预和诊断，用于预测患有 AKI 或需要肾脏替代治疗的高危患者，且比单独使用肌酐预测提前 1～2 天。

Lindsay 等利用 ICU 入院第 1 天的人口统计、临床数据和实验室测试测量结果，准确地预测了第 2 天和第 3 天的最大血肌酐水平，并可以早期预测进入 ICU 72 小时的 AKI 发生风险。该研究证明使用具有人口学和生理特征的机器学习模型（多因素 Logistic 回归、随机森林和人工神经网络）可以预测 AKI 的发生。

2019 年 DeepMind 与美国退伍军人事务部展开了一项合作。DeepMind 运用美国退伍军人事务医疗系统中 70 多万名患者的数据，训练了一个深度学习系统。使用这个系统，55.8% 的 AKI 可以在标准临床诊断前 48 小时被预测。

akipredictor 是一组基于机器学习的预测模型，用于使用常规收集的患者信息，并可在线访问。Marine Flechet 等研究者为了评价其临床价值，将 akipredictor 与医师的预测进行了比较。基于机器学习的 akipredicator 与医师取得了相似的鉴别性能，但医师对 AKI 的风险会有高估的情况。因此，akipredicator 在临床实践中还可以在评估新的和潜在有害疗法的研究中选择出高危患者或减少假阳性率。

Zhongheng Zhang 建立了 2 个预测模型，使用极端梯度提升机器学习方法（XgBoost）和 Logistic 回归来预测 AKI 中对过量的液体治疗的不同反应。机器学习 xgboost 模型在鉴别中优于传统的 Logistic 回归模型（AUROC 为 0.860）。

因此，在大数据的基础上利用人工智能算法精确的预测 AKI，更有助于临床医师的早期识别和预防，从而改善 AKI 患者的预后。通过精准预测使 AKI 更大程度的变成可预防，可治疗的疾病，并降低其发病率和死亡率，同时也将大大减少社会经济负担。

（哈尔滨医科大学附属肿瘤医院　彭雅慧　王常松）

参考文献

［1］ Susantitaphong P, Cruz DN, Cerda J, et al. World incidence of AKI: a meta-analysis. Clin J Am Soc Nephrol, 2013, 8(9): 1482-1493.

［2］ Xin X, Sheng N, Chunbo C, et al. Epidemiology and Clinical Correlates of AKI in Chinese Hospitalized Adults. Clin J Am Soc Nephrol, 2015, 10(9): 1510-1518.

［3］ Yang L, Xing G, Wang L, et al. Acute kidney injury in China: a cross-sectional survey. Lancet, 2015, 386 (10002): 1465-1471.

［4］ Santos WJ, Zanetta DM, Pires AC, et al. Patients with ischaemic, mixed and nephrotoxic acute tubular necrosis in the intensivecare unit - a homogeneous population? Crit Care, 2006, 10: R68.

［5］ Bahar I, Ahar I, Akgul A, et al. Acute renal failure following open heart surgery: risk factors and prognosis. Perfusion, 2005, 6(6): 317.

［6］ Sehoon P, Hajeong L. Acute kidney injury prediction models: current concepts and future strategies. Curr Opin Nephrol

Hypertens, 2016, 28 (6): 552-559.

[7] Pavan KB, Leila RZ, Ronit K, et al. A Prediction Model for Severe AKI in Critically Ill Adults That Incorporates Clinical and Biomarker Data. Clin J Am Soc Nephrol, 2019, 14 (4): 506-514.

[8] Rakesh M, Kianoush BK, Etienne M, et al. A risk prediction score for acute kidney injury in the intensive care unit. Nephrol Dial Transplant, 2017, 32(5): 814-822.

[9] Marine F, Fabian G, Miet S, et al. AKI predictor, an online prognostic calculator for acute kidney injury in adult critically ill patients: development, validation and comparison to serum neutrophil gelatinase-associated lipocalin. Intensive Care Med, 2017, 43(6): 764-773.

[10] Overhage JM, Ryan PB, Reich CG, et al. Validation of a common data model for active safety surveillance research. J Am Med Inform Assoc, 2012, 19: 54-60.

[11] Christopher SJ, Shamim N. It Is About Time: Extinguishing the Fire of Acute Kidney Injury. Crit Care Med, 2018, 46(7): 1187-1189.

[12] Jay LK, Kyle A, Carey, et al. The development of a machine learning inpatientacute kidney injury prediction model. CritCare Med, 2018, 46(7): 1070-1077.

[13] Lindsay PZ, Paul AR, Angela DR Smith, et al. Early prediction of acute kidney injury following ICU admission using a multivariate panel of physiological measurements. BMC Med Inform Decis Mak, 2019, 19(1): 16.

[14] Nenad T, Xavier G, Jack WR, et al. A clinically applicable approach to continuous prediction of future acute kidney injury. Nature, 2019, 572(7767): 116-119.

[15] Marine F, Stefano F, Claudia B, et al. Machine learning versus physicians'prediction of acute kidney injury in critically ill adults: a prospective evaluation of the AKI predictor. Crit Care, 2019, 23(1): 282.

[16] Zhongheng Z, Kwok MH, Yucai H. Machine learning for the prediction of volume responsiveness in patients with oliguric acute kidney injury in critical care. Crit Care, 2019, 23 (1): 112.

第四节　机器学习算法预测重症监护病房机械通气患者人机不同步

机械通气（mechanical ventilation，MV）是重症患者最重要的呼吸支持方式，我国重症监护病房（intensive care unit，ICU）患者中约 1/3 接受机械通气治疗。然而在机械通气过程中，人机不同步的现象非常普遍，并且由于监测不充分，其发生率和不良影响可能在很大程度上被低估了。近年来，有学者通过机器学习算法（mechanical Learning，ML）来预测重症患者人机不同步，并证实了其准确性，为临床有效识别并进一步处理提供了新的方法。

一、人机不同步的定义

人机不同步（patient-ventilator asynchrony，PVA）为机械通气过程中，在时间、流速、潮气量及压力等方面与患者自主呼吸不匹配。PVA 常带来一系列不利的影响，如不舒适、空气饥饿感、呼吸努力增强、肌肉损伤、睡眠质量下降、镇静或肌肉松弛药的需要量增加等，可导致呼吸机相关肺损伤加重、机械通气时间延长、撤机困难甚至死亡。因此，在有创和无创通气中，迅速识别、处理和减少 PVA 的发生已被视为基本措施。

临床上常根据发生在呼吸周期不同环节对 PVA 进行分类。发生在吸气触发环节的包括无效触发、双触发、反向触发、误触发及触发延迟；发生在吸气向呼气转换环节的包括呼气转换过早、呼气转换延迟；发生在吸气环节的包括吸气流速不足和吸气流速过快。

二、人机不同步的高危因素与识别方法

无论呼吸衰竭病因如何，尤其是在呼吸机支持的初始阶段，患者临床症状严重程度越高，越容易发生 PVA。败血症、酸中毒、焦虑和发热是增加通气需求并打破人机之间平衡的主要因素。另外，管道泄漏，上呼吸道不稳定，呼气末正压，设备故障等因素，特别是通气模式的选择和呼吸机参数的设置也是影响 PVA 发生的因素。有研究发现，容积控制通气（VCV）模式下患者的 PVA 的发生率显著高于压力支持通气（PSV）模式。但即使选择允许患者对吸气流量有一定控制的通气模式，如压力控制通气（PCV）或 PSV，也不能确保患者与呼吸机的最佳交互作用。对于 PCV 和 PSV 2 种模式，压力支持大小的设置至关重要，并且应个体化的。

目前报道的 PVA 发病率受定义不同、患者状况、呼吸机模式、观察时间和方法的影响差异巨大。临床上通常根据患者的呼吸状态及呼吸机波形来识别 PVA。然而，研究显示非专家级别的重症医师在床旁通过呼吸机波形识别 PVA 的敏感度和阳性预测值为 22% 和 32%，特异度和阴性预测值为 91% 和 86%，提示非专家级别的重症医师很难通过波形敏感的识别出 PVA。即使是专家级别的重症医师在床旁通过呼吸机波形识别出 PVA 的敏感度也仅为 32%。一项国际调查研究显示，参加特定的机械通气相关培训，且培训时间在 100 小时以上可提高医师识别 PVA 的准确性。

综合数据显示，PVA 的发生率为 10%～85%。如果能监测直接反映呼吸作用的信号指标，如食管压力或膈肌电活动（EAdi），发现敏感度会大大增加。然而，这些属于半侵入性操作且完成起来相当复杂，需要放置专用的尖端球囊导管，目前只是一种研究工具。Ramsay 发现，在给予无创通气的 28 例阻塞性和限制性疾病患者中，增加胸骨旁肌电描记法（EMG）可将检测到的 PVA 的发生率显著提高至 79%。

三、机器学习算法对人机不同步识别及预测的临床价值

ML 是一门多领域交叉学科，涉及概率论、统计学、逼近论、凸分析、算法复杂度理论等。采用 ML 识别并预测 PVA 是替代繁琐的人力劳动并提高准确性的可行方法。

Sottile 等通过对 62 例存在 ARDS 风险或诊断为 ARDS 的机械通气患者 426 万次呼吸进行分析，运用 Python 和 SciPy 科学堆栈技术（一种开放源代码编程和科学分析工具集，包括 ML 及交叉验证方法），来开发识别 PVA 的算法。通过该技术分析一组数据，通过每次呼吸的特征来确定是否存在双触发、无效触发、吸气流速不足及吸呼气转换提前这 4 种 PVA。然后进行迭代开发机器学习模型，将

每次呼吸分类为正常或 PVA。发现对上述 4 种类型 PVA 识别的整体准确率为 91%，ROC 曲线下面积为 0.92。对双触发、吸气流速不足及无效触发识别的准确率和 ROC 曲线下面积分别为 97% 和 0.95、89% 和 0.84 以及 79% 和 0.80。而对吸呼气转换提前识别的准确性和 ROC 曲线下面积仅为 54% 和 0.61。提示目前 ML 对 PVA 的准确识别限于特定类型。对于波形特征欠明显的 PVA 类型，如呼气转换提前或延迟及触发延迟，识别准确性有待进一步提高。

ML 模型也可以对 PVA 的发生进行预测。Marchuk 等对 51 例机械通气超过 24 小时的重症患者 1041 万次呼吸进行分析，通过系统评定无效触发、双触发、吸呼气转换提前及吸呼气转换延迟这 4 种类型 PVA，采用 HMM 模型（Hidden Markov model，HMM）对患者下一个时段可能发生的 PVA 风险进行预测。基于总体 PVA 的离散时间序列数据，定义了 4 种 PVA 的风险层级，从 Z1（极低风险）到 Z4（极高风险）。研究发现，长时间内 PVA 发生率低的患者在下一个时间段发生 PVA 的风险更低。也就是说患者的 PVA 风险层级倾向于保持恒定而非跳跃。意味着当一个患者目前 PVA 严重，其情况在下一个时段仍可能持续，并可能产生严重的影响。研究结果提示，可通过开发智能化的 PVA 警报，以提醒医师注意即将进入高危 PVA 状态的患者。但该研究仍然未能实现通过 ML 模型监测所有类型的 PVA。

总之，在有创和无创机械通气过程中均可检测到 PVA 的发生，PVA 与临床不良结局具有一定的相关性。ML 有望成为一种新的替代人工、更敏感、更准确的技术。目前开发用于检测 PVA 发生的软件及机器算法较多，还需要大样本、多中心、多变量研究以进一步证实这些方法的准确性，在将来一定能为危重患者提供更加个性化和精准化的医疗服务。

（青岛大学附属医院　方　巍
东南大学附属中大医院　刘　玲　邱海波）

参 考 文 献

［1］Ling L, Yi Y, Haibo Q, et al. Economic variations in patterns of care and outcomes of patients receiving invasive mechanical ventilation in China: a national cross-sectional survey. Journal of thoracic disease, 2019, 11(7): 2878-2889.

［2］Thille AW, Pablo R, Belen C, et al. Patient-ventilator asynchrony during assisted mechanical ventilation. Ntensive Care Medicine, 2006, 32(10): 1515-1522.

［3］Mathru M. Efficacy of ventilator waveforms observation in detecting patient-ventilator asynchrony. Yearbook of Anesthesiology and Pain Management, 2012, 39(11): 2452-2457.

［4］Dres MN. Rittayamai L. Brochard. Monitoring patient-ventilator asynchrony. Current Opinion in Critical Care, 2016, 22(3): 246.

［5］Holanda MA, Vasconcelos RDS, Ferreira JC, et al. Patient-ventilator asynchrony. J Bras Pneumol, 2018, 44(4): 321-333.

［6］Beitler JR., Sands SA, Loring SH, et al. Quantifying unintended exposure to high tidal volumes from breath stacking dyssynchrony in ARDS: the BREATHE criteria. Intensive Care Medicine, 2016, 42(9): 1427-1436.

［7］Yonis H., Gobert F, Tapponnier R, et al. Reverse triggering in a patient with ARDS. Intensive Care Medicine, 2015,

41(9): 1711-1712.

[8] Blanch L, Viuagra A, Sales B, et al. Asynchronies during mechanical ventilation are associated with mortality. Intensive care medicine, 2015, 41(4): 633-641.

[9] Gilstrap D, Macintyre N. Patient-ventilator interactions. implications for clinical management. Am J Respir Crit Care Med, 2013, 188(9): 1058-1068.

[10] Garofalo E, Bruni A, Pelaia C, et al. Recognizing, quantifying and managing patient-ventilator asynchrony in invasive and noninvasive ventilation. Expert review of respiratory medicine, 2018, 12(7): 557-567.

[11] Bulleri E, Fusi C, Bambis, et al. Patient-ventilator asynchronies: types, outcomes and nursing detection skills. Acta bio-medica : Atenei Parmensis, 2018, 89: 6-18.

[12] II R, et al. Identifying and managing patient-ventilator asynchrony: An international survey. Medicina intensiva, 2019.

[13] Ramsay M, Mandal S, Suh ES, et al. Parasternal electromyography to determine the relationship between patient-ventilator asynchrony and nocturnal gas exchange during home mechanical ventilation set-up. Thorax, 2015, 70(10): 946-952.

[14] Peter DS, David A, Carrie H, et al. The Association Between Ventilator Dyssynchrony, Delivered Tidal Volume, and Sedation Using a Novel Automated Ventilator Dyssynchrony Detection Algorithm. Critical care medicine, 2018, 46(2): e151-e157.

[15] Marchuk Y, Magrans R, Sales B, et al. Predicting patient-ventilator asynchronies with Hidden Markov Models. Scientific reports, 2018, 8(1): 17614.

第五节　大数据时代下临床研究的变化：从随机对照试验到大数据临床研究

临床研究的主要类型包括前瞻性研究、回顾性研究、转化研究和循证研究。随机对照试验（RCT）是前瞻性研究的主要的研究类型，RCT 的出现被认为是临床医学研究新纪元的里程碑，是当前治疗手段评价的基准，也是循证医学证据的主要来源。随着研究的深入，一方面 RCT 研究成本高、周期长、实施难度大等局限性被逐渐暴露；另一方面，较为严格的纳入、排除标准导致了研究对象的人群代表性较差、研究结果外推性不足等缺点也使其结果常受到质疑。随着大数据时代的到来，越来越多的学者开始考虑将传统流行病学研究设计与医学大数据相结合，从大数据分析中收集真实世界的证据，因此大数据临床研究（big data clinical trial，BCT）作为一个新兴名词应运而生。受益于人工智能、机器学习等新兴技术的发展，利用 BCT 以减轻研究负担、增大样本量，更好地研究卫生政策、卫生经济及临床治疗等多领域的问题已是大势所趋。

一、随机对照试验的优点与不足

在典型的 RCT 中，研究人员将受试者随机分组，并提供不同的干预措施，然后比较结果。通过招募足够多的受试者，RCT 可以确保所有已知和未知的混杂因素对每个组具有相同的作用。设置主要终点后，大多数 RCT 会选择一个指标作为主要研究终点，根据Ⅰ型误差和Ⅱ型误差，然后计算样本量。基于研究结果，研究人员将得出结论：是否已达到预期结果。

客观来说，RCT 采用的随机化方法可以防止选择性偏倚的发生，且随机化过程保证 2 组的可比性好。但这种看似“完美”的研究设计暴露了一个通常被忽略的问题：统计分析通常是基于基线提供的不同干预措施的不同有效性。例如，在一项 RCT 中，评估一种新的治疗药物作为重症肺炎的一线治疗药物的疗效是否优于传统治疗药物时，研究人员通常会比较采用不同疗法 2 组患者的总体生存率，然后得出结论。在此过程中，一般认为，在基线提供的干预措施是唯一要考虑的可变因素，并且随后的任何干预措施（如二线治或者至挽救治疗）都不会影响结果。尽管某些后续干预措施实际上贯穿于整个治疗过程中，但最终分析中不会对其进行评估。然而，后续干预对结果同样有重要影响，即使没有类似的证据，也不应在统计分析中忽略该因素，或者至少应考虑其对结果的影响。但是当前的统计分析着重于基线因素与特定结果之间的关系，这样的点对点分析无法反映基线治疗及其后续动态过程的关联与结果。从疾病进展到死亡，患者常接受多种混杂的干预措施。

样本量也常是 RCT 不得不面对的一个问题。招募参加干预研究的人群基数很重要，这不仅是对样本量的要求，而且对提高结果的可推广性也很重要。除了在个体化水平随机时需要考虑样本量外，整群 RCT 还需要考虑集群中个体之间的相关性。目前有一些方法和公式来调整整群随机化的设计效果，但是这些方法和公式要求对群中个体之间的相关性进行某种度量，或者可以对其进行估计。

二、大数据临床研究的特点

BCT 的主要特点是利用大数据。当前，对于临床大数据没有具体定义，但通常应理解为其大小、复杂性和动态性质超出传统数据收集和分析方法范围的数据集。所收集的数据量可能高达 PB 级，包括高速实时收集的数据以及从非结构化文本到生理数据，成像和基因组测序的各种数据类型。BCT 研究中的大数据来自日常临床实践，未经修改或严格的纳入和排除标准筛查，因此保留了其实际功能。对此类复杂数据的分析需要掌握信息学领域的基本方法和知识，例如机器学习和计算语言学。

直接利用电子病历、医保数据等数据库中的诊断信息来确定研究对象和研究结局是大多数 BCT 研究所采用的策略，其中医保数据应用最广。诊断信息中所含有的疾病名称、疾病编码及肿瘤形态学编码等都可以辅佐对目标疾病的锁定。如在一项探讨医保报销比例对心肌梗死患者药物依从性影响的研究中，研究者直接通过 ICD-9-CM（international classification of diseases-9th revision-clinical modification）确定目标患者，同时研究者对该识别方法的准确性进行了验证，其阳性预测值、敏感度和特异度分别高达 97%、96% 和 99%。直接利用数据库中诊断信息，不仅可以降低招募患者、确定研究结局的工作复杂性和成本。同时，可以增强研究人群的代表性，减轻纳入研究对象过程中可能出现的选择偏倚。但是，也要注意部分数据库中的诊断信息仍是非结构化文本格式，这就需要采取较为复杂的文本结构化、标准化处理才能使用。

三、随机对照试验与大数据临床研究的比较

BCT 的优点是结果直接反映了临床有效性。医学或流行病学研究中的大数据通常包括电子病历系统、慢性和传染病行政登记系统及医疗保险系统。作为临床医师，我们的研究可能集中在电子病历系统上，该系统包括有关人口统计学、实验室检查结果、微生物学数据、医嘱、操作、手术和临床结果的信息。BCT 不仅可以研究传统 RCT 常关注的临床治疗措施的效果，还可以发挥大数据自身特点所具有的优势，研究特定的干预措施，如利用不同医保模式开展药物疗效评价、研究不同保健计划的效果等。

在 BCT 中，比较不同医保模式下替代药物的干预措施研究最直接可行，例如比较某种上市后药物与对照药物在真实世界的实际效果时，直接采用 BCT 可能存在操作层面的困难，但是可以换个思路，通过调整干预组和对照组研究对象的医保报销范围，如调整干预组患者的医保计划，仅报销目标疾病所有治疗药物中的试验药物，对照组患者医保计划仅报销对照药物。通过政策调整推动各个组别的大部分患者自然而然地去尽可能使用所在组别的对应药物，从而形成理想的干预组和对照组。当然如此操作还可能会存在患者依然选用非医保报销药物的情形，从而产生类似传统 RCT 中的“不依从”情况。但是我们可以借助工具变量等减少相应的影响。BCT 研究也可以方便开展关于不同医保模式的政策研究，例如教育培训对医师处方行为的影响，以及服药提醒装置对患者服药依从性的影响等保健计划效果的研究。

BCT 还有一个主要用途是分析不同人群之间疾病或表型的流行或趋势。Bermejo-Sanchez 等观察了来自 23 个国家和 4 大洲的 2300 万活产、死产和胎儿畸形中的 326 例先天性畸形，发现年轻母亲中 Amelia 患病率较高。同 RCT 相比，BCT 还可用于确定风险因素与目标疾病之间的因果关系，影响或关联。Ursum 等在 18 658 例类风湿关节炎患者和对照中研究了血清转化及患者年龄与自身抗体炎症作用之间的关系，并显示瓜氨酸化蛋白和多肽是类风湿关节炎是较免疫球蛋白 M、类风湿因子更可靠的标志物。随着基因分型技术的发展，越来越多的风险因素研究试图通过评估从患者和对照中获得的基因表达和（或）基因组数据来评估遗传水平上的关联。来自 5700 例接受过华法林治疗患者的临床和遗传数据被用于创建一种算法来估算适当的剂量。这些研究与危险因素研究相似，但是由于遗传分析，数据量通常较传统危险因素研究大得多。

需要注意的是，BCT 并非是没有限制的“灵丹妙药”。BCT 本质上是一种观察性研究，具有其固有的局限性。观察到和未观察到的基线特征不能很好地平衡。如果从单个中心收集数据，则该结论可能无法推广到其他机构。这种局限性可以通过高级统计方法来解决，如随机效应模型和系数的自举估计。

在大数据时代，RCT 将发挥指导作用。为了从特定的 RCT 中获得有价值的发现，在得出最终结论之前，将对大量样本的数据进行分析以进行验证。因此，在大数据时代，基于“案例”的研究将受到更多关注，并被提升到一个新的水平。许多统计分析将基于前瞻性从每个病例的诊断和治疗整个过程中获得的数据。在此过程中，数据收集的质量将直接影响 BCT 的可靠性。

四、BCT 研究需要注意的问题

1. 数据来源与质量问题　如前所述，BCT 研究的数据来源广泛，但各类医疗大数据都有其自身的特点，并且数据质量上也存在一些缺点，所以研究者在利用数据过程中应将这些因素纳入考虑。大数据来源众多，但影响数据利用的重点在于数据质量。常见的数据质量问题包括：①信息准确性，如对抑郁、高血压等非“硬终点”的诊断可能不准确；②缺乏某些关键混杂变量信息，导致无法控制相关混杂因素。如医疗大数据一般缺少吸烟、饮酒、体重指数等信息；③数据完整性差，如药品索赔记录可以很好地反映患者的实际药物使用情况，但由于多种原因，医保数据有时候无法捕获到患者的用药记录；④对于电子病历数据还存在“异地就诊”时，就诊信息难以实现在不同医院之间互通对接的问题。正是由于以上问题，利用大数据时，如何结合多方数据，建立统一、标准的数据库就尤为重要。

基于以上探讨的数据质量问题，利用大数据开展正式 BCT 研究之前，必须要进行数据真实性的验证工作。数据真实性验证过程所使用的资源和所采取的策略往往依数据库的不同而不同。目前，这一工作可通过计算机检索和人工核查等步骤完成，也可结合多个数据库交叉验证。

2. 知情同意　BCT 同样需要符合伦理规定，但在如何获得被试者的知情同意方面，由于大数据的融入，获得方法具有了新的特色。传统 RCT 均离不开被试者知情同意的要求，但是 BCT 在某些情形下可以免除被试者知情同意。多数 BCT 所采取的措施不会对被试者造成不良影响，并且有些情况下，实施个体水平知情同意并不可行，所以很多 BCT 都被伦理委员会批准免除个体水平的知情同意。

当然也有一些 RCT 研究，即使整合了大数据元素，也必须获得被试者的知情同意。即便如此，在知情同意的环节，除了传统的纸质知情同意书外，依然可以考虑借助大数据开展获得知情同意。如采用网页等新型方式等，除了形式上更加新颖，操作上也更加便捷，拓宽了知情同意的渠道。

3. 数据存储和处理技术　由于大数据的规模和复杂性，通常会使用非关系型和分布式数据库和大规模并行处理数据库，而不是传统的关系数据库来存储数据。大量的生物统计学软件包已被用于处理大型临床数据集，其中一些启用了基于云或分布式计算的功能。这些技术和工具极大地促进了大数据的处理。但这些专业软件的应用依赖于对信息科学相关技术的掌握，具有一定的知识壁垒。

数据的预处理是 BCT 研究非常重要的步骤。临床原始大数据可能会高度多样化且信息不充分。这些预处理的过程依赖于专家的个人专长，并且可能会导致偏差，在数据集成过程中引起不确定性问题。

五、小结

现阶段 BCT 具有研究周期短、资金投入少、新颖、便捷等优点，但也存在数据质量差、多数据库整合困难、数据需要清理等缺点。但是我们必须意识到大量的医疗大数据对于临床研究的开展是一个助力机遇。当然，BCT 也将面临许多挑战，如：如何定义 BCT？如何定义数据权？如何成为大数据项目的合格架构师？总之，在大数据时代，BCT 将重塑临床研究的轮廓，并成功地成为主导的研究类型，而 RCT 将退居第二位，发挥指导作用。

（四川大学华西医院　吴　骎　康　焰）

参 考 文 献

［1］ Wang SD, Shen Y. Redefining big-data clinical trial (BCT). Ann Transl Med, 2014, 2(10): 96.

［2］ Wang SD. Opportunities and challenges of clinical research in the big-data era: from RCT to BCT. Journal of Thoracic Disease, 2013, 5(6): 721-723.

［3］ Angus DC. Fusing randomized trials with big data: the key to self-learning health care systems? Jama Journal of the American Medical Association, 2015, 314(8): 767-768.

［4］ Mayo CS, Matuszak MM, Schipper MJ, et al. Big data in designing clinical trials: opportunities and challenges. frontiers in oncology, 2017, 7: 187.

［5］ Wang SD, Shen Y. Big-data clinical trial (BCT): the third talk. Journal of Thoracic Disease, 2015, 7(8): E243.

［6］ Bailly, Sébastien, Meyfroidt G, et al. What's new in ICU in 2050: big data and machine learning. Intensive Care Medicine, 2017, 44(9): 1524-1527.

［7］ Balas EA, Vernon M, Magrabi F, et al. Big data clinical research: validity, ethics, and regulation. Studies in Health Technology & Informatics, 2015, 216: 448.

［8］ Zhe H, Xiang T, Xi Y, et al. Clinical trial generalizability assessment in the big data era: a review. Clinical and Translational Science. https://ascpt.onlinelibrary.wiley.com/doi/10.1111/cts.12764.

［9］ Cohen IG, Mello MM. Big data, big tech, and protecting patient privacy. JAMA The Journal of the American Medical Association, 2019, 322(12).: 1141-1142.

第十九章　重 症 儿 科

第一节　儿童容量反应性超声评估的新指标

面对血流动力学不稳定的患儿，容量管理是一个基本而又重要的环节。在儿童容量反应性的研究中，只有 40%～69% 的患儿对容量有反应，适当的早期液体复苏可提高生存率，但液体过负荷则会增加病死率。体格检查和常规血流动力学的临床评估存在不足，尤其是对于儿童患者，需要寻找更可靠的容量反应性预测方法。因此，预测容量反应性在儿童重症患者中极具挑战性。传统的静态评估指标缺乏预测能力，而基于心肺交互的多种动态指标在成人患者中证实有良好的预测价值，但由于生理和解剖等多种因素影响，在儿童患者中缺乏相关性或有一定的局限性。最新研究表明，应用超声检测主动脉峰流速呼吸变异率（ΔVpeak），颈动脉峰流速呼吸变异率（ΔVpeak_CA），在儿童容量反应性评估中具有预测价值，对小年龄、囟门未闭合的患儿，可经囟门评测；同时也应关注心功能状态，心功能障碍会导致假阴性或假阳性的结果。

一、静态与动态评估指标的预测价值

1．静态指标　静态指标包括一系列传统的前负荷评估指标，如中心静脉压（central venous pressure，CVP）、肺动脉楔压（pulmonary arterial obstruction pressure，PAOP）、全心舒张末容积指数（global end diastolic volume index，GEDVI）、左室舒张末面积（left ventricular end diastolic area，LVEDA）、下腔静脉（inferior vena cava，IVC）内径等，受多种因素的影响，且单一的静态指标仅能反映当前的前负荷或容量状态，并不能区分患者心功能处于 Frank-Starling 曲线的上升支还是平台支，因此，无法有效预测患者的容量反应性。

2．动态指标　基于心肺交互的基本理论、对动脉压力曲线变化进行分析所获得的动态指标，如 PPV、SPV、ΔDown 和 ΔUp 等，在成人患者的研究中被证实具有预测价值，但不能很好地预测儿童的液体反应性。主要原因有 3 点：①儿童胸壁和肺顺应性较成人高，同样机械通气的潮气量（ml/kg）条件下，对胸腔内压改变的影响小；②儿童动脉顺应性约为成人的 3 倍，使得通气引起的动脉血压变化幅度小；③儿童每搏量小、心脏顺应性较成人差，由体积膨胀引起的心输出量变化将不可避免地落在大多数心输出量监测系统的固有误差之内，因而影响各项预测指标的准确性。因此，儿童的容量反应性评估需要对血流动力学变化监测更为直接、迅速、敏感的方法，而床旁超声的应用提供了非常有价值的评估与监测手段。

二、超声动态评估指标的预测价值

1. 主动脉峰流速呼吸变异率　虽然上述基于动脉波形分析的动态指标在儿童中未显示其有效性，但经胸心脏超声动态指标 ΔVpeak 的检测，在机械通气的患儿中有较好的预测价值。Morparia 等在一项针对神经外科术前患儿的单中心观察性研究中，发现 PPV 缺乏容量反应性的预测能力，而 ΔVpeak≥12.3% 能较好地预测容量反应性。Desgranges 等在一项 meta 分析中指出，ΔVpeak 预测机械通气患儿的容量反应性其敏感度、特异度分别为 92.0% 和 85.5%，曲线下面积为 0.94，但临界值跨度较大，为 7%～20%。近期 Wang X 等在一项荟萃分析中又指出，总体而言△ Vpeak 具有良好的机械通气患儿容量反应性的预测价值，敏感度、特异度分别为 89% 和 85%，其最佳阈值为 12%～13%，但这种预测能力在小年龄儿童（<25 个月龄）中会降低，推测可能与儿童的发育特点有关，特别是患有先天性心脏病的儿童。ΔVpeak 也可以经胸骨上切迹测量，特别是在手术限制经胸操作时，Devauchelle 等报道经胸骨上切迹与经心尖五腔心测量 ΔVpeak 之间的显著相关性（r=0.62，P=0.003）。

2. 颈动脉峰流速呼吸变异率　基于颈动脉血流超声评估的便利性和可行性，Ibarra-Estrada 等在一项成人的前瞻性队列研究中指出，在机械通气的患者中，ΔVpeakCA 对容量反应性的预测与 SVV、PLR 和 PPV 相比更具有优势。Jalil 等指出，在预测容量反应性的各项动态指标中，颈动脉 VTI 和颈动脉血流时间（FTc）结合被动抬腿试验（passive leg raising，PLR）和微扩容，与每搏输出量（stroke volume，SV）的变化有很好的相关性，在没有心输出量监测设备的情况下，可替代心输出量或每搏量，但仍需要开展更大型的研究。

在儿科患者中的应用，也是基于成人的研究成果，而对于前囟未闭合的小年龄患者，囟门提供了一个很好的超声窗口，可对颈内动脉、基底动脉、大脑中动脉等的血流进行测量，在儿科心脏手术的患者中有相关报道。Kim 等对 30 例心脏手术后有循环波动的婴儿，进行容量反应性评估，超声经囟门检测颈内动脉 ΔVpeak CA，界值 7.8%（敏感度 94%、特异度 69%），与经胸 ΔVpeak 相比，预测能力无显著差异，但临界值不同，可能与硬质颅骨或脑血流的自调节功能有关，这也为儿科患者提供了一个很好的方法和思路，同时也能提供颅内其他血流及异常情况的信息。

3. 容量反应性评估方法　被动抬腿试验在容量反应性评估中的应用价值，在成人患者中已有很好的体现。对年龄大于 5 岁的患儿也有良好的应用价值，而对于年龄小于 5 岁的患儿，可能由于下肢血容量较小，应用受到了一定的限制。基于肝脏按压可升高舒张压的现象，Jacquet-Lagrèze 等采用给予 22～26mmHg 压力实施腹部按压，能够预测 8 岁以下儿童的容量反应性，且与机械通气的状态无关。

三、超声对心功能的评估是容量反应性评估的前提

容量反应性反映了扩容后的效果，即前负荷的储备，是前负荷与心功能状况的综合反映。扩容治疗后心输出量（cardiac output，CO）或 SV 较前明显增加（≥10%）提示容量反应性良好，在评价容量反应性前，心脏功能的基础状态值得关注。Saxena 等在研究中发现，基线收缩力较高（≥75%）的

患儿当舒张末期容积值变化 10～15ml/m^2 时，即可获得阳性结果，而收缩力低下（≤25%）的患儿通常需要增加舒张末期容积至 35～40ml/m^2，而右心功能不全，尤其是肺高压时，正压通气导致跨肺压明显增加，呼吸双向周期性的右心后负荷明显变化成为 PPV 或 SVV 改变的重要的病理生理机制，而不仅仅与容量反应性有关。因此，心脏超声对左、右心收缩及舒张功能的评价，是容量反应性评估的前提。

重症超声的发展，因其无创、动态、实时的特点，更有利于重症患儿心脏功能、容量状态及反应性的床旁及时、反复评估与精细化管理，是儿童重症重要的技术平台。

（上海交通大学医学院附属上海儿童医学中心　任　宏）

参考文献

[1] Gan H, Cannesson M, Chandler JR, et al. Predicting fluid responsiveness in children: a systematic review. Anesth Analg, 2013, 117(6): 1380-1392.

[2] Alobaidi R, Morgan C, Basu RK, et al. Association Between Fluid Balance and Outcomes in Critically Ill Children: A Systematic Review and Meta-analysis. JAMA Pediatr, 2018, 172(3): 257-268.

[3] Lee JH, Kim EH, Jang YE, et al. Fluid responsiveness in the pediatric population. Free PMC article, 2019, 72(5): 429-440.

[4] Jalil BA, Cavallazzi R. Predicting fluid responsiveness: A review of literature and a guide for the clinician. Am J Emerg Med, 2018, 36(11): 2093-2102.

[5] Marik PE, Cavallazzi R. Does the central venous pressure predict fluid responsiveness? An updated meta-analysis and a plea for some common sense. Crit Care Med, 2013, 41(7): 1774-1781.

[6] Osman D, Ridel C, Ray P, et al. Cardiac filling pressures are not appropriate to predict hemodynamic response to volume challenge. Crit Care Med, 2007, 35(1): 64-68.

[7] Endo T, Kushimoto S, Yamanouchi S, et al. Limitations of global end-diastolic volume index as a parameter of cardiac preload in the early phase of severe sepsis: a subgroup analysis of a multicenter, prospective observational study. J Intensive Care, 2013, 1(1): 11.

[8] Feissel M, Michard F, Mangin I, et al. Respiratory changes in aortic blood velocity as an indicator of fluid responsiveness in ventilated patients with septic shock. Chest, 2001, 119(3): 867-873.

[9] Gan H, Cannesson M, Chandler JR, et al. Predicting fluid responsiveness in children: a systematic review. Anesth Analg, 2013, 117(6): 1380-1392.

[10] Chung E, Cannesson M. Using non invasive dynamic parameters of fluid responsiveness in children: there is still much to learn. J Clin Monit Comput, 2012, 26(3): 153-155.

[11] Morparia KG, Reddy SK, Olivieri LJ, et al. Respiratory variation in peak aortic velocity accurately predicts fluid responsiveness in children undergoing neurosurgery under general anesthesia. J Clin Monit Comput, 2018, 32(2): 221-226.

[12] Desgranges FP, Desebbe O, Pereira de Souza Neto E, et al. Respiratory variation in aortic blood flow peak velocity to predict fluid responsiveness in mechanically ventilated children: a systematic review and meta-analysis. Paediatr Anaesth, 2016, 26(1): 37-47.

[13] Wang X, Jiang L, Liu S, et al. Value of respiratory variation of aortic peak velocity in predicting children receiving mechanical ventilation: a systematic review and meta-analysis. Crit Care, 2019, 23(1): 372.

[14] Devauchelle P, de Queiroz Siqueira M, Lilot M, et al. Suprasternal notch echocardiography: a potential alternative for the measurement of respiratory variation in aortic blood flow peak velocity in mechanically ventilated children. J Clin Monit Comput, 2018, 32(3): 589-591.

[15] Ibarra-Estrada MÁ, López-Pulgarín JA, Mijangos-Méndez JC, et al. Respiratory variation in carotid peak systolic velocity predicts volume responsiveness in mechanically ventilated patients with septic shock: a prospective cohort study. Crit Ultrasound J, 2015, 7(1): 29-37.

[16] Jalil BA, Cavallazzi R. Predicting fluid responsiveness: A review of literature and a guide for the clinician. Am J Emerg Med, 2018, 36(11): 2093-2102.

[17] Marik PE, Levitov A, Young A, et al. The use of bioreactance and carotid Doppler to determine volume responsiveness and blood flow redistribution following passive leg raising in hemodynamically unstable patients. Chest, 2013, 143(2): 364-370.

[18] Jalil B, Thompson P, Cavallazzi R, et al. Comparing Changes in Carotid Flow Time and Stroke Volume Induced by Passive Leg Raising. Am J Med Sci, 2018, 355(2): 168-173.

[19] Kim EH, Lee JH, Song IK, et al. Respiratory Variation of Internal Carotid Artery Blood Flow Peak Velocity Measured by Transfontanelle Ultrasound to Predict Fluid Responsiveness in Infants: A Prospective Observational Study. Anesthesiology, 2019, 130(5): 719-727.

[20] Jacquet-Lagrèze M, Tiberghien N, Evain J-N, et al. Diagnostic Accuracy of a Calibrated Abdominal Compression to Predict Fluid Responsiveness in Children. Br J Anaesth, 2018, 121(6): 1323-1331.

[21] Saxena R, Durward A, Steeley S, et al. Predicting fluid responsiveness in 100 critically ill children: the effect of baseline contractility. Intensive Care Med, 2015, 41(12): 2161-2169.

[22] Biais M, Ehrmann S, Mari A, et al. Clinical Relevance of Pulse Pressure Variations for Predicting Fluid Responsiveness in Mechanically Ventilated Intensive Care Unit Patients: The Grey Zone Approach. Crit Care, 2014, 18(6): 587.

[23] 王小亭，刘大为，张宏民，等．重症右心功能管理专家共识．中华内科杂志，2017，56（12）：962-973.

第二节 儿童输血相关性急性肺损伤不容忽视

输血相关性急性肺损伤（transfusion-related acute lung injury，TRALI）指在没有容量过负荷和其他导致急性呼吸窘迫原因的情况下，输血过程中或输血后 6 小时内发生的以低氧血症和双肺渗出为特点的急性呼吸窘迫，是一种严重的输血并发症，病死率高，是输血相关性死亡的首位原因，且使患者住 ICU 时间和机械通气时间延长。既往对成人 TRALI 的相关研究比较多，但儿童的 TRALI 则被忽视，相关研究很少。近期有两项儿童TRALI的流行病学研究显示，发病率并不比成人少。儿科医务人员必须高度重视，熟知TRALI的高危因素及预防措施，以尽可能减少或避免发生TRALI。一旦发生，则应及早诊断、治疗，以期降低病死率，改善预后。

一、儿童TRALI的流行病学及其特征

自1951年首次报道TRALI以来，最初人们认为TRALI是一种罕见的输血不良反应。近30年来，随研究的深入，发现TRALI并不少见。目前研究显示，TRALI是输血相关性死亡的首位原因。相关研究表明，成人接受输血后，据估计有0.08%～15.1%的患者发生TRALI；对每次输注血液成分而言，则TRALI发生率在0.01%～1.12%。不同研究报道的TRALI所致死亡在输血相关性死亡中所占比例有较大差异，美国FDA报告2012—2016年输血相关性死亡的186例中，64例为TRALI所致，占34%，是导致输血相关性死亡的首位原因；英国药品和保健品管理局的输血严重危害（serious hazards of transfusion，SHOT）报告则显示2010—2017年报道的136例输血相关性死亡中，5例为TRALI所致，仅占4%。除各种成分输血外，静脉注射用丙种球蛋白也有导致TRALI的报道，最近法国的一项研究报道了法国使用静脉注射用丙种球蛋白（intravenous immune globlin，IVIG）导致的8例TRALI，并对9例文献报道的IVIG所致TRALI进行了复习，结果17例中2例为儿童，15例为成人，使用IVIG的原因以神经系统疾病最多，其他包括低丙种球蛋白血症、自身免疫性疾病等。

儿童TRALI的重要性则长期被忽视，既往的报道多为个例报道。直到2015年，才由Mulder等进行了一项回顾性队列研究，报道了儿童TRALI的流行病学情况。该研究纳入了2009—2012年首次收入儿童重症监护病房（pediatric intensive care unit，PICU）的儿童重症患者共2294例，其中304例接受了输血治疗，结果：21例发生了TRALI，发病率为6.9%；将发生与未发生TRALI的患者对比发现，发生TRALI的风险因素包括：机械通气（*OR* 18.94，95%*CI* 2.38 ～ 2.56）、脓毒症（*OR* 7.20，95% *CI* 2.69～19.69）和儿童死亡风险Ⅲ（pediatric risk of mortality Ⅲ）评分高（*OR*=1.05，95%*CI* 1.01～1.10）；发生TRALI的患者机械通气时间更长，病死率高于未发生TRALI者。这一结果显示，儿童重症患者接受输血后TRALI的发病率与成人相仿。Thalji等则于2018年报道了非心脏手术的儿童外科患者围手术期输血相关性肺部并发症（transfusion-related pulmonary complications，TRPCs）的发病率和流行病学情况。该研究也是一项回顾性队列研究，纳入了2010—2014年一个单中心的19 288例非心脏手术的外科围手术期患者，411例接受了输血治疗。结果：15例发生TRPCs，发病率为3.6%（95%*CI* 2.2%～5.9%），输血相关性循环容量超载（transfusion-associated circulatory overload，TACO）发病率为3.4%（95% *CI* 2.0%～5.6%），1.2%（95%*CI* 0.5%～2.8%）确定为TRALI，1.0%（95% *CI* 0.4%～2.5%）同时具备TRALI和TACO的证据，男女发病率无差别（男3.4%，女3.8%，P=0.815）。15例发生TRPCs的患者中，13例接受了红细胞输注，接受血浆、血小板输注各3例，2例接受了冷沉淀物输注，3例接受了自体血回输，3例接受了混合成分血输注。该研究结果也与成人研究结果基本一致。最近巴基斯坦的一项回顾性研究纳入了2975例入住PICU的儿童，其中1066例（35.8%）接受了5124次成分血输注；11例发生了TRALI，接受成分血输注的患者TRALI发病率为1.03%，每

次血制品输注发生 TRALI 的可能性为 0.19%；原发病以心脏术后和血液肿瘤患者最多见；以血浆和血小板导致 TRALI 最常见。

目前的研究显示，TRALI 可发生于足月新生儿及以上各年龄的儿童，但早产儿是否会发生 TRALI 尚不清楚。一项回顾性研究共纳入 36 例接受红细胞输注的极低出生体重儿（extremely low birth weight，ELBW），共输注红细胞 238 次，观察输注后 6 小时内急性呼吸困难的发病率，并与同期未接受红细胞输注的对照组进行对比，结果两组急性呼吸困难的发病率无明显差异［对照组为 15.5%，研究组为 18.2%（OR=1.25，95%CI 0.55～2.93，P=0.70）］，因而认为输注红细胞并不增加 ELBW 新生儿发生急性呼吸窘迫的可能性，但该研究仅为回顾性研究，且样本量较小，因此，并不能肯定 ELBW 新生儿不会发生 TRALI，尚需高质量研究证实。

尽管关于儿童 TRALI 的流行病学研究极少，但回顾性研究显示，儿童 TRALI 在发病率等流行病学特征方面，与成人并无太大区别，儿童接受输血时，TRALI 是必须注意的问题，要高度重视和关注。

二、TRALI 的诊断和鉴别诊断

随着对 TRALI 研究的增多，不同学术组织提出了 TRALI 的定义和诊断标准，这些诊断标准之间存在一定的差异。随着认识的深入，这些定义和诊断标准也在逐步修订。SHOT 2019 年修订版将 TRALI 定义为：输血过程中或输血后 6 小时内出现的急性低氧血症和双肺渗出，并除外下列原因所致者：①循环容量超载；②其他可能原因；③存在与受血者同源的抗人类白细胞抗原或人类粒细胞抗原抗体者。加拿大血液中心于 2004 年召开了 TRALI 的专家共识会，制订了 TRALI 的诊断标准，并于 2019 年进行了修订。修订后的 2019 版诊断标准将 TRALI 分为 2 型，见表 19-2-1。

表 19-2-1　加拿大血液中心 2019 版 TRALI 诊断标准

Ⅰ型 TRALI：无急性呼吸窘迫综合征（acute respiratory distress syndrome，ARDS）的风险因素，并符合下列标准：	
1.	（1）急性发作
	（2）低氧血症（P/F≤ 300* 或吸入空气情况下 SpO_2＜90%）
	（3）影像学有双侧肺水肿的明确证据（胸部 X 线片、胸部 CT 或超声）
	（4）无左心房高压的证据†，或虽有左心房高压，但可以判断左心房高压并非导致低氧血症的主要原因
2.	在输血过程中或输血后 6 小时内发作§
3.	与其他 ARDS 风险因素无时间上的关联性
Ⅱ型 TRALI：有 ARDS 风险因素，但尚未诊断 ARDS；或存在轻度 ARDS（P/F 200～300），但呼吸功能恶化◎，并且能够根据下列情况判断这种恶化是由于输血导致：	
1.	如上述Ⅰ型 TRALI 中 1 和 2 项中所描述的表现
2.	输血前 12 小时呼吸功能稳定

注：*. 若海拔高于 1000 米，P/F 比值应以下列公式校正：校正的 P/F＝（P/F）×（大气压 /760）；†. 若怀疑存在左房高压，应使用客观评估方法（影像学方法如心脏超声或有创测定方法如肺动脉导管）进行评估；§. 肺部表现（低氧血症、P/F 和 SpO_2 降低）发生于输血结束后 6 小时内，诊断 TRALI 还需同一时间有肺部影像学检查显示肺水肿表现，没有左心房高压，最迟在 TRALI 发生后 24 小时确认；◎. 使用 P/F 和其他呼吸参数及临床判断确定由轻度 ARDS 进展为中或重度 ARDS

呼吸困难是多种输血反应的常见表现，因此，必须仔细分析其临床特征，对输血后发生呼吸困难的原因进行鉴别诊断，除外其他原因方可诊断 TRALI。这些原因主要包括 TACO、严重过敏反应和输血相关性细菌性脓毒症等。

TACO 是输血相关性呼吸并发症的最常见原因，尤以 ICU 患者多见，是需要与 TRALI 鉴别的最主要的病因。液量正平衡是 TACO 患者的突出特征，患者往往在输血前即有液量正平衡的表现，由于循环血容量增多，导致静水压增高而引起心源性肺水肿，影像学检查可见单侧或双侧肺水肿。TRALI 患者则多无液量过载的表现，脑钠肽也多在正常范围，这些特征有助 TRALI 与 TACO 的鉴别。

严重过敏反应，包括荨麻疹和全身过敏反应也需除外。肺部哮鸣音、伴荨麻疹和其他过敏表现的喉鸣是严重过敏反应特有的表现，有助于和 TRALI 鉴别。

输血相关的脓毒症和严重溶血反应常有发热、低血压和呼吸频率增快，鉴别往往比较困难。剩余血液涂片革兰染色及细菌培养有助输血相关的脓毒症的诊断，血清结合珠蛋白、乳酸脱氢酶、尿液分析、间接胆红素测定等则有助溶血反应的诊断。

未能查明原因，不符合 TRALI 诊断标准者，可诊断为输血相关性呼吸困难（transfusion- associated dyspnea，TAD）。

三、TRALI 的治疗和预防

由于目前对 TRALI 的发病机制尚不十分了解，因此，缺乏特异度治疗方法。支持治疗，特别是呼吸支持治疗是 TRALI 治疗的基石，肺保护性通气策略有益减少机械通气相关性肺损伤。由于 TRALI 不是血容量过多导致的，因而利尿药常常无效，应谨慎使用以避免发生血容量不足，同时严密监测患者液体平衡状态，以维持患者血容量正常或轻度液体负平衡为宜。与 ARDS 相似，激素对 TRALI 的效果尚不明确，虽然有使用激素治疗的病例报告，但缺乏大样本研究证实激素的有效性。

随着对 TRALI 发病机制研究的深入，人们正在探索新的治疗方法。Semple 等通过对 PubMed 数据库相关文献的研究，认为白介素 10、下调 C 反应蛋白水平、针对活性氧自由基的治疗、白介素 8 受体阻断等是有前途的治疗方法，这些均是针对受血者的方法。另一值得探讨的方向是针对血制品的治疗方法，但首先需验证其可行性。

尽管对 TRALI 的治疗非常重要，但最好的治疗是预防。预防的重点是避免或处理导致 TRALI 的风险因素。目前多数学者认为，TRALI 的发病机制是二次打击的结果，第一次打击来源于原发疾病，第二次打击则来自于输血。因此，控制患者的风险因素和输血相关的风险因素有可能降低 TRALI 的风险。患者的风险因素主要包括心脏手术、输血前血浆白介素 8 水平增高、机械通气峰压＞30cmH_2O、长期酗酒、吸烟、液量正平衡、病情危重、高龄、终末期肝脏疾病、产后出血、肝移植术后、血栓性微血管病、需多次输血的手术及血液系统恶性肿瘤。与输血相关的风险因素则包括：使用大量女性供血者提供的血浆、供血者有同源性 HLA Ⅰ、HLA Ⅱ抗体或人类中性粒细胞抗原抗体或粒细胞免疫荧光试验显示人类中性粒细胞抗原抗体阳性。因此，积极治疗原发病，尽量减少输血，对献血者进行相关抗体筛查，尽量减少使用女性献血者的血浆等有可能降低 TRALI 的发病率。

（首都医科大学附属北京儿童医院　高恒妙）

参 考 文 献

[1] Semple JW, Rebetz J, Kapur R. Transfusion-associated circulatory overload and transfusion-related acute lung injury. Blood, 2019, 25, 133(17): 1840-1853.

[2] Mulder HD, Augustijn QJ, van Woensel JB, et al. Incidence, risk factors, and outcome of transfusion-related acute lung injury in critically ill children: a retrospective study. J Crit Care, 2015, 30(1): 55-59.

[3] Thalji L, Thum D, Weister TJ, et al. Incidence and Epidemiology of Perioperative Transfusion-Related Pulmonary Complications in Pediatric Noncardiac Surgical Patients: A Single-Center, 5-Year Experience. Anesth Analg, 2018, 127(5): 1180-1188.

[4] Vlaar AP, Juffermans NP. Transfusion-related acute lung injury: a clinical review. Lancet, 2013, 382(9896): 984-994.

[5] Fatalities Reported to Food and Drug Administration (FDA) Following Blood Collection and Transfusion. Annual summary for fiscal year 2016. https://www.fda.gov/media/111226/download.

[6] Annual Serious Hazards of Transfusion (SHOT) report 2017. https://www.shotuk.org/wp-content/uploads/myimages/SHOT-Report-2017-WEB-Final-v4-25-9-18.pdf.

[7] Baudel JL, Vigneron C, Pras-Landre V, et al. Transfusion-related acute lung injury (TRALI) after intravenous immunoglobulins: French multicentre study and literature review. Clin Rheumatol, 2020, 39(2): 541-546.

[8] Jamil MT, Dhanani Z, Abbas Q, et al. Transfusion-Related Acute Lung Injury In A Paediatric Intensive Care Unit Of Pakistan. J Ayub Med Coll Abbottabad, 2017, 29(4): 702-705.

[9] Grev JE, Stanclova M, Ellsworth MA, et al. Does Red Blood Cell Transfusion-Related Acute Lung Injury Occur in Premature Infants? A Retrospective Cohort Analysis. Am J Perinatol, 2017, 34(1): 14-18.

[10] Definitions of current SHOT reporting categories & what to report. https://www.shotuk.org/wp-content/uploads/myimages/SHOT-Definitions-update-10.01.20-FINAL.pdf.

[11] Vlaar APJ, Toy P, Fung M, et al. A consensus redefinition of transfusion-related acute lung injury. Transfusion, 2019, 59(7): 2465-2476.

[12] Kuldanek SA, Kelher M, Silliman CC. Risk factors, management and prevention of transfusion-related acute lung injury: a comprehensive update. Expert Rev Hematol, 2019, 12(9): 773-785.

[13] Semple JW, McVey MJ, Kim M, et al. Targeting Transfusion-Related Acute Lung Injury: The Journey From Basic Science to Novel Therapies. Crit Care Med, 2018, 46(5): e452-e458.

第三节 儿童重症红细胞输注建议及专家共识

贫血在危重症儿童中很常见，研究观察到在PICU住院超过2天的患者中贫血比例高达74%。红细胞输注对失血性休克以及患有严重贫血的危重儿童（血红蛋白＜50g/L）可起到挽救生命的至关重要作用。输注红细胞的直接目的是增加血红蛋白浓度、提高氧供。然而，红细胞输送氧的能力会随着储存时间的延长而下降，与患者预后相关，尤其是在危重患者中。另外，虽然发生输血相关传染性疾病的风险很低，但输血非传染性并发症，如输血相关性肺损伤和输血相关性循环过负荷在危重患者中较为普遍。经过历时2年的研究，儿童危重症专家组于2018年9月发布了对9种特定危重儿童（一般危重症、呼吸衰竭、非失血性休克、非威胁生命的失血性休克、急性脑损伤，获得性/先天性心脏病、镰刀型细胞贫血病/肿瘤/移植，体外膜肺氧合/心室辅助/肾脏替代的支持、替代治疗）的红细胞输注建议及成分输血的选择和处理。

一、一般危重症患儿输血适应证

1. 如果血红蛋白（Hb）浓度＜50g/L，建议输血（1C）。
2. 不建议依据生理指标和生物标志物指标决定是否输注红细胞（专家共识）。
3. 如果Hb浓度≥70g/L，血流动力学稳定的患者，不建议输血（1B）。
4. 术后（不含心脏手术）并发急性非失血性贫血，若Hb浓度≥70g/L，且血流动力学稳定，不建议输血（2C）。
5. 如果Hb在50～70g/L，根据临床情况决定是否输血，没有足够的证据建议特定的输血阈值（专家共识）。
6. 对血流动力学稳定的危重症患儿，输血的目标是临床症状缓解，而不必须达到某个年龄的血红蛋白水平。合理的输血目标是：Hb在70～95g/L（2C）。

二、呼吸衰竭危重患儿输血适应证

1. 如果Hb＜50g/L，建议输血（1C）。
2. 对无严重急性低氧血症、慢性发绀或溶血性贫血，且血流动力学稳定的患者，如果Hb≥70g/L，不建议输血（1B）。
3. 如果有严重低氧血症，没有最佳的红细胞输注策略推荐（专家共识）。
4. 如果Hb在50～70g/L，根据临床情况决定是否输血，没有足够的证据建议特定的输血阈值（专家共识）。
5. 不建议依据生理指标和生物标志物指标决定是否输注红细胞（专家共识）。

三、非失血性休克危重症患儿输血适应证

1. 对非失血性原因引起休克危重症患儿，建议采用所有可能增加氧供和减少氧需求的策略，而不仅仅输血（专家共识）。

2. 不建议依据生理指标和生物标志物指标决定是否输注红细胞（专家共识）。

3. 对病情不稳定的患者，没有足够的证据建议特定的输血阈值（专家共识）。

4. 对诊断严重脓毒症或者脓毒性休克的血流动力学稳定的患者，当 Hb≥70g/L，不建议输血（2C）。

四、无生命危险的出血和失血性休克的危重患儿输血适应证

1. 对于无生命危险出血的危重患儿，建议 Hb＜50g/L 时输血（2C）。

2. 如果 Hb 在 50～70g/L，建议输血（专家共识）。

3. 对于威胁生命的失血性休克，建议红细胞、血浆和血小板的经验性输注比例为 2∶1∶1 至 1∶1∶1，直到出血不再危及生命（专家共识）。

五、急性脑损伤危重患儿输血的适应证

1. 如果 Hb 在 70～100g/L，可以考虑输血（专家共识）。

2. 不建议使用脑氧监测来决定何时输血（专家共识）。

六、获得性 / 先天性心脏病危重患儿输血的适应证

1. 除了在失血性休克的情况下，应当在输血前优化所有能增加氧供的措施，包括但不限于：维持正常窦性心律和（或）心率，最大限度地改善前负荷和心肌收缩力，改善左右心室后负荷，提供充分的氧合和（或）减少氧需求（专家共识）。

2. 输血前必须考虑输血的益处和风险，若有可能，应采取节约血液和保守治疗的原则（专家共识）。

3. 在进行心脏手术（修复或姑息）或心脏移植的儿童中，在决定输血时，建议不仅考虑 Hb 浓度，还要考虑整体临床情况（如症状、体征、生理参数、实验室结果）和输血的风险、益处及替代方法（专家共识）。

4. 在患有先天性心脏病的婴儿和儿童，建议在实施输血 / 血液管理指南 / 血液保存措施的同时，要检查并治疗术前贫血（专家共识）。

5. 等待心脏手术过程中，若血流动力学稳定、氧合足够、器官功能正常，建议在决定进行输血时必须仔细考虑输血的风险、益处和替代方法（专家共识）。

6. 若有右心室或左心室心肌功能障碍（获得性或先天性），没有足够的证据支持通过输血以达到特定的 Hb 浓度，也没有证据表明通过输血使 Hb＞100g/L 是有益的（专家共识）。

7. 心脏结构正常，若有特发性或获得性肺动脉高压（平均肺动脉压＞25mmHg，肺毛细血管楔压正常），没有足够的证据支持要输血，使 Hb 浓度达到某个特定的范围，没有证据支持通过输血，使 Hb＞100g/L 是有益（专家共识）。

8. 对患有未纠正的先天性心脏病，血流动力学稳定的重症婴儿及儿童，建议根据心肺储备情况，输血以维持 Hb 至少在 70～90g/L（2C）。

9. 建议在心脏手术，包括体外循环前、体外循环期间、撤除体外循环以及术后，采取节约血液和保守治疗的原则，减少输入红细胞的数量，限制献血者暴露和其他成分输血（1C）。

10. 在接受第一阶段姑息治疗的单心室婴儿中（Norwood 手术，Damus-Kaye-Stanse 手术，锁骨下动脉 - 肺动脉吻合术或中央分流术或肺动脉结扎术），若血流动力学稳定、氧合足够、器官功能正常，Hb＞90g/L，不建议反射性（“仅基于 Hb”）地进行红细胞输注（2C）。

11. 处于 2 期和 3 期治疗的单心室的儿童，若血流动力学稳定、Hb＞90g/L，不建议输血（2C）。

12. 对正在行双心室修复的先天性心脏病患者，若血流动力学稳定、氧合足够、终末器官功能正常，Hb≥70g/L，不建议输血（1B）。

13. 由于没有足够的数据支持，在先天性心脏病患者中，不需要输注较短储存时间的红细胞（2C）。

七、血液系统和肿瘤危重患儿输血的适应证

1. 镰状细胞疾病

（1）建议在进行全身麻醉手术前，输注红细胞使 Hb 达到 100g/L（而不是 HbS＜30%）（1B）。

（2）目前还没有足够的证据支持，要在外科小手术前输注红细胞需达到的某个最佳 Hb 阈值或 HbS 百分比（专家共识）。

（3）并发急性胸部综合征的危重患儿，若患儿病情恶化（基于临床判断），建议换血而不是单纯地（非换血）输血；否则，建议采用简单（非交换）红细胞输血（1C）。

（4）对于并发肺动脉高压的患儿，没有足够的证据推荐需输注红细胞达到的某个最佳 Hb 阈值或 HbS 百分比，包括输注方法（专家共识）。

（5）对于并发急性脑梗死的患儿，没有足够的证据推荐需输注红细胞达到的某个最佳 Hb 阈值或 HbS 百分比，首选方法是快速换血（专家共识）。

2. 肿瘤疾病　如果血流动力学稳定，建议输血的阈值为 Hb 70～80g/L（2C）。

3. 骨髓移植术　在造血干细胞移植，血流动力学稳定的患者，建议输血的阈值为 Hb 70～80g/L（2C）。

八、接受体外膜肺氧合、心室辅助、肾脏替代治疗的危重患儿输血的适应证

1. 体外膜肺氧合治疗

（1）建议根据 Hb 浓度而不是血细胞比容作为红细胞输血阈值（1B）。

（2）除非患者出现危及生命的出血，建议在输血前检查 Hb 浓度（专家共识）。

（3）建议采取节约血液和保守治疗的原则（专家共识）。

（4）建议采取措施尽量减少献血者暴露（专家共识）。

（5）建议在体外膜肺氧合输血研究和质量改进项目中报告所有在循环回路中的红细胞暴露（专家共识）。

（6）建议使用除 Hb 外，氧输送的生理指标和生物标志物来指导输血，输血的依据是心肺支持不足或全身和（或）局部供氧减少（2C）。

（7）没有足够的证据支持基于生理指标和生物标记物的红细胞输注策略（专家共识）。

2. 心室辅助治疗　建议使用除 Hb 外，氧输送的生理指标和生物标志物来指导输血，输血的依据是心肺支持不足或全身和（或）局部输氧减少（专家共识）。

3. 肾替代治疗

（1）建议使用最小的血管回路来提供足够的肾替代治疗，这样最大限度地减少驱动透析时容量的丢失（即由于血管回路障碍 / 更换回路而引起的血量损失）（专家共识）。

（2）对于血流动力学稳定、容量状态良好、无氧供不足或出血迹象的患者，不建议在 Hb＞70g/L 时常规输血（专家共识）。

九、红细胞组分的选择和处理

1. 建议对所有严重先天或后天免疫缺陷，并可能发生输血相关移植物抗宿主病的患者，使用辐照红细胞（专家共识）。

2. 当受血者和献血者有亲属关系时，建议使用辐照红细胞（1C）。

3. 建议对有严重过敏反应或输血过敏史的患者使用洗涤红细胞，虽然患者因素在发病机制中至关重要，但建议避免使用其他含血浆的产品（如血浆、冷沉淀等）（专家共识）。

4. 对于有过严重输血过敏反应史者，建议在输血前评估过敏性红斑（IgA 缺陷个体的使用抗 IgA 抗体、抗结合珠蛋白抗体 - 使用输血前样本）（专家共识）。

5. 怀疑或有严重 IgA（无法检测）缺乏病史者，有抗 IgA 抗体的证据，和（或）有严重输血反应史，建议使用从 IgA 缺陷献血者和（或）洗涤细胞成分中获得有 IgA 缺陷的血液成分（专家共识）。

输血相关不良反应的出现，如输血相关性肺损伤、输血相关性循环过载等，尤其是在危重患者中发生率更高，另外供体红细胞在改善危重患者输氧不足方面的局限性也越来越大，使得衡量输血利弊变得越来越有必要。以上专家实践共识都试图强调患者血液管理的一个主要原则：在输血前加强所有其他可改善供氧或降低需氧的方法，避免不必要的红细胞输入，同时临床医师应当根据患者

情况进行个体化治疗。血红蛋白浓度只是危重症儿童输氧能力的替代标记，因此，单独使用它来指导红细胞输血时必须谨慎。应当将生理指标纳入对贫血及贫血耐受程度的评估中，并使其成为输血的决策因素之一，未来研究的一个主要主题是强调儿童的贫血耐受程度、生理阈值，并试图寻找除血红蛋白外的其他红细胞输血指征，其他容易从儿童获得的生理指标，以帮助指导输血决策的制定，以及允许输血后这些指标的改善，同时寻找红细胞输注的替代方法，并最终改善接受红细胞输注的危重症儿童的预后。

（中山大学附属第一医院　普荣慧　唐　雯）

参考文献

[1] McQuilten ZK, Cooper DJ. Age of Red Blood Cells for Transfusion in Critically Ill Pediatric Patients. JAMA, 2019, 322(22): 2175-2176.

[2] Doctor A, Cholette JM, Remy KE, et al. Recommendations on red blood cell transfusion in general critically ill children based on hemoglobin and/or physiologic thresholds from the Pediatric Critical Care Transfusion and Anemia Expertise Initiative. Pediatr Crit Care Med, 2018, 19(9S Suppl 1): S98-S113.

[3] Shah A, Brunskill SJ, Desborough MJ, et al. Transfusion of red blood cells stored for shorter versus longer duration for all conditions. Cochrane Database Syst Rev, 2018, 12(12): CD10801.

[4] D'Alessandro A, Reisz JA, Zhang Y, et al. Effects of aged stored autologous red blood cells on human plasma metabolome. Blood Adv, 2019, 3(6): 884-896.

[5] Trivella M, Stanworth SJ, Brunskill S, et al. Can we be certain that storage duration of transfused red blood cells does not affect patient outcomes? BMJ, 2019, 365: l2320.

[6] Hendrickson JE, Hillyer CD. Noninfectious serious hazards of transfusion. Anesth Analg. 2009, 108(3): 759-769.

[7] Benson AB, Moss M, Silliman CC. Transfusion-related acute lung injury (TRALI): a clinical review with emphasis on the critically ill. Br J Haematol, 2009, 147: 431-443.

[8] Goobie SM, Gallagher T, Gross I, et al. Society for the advancement of blood management administrative and clinical standards for patient blood management programs. 4th edition (pediatric version). Paediatr Anaesth, 2019, 29(3): 231-236.

[9] Reesink HW, Lee J, Keller A, et al. Measures to prevent transfusion-related acute lung injury (TRALI). Vox Sang, 2012, 103(3): 231-259.

[10] Silliman CC, Fung YL, Ball JB, et al. Transfusion-related acute lung injury (TRALI): current concepts and misconceptions. Blood Rev, 2009, 23 (6): 245-255.

[11] Tung JP, Fraser JF, Nataatmadja M, et al. Age of blood and recipient factors determine the severity of transfusion-related acute lung injury (TRALI). Crit Care, 2012, 16(1): R19.

[12] Valentine SL, Bembea MM, Muszynski JA, et al. Consensus Recommendations for RBC Transfusion Practice in

Critically Ill Children From the Pediatric Critical Care Transfusion and Anemia Expertise Initiative. Pediatr Crit Care Med, 2018, 19(9): 884-898.

[13] Marik PE, Corwin HL. Efficacy of red blood cell transfusion in the critically ill: a systematic review of the literature. Crit Care Med, 2008, 36(9): 2667-2674.

[14] Napolitano LM. Guideline compliance in trauma: evidence-based protocols to improve trauma outcomes. Crit Care Med, 2012, 40(3): 990-992.

[15] Bembea M, Valentine S, Bateman S, et al. The Pediatric Critical Care Transfusion and Anemia Expertise Initiative Consensus Conference Methodology. Pediatr Crit Care Med, 2018, 19(9S Suppl 1): S93-S97.

[16] D'Alessandro A, Reisz JA, Zhang Y, et al. Effects of aged stored autologous red blood cells on human plasma metabolome. Blood Adv, 2019, 3(6): 884-896.

[17] Trivella M, Stanworth SJ, Brunskill S, et al. Can we be certain that storage duration of transfused red blood cells does not affect patient outcomes? BMJ, 2019, 365: l2320.

第四节　高流量氧疗在婴儿及新生儿毛细支气管炎的应用

经鼻高流量氧疗（high flow nasal cannula oxygen therapy，HFNC）或加温湿化经鼻导管高流量氧疗（heated humidified high flow nasal cannula oxygen therapy，HHFNC ）可用于重症及普通病房儿童和新生儿的轻、中度呼吸衰竭，但其疗效的高质量证据仍然有限。HFNC 通过空氧混合装置提供精确氧浓度（21%～100%）、37℃左右温度以及 100% 相对湿度的高流量气体，输出流量一般可达每分钟 2L/kg，最大气流量可至每分钟 60L。这种高流量气体的输入，具有产生低水平呼气末正压、降低无效腔通气、增加患者舒适性和依从性等特点。HFNC 应用范围包括肺炎合并低氧性呼吸衰竭、急性呼吸窘迫综合征（acute respiratory distress syndrome，ARDS）、慢性阻塞性肺病、睡眠呼吸暂停、急性心力衰竭、拔管后或插管前序贯性氧疗等。

毛细支气管炎（bronchiolitis）是婴幼儿住院的常见疾病，约 1/3 的患儿因低氧血症需要氧疗。当通过氧疗装置使输入气体流量达到每分钟 2L/kg 或以上时，即称为 HFNC。虽然有研究认为 HFNC 可以是婴儿中、重度毛细支气管炎一线呼吸支持方法，但研究对照设计存在不足，重要呼吸力学指标监测不全，效率与安全性仍未确立。

一、经鼻高流量氧疗治疗毛细支气管炎的方法和效率

HFNC 治疗轻 - 中度低氧性呼吸衰竭有确切疗效，可以降低有创气管插管率。2018 年《新英格兰医学杂志》发表 Franklin 等一项涉及澳大利亚和新西兰 17 家医院的毛细支气管炎患儿 HFNC 研究，排除急需入住 ICU 或需有创机械通气患儿后，合计 1472 例（＜12 月龄）急诊室或普通病房婴儿，分 HFNC 组（每分钟 2L/kg）739 例和标准氧疗组（鼻导管吸氧，逐渐提高流量至每分钟 2L/kg）733 例，目标是保持氧饱和度 92%～98%（其中 11 家医院目标是氧饱和度 94%～98%）。纳入研究的

患儿如果治疗后心率或呼吸未变化或升高，或需求吸入氧浓度＞40%，或氧流量需求每分钟＞2L/kg等情况，称为需强化呼吸支持（需要提高氧疗或收住监护病房）。结果HFNC组12%（87/739）患儿需要强化呼吸支持，而标准氧疗组为23%（167/733），HFNC组优于标准氧疗组（95%*CI* −15～−7，$P<0.001$），但两组患儿入监护病房（ICU）比例、住院时间、氧疗时间和不良反应等无统计学差异。在标准氧疗失败的167例患儿中，102例（61%）改行HFNC仍然有效。以上结果在ICU以外的普通儿科病房或急诊室等需要接受氧疗的毛细支气管炎婴儿中，接受HFNC比标准氧疗组具有优势。本项多中心RCT研究存在不足：①仅在急诊室与普通儿科病房完成，研究对象局限于12月龄以下婴儿，不能代表毛细支气管炎高发年龄；②呼吸力学指标和血液气体分析指标不够，没有监测动脉血氧分压（PaO_2），不清楚失败者发生二氧化碳蓄积情况（没有监测$PaCO_2$）；③没有设计面罩吸氧组作为对比。因此，研究设定的失败标准（需要强化呼吸支持）其真正临床意义仍不一定能广泛接受。

HFNC治疗呼吸衰竭的核心指标是气流量与吸入氧浓度。HFNC治疗毛细支气管炎对吸入氧浓度需求，可采用滴定式调节。2018年Milési等发表一项大型RCT研究，比较HFNC下每分钟2L/kg与每分钟3L/kg对6月龄以内急性病毒性毛细支气管炎的氧疗效果，儿童重症监护病房（PICU）的中-重度毛细支气管炎142例每分钟2L/kg和144例每分钟3L/kg HFNC，结果48小时后两组呼吸支持失败率分别为38.7% *vs.* 38.9%（$P=0.98$），呼吸窘迫加重是两组不同流量HFNC治疗失败的主要原因，比例分别为49%（2L组）和39%（3L组，$P=0.45$）。两组需气管插管率与氧疗时间也无统计学差异。两组均未生气漏等严重不良反应，但3L组患儿不舒适比例明显高于2L组（43% *vs.* 16%，$P=0.002$），说明每分钟3L/kg较每分钟2L/kg HFNC并不具有优势。

HFNC并不能改变毛细支气管炎的疾病过程。Kepreotes等一项RCT试验中，纳入202例24月龄以内的中度毛细支气管炎患儿，101例HFNC平均撤离氧疗时间为20小时，101例常规氧疗（鼻导管吸入100%墙式冷氧）撤离氧疗时间24小时，无显著性差异（$P=0.61$），但HFNC氧疗失败率（14%）明显低于常规吸氧组（33%）（$P=0.0016$）。虽然HFNC未缩短中度毛细支气管炎患儿的氧疗时间，但高成功率可以减少患儿需要住高成本ICU的机会。一项小规模第四期RCT研究中，Ergul等比较HFNC与面罩吸氧对60名1～24月龄入住ICU的中度或重度毛细支气管炎治疗效果。结果HFNC降低了治疗失败率，缩短了氧疗和ICU治疗的时间。面罩吸氧中7例失败，HFNC组无氧疗失败（$P=0.009$）。平均撤离HFNC时间56小时，面罩组为96小时（$P<0.001$）。说明严重毛细支气管炎采用HFNC氧疗优于普通面罩吸氧。

雾化吸入支气管扩张药（例如沙丁胺醇）是毛细支气管炎的重要治疗方法之一。在西班牙进行的一项随机对照试验中，通过对64例将雾化器整合至HFNC与49例加压喷射面罩雾化氧疗相比，采用COMFORT-B评分、视觉模拟评分（visual analog scale）和数值评分表（numeric rating scale）等评分量表，发现前者明显提高了患儿的舒适度。

二、新生儿呼吸衰竭的经鼻高流量氧疗效率

一项涉及法国5个PICU的多中心RCT试验，对象为出生1天至6月龄中重度病毒性毛细支气管炎，分组采用7cmH_2O鼻塞式持续性气道正压通气（nasal continuous positive airway pressure，nCPAP）

与每分钟 2L/kg HFNC，结果在 71 例 HFNC 与 71 例 nCPAP 呼吸支持方法中，两组失败率分别为 31.0%（nCPAP 组）和 50.7%（HFNC 组）。HFNC 的大部分不成功患儿发生于开始氧疗的 6 小时内，其中呼吸窘迫恶化是主要原因。HFNC 治疗失败时，大约 2/3 的婴儿使用 nCPAP 获得成功。

高流量氧疗是否适合新生儿特别是早产儿的报道较少。近年来发表的研究显示新生儿特别是早产儿呼吸窘迫等，HFNC 的治疗效果不如 CPAP。2019 年 Manley 等一项对≥31 周胎龄、出生日龄<24 小时的早产儿进行呼吸支持治疗多中心 RCT 研究发现，20.5%（78/381）接受 HFNC 的患儿治疗失败，接受 CPAP 者仅 7.5%（28/373）治疗失败。两组需要有创机械通气比例、转入三级医院新生儿监护病房（NICU）和不良反应的发生率等无显著性差异，提示对于该部分早产儿，HFNC 疗效仍不如 CPAP。因此，HFNC 治疗新生儿或早产儿呼吸衰竭需要特别慎重。

三、经鼻高流量氧疗治疗毛细支气管炎适应证与疗效

HFNC 是一种新型提供气道正压的呼吸支持方式，通过加湿和加热的空气 / 氧气鼻套管输送，可以减少患者呼吸作功、改善氧合和降低插管率等。HFNC 流量每分钟≥2L/kg 至少可以产生平均值咽压 4cm H_2O。虽然有多项 RCT 研究认为高流量氧疗较传统氧疗（标准氧疗）更有优越性，但仍然有问题需要进一步评估：①是不是所有合并低氧血症的毛细支气管炎的患儿均常规采用高流量吸氧？因为两项研究中约 2/3 的患儿可以标准氧疗或改用高流量氧疗进行补救性治疗。②仍然需要更多的试验评估 HFNC 对减少 ICU 入住率与有创机械通气需求率的作用。

HFNC 使用过程中需观察意外事件，特别注意因自主呼吸太弱、气道分泌物过多或清理不及时，导致呼吸窘迫恶化、心搏骤停等。HFNC 治疗失败后需要及时改用其他呼吸支持方式，例如气管插管有创通气是保障其安全应用的关键。

四、小结

无创氧疗技术的发展使儿科医师有更多的方法可以选择。HFNC 可明显减少儿童重症呼吸道疾病有创呼吸机应用的需求。对毛细支气管炎合并轻、中度呼吸衰竭的婴幼儿，HFNC 具有较常规氧疗（面罩吸氧或普通鼻导管吸氧）高效率的优点。作为序贯呼吸支持的方法之一，也可能是撤离有创呼吸机后序贯氧疗的有效方法，但缺少报道。虽然 HFNC 越来越多用于 PICU 患儿，但至今缺少大规模随机对照试验来确定其疗效、安全性与不良反应。

（上海交通大学附属儿童医院　张育才　陆　叶）

参 考 文 献

［1］ Franklin D, Babl FE, Schlapbach LJ, et al. A Randomized Trial of High-Flow Oxygen Therapy in Infants with

Bronchiolitis. N Engl J Med, 2018, 378: 1121-1131.

［2］ Milési C, Pierre AF, Deho A, et al.A multicenter randomized controlled trial of a 3-L/kg/min versus 2-L/kg/min high-flow nasal cannula flow rate in young infants with severe viral bronchiolitis (TRAMONTANE 2). Intensive Care Med, 2018, 44(11): 1870-1878.

［3］ Kepreotes E, Whitehead B, Attia J, et al. High-flow warm humidified oxygen versus standard low-flow nasal cannula oxygen for moderate bronchiolitis (HFWHO RCT): an open, phase 4, randomised controlled trial. Lancet, 2017, 389(10072): 930-939.

［4］ Ergul AB, Calıskan E, Samsa H, et al.Using a high-flow nasal cannula provides superior results to OxyMask delivery in moderate to severe bronchiolitis: a randomized controlled study.Eur J Pediatr, 2018, 177 (8): 1299-1307.

［5］ Valencia-Ramos J, Mirás A, Cilla A, et al. Incorporating a Nebulizer System Into High-Flow Nasal Cannula Improves Comfort in Infants With Bronchiolitis. Respir Care, 2018, 63(7): 886-893.

［6］ Milési C, Essouri S, Pouyau R, et al. High flow nasal cannula (HFNC) versus nasal continuous positive airway pressure (nCPAP) for the initial respiratory management of acute viral bronchiolitis in young infants: a multicenter randomized controlled trial (TRAMONTANE study). Intensive Care Med, 2017, 43(2): 209-216.

［7］ Manley BJ, Arnolda GRB, Wright IMR, et al.Nasal High-Flow Therapy for Newborn Infants in Special Care Nurseries. N Engl J Med, 2019, 380 (21): 2031-2040.

［8］ Korppi M, Tapiainen T.High-flow oxygen therapy is safe and effective in infants with bronchiolitis. Acta Paediatr, 2018, 107(8): 1306-1307.

第五节　儿科重症监护治疗病房内高氧血症增加非战时、非创伤重症儿童死亡率

氧疗是危重症管理中最常用的治疗，目的是纠正缺氧，提供氧给线粒体产生 ATP。临床上氧疗主要应用于尝试纠正组织缺氧和慢性低氧血症，促进伤口愈合、坏死组织或再灌注损伤的修复。然而，临床上过度氧输送是非常普遍的现象，约 50% 患者出现高氧血症，4% 患者出现严重高氧血症。低氧血症的危害众所周知，而越来越多的证据表明高氧血症也可能有害。氧疗时权衡利弊，制定合理的氧合目标有助于改善重症患者预后。

一、高氧血症对儿科重症监护治疗病房重症患儿死亡率的影响

到目前为止，高氧血症与死亡率之间的关系在重症儿童中尚未得到很好的研究，*JAMA* 子刊在一篇回顾性的研究中，Ramgopal 等发现严重高氧血症事件与危重症儿童的死亡率增加有关，支持严重高氧血症与重症儿童不良结局之间可能存在的暴露 - 反应相关性，而在一篇关于战时儿童创伤患者高氧血症的观察研究发现，高氧血症组和非高氧血症组的生存率和出院率无显著差异。

重症儿童经常长时间暴露在氧气中，理论上存在与高氧血症相关的损伤，并有导致不良预后的

风险；然而，对危重患儿高氧血症的研究结果并不一致，这可能与研究人群的规模、研究人群的异质性等因素相关。Ramgopal 等在 *JAMA* 子刊发表的这篇论文是后续研究，初始研究在 *Pediatr Crit Care Med* 线上刊登。有趣的是相同的研究人群，不同的数据校正方法，不同的观察窗，研究结果不同。

此项研究是针对 2009—2018 年一家 4 级儿科重症监护治疗病房（pediatric intensive care unit，PICU）患儿 23 719 例病例的回顾性队列研究，初始研究中采用修正的儿科死亡风险 IV 评分（m-PRISM-IV）（不包括动脉血氧分压 PaO_2）数据进行了校正，用 Logistic 回归分析 PICU 12 小时内的高氧血症（PaO_2≥300mmHg）是否与住院死亡率有关，结果发现高氧血症的发生率随着修正的儿科死亡 IV 风险的增加而增加，但与死亡率无关（校正优势比 a*OR*=1.38，95% *CI* 为 0.98～1.93），而极端高氧血症状态≥550mmHg 与住院死亡率显著相关（a*OR*=2.78，95%*CI* 2.54～3.05）。

而在后续研究中，相同的研究对象，研究人员加入对高氧血症的暴露时间研究，通过识别至少 3 个 PaO_2 值（相隔至少 3 小时），根 PaO_2 值的达严重高氧血症的次数分成 4 类（0、1、2 或≥3）进行建模，并构建了一个修订版的儿科 Logistic 器官功能障碍 -2（m-PELOD-2）评分，排除了 PaO_2 与 PaO_2/FiO_2 的比值的影响。采用 m-PELOD-2 评分作为疾病严重程度的评估标准进行住院死亡率的校正，并进行 Hosmer-Lemeshow 拟合优度检验。该评分来自于整个住院过程中获得的数据，不同于初始研究中使用的 m-PRISM-IV 评分仅采用入院时的观察窗。在控制了疾病严重程度的校准措施、体外生命支持（extracorporeal Life Support，ECLS）使用和获得的 PaO_2 测量总数多因素后，严重高氧血症（PaO_2≥300mmHg）与住院死亡率独立相关（a*OR*=1.78，95%*CI* 1.36～2.33，*P*<0.001）。此外，还观察到暴露 - 反应关系，与没有高氧血症相比，PaO_2 值达严重高氧血症次数为 1（a*OR*=1.47，95%*CI* 1.05～2.08，*P*=0.03）、2（a*OR*=2.01，95%*CI* 1.27～3.18，*P*=0.002）和 3 或更高值（a*OR*=2.53，95%*CI* 1.62～3.94，*P*<0.001）会明显增加住院死亡率。该研究还通过对残余混杂假设结果的敏感度分析证实这些结果是稳定的。严重高氧血症（PaO_2≥300mmHg）的阈值是参考既往研究。后续的 post hoc 分析最后入组的 4432 例，单变量 ROC 分析 PaO_2 最大值预测死亡率的 AUROC 值为 0.71，Youden 界点为 302mmHg，而在多变量 Logistic 回归模型中，观察到严重高氧血症和极端高氧血症预测死亡率的 a*OR* 逐步增加。在多元自适应模型中，PaO_2 最大值超过 545mmHg 的阈值与住院死亡率有明显相关性。

该研究是大型单中心回顾研究，后续分析提示儿童严重的高氧血症似乎与住院死亡率有关。成人的多中心研究结果与之类似，Helmerhorst 等分析了荷兰 3 个三级 ICU 中 14 441 名 ICU 患者的 295 079 个动脉血气，轻度高氧暴露（定义为 PaO_2 120～200mmHg）和重度高氧暴露（PaO_2>200mmHg）均与 APACHE IV 风险调整死亡率呈线性关系。Palmer 等在英国 5 所大学医院 ICU 的队列研究发现高氧血症暴露与重症监护病房病死率呈正相关（*OR*=1.74，95%*CI* 1.11～2.72，*P*=0.02），但未观察到剂量 - 反应关系。危重患者的超生理水平的氧气暴露可能引起损伤。通过避免暴露在高氧血症中，可以实现轻度但有意义的死亡率降低。我们还需要前瞻性数据来评估高氧血症与病死率增加的因果关系，但对于临床危重症儿童救治的指南或共识需考虑严重高氧血症可能的有害影响。

再看 Ramgopal 等的这项研究仅研究了 PaO_2 的高值，没有评估低氧血症与死亡率之间的关联，故无法确定 PaO_2 可接受低的阈值。Raman 等在调整了年龄、性别和 m-PELOD2 评分（去除了 PaO_2/FiO_2 比率，控制病情严重程度）后，在 7410 例 PICU 的患儿中发现了入院 PaO_2 值和死亡率之间的U型关联，观察到死亡风险在 PaO_2 水平188mmHg以下和300mmHg以上。Numa等在1447名PICU患者中观察到，使用儿科死亡指数-3（PIM-3）调整疾病严重程度后，入院时 PaO_2＞250mmHg，预测死亡的优势比为2.66（P＝0.047）；研究结果中粗死亡率与 PaO_2 入院呈“U”形关系，101～150mmHg和151～200mmHg死亡率最低（分别为2.3%和2.6%），PaO_2＜50mmHg或＞350mmHg患者死亡率最高，为18.2%。由此可见，危重患儿救治指南或共识的氧疗目标需给出合适的低限和高限。

二、高氧血症对创伤患儿死亡率的影响

Ramgopal等的这项研究未对病因进行分析。高氧血症对不同疾病状态的重症患儿死亡率究竟有何影响，也是值得探讨的问题。Naylor等研究了战时（伊拉克和阿富汗）常压高氧血症对儿童创伤的影响，该研究共1323例患儿入选，其中291例（22%）表现为高氧血症（PaO_2 100～300mmHg），43人（3.3%）表现为极高氧血症（PaO_2＞300mmHg），中位年龄为8岁，大多数（76%）为男性，阿富汗（69%），被炸药炸伤（42%）。无高氧血症、高氧血症和极高氧血症患者的生存率差异无显著性（92% *vs.* 87% *vs.* 86%，P＝0.078），而亚组分析中TBI和大量输血病例（24小时内输血超过40ml/kg）生存率没有显著差异。Ramaiah等报道194名重型TBI患儿在急诊科的 PaO_2 为301～500mmHg与生存率增加有关。当 PaO_2＜300mmHg和＞500mmHg时，存活率并没有提高，而 PaO_2 达到＜100mmHg之前，死亡率也没有恶化。Michaud等研究了75名患有严重脑外伤的儿童患者中，初始 PaO_2＞350mmHg与延长存活率和改善长期神经预后有关，而Naylor等的研究中，战时武装冲突和医疗资源的紧缩状态，PaO_2 高于300mmHg的例数不多，未得出统计学差异。

对成人创伤患者，大部分研究显示高氧未增加死亡率。Russell等后续分析了肺损伤标志物前瞻性研究中的471例入院24小时测定 PaO_2 患者，在控制了年龄、损伤严重程度评分、PaO_2/FiO_2 等因素后，在未进行脑组织氧合监测的情况下，严重创伤进行机械通气的患者入院后24小时内的高氧与死亡风险增加或神经预后恶化无关。Harpsø等的研究结论与之类似，343例严重创伤患者入院后最初24小时内的高氧血症对30天的住院死亡率没有影响。在澳大利亚和新西兰一项大型多中心回顾性队列研究中，分析了24 148例接受机械通气的颅脑损伤患者数据，TBI患者ICU入院后24小时内的高氧血症与较高的住院死亡率无关。缺氧仍然与较高的住院死亡率相关，应尽可能避免。2018年Stolmeijer等报道了高氧对急性疾病患者影响的系统综述，共纳入37篇文章，其中31篇可分为四大类：心搏骤停、创伤性脑损伤、卒中和脓毒症。只有一项研究证明了高氧血症对颅脑损伤后的短暂保护作用，而其他研究显示心搏骤停、卒中和脑外伤后氧疗导致高氧血症的死亡率更高。近一半的研究表明高氧血症与临床相关的结果没有关系。2019年Ni等对高氧对危重患者死亡率影响进行了系统回顾和荟萃分析，最终有24项试验进入最终分析，结果显示高氧血症会增加ICU患者的死亡率（OR＝1.22，95%CI 1.12～1.33），特别是心脏停搏（OR＝1.30，95%CI 1.08～1.57）和体外生命支持（OR＝1.44，95%CI 1.03～2.02）的患者，而在颅脑损伤、卒中和出血、心脏手术后等因不同原发病而接受机械通气的患者中，高氧未显示增加死亡率。因此，常压高氧对创伤患者（成人和儿童），尤其是TBI的患者究竟是有利还是有弊，还有待更多的研究。

三、危重儿童氧疗目标

对于危重儿童理想的目标 PaO_2 或脉搏血氧饱和度（SpO_2）尚无共识。描述最佳氧气剂量的指南很少，而且目前的证据很大程度上是低水平的，主要基于观察性的队列研究。英国正在实施的一项多中心随机研究探讨在 PICU 自由氧疗（SpO_2 目标＞94%）与保守氧疗（SpO_2 目标 88%～92%）相比是否弊大于利，目前预实验的结果是两组的住院时间、器官支持时程和死亡率无明显差异，从招募率、方案依从性和可接受性，SpO_2 的组间差异和安全性方面证实该试验方案的可行性。期待该研究的最终结果为 PICU 氧疗目标提供依据。

虽然真正的因果推论需要对高氧血症进行严格的前瞻性评估，但正如对 Ramgopal 等研究的分析，目前的临床证据表明高氧血症与死亡率有关，再加上高氧血症危害病理生理学合理性，在设计危重儿童氧疗目标阈值相关的指南时是值得思考的。上文所提及的 Stolmeijer 等和 Ni 等系统综述和荟萃分析均显示心脏停搏后氧疗导致高氧血症的死亡率更高。儿童的相关研究不多，一项包括 1875 例患者的关于心脏停搏后儿童的最大研究中，入院 ICU 后首次测量的 PaO_2 为 300mmHg 或更高与死亡率独立相关。2015 年更新的美国心脏协会儿科高级生命支持指南建议在 FiO_2 水平为 1.0 的情况下开始复苏，然后下调氧疗将氧饱和度目标定为 94%～99%。同样，欧洲复苏理事会（BTS）建议急危重患者通过氧疗使氧合血红蛋白饱和度保持在 94%～98% 的目标范围内，慢性阻塞性肺疾病（chronic obstructive pulmonary disease，COPD）等伴有高碳酸血症的呼吸衰竭则保持在 88%～92%。由于认识到新生儿高氧血症可能造成的危害，导致复苏指南的改变，但需注意一项针对新生儿较低和较高目标氧饱和度的前瞻性随机临床试验表明，目标氧饱和度 85%～89% 与 91%～95% 相比，死亡率增高。故避免高氧损害的同时，需根据病理生理状况仔细评估缺氧的潜在危害。

在急性呼吸窘迫综合征（acute respiratory distress syndrome，ARDS）研究中，Aggarwal NR 等进行多中心临床试验，将高于 ARDSnet 协议目标的氧气暴露量定义为吸氧浓度大于 0.5 且动脉血氧分压高于 80mmHg 时，吸氧浓度与 0.5 之间的差，计算入院前 5 天高于目标氧气暴露量的累积值，研究其对 90 天住院死亡率的影响，结果发现氧暴露高于目标者与不同严重程度 ARDS 的较差的临床结局有关，包括死亡率和无呼吸机时间等。2015 年儿科急性肺损伤共识会议提出的氧合目标包括：轻度儿童急性呼吸窘迫综合征，当 PEEP＜$10cmH_2O$ 时，血氧饱和度应保持在 92%～97%；中重度 ARDS，当呼气末正压（positive end-expiratory pressure，PEEP）≥$10cmH_2O$ 时，滴定最佳 PEEP，血氧饱和度水平适当维持在低值 88%～92%。当血氧饱和度低于 92%，注意监测中心静脉血氧饱和度等氧输送指标，而 2019 年 GINA 哮喘指南提出的吸氧的氧合目标 94%～98%。

2018 年 Chu 等在 *Lancet* 发表了关于自由氧疗与保守氧疗（IOTA）治疗成人急性疾病的死亡率和发病率的系统综述和荟萃分析，25 个随机对照试验纳入了 16 037 例患有脓毒症、危重疾病、卒中、创伤、心肌梗死或心脏停搏的患者，以及接受紧急手术的患者。与保守的氧疗策略相比，自由氧疗策略［试验期间 SpO_2 的中位基线值 96%（范围 94%～99%，四分位间距 96～98）］增加了住院死亡率（*RR*＝1.21，95%*CI* 1.03～1.43，I^2＝0，高质量）、30 天病死率（*RR*＝1.14，95%*CI* 1.01～1.29，I^2＝0，高质量）。确定最佳的血氧饱和度范围很重要，可将急症患者低氧血症和高氧血症的风险降至最低。该研究中提供了探索性证据，表明 SpO_2 阈值跨越 94%～96% 的 SpO_2 范围（即自由氧组较低的 95%*CI* 下限和中位基线值），这些数据支持 2015 年澳大利亚和新西兰胸科学会关于氧疗滴定至最高 SpO_2 为 96% 的建议。

多个系统综述和荟萃分析表明，避免缺氧对所有危重患儿都是有益的。越来越多的证据表明，在儿童和成人人群中，高氧血症与有害后果有关。高氧血症的阈值可能会因年龄、ICU 前的状况和疾病进程等因素而有所不同，而对于机械通气的患儿，控制氧浓度联合肺保护通气策略、肺开放策略等，比单一控制氧浓度更重要。在 ICU 入院时，基于维持终末器官灌注指数的充足氧合可能比单一的 PaO_2 值更重要。

严重的高氧血症增加 PICU 重症患儿的住院死亡率虽然还需要前瞻性研究验证，但未来对危重儿童氧疗支持的方案还是需要考虑超生理的血氧水平可能产生的有害影响，而大部分研究显示高氧血症不增加创伤的病死率。未来的研究需要准确地定义使益处最大化和危害最小化的氧疗策略。

（复旦大学附属儿科医院　陈　扬　陆国平）

参 考 文 献

［1］Ni YN, Wang YM, Liang BM, et al. The effect of hyperoxia on mortality in critically ill patients; a systematic review and meta analysis. BMC Pulm Med, 2019, 19(1): 53.

［2］Ramgopal S, Dezfulian C, Hickey RW, et al. Association of Severe Hyperoxemia Events and Mortality Among Patients Admitted to a Pediatric Intensive Care Unit. JAMA Netw Open, 2019, 2(8): e199812.

［3］Naylor JF, Borgman MA, April MD, et al. Normobaric hyperoxia in wartime pediatric trauma casualties. Am J Emerg Med, 2020, 38(4): 709-714.

［4］Ramgopal S, Dezfulian C, Hickey RW, et al. Early Hyperoxemia and Outcome 4. Among Critically Ill Children. Pediatr Crit Care Med, 2020, 21(2): e129-e132.

［5］Helmerhorst HJ, Arts DL, Schultz MJ, et al. Metrics of Arterial Hyperoxia and Associated Outcomes in Critical Care. Crit Care Med, 2017, 45(2): 187-195.

［6］Palmer E, Post B, Klapaukh R, et al. The Association between Supraphysiologic Arterial Oxygen Levels and Mortality in Critically Ill Patients. A Multicenter Observational Cohort Study. Am J Respir Crit Care Med, 2019, 200(11): 1373-1380 .

［7］Raman S, Prince NJ, Hoskote A, et al. Admission PaO2 and Mortality in Critically Ill Children; A Cohort Study and Systematic Review. Pediatr Crit Care Med. 2016, 17(10): e444-e450.

［8］Numa A, Aneja H, Awad J, et al. Admission Hyperoxia Is a Risk Factor for Mortality in Pediatric Intensive Care. Pediatr Crit Care Med, 2018, 19(8): 699-704.

[9] Russell DW, Janz DR, Emerson WL, et al. Early exposure to hyperoxia and mortality in critically ill patients with severe traumatic injuries. BMC Pulm Med, 2017, 17(1): 29.

[10] Harpso M, Granfeldt A, Lofgren B, et al. No effect of hyperoxia on outcome following major trauma. Open Access Emerg Med, 2019, 11: 57-63.

[11] D OB, Nickson C, Pilcher DV, et al. Early Hyperoxia in Patients with Traumatic Brain Injury Admitted to Intensive Care in Australia and New Zealand; A Retrospective Multicenter Cohort Study Neurocrit Care, 2018, 29(3): 443-451.

[12] Stolmeijer R, Bouma HR, Zijlstra JG, et al. A Systematic Review of the Effects of Hyperoxia in Acutely Ill Patients; Should We Aim for Less? Biomed Res Int, 2018, 7841295.

[13] Peters MJ, Jones GAL, Wiley D, et al. Conservative versus liberal oxygenation targets in critically ill children; the randomised multiple-centre pilot Oxy-PICU trial. Intensive Care Med, 2018, 44(8): 1240-1248.

[14] O'Driscoll BR, Howard LS, Earis J, et al. BTS guideline for oxygen use in adults in healthcare and emergency settings. Thorax, 2017, 72(Suppl 1): ii1-ii90.

[15] Aggarwal NR, Brower RG, Hager DN, et al. Oxygen Exposure Resulting in Arterial Oxygen Tensions Above the Protocol Goal Was Associated With Worse Clinical Outcomes in Acute Respiratory Distress Syndrome. Crit Care Med, 2018, 46(4): 517-524.

[16] Pediatric Acute Lung Injury Consensus Conference G. Pediatric acute respiratory distress syndrome; consensus recommendations from the Pediatric Acute Lung Injury Consensus Conference. Pediatr Crit Care Med, 2015, 16(5): 428-439 .

[17] Chu DK, Kim LHY, Young PJ, et al. Mortality and morbidity in acutely ill adults treated with liberal versus conservative oxygen therapy (IOTA); a systematic review and meta-analysis. The Lancet, 2018, 391(10131): 1693-1705.

[18] Beasley R, Chien J, Douglas J, et al. Thoracic Society of Australia and New Zealand oxygen guidelines for acute oxygen use in adults; 'Swimming between the flags'. Respirology, 2015, 20(8): 1182-1191.

第六节 液体超负荷增加重症儿童病死率

液体疗法是儿童重症监护中危重症患儿复苏的基石。早期大剂量液体复苏策略可恢复循环血量、改善心血管功能，有效降低血流动力学不稳定导致的病死率，从而显著提高患者的生存率。然而，随着重症医学的发展，越来越多的证据表明，液体超负荷与最终恶化的临床预后密切相关。液体超负荷是导致危重患者氧合指数恶化、延长机械通气时间、高器官功能障碍发生率及高病死率的危险因素。除了必要的液体复苏，危重症患儿常接受不同剂量的“强制性”液体摄入作为其治疗的一部分，如营养、药物和维持液体，这种累积液体摄入常超过机体需求，导致液体正平衡。尤其对于需要机械通气的重症儿童，大剂量的初始复苏液体、正压通气引起的抗利尿激素分泌、毛细血管渗漏综合征和镇静等因素都会造成液体超负荷。在成人的研究中发现，保守的限制液体策略如限制液体摄入和增加利尿能够改善肺功能和缩短 ICU 住院时间，但这并不否定充分液体复苏的必要性，更加强调的是连续评估液体平衡的重要性。

一、液体超负荷与病死率

液体超负荷的定义目前尚无统一标准，评估方法各异。常见的液体超负荷的定义包括：①入院后 24 小时内液体超负荷的累积百分比超过 5%；②入住 PICU 期间液体超负荷的峰值百分比超过 10%；③连续性肾脏替代治疗启动时液体超负荷的累积百分比超过 10%；④连续性肾脏替代治疗启动时液体超负荷的累积百分比超过 20%。这些定义与一些成人研究中使用的 10% 的阈值相似，常用的液体超负荷评估方法包括：①累积或峰值液体负荷百分比；②累积或峰值体重变化百分比；③与体重相关的净液体平衡；④与体表面积相关的净液体平衡等。液体超负荷在儿童患者中的发生率较高，且年龄越小的患儿更有可能发生液体超负荷。一项对针对儿童颅脑损伤的研究中发现，53% 的患者出现液体超负荷，1 岁以下婴儿液体超负荷的发生率更是高达 91%，这可能与小月龄的儿童体重较小、存在更高的无感损失等因素有关。液体超负荷的临界值从 5% 至 20% 不等，其中对于儿童采用 10% 或 20% 的研究最多，占一半以上。有研究根据液体超负荷的严重程度分为 3 个分组（＜10%、10%～20%、＞20%），调查其生存情况发现病死率随着液体超负荷的程度加重呈现进行性增长的趋势，液体超负荷程度大于 20% 的患者病死率远高于液体超负荷小于 10% 的患者（分别为 77.3% 和 20.6%）。近期的研究发现在校正了疾病严重程度后，每增加 1% 的液体超负荷，死亡率增加 6% [校正 OR＝1.06（ 95% CI 1.03～1.10），I^2＝66%，n＝3200]。对于儿童液体超负荷可能存在阈值，超过该阈值，液体累积变得无益或明显有害。重症医生应监测患儿的日常液体平衡，并避免液体积聚和超负荷的相关危害，液体过度正平衡可能会增加重症患者不良预后的风险。

二、液体超负荷与急性肾损伤

急性肾损伤在危重患儿中常见，其发生率为 19.1%～40.3%，影响病死率和住院时间。近期流行病学研究发现，急性肾损伤是新生儿、儿童和成人在 ICU 中长时间机械通气、住院时间延长和病死率升高的危险因素。与急性肾损伤密切相关的液体超负荷也影响患者在院期间的预后，尤其对于儿童，严重的液体超负荷常导致感染风险增加、伤口愈合延迟、机械通气时间延长和病死率升高。在生理学上，急性肾损伤和液体超负荷是相关的，因为少尿型急性肾损伤患者是液体超负荷的高风险人群，而液体超负荷又是急性肾损伤的原因。在一项针对 PICU 患者的调查中发现，急性肾损伤和液体超负荷的发生率分别为 19.4% 和 24.2%，二者呈一定相关性。目前认为入院后的前 3 天是肌酐升高的高峰期，也就是由复苏阶段向稳定阶段过渡的时期，这段时间内的肌酐升高可能提示早期即出现急性肾损伤，但部分研究发现早期的肌酐升高可能是仅存在功能性损伤，不能确定是否已经进展为真正意义上的肾损伤，而通过液体超负荷来校正肌酐的实际数值，可能会发现由于稀释导致肌酐正常的急性肾损伤的患者，所以，急性肾损伤和液体超负荷二者具有一定的关联性，熟因熟果，临床上需综合判断才能准确评估患者的肾功能。

三、液体超负荷与呼吸功能

重症患者由于液体摄入过多，反调节机制如抗利尿激素分泌增加，液体排出受限、毛细血管渗漏增多，导致器官水肿和功能障碍，与高静水压相关的毛细血管渗漏对肺泡影响明显。在接受机械通气的儿童和成人中，液体超负荷与呼吸功能障碍、缺氧、机械通气时间延长和ICU住院时间延长相关。相反，在急性呼吸窘迫综合征的患者中，限制性液体管理和利尿治疗可以降低病死率和缩短呼吸机使用时间。近年的研究发现，液体超负荷会造成严重的呼吸功能障碍，具体表现为氧合指数恶化、机械通气时间延长，以及发生多种器官功能障碍和病死率增高，液体超负荷是氧合指数恶化的独立危险因素。肺部的生理学特点决定其易受血流动力学影响，肺部高密度的毛细血管结构和炎症反应导致肺泡毛细血管渗漏等原因都是液体超负荷影响呼吸功能的重要因素，所以，对于呼吸系统疾病，液体管理显得尤为重要。对于急性肺损伤、急性呼吸窘迫综合征的儿童，合理的液体管理可以改善预后。PALISI网络中的儿科重症监护医生一致认为，急性呼吸窘迫综合征儿童的“标准治疗”方案应将10%作为液体超负荷的阈值。严格地限制液体摄入也改善了需要液体复苏的患者（如脓毒性休克患者）的临床预后。除了限制液体超负荷的量会改善预后，限制液体的时效性也尤为重要，研究表明在入PICU后的24小时内液体超负荷与机械通气时间延长相关，对重症急性毛细支气管炎、病毒性肺炎以及需要机械通气的呼吸衰竭患者等多项研究表明，早期的液体过负荷，与机械通气时间延长、住院时间延长及预后不良相关。因此，在儿童呼吸系统疾病的诊治中需要充分考虑到液体超负荷对预后以及并发症如肺水肿造成的影响。

四、液体超负荷与连续性肾脏替代治疗

连续性肾脏替代治疗（continuous renal replacement therapy，CRRT）常用于急性肾损伤、液体超负荷和多器官功能衰竭等危重症患儿，可以持续清除体内多余的液体和“毒素”，改善电解质紊乱。随着技术的进步，连续性肾脏替代治疗变得越来越安全，但需要CRRT的儿童死亡率仍较高，为35%～64%。多项研究发现CRRT启动时液体超负荷的严重程度与住院时间、机械通气时间以及病死率之间存在相关性；在校正了疾病严重程度、多器官衰竭和年龄后，开始CRRT时10%～20%的液体超负荷会导致死亡概率增加3～8倍；尤其在心脏手术后、脓毒性休克或需要体外膜肺氧合的患者中，发生急性肾损伤和液体超负荷的风险明显增加。美国重症医学会儿童脓毒性休克指南提出，初始液体复苏后，在无法维持液体负平衡时，要求对液体负荷超过10%的患者进行利尿治疗或肾脏替代治疗。此外，液体超负荷时CRRT的时机也是影响病死率的重要因素。早期使用CRRT可预防严重的液体超负荷，从而显著降低危重患儿的病死率。启动时间是对死亡率的独立预测因素，校正*OR*为1.01，这意味着CRRT启动每延迟1小时，死亡概率增加1%。研究表明，接受连续性肾脏替代治疗的多器官功能障碍患儿中，处于液体超负荷状态患者的病死率明显高于液体负平衡患者。基础疾病、疾病严重程度、器官功能障碍进展以及连续性肾脏替代治疗适应证和时机的个体化选择均会影响预后。虽然液体超负荷本身与病死率无直接因果关系，但液体超负荷所带来的不良效应易导致患者死亡风险

增加，液体超负荷延迟了肾损伤诊断从而影响治疗，导致呼吸机支持时间以及住院时间延长，影响预后，所以，急性肾损伤和液体超负荷是早期干预的潜在目标。

（中国医科大学附属盛京医院　刘春峰）

参考文献

[1] Alobaidi R, Morgan C, Basu Rk, et al. Association Between Fluid Balance and Outcomes in Critically Ill Children A Systematic Review and Meta-analysis. JAMA Pediatr, 2018, 172(3): 257-268.

[2] Branco RG, Orellana RA. Physician Awareness and Management Practices of Fluid Overload in Critically Ill Children. Pediatr Crit Care Med, 2018, 19(10): 1012-1014.

[3] Anand M, Lalitha AV, Joe J, et al. Adverse Outcomes due to Aggressive Fluid Resuscitation in Children: A Prospective Observational Study. J Pediatr Intensive Care, 2019, 8(2): 64-70.

[4] Manpreet V, Ayse AA. Fluid overload in critically ill children is associated with increased mortality. J Pediatr, 2018, 198: 322-325.

[5] Ahmed N, Moustafa A, Manal A, et al. Clinical Outcomes Associated with Fluid Overload in Critically Ill Pediatric Patients. J Trop Pediatr, 2020, 66(2): 152-162.

[6] Gerard C, Rosemary M, Monsurul H, et al. Mortality of Critically Ill Children Requiring Continuous Renal Replacement Therapy: Effect of Fluid Overload, Underlying Disease, and Timing of Initiation. Pediatr Crit Care Med, 2019, 20(4): 314-322.

[7] Ahmad K, Basu RK, Bagshaw SM, et al. Epidemiology of Acute Kidney Injury in Critically Ill Children and Young Adults. N Engl J Med, 2017, 376(1): 11-20.

[8] Selewski DT, Askenazi DJ, Bridges BC, et al. The Impact of Fluid Overload on Outcomes in Children Treated With Extracorporeal Membrane Oxygenation: A Multicenter Retrospective Cohort Study. Pediatr Crit Care Med, 2017, 18(12): 1126-1135.

[9] Chawla LS, Bellomo R, Bihorac A, et al. Acute kidney disease and renal recovery: consensus report of the Acute Disease Quality Initiative (ADQI) 16 Workgroup. Nat Rev Nephrol, 2017, 13(4): 241-257.

[10] Franco D, Nuñez MJ, Pablo P, et al. Implementation of preemptive fluid strategy as a bundle to prevent fluid overload in children with acute respiratory distress syndrome and sepsis. BMC Pediatrics, 2018, 18(1): 207.

[11] Vaewpanich J, Akcan-Arikan A, Coss-Bu JA, et al. Fluid Overload and Kidney Injury Score as a Predictor for Ventilator-Associated Events. Front Pediatr 2019(7): 204.

[12] Hassinger AB, Valentine SL . Self Reported Management of IV Fluids and Fluid Accumulation in Children With Acute Respiratory Failure. Pediatr Crit Care Med, 2018, 19(10): e551-e554.

[13] Branco RG. Fluid Overload in Children With Bronchiolitis. Pediatr Crit Care Med, 2019, 20(3): 301-302.

[14] Selewski DT, Askenazi DJ, Bridges BC, et al. The Impact of Fluid Overload on Outcomes in Children Treated With

Extracorporeal Membrane Oxygenation: A Multicenter Retrospective Cohort Study. Pediatr Crit Care Med, 2017, 18(12): 1126-1135.

[15] Flores-González JC, Valladares CM, Castilla CY, et al. Association of Fluid Overload With Clinical Outcomes in Critically Ill Children With Bronchiolitis. BRUCIP study. Pediatr Crit Care Med, 2019, 20(3): e130-e136.

[16] Ingelse SA, Wiegers HMG, Calis JC, et al. Early Fluid Overload Prolongs Mechanical Ventilation in Children With Viral-Lower Respiratory Tract Disease. Pediatr Crit Care Med, 2017, 18(3): e106-e111.

[17] Woodward CW, Lambert J, Ortiz-Soriano V, et al. Fluid Overload Associates With Major Adverse Kidney Events in Critically Ill Patients With Acute Kidney Injury Requiring Continuous Renal Replacement Therapy. Crit Care Med, 2019, 47(9): e753-e760.

[18] Guntulu Sk, Asuman D, Seda G, et al. Clinical Features and Indications Associated with Mortality in Continuous Renal Replacement Therapy for Pediatric Patients. Indian J Pediatr, 2019, 86(4): 360-364.

[19] Choi SJ, Ha EJ, Jhang WK, et al. Factors Associated With Mortality in Continuous Renal Replacement Therapy for Pediatric Patients With Acute Kidney Injury. Pediatr Crit Care Med, 2017, 18(2): e56-e61.

[20] Selewski DT, Cornell TT, Lombel RM, et al. Weight-based determination of fluid overload status and mortality in pediatric intensive care unit patients requiring continuous renal replacement therapy. Intensive Care Medicine, 2011, 37(7): 1166-1173.

[21] Sethi SK, Veena R, Shilpi S, et al. Fluid Overload and Renal Angina Index at Admission Are Associated With Worse Outcomes in Critically Ill Children. Front Pediatr, 2018, 6: 118.

[22] Davis A, Carcillo JA, Aneja RK, et al.American College of Critical Care Medicine Clinical Practice Parameters for Hemodynamic Support of Pediatric and Neonatal Septic Shock. Crit Care Med, 2017, 45(6): 1061-1093.

[23] Andersson A, Åke Norberg, Broman LM, et al. Fluid balance after continuous renal replacement therapy initiation and outcome in paediatric multiple organ failure. Acta Anaesthesiol Scand, 2019, 63(8): 1028-1036.

[24] Hames DL, Ferguson MA, Salvin JW. Risk Factors for Mortality in Critically Ill Children Requiring Renal Replacement Therapy. Pediatr Crit Care Med, 2019, 20(11): 1069-1077.

第二十章　重症产科

第一节　妊娠相关急性肾损伤病因与发病率的新变化

妊娠相关急性肾损伤（pregnacy-related acute kidney injury，PR-AKI）是妊娠期间的一种严重并发症，由多种病因引起，是引起母婴不良结局的重要原因，也是引起孕产妇心血管疾病、慢性肾疾病、终末期肾病甚至死亡的独立危险因素。

PR-AKI 的发病率在发达国家和发展中国家差距显著，近年来全球总体发病率呈下降趋势，但却出现发展中国家下降、发达国家上升的趋势。这与近年引发妊娠相关肾损伤潜在病因的改变相关。

一、妊娠相关急性肾损伤的流行病学

近几十年来，PR-AKI 的发病率呈急剧下降趋势。20 世纪 60至70 年代 PR-AKI 的发病率为 6%～50%，80 年代降至 15%，到 2010 年其发病率仅为 1.5%～1.8%。PR-AKI 的发病率、病因、病死率和预后在发达国家和发展中国家有很大的不同，其诊治和预后受不同国家地理和经济状况的影响。

PR-AKI 在发展中国家较常见，其发病率可达 4%～26%，而发达国家发病率仅为 1%～2.8%。在发展中国家，不同国家的发病率存在很大的差异，即使在同一国家，其发病率也随着地区间经济、医疗水平的不同而不同。贫穷、人口基数大、教育水平低下、医疗资源缺乏等是造成发展中国家 PR-AKI 发病率较高的社会经济学和卫生保健因素。近 50 年随着医疗卫生条件的显著改善，以及非法感染性流产的比例逐渐下降，PR-AKI 的发病率显著降低。自 20 世纪 60 年代至近年来，其发病率由 20%～40% 降至 10% 以下。

在发达国家，PR-AKI 较为罕见。自 20 世纪 60至90 年代，PR-AKI 的发病率一度下降，从 1/7000 降至 1/18 000，其原因主要是流产的合法化使感染性流产的发病率明显降低，但在过去的 10 年中 PR-AKI 的发病率又呈上升趋势，其原因部分归结于孕妇人口统计学的改变，包括孕妇人口趋于高龄化，合并肥胖、糖尿病、慢性高血压和慢性肾疾病的比例增加等。同时，辅助生育技术比例的增加也是造成 PR-AKI 发病率升高的潜在原因。

二、妊娠相关急性肾损伤的病因

PR-AKI 包括所有妊娠期间或产后发生的肾功能损伤，病因复杂且受多因素影响。PR-AKI 的发

生呈双峰分布：一个高峰期在妊娠早期（孕 12～18 周），另一个高峰期在妊娠晚期（孕 35 周以后和产褥期）。PR-AKI 多由妊娠特有的疾病或综合征引起，如妊娠期高血压、胎死宫内及产科出血。除此之外，其他引起 PR-AKI 的病因并非妊娠所特有，而是伴随妊娠发生，妊娠作为触发因素，由遗传或免疫等因素介导 PR-AKI 的发生。

临床常见 AKI 的病因分为肾前性、肾性和肾后性。PR-AKI 可根据 AKI 发生时间分类（表 20-1-1）。①妊娠早期：以妊娠剧吐、流产常见。②妊娠中、晚期：以胎盘早剥、微血管病变常见。③产褥期：以子宫收缩乏力、产道撕裂伤所致产后出血常见。在发展中国家，脓毒症和出血是引起 PR-AKI 的主要原因，而在发达国家，引起 PR-AKI 的病因更多见于妊娠期高血压。引起 PR-AKI 常见病因详细介绍如下。

表 20-1-1　妊娠相关急性肾损伤的病因

肾前性	肾性	肾后性
妊娠早期		
出血（流产）	脓毒症（感染性流产）	泌尿系结石
妊娠剧吐	抗心磷脂抗体综合征	输尿管梗阻
卵巢过度刺激综合征	自身免疫性疾病	
异位妊娠	肾小球肾炎、间质性肾炎、狼疮肾炎	
妊娠中晚期		
出血（妊娠中期流产、前置胎盘、胎盘早剥）	严重子痫前期，HELLP	羊水过多
	妊娠期急性脂肪肝	多胎妊娠
	溶血性尿毒综合征 / 血栓性血小板减少性紫癜	子宫肌瘤体积过大
	肾盂肾炎	输尿管梗阻
	肾小球肾炎、间质性肾炎、狼疮肾炎	泌尿系结石
产褥期		
出血（子宫收缩乏力，子宫破裂，产道撕裂伤）	严重子痫前期，HELLP	泌尿系结石
	溶血性尿毒综合征	
	肾毒性药物（抗生素、非甾体抗炎药、质子泵抑制剂）	

1. 出血和低血容量　妊娠早期，由低血容量引起 AKI 的比例不足 5%。在发达国家，妊娠早期流产出血造成的低血容量很少引起肾前性氮质血症。妊娠中期流产和妊娠后期由于前置胎盘或胎盘早剥所致的出血，其出血量往往是巨大的。据报道，近 70% 的 PR-AKI 发生在产褥期，围生期出血所致低血容量易导致肾前性 PR-AKI。其中，以子宫收缩乏力最为常见。除此之外，胎盘滞留、产道撕裂伤、凝血障碍、胎盘植入、子宫破裂以及羊水栓塞所致凝血障碍是胎儿娩出后出血的常见原因。分娩时出血量的低估导致临床上难以识别此类 PR-AKI 高风险人群。除出血外，引起低血容量而导致肾前性 PR-AKI 的常见原因还包括妊娠剧吐和卵巢过度刺激综合征（ovarian hyperstimulation syndrome，OHSS）。妊娠剧吐常表现为持续性呕吐同时伴有代谢性碱中毒的发生，药物止吐以及晶体液和电解质的补充，可纠正低血容量状态。随着试管婴儿技术的逐渐成熟，卵巢过度刺激综合征的发病率随之增

加。严重的 OHSS 常伴有 AKI 的发生，其机制复杂，包括血管内液体丢失、体液介导的毛细血管渗漏导致肾水肿、腹腔高压或腹腔间隔室综合征及卵巢增大导致的梗阻性肾病。

2. 感染与脓毒症　感染和脓毒症是 PR-AKI 的常见病因，可分为产前感染、产褥期感染和产后感染。产前感染主要发生于泌尿生殖道，由于妊娠期间特殊的激素及解剖结构改变，急性肾盂肾炎的发病率远高于非妊娠女性，为 1%～2%，通常发生在妊娠中期，最常见的致病菌为大肠埃希菌。非妊娠急性肾盂肾炎很少会发生 AKI，但妊娠期不同，后者发生 AKI 的病例明显增加。急性肾盂肾炎与无症状性菌尿和简单泌尿系感染的治疗有所不同，由于前者发生脓毒症和 AKI 的风险更高，所以需住院观察病情，尽早静脉输注抗生素以及补液治疗。积极有效的治疗措施可显著控制急性肾盂肾炎的病情进展，使肾盂肾炎所致 PR-AKI 的发生率从 20% 降至 2%，且明显改善了患者肾功能预后。脓毒症时大量炎性介质和活性氧的释放可导致急性肾小管坏死，这是 AKI 最为常见的发病机制。颗粒管型尿和升高的钠排泄分数有助于临床诊断急性肾小管坏死。

3. 妊娠期高血压　严重子痫前期和 HELLP 综合征是妊娠晚期发生 AKI 的主要原因。子痫前期肾脏的特征性病变是肾小球内皮细胞的肿胀和脱离，通常存在纤维蛋白原沉积，从而导致毛细血管管腔堵塞。子痫前期可使肾血流和肾小球滤过率降低 30%～40%，并伴有肾血管收缩，因此，肾损伤的风险极高。传统观点认为，HELLP 综合征是子痫前期的变种和并发症，但实际上其属于一种独立的疾病，因为有约 20% 的 HELLP 综合征孕妇既没有高血压，也没有蛋白尿。HELLP 综合征的发病机制尚不完全清楚，有学者认为与 HELLP 综合征中抗血管生成因子和可溶性内皮素的上调，以及促血管生成因子和血管内皮生长因子下调有关；另有学者认为 HELLP 综合征类似于血栓性微血管病（thrombotic microangiopathy，TMA），因为两者有相似的临床症状。有 7%～15% 的 HELLP 综合征患者可出现肾损伤，其中约 46% 需要肾替代治疗，绝大部分患者肾功能可完全恢复。若患者即往合并肾病和高血压，约 10% 的患者会发展为慢性肾功能不全。

4. 妊娠期急性脂肪肝（acute fatty liver of pregnancy，AFLP） 发病罕见，常见病因是常染色体隐性遗传错误引起的长链 3- 羟基酰基辅酶 A 的缺陷所致，长链脂肪酸大量沉积于肝脏，造成肝脏功能受损。临床表现为恶心、呕吐、黄疸、腹腔积液；实验室检查可表现为血清肝酶及胆红素水平升高、血氨升高、低血糖、凝血障碍、血小板减少和低纤维蛋白原血症。有 50%～75% 的 AFLP 患者会发生 AKI，通常为非少尿性 AKI，症状较轻，不需要肾替代治疗。AFLP 与 HELLP 综合征的临床表现相似，甚至高达 20%～40% 的患者可同时发生，但治疗原则一致，即及早终止妊娠和支持治疗。大多数病例在分娩后肾和肝脏的损伤均可恢复。

5. 血栓性微血管病（thrombotic microangiopathy，TMA） 典型临床表现为微血管溶血性贫血，妊娠相关 TMA 比较罕见，发生率约为 1/25 000。妊娠相关 TMA 的致病机制包括：①血管性血友病因子裂解酶（ADAMTS-13）缺乏；②补体旁路途径失调。临床常见妊娠相关 TMA 包括血栓性血小板减少性紫癜（thrombotic thrombocytopenic purpura，TTP）和溶血性尿毒综合征（hemolytic uremic syndrome，HUS）。TTP 的临床特征是发热、严重血小板减少和非特异神经系统症状，如癫痫、失语、共济失调、定向障碍和头痛。TTP 所致 AKI 表现为轻度肾功能损伤（血肌酐＜124μmol/L）。TTP 是由于 ADAMTS-13 缺乏或 ADAMTS-13 抗体增加所致，ADAMTS-13 是一种蛋白酶，可裂解导致促凝状态的血管性血友病因子。妊娠为 TTP 的触发因素，特别是在 ADAMTS-13 缺乏的情况下，以妊娠晚期发病率最高，通过血浆置换或输注新鲜冰冻血浆清除自身抗体并恢复酶活性以达到治疗目的。HUS 与 TTP 临床表现相似，但前者肾功能受损更为严重（血肌酐>203μmol/L），很少出现神经系统症状。HUS 多发生于产后，发病机制为补体调节蛋白基因突变导致补体旁路途径过度激活，如补体因子 H、I、C3、膜因子蛋白等。过去认为血浆置换是 HUS 的一线治疗方案，可置换机体无功能的补体调节因子并清除自身抗体。近几年单克隆抗体疗法的出现使 HUS 的治疗发生了革命性改变。埃普利单抗、针对补体系统 C5 的抗体，可抑制补体的分裂并阻止膜攻击复合物的产生。此药在妊娠期使用是安全的，可达到临床缓解甚至逆转 HUS 的发生。与 PR-AKI 其他诱因不同，胎儿娩出后可缓解子痫前期和 HELLP 综合征等临床症状，但对妊娠相关 TMA 无明显改善。

（首都医科大学附属北京朝阳医院　韩　悦　李文雄）

参考文献

[1] Youxia L, Xinxin Ma, Jie Zheng, et al.Pregnancy outcomes in patients with acute kidney injury during pregnancy: a systematic review and meta-analysis. BMC Pregnancy Childbirth, 2017, 17(1): 235.

[2] Vinturache A, Popoola J, Watt-Coote I. The changing landscape of acute kidney injury in pregnancy from an obstetrics perspective. J Clin Med, 2019, 8(9): 1396.

[3] Rao S, Jim B. Acute Kidney Injury in Pregnancy: The Changing Landscape for the 21st Century. Kidney Int Rep, 2018, 3(2): 247-257.

[4] Bentata Y, Housni B, Mimouni A, et al. Acute kidney injury related to pregnancy in developing countries: Etiology and risk factors in an intensive care unit. J Nephrol, 2012, 25(5): 764-775.

[5] Siribamrungwong M, Chinudomwong P. Relation between acute kidney injury and pregnancy-related factors. J Acute Dis, 2016, 5(1): 22-28.

[6] Fakhouri F, Deltombe C. Pregnancy-related acute kidney injury in high income countries: Still a critical issue. J Nephrol, 2017, 30(6): 767-771.

[7] Prakash J, Ganiger VC, Prakash S, et al. Acute kidney injury in pregnancy with special reference to pregnancy-specific disorders: A hospital based study (2014-2016). Nephrol, 2018, 31(1): 79-85.

[8] Abou Arkoub R, Xiao CW, Claman P, et al. Acute Kidney Injury Due to Ovarian Hyperstimulation Syndrome. Am J Kidney Dis, 2019, 73(3): 416-420.

[9] Jim B, Garovic VD. Acute Kidney Injury in Pregnancy. Semin Nephrol, 2017, 37(4): 378-385.

[10] Hill JB, Sheffield JS, Mcintire DD, et al. Acute pyelonephritis in pregnancy. Obstet Gynecol, 2005, 105(1): 18-23.

[11] Machado S, Figueiredo N, Borges A, et al. Acute kidney injury in pregnancy: a clinical challenge. J Nephrol, 2012, 25(1): 19-30.

[12] Joshi D, James A, Quaglia A, et al. Liver disease in pregnancy. Lancet, 2010, 375(9714): 594-605.

[13] Prakash J, Ganiger VC. Acute Kidney Injury in Pregnancy-specific Disorders. Indian J Nephrol, 2017, 27(4): 258-270.

[14] Lee NM, Brady CW. Liver disease in pregnancy. World J Gastroenterol, 2009, 15(8): 897-906.
[15] Xiao S, Mo M, Hu X, et al. Study on the incidence and influences on heterotopic pregnancy from embryo transfer of fresh cycles and frozen -thawed cycles. J Assist Reprod Genet, 2018, 35(4): 677-681.
[16] Besbas N, Karpman D, Landau D, et al. A classification of hemolytic uremic syndrome and thrombotic thrombocytopenic purpura and related disorders. Kidney Int, 2006, 70(3): 423-431.
[17] Wu H, Zou H, Xu Y, et al. Thrombotic microangiopathies and acute kidney injury induced by artificial termination of pregnancy. Niger J Clin Pract, 2014, 17(3): 387-390.
[18] Fakhouri F, Roumenina L, Provot F, et al. Pregnancy-Associated Hemolytic Uremic Syndrome Revisited in the Era of Complement Gene Mutations. J Am Soc Nephrol, 2010, 21(5): 859-867.
[19] Huerta A, Arjona E, Rabasco C, et al. A retrospective study of pregnancy-associated atypical hemolytic uremic syndrome. Kidney Int, 2018, 93(2): 450-459.

第二节　关注孕期心搏骤停救治的特殊性

妊娠期心搏骤停（maternal cardiac arrest，MCA）是最具有挑战性的临床病症，在欧美等发达国家住院分娩的患者中，其发生率为 0.003%～0.008%（美国、英国、加拿大、荷兰），死亡率为 28.7%～58.0%。MCA 同时威胁母体和胎儿的生命安全，其低发生率也使临床医师难以通过实践积累足够丰富的经验来应对，给医疗保健机构带来巨大挑战，因此，我们应该特别关注其救治的特殊性。

一、与心搏骤停救治特殊性相关的妊娠期生理改变

为了有效处理 MCA，了解整个妊娠期间母亲的生理变化及其对复苏的影响非常重要。激素水平的变化和子宫的扩大会导致血液、心脏、肺和胃肠系统的剧烈变化。不了解这些变化可能会阻碍母婴复苏成功。

（1）由于每搏输出量（stroke volume，SV）增加和母亲的心率增加（每分钟 15～20 次），心输出量升高 30%～50%，其中子宫血流量占心输出量的 17%；由于内源性血管扩张药增加，导致全身血管阻力下降，平均动脉压下降，孕中期达到最低。12～14 孕周开始，增大的子宫压迫主动脉增加后负荷，通过压迫下腔静脉减少心脏回流，导致仰卧位低血压。

（2）由于子宫增大和膈肌升高，妊娠期功能残气量减少 10%～25%，在血清孕酮水平升高的介导下，出现通气量增加（潮气量和分钟通气量增加），在开始 3 个月超过基础值的 20%～40%。由于胎儿和母亲代谢的需求，氧消耗增加，在孕晚期前，超过基础 20%～30% 水平。

（3）由于妊娠期全身血容量的增加，导致孕期生理性贫血，在发生 MCA 时进一步减少组织氧输送。

（4）减少的功能残气量和增加的氧耗使低通气或呼吸暂停的妊娠女性很快发生缺氧，妊娠期母亲血红蛋白氧离曲线向右移位，需要较高的氧分压才能获得与平时相同的氧饱和度。

（5）在雌激素的作用下，上呼吸道易发生充血水肿。

（6）妊娠期肾小球高滤过，肾血流量增加 40%。

（7）妊娠期药物代谢的改变有不同的机制。除了肾的生理性改变外，胃肠道的吸收和通过、蛋白结合的变化、类固醇引起的肝 P450 代谢加速和肾清除增加均降低循环药物水平。

二、心搏骤停救治的特殊性

国际复苏联系委员会（International Liaison Committee on Resuscitation，ILCOR）成立了相应的数据库，专门对孕期心搏骤停的复苏及胎儿的相关处理给出专家意见。相关指南均为近年首次发表：产科麻醉与围生期学会（ Society for Obstetric Anesthesia and Perinatology，SOAP）2014 年指南；美国心脏协会（American Heart Association，AHA）2015 年指南。妊娠期女性复苏的大多数特征与标准的成人复苏相似，但在若干方面有其独特之处：

1. 基础生命支持（basic life support，BLS） 包括尽识别孕产妇心脏停搏，立即开始高质量的胸外按压，开放患者气道并进行通气，启动产科急救团队，同时联系新生儿团队。普通成人在心脏停搏 4～6 分钟，大脑就会出现不可逆性损害，而妊娠患者功能残气量减少、耗氧量增加，会在更短的时间内出现缺氧性损害。因此，一般认为心脏停搏后 4 分钟以内是孕产妇心肺复苏的黄金时期。

2. 胸外按压　胸外按压深度 5～6cm、速度为每分钟 100 次，孕晚期患者按压部位较非孕患者高 2～3cm。AHA 强调胸外按压中断最小化，电除颤时按压中断时间应<5 秒，因短暂的中断（>5 秒）也会降低自主循环恢复（return of spontaneous circulation，ROSC）。推荐以呼气末二氧化碳波形图作为确定气管插管位置和评估胸外按压有效性的方法。

3. 患者体位和子宫左侧移位　如果子宫增大达到或超过脐水平，推荐子宫左侧移位（left uterine displacement，LUD）（图 20-2-1）。胸外按压时让孕妇仰卧于坚硬的平板上（此时胸外按压的心输出量最佳），手动 LUD。实施 LUD 应根据孕妇个体情况进行，如多胎妊娠、羊水过多或其他下腔静脉受压情况，即使孕龄超过 20 周也应实施 LUD。

4. 心脏除颤　AHA 强烈建议对心搏骤停患者实施心肺复苏的同时准备施行电除颤，对可电击复律患者尽早电除颤。心脏除颤对孕妇宫内的胎儿是安全的，孕妇的除颤能量与非孕妇相同。除颤前应断开胎儿监护仪电源或移除相应装置。

5. 气道管理和通气　妊娠女性和非妊娠者相比，氧气储备低，而代谢需求高，因此，需要早期通气支持；孕产妇气道可因水肿而狭窄，气管插管应由有经验的喉镜专家来完成。开始用 6.0～7.0mm 内径的气管插管，最好不要超过 2 次插管，插管失败时最好采用声门上的气道装置。通气时应给予吸入纯氧。

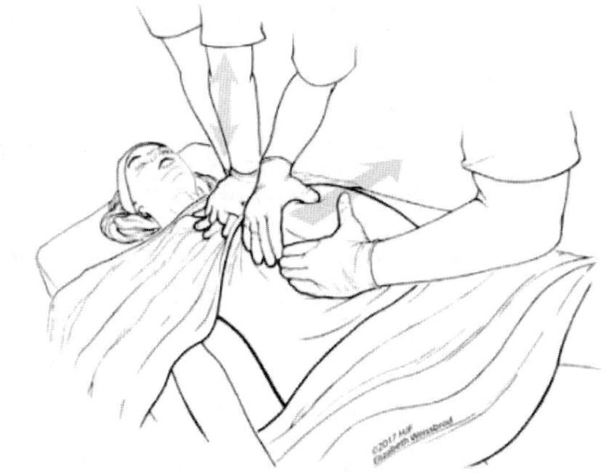

图 20-2-1　子宫左侧移位

6. 静脉通路　推荐建立膈上静脉或骨内通路，避免下腔静脉受压带来的不良后果（如增加液体或药物回心时间，甚至阻碍液体和药物的体内循环）。

7. 药物治疗　虽然妊娠期生理变化可能改变药物

的分布和清除，但没有足够证据支持妊娠期用药剂量的改变，因此，孕产妇心搏骤停期间药物使用剂量参考非孕患者。MCA 时肾上腺素、胺碘酮等药物的使用不是禁忌，鉴于血管加压素对宫缩的影响，MCA 首选肾上腺素。

8．分娩　现有指南和病例回顾均支持对心肺复苏（cardiopulmonary resuscitation，CPR）无反应的心搏骤停孕妇行快速胎儿分娩，如不能立即阴道分娩，需迅速进行围死亡期剖宫产（perimortem cesarean delivery，PMCD），以增加 ROSC 的机会和母胎存活率。复苏团队持续 CPR 的同时应做好 PMCD 准备，争取在心搏骤停后 4 分钟内开始行剖宫产术，5 分钟内娩出胎儿。在无产科、外科医师或院外心搏骤停的情况下，应将孕产妇转运至最近的分娩单位进行分娩。当孕产妇在分娩室、急诊科或 ICU 发生心搏骤停时，不建议将患者转运至手术室分娩，应在心搏骤停发生地进行 PMCD。

9．孕妇心搏骤停病因的治疗　在处理流程的早期要考虑心搏骤停的原因，针对心搏骤停原因的特殊治疗可挽救生命。

10．复苏后治疗　建议心搏骤停后处于昏迷的患者进行低温治疗，以减轻心脏或神经组织的损伤。靶向治疗的方案遵循非妊娠患者的方案。母体低温对胎儿的影响未知，曾有孕妇低温环境下胎儿心动过缓的案例，因此，需要进行连续胎儿监护以指导产科决策。MCA 后的综合治疗涉及多学科内容，因此，初步复苏后，应尽快将患者转入 ICU 进行综合治疗。

11．体外膜氧合　分娩后，如果产妇仍未恢复自主循环，可考虑使用体外膜氧合。

三、总结

妊娠女性的复苏涉及多个专科和复杂的处理决断。虽然 MCA 不常见，但频度有所增加；妊娠的高危女性人数增多，故与之相关联的严重并发症（包括心搏骤停）也增多。处理 MCA 缺乏科学证据，多数推荐的证据水平为 C 级，未来需要更多的循证医学证据。

（中日友好医院　段　军　吴筱箐　李　涛）

参考文献

[1] Mhyre JM, Tsen LC, Einav S, et al. Cardiac arrest during hospitalization for delivery in the united states, 1998-2011. Anesthesiology 2014, 120(4): 810-818.

[2] Mrinalini B, Shiliang Liu, Juan AL, et al. Epidemiology of Cardiac Arrest During Hospitalization for Delivery in Canada: A Nationwide Study. Anesth Analg, 2017, 124 (3): 890-897.

[3] Schaap TP, Evelien O, Thomas A, et al. Maternal cardiac arrest in the Netherlands: A nationwide surveillance study. European Journal of Obstetrics & Gynecology and Reproductive Biology, 2019, 237: 145-150.

[4] Beckett VA, Knight M, Sharpe P. The CAPS Study: incidence, management and outcomes of cardiac arrest in pregnancy in the UK: a prospective, descriptive study. BJOG, 2017, 124(9): 1374-1381.

[5] Jeejeebhoy FM, Zelop CM, Lipman S, et al. Cardiac Arrest in Pregnancy: A Scientific Statement From the American Heart Association. Circulation, 2015, 132: 1747-1773 .

[6] Kikuchi J, Deering S.Cardiac arrest in pregnancy. Seminars iPerinatology, 2018, 42(1): 33-38.

[7] Zelop CM, Einav S, MSc J, et al. Cardiac Arrest during pregnancy: Ongoing Clinical Conundrum . Am J Obstet Gynecol. 2018, 219(1): 52-61.

[8] Lipman S, Cohen S, MB, et al. The Society for Obstetric Anesthesia and Perinatology consensus statement on the management of cardiac arrest in pregnancy. Anesth Analg. 2014, 118: 1003-1016.

[9] Callaway CW, Soar J, Aibiki M, et al.Part 4: Advanced life support: 2015 International Consensus on Cardiopulmonary Resuscitation and Emergency Cardiovascular Care Science with treatment recommendations. Circulation, 2015, 132: S84-S145.

[10] Bennett TA, Katz VL, Zelop CM. Cardiac Arrest and Resuscitation Unique to Pregnancy. Obstet Gynecol Clin N Am, 2016, 43: 809-819.

[11] Ducloy-Bouthors AS, Gonzalez-Estevez B, Turbelin A, et al. Cardiovascular emergencies and cardiac arrest in a pregnant woman. Anaesthesia Critical Care Pain Medicine, 2016, 35 (1): S43-S50.

[12] Cobb B , Lipman S . Cardiac Arrest: Obstetric CPR/ACLS. Clin Obstet Gynecol, 2017, 60(2): 425-430.

[13] Helviz Y, Einav S. Maternal cardiac arrest. Curr Opin Anesthesiol, 2019, 32: 298 - 306.

[14] Fischer C, Bonnet MP, Girault A, et al. Update: Focus in-hospital maternal cardiac arrest. Journal of Gynecology Obstetrics and Human Reproduction, 2019, 48: 309-314.

[15] Biderman P, Carmi U, Setton E, et al. Maternal salvage with extracorporeal life support: lessons learned in a single center. Anesth Analg, 2017, 125: 1275-1280.

第三节　重症孕产妇管理

改善孕产妇保健问题被纳入国家发展战略，尽管我国提前完成了联合国千年发展计划即 2015 年将孕产妇死亡率较 1990 年下降 3/4，但近几年我国的孕产妇死亡率下降幅度明显减慢（2015 年 20.1/10 万，2016 年 19.9 /10 万，2017 年 19.6/10 万，2018 年 18.3/10 万），与发达国家相比，仍有较大差距（12.1/10 万）。且在局部地区，孕产妇死亡率有上升趋势（北京：2015 年 8.69/10 万，2016 年 10.83 /10 万，2017 年 8.17/10 万，2018 年 10.64/10 万），我们孕产妇的管理和治疗仍然面临巨大的挑战。

一、国外目前采取的加强重症孕产妇的管理措施

1．建立会诊、筛查、监护及重症的全面管理模式　在世界范围内孕产妇死亡率呈下降趋势的大环境下，美国的孕产妇死亡率呈现上升趋势，在此背景下华盛顿大学凭借信息系统的完善和远程会诊，建立了会诊、筛查、监护及重症的全面管理模式（consultation surveillance monitoring and intensive care，COSMIC），为产科高危患者的管理提供了新的思路。这一体系不仅对孕产妇高危因

素进行筛查和监测，还将使 ICU 资源得到最有效利用。

当临床医师无法正确识别医疗风险或已知医疗风险因素，但未能触发优化产前护理所需的产前麻醉、专科或多学科会诊时，或者未能及时识别脓毒症、出血或其他恶化的早期迹象时，某些重症孕产妇可能会被忽略，出现可能避免的不良后果。

（1）会诊：形成一套产妇诊断标准（表 20-3-1），按照字母缩写为 ABCDE，具有这些高危因素的患者一定要进行产前麻醉评估以及必要的多学科联合制定诊疗计划。

表 20-3-1　产妇诊断标准

COSMIC 第一层咨询标准		
A	气道	已知或怀疑气道困难，阻塞睡眠呼吸暂停，或目前或以前的气管切开术
	麻醉	麻醉并发症的个人或家族病史
	过敏	多药过敏，过敏反应或血管性水肿
B	BMI	体重指数大于 40，依据地区变异可上调至 50
	呼吸	家庭氧疗，严重哮喘，狼疮性肺炎，肺炎或下呼吸道感染
C	心脏	成人先天性心脏病，肺动脉高压，缺血性心脏病，瓣膜性心脏病，心律不齐或心肌病
	凝血	血小板减少症，凝血因子缺乏症或抗凝药的使用
D	失能	脑肿瘤、脑血管疾病、癫痫、脑积水、肌肉营养不良、重症肌无力、脊髓疾病（包括脊柱裂）、先前的脊柱外科截瘫、神经系统缺陷
	毒品	慢性阿片或药物滥用
E	额外的关注	产科医师、麻醉医师或患者对硬膜外麻醉的关注
	紧急风险	可能紧急出现的产科危险因素，例如先兆子痫、产前出血、紧急剖宫产的风险或产后出血的风险

（2）筛查：一种自动系统，可识别一般住院产科人群中的孕产妇恶化情况并触发特定于团队的预警警报。作为早期预警系统的一部分，COSMIC 计划的第二层涉及对医院普通产科人群的自动监控筛查高危因素。

（3）监视：使用 ICU 远程医疗系统监视已知的高危或恶化的产科患者，并通过远程 ICU 远程医疗服务进行监督，对产科患者进行围生期管理。ICU 远程医疗中心（中）的重症监护专家提供 24 小时连续 7 天的监控和实时支持。该程序提供：A 访问床边监护仪和电子病历临床数据；B 为床边和重症监护病房团队提供决策支持，以发现急性事件并确保循证护理；C 各个患者的多器官自动敏锐度，以便对负趋势进行优先排序并尽早发现；D 通过视频和音频，根据需要协助或指导床旁护理。在 COSMIC 范例中，该程序将扩展以帮助监视和管理产房的高危产科患者。该系统比早起预警系统可减少不必要的呼叫频率。

（4）重症监护：针对需要插管、机械通气、积极的血流动力学或其他重症治疗的产科患者的护理途径，包括 ICU 级别的监测和治疗。

2. 早期预警系统的建立　产科早期预警系统可以提醒医护人员潜在的重大疾病可能会改善产妇的安全性，可预测重症孕产妇发病率及孕产妇死亡率，可促进护理质量的改进，指标主要包括临床指标如心率、呼吸频率、脉氧饱和度、收缩压、舒张压、平均动脉压、尿量以及神经系统的评估，经典的预警系统包括改良的产科早期预警系统（modified early obstetric warning system，MEOWS），孕产妇早期预警标准（maternal early warning criteria，MEWC），孕产妇早期预警触发。MEWC 敏感度高，但特异度差，适合作为筛选工具；MEOWS 在预测进入 ICU 方面，敏感度高，特异度低，但≥1 个的红色预警具有较好的敏感度和特异度。成功实施预警系统需要行政和领导支持，资源共享，医护和医辅人员之间更好的协调，信息技术的优化等。除了针对特定情况（例如出血、血栓栓塞和高血压）的捆绑包之外，可能还需要风险预警系统，以从各种情况中捕获恶化情况。

3．为重症围生期妇女提供护理并开展团队合作　英国作为世界范围内孕产妇死亡率最低的国家之一，2018 年其提倡产科和重症监护以及其他专科协作进而及时地为重症孕产妇提供与疾病严重程度相当的护理保健。

（1）团队合作：在妊娠、分娩和产后期间的重症孕产妇，无论身在何处，都应立即获得与其疾病严重程度相应级别的重症监护。这取决于是否有足够人员具备知识和技能，能够早期发现病情恶化、升级护理并为重症孕产妇提供适当保健。这种知识和技能定义为加强孕产妇保健（enhanced maternal care，EMC）。其目标是促进这些能力的发展，并鼓励产妇和重症监护团队之间进行更紧密的合作，以优化重症妇女的护理。

（2）EMC 及提供 EMC 的场所：人群是指那些围生期具有内科系统、外科系统或产科严重疾病但有没有必要进入重症监护的患者。针对这部分高危人群，必须由具有专业的从业人员提供护理。绝大多数急症的产妇可以由产科经过适当培训的人员安全地提供护理。只有病情进展时才需要转移到重症监护室。

（3）教育和培训：包括妇产科医师、助产士、产科麻醉师、内科医师、专科医师和重症监护护士。这可以通过现有的教学、培训和组织资源来实现，以及对现有课程的适当更改。

（4）普通重症监护病房：重症监护病房应该有一个孕产妇重症监护的带头人，充当重症监护和产科服务之间的联络人。由产科医师、产科麻醉医师和助产士组成的产科团队，应至少每 24 小时检查一次进入普通重症监护病房的产科患者。

二、国内目前采取的加强重症孕产妇的管理措施

1．孕产妇妊娠风险筛查和风险评估分级　不同于美国的孕产妇基础保健、专科保健、亚专科保健和区域围生期保健中心四级保健分级，2017 年国内按照风险严重程度分别以“绿（低风险）、黄（一般风险）、橙（较高风险）、红（高风险）、紫（传染病）”5 种颜色进行分级标识，并按风险级别转诊一级、二级和三级医院。

2．孕产妇死亡监测系统　设有全国范围的由各级卫生行政部门负责的中国重症孕产妇医院监测网络直报系统、省市自治区范围孕产妇监测系统，局部地区的医院产科质量季报表等。

3．加强“危重孕产妇救治中心”的建设　2017 年提出在全国省市县级区域内成立危重孕产妇救治中心，强化危重孕产妇救治分片责任落实。省级、地市级危重救治中心应当与对口市（地、州）、县（市、区）建立危重孕产妇会诊、转诊、技术指导等双向协作关系，确保转诊救治网络覆盖全部助产机构。危重孕产妇救治中心应当设有危重抢救设备、设施齐全的抢救病房或病区，并建立急救绿色通道。

三、结合国外的研究提出可能降低我国孕产妇死亡率的措施

1. 国内尚无统一的产科早期预警系统　与世界范围一致，我国孕产妇死亡主要病因是出血、妊娠期高血压疾病，这部分人群是我们需要重点关注的对象。我们应针对这两种病因建立早期预警系统。另外，由于ICU床位的限制，妊娠相关的高血压疾病患者产前并未进行更有效的血压监测，可以通过微信、电话形式进行随访。

2. 加强基层孕产妇保健　加强基层孕产妇保健，尤其是农村地区是降低我国孕产妇死亡率和重症孕产妇发病率的关键所在的关键。

我国孕产妇死亡率存在明显的地区性差异，农村孕产妇死亡率高于城市（19.9/10万 *vs.* 15.5/10万），发达地区明显低于全国平均水平。这与医疗资源分布不均匀有直接关系。农村地区重症孕产妇主要在一级和二级医院进行诊疗和抢救，可以通过上一级危重孕产妇救治中心组织知识和技能培训，经典案例分析等，做到早期诊断、会诊、及时转诊以及在转诊前上级医院视频会诊指导转诊前治疗，为抢救患者赢得时间。

3. 加强产前监测　推行COSMIC系统可提早识别孕产妇高危因素，尤其是基层医院妊娠相关的高血压疾病患者的监测，并充分利用我国ICU资源，在ICU内明确孕产妇重症监护的带头人，充当重症监护和产科服务之间的联络人。进一步完善加强产科保健团队建设，培养产科病房实施重症患者保健胜任力，必要时ICU资源外延进行产前评估和治疗。目前北京设有重症产科专家库，这一体系不仅能够覆盖基层，还能与非公立产科机构建立联系，但该体系的推广需要政府财力投入，同时需要各级医院之间密切合作。可以进行多种模式的产前保健服务，包括短信和电话和专家团队，后者获得了较高的满意度。

4. 重症监护室资源的合理利用　产前转入ICU患者比例明显低于国外。与国外研究结果类似，部分转入ICU的产妇只是需要持续监测而非需要高级别干预措施（如气管插管、机械通气，有创血流动力学监测），可以进入过渡病房进行观察，从而为更多的产前需要重症治疗的患者提供床位。

5. 强化规范化治疗　强化出血和妊娠相关的高血压疾病规范化治疗，并定期进行演练，进一步发现诊疗中的障碍，为抢救重症孕产妇赢得时间。

6. 针对孕产妇高危因素进行监控和干预　其中妊娠期糖尿病明确为重症孕产妇的高危因素，已有临床试验进行研究，目前我国尚无大样本的临床试验。

7. 重症多学科诊疗模式　目前国外已经率先开展孕产妇的多学科诊疗模式临床试验，内容涉及分娩方式、胎盘植入处理方式的探讨，国内孕产妇大多于病情进展或抢救时启动重症多学科诊疗模式（multidisciplinary team，MDT），尽管有MDT对产妇个别病种预后的探讨，但尚无大宗的重症孕产妇MDT临床试验研究报道。产前启动包含重症医学团队在内的MDT有利于患者高危因素的评估、脏器功能的充分评估，避免能够避免的不良事件。

综上所述，我国目前孕产妇死亡率下降幅度缓慢，应积极采取加强产前监护、完善多学科团队建设、及时启动包含重症医学团队在内的围生期MDT模式、产科早期预警系统建设，加强培训，为

我国改善孕产妇保健水平做出贡献。

（北京大学第三医院　赵志伶　马朋林）

参考文献

［1］Kassebaum NJ, Bertozzi-Villa A, Coggeshall MS, et al. Global, regional, and national levels and causes of maternal mortality during 1990-2013: A systematic analysis for the Global Burden of Disease Study 2013. Lancet, 2014, 384(9947): 980-1004.

［2］American College of Obstetrics and Gynecology. Practice bulletin No. 170: critical care in pregnancy. Obstet Gynecol, 2016, 128: e147-154.

［3］Lockhart EM, Hincker A, Klumpner TT, et al. Consultation, Surveillance, Monitoring, and Intensive Care (COSMIC): A Novel 4-Tier Program to Identify and Monitor High-Risk Obstetric Patients From the Clinic to Critical Care. Anesth Analg, 2019, 128(6): 1354-1360.

［4］Klumpner TT, Kountanis JA, Langen ES, et al. Use of a novel electronic maternal surveillance system to generate automated alerts on the labor and delivery unit. BMC Anesthesiol., 2018, 18(1): 78.

［5］Umar A, Ameh CA, Muriithi F, et al. Early warning systems in obstetrics: A systematic literature review. PLoS One, 2019, 14(5): e0217864.

［6］Shields LE, Wiesner S, Klein C, et al. Use of Maternal Early Warning Trigger tool reduces maternal morbidity. Am J Obstet Gynecol, 2016, 214(4): 527.e1-527.e6.

［7］Paternina-Caicedo A, Miranda J, Bourjeily G, et al. Performance of the Obstetric Early Warning Score in critically ill patients for the prediction of maternal death. Am J Obstet Gynecol, 2017, 216(1): 58.e1-58.e8.

［8］Arnolds DE, Smith A, Banayan JM, et al. National Partnership for Maternal Safety Recommended Maternal Early Warning Criteria Are Associated With Maternal Morbidity. Anesth Analg, 2019, 129(6): 1621-1626.

［9］Ryan HM, Jones MA, Payne BA, et al. Validating the Performance of the Modified Early Obstetric Warning System Multivariable Model to Predict Maternal Intensive Care Unit Admission. J Obstet Gynaecol Can, 2017, 39(9): 728-733.e3.

［10］Friedman AM, Campbell ML, Kline CR, et al. Implementing Obstetric Early Warning Systems. AJP Rep, 2018, 8(2): e79-e84.

［11］Knight M. (Eds.) on behalf of MBRRACE- UK. Saving Lives, Improving Mothers' Care-Lessons learnt to inform future maternity care from the UK and Ireland Confidential Enquiries into Maternal Deaths and Morbidity 2009-2012. National Perinatal Epidemiology Unit, University of Oxford 2014.

［12］Care of the Critically Ill Woman in Childbirth. Enhanced Maternal Care. London, UK: Royal College of Anaesthetists, 2018. Available at: https: //www.rcoa.ac.uk/system/files/EMC-Guidelines2018.pdf.Accessed March 27, 2019.

［13］American Association of Birth Centers, Association of Women's Health, Obstetric and Neonatal Nurses, et al. Centers for

Disease Control and Prevention' s, Callaghan WM. Obstetric Care Consensus #9: Levels of Maternal Care: (Replaces Obstetric Care Consensus Number 2, February 2015). Am J Obstet Gynecol, 2019, 221(6): B19-B30.

[14] 国家卫生和计划生育委员会. 孕产妇妊娠风险评估与管理工作规范. 中国实用乡村医师杂志，2017，12: 5-7.

[15] Gan XL, Hao CL, Dong XJ, et al. Provincial maternal mortality surveillance systems in China. Biomed Res Int. 2014, 2014: 187896.

[16] 国家卫生和计划生育委员会. 危重孕产妇救治中心建设与管理指南. 发育医学电子杂志，2018，6（1）：1-6.

[17] Zhao Z, Han S, Yao G, et al. Pregnancy-Related ICU Admissions From 2008 to 2016 in China: A First Multicenter Report. Crit Care Med, 2018, 46(10): e1002-e1009.

[18] Mu Y, Wang X, Li X, et al. The national maternal near miss surveillance in China: A facility-based surveillance system covered 30 provinces. Medicine (Baltimore), 2019, 98(44): e17679.

[19] Li C, Tang L, Yang M, et al. A Study to Evaluate the Efficacy of Different Interventions for Improving Quality of Maternal Health Care Service in China. Telemed J E Health, 2020 Jan 13.

[20] Gan XL, Hao CL, Dong XJ, et al. Provincial maternal mortality surveillance systems in China. Biomed Res Int, 2014, 2014: 187896.

[21] Su Y, Yuan C, Zhou Z, et al.Impact of an SMS advice programme on maternal and newborn health in rural China: Study protocol for a quasi-randomised controlled trial. BMJ Open, 2016, 6: e011016.

[22] ICNARC. Female Admissions (Aged 16-50 years) to Adult, General Critical Care Units in England, Wales and Northern Ireland reported as "Currently Pregnant" or "Recently Pregnant": Report from the Intensive Care National Audit and Research Centre. Available at: https: //www.icnarc.org/Our-Audit/Audits/Cmp/Our-National-Analyses/Obstetrics. Accessed March 27, 2019.

[23] Xu T, He Y, Dainelli L, et al. Healthcare interventions for the prevention and control of gestational diabetes mellitus in China: a scoping review. BMC Pregnancy Childbirth, 2017, 17(1): 171.

[24] Zhong HP, Tang H, Zhang Y, et al. Multidisciplinary team efforts improve the surgical outcomes of sellar region lesions during pregnancy. Endocrine, 2019, 66(3): 477-484.

第四节 妊娠相关血栓性微血管病的诊治进展

血栓性微血管病（thrombotic microangiopathy，TMA）是一组由内皮细胞脱落或肿胀、管腔血小板聚集，进而引发微血管病变的临床病理综合征，临床主要以血小板减少、机械性微血管病性溶血性贫血（microangiopathemolytic anemia，MAHA）、不同器官的缺血性损伤为主要特征。传统意义的妊娠相关 TMA 主要是指血小板减少性紫癜（thrombotic thrombocytopenic purpura，TTP）和 HELLP 综合征（溶血、肝酶升高和血小板减少）。现认为其他疾病包括非典型溶血性尿毒综合征（atypical hemolytic uremic syndrome，aHUS）也应归属于 TMA 范畴中。TMA 是孕产妇死亡的主要原因之一，尽管妊娠相关 TMA 的诊治已有指南及专家共识，但由于各类疾病相似的病理和临床表现，其鉴别复杂而困难，极易漏诊及误诊。随着我们对妊娠相关 TMA 认识的逐渐深入，新型生物标志物的发现及使用、早期筛查的建立、诊疗方法的成熟等都为妊娠相关 TMA 的管理带来曙光。本文重点讨论 3 种常见妊娠相关 TMA 疾病的诊断、鉴别诊断和治疗方案。

一、妊娠相关血小板减少性紫癜

1. 妊娠对血小板减少性紫癜的影响　针对英格兰东南部的统计显示，5% 的 TTP（包括先天与后天）由妊娠诱发，且大多数 TTP 发生于妊娠中、晚期，少数在产褥期。这可能与 vWF 和因子Ⅷ的水平在整个孕期均呈渐进性上升有关，尤其是妊娠中、晚期，产后逐渐恢复至正常。除了 vWF 水平升高而降低 ADAMTS13 活性外，妊娠特殊的激素内环境也会抑制 ADAMTS13 活性。尽管这些生理改变降低了分娩大出血的风险，但对于先天性 TTP 患者，会加重 ADAMTS13 缺乏。此外，妊娠期免疫系统发生重塑，诱导发生抗体介导的 TTP。法国 TMA 登记数据显示，妊娠期先天性 TTP 占全部妊娠期 TTP 的 24%，而来自英国的数据显示，首次妊娠出现 TTP 的患者中，有 66% 为迟发性先天性 TTP。

2. 诊断与鉴别诊断　并非所有患者（50%～75%）可出现 TTP 典型三联征，肾功能损害和神经系统体征通常为 TTP 的终末期表现，更为少见。血小板减少通常是 TTP 的首发症状，易误诊为更为常见的子痫前期和 HELLP 综合征（报道的发病率分别为 3%～5% 和 0.1%～0.8%）。通过回顾性统计法国某三级产科医院的 50 例不明原因的血小板减少患者（$<75\times10^9/L$），4 例为 TTP（3 例先天性）。当患者出现持续的重度血小板减少（$<50\times10^9/L$），应首先考虑 TTP 或补体介导的溶血性尿毒综合征（complement-mediated hemolytic uremic syndrome，CMHUS）。CMHUS 出现严重肾功能损害的风险比其他 TMA 更高，因此，肾功能异常对 CMHUS 似乎具有一定的指示性。

对于症状不典型或不能排除 TTP 诊断的患者，应在治疗开始前进行 ADAMTS13 活性检测。ADAMTS13 活性下降（<10%）对 TTP 的诊断具有高度特异度，抗 ADAMTS13 抗体 IgG 滴定度和 ADAMTS13 基因检测有助于鉴别先天性和获得性 TTP。除此之外，在妊娠早期，尤其是既往流产和妊娠期血小板减少的患者，外周血涂片破碎红细胞超过 10%、乳酸脱氢酶（lactate dehydrogenase，LDH）水平升高时，提示该患者存在先天性 TTP 的可能。

3. 治疗原则及产科管理　妊娠相关 TTP 的治疗原则是清除自身抗体，恢复或提高 ADAMTS13 活性，预防发生母婴不良结局。治疗方案应根据疾病严重程度、治疗效果、妊娠时间（周数）和胎儿状况制定。

对于高度怀疑 TTP 或危重症患者，在确定 ADAMTS13 缺乏前应立即启动血浆置换。一旦确诊为先天性 TTP，应尽早给予血浆输注。尽管先天性 TTP 对血浆输注应答迅速，但一旦停止治疗，病情极易反复；通常 2 周左右时，ADAMTS13 活性重新降至 10% 以下，所以，应进行持续血浆输注（每天 10～15ml/kg），直至临床症状缓解、血小板计数和 LDH 正常。即使进行规范治疗，妊娠晚期随时可能发生病情恶化，包括血压升高，蛋白尿，神经、肾或心功能受累，尤其是肌钙蛋白水平升高，建议紧急终止妊娠。对于治疗效果良好的患者，建议妊娠 36～37 周胎儿成熟时终止分娩，并于产褥期继续进行血浆输注。

血浆置换和免疫抑制药仍然是获得性 TTP 的一线治疗。在救治早期及危重症患者时，应给予足量的血浆置换（至少 2000ml/ 次或 40～60ml/kg，每天 1～2 次）和糖皮质激素（甲泼尼龙每天 200mg 或地塞米松每天 10～15mg，持续 3～5 天），直到病情缓解、血小板计数恢复正常。虽然抗 CD20 抗体在 TTP 急性期、血浆置换效果不佳或缓解期患者中取得了良好疗效，但目前尚无证据表明抗 CD20 抗体在妊娠期间是安全的。有学者认为，在产褥期使用抗 CD20 抗体有利于减少糖皮质激素用量，降低疾病复发率，需进一步证实。

Caplicizumab 是一种与 vWF 结合纳米抗体，已被 FDA 批准用于治疗 TTP，但目前缺乏 Caplicizumab 用于妊娠期患者的循证医学数据，理论上，该药物可能增加胎儿和母亲的出血风险，因此，不推荐用于妊娠患者。

无论是先天性还是获得性 TTP，一旦血小板＞50×10^9/L，建议在保留足够胎盘血流的同时，使用低剂量阿司匹林和低分子量肝素以降低血栓风险，但该建议尚未得到前瞻性研究证实。

二、妊娠相关非典型溶血性尿毒综合征

1. 妊娠对非典型溶血性尿毒综合征的影响　溶血性尿毒综合征分为志贺毒素介导的溶血性尿毒综合征和补体介导的溶血性尿毒综合征，二者发病机制有较大差异。前者多见于儿童，占所有溶血性尿毒综合征的 90%，是由于细菌毒素直接损伤内皮细胞或者细菌毒素产生的酶间接导致内皮损伤或补体异常等因素所致，后者又被称为 aHUS，仅占所有 HUS 的 10%，与妊娠相关的大多是 aHUS，主要是由于调节补体旁路途径的基因突变失活，导致补体不受限制激活，同时诱发末端补体级联反应，产生大量的膜攻击复合物沉积在内皮细胞表面，使蛋白质和血细胞成分，如中性粒细胞、巨噬细胞和血小板在内皮细胞表面积聚，形成前血栓状态。此种病理反应多数是由于基因突变导致，受累调节基因主要是共因子 H（CFH），共因子 I（CFI）和 CD46（MCP）。

妊娠相关 aHUS 是一类罕见的疾病，每 25 000 例妊娠患者仅有 1 例发生 aHUS，其中 10%～20% 的患者为首次妊娠。尽管补体旁路途径的过度失调是 aHUS 的主要机制，但疾病的发展是多因素的。研究认为，妊娠可诱发补体激活，当其程度超过补体抑制性调节系统的代偿，从而使血小板、中性粒细胞和内皮细胞过度活化，闭塞性血小板血栓形成，导致易感人群（通常是携带突变基因的人群）发生 aHUS。来自 Fakhouri 等的队列研究发现，75% 的妊娠相关 aHUS 发生于产褥期，25% 发生于妊娠晚期。目前尚不清楚为何妊娠相关 aHUS 多发于妊娠晚期及产后，其可能的原因是由于胎盘的存在，母体对胎儿存在一定程度上的排异反应，并伴随补体的激活。当出血、绒毛膜羊膜感染、胎儿细胞进入母体循环并诱导抗 HLA 抗体活化时（尤其是在第二次或随后的妊娠中），可激活补体旁路，导致部分易感人群发生 aHUS；另一种可能的解释是胎盘局部分泌的补体调节蛋白如 MCP 水平上升，当母体随着胎盘和胎儿的娩出，相应负调控蛋白水平下降，导致 aHUS。几十年来，妊娠相关 aHUS 一直被认为是典型的继发性溶血尿毒综合征。

2. 诊断及鉴别诊断　基于目前的指南与共识，妊娠相关 aHUS 尚无特异度诊断标准，其诊断需排除 TMA 的其他类型和病因。由于其症状与 TTP、HELLP 和子痫前期均有重叠，并且发病罕见，诊断尤为困难。当患者出现进行性肾功能衰竭（通常血 Cr＞17.7μmol/L），伴有 MAHA 和血小板减少时，尤其是对血浆置换疗效不佳，应首先考虑 aHUS。最大规模的妊娠相关 aHUS 研究结果显示，15% 的

患者并没有出现血小板减少。因此，仅靠经典三联征进行诊断与鉴别诊断并不可靠。

ADAMTS13 活性和抗体的测定可区分 aHUS 与 TTP。另外，发病时间和是否有家族史可提供一定线索，妊娠相关 aHUS 患者中，76% 为产后发病，妊娠早、中期起病较为少见，所以，aHUS 是产后 TMA 最可能的诊断，妊娠早期起病会优先考虑 TTP。

尽管 aHUS 发生肾功能损害的风险较其他 TMA 高，且进展迅速，约 2/3 的患者需要血液透析，超过 50% 的患者进展为终末期肾病，但肾功能异常并不是 aHUS 的特异度特征，HELLP、重度子痫前期同样会发生肾功能损伤。肾活检因其出血风险高而很少进行。鉴别 aHUS 与其他 TMA 的关键在于，HELLP 综合征导致的急性肾损伤可在未经抗补体治疗下迅速恢复，且较少需血液透析。其次，HELLP 发生溶血通常是轻度的，因此，严重贫血和 LDH 明显升高更可能提示为 TTP 或 aHUS。最后，先兆子痫和 HELLP 临床症状通常在产后 48～72 小时得到改善，若症状未好转或分娩后病情恶化，应立即考虑 TTP 或 CM HUS 的可能。

随着对 aHUS 发病机制的深入研究、补体功能及基因检测的应用，为 aHUS 的诊断提供了全新的思路。当怀疑 aHUS 时，推荐全面评估补体水平，包括补体 C3、C4、H 因子、I 因子以及抗 H 因子抗体。低 C3 水平可能提示 aHUS，但 C3 水平正常不能排除 aHUS。血浆或尿液中 C3a、C5a 和 C5b-9 等补体激活产物水平，在 HUS、子痫前期和 HELLP（以及正常妊娠）中均会升高。

采用流式细胞术检测 MCP，二代测序法检测 CFH、CFI、C3、MCP、DGKE 等基因突变有助于诊断。仅 40%～60% 的 aHUS 患者检测到补体替代途径的遗传或获得性失调，提示未检测到补体蛋白基因异常不能排除 CMHUS 的诊断。关于 HELLP 和子痫前期的研究也发现了补体蛋白的基因突变，但突变频率较低，为 8%～10%。这可能是由于补体失调只是 HELLP 发病的因素之一，需与其他易感因素（免疫效应剂、血栓性疾病等）共同诱导 HELLP 的发生。有限数据表明，补体失调在子痫前期和子痫患者的发病机制中也具有一定意义。

尽管补体系统异常活化在 aHUS 发病机制中扮演着重要角色，但由于补体相关检测的特异度和敏感度较低，不能为诊断提供依据。但是，补体活性与疾病复发或进展至终末期肾病的风险升高相关，也为免疫抑制治疗提供依据，包括治疗时间、随访频率和未来妊娠的指导，但补体激活是否参与了肾并发症的发生，需要进一步评估。

3．治疗原则及产科管理　妊娠相关 aHUS 的治疗方法有限，应参照非妊娠 aHUS 的治疗策略。妊娠相关 aHUS 起病急骤，预后极差。一旦怀疑 aHUS，在诊断明确前即可开始血浆置换，但血浆置换并不能降低肾功能恶化的风险。

补体蛋白 C5 靶向抑制剂依库珠单抗极大地改善了 aHUS 患者的预后，同时可逆转损伤的肾功能，降低终末期肾病的发生率。所以，在排除 TTP 后应尽快给予依库珠单抗，同时监测补体活性。所有接受依库珠单抗的患者都需要接种脑膜炎球菌疫苗，并进行抗生素预防。尽管缺乏依库珠单抗在妊娠相关 aHUS 的前瞻性研究验证其对胎儿的安全性，但根据在阵发性夜间血红蛋白尿的使用经验，在妊娠期使用依库珠单抗似乎是安全的。1/3 的脐带血样本中可检测到微量残留，但在母乳中未发现。研究认为，由于妊娠期间血容量及补体 C5 合成增加，应考虑提高依库珠单抗的剂量或使用频率，尚待更大规模的研究。

分娩后是否继续使用依库珠单抗取决于病情的判断，包括肾损害的程度和疾病的控制程度。对于有明确的补体基因突变或不良产科史的患者，如胎儿结局差或母亲疾病复发，存在复发以及与慢性肾疾病相关的风险，建议妊娠早期使用依库利珠单抗治疗。所有患者应密切监测血压、蛋白尿、肾功能和血常规等，定期行产科超声监测。

三、HELLP 综合征

1. 肝脏损伤的病理机制　HELLP 是一类以 MAHA、肝功能障碍和血小板减少，伴有或不伴有蛋白尿或严重高血压为特征的综合征。HELLP 是最常见的妊娠期 TMA，发生率为 0.2%～0.6%，死亡率为 1%～7%。HELLP 通常发生在妊娠晚期，据报道，11% 的病例在妊娠中期即出现症状，1/3 患者于产后（通常产后 48 小时内）起病。

HELLP 综合征的发病机制尚不清楚。目前多数学者认为 HELLP 是子痫前期的严重阶段，也是诱发子痫的重要因素，其发病机制与子痫前期发生的胎盘异常、内皮功能障碍和在妊娠早期释放血管活性物质有关。最近研究发现，HELLP 综合征是继发于胎盘 - 肝轴的炎症反应，通过胎盘产物和血管活性物质诱发炎症反应，抗血管生成因子（可溶性 Flt1 和内皮素）上调，与促血管生成因子失衡，共同导致肝窦内皮细胞损伤和凋亡，肝血窦毛细血管床形成微血栓和局部缺血，最终发生肝衰竭。

补体激活在其发病机制中也起了重要作用。血清和尿液中的标记物（C5b-9 或膜攻击复合物）的检测可提示补体替代途径被激活，高达 20% 的 HELLP 患者存在活化蛋白 C 突变。

2. 诊断及鉴别诊断　HELLP 综合征缺乏统一的诊断标准，其症状缺乏特异度，常表现为上腹部或右上腹部不适（90%），恶心或呕吐（50%）。与其他 TMAs 相比，孤立性腹部症状更为常见，但也有 40% 患者同时出现肾受累和急性肾损伤，其中，10%～30% 的患者进展为终末期肾病，需与 TTP、aHUS 相鉴别。

目前一些新型标志物的发现可能对诊断有一定帮助，如高三酰甘油可早期预示肝脏内皮功能障碍，妊娠早期游离脂肪酸 / 白蛋白比值增加的患者可能会发展为子痫前期，可能与母体脂代谢的代偿调节相关。重度子痫前期患者出现 LDH 和尿酸的进行性上升，应首先考虑 HELLP 综合征。Walker 等的研究表明，排除感染、ALT 升高 2～5 倍可能提示子痫前期，但也有妊娠相关 aHUS 的研究显示 AST 或 ALT 升高程度与 HELLP 相似。

3. 治疗原则和产科管理　目前对 HELLP 综合征的病理生理学认识有限，治疗与重度子痫前期基本一致，最有效且唯一的治疗方法是终止妊娠。是否立即终止妊娠取决于胎儿的成熟度和母体病情严重程度。多数学者建议胎儿未足月且轻度症状的 HELLP 患者可延迟分娩，但也有研究者认为“期待”疗法与严重的妊娠并发症密切相关，建议一旦确诊为 HELLP，应及早终止妊娠。当患者出现并发症，如急性肾损伤、弥散性血管内凝血（disseminated inravascular coagulation，DIC）、肝破裂、胎儿宫内窘迫等，应紧急终止妊娠。除此之外，在产前合适时机，给予适量的类固醇和硫酸镁，可起到神经保护的作用，有利于改善新生儿结局。

依库珠单抗尚未批准用于妊娠相关 HELLP，目前只有 1 例报道，该患者在妊娠 26 周时诊断为 HELLP 综合征，并立即接受依库珠单抗治疗，临床症状在短期内得到显著改善，并在妊娠 28^{+6} 周时接受剖宫产术，胎儿存活良好。因此，作者指出，依库珠单抗可能为妊娠相关 HELLP 患者安全分娩赢得时间。期待在不久的将来，依库珠单抗或将成为某些有明显补体激活迹象的妊娠患者的首选药物。

作为危及生命的严重疾病，妊娠相关 TMA 的早期识别及鉴别诊断尤为重要。早期甚至在妊娠前筛选出 TMA 易感孕产妇可以极大提高母子存活率。尽管 TTP 和 aHUS 在妊娠相关 TMA 中罕见，但其致死率高，特定的实验室检查如低 ADAMTS13 活性、高血清肌酐或补体活性检测有助于确诊并尽早开始特异度治疗，如血浆置换或补体抑制治疗等。由于缺乏特异度的诊断方法，aHUS 与重度子痫前期的鉴别诊断仍很困难。妊娠相关 TMA 疾病的诊断思路见图 20-4-1。TTP 和 aHUS 在后续妊娠中均有复发可能，需要严密监测，及时介入。组建包含重症监护、血液学、妇产科学、肾病学专家的多学科团队，实时对复杂病例进行讨论将极大改善母亲和胎儿预后，减少 TMA 相关并发症的发生和死亡率。

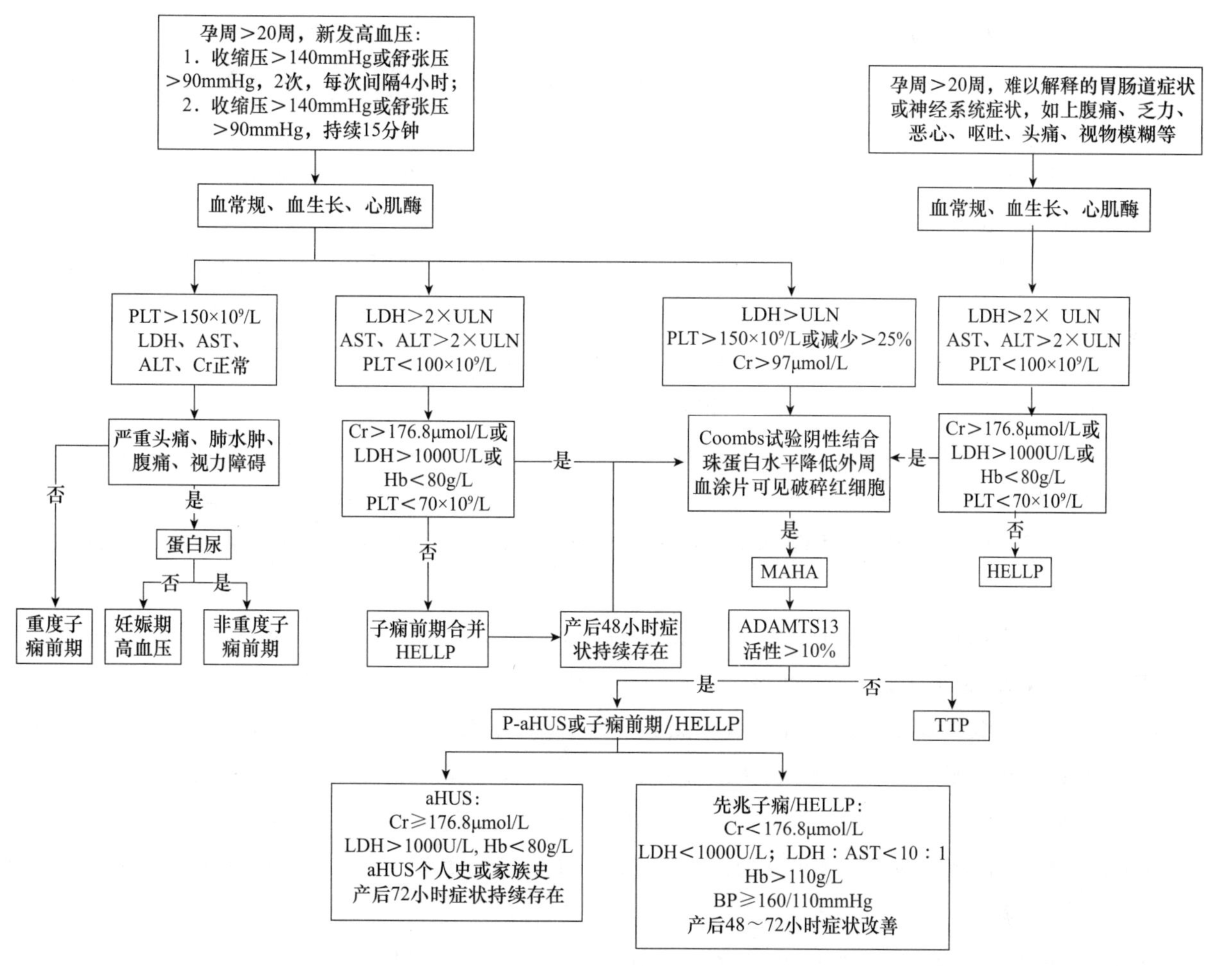

图 20-4-1　妊娠相关 TMA 疾病的诊断思路

（杭州市第一人民医院　胡　炜　李沂玮）

参 考 文 献

[1] Moatti-Cohen M, Garrec C, Wolf M, et al. Unexpected frequency of Upshaw-Schulman syndrome in pregnancy-onset thrombotic thrombocytopenic purpura. Blood, 2012, 119(24): 5888-5897.

[2] Scully M, Thomas M, Underwood M, et al. Thrombotic thrombocytopenic purpura and pregnancy: presentation, management, and subsequent pregnancy outcomes. Blood, 2014, 124(2): 211-219.

[3] Gupta M, Feinberg BB, Burwick RM. Thrombotic microangiopathies of pregnancy: Differential diagnosis. Pregnancy Hypertens, 2018, 12: 29-34.

[4] Chiasakul T, Cuker A. Clinical and laboratory diagnosis of TTP: an integrated approach. Hematology Am Soc Hematol Educ Program, 2018, 2018(1): 530-538.

[5] Joly B S, Coppo P, Veyradier A. Thrombotic thrombocytopenic purpura. Blood, 2017, 129(21): 2836-2846.

[6] Chander D P, Loch M M, Cataland S R, et al. Caplacizumab Therapy without Plasma Exchange for Acquired Thrombotic Thrombocytopenic Purpura. N Engl J Med, 2019, 381(1): 92-94.

[7] Macia M, de Alvaro M F, Dutt T, et al. Current evidence on the discontinuation of eculizumab in patients with atypical haemolytic uraemic syndrome. Clin Kidney J, 2017, 10(3): 310-319.

[8] Grand Maison S, Lapinsky S. Insights into pregnancy associated and atypical hemolytic uremic syndrome. Obstetric Medicine, 2018, 11(3): 137-140.

[9] Fakhouri F, Fremeaux-Bacchi V. Monitoring Complement Activation: The New Conundrum in Thrombotic Microangiopathies. Clin J Am Soc Nephrol, 2019, 14(12): 1682-1683.

[10] Masias C, Vasu S, Cataland SR. None of the above: thrombotic microangiopathy beyond TTP and HUS. Blood, 2017, 129(21): 2857-2863.

[11] Yoshida Y, Kato H, Ikeda Y, et al. Pathogenesis of Atypical Hemolytic Uremic Syndrome. Journal of Atherosclerosis and Thrombosis, 2019, 26(2): 99-110.

[12] Raina R, Krishnappa V, Blaha T, et al. Atypical Hemolytic-Uremic Syndrome: An Update on Pathophysiology, Diagnosis, and Treatment. Ther Apher Dial, 2019, 23(1): 4-21.

[13] van Lieshout L, Koek G H, Spaanderman M A, et al. Placenta derived factors involved in the pathogenesis of the liver in the syndrome of haemolysis, elevated liver enzymes and low platelets (HELLP): A review. Pregnancy Hypertens, 2019, 18: 42-48.

[14] Alese M O, Moodley J, Naicker T. Preeclampsia and HELLP syndrome, the role of the liver. J Matern Fetal Neonatal Med, 2019: 1-7.

[15] Burwick RM, Feinberg BB. Eculizumab for the treatment of preeclampsia/HELLP syndrome. Placenta, 2013, 34(2): 201-203.

第二十一章　重症免疫缺陷治疗

第一节　弥漫性肺泡出血能否进行体外膜氧合

弥漫性肺泡出血（diffuse alveolar hemorrhage，DAH）是一种免疫紊乱疾病，由免疫相关血管炎引起肺泡出血，严重者导致呼吸衰竭。当患者需要机械通气时，死亡率高达 76.9%。体外膜氧合（extracorporeal membrane oxygenation，ECMO）可用于支持常规机械通气无效的严重低氧血症，但活动性出血一般被认为是使用 ECMO 的禁忌证，然而，最近一些研究发现：对于 DAH 导致的严重呼吸衰竭，ECMO 仍然是可行的治疗方案。

一、弥漫性肺泡出血患者使用体外膜氧合的安全性

DAH 可导致严重呼吸衰竭，出现机械通气难以纠正的低氧血症，甚至死亡，而免疫抑制短时间难以奏效，VV-ECMO 可以保证氧合，为这些患者赢取免疫抑制治疗的时间。2019 年，Delvino 等分析了 16 例 ANCA 相关 DAH 进行 ECMO 治疗的病例，在进行 ECMO 治疗的同时，积极治疗原发疾病，包括大剂量糖皮质激素、免疫抑制剂、静脉注射免疫球蛋白或血浆置换等。ECMO 支持的平均持续时间为（10.1±4.8）天，所有患者均存活，并已出院。同样，Pais 等报道了 1 例系统性红斑狼疮（systemic lupus erythematosus，SLE）诱发 IV 型狼疮肾炎出现突发的咯血和低氧血症患者，CT 显示双肺浸润增多，尽管予以机械通气，仍严重低氧并出现心搏骤停。通过积极 V-A ECMO 支持，同时，予以大剂量激素和血浆置换治疗免疫紊乱，患者心输出量和肺顺应性逐渐改善，最终得到成功救治。

VV-ECMO 在 DAH 引起的难治性呼吸衰竭中是否导致肺出血的加重，值得关注。2019 年，Seeliger 等发表在 *CHEST* 的一项单中心、回顾性研究，纳入从 2008 年 1 月至 2018 年 12 月期间入住 ICU，符合免疫介导 DAH 诊断的严重呼吸衰竭（PaO_2/FiO_2 比值≤100）患者。所有入组患者均进行机械通气，并通过俯卧位通气和吸入一氧化氮等优化策略，如低氧血症难以逆转或高碳酸血症导致呼吸性酸中毒（pH＜7.2）时，考虑使用 V-V ECMO。该研究共纳入 29 名患者，机械通气开始中位时间为 1 天（IQR，0～5）后，在 29 名患者中的 19 名（66%）实施了 ECMO 支持。ECMO 运行时间中位数为 11 天（IQR，8～13）。住院死亡率 ECMO 组为 47%，非 ECMO 组为 20%（P=0.323），但 ECMO 组患者病情更为严重，其死亡率与非 ECMO 组缺乏可比性。在 ECMO 组中，死亡原因为感染性休克（n=4），颅内出血（n=3）和难治性 ARDS（n=2）。非 ECMO 组的死亡原因为继发性感染性休克（n=1），难治性急性呼吸窘迫综合征（acute respiratory distress syndrome，ARDS）

和 ECMO 植入失败（n=1）。在所有接受 ECMO 的 19 例患者中，未观察到加重的肺出血，但肺外出血并发症发生率增高（单因素 OR=8.1，CI 0.82～80.3，P=0.074）。接受 ECMO 的 19 例患者有 4 例发生颅内出血（3 例死亡），致命性颅内出血的发生率高达 16%，高于 EOLIA 研究中严重 ARDS 患者 ECMO 相关颅内出血的发生率（2%），血管内皮损伤和炎症可能是这些患者出血敏感度增加的原因，而没有 ECMO 的 10 例中仅有 1 例发生颅内出血（P=0.454）。除颅内出血外，其他出血主要发生在上消化道，ECMO 组有 6 例（32%）。血管内皮损伤和炎症作为血管炎的病理生理学特点，可能是这些患者全身出血增加的原因。该研究为单中心、回顾性、非随机对照研究，病例数量少，两组患者病情严重度不对等，且时间跨度长达 10 年，研究结果需要慎重解读。

二、弥漫性肺泡出血患者体外膜氧合的抗凝方案

ECMO 需要全身性抗凝来维持管路通畅，严重出血通常被认为是 ECMO 的禁忌证，但通过调整抗凝方案，有可能减少出血的发生。Abrams 等报道 4 例 DAH 患者，在 ECMO 启动时先推注肝素，然后连续输注静脉肝素，维持活化部分凝血活酶时间（activated partial thromboplastin time，APTT）为 40～60 秒。 ECMO 支持期间实现的平均 APTT 为（47.4±11.6）秒。一病例中，最初的肝素推注之后，由于咯血加重而无法进行抗凝治疗。 ECMO 支持 36 小时后，由于血栓形成，更换膜氧合器。更换回路后恢复肝素，回路内无任何血栓并发症或肺泡出血加重。在其他 3 例中，肝素连续给药，没有循环血栓形成或出血加重的发生。

抗凝的剂量减少有可能减少出血。在 Seeliger 等回顾研究中，纳入使用 ECMO 的 19 例 DAH 患者，在 ECMO 置管前，推注减少剂量的普通肝素（UFH）建立抗凝作用。进行 ECMO 时，每日肝素剂量中位数为 20 000（IQR，17 300～35 000）U，维持活化凝血时间（ACT）140～160 秒。19 例患者中有 11 例（58%）无肝素时间达 2 天，由于凝血或氧合障碍而导致的管路更换并没有发生。该研究显示：对于 DAH 患者 ECMO 的抗凝治疗，需要更低的 ACT 目标，尤其是在活动性肺出血的初期。

综上所述，ECMO 通过支持呼吸功能和心脏功能，为 DAH 的免疫治疗赢得了时间，降低病死率，但因为出血风险增加，需要权衡利弊，并采用限制性抗凝策略，将出血风险降至最低。

（中山大学附属第一医院　司　向　欧阳彬）

参 考 文 献

［1］ Quadrelli S, Dubinsky D, Solis M, et al. Immune diffuse alveolar hemorrhage: Clinical presentation and outcome. Respir Med, 2017, 129: 59-62.

［2］ Pais F, Fayed M, Evans T. The Successful Use of Extracorporeal Membrane Oxygenation in Systemic Lupus Erythematosus-Induced Diffuse Alveolar Haemorrhage. Eur J Case Rep Intern Med, 2017, 4(1): 000515.

［3］ Delvino P, Monti S, Balduzzi S, et al. The role of extra-corporeal membrane oxygenation (ECMO) in the treatment of diffuse alveolar haemorrhage secondary to ANCA-associated vasculitis: report of two cases and review of the literature. Rheumatol Int, 2019, 39(2): 367-375.

[4] Seeliger B, Stahl K, Schenk H, et al. Extracorporeal Membrane Oxygenation for Severe ARDS Due to Immune Diffuse Alveolar Hemorrhage: A Retrospective Observational Study. Chest, 2020, 157(3): 744-747.

[5] Combes A, Hajage D, Capellier Gilless, et al. Extracorporeal Membrane Oxygenation for Severe Acute Respiratory Distress Syndrome. N Engl J Med, 2018, 378(21): 1965-1975.

[6] Abrams D, Agerstrand CL, Biscotti M, et al. Extracorporeal membrane oxygenation in the management of diffuse alveolar hemorrhage. ASAIO J, 2015, 61(2): 216-218.

第二节　重症造血干细胞移植患者：重症监护病房需要关注的 10 个方面

造血干细胞具有自我更新能力、稳定生成所有血液和免疫细胞的突出特性，因此，随着治疗技术的飞速发展，自体和异基因造血干细胞移植（hematopoietic stem cell transplantation，HSCT）已成为治疗各种恶性和非恶性血液病的重要手段。造血干细胞移植患者多为免疫缺陷状态，术后患者因为器官功能不全收入 ICU 的比例逐渐增加。ICU 医师在处理这类特殊的免疫缺陷患者时，不仅要关注 ICU 的治疗，还要关注这类患者与普通患者的区别，如自体与异基因造血干细胞移植方式不同、移植物抗宿主病 GVHD 状态以及免疫治疗等。2019 年 *Intensive Care Medicine* 杂志发表文章对这类特殊的免疫缺陷患者总结了 ICU 医师应该关注的 10 个方面，肯定了重症医学在血液肿瘤治疗作用的同时，也提出根据此类患者的特点进行多学科团队参与的科学化管理。

一、自体造血干细胞移植与异基因造血干细胞移植是两种不同的治疗策略

自体 HSCT 是指患者治疗时采用的造血干细胞来自于患者自身，适用于对化疗敏感的淋巴瘤、多发性骨髓瘤和某些危险程度较低的急性白血病。自体 HSCT 本身无治疗作用，但能减轻大剂量化疗引起的骨髓抑制。优点：由于细胞来自于自身，一般不发生排斥反应、发症少；无供者来源限制、相关死亡率低、生活质量好。但因缺乏抗肿瘤作用，移植中有残留白血病细胞，所以，复发率高。异基因 HSCT 是指对患者进行全身照射、大量化疗预处理，然后把供者的造血干细胞输入到患者体内，使之在患者体内重建造血和免疫功能的过程，主要适用于危险中等或高危急性白血病、慢性粒细胞白血病、骨髓增生异常综合征；化疗效果差高侵袭性淋巴瘤、再生障碍性贫血、地中海贫血和先天免疫缺陷的患者。造血干细胞来源于健康人，可以出现移植物抗肿瘤效应，起到治疗作用，但来源有限，并发症发生率高。

大剂量烷化剂、阿糖胞苷带来的严重毒性和放化疗相关感染是自体 HSCT 主要的并发症。临床表现为化疗相关毒性（急性心律失常或烷化剂相关膀胱出血、阿糖胞苷相关小脑或肺毒性、全身照射后严重的黏膜炎或小肠结肠炎）或发热性中性粒细胞减少症和脓毒症。回顾性分析 532 例自体 HSCT，发现感染性休克（主要来自胃肠道）是入住 ICU 的主要原因。在经验丰富的移植中心，只有

不到 10% 的自体 HSCT 患者需要入住 ICU。器官功能障碍特点与异基因 HSCT 有很大不同，研究报道自体与异基因 HSCT 混合移植时需要引起注意。

二、异基因造血干细胞移植并发危重症更为多见

异基因 HSCT 主要用于血液肿瘤治疗。不同的预处理方案对骨髓和免疫抑制亦不同。还有各种来源的干细胞和更广泛的供体类型可用于降低风险。异基因 HSCT 有一半为高危急性白血病患者。现在年老体弱患者也可接受异基因 HSCT。高达 20% 的异基因 HSCT 受者会出现危及生命的并发症。如 1/3 患者会发生急性肾损伤，这突出显示异基因 HSCT 肾脏毒性。因此，在移植进程中，与患者早期沟通后尽早转入 ICU 才是理智的选择。我们提倡 ICU 与移植医师在关键患者管理过程中的早期沟通，这会尽可能改善患者生存状况。

三、造血干细胞移植技术对危及生命的并发症几乎没有影响

低强度预处理方案可以降低毒性率，减少粒细胞缺乏导致感染，降低革兰阴性菌血症和侵袭性真菌感染的发生率。然而，降低强度的预处理方案并不影响 ICU 的转入率和死亡率。

四、器官功能障碍的数量和程度是死亡的主要决定因素

器官衰竭多数会引起主要生理指标的代偿变化，直至不可逆转的程度时就演变为多器官功能衰竭。当患者只有一个器官衰竭时（主要是急性呼吸衰竭或血流动力学不稳定），早期入住 ICU 可能有益。当 HSCT 患者出现多器官功能衰竭时，复苏治疗大多失败。干细胞移植医师应掌握重要生理学指标异常的早期评估（如心率和呼吸频率、肌酐水平、谵妄等）。此外，在这种情况下，快速反应小组的参与也是必要的。

五、临床症状无特异度

严重器官功能不全常影响异基因 HSCT 受者的预后。即使感染是最为常见，一些非感染性并发症可以发生类似脓毒症的表现。肺水肿、移植综合征、弥漫性肺泡出血、肝窦性阻塞综合征和可逆性后部脑病是危及生命的并发症，这些并发症往往会出现无特异度的症状。尤其在急性呼吸衰竭的情况下，上述并发症可在异基因 HSCT 后不同时间发生。此外更广泛的非侵入性诊断手段有助于明确 HSCT 患者引起肺部损害的原因。

六、机会感染在异基因造血干细胞移植受者中很常见

免疫重建延迟和免疫抑制引起的感染与移植物抗宿主病（graft-versus-host disease，GVHD）的防治

相关。因此，机会性感染的严重程度与 GVHD 有关。诊断手段的缺乏，特别是对于侵袭性真菌感染的患者，侵入性手段更具挑战性。最后，综合分析既往用药史、目前抗感染治疗方案、机体的临床表现以及移植后状态有助于合理诊断。在接受异基因 HSCT 的患者中，抗真菌和抗 HSV 预防措施有助于降低移植相关死亡率，但是，除发热性中性粒细胞减少症患者外，抗菌预防已经证明对患者生存无益处。

七、移植物抗宿主病是死亡率的主要决定因素

急性 GVHD 是异基因造血干细胞移植受者死亡的主要决定因素，这是一种可导致全身炎症、内皮功能障碍和器官功能障碍的综合征。急性 GVHD（aGVHD）可导致免疫抑制增强、机会性感染、功能和营养状况恶化。研究显示，需要维持生命治疗的 aGVHD 患者的死亡率为 70%。对于得到控制或稳定的 aGVHD 高危患者应采取限时医疗原则进行 ICU 支持。对治疗无效的 aGVHD 患者，组织损伤和器官衰竭变得不可逆转。根据临床经验，任何提供维持生命治疗的尝试对患者都没有好处，姑息治疗应该实施或加强。

八、重症监护病房应随时为此类患者保驾护航

对于自体 HSCT 术后出现危及生命的并发症患者或无 GVHD 的异基因 HSCT 受者，ICU 介入应迅速且不受限制，因为这些患者大多病情可控制且损伤具有可逆性。转入 ICU 应该被视为首选。除了维持生命的治疗，重症医学科通常是一个护患比率较高、更容易得到明确诊断以及与器官支持的科室。对每位患者治疗目标的早期评估有助于将医疗期望与患者的期望保持一致，分级管理应被推荐。例如，对于没有 GVHD 或 GVHD 缓解的患者，应提供全方位 ICU 管理。对于不稳定但得到控制的 aGVHD 患者，ICU 管理的限时医疗原则可能是合适的。然而，在出现急性呼吸衰竭或败血症的患者中，尽管使用大剂量激素联合免疫抑制剂，但是如果 aGVHD 未得到控制，ICU 的管理可能是无效的，护理的目标应该从治愈性转向姑息性。

九、重症医学管理是治愈的桥梁：长期生存才是根本

目前积累的大量证据表明重症医学治疗必须成为许多 HSCT 患者治疗的一部分。在 942 例 HSCT 手术中 330 例 ICU 患者的回顾性纵向队列研究中，作者发现 ICU 幸存者和从未进入 ICU 的患者的 ICU 后生存率具有可比性。重症监护病房幸存者的表现状况、生活质量和功能应进行深入研究，但在小样本研究中似乎是合理可靠的。

十、重症监护病房和细胞免疫治疗在未来血液肿瘤学方面具有重要意义

最近各种基因修饰的同种或自体嵌合抗原受体 CAR-T 疗法的应用必将改变 HSCT 患者的预后。在接受 CAR-T 治疗的难治性急性淋巴细胞白血病（acute lymphoblastic leukemia，ALL）或 B 细胞淋巴

瘤患者中，可能出现细胞因子释放综合征和神经毒性。感染也是这些高危患者的并发症。更广泛地使用 CAR-T 细胞治疗可能加强了血液科医师与重症医师交流与协作。一方面，15%～50% 病例患者经过了 ICU 的治疗，这些治疗进展使重症医学专家走进了现代血液学诊治的一线。这包括患者接受免疫治疗和 HSCT 前的评估，预防严重器官功能障碍的策略以及早期 ICU 管理。另一方面，重症医学专家需要对有新希望的难治性血液恶性肿瘤患者进行特殊的 ICU 入院治疗，并调整对那些仍然没有反应患者护理的治疗目标。

（兰州大学第一医院　郭　鸿　刘　健）

参 考 文 献

[1] Etienne L, Adrien M, Elie A, et al.Top ten tips for the management of critically ill hematopoietic stem cell transplantation recipients. Intensive Care Med, 2019, 45(3): 384-387.

[2] Michaël D, Aurélie B, Quentin G, et al. Changes in critically ill cancer patients’ short-term outcome over the last decades： results of systematic review with meta-analysis on individual data. Intensive Care Med, (2019), 45: 977-987.

第三节　免疫缺陷患者合并呼吸衰竭：关注病毒感染

随着器官移植开展、恶性肿瘤放化疗、自身免疫性疾病诊断的增加、艾滋病发生率的升高以及糖皮质激素等免疫抑制药的广泛使用，免疫缺陷宿主也呈现不断增加的趋势。急性呼吸衰竭（acute respiratory failure，ARF）是免疫缺陷患者收住 ICU 的主要原因，且伴随着极高的死亡率 。

一、流行病学

引起免疫缺陷患者发生 ARF 的病因很多，最常见的是肺部感染，因为肺是病原体经呼吸道侵入人体的第一道门户，是免疫缺陷宿主并发感染最常见的靶器官。针对此类患者，临床医师需要在第一时间内进行优化氧合、明确病原体及相关器官功能支持等综合治疗。然而由于机体免疫功能受损、无法做出应答，很多患者可能已使用过多种抗感染药物，影像学表现缺乏特异度，因此，判断病原体种类并非易事。Azoulay 等研究显示，当不能明确引起免疫缺陷患者的病原微生物时，有创机械通气的比例和死亡率均明显增加。因此，临床医师应尽一切努力尽早明确病原体，包括细胞因子浓度检测、血液及肺泡灌洗液分子诊断、CT 引导的微创肺活检、冷冻活检或外科手术活检。有研究表明，多重分子检测技术（multiplex molecule assay，MMA）较传统的免疫荧光法更灵敏，尤其在无症状或症状较轻的感染阶段更具价值。只有及时、准确的诊断，才能针对性给予抗病原治疗、推迟免疫抑制治疗或移植手术。

与常见的病原体（如细菌或真菌）相比，病毒感染属于较少被纳入 ARF 的病因，这一观点极大低估了病毒在 ARF 病因中的地位。重症免疫缺陷研究组 Nine-I 的国际多中心研究 Efraim 显示，1611 例并发急性呼吸衰竭的免疫缺陷患者中，超过半数（51.9%）为恶性血液肿瘤，35.2% 为实体肿瘤，17.3% 为系统性风湿疾病，8.8% 为实体器官移植。发病原因中病毒感染占 14.1%，仅次于细菌感染（26.4%）。其中，流感、副流感、呼吸道合胞病毒（respiratory syncy-tial virus，RSV）、冠状病毒、人类变异性肺病毒、鼻病毒是免疫缺陷宿主最常见的病毒种类。

二、不同种类免疫缺陷宿主病毒感染的特点

1. 血液肿瘤　在全球范围内，因血液恶性肿瘤等原因接受造血干细胞移植（hematopoietic stem cell transplantation，HSCT）的患者逐渐增多。据世界骨髓移植小组报道，仅 2012 年就超过了 50 000 例。尽管围移植期治疗技术已取得长足的进步，但由肺部并发症导致的呼吸衰竭仍然是移植后常见的并发症和死亡原因，可累及多达 2/3 的移植受体，是导致 HSCT 失败的主要原因之一。

因感染引起的肺部并发症多发生在移植后早期粒细胞缺乏阶段，病毒是重要的病原微生物之一。2019 年发表的一项前瞻性多中心研究显示，重症血液病患者中，有 1/6 的免疫缺陷患者和 1/4 合并 ARF 患者在 ICU 入院时的鼻拭子中发现了病毒。对于免疫缺陷的血液肿瘤患者，病毒阳性与 ICU 死亡率有较高相关性，其中流感、副流感病毒、呼吸道合胞病毒（respiratory syncytial virus，RSV）相关性最强。

（1）社区获得性呼吸道病毒感染：包括流感病毒、副流感病毒、RSV、腺病毒、鼻病毒和冠状病毒。由于社区获得性呼吸道病毒感染（community acquired respiratory virus，CARV）在感染早期就非常容易在人与人之间传播，所以，掌握 CARV 的流行病学规律、严格执行预防措施对预防病毒流行至关重要。通常 RSV 在晚秋、冬天及早春暴发，随后为人偏肺病毒。流感病毒在温带地区常于冬季暴发，而在热带地区则全年均可能暴发。副流感病毒发病亦可贯穿全年，但主要在春季、夏季和秋季。其他类型的 CARV，如鼻病毒、冠状病毒、腺病毒全年均有发病，伴零星的暴发流行。CRAV 导致的肺部感染在移植后各时期均可发病，通常经鼻咽拭子或肺泡灌洗液 PCR 扩增分析可确诊。

血液肿瘤及 HSCT 受者是流感相关并发症的高危人群，1/3 的 HSCT 受者患流感后会进展为下呼吸道疾病，总死亡率也从 6%～15% 升高至 28%～45% 。对 Efraim 研究结果进一步分析，如果流感合并二重感染，ICU 病死率、住院病死率及 90 天病死率均明显升高。

在 HSCT 后的第 1 个 3 年内，约 1/3 的患者会感染 RSV，是免疫缺陷患者下呼吸道重症感染的另一主要原因。感染 RSV 后，体液免疫在识别病毒表面蛋白方面发挥重要作用，而细胞免疫则可识别病毒及感染的细胞，因此，无论体液免疫还是细胞免疫受损的患者，都更容易感染 RSV。RSV 感染可导致严重的并发症、继发呼吸衰竭，延长住院时间，死亡率上升。除低氧外，患者多表现出发热、咳嗽、咳痰和呼吸困难。胸部影像学检查可见弥漫的斑片状肺泡浸润影。合并 RSV 感染的移植患者死亡率高达 80%，但令人遗憾的是，除了支持治疗外尚没有确切获益的治疗手段。

（2）巨细胞病毒感染：在同种异体骨髓移植的患者中，巨细胞病毒（cytomegalovirus，CMV）肺炎的发生率高达 30%。CMV 感染通常发生在供体血清抗体阴性 、而受体血清抗体阳性的病例，在移植术后 4 个月左右发病。CMV 肺炎影像学表现无特异度，多呈双侧、弥漫的肺泡或结节状浸润影。

明确 CMV 感染，可通过采集肺泡灌洗液进行 PCR（最常用）或病毒培养，但在重症患者可能常见少量病毒脱落，因此，检验结果阳性也并不意味着感染了 CMV 肺炎。诊断金标准为肺活检，但临床极少开展。

（3）单纯疱疹病毒：由于移植术后常规使用阿昔洛韦预防病毒感染，单纯疱疹病毒肺炎并不常见。其一般发生在移植后早期，多为潜伏病毒复发所致。供体血清抗体阳性和移植物抗宿主病均为单纯疱疹病毒肺炎的高危因素。

2. 实体肿瘤　除血液肿瘤外，实体肿瘤患者化疗后出现中性粒细胞减少，也是发生感染的高危人群，且随着中性粒细胞减少的程度加重和持续时间延长，感染的风险增加。此时，发热是重要的且往往可能是唯一的提示感染的线索，当然临床医师亦应警惕重度粒细胞缺乏患者发生感染时体温正常或者处于低体温状态。

3. 实体器官移植　在实体器官移植（solid organ transplantation，SOT）中，免疫抑制药的使用提高了移植器官的存活率，但同时也大大增加了受者感染的风险，且患者多伴有糖尿病、肾功能不全、营养不良等合并症，无异于雪上加霜。在所有感染中，肺部感染的发病率和死亡率都位居榜首。造成肺部感染的危险因素众多，包括免疫抑制程度、解剖因素、器官移植的类型、病原体暴露强度等。从移植后 1 个月开始，病毒逐渐成为引起肺部感染的最重要的病原体。病毒在肺移植受者感染病原中位居第二，占 23%～31%，而在其他 SOT 受者中这一比例则不尽相同。

（1）巨细胞病毒：大多数学者认为，CMV 是造成器官移植患者感染最主要的病原，因为 CMV 在成人群体中的携带率高达 50%，潜伏病毒复发被认为是移植相关 CMV 疾病的发病机制。有研究预测，75% 的 SOT 受者合并感染 CMV 。

（2）流感病毒：通常认为，SOT 后早期（尤其前 3 个月）是发生流感病毒感染的高危时段 单击或点击此处输入文字。SOT 受体一旦感染流感病毒，其死亡率大大增加。一项多中心队列研究显示，57%～70% 的患者需要住院治疗，13%～20% 需进入 ICU 监护，超过半数的机械通气患者面临死亡 。

（3）腺病毒：有研究显示，SOT 受体中腺病毒感染率位居第三（10%），其临床表现各异，从无症状携带者到自限性疾病、再到致命的腺病毒肺炎和肝炎 。值得指出的是，传统观念认为，SOT 后肺部感染的病原体种类随时间推移呈现规律性变化，但随着磺胺类、唑类等预防感染用药以及抗 T 细胞策略的应用，经典的病原体时间谱不再适用，除病毒感染外，多种病原体引发的复杂感染病例逐渐增加 。

4. 艾滋病　HIV 病毒感染会造成体液免疫及 T 淋巴细胞介导的细胞免疫受损，使艾滋病患者罹患感染的风险增加，其中包括呼吸道病毒感染。在艾滋病的进展过程中，患者可能因各种原因出现肺部浸润性病变甚至并发严重的呼吸衰竭。随着 20 世纪 90 年代高效抗逆转录病毒治疗（highly active antiretroviral therapy，HAART）的广泛开展，艾滋病的临床和生存质量得到了明显改善。目前艾滋病患者收住 ICU 的原因大多与 HIV 病毒本身无关，感染导致呼吸衰竭、机械通气是住院死亡率的独立危险因素，且并发 ARDS 可导致住院时间延长。虽然在艾滋病患者中报道最多的肺部机会性感染病原体为卡氏肺孢菌、结核分枝杆菌，且细菌性肺炎的比例也呈现出上升趋势，但病毒亦可造成多重感染。

（1）流感病毒：季节性流感病毒感染是成人艾滋病患者呼吸道疾病的常见原因，尤其低 CD4 细胞人群或未进行正规 HAART 治疗的患者进展为重症肺炎的可能性更大，机械通气比例、住院率及死亡率更高。RT-PCR 是最准确、灵敏的诊断方法。

（2）巨细胞病毒：是造成艾滋病患者肺部感染的另一重要病原体。CMV 诊断主要依据实验室检查。由于免疫抑制剂的应用，患者可能缺乏抗体反应或抗体延迟出现，故 CMV IgM 检测阳性率不高，不能单独作为 CMV 感染的诊断依据。CMV DNA 定量检测灵敏性高、不受白细胞计数影响，而 CMV-PP 65 抗原血症检测特异度高，两种方法联合应用为艾滋病合并 CMV 肺炎早期诊断、及时治疗提供可靠依据。

5. 其他　随着自身免疫性疾病诊断的增加，糖皮质激素等免疫抑制药的使用更加广泛。目前已有因肾病综合征长期口服免疫抑制药的患者并发 RSV 重症肺炎的报道，当此类患者出现呼吸道症状及影像学表现时，应充分考虑 RSV 感染的可能性，及早诊断并采取目标性治疗。

非甾体抗炎药（nonsteroidal anti- inflammatory drug , NSAIDS）作为常用的非处方类解热镇痛药物，亦具有免疫抑制的效果，如选择性抑制 CD4 T 细胞中白介素 4 表达而影响获得性免疫反应 ，或减少先天性免疫细胞产物干扰素 γ，从而削弱发生病毒感染时的防御机制，加重全身炎症反应。目前已有长期服用解热镇痛药患者罹患重症甲型流感肺炎的个案报道，当接诊此类患者时应引起警惕。

三、治疗

1. 流感病毒　抗甲型流感病毒的两类药物是 M_2 抑制药（金刚烷胺和金刚烷乙胺），对甲型和乙型流感都有效的 NA 抑制剂：奥司他韦、扎那米韦和帕拉米韦。奥司他韦常规剂量为 75mg，每天 2 次，疗程 5 天，但是对于免疫缺陷宿主可能需要延长至 10 天，也有学者提倡在这类患者加大剂量为 150mg，每天 2 次，但是并没有确切的证据说明剂量加倍获得更好的疗效。新型的抗流感病毒药物如 DAS181、Favipiravir、拉尼米韦、硝噻醋柳胺、MEDI8852、VIS410 等在临床研究的路上。尽管病毒性肺炎继发 ARDS 时会采取糖皮质激素治疗，但并不能改善患者预后，早期激素治疗甚至会增加甲型流感肺炎患者多重感染的风险，因此，并不推荐使用糖皮质激素。

2. 吸道合胞病毒　雾化吸入、口服利巴韦林有一定疗效，维持 7～10 天。静脉输注免疫球蛋白、帕利珠单抗（一种 RSV 的单克隆 IgG）可用于治疗或预防免疫缺陷宿主 RSV 感染。新药 ALN-RSV01 属于小干扰 RNA（small interfering RNA，siRNA），可以通过阻断病毒核衣壳蛋白降低 RSV 病毒复制，一项对肺移植术后 RSV 感染的研究发现，雾化吸入 ALN-RSV01 有效降低肺移植受体 RSV 引发的闭塞性细支气管炎综合征。

3. 副流感病毒　目前没有注册用的抗病毒药物，但是临床医师会使用静脉或雾化利巴韦林联合免疫球蛋白来治疗免疫抑制宿主的下呼吸道感染，尽管在造血干细胞移植患者没有获得更好的疗效，但是肺移植患者显示出一定的获益。新药 DAS181 是一种新的唾液酸酶融合蛋白，有效分解呼吸道上皮细胞中的唾液酸，防止 PIV 进入细胞，在系列的 HSCT 受体 PIV 感染的治疗均有一定临床疗效。

4. 人类鼻病毒　FDA 没有批准特定的药物适用，此前有研究表明，Vapendavir 可能在治疗干细胞移植患者鼻病毒感染方面有很大潜力，但是Ⅱ期临床研究宣告失败。其他药物如普可那利、芦平曲韦、雾化干扰素 β 等没有太多临床获益。

5. 腺病毒　初始治疗最重要的手段包括支持性治疗和下调免疫抑制剂剂量，低丙种球蛋白血症的患者输注免疫球蛋白也可能获益。尽管目前暂无明确的临床实验证据支持抗病毒治疗的有效性，也有未使用抗病毒治疗而获得成功的个案报道，但静脉注射西多福韦依然是重症、进展或播散性腺病毒感染的标准治疗。

6. 巨细胞病毒　治疗侵袭性 CMV 感染，应选择更昔洛韦，但在白血病、尤其是 HSCT 受体人群中，这一药物的使用通常会受到限制。随着新型 CMV 预防用药乐特莫韦逐步投入临床使用，HSCT 后 CMV 肺炎的流行病学有望得到改观。

四、预防

目前只有流感病毒有接种疫苗预防的指引。对 HSCT 患者，美国感染病学会（IDSA）、美国血液与骨髓移植学会（ASBMT）及欧洲血液与骨髓移植小组发布的指南均建议接受 HSCT 6 个月后的患者应接种流感疫苗，但如果流行季已经开始，则可视情况提前至 4 个月。9 岁以下儿童应接种 2 剂疫苗，间隔 1 个月。严禁接种减活疫苗。接种疫苗后，先天性免疫及获得性免疫均参与控制流感病毒的过程。T 淋巴细胞应答和 B 淋巴细胞应答双双被激活。首次感染的清除主要依靠 CD8 细胞，它可以识别血细胞凝集素和流感病毒内蛋白表达的表位。当疾病恢复后，抗原特异度 T 细胞仍可保持长期的免疫记忆，一旦再次感染后可迅速做出应答，而淋巴 B 细胞可在感染后 2 周内生成针对流感病毒蛋白的抗体和血细胞凝集素特异度抗体。需要注意的是，接种流感疫苗并不是一劳永逸，终身每年按时接种才是预防流感的重要措施。由于 HSCT 后机体内原有针对病毒的抗体滴度下降，所以，当免疫系统充分重建后，应通过接种疫苗给予再次免疫。

实体肿瘤化疗的患者同样需要接种流感疫苗。2018 年美国临床肿瘤学会（ASCO）和美国感染病学会（IDSA）联合发布的《肿瘤相关免疫抑制成人患者的抗微生物预防指南》中明确推荐，所有因恶性肿瘤接受化疗的患者都应每年接种四价灭活流感疫苗。目前暂不能明确最佳的接种时间，但最理想的血清学应答时间应控制在 2 次化疗周期之间（距离上一次化疗超过 7 天）或化疗开始前 2 周以上。所有的家庭成员及医疗工作者均建议接种流感疫苗，65 岁以上人群应该接种高剂量疫苗。同时 IDSA 关于免疫抑制宿主疫苗接种指南的内容也适用于伴有免疫缺陷的肿瘤成人患者。

总之，免疫抑制宿主因病毒感染引发的呼吸衰竭值得注意，流感、呼吸道合胞病毒、冠状病毒、鼻病毒是是最常见的病毒种类。不同免疫抑制类型感染的病毒种类也有不同，抗病毒治疗对流感、巨细胞病毒有效，其他病毒大多依靠免疫疗法调理。对 HSCT 或 SOT 均提倡接种流感疫苗预防流感。

（中山大学附属第一医院　聂　垚　陈敏英）

参考文献

[1] Azoulay E, Pène F, Darmon M, et al. Managing critically Ill hematology patients: Time to think differently. Blood Rev,

2015, 29(6): 359-367.

[2] Azoulay E, Pickkers P, Soares M, et al. Acute hypoxemic respiratory failure in immunocompromised patients: the Efraim multinational prospective cohort study. Intensive Care Med, 2017, 43(12): 1808-1819.

[3] Schnell D, Legoff J, Mariotte E, et al. Molecular detection of respiratory viruses in immunocopromised ICU patients: incidence and meaning. Respir Med, 2012, 106(8): 1184-1191.

[4] Shahani L, Ariza-Heredia EJ, Chemaly RF.Antiviral therapy for respiratory viral infections in immunocompromised patients.Expert Rev Anti Infect Ther, 2017, 15(4): 401-415.

[5] Wieruszewski PM, Herasevich S, Gajic O, et al. Respiratory failure in the hematopoietic stem cell transplant recipient. World J Crit Care Med, 2018, 7(5): 62-72.

[6] Legoff J, Zucman N, Lemiale V, et al. Clinical Significance of Upper Airway Virus Detection in Critically Ill Hematology Patients. American J Respir Crit Care Med, 2019, 199(4): 518-528.

[7] Englund J, Feuchtinger T, Ljungman P. Viral infections in immunocompromised patients. Biol Blood Marrow Transplant, 2011, 17(1 Suppl): S2-5.

[8] Kamboj M, Shah MK. Vaccination of the Stem Cell Transplant Recipient and the Hematologic Malignancy Patient. Infectious Dis Clin North Am, 2019, 33(2): 593-609.

[9] Martin-Loeches I, Lemiale V, Geoghegan P, et al. Influenza and associated co-infections in critically Ill immunosuppressed patients. Crit Care, 2019, 23(1): 152.

[10] Falsey AR, Hennessey PA, Formica MA, et al. Respiratory syncytial virus infection in elderly and high-risk adults. N Engl J Med, 2005, 352(17): 1749-1759.

[11] Pergam SA, Xie H, Sandhu R, et al. Efficiency and risk factors for CMV transmission in seronegative hematopoietic stem cell recipients. Biol Blood Marrow Transplant, 2012, 18: 1391-1400.

[12] Przybylski M, Majewska A, Dzieciatkowski T, et al. Infections due to alphaherpesviruses in early post-transplant period after allogeneic haematopoietic stem cell transplantation: Results of a 5-year survey. J Clin Virol, 2017, 87: 67-72.

[13] Kumar D, Michaels MG, Morris MI, et al. Outcomes from pandemic influenza A H1N1 infection in recipients of solid-organ transplants: a multicentre cohort study. The Lancet. Infectious diseases, 2010, 10(8): 521-526.

[14] Orsini J, Ahmad N, Butala A, et al. Etiology and Outcome of Patients with HIV Infection and Respiratory Failure Admitted to the Intensive Care Unit. Interdiscip Perspect Dis, 2013, 24065988.

[15] Ormsby CE, La Rosa-Zamboni D de, Vázquez-Pérez J, et al. Severe 2009 pandemic influenza A (H1N1) infection and increased mortality in patients with late and advanced HIV disease. AIDS (London, England), 2011, 25(4): 435-439.

[16] Christopher E O, Daniela RZ, Joel VP, et al. Antiviral agents for the treatment and chemoprophylaxis of influenza --- recommendations of the Advisory Committee on Immunization Practices (ACIP). MMWR. Recommendations and reports : Morbidity and mortality weekly report. Recommendations and reports, 2011, 60(1): 1-24.

[17] Wang Q, Li W, Qu D, et al. Fatal pulmonary infection with respiratory syncytial virus in an immunocompromised adult patient: A case report. Medicine, 2018, 97(29): e11528.

[18] Fiore AE, Fry A, Shay D, et al. Antiviral agents for the treatment and chemoprophylaxis of influenza — recommendations of the Advisory Committee on Immunization Practices (ACIP). MMWR Recomm Rep, 2011, 60(1): 1-24.

[19] Hirsch HH, Martino R, Ward KN, et al. Fourth European Conference on Infections in Leukaemia (ECIL-4): guidelines for diagnosis and treatment of human respiratory syncytial virus, parainfluenza virus, metapneumovirus, rhinovirus, and coronavirus. Clin Infect Dis, 2013, 56(2): 258-266.

[20] Gottlieb J, Zamora MR, Hodges T, et al. ALN-RSV01 for prevention of bronchiolitis obliterans syndrome after respiratory syncytial virus infection in lung transplant recipients. J Heart Lung Transplant, 2016, 35(2): 213-221.

[21] Florescu DF, Schaenman JM. Adenovirus in solid organ transplant recipients: Guidelines from the American Society of Transplantation Infectious Diseases Community of Practice. Clinical transplantation, 2019, 33(9): e13527.

[22] Chemaly RF, Ullmann AJ, Stoelben S, et al. Letermovir for cytomegalovirus prophylaxis in hematopoieticcell transplantation. N Engl J Med, 2014, 370: 1781-1789.

[23] Taplitz RA, Kennedy EB, Bow EJ, et al. Antimicrobial Prophylaxis for Adult Patients With Cancer-Related Immunosuppression: ASCO and IDSA Clinical Practice Guideline Update. Journal of clinical oncology : official journal of the American Society of Clinical Oncology, 2018, 36(30): 3043-3054.

[24] Taplitz RA, Kennedy EB, Bow EJ, et al. Antimicrobial Prophylaxis for Adult Patients With Cancer-Related Immunosuppression: ASCO and IDSA Clinical Practice Guideline Update. Journal of clinical oncology : official journal of the American Society of Clinical Oncology, 2018, 36(30): 3043-3054.

第二十二章 老 年 重 症

第一节 老年重症患者入住重症监护病房的好处

近年来，日益突出的人口老龄化，大大增加了人们对重症监护病房（intensive care unit，ICU）床位的需求。老年患者入住 ICU 的益处一直受到质疑，因为这可能导致不必要的侵入性操作和可避免的医疗保健支出。然而，近期有研究发现，入住 ICU 可以降低老年重症患者的短期及长期生存率，尽管生活质量或功能可能有所降低，但其甚至获益超过年轻的重症患者，这与以往的研究有差别。本文将根据最新的研究结果，对老年重症患者入住 ICU 能否获益进行探讨。

老年患者入住 ICU 的好处一直是一个有争论的话题。在大多数医疗保健系统中，ICU 的资源及能力有限，无法照顾所有的危重患者，很多学者认为老年人进入 ICU 并不能明显获益，这可能导致临床医师顾虑为老年患者提供 ICU 治疗资源的效用或无用性。有研究发现，与年轻患者相比，老年重症患者的死亡率更高，在 ICU 的停留时间更长，且经济支出更多。同时，随着人们对临终关怀的关注，对老年重症患者的治疗也从控制不必要的资源消耗资源转向提高临终关怀的质量。大多数老年患者在被问及临终关怀时，更倾向于关注症状改善和疼痛减轻，而不是在医院的重症医学病房进行积极的治疗。但是，这一做法的重大挑战在于人们尚无法前瞻性地知道生命的确切结束时间。

近期 2 项以人群为基础的研究发现，ICU 住院的老年患者中，有相当一部分人不仅在危重病中幸存下来，而且可以出院并独立生活。Daren 等一项在加拿大 22 家医院进行的前瞻性队列研究中，共招募了 610 名 80 岁及以上的患者，他们在 ICU 中至少住院 24 小时，研究发现：入院后 12 个月，ICU 病死率为 14%，住院病死率为 26%，住院病死率为 44%；在 505 名 12 个月可评估的患者中，26% 实现了身体康复；身体恢复与年龄、较低的 APACHE Ⅱ评分、较低的 Charlson 共病评分、较低的虚弱指数、较低的基线身体功能评分和特定的入院诊断显著相关。这些入住 ICU 的 80 岁及以上的重症患者中有 1/4 存活下来，并在 1 年时恢复到身体功能的基线水平，提示对老年危重病患者的基线身体功能和虚弱状态的常规评估有助于对其进行预测和知情决策。

法国一项大规模的基于人群的研究，记录了成年患者在 ICU 出院后各个年龄层的短期和长期结果，这些结果为公众、医师、卫生保健决策者和临床研究人员提供了参考信息。为进一步明确年龄与重症医学科（ICU）患者出院后短期及长期死亡率的关系，Alice 等对 133 966 例法国成人［≥18 岁，中位年龄 65 岁（上下四分位数 53～76 岁）；男性 59.9%］患者进行了队列研究，研究发现：133 966 例 ICU 患者的住院总死亡率为 19.0%，3 年死亡率为 39.7%。108 539 例出院患者中，3 个月死亡 6.8%，

3 年死亡 25.8%。在对性别、合并症、住院原因和器官支持（有创通气、无创通气、血管加压素、液体复苏、血液制品管理、心肺复苏、肾替代治疗和机械循环支持）进行调整后，死亡率风险在所有年龄层中逐渐增加；80 岁以下患者的住院死亡率和出院后 3 年死亡率分别为 16.5% 和 22.5%，3 年总死亡率为 35.1%；80 岁及以上年龄层中急剧增加，其住院死亡率和出院后 3 年死亡率分别高达为 30.5% 和 44.9%，3 年总死亡率为 61.4%。这与以往的研究结果相符合。但是，值得注意的是，本研究发现：在年龄和性别标准化之后，年轻患者出院后第 1 年的死亡率最高，并持续到第 2 年和第 3 年；与此相反，老年患者出院后（年龄≥80 岁）的死亡率风险接近于一般人群风险。这意味着，在 ICU 出院后 3 年内，尽管年龄增长与死亡率增加相关，但是年轻患者的死亡风险远远高于一般的年轻人群，而老年患者的死亡风险却与一般的老年人群的风险接近。

老年重症患者的死亡率较高，但与年龄相匹配的一般人群相比，相对死亡率反而较低，这看似自相矛盾的结果，一方面可能与年轻人的预期寿命较高有关，急性事件发生后，年轻的患者在死亡事件中失去的生命年数比老年患者多；另一方面，衰老和潜在的共病促进了器官衰竭的发展，在老年人中，尽管存在特定的慢性器官疾病，但衰老（作为自然衰老过程的一部分）会降低功能储备，较轻的急性疾病就可能导致器官功能不全甚至器官衰竭。也就是说，老年患者的衰老程度和器官功能储备受损程度更为相关，导致老年患者 ICU 入院后生存的潜在“收益”非常突出。尽管我们尚从这些数据中得出关于老年患者 ICU 入院的指南。然而，这项研究为医疗保健专业人员、患者和亲属提供了所有年龄层患者结局的重要客观信息。

鉴于老年重症患者入住 ICU 获益的不确定性，进一步研究老年重症患者入住 ICU 的筛选标准及策略显得尤为重要。 为此，Bertrand 等进行了一项系统 ICU 入院建议的研究。在这个项目中，急诊科和 ICU 医师被要求系统地评估所有被纳入的患者是否入住 ICU。促进 ICU 入院的干预措施包括：指导委员会的一名成员访问每个中心并提出了试验方案；当试验者入选时，急诊科医师需要咨询 ICU 主治医师；要求 ICU 医师在床边对患者进行系统评估；要求急诊科和 ICU 医师在考虑参与者对 ICU 入院意见的情况下，共同决定是否让患者进入 ICU。如果医院没有 ICU 病床，患者必须转移到另一家医院的 ICU。主要终点设定为 6 个月时死亡，次要终点设定为 6 个月时的 ICU 入院率、院内死亡、功能状态和生活质量。研究发现，3036 名患者参加试验［中位年龄，85（四分位间距，81～89）岁；1361 名（45%）男性］，在对基线特征进行调整后，系统策略组的患者更有可能进入 ICU（*RR*=1.68，95% *CI* 1.54～1.82），住院死亡风险更高（*RR*=1.18，95% *CI* 1.03～1.33），但 6 个月时死亡风险没有显著增加（*RR*=1.18，95%*CI* 1.03～1.33），且 2 组 6 个月时的功能状态和生活质量无显著差异。针对老年重症患者，这项促进系统性 ICU 入院计划增加了 ICU 的使用，但并未降低 6 个月的死亡率，因此，需要更多的研究来理解接受老年重症患者到 ICU 的决策。

综上所述，越来越多的证据显示老年重症患者入住 ICU 具有一定的好处，不能简单地对老年重症患者进行姑息治疗。接下来，更多的研究亟待开展，以探索老年重症患者入住 ICU 的规范和标准。

（浙江医院　蔡国龙　颜默磊）

参 考 文 献

[1] Haas LEM, Karakus A, Holman R, et al. Trends in hospital and intensive care admissions in the Netherlands attributable to the very elderly in an ageing population.Crit Care, 2015, 19: 353.

[2] Hill AD, Fowler RA, Pinto R, et al. Long-term outcomes and health care utilization following critical illness: a population-based study.Crit Care, 2016, 20: 76.

[3] Alice Atramont, Valérie Lindecker-Cournil, Jérémie Rudant, et al. Association of Age With Short-term and Long-term MortalityAmong Patients Discharged From Intensive Care Units in France. JAMA Network Open, 2019, 2(5): e193215.

[4] Robert A, Christopher J, Ayah Nayfeh, et al. Challenging the Pessimism in Providing Critical Care for Elderly Patients. JAMA Network Open, 2019, 2(5): e193201.

[5] Guidet B, Leblanc G, Simon T, et al. ICE-CUB 2 Study Network. Effect of systematic intensive care unit triage on long-term mortality among critically ill elderly patients in France: a randomized clinical trial.JAMA, 2017, 318(15): 1450-1459.

[6] Andersen FH, Flaatten H, Klepstad P, et al. Long-term outcomes after ICU admission triage in octogenarians.Crit Care Med, 2017, 45(4): e363-e371.

[7] Hill AD, Fowler RA, Burns KE, et al. Long-term outcomes and health care utilization following prolonged mechanical ventilation. Ann Am Thorac Soc, 2016, 14(3): 355-362.

[8] French EB, McCauley J, Aragon M, et al. End-of-life medical spending in last twelve months of life is lower than previously reported. Health Aff (Millwood), 2017, 36(7): 1211-1217.

[9] Jha A. End-of-life care, not end-of-life spending. https: //newsatjama.jama.com/2018/07/13/jama-forum-end-oflife-care-not-end-of-life-spending/. Accessed March 22, 2019.

[10] Heyland DK, Garland A, Bagshaw SM, et al. Recovery after critical illness in patients aged 80 years or older: a multi-center prospective observational cohort study. Intensive Care Med, 2015, 41(11): 1911-1920.

[11] Aravinthan A. Cellular senescence: a hitchhikers guide. Hum Cell, 2015, 28(2): 51-64.

[12] Cheng H, Fan X, Lawson WE, et al. Telomerase deficiency delays renal recovery in mice after ischemia-reperfusion injury by impairing autophagy.Kidney Int, 2015, 88(1): 85-94.

[13] Hodgin JB, Bitzer M, Wickman L, et al. Glomerular aging and focal global glomerulosclerosis: a podometric perspective. J Am Soc Nephrol, 2015, 26(12): 3162-3178.

[14] Denic A, Glassock RJ, Rule AD. Structural and functional changes with the aging kidney. Adv Chronic Kidney Dis, 2016, 23(1): 19-28.

[15] Mebazaa A, Laterre PF, Russell JA, et al.Designing phase 3 sepsis trials: application of learned experiences from critical care trials in acute heart failure.J Intensive Care, 2016, 4: 24.

[16] Bertrand Guidet, Guillaume Leblanc, Tabassome Simon, et al. Effect of Systematic Intensive Care Unit Triage on Long-term Mortality Among Critically Ill Elderly Patients in France A Randomized Clinical Trial. JAMA, 2017, 318(15): 1450-1459.

第二节　老年重症衰弱导致免疫缺陷

衰弱是一种复杂的老年综合征，重症监护病房(intensive care unit,ICU)住院后存活的老年患者中，衰弱普遍存在。衰弱可以看作是机体整体功能下降的反映，其中包括储备功能、应对应激源的能力。衰弱的特征是运动能力和活动能力下降、肌肉质量下降、营养状况差和认知功能下降。身体衰弱和严重疾病之间存在双向关系，衰弱患者更易受到不良事件（如感染）的影响，ICU 住院时间延长、死亡的风险更高，残疾程度更高，生活质量较低，心理和生理恢复较差。衰弱已成为危重患者预后的重要预测指标。

老年重症患者的衰弱与免疫缺陷密切相关。病因分析表明免疫老化和严重蛋白质能量营养不良（protein-energy malnutrition，PEM）及微量营养素（如维生素 D、锌或维生素 E）缺乏起主要作用。免疫系统老化和与老化相关的衰弱特点可能导致诊断延误。因此，对于 ICU 老年重症患者，我们应特别注意衰弱与免疫缺陷的问题。

一、衰弱对老年重症患者的影响

有 1/5～3/5 的老年危重症患者存在衰弱，80 岁以上的老年危重症患者衰弱发生率可达到 59%，其中 1/3 的患者为严重衰弱。

衰弱在危重症患者中发生率较高，而且衰弱的危重症患者基础状态更为复杂。衰弱危重症患者伴随疾病较多，可能存在多种慢性器官功能衰竭甚至肿瘤。Le Maguet 等的多中心研究显示，衰弱与意识状态、严重潜在疾病（如心搏骤停）、日常生活功能、合并症、记忆缺损以及进入 ICU 时疾病严重程度相关。随后 2 项研究通过多元回归分析也得出类似的结果。Hans Flaatten 等学者一项为期 30 天的跨国前瞻性队列研究显示衰弱对 80 岁及以上重症监护病房患者 30 天死亡率的影响，并发现衰弱程度增加、以非计划性方式进入 ICU 和入院时的高序贯器官衰竭评分（sepsis-related organ failure assessment，SOFA 评分）是与 ICU 死亡率或 30 天死亡率相关的 3 个最重要的因素。此研究认为：老年重症患者临床衰弱评估可以增加对患者的总体评估。

二、衰弱导致免疫缺陷的因素

老年重症衰弱患者往往存在免疫缺陷，免疫缺陷的诱发因素不仅与免疫衰老、遗传基因等内在因素有关，且与营养不良、多病共病和医源性疾病治疗等外在因素有关。

1. 免疫衰老　主要导致先天和适应性免疫系统的实质性变化，在老年人中，免疫细胞的增殖能力和数量下降，导致免疫功能障碍，称为免疫衰老。

（1）先天性免疫：是一种基于骨髓细胞如中性粒细胞、巨噬细胞、树突状细胞和自然杀伤细胞（NK）作用的先天免疫。这种免疫力与外部攻击引发的快速非特异度反应有关。它主要取决于宿主的吞噬、溶解和氧化能力。为此，它需要许多溶酶体酶和炎性细胞因子。通过趋化作用在不同活化细胞之间协同作用。天然免疫通常由巨噬细胞触发。相关研究表示没有观察到衰弱患者免疫细胞绝对数量减少，但是巨噬细胞、细胞毒性、溶酶体和氧化应激活性减少，趋化性受损，而促炎细胞因子被巨噬细胞过度激活。

（2）适应性（或特异度）免疫：适应性免疫是基于较慢的激活和高度特异度的反应。它以 B 细胞和 T 细胞为基础，通过树突状细胞和巨噬细胞被先天免疫反应激活。这些活化的淋巴细胞会触发一种特异度的细胞（细胞毒性）和（或）体液（通过抗体）反应，以及免疫记忆有关。适应性免疫在免疫衰老过程中受到最强烈的影响。虽然免疫细胞数量没有减少，但质量却受到很大的影响。Crétel 等在 2010 年的一项文献回顾中报道了 B 细胞在原生细胞和记忆 B 细胞之间的比例变化，以及作为体液免疫一部分的抗体反应受损。这主要影响 B 细胞和 T 细胞之间的协作，以及对自我和非自我的认知受损，因此，产生了低特异度抗体，这可能解释了一些克隆现象在老年血液病中的出现。在细胞免疫方面，观察到对新病原体（主要是细胞内病原体）的适应性免疫反应受损。免疫系统改变在老年衰弱综合征起到重要作用，同时通过促炎因子的水平对器官产生负面影响。由于先天免疫机制的减弱，衰弱患者促炎性介质的过度分泌尤其是白介素 1、白介素 6 和肿瘤坏死因子（tumor necrosis factor，TNF）。白细胞介素的高分泌可能是免疫机制失效的一种适应机制。与衰老相关的慢性炎症可能参与许多与衰老相关的慢性疾病的发展。一项荟萃分析（包括 32 项横断面研究和 23 910 名老年受试者）显示，与非衰弱患者相比，衰弱患者血清炎症分子（包括 C 反应蛋白和白介素 6）水平显著升高。另一项研究分析了 259 例老年衰弱患者淋巴细胞亚群和促炎分子浓度，证实了慢性炎症与衰弱发生有关，尤其是白介素 6 和Ⅱ型肿瘤坏死因子受体（sTNF-R Ⅱ）之间的相关性。IL-6 显示衰弱组与非衰弱组相比增加 70%，而 sTNF-R Ⅱ显示衰弱组与非衰弱组相比增加 2 倍。认为 sTNF-R Ⅱ可能是衰弱的预测因子。因此，免疫衰老导致免疫的敏感度降低。对感染的易感性增加；感染后恢复时间延长；对肿瘤和自身免疫的易感性增加。

2. 蛋白质营养不良　老年重症患者常常存在 PEM，PEM 与免疫缺陷的关系有两方面因素：①慢性炎症引起的高代谢状态相关的 PEM，与巨噬细胞、促炎细胞因子的激活有关，通过蛋白质储备改变加重 PEM 的作用，并可产生与衰弱综合征相关的肌肉减少症；②与 PEM 相关的微营养素缺乏，如锌、维生素 D 和维生素 E，加剧了免疫衰老现象。维生素 E 是一种抗氧化剂，保护细胞膜免受氧化应激。由于这种现象是与天然免疫功能（NK 细胞）有关的机制之一，维生素 E 在细胞毒免疫反应过程中对维持细胞的完整性起着至关重要的作用。维生素 D 被认为是先天和适应性免疫反应的基本刺激物。多项研究表明，血清 25（OH）D 水平降低与衰弱相关。低血清维生素 D 水平与衰弱和高死亡率风险相关。在流行病学方面，维生素 D 缺乏与免疫易感性之间的关系也得到了强调。存在 PEM、维生素和微量营养素缺乏会损害老年患者持久的免疫反应能力。

3. 共病和相关药物的使用　老年重症衰弱患者往往存在多病共存，共病的数量和免疫反应的降低程度之间存在明显的相关性。重症患者中皮质类固醇等治疗会加剧免疫抑制。在免疫衰老的情况下，慢性炎症可能干扰血小板聚集活性，可能增强动脉粥样硬化的心血管危险因素。最后，在严重情况下使用抗生素会扰乱共生菌群，并有助于机会性感染，这是由整体的多因素免疫缺陷促成的。对于老年重症患者，多种因素促成了免疫缺陷。

三、老年患者衰弱与严重感染

以上所述，老年患者衰弱导致免疫缺陷因素众多，老年衰弱患者先天免疫力下降，细胞免疫和体液免疫功能均出现损害，病原体更容易进入机体。老年患者细胞免疫中 CD4/CD8 比值随着年龄的增长而增加。在体液免疫系统中，血浆 B 细胞逐渐减少，但循环免疫球蛋白水平升高，特别是来自产生多特异度抗体的 B 淋巴细胞，对抗原亲和力低。由于免疫细胞缺乏功能，故高度特异度抗体的产生减少。这些缺陷都有助于降低适应性免疫系统对病原体的反应，增加发生全身感染（如脓毒血症等）的风险，同时由于对病原体反应性下降而容易导致严重感染。

关于老年衰弱患者严重脓毒血症后的生存率和生活质量的数据是有限的。Fernando 等发现老年衰弱患者感染以后更容易发生脓毒性休克，30 天死亡率比非衰弱患者更高。与快速序贯器官衰竭评分（quick sequential organ failure assessment，qSOFA）≥2 相比，临床虚弱量表（clinical frailty scale，CFS）对死亡率敏感度最高。由此得出的结论是衰弱是影响老年感染患者预后的重要因素，可用于对怀疑感染的老年患者进行危险分层，并指导临床医师对衰弱进行筛查，以优化这一人群的管理。另外，有研究也支持以上观点，Ferrante 等研究发现，衰弱反映疾病的严重程度，入 ICU 前的衰弱可以识别出功能恢复不良风险，但在最新的一项前瞻性观察性研究中发现：在脓毒血症老年衰弱患者中，入院 30 天后死亡率较非衰弱患者高。认为入院时衰弱，高龄和较高 SOFA 评分是与 30 天生存率下降相关的重要因素，而可能与脓毒症本身无关。因此，对于老年危重患者中入 ICU 之前或 ICU 治疗期间对衰弱评估是非常必要的。

四、衰弱早期评估与管理

对于 ICU 中老年重症患者，应该积极进行早期衰弱患者筛查，识别那些具有衰弱风险的患者，以及免疫缺陷诱发因素。有些诱发因素是不能改变的，如免疫衰老、遗传易感性和年龄。有些因素是可以改变的，如 PEM 等。通过给予足够的营养支持，认知训练和早期活动和锻炼等防止衰弱进展。

1．营养不良评估　法国国家营养与健康计划将 PEM 定义为一种病理状态，是由于机体代谢需要与能量和（或）蛋白质和（或）微量营养素的生物利用度之间的持续不匹配引起。这可能是由于营养摄入减少，和（或）代谢需求增加所致。PEM 的特点是体重和体脂的减少。从诊断 PEM 对整体上改善衰弱老年人的健康状况来看，早期和适当的管理是有益的。所有 PEM 风险的患者都应进行 PEM 筛查，主要是在高代谢（肿瘤、炎症、感染、器官衰竭）或消化吸收障碍的情况下。PEM 筛查可基于对摄入、体重和体重指数（body mass index, BMI）进行评估。以下列标准中至少有一项时，PEM 被认为是严重的：①1 个月内体重减轻≥10% 或 6 个月内体重减轻≥15%；②BMI＜$18kg/m^2$；③蛋白血症＜30g/L。在诊断营养不良性低蛋白血症之前，应排除肝细胞衰竭或肾病综合征所致低蛋白血症。另外，低蛋白血症也是炎症反应时分解代谢的标志。

PEM 管理策略最初是基于对食物摄取量的评估，评估其是否适合个人的需要。营养管理目标达到每天至少 126～167kJ 的饮食能量消耗和至少每天 1.2～1.5g 蛋白质的摄入量。

2．共病和医源性疾病的治疗　治疗再评估考虑到老年患者的共病性，已经开发了一些工具来促进老年患者的个体化治疗：DICTIAS 工具、LAROCHE 列表或 START 或 STOPP 标准。在这些工具中，START 或 STOPP 标准可以减少不适当处方，降低医源性因素导致的免疫缺陷。因此，它们可用于审查处方来解决使用多种药物治疗之间的冲突。

3．整体衰弱管理　最近对研究报告多学科管理方法的益处，包括运动、认知和营养等。这与肌肉强化和肌肉减少症的预防有关。考虑到衰弱对情绪的影响，需要心理支持干预。

免疫老化、先天和适应性免疫系统改变、PEM 以及微量元素和维生素的改变、多病共存、多种药物的应用既是老年重症患者衰弱诱发因素，也是老年重症患者衰弱结果，相互影响导致不良临床结果。今后需要对老年重症患者进行早期筛查评估，对一些可逆因素进行早期治疗；对具有免疫缺陷的老年重症衰弱患者给予多学科标准化管理。

（山西医科大学第一医院　王美霞）

参 考 文 献

［1］Bagshaw M, Majumdar SR, Rolfson DB, et al. A prospective multicenter cohort study of frailty in younger critically ill patients. Crit Care, 2016, 20(1): 175.

［2］Bagshaw SM, Stelfox HT, Johnson JA, et al. Long-term association between frailty and health-related quality of life among survivors of critical illness: a prospective multicenter cohort study. Crit Care Med, 2015, 43(5): 973-982.

［3］Heyland DK, Garland A, Bagshaw SM, et al. Recovery after critical illness in patients aged 80 years or older: a multi-center prospective observational cohort study. Intensive Care Med, 2015, 41(11): 1911-1920.

［4］Le Maguet P, Roquilly A, Lasocki S, et al. Prevalence and impact of frailty on mortality in elderly ICU patients: a prospective, multicenter, observational study. Intensive Care Med, 2014, 40(5): 674-682.

［5］Zeng A, Song X, Dong J, et al. Mortality in relation to frailty in patients admitted to a specialized geriatric intensive care unit. J Gerontol A Biol Sci Med Sci, 2015, 70(12): 1586-1594.

［6］Hans Flaatten, Dylan W, De Lange, et al.The impact of frailty on ICU and 30-day mortality and the level of care in very elderly patients(≥80years). Intensive care medicine, 2017, 43(12): 1820-1828.

［7］Janeway CA, Murphy K, Travers P, Walport M. Immunobiologie. Paris: De Boeck Supérieur, 2009: 922.

［8］Panda A, Arjona A, Sapey E, et al. Human innate immunosenescence: causes and consequences for immunity in old age. Trends Immunol, 2009, 30: 325-333.

［9］Solana R, Tarazona R, Gayoso I, et al. Innate immunosenescence: effect of aging on cells and receptors of the innate immune system in humans. Semin Immunol, 2012, 24: 331-341.

［10］Crétel E, V een I, Pierres A, et al. Immunosénescence et infections, mythe ou réalité ? Med Mal Infect, 2010, 40: 307-318.

［11］Orietta Pansarasa, Cristiana Pistono, Davin A, et al. Altered immune system in frailty: Genetics and diet may influence inflammation. Ageing Research Reviews, 2019, 54 : 100935.

[12] Franceschi C, Campisi J. Chronic inflammation (inflammaging) and its potential contribution to age-associated diseases. J Gerontol Ser A, 2014, 69: S4-9.

[13] Soysal P, Stubbs B, Lucato P, et al. Inflammation and frailty in the elderly: a systematic review and meta-analysis. Ageing Res. Rev, 2016, 31: 1-8.

[14]Marcos-Pérez, D, Sánchez-Flores, M., et al. Frailty in older adults is associated with plasma concentrations of inflammatory mediators but not with lymphocyte subpopulations. Front Immunol, 2018, 9: 1056.

[15] Strandberg TE, Pitkälä KH, Tilvis RS. Frailty in older people. Eur Geriatr Med, 2011, 2: 344-355.

[16] Pae M, Wu D. Nutritional modulation of age-related changes in the immune system and risk of infection. Nutr Res, 2017, 41: 14-35.

[17] Bruyère O, Cavalier E. Relevance of vitamin D in the pathogenesis and therapy of frailty. Current opinion in clinical nutrition and metabolic care, 2017, 20(1): 26-29.

[18] Jayanama K, Theou O. Frailty, nutritionrelated parameters, and mortality across the adult age spectrum. BMC Med, 2018, 16: 188.

[19] Holick MF. Vitamin D Defificiency. N Engl J Med, 2007, 357: 266-81.1.

[20] Biston P, Aldecoa C, Devriendt J, et al. Outcome of elderly patients with circulatory failure. Intensive Care Med, 2014, 40: 50-56.

[21] Lázaro del Nogal M, Fernández Pérez C, Figueredo Delgado MA, et al. Basal immunological parameters in a group of retirees. Rev Clin Esp, 2013, 203: 417-422.

[22] Miyaji C, Watanabe H, Toma H, et al. Functional alteration of granulocytes, NK cells, and natural killer T cells in centenarians. Hum Immunol, 2000, 61: 908-916.

[23] Fernando Shannon M, Guo Kevin H, Lukasik Matthew, et al. Frailty and associated prognosis among older emergency department patients with suspected infection: A prospective, observational cohort study. CJEM, 2020.

[24] Ferrante LE, Pisani MA, Murphy TE, et al. The Association of Frailty With Post-ICU Disability, Nursing Home Admission, and Mortality: A Longitudinal Study. Chest, 2018, 153(6): 1378-1386.

[25] Ibarz Mercedes, Boumendil Ariane, Haas Lenneke, et al. Sepsis at ICU admission does not decrease 30-day survival in very old patients: a post-hoc analysis of the VIP1 multinational cohort study. Annals of intensive care, 2020, 10(1).

[26] Calder PC, Bosco N, et al. Health relevance of the modifification of low-grade inflflammation in ageing (inflflammageing) and the role of nutrition. Ageing Res Rev, 2017, 40: 95-119.

[27] Ferry M, Mischlich D, Alix E, et al. Nutrition de la personne âgée. Paris: Elsevier Masson, 2012, 24(4) : 193-195.

[28] Desnoyer A, Guignard B. Prescriptions médicamenteuses potentiellement inappropriées en gériatrie : quels outils utiliser pour les détecter. Presse Med, 2016, 45: 957-970.

[29] Dedeyne L, Deschodt M. Effects of multi-domain interventions in (pre) frail elderly on frailty, functional, and cognitive status: a systematic review. Clin Interv Aging, 2017, 12: 873-896.

[30] Soysal P, Veronese N. Relationship between depression and frailty in older adults: a systematic review and meta-analysis. Ageing Res Rev, 2017, 36: 78-87.

第三节　老年重症患者的营养干预是否需要更多的蛋白

目前针对老年（≥65 岁）重症患者营养干预的策略尚不明确，理论上应随着病情的发展和康复阶段的不同而变化。患者的营养需求应在住院初期进行评估、在整个住院期间进行动态评估，院后康复期间也均应给予额外关注。最近的发现，在老年重症患者恢复期补充蛋白质有利于改善预后，而针对老年重症患者蛋白质剂量、热量需求的关系以及递送方式均需要进一步研究，以指导临床实践。

一、如何确定危重患者的营养风险和状态

应激分解代谢状态易使危重患者发生营养不良，再加上营养供应不足或延迟，将导致营养状况进一步恶化。先前存在的营养不良和医源性喂养不足与营养不良并发症风险增加相关。因此，准确检测营养不良和（或）营养风险高的患者对于及时和最佳的营养干预非常重要。危重患者营养风险的检测和营养不良的诊断不是一个简单而直接的过程。它们包括考虑营养不良的病理生理学和使用准确及灵敏的指标来衡量营养状况。近年有关营养评估筛选工具的研究也有了初步进展。

1. 营养风险筛查评分和主观综合评估　改良的危重患者营养风险筛查（modified nutrition risk in the critically Ill）NUTRIC/mNUTRIC 评分和主观综合评估（subjective global assessment，SGA），这两项评估工具可能是目前最好的营养风险评估和营养不良诊断工具。其他与重症监护病房患者相关的评估标准，如胃肠功能、误吸风险、肌少症和衰弱的判定等，也可能有助于更全面地评估。该研究并未针对老年危重患者人群。

2. 迷你营养评估　针对老年人的虚弱和营养状况，迷你营养评估可作为识别体弱受试者的筛选工具。罗马大学系统医学部对 65 岁以上的老年患者（包括髋部骨折患者和无骨折患者）应用迷你营养评估的筛选工具进行了一项观察性研究，结果发现大约 38% 的研究人群是体弱的，在住院的老年患者中，体弱的患病率更高。在体弱的受试者中，65% 有营养不良的风险，10% 营养不良，营养状况与衰弱程度密切相关，指出营养不良是导致机体虚弱的原因之一。

营养评估应在患者入院时进行，并在患者住院期间每隔一段时间进行一次。虽然没有黄金标准存在，低体重指数和体重减轻往往被用来定义患者的营养状况的标准。许多营养不良筛查工具已被验证可用于不同人群或护理环境（NUTRIC/mNUTRIC 评分、主观综合评估、迷你营养评估简表、2002 年营养风险筛查等）。重要的是要尽早认识到有营养不良风险的患者，并制定营养计划，使每个患者得到最大获益。研究表明，营养不良或有营养不良风险患者的平均住院时间更长，死亡率更高。

二、老年患者蛋白质的需求量

蛋白质是唯一一种没有非活性化合物的宏量营养素，不像糖原对葡萄糖或三酰甘油对脂肪酸那样储备充分。因此，饮食中的氨基酸必须与功能蛋白结合以避免氧化。骨骼肌收缩蛋白是最大的蛋白

质蓄水池，在禁食或应激时肌肉蛋白质氨基酸可以迅速释放被整个生物体利用。蛋白质摄取不足，不能满足日常需要，导致负的蛋白质平衡和导致骨骼肌萎缩，肌肉生长受损，功能下降。因此，摄取适量的蛋白质对防止肌肉萎缩、保持骨骼肌的质量和功能是很重要的。

据报道，与年轻人相比，健康的老年人对肌肉蛋白质合成所需膳食氨基酸的利用有减弱或受损。代谢研究表明，这种合成代谢阻力可以通过更高水平的蛋白质 / 氨基酸摄入来克服。近年两项使用指标氨基酸技术的研究发现，65 岁及以上成年人的平均蛋白质需求量（estimated average requirement，EAR）比美国医学研究所报道的要高。由于 EAR 是用蛋白质的推荐饮食量（recommended dietary allowance，RDA）来计算的，他们得出结论，目前美国医学研究所报告的 EAR 和 RDA 都低估了老年人对蛋白质的实际需求和允许量。值得注意的是，蛋白质需求量随着疾病严重程度的增加而显著增加。目前的临床实践指南推荐给轻度至中度疾病患者每天摄入 0.8～1.2g/kg 的蛋白质，并建议危重患者每天摄入 1.2～1.5g/kg 的蛋白质。

三、老年危重患者疾病不同阶段的蛋白质需求

作为可用于改善危重症预后的多模式干预措施的重要组成部分，应在危重症期间、出 ICU 后和出院后提供最佳营养治疗。根据最近的文献和指南，推荐在 ICU 最初阶段逐步向热量和蛋白质目标进展。在这个阶段之后，可以提供全热量，最好是基于间接量热法。应监测磷酸盐，以发现再喂养低磷酸盐血症，当发生时，应制定热量限制。对于蛋白质，在初始阶段之后，每天至少需要 1.3g/kg 蛋白质。在 ICU 期间和出 ICU 后，应结合运动提供较高的蛋白质 / 热量指标。出 ICU 后，蛋白质指标的实现比热量指标的实现更困难，特别是在去除鼻饲管后。出院后，很可能需要长时间的高剂量蛋白质和高热量喂养来优化结果，在这个时期高蛋白质的口服营养补充可能是必要的。

1. 危重病阶段与蛋白质　在 ICU 期间，由于基础疾病、合并症、卧床休息不活动和营养摄入不良，患者出现高分解代谢。在急性疾病中，营养不良非常常见，发生在 30%～50% 的住院患者中。观察性研究报告了相互矛盾的发现，大量摄入蛋白质与更好或更差的结果相关。在危重症的情况下，有证据表明，外源性蛋白质 / 氨基酸补充有可能对全身蛋白质平衡产生有利影响。对于 ICU 患者，建议每日增加 2.5g/kg 的蛋白质摄入量。然而，需要精心设计的随机对照试验来检验重症监护病房的良好预后与高蛋白质摄入之间的关系。

肠内喂养支持肠道的完整性、免疫功能和微生物组成。然而，肠道功能下降和不同的营养吸收速度可能导致胃肠道副作用和危重患者的热量摄入不足。最近，有人提出，临床医师与其关注危重患者的总热量传递，还不如关注肠内和（或）肠外的蛋白质剂量，建议每天至少提供 1.5～1.8g/kg 蛋白质。如果肠内营养不能达到这样的蛋白质剂量，则推荐使用肠外营养提供氨基酸。然而，这些数据大多是在危重的年轻人中获得的，而在老年危重患者中缺乏具体的数据。

老年患者在入 ICU 时更容易出现肾功能障碍和肾功能衰竭。这为提供足够的蛋白质营养提出了额外的挑战。一般来说，如果患者正在接受肾脏替代治疗，蛋白质的需求就会增加，目前的建议可达每日 2.5g/kg 蛋白质。对于肾功能中度受损的患者，在病情稳定的情况下，一般推荐蛋白质为每天 0.8g/kg，而在疾病期间，建议增加蛋白质摄入量至每天 1g/kg，以满足较高的需求量。重要的是，在

肾功能不全的危重症患者中补充氨基酸并没有使肾功能不全持续恶化。

2. 严重疾病阶段与蛋白质　随着患者开始从危重疾病中恢复，并从重症监护病房转移到非重症监护病房，他们也将开始从肠内管饲和（或）联合肠外营养过渡到标准的静脉输液治疗，并在可耐受的情况下转为口服饮食。在老年患者住院期间，即使在非 ICU 病房，营养不良的患病率和风险也很高。当患者从危重症和卧床状态改善到可以活动和参加康复计划时，应额外考虑增加的能量和蛋白质需求。在该阶段的蛋白质补充量尚无临床研究数据及指南推荐。

3. 出院后康复与蛋白质　随着患者从住院中恢复，应采取护理措施，以鼓励出院后适当摄入蛋白质。研究报道了 30 天的蛋白质补充（每天 2 次，每次 20g）是可行的，在老年患者急性疾病住院治疗后增加身体功能。补充蛋白质 / 氨基酸对骨骼肌健康的益处已被证明在 2～3 周可在临床人群或临床环境模型中实现。需要更多的研究来确定在住院期间补充是否可行，以及出院后补充是否会提供功能上的好处，并减少更长住院时间的危重患者的再次住院。

四、危重患者合理补充蛋白质

美国胃肠外营养学会（ASPEN）和危重症医学学会（SCCM）的营养指南推荐每天 1.2～2.0g/kg。一些专家得出结论，每天高至 2.0～2.5g/kg 的蛋白质，甚至更高的剂量对于严重烧伤和创伤患者是安全的，可以认为是最佳剂量。然而，目前的观察研究表明，危重症患者的处方量远低于这一水平，平均为每天 1.3g/kg，仅为平均处方量的 55%（约每天 0.7g/kg）。

一般 ICU 患者每天给蛋白质 2.5g/kg 是安全的，但难治性低血压（导致肝脏低灌注）和严重肝病患者可能除外。肾功能衰竭患者是一个特殊人群。由于需要肾脏替代治疗的急性肾功能衰竭患者在透析液流出物中失去了如此大量的氨基酸，因此，认为他们需要更高剂量的蛋白质 / 氨基酸，最高可达每天 2.5g/kg。有一种理论认为，静脉注射氨基酸可能有助于肾功能，可能通过改善肾灌注，估算的肾小球滤过率略有改善，但透析率或其他临床结果无差异。

目前缺乏来自前瞻性随机对照试验的明确证据来评估营养高危患者不同水平的蛋白质摄入，有 2 项正在进行中的试验将大大增加我们对危重症成人患者蛋白质需求的理解。

一项是由美国国立卫生研究院资助的新闻全文数据库试验正在进行多中心随机对照试验（NEXIS 试验），评估在 ICU 需要机械通气的急性呼吸衰竭患者中，早期静脉补充氨基酸（每天最多 2.5g/kg）和床边循环肌力测试练习运动相结合与常规治疗（通常包括极少运动和未达到指南推荐的热量和蛋白质摄入目标）对照组的效果。试验获得了各机构的伦理批准，报名工作已经开始。这些结果将为该领域的临床实践和未来研究提供参考。

另外一项大型全球性随机对照试验是 EFFORT 试验，该试验将纳入高营养风险的机械通气患者，根据低（≤25）或高（≥35）体重指数、中度至重度营养不良、虚弱、骨骼肌减少症或预期的 96 小时机械通气时间来确定。干预包括较高（每天≥2.2g/kg）或较低（每天≤1.2g/kg）的蛋白质剂量，可通过肠内营养、肠外营养或两者兼而有之。主要结果是 60 天的死亡率。关键的次要结果包括出院时间、ICU 和医院生存期以及住院时间，研究尚在进行中。

综上所述，在回顾现有文献时仍然存在许多空白，限制了针对老年患者危重疾病不同阶段的特定蛋白质推荐的建议。目前的临床实践建议是给轻、中度患者每天 0.8～1.2g/kg 的蛋白质，给危重患者每天 1.2～1.5g/kg 蛋白质的高蛋白饮食。然而，需要精心设计随机临床试验来明确定义蛋白质剂量和氨基酸组成（如亮氨酸的剂量）对危重老年患者中提供最大的健康和功能益处。具体来说，重要的是测试增加的蛋白质剂量与总热量摄入的关系，以及提供蛋白质的方式（肠内或肠外），以及给予方式（间歇、连续和循环输注）。确定从危重症中恢复的老年患者应摄入多少蛋白质，才能更好地促进他们在病后身体恢复和认知功能及独立性的改善。

（山东第一医科大学第一附属医院　李　涛　孙楠楠）

参考文献

［1］Lee ZY, Heyland DK. Determination of Nutrition Risk and Status in Critically Ill Patients: What Are Our Considerations? Nutr Clin Pract, 2019. 34(1): 96-111.

［2］Valentini A. Frailty and nutritional status in older people: the Mini Nutritional Assessment as a screening tool for the identification of frail subjects. Clin Interv Aging, 2018, 13: 1237-1244.

［3］Lew CCH. Association between Malnutrition and 28-Day Mortality and Intensive Care Length-of-Stay in the Critically ill: A Prospective Cohort Study. Nutrients, 2017, 10(1): 10.

［4］DeerRR, Volpi E. Protein Requirements in Critically Ill Older Adults. Nutrients, 2018, 10(3).

［5］BurdNA, Gorissen, SH, van Loon LJ. Anabolic resistance of muscle protein synthesis with aging. Exerc Sport Sci Rev, 2013, 41(3): 169-173.

［6］DickinsonJM, Volpi E, Rasmussen BB. Exercise and nutrition to target protein synthesis impairments in aging skeletal muscle. Exerc Sport Sci Rev, 2013, 41(4): 216-223.

［7］Rafii M. Dietary protein requirement of female adults ＞65 years determined by the indicator amino acid oxidation technique is higher than current recommendations. J Nutr, 2015, 145(1): 18-24.

［8］Tang M, MccabeGP, ElangoR, et al.Assessment of protein requirement in octogenarian women with use of the indicator amino acid oxidation technique. Am J Clin Nutr, 2014, 99(4): 891-898.

［9］Casaer MP, Vand BG Protein Requirements in the Critically Ill: A Randomized Controlled Trial Using Parenteral Nutrition. JPEN J Parenter Enteral Nutr, 2016, 40(6): 795-805.

［10］Van Zanten ARH, Waele EDe, Wischmeyer PE .Nutrition therapy and critical illness: practical guidance for the ICU, post-ICU, and long-term convalescence phases. Crit Care, 2019, 23(1): 368.

［11］Weijs PJ. Optimal protein and energy nutrition decreases mortality in mechanically ventilated, critically ill patients: a prospective observational cohort study. JPEN J Parenter Enteral Nutr, 2012, 36(1): 60-68.

［12］Allingstrup MJ. Provision of protein and energy in relation to measured requirements in intensive care patients. Clin Nutr, 2012, 31(4): 462-468.

［13］LiebauF. Short-term amino acid infusion improves protein balance in critically ill patients. Crit Care, 2015, 19: 106.

[14] Dickerson RN. A reappraisal of nitrogen requirements for patients with critical illness and trauma. J Trauma Acute Care Surg, 2012, 73(3): 549-557.

[15] Hoffer LJ, BistrianBR. Appropriate protein provision in critical illness: a systematic and narrative review. Am J Clin Nutr, 2012, 96(3): 591-600.

[16] Arabi YM. The intensive care medicine research agenda in nutrition and metabolism. Intensive Care Med, 2017, 43(9): 1239-1256.

[17] Thibault R. Diarrhoea in the ICU: respective contribution of feeding and antibiotics. Crit Care, 2013, 17(4): R153.

[18] Weijs PJ. Early high protein intake is associated with low mortality and energy overfeeding with high mortality in non-septic mechanically ventilated critically ill patients. Crit Care, 2014, 18(6): 701.

[19] Oshima TP, Singer, Pichard C. Parenteral or enteral nutrition: do you have the choice? Curr Opin Crit Care, 2016, 22(4): 292-298.

[20] Lopez Martinez J. Guidelines for specialized nutritional and metabolic support in the critically-ill patient: update. Consensus SEMICYUC-SENPE: acute renal failure. Nutr Hosp, 2011, 26 Suppl 2: 21-26.

[21] Ikizler TA, Noel J Cano, Havold F et al. Prevention and treatment of protein energy wasting in chronic kidney disease patients: a consensus statement by the International Society of Renal Nutrition and Metabolism. Kidney Int, 2013, 84(6): 1096-1097.

[22] Doig GS, Simpson F, Bellomo R, et al. Intravenous amino acid therapy for kidney function in critically ill patients: a randomized controlled trial. Intensive Care Med, 2015, 41(7): 1197-1208.

[23] DeerRR, Dickinson JM, Fisher SR, et al. Identifying effective and feasible interventions to accelerate functional recovery from hospitalization in older adults: A randomized controlled pilot trial. Contemp Clin Trials, 2016, 49: 6-14.

[24] Deer RR, Goodlett SM, Fisher SR, et al. A Randomized Controlled Pilot Trial of Interventions to Improve Functional Recovery After Hospitalization in Older Adults: Feasibility and Adherence. J Gerontol A Biol Sci Med Sci, 2018, 73(2): 187-193.

[25] Dreyer HC, Strycker LA, Senesal HA, et al.Essential amino acid supplementation in patients following total knee arthroplasty. J Clin Invest, 2013, 123(11): 4654-4666.

[26] English KL. Leucine partially protects muscle mass and function during bed rest in middle-aged adults. Am J Clin Nutr, 2016, 103(2): 465-473.

[27] Heyland DK, Stapleton R, Compher C. Should We Prescribe More Protein to Critically Ill Patients? Nutrients, 2018, 10(4): 462.

[28] McClave SA. Guidelines for the Provision and Assessment of Nutrition Support Therapy in the Adult Critically Ill Patient: Society of Critical Care Medicine (SCCM) and American Society for Parenteral and Enteral Nutrition (A.S.P.E.N.). JPEN J Parenter Enteral Nutr, 2016, 40(2): 159-211.

[29] Heyland DK. Protein Delivery in the Intensive Care Unit: Optimal or Suboptimal? Nutr Clin Pract, 2017, 32(1_suppl): 58S-71S.

[30] Heyland DK. Nutrition and Exercise in Critical Illness Trial (NEXIS Trial): a protocol of a multicentred, randomised controlled trial of combined cycle ergometry and amino acid supplementation commenced early during critical illness.

BMJ Open, 2019, 9(7): e027893.
[31] Heyland DK. The Effect of Higher Protein Dosing in Critically Ill Patients: A Multicenter Registry-Based Randomized Trial: The EFFORT Trial. JPEN J Parenter Enteral Nutr, 2019, 43(3): 326-334.

第四节　老年脓毒症患者：重要的风险因素

老年患者不仅基础疾病（如糖尿病、高血压）多，免疫功能也处于衰退状态，因此，他们更容易受到感染甚至脓毒症，而随着人口老龄化日益严重，老年脓毒症患者也将逐年增加。老年脓毒症患者，医疗资源使用多，病死率更高。因此，明确其风险因素，尤其是可处理的风险因素，对于在老年患者中防治脓毒症的发生发展、优化医疗资源使用、降低病死率具有重要意义。

一、老年脓毒症的流行病学

脓毒症不仅是ICU内最常见疾病之一，也是ICU患者死亡的首要原因。最近一项针对ICU脓毒症流行病学的全国性横断面调查显示：ICU脓毒症患病率为20.6%，95%*CI* 15.8%～25.4%；脓毒症住ICU病死率达29.6%（95%*CI* 27.8%～31.5%）。该调查于2015年12月至2016年1月在我国大陆44家三级医院ICU开展，虽然结果显示了ICU脓毒症患者的平均年龄为（60.8±18.4）岁，但并未报道其中老年患者的占比。Martin-Loeches等通过对西班牙77个ICU实施的脓毒症教育项目的研究结果再分析发现，在脓毒症患者中老年患者比例高达64.3%（1490/2319），其中年龄65～79岁的患者占80.1%（1193），年龄≥80岁的患者占19.9%（297）。而在日本的一个农村地区的三级教学医院的综合ICU中，脓毒症患者中老年患者比例为66.9%（335/501）。杜斌教授等在最近的一篇综述中指出，“国外资料表明，超过半数的脓毒症患者在普通病房接受治疗，国内医院中这一比例可能高达86%”，因此，应注意到局限于ICU的流行病学研究会导致脓毒症发病人数可能被低估，而其病死率则可能被高估，但ICU内外脓毒症患者中老年人的占比可能并无明显差异。国外学者发现脓毒症人群中老年患者占比仍超过60%，而来自中国台湾地区的一项基于人群的队列研究也显示，脓毒症中高达66.9%的患者年龄≥65岁。该研究使用的是覆盖了99.8%的2300万台湾地区人群的健康保险数据，时间为2002年1月至2012年12月，共鉴别出1 259 578位脓毒症成人患者，其中，年龄在65～84岁的患者占51.8%，其30天全因病死率为24%；年龄≥85岁的患者占15.1%，其30天全因病死率为22%。杜斌等对2012年7月至2014年6月居住在北京月坛街道的成人住院患者（共21 191例）进行分析发现，符合脓毒症1和脓毒症3诊断的患者中位年龄分别为80（66，85）岁和81（74，86）岁，其住院病死率则分别为20.6%和32.0%。

二、老年脓毒症发生的风险因素

感染是老年人中的主要疾病且促进其死亡的主要原因；诸如免疫衰退、合并慢性病以及正常生理器官功能的改变等多种因素都可能改变老年患者感染发生的频率和严重程度。

1. 年龄　脓毒症发病率随着年龄的增长而增加。杜斌等对北京一街道人群的队列研究及二次分析发现无论采用脓毒症 1 还是脓毒症 3 的诊断标准，年龄 65～84 岁和年龄≥85 岁都是脓毒症发病的独立危险因素。此外，中国台湾地区学者发表的一项队列研究也显示：在 2012 年，年龄≥85 岁的人群其脓毒症发病率（9414 例 /10 万人口）是 18～64 岁人群（303 例 /10 万人口）的 31 倍，是 65～84 岁人群的 3 倍（2908 例 /10 万人口），而且老年人脓毒症发病率的增长速度也快于非老年人。Martin 等利用出院数据进行研究后发现脓毒症发生率每年平均增加速率在年龄≥65 岁的患者中为 11.5%，而在年龄＜65 岁的患者中为 9.5%（P＜0.001）。

2. 免疫状态改变　伴随衰老而发生的免疫功能下降不仅使老年人发生感染的风险增加，也导致老年人的感染更严重和病程更长。适应性免疫包括细胞介导的免疫（T 细胞）和体液免疫（B 细胞），在老年患者中均有衰退。虽然较适应性免疫、固有免疫在极老年时通常保留有相当的功能，但仍存在不适当的改变，如胶原和皮下组织减少和角质层保水能力下降等导致皮肤屏障功能减弱。研究还发现，来自健康老年人的中性粒细胞也表现为靶向感染部位或炎症组织的能力降低、吞噬反应差和释放中性粒细胞胞外诱捕网（neutrophil extracellular traps，NETs）的能力减弱。

3. 合并慢性病　慢性病的发病率随着年龄增长而增高。存在慢性病（如糖尿病、慢性阻塞性肺疾病、心力衰竭）的老年人，与没有潜在健康问题的老年人相比，更容易发生感染，接种疫苗后的反应也更弱。

长期存在的糖尿病能导致中性粒细胞吞噬延迟、清除酵母菌和细菌能力下降。慢性肝衰竭则会导致补体因子形成和细胞免疫增殖受损，而在慢性阻塞性肺疾病中，纤毛清除能力降低、肺泡巨噬细胞功能障碍和咳嗽机制受抑等均显著增加下呼吸道感染的风险。

研究还证实合并脑血管疾病和（或）血液系统恶性疾病与脓毒症发病风险增加显著相关。合并疾病负荷，也常用 Charlson 合并症指数（charlson comorbidity index，CCI）来表示。Emami-Razavi 等的研究即证实 CCI 能够预测术后脓毒症的发生，该研究纳入了 250 例泌尿生殖道或胃肠道癌症拟行外科手术的成年患者，最终有 223 例进行了分析，其中 19.7% 的患者发生了脓毒症，发生脓毒症患者与未发生脓毒症患者比较，其年龄更高、CCI 评分更高、住院时间更长，但 Logistic 回归分析显示 CCI 评分与脓毒症发生相关（比值比 0.3，95% CI 0.2～0.5，P＜0.001），而年龄与脓毒症发生不相关（比值比 0.9，95%CI 0.9～1.0，P＝0.1）。

4. 虚弱（frailty）　也常被称为衰弱，是老年人的重要生理特点之一，指由累积的生理应激和合并症等导致的生理储备减少，进而导致机体易损性增加和抗应激能力减退的一种临床状态。虚弱和日常活动能力下降相关，反映的是生理功能状态而非实际年龄。众多虚弱评估工具中，临床虚弱评分（clinical frailty scale，CFS）可能是最可靠的，CFS 一共有 7 个评分等级，1 分表示非常健康，即活跃、充满能量，有规律的锻炼；2 分表示健康，没有活动性疾病；3 分表示相对健康，疾病症状得到很好的控制；4 分表示日常生活活动能独立，但是运动常出现迟缓或有疾病的症状；5 分表示工具性日常生活活动需要依赖他人；6 分表示工具性和非工具性日常生活活动都需要帮助；7 分表示日常生活活动完全依赖于他人，或病危。若 CFS≥5 分则表示存在虚弱。杜斌等发现成人患者若在入院时即处于卧床，其脓毒症发生风险增加接近 1 倍。

5. 认知功能损害 痴呆和脓毒症发生相关。一项以年龄≥65 岁人群为基础的研究证实：在控制包括年龄、性别和其他合并症在内的多个因素后，痴呆仍和严重脓毒症的 50% 更高风险相关（*OR*＝1.50，95% *CI* 1.32～1.69）。

6. 长期居住在健康照护相关机构 经常处在医院、养老院的老年患者也更容易发生脓毒症。一项关于急诊科就诊的回顾性研究显示，较非养老院患者，养老院的患者被诊断为严重脓毒症的可能性要高 7 倍（14% *vs.* 1.9%），且入住 ICU 的比例更高（40% *vs.* 21%）。

三、老年脓毒症患者死亡的风险因素

老年患者器官储备功能降低，疾病发生时器官代偿能力差，因此，脓毒症发生时病情也更为危重。Rowe 等通过对年龄≥60 岁的入住 ICU 患者的前瞻性队列研究发现，脓毒症患者较非脓毒症患者，其急性生理与慢性健康评分Ⅱ（acute physiology and chronic health evaluation Ⅱ，APACHE Ⅱ）分数显著更高（24.8±6.3 *vs.* 21.2±6.0，*P*＜0.001）。脓毒症显著增加了老年患者的死亡风险，所以，防止老年患者发生脓毒症非常重要，但对老年脓毒症患者其他死亡风险因素的了解也不容忽视，因为这有助于老年脓毒症患者的病情评估和予以更好的救治。

1. 年龄 众所周知，年龄是预测死亡的重要因素。Martin-Loeches 等的研究也证实，年龄≥80 岁的脓毒症患者较年龄 65～79 岁的脓毒症患者有着更高的院内病死率（54.2% *vs.* 48.8%，*P*＝0.027）。不过，他们发现年龄仅在≥80 岁的脓毒症患者中是独立风险因素。

2. 虚弱 虚弱代表患者从急性疾病中恢复的能力。Fernando 等不仅认为虚弱是重症患者预后的一个重要预测因素，还证实虚弱显著增加入住 ICU 时即存在疑似感染的老年患者的院内死亡风险（校正风险比 1.81，95% *CI* 1.34～2.49）。该研究纳入了 1510 例老年（年龄≥65 岁）患者，其中 33.6%（507/1510）存在虚弱（CFS≥5）。此外，Ueno 等在一项老年（年龄≥65 岁）脓毒症患者的回顾性研究中，用生活空间的大小（即独立离开住所的能力）来表示虚弱的程度，发现有 36%（121/335）的患者在入住 ICU 前存在虚弱（即不能独立离开住所），并证实虚弱与更高的脓毒症院内病死率独立相关。

3. 合并疾病 年龄虽然在有些研究中被认为是脓毒症病死率的独立危险因素，但也有研究表明合并疾病、生理功能状况较年龄对其预后的影响更大。近年一项纳入 189 例念珠菌血流感染患者（平均年龄 69 岁）的研究发现 CCI 评分≥3 分较≤2 分的患者 30 天病死率更高（68% *vs.* 47%，*P*＝0.007），慢性疾病评分（chronic disease score，CDS）≥4 分较≤3 分的患者 30 天病死率更高（75% *vs.* 59%，*P*＝0.03），而在针对革兰阴性菌血流感染的研究（纳入 832 例患者，中位数年龄为 65 岁）中，也发现 CCI 评分和病死率独立相关（比值比 1.17，95% *CI* 1.08～1.27，*P*＜0.001）。另一项关于金黄色葡萄球菌菌血症的研究结果与之类似，证实校正的 CCI 评分≥4 是 30 天病死率的独立风险因素（比值比 1.98，95% *CI* 1.05～3.74）。该研究纳入 239 例患者发生 257 次金黄色葡萄球菌菌血症，患者中位数年龄为 78.2 岁，最常见的合并症为糖尿病（35%），然后依次是充血性心力衰竭（29%）、肿瘤（28%）、慢性肾病（26%）。

4. 疾病严重程度 由于老年患者的年龄在 APACHE Ⅱ评分中的分值较高，Martin-Loeches 等计算了去除年龄的 APACHE Ⅱ评分，仍发现它与年龄 65～79 岁和≥80 岁的脓毒症患者病死率独立相关。皮特菌血症评分（pitt bacteremia score，PBS）包括体温、低血压、机械通气、心搏骤停和精神状态等内容，也常被用来评估严重感染患者疾病严重程度；更高的 PBS 分数和病死率增加相关。

老年人在遭受疾病后，更容易发生器官功能障碍，而合并器官功能障碍的患者病死率更高。国内近期的一项研究即显示在老年（年龄≥65 岁）脓毒症患者中急性肾损伤（acute kidney injury，AKI）的发生率为 50.8%（249/490），合并 AKI 的患者较无 AKI 的患者 28 天病死率更高（36.1% *vs.* 24.5%，P=0.006）。值得注意的是，有研究提示在老年（年龄≥65 岁）脓毒症患者中，若序贯器官衰竭评分（sequential organ failure assessment，SOFA）>5 分，其 28 天病死率会急剧的增高，达 50% 左右，是 SOFA 评分≤5 分的老年脓毒症患者病死率的 2 倍多。

5. 干预措施　由于老年脓毒症患者预后差等原因，医师常不太积极予以脓毒症复苏集束化治疗，有研究显示在年龄 65～79 岁和≥80 岁的患者 6 小时脓毒症复苏集束化治疗完成率均低于 1/10（8.5% *vs.* 4.7%，P=0.027）。不过，该研究提示在≥80 岁的患者中实施 6 小时脓毒症复苏集束化治疗可降低院内病死率。较早的一项研究纳入了 309 例转入 ICU 的老年（年龄≥60 岁）患者，其中 63% 的患者被诊断为脓毒症。研究者发现脓毒症显著增加老年患者死亡风险，然而将转入 ICU 后 48 小时内使用抗生素和血管加压药作为校正因素后，脓毒症增加老年患者死亡风险的显著性消失。

一项美国回顾性队列研究发现不同医院的风险标准化的脓毒性休克病死率存在显著差异，并考虑到不同医院的脓毒症治疗实践方案存在巨大不同，反映干预措施对脓毒症预后存在影响。在另一项针对老年（年龄≥65 岁）严重脓毒症和脓毒性休克的美国回顾性队列研究中也发现不同医院风险标准化病死率不一样，中间 50% 的医院风险标准化病死率类似，为 32.7%～36.9%，但是有着最高风险标准化病死率的 10% 医院，他们的中位数死亡率为 40.7%，显著高于有着最低风险标准化病死率的 10% 医院的中位数死亡率 29.2%；研究显示虽然病死率与患者入院时潜在合并症和疾病严重程度相关，但在将患者特征作为因素校正后，病死率高低仍然决定于脓毒症患者在哪家医院接受治疗。

（1）抗生素管理：早期有效地给予抗生素能降低脓毒症病死率。较非老年人，老年人的常见感染部位和致病微生物的种类及耐药性可能存在不同，这一点在经验性使用抗生素时必须予以考虑。

我国的一项全国范围内多中心横断面调查显示脓毒症患者最常见的感染部位是肺（68.2%）、腹部（26.6%）和血流（7.8%），而有研究认为老年人最常见的感染部位是呼吸道和泌尿生殖道。老年人发生革兰阴性菌感染的可能性是年轻成人的 1.31 倍。在泌尿系感染中，虽然老年人和年轻成人的主要病原菌都是大肠埃希菌，但是老年人感染其他革兰阴性菌（如变形杆菌属、克雷伯菌属和假单胞菌属）的风险增加。此外，老年人由于近期住院、近期抗生素暴露等多种原因，多药耐药的微生物感染风险也更高。

值得注意的是，不同年龄段的老年脓毒症患者其可能感染部位等也存在差异。例如，最近有研究显示，较年龄 65～79 岁的患者，年龄≥80 岁的患者腹腔感染比例更高（46.5% 比 34.7%，P<0.001）。

由于生理功能的改变会引起药代动力学和药效动力学改变，因此，在抗生素选择和使用时，也应考虑老年人的肝肾储备功能下降、胃排空能力减弱、小肠面积减少等特点，以发挥最大抗微生物作用，同时减少药物的不良反应。

（2）感染源控制：感染源控制在脓毒症治疗中尤为关键。有多中心前瞻性观察研究显示虽然接受感染源控制的脓毒症患者（平均年龄 66.7 岁）病情更重，复苏集束化治疗的依从性更低，但与未接受感染源控制的患者（平均年龄 62.8 岁），其 ICU 病死率要更低 [25.1%（626/2490）*vs.* 21.2%（249/1173），P=0.010]，而老年人更易发生导管（深静脉置管、尿管等）相关性感染，因此，相应导管要及时考虑予以移除。

（3）液体管理：液体复苏是早期脓毒症治疗的基石之一，而过多的液体输注增加病死率。2016 年拯救脓毒症运动指南推荐低血压或血乳酸≥4mmol/L 的脓毒症患者初始给予 30ml/kg 的液体。然而最近的研究并未证实予以 30ml/kg 液体复苏能降低脓毒症病死率。该研究纳入了 71 例脓毒症和脓毒性休克患者，平均年龄接近 63 岁，其中 68.6% 的患者存在体重过重，因此，按理想体重（ideal body weight，IBW）来计算液体输注量；结果液体输注不足 $30ml/kg_{IBW}$ 的患者与接受 $30ml/kg_{IBW}$ 的患者相比 28 天病死率并无差异，而由于研究认为平衡晶体液比生理盐水更能改善脓毒症预后，最近也有研究者推荐初始液体复苏给予 20ml/kg 平衡晶体液，随后是否继续液体输注需根据血流动力学状况等确定。

对于已经发生 AKI 的老年脓毒症患者，使用肾脏替代治疗（RRT）可能有助于液体管理。最近一项回顾性研究显示，RRT 能够降低存在 AKI 的老年（年龄≥65 岁）脓毒症患者机械通气的比例，但未降低其病死率。

（4）谵妄：老年脓毒症患者由于潜在的认知改变更容易发生谵妄，而谵妄和更高的病死率相关。因此，需注意谵妄的预防，尽量浅镇静以及避免使用增加谵妄风险的药物（如咪达唑仑）。右美托咪定被认为能防治谵妄等，但是较近的一项多中心随机对照研究却显示在接受机械通气的脓毒症患者使用右美托咪定并未减少谵妄，也未改善病死率和增加无呼吸机天数。在此项研究中，使用和未使用右美托咪定的患者年龄分别为（68±14.9）岁和（69±13.6）岁。

（5）免疫状态：老年人在受到感染尤其是脓毒症时，其免疫反应进一步削弱，如对粒细胞集落刺激因子的反应降低抑制成熟中性粒细胞从骨髓释放，同时，中性粒细胞脱颗粒能力下降，迁移能力及释放 NETs 的能力也更弱。外周血单核细胞人白细胞抗原 -DR（monocyte human leukocyte antigen-DR，mHLA-DR）表达水平与脓毒症病死率负相关，监测 mHLA-DR 动态变化能更好地了解预后；mHLA-DR 的恢复提示预后改善。较早管向东教授团队即通过多中心随机对照研究（纳入患者 361 例，超过 60% 的患者年龄>60 岁）发现胸腺肽 α_1 能够促进 mHLA-DR 水平的恢复、改善脓毒症 28 天全因病死率。此外，他们的关于胸腺肽 α_1 是否改善单核细胞功能的研究（NCT02883595）也已完成，结果值得期待，而最近也有国内的前瞻性研究显示，外周血分化簇（cluster of differentiation，CD）20 阳性 CD24 高表达 CD38 高表达的调节性 B 细胞水平和老年（年龄>65 岁）脓毒症患者 28 天病死率负相关。更有双盲随机对照研究显示重组人白介素 -7（CYT107）增加合并严重淋巴细胞减少的脓毒性休克患者的绝对淋巴细胞计数和循环的分化簇（cluster of differentiation，CD）4 阳性和 CD8 阳性 T 细胞的数目，不过，CYT107 对老年脓毒症患者病死率的影响则需要进一步研究。

四、生物标志物

越来越多的生物标志物被发现能预测老年脓毒症患者的病死率，如降钙素原、中介素（intermedin）、人阳离子抗菌肽 LL-37，但最近研究（纳入 235 例年龄>65 岁的脓毒症患者）发现血清白蛋白＜26g/L 和脓毒症 30 天病死率独立相关（比值比 3.26，95%*CI* 1.12～9.41，*P*=0.029），而血清白蛋白是临床常规检测项目之一，价格相对低廉也容易获取，其应用价值更大。

综上所述，老年人由于免疫衰老和器官储备功能下降等原因更易发生脓毒症，收治老年患者时应注意积极维护其免疫功能和器官功能，尽力避免脓毒症的发生。尽管年龄、合并疾病等不可改变的因素和老年脓毒症病死率密切相关，但及时给予有效抗生素、有力的感染源控制、恰当的液体复苏以及适时的免疫调理等均有助于改善老年脓毒症预后。鉴于老年脓毒症患者治疗的复杂性，除应密切监测免疫功能和器官功能之外，细致的综合管理和良好的团队合作也必不可少。

（贵州医科大学附属医院　刘　旭　刘　頔　王迪芬）

参 考 文 献

[1] Xie J, Wang H, Kang Y, et al.The epidemiology of sepsis in Chinese ICUs: a national cross-sectional survey.Crit Care Med, 2020, 48(3): e209-e218.

[2] Ueno R, Shiraishi A, Yamamoto R, et al. Relationship between community walking ability and in-hospital mortality in elderly patients with sepsis: a single-center retrospective cohort study.J Intensive Care, 2019, 7: 33.

[3] Martin-Loeches I, Guia MC, Vallecoccia MS, et al. Risk factors for mortality in elderly and very elderly critically ill patients with sepsis: a prospective, observational, multicenter cohort study.Ann Intensive Care, 2019, 9(1): 26.

[4] 江伟，杜斌．中国脓毒症流行病学现状．医学研究生学报，2019，32（1）：5-8.

[5] Rowe TA, McKoy JM.Sepsis in older adults.Infect Dis Clin North Am, 2017, 31(4): 731-742.

[6] Fernando SM, McIsaac DI, Perry JJ, et al.Frailty and associated outcomes and resource utilization among older ICU patients with suspected infection.Crit Care Med, 2019, 47(8): e669-e676.

[7] Lee SH, Hsu TC, Lee MTG, et al.Nationwide trend of sepsis: a comparison among octogenarians, elderly, and young adults.Crit Care Med, 2018, 46(6): 926-934.

[8] 田洪成，周建芳，杜斌．新旧脓毒症诊断标准的流行病学比较：基于北京市公共卫生信息中心数据库的回顾性队列研究．中华危重病急救医学，2019，31（9）：1072-1077.

[9] Esme M, Topeli A, Yavuz BB, et al.Infections in the elderly critically-ill patients. Front Med (Lausanne), 2019, 6: 118.

[10] Grudzinska FS, Brodlie M, Scholefield BR, et al.Neutrophils in community-acquired pneumonia: parallels in dysfunction at the extremes of age.Thorax, 2020, 75(2): 164-171.

[11] Emami-Razavi SH, Mohammadi A, Alibakhshi A, et al.Incidence of post-operative sepsis and role of Charlson co-morbidity score for predicting postoperative sepsis.Acta medica Iranica, 2016, 54(5): 318-322.

[12] Rowe T, Araujo KL, Van Ness PH, et al.Outcomes of older adults with sepsis at admission to an intensive care unit.Open Forum Infect Dis, 2016, 3(1): w010.

[13] Vaquero-Herrero MP, Ragozzino S, Castano-Romero F, et al.The Pitt bacteremia score, Charlson comorbidity index

and chronic disease score are useful tools for the prediction of mortality in patients with candida bloodstream infection. Mycoses, 2017, 60(10): 676-685.

[14] Battle SE, Augustine MR, Watson CM, et al.Derivation of a quick Pitt bacteremia score to predict mortality in patients with Gram-negative bloodstream infection.Infection, 2019, 47(4): 571-578.

[15] Ternavasio-de la Vega HG, Castano-Romero F, Ragozzino S, et al. The updated Charlson comorbidity index is a useful predictor of mortality in patients with Staphylococcus aureus bacteraemia.Epidemiol Infect, 2018, 146(16): 2122-2130.

[16] 王晶晶，李竞，王勇强．老年脓毒症患者急性肾损伤的临床特征和预后．中华危重病急救医学，2019，31（7）：837-841.

[17] Innocenti F, Tozzi C, Donnini C, et al. SOFA score in septic patients: incremental prognostic value over age, comorbidities, and parameters of sepsis severity.Intern Emerg Med, 2018, 13(3): 405-412.

[18] Walkey AJ, Shieh MS, Liu VX, et al.Mortality measures to profile hospital performance for patients with septic shock. Crit Care Med, 2018, 46(8): 1247-1254.

[19] Hatfield KM, Dantes RB, Baggs J, et al.Assessing variability in hospital-level mortality among U.S. medicare beneficiaries with hospitalizations for severe sepsis and septic shock.Crit Care Med, 2018, 46(11): 1753-1760.

[20] Martinez ML, Ferrer R, Torrents E, et al.Impact of Source Control in Patients With Severe Sepsis and Septic Shock. Crit Care Med, 2017, 45(1): 11-19.

[21] Antal O, Stefanescu E, Mlesnite M, et al.Initial fluid resuscitation following adjusted body weight dosing in sepsis and septic shock.J Crit Care Med(Targu Mures), 2019, 5(4): 130-135.

[22] Brown RM, Semler MW.Fluid management in sepsis.J Intensive Care Med, 2019, 34(5): 364-373.

[23] Kawazoe Y, Miyamoto K, Morimoto T, et al.Effect of dexmedetomidine on mortality and ventilator-free days in patients requiring mechanical ventilation with sepsis: a randomized clinical trial.JAMA, 2017, 317(13): 1321-1328.

[24] 王春梅，唐伦先，徐慧晖，等．外周血 CD20＋CD24hiCD38hi 调节性 B 细胞对老年脓毒症患者预后的评估价值．中华危重病急救医学，2017，29（8）：673-678.

[25] Francois B, Jeannet R, Daix T, et al.Interleukin-7 restores lymphocytes in septic shock: the IRIS-7 randomized clinical trial.JCI insight, 2018, 3(5): e98960.

[26] Arnau-Barres I, Guerri-Fernandez R, Luque S, et al. Serum albumin is a strong predictor of sepsis outcome in elderly patients.Eur J Clin Microbiol Infect Dis, 2019, 38(4): 743-746.

第二十三章　高 原 重 症

第一节　血压 - 高原重症的理解

随着人们生活水平的提高和社会的发展，前往高海拔地区工作（士兵、矿工、建筑工人和天文学家）或娱乐（滑雪、徒步旅行、山地自行车和登山）的人数逐渐增加，与高海拔有关的疾病也引起了越来越多的关注。高海拔疾病可能发生在前往珠穆朗玛峰大本营（5360 米）的路上、攀登乞力马扎罗山（5895 米）的途中、旅游参观拉萨（3650 米）或马丘比丘（2430 米）的美景时。

高海拔的定义各不相同，国内的标准是高于海拔 1500m，而维基百科上的标准是高于 2400 米。高海拔地区的特点是气压随海拔高度的增加而下降，因此，氧分压降低，对任何一个上升到高海拔的人来说都要面临缺氧的挑战。当缺氧的压力超过了人体的适应能力时，一系列的高原疾病就会发生。急性高原病包括相对良性、通常自限性的急性高原病的常见表现，以及较少见、较严重的高原脑水肿和高原肺水肿表现。急性高原病的一个共同特征是，在没有足够时间适应海拔 3000 米以上的情况下，个体迅速上升导致海拔的快速增加，从而出现的一系列病理反应。这其中的一个表现是血压的变化，下面我们来看一看高海拔对人类动脉血压的影响。

一、高原环境对急进高原人群动脉血压的影响

急性暴露于高海拔地区时，全身动脉压会有轻微升高，这种升高持续 10～21 天，然后通常会恢复到基线水平。长时间停留在高海拔地区会降低全身血压。急性缺氧的主要影响似乎是交感神经活动的增加，肾上腺素浓度很少或暂时升高，去甲肾上腺素浓度的延迟和持续升高与动脉压升高一致。氧气、普萘洛尔或哌唑嗪可逆转缺氧的急性效应。在已知的或边缘性高血压患者中，全身血压的变化似乎更大，而在急性高海拔环境中，血压升高幅度更大。在海拔 5050m 的地方，低海拔居民的基础脉搏波速与高海拔的土著居民相比并无差异，但在高海拔的土著居民中，由于肌肉缺血，血流速度有较大的增加。

血压和内皮功能的变化可能是发生在高海拔地区的临床综合征（包括急性高原病）发病的重要因素，包括急性高山疾病（acute mountain sickness，AMS）、高海拔脑水肿（high altitude cerebral edema，HACE）和高海拔肺水肿（high altitude pulmonary edema，HAPE）。虽然在海拔 4559m，那些没有发生 AMS 的个体与发生 AMS 的个体，全身血压反应性没有区别，但血压变异性在那些发生 AMS 的个体当中发生率更高，这表明夸大的化学反应性血管收缩可能在 AMS 的发病机制中发

挥重要作用。

急性高原暴露与收缩压和舒张压升高有关，正如在一项研究中所注意到的，已知的高血压个体血压的升高幅度更大。虽然基线平均血压与硬度指数相关，血压的升高与硬度指数或反射率的变化无关，除了在高海拔地区第 4 天出现的一个小的、暂时的硬度指数上升。在 3450m 时血管张力下降，到了 4770 米时这一现象重复出现，这两种情况似乎都是对缺氧的一种急性反应。这提示缺氧时内皮功能发生急性变化，但反射指数的恢复提示内皮功能迅速恢复正常。第 11 天的血管硬度和张力都有效地恢复到基线水平，但可能受到身体素质提高或交感神经活动减少所导致的脉搏频率降低的影响。高血压患者在高海拔所观察到的硬度和反射指数的变化模式并无不同。同样，老年人和年轻人的变化是一样的。年轻的患者血压更低，动脉硬度更低，动脉张力更低。相比之下，一份在模拟海拔 4200 米的房间中研究了 8 小时的边缘性高血压受试者的报告显示，与反应更稳定的正常血压受试者不同，高血压受试者有更多的 AMS、抗利尿和平均动脉血压的轻度升高。

二、高原久居人群血压改变

一般认为，高海拔人群的收缩压和舒张压均低于低海拔人群。最初暴露于高海拔会导致血压升高，这主要是由于自主神经或交感神经活动的增加造成的。在高海拔地区停留多年后个体收缩压和舒张压逐渐下降，甚至低于海平面的观测值。与生活在海平面的居民相比，高海拔安第斯山脉居民的静息血压较低，尤其是收缩压。此外，迁移到海平面的高海拔居民的血压水平逐渐升高。对出生在低海拔地区、生活在高海拔地区的美国白人的研究表明，全身血压下降的程度是居住在高海拔地区时间长短的函数。长期居住在高海拔安第斯山脉的居民和当地人血压降低，高血压发病率降低，心脏畸形率降低。在其他一些高海拔人口中也观察到这种现象，如夏尔巴人、Tien Shan 和 Pamir 当地人和埃塞俄比亚 Ambars 地区的人。高海拔地区血压下降的原因是血管平滑肌松弛、侧支循环增加、血管化增加、红细胞和血红蛋白水平升高、低热量应激和呼吸道疾病。

一些研究并没有发现海拔对安第斯山脉原住民、智利原住民、蒙古原住民和印度农业人口的血压造成影响。少数研究显示正好相反的关系，即高海拔地区的居民显示较高的血压。对其他高海拔喜马拉雅人的研究，比如夏尔巴人，最近在现代化的尼泊尔对夏尔巴人的研究表明，在高海拔地区的夏尔巴人血压都升高了。血压的变化是由体重指数（body mass index, BMI）和年龄来解释的，而不是由居住的海拔来解释的。

国内的研究显示，高海拔世居藏族人群高血压患病率为 38.6%，男性为 42.6%，女性为 32.7%，明显高于国内地区高血压患病率。居住在青藏高原的男性高血压患病率显著高于女性，且随着年龄增加，患病率呈明显上升趋势，这种趋势男性较女性更明显，这与男性的社会环境及生活方式有关。糖尿病、高胆固醇血症、腹型肥胖以及饮酒等为高血压的重要危险因素已得到共识。藏族人群中糖尿病患病率明显高于国内文献报道的 9.7%，考虑与该人群长期高脂饮食习惯、血脂异常发病率居高有关。这一特点在中青年人群中更明显。可能与富裕、生活水平提高、生活方式改变有关，有研究认为腹型肥胖、异位脂肪沉积可激活交感神经系统、肾素 - 血管紧张素 - 醛固酮系统及心脏利钠肽系统，另外下丘脑 - 垂体轴功能失调、胰岛素抵抗、高胰岛素血症、脂肪因子分泌紊乱可能在肥胖相关高血压中起一定作用，这部分人群罹患高血压的概率增加，具有较高的心血管事件发生率。血胆固醇水平和血压之间存在正相关关系，高胆固醇血症致动脉粥样硬化作用，会导致心肌功能紊乱，血管紧张素转化酶大量激活促使血管动脉痉挛，诱致肾上腺分泌升压素，导致血压升高。高海拔藏族世居人群为了适应高寒恶劣的气候和高原特殊的地理环境，形成高能量、高脂肪、高蛋白、高盐、高糖的膳食习惯和传统，很多饮食中盐为唯一的调料。高盐饮食诱发高血压的机制复杂，研究显示钠离子过多地被吸收入血，引起水钠潴留导致血容量增加，同时引起血管平滑肌细胞的水肿、血管腔变窄，引起血压上升，而且高盐致使交感神经活性增强，引起血管收缩，外周阻力增加而血压相应升高。

三、高原动脉血压与高原病的关系

急性高原病是一种潜在的严重疾病，它会影响到那些在其他方面都很健康的人。临床表现是继发于液体从血管内渗出到血管外空间，特别是在脑和肺。这些疾病中最常见的，可出现在低至 2000 米的地方，是急性高山病，这种病通常是自限性的，但可发展为更严重或可能致命，如高海拔脑水肿和高海拔肺水肿。在高原病的诱因中，上升速度和绝对高度一样重要。虽然随着海拔的升高，大气中氧气的比例保持在 20.94% 不变，但气压却稳步下降，这导致了吸气或可用氧气的减少。

高原具有大气压低、氧分压低、气温低、太阳辐射强等高原气候特征，而该特征与生物氧化应激反应直接相关，使机体产生自由基反应，导致氧化 / 抗氧化系统平衡失调。

氧化应激是指体内组织或细胞内氧自由基产生增多和（或）清除能力降低，导致活性氧家族在体内或细胞内蓄积而引起的氧化损伤过程，活性氧是具有氧化还原潜能的氧的衍生物，带有不成对的电子、离子、原子和原子团。它在体内到处游走抢夺别的电子使自己配对，形成连锁反应，损伤所有接触组织，是导致内皮功能紊乱、受损、高血压靶器官损伤等不可忽视的重要因素。体内绝大多数细的氧化代谢会产生活性氧，在正常生理条件下，氧化剂的形成与清除速度维持平衡状态。高原地区随海拔高度的增加，血氧分压降低，组织及血液活性氧生成增加，并可对脂质、蛋白以及 DNA 造成氧化损伤，与此同时，暴露于高海拔环境下，可使抗氧化物酶系统的活性和作用下降，使氧化应激水平增加。单独高血压与氧化应激之间互为因果，氧自由基能与细胞的蛋白质、脂质和核酸分子发生多种形式的氧化还原反应，导致血管内皮损伤、通透性增加，平滑肌细胞的增生、增殖，细胞外基质的沉积和降解，血管壁的重构。因此，当处于高原特殊气候环境时，由于大气中氧含量的减少，一方面使交感系统活性增加，儿茶酚胺释放增多，从而导致血管收缩血压升高。另一方面线粒体氧摄取下降，三磷腺苷消耗增多，线粒体电子传递链中的还原当量累积，导致活性氧生成的增多。同时高海拔对人体有多种应激环境的综合作用，如低气温、高紫外线照射及交感神经系统的改变都可能使氧自由基生成增多，持续的高氧化应激水平对心血管产生不利影响，导致血管内皮损伤、血清一氧化氮水平减低明显，通透性增加，液体从血管内渗到血管外空间，特别是在高血压的靶器官：脑和肺，从而产生严重的高原病。

（新疆医科大学第一附属医院　于湘友　柴瑞峰）

参考文献

[1] Chris Imray, Adam Booth, Alex Wright, et al. Acute altitude illnesses. BMJ (online), 2011, 343(aug15 1): d4943.

[2] Imray C, Wright A, Subudhi A, et al. Acute Mountain Sickness: Pathophysiology, Prevention, and Treatment. Progress in Cardiovascular Diseases, 2010, 52(6): 467-484.

[3] Bernadi L, Passino C, Spadacini G, et al. Cardiovascular autonomic modulation and activity of carotid baroreceptors at altitude. Clin Sci, 1998, 95(5): 565-573.

[4] Kanstrup IL, Poulsen TD, Hansen JM, et al. Blood pressure and plasma catecholamines in acute and prolonged hypoxia: effects of local hypothermia. J Appl Physiol, 1999, 87(6): 2053-2058.

[5] Reeves JT, Mazzeo RS, Wolfel EE, et al. Increased arterial pressure after acclimatization to 4300m: possible role of norepinephrine. Int J Sports Med, 1992, 13: S18-21.

[6] Wolfel EE, Selland MA, Mazzeo RS, et al. Systemic hypertension at 4, 300m is related to sympathoadrenal activity. J Appl Physiol, 1994, 76(4): 1643-1650.

[7] Lanfranchi PA, Colombo R, Cremona G, et al. Autonomic cardiovascular regulation in subjects with acute mountain sickness. Am J Physiol Circ Physiol, 2005, 289(6): H2364-2372.

[8] Rhodes HL, Chesterman K, Chan C W, et al. Systemic Blood Pressure, Arterial Stiffness and Pulse Waveform Analysis at Altitude. Journal of the Royal Army Medical Corps, 2011, 157(1): 110-113.

[9] Ledderhos C, Pongratz H, Exner J, et al. Reduced tolerance of simulated altitude (4200m) in young men with borderline hypertension. Aviat Space Environ Med, 2002, 73(11): 1063-1066.

[10] Clegg EJ, Jeffries DJ, Harrison GA . Determinants of Blood Pressure at High and Low Altitudes in Ethiopia. Proceedings of the Royal Society B: Biological Sciences, 1976, 194(1114): 63-82.

[11] Hanna JM . Climate, altitude, and blood pressure. Human Biology, 1999, 71(4): 553-582.

[12] Marticorena E, Ruiz L, José Severino, et al. Systemic blood pressure in white men born at sea level: Changes after long residence at high altitudes. The American Journal of Cardiology, 1969, 23(3): 364-368.

[13] Grande F. Man under calorie stress. In: Dill DB. Adolph EF, Wilber CG, editors. Handbook of physiology, section 4. Washington DC: American Physiological Society. pp. 1964: 911-937.

[14] Hoff C, Garruto R. Differentials in resting heart rates and blood pressures between a high and low altitude sample of southern Peruvian Quechua. Z Morphol Anthropol, 1977, 68(3): 275-285.

[15] Sun SF. Epidemiology of hypertension on the Tibetan Plateau. Hum Biol, 1986, 58(4): 507-515.

[16] Smith C. Blood pressures of Sherpa men in modernizing Nepal. Am J Hum Biol 1999, 11(4): 469-479.

[17] 祝存奎，边惠萍．高海拔地区藏族世居人群高血压患病率及危险因素分析．临床心血管病杂志，2014（1）：

67-69.
[18] Schoene, Robert B. Illnesses at High Altitude. Chest, 134(2): 402-416.
[19] 常荣，刘永萍，周白丽. 高原缺氧环境下原发性高血压患者氧化应激水平与内皮功能变化. 中华高血压杂志，2010（10）：91-93.

第二节 认识高原医学 认识高原重症

一、引起重症的原发损伤疾病谱不同

西藏自治区地处于海拔 3600～5000 米的高原地区，与平原地区相比，引起重症疾病的原发损伤疾病谱不同，临床上合并了呼吸衰竭、休克、意识障碍、脓毒症等临床症状的称为重症疾病，高原地区引起呼吸衰竭、休克、意识障碍、脓毒症等重症疾病与平原地区的疾病谱完全不同，以西藏自治区人民医院重症医学科为例：平均年收入患者总数 500～600 例，约 60% 患者为神经外科患者，其中脑血管病包括动脉瘤、动静脉畸形、高血压脑出血、脑梗死，占神经重症患者总数的 60%。脑血管疾病以脑出血为代表，相比平原地区患者出血原因没有规律，平原地区脑出血患者基底节区及丘脑出血常见于长期高血压病血压控制欠佳而导致的脑出血，蛛网膜下腔出血为动脉瘤破裂出血，脑叶出血常见于凝血病性出血，而高原地区神经重症患者中不同部位脑叶出血亦常见于高血压病导致的脑出血，蛛网膜下腔出血也常见于动脉瘤破裂出血，但颅内 2 个以上动脉瘤常见。

西藏自治区地广人稀，交通运输工具以汽车常见，山高路险，故因车祸导致重型颅脑损伤患者多见，笔者科室收治神经重症患者中，重型颅脑创伤患者占神经重症患者总数的 40%。

二、高原重症的高原基础疾病谱不同

平原地区的重症疾病，例如重症肺部感染，65 岁以上老年人因重症肺炎住 ICU 接受治疗，合并基础病常见高血压、高脂血症、糖尿病、冠心病等。高原地区重症肺部感染患者往往合并基础疾病为高原红细胞增多症等，高原红细胞增多症是以长期高海拔居住（一般海拔在 3000m 以上），血液学参数具有红细胞计数（RBC）≥ 6.5×10^{12}/L，血红蛋白（Hb）大于 200g/L，血细胞比容（HCT）≥0.65 为特征的疾病。既往有糖尿病、冠心病等基础疾病较少。

高原重症患者合并基础疾病为高血压患者也较多，但患者年龄往往较年轻，导致高血压机制不同，平原地区高血压病主要因血管老化及生活压力所致，高原地区高血压则与高原海拔高、气压低、缺氧相关，高原地区高血压患者步入平原则高血压病不治自愈，而基础疾病不同导致救治重症时患者对治疗的反应完全不同，平原地区失血性休克且合并高血压病基础的患者由于血管弹性差，输液速度快时患者容易出现肺水肿，但输液不够时患者可出现血压明显下降，血压波动幅度大；高原地区失血性休克患者虽然已经出现组织灌注不足，但由于基础疾病合并高原红细胞增多症，此时血红蛋白可能 170g/L，影响患者下一步治疗方案的制订。

三、高原重症进展迅速，器官损伤严重

高原重症患者病情进展极其迅速，心搏骤停发生率高，合并休克的患者需要去甲肾上腺素维持血压时，往往需要较大剂量去甲肾上腺素，每分钟 0.5μg/kg 以上方能维持平均动脉压（mean arterial pressure，MAP）90mmHg，通常合并肝功能、肾功能等器官的损害。

目前高原重症患者病情进展快、器官功能损害严重的原因考虑两个：①拉萨市海拔约 3600m，气压大约为平原地区 60%，空气稀薄，没有高原红细胞增多症患者，指脉氧饱和度约 90%，处于氧解离曲线第一拐点位置，合并高原红细胞增多症患者指脉氧饱和度约 85%，故生活在高原地区的人群长期处于缺氧状态，氧自由基活跃，重症疾病状态下器官功能极易失代偿。②患重症疾病群体总体年龄较年轻，年轻患者本应机体可以在重症疾病时代偿，但由于自身反应重，反而出现器官损伤明显加重的情况，器官损伤重。

四、生命支持关键技术的目标具有高原特色

高原地区重症患者往往需要生命支持技术力度较平原地区更大，平原地区感染性休克患者需要每分钟 0.5μg/kg 去甲肾上腺素维持血压，需要大量血管活性药物维持，而高原地区感染性休克患者维持血压往往在每分钟 0.5μg/kg 以上用量，甚至需要 2 种甚至 2 种以上血管活性药物方能维持血压在合适水平 。由于高原地区（西藏拉萨）气压仅为内地的 60%，一般情况下血氧饱和度约在 90%，氧分压约 60mmHg（目前暂无西藏拉萨地区大规模流行病学调查明确常驻人群血气分析正常标准），故呼吸机支持及患者脱机指标与平原地区目标不同。

五、高原重症感染的病菌谱不同

1. 外源性致病菌少　由于西藏地区地广人稀，日光照射时间长，紫外线强度高，该地区鲜有禽流感、甲型流感等传染性疾病大暴发等情况，包虫病等寄生虫病较多，与当地饮食习惯相关，但此类传染病不易引起重症感染。

2. 环境致病菌少　由于高原地区空气干燥，平均空气湿度 30%，基本为平原地区空气湿度的 1/2，环境致病菌由鲍曼不动杆菌、铜绿假单胞菌等导致的重症感染较少见。白色念珠菌常见内源性感染为主，感染略少，内源性感染较多，高原地区海拔高、紫外线强、空气干燥笔者科室统计的 2017—2019 年病原菌谱提示，我科常见细菌普为普通人身上常驻细菌，肠道细菌居多，由于环境干燥环境致病菌，鲍曼不动杆菌、铜绿假单胞菌较少，与内地病原谱明显不同。

3. 院内感染　院内感染仍是威胁重症患者死亡的主要原因，以肠道杆菌、球菌、白色念珠菌等人体自身携带菌居多。

六、基于高原的特色高原重症疾病（肺水肿、脑水肿、高原心脏病）

只有高原地区才可能出现的高原重症疾病，与高原海拔相关，常见病有以下几种：

1. 高原肺水肿　由平原地区快速上升至高原地区，由于气压下降明显导致机体缺氧，出现双肺弥漫渗出导致呼吸困难的一组以右心改变为主的非心源性肺水肿，发病机制不祥，但大多认为的机制是：缺氧导致肺内各部位小动脉不均匀收缩，血液转移至收缩弱的部位，使其毛细血管内压增高，血浆、蛋白和红细胞经肺泡 - 毛细血管壁露出，发生间质性或肺泡性肺水肿；缺氧直接或间接引起肺血管内皮细胞通透性增强，液体渗出，肺微血管通透性增高与缺氧时肺实质细胞、肺泡巨噬细胞和中性粒细胞释放活性氧等炎症介质释放增多有关；缺氧导致交感 - 肾上腺髓质系统兴奋性增强，外周血管收缩，肺血流量增多，液体容易外渗；肺水清除障碍，缺氧时肺泡上皮的钠水主动转运系统的表达和功能降低，对肺泡内钠和水的清除能力降低。

重症患者可出现呼吸困难、咳粉红色泡沫样痰、血压下降、右心衰竭，且可合并神经精神症状，出现脑水肿。

2. 高原性心脏病　以慢性低压、低氧引起的肺动脉高压为基本特征，并有右心室肥厚或右心功能不全。其病因：缺氧引起红细胞增多，血液黏滞度增加，肺血容量增多以及缺氧对心肌直接损害。

七、救治过程中，民族宗教高原特色明显

西藏地区属于佛教圣地，全民信教，救治重症患者过程中，患者家属往往需要前往寺庙算命，再决定是否救治患者，往往患者病情见好转，患者家属就要求自动出院，为患者救治及预后判断带来困难。

（中国医学科学院北京协和医院　王小亭
西藏自治区人民医院　潘文君）

第三节　高原缺氧对代谢的调节

高原地区因为大气压和氧分压低而刺激机体产生多种生理调节、物质代谢的改变，改变的程度和性质与缺氧的程度和持续时间长短、机体的健康状态等有关。缺氧环境下供养不足，干扰机体内物质的代谢，损害大脑功能，同时缺氧引起的食欲减退和胃肠功能紊乱，加重缺氧环境能量的供给不足。

缺氧即可发生在生理条件下，也可发生在病理条件下。生理条件下（高海拔），急慢性缺氧、低氧适应对代谢产生不同的影响病理条件，如呼吸系统疾病、高海拔肺水肿、急性呼吸窘迫综合征（acute respiratory distress syndrome，ARDS）、慢性阻塞性肺病（chronic obstructive pulmonary disease，COPD）等，铁和鞘脂类物质参与调节上述疾病低氧状态下的反应。

一、急性高原缺氧对代谢的调节

有研究表明急性低氧暴露后可增加糖类的摄入，以适应机体的需要。高海拔急性低氧暴露，氧气的利用度降低，糖酵解增强。与海平面相比，低海拔人群在稳定的体育锻炼后进入高海拔地区，在急性低氧暴露下虽然总糖类氧化水平增高，但外源性糖类氧化水平降低。急性低氧条件下，血液中的 ATP 含量减少，ATP/ADP 比值显著下降，与以下因素有关：①氧化酶活力下降，糖的有氧氧化受阻，丙酮酸不能有效地进入三羧酸循环，转变为乳酸；②氧化磷酸化酶的活性减低，心、脑等组织中琥珀酸脱氢酶和细胞色素氧化酶活性显著降低。急性缺氧，可导致肌细胞线粒体结构破坏，导致代谢障碍。

脂肪在人体代谢过程中非常重要，急性低氧下，脂肪动员加速，脂肪分解增加。脂肪细胞内的激素敏感度三酰甘油酶，经过一系列的脂解过程，释放入血。急性低氧对人体氨基酸代谢产生影响，主要是由于食欲抑制及应激反应所诱发。有研究显示，成年男性进入 4300 米的高原后，14 天内，血液中氨基酸的代谢发生明显变化，尿素及牛磺酸作为氨基酸分解代谢产物急性低氧暴露后明显升高，而亮磺酸、赖氨酸和苏氨酸浓度则降低。

铁是机体不可缺少的微量元素，急性缺氧体内铁的水平明显下降，考虑原因：①铁是血红蛋白合成必需的元素，缺氧导致血红蛋白代偿性合成增强，故需要大量的铁；②细胞色素氧化酶和琥珀酸脱氢酶，这些与代谢有关的酶中都还有铁，急性缺氧，铁的吸收率显著增加，骨髓生成红细胞增加，铁的需求增加促进铁的吸收。

二、慢性高原缺氧对代谢的调节

高海拔低氧环境即为低压低氧，细胞对低氧的反应与低氧诱导因子（hypoxia-induced factor，HIF）存在密切关系。低氧应激状态下糖优先被动用，长期低氧应激机体糖代谢过程发生明显影响，包括糖的摄取、利用、氧化等。机体糖磷酸化酶与糖原合成酶含量升高、活性增强，葡萄糖转运能力增强，可能是低氧诱导因子 1 上调了糖代谢有关的低氧基因表达。糖代谢能力增强是低氧适应的重要标志之一。Woolcott 等的研究发现，超重和肥胖以及 2 型糖尿病等代谢性疾病的发生与海拔呈负相关。研究显示对秘鲁成年人群进行流行病学调查，共调查 31 549 人，海拔在 0～499 米的肥胖、2 型糖尿病的患病率明显高于海拔 3000 米的患病率。多项研究显示，与海平面地区居民比较，高海拔地区居民的血糖、胰岛素水平相对较低，且 2 型糖尿病的发病率较低。根据海拔 4700 米地区人群试验观察，高原适应人群进食高脂、高蛋白饮食，能促进食欲，增加能量摄取，体重增加，且不会影响脂肪消化吸收，尿中未发现酮体。因此，膳食中的脂肪摄入量应根据海拔高度、进入高原的时间进行调整。高原环境低氧适应的健康人体中，氨基酸代谢是正常的。

夏尔巴人为高原低氧适应人群，长期居住在 4500 米的高海拔地区，与低海拔人群相比，夏尔巴人骨骼肌组织脂肪酸氧化能量降低，氧气的利用增加，增强肌肉的活力，避免受到氧化应激的损伤。

西藏地区海拔 4200 米的藏族和汉族人群比较，血液中非蛋白氮、尿酸、尿素氮、肌酐以及氨基氮都在平原正常范围内，但尿酸、肌醇、氨基氮含量藏族明显高于汉族，特别是肌酸明显高于平原正常值，且藏族又高于汉族，表明高原地区人体肌肉代谢有增高的趋势，尤其是高原久居人群。

近年来，研究证明，铁代谢和鞘脂类（sphingolipid，SPL）代谢参与低氧适应反应。

三、病理条件下低氧对代谢的调节

1. 高原肺水肿　HAPE 是潜在的致命性疾病，发生在海拔 3000 米以上的地方，低压、低氧导致电子传递链功能障碍，损伤线粒体，影响能量代谢。缺氧性肺血管收缩（HPV）灌注和 HIF-1α 介导的通路的激活可改善健康受试者的供氧量，可克服局部缺氧，而在 HAPE 的情况下，缺氧不是局部的，这导致 HPV 的范围增大，最终可能导致无收缩的肺血管的过度灌注，导致肺动脉高压和肺水肿的发生。目前，由于临床症状的广泛异质性，误诊相当频繁，而 HAPE 病理生理过程中所涉及的代谢物的表征具有重要价值。铁调素（hepcidin）可以被认为是 HAPE 的潜在标记之一，因为在发生 HAPE 的受试者中发现了更高的 Hepcidin，而一组受试者在相同的时间到达相同的高度，但没有任何不适应的迹象。

有一项研究报道神经酰胺（ceramide，Cer）和磷酸鞘氨醇 1（Sphingosine 1 Phosphate，S1P）的改变与 HAPE 之间存在相关性。HAPE 受试者血浆代谢物和健康对照组的代谢组学分析显示，其中，C-8 Cer 和鞘氨醇在 HAPE 受试者中显著升高。这些 SPL 代谢物的积累可能在 HAPE 发生缺氧适应不良中发挥作用，因为已经证明 Cer 可能导致肺内皮屏障功能下降、肺部炎症和水肿。因此，重建 SPL 稳态可能成为改善适应环境的一个新的治疗靶点。

2. 急性呼吸窘迫综合征　急性呼吸窘迫综合征急性起病，以突然出现严重低氧血症为特征，无心力衰竭和容量过载。此类患者病情严重，病因复杂，高致死率。ARDS 的主要特征是肺毛细血管通透性增加，毛细血管内皮和肺泡上皮受损，富含蛋白质的液体积聚在肺泡内。在一些患者中，ARDS 与持续缺氧状态下的低血红蛋白相关，有的可导致严重贫血（血红蛋白＜80g/L），预后差。在贫血的 ICU 患者中，ARDS 患者 Hepcidin 的值高于健康人。此外，急性呼吸窘迫综合征患者血浆中铁蛋白含量增加。

鞘脂类有助于调节内皮屏障的完整性。在急性呼吸窘迫综合征患者，内皮屏障被破坏，功能改变。在一个新生儿小猪急性呼吸窘迫综合征患者模型，aSMase 过度活跃和 Cer-C16 / C18 积累在肺组织中与炎性小 NLRP3 齐聚，NF-κB 和 pro-fibrotic 途径激活。肌醇 1，2，6- 三磷酸肌醇（IP3）通过抑制 aSMase 功能，完全阻断 Cer 的生成和 NLRP3 的低聚化，从而改善氧合。在急性呼吸窘迫综合征患者小鼠模型中，S1P 类似物 FTY720 可减轻脂多糖（lipopolysaccharide，LPS）治疗引起的炎症性肺损伤。Camp 和同事合成了新的 FTY720 类似物，并证明了它们在逆转人类肺动脉内皮细胞（HPAEC）中急性呼吸窘迫综合征特征患者的肺血管泄漏方面的作用是由依赖于 s1pr1 的受体连接介导的。LPS 诱导的人脐带 hUC-MSCs 与 FTY720 联合应用于 ALI/ARDS 小鼠模型，可提高存活率，减轻肺损伤。

3. 慢性阻塞性肺疾病　是一种常见的气道疾病，其特点是近端不可逆或部分可逆，支气管阻塞是引起呼吸功能障碍的主要原因。暴露于吸入的污染物和最常见的香烟烟雾会导致慢性气道和肺部炎症，这被认为会促进结构变化、阻塞和呼吸道症状。

除小气道阻塞外，肺部血管异常引起的炎症可参与慢性阻塞性肺疾病。缺氧引起的血管变化可能是其特征，慢性阻塞性肺疾病的早期发病及病情演变导致肺动脉高压和心脏功能障碍。低水平的氧激活 HIF-1α 控制调节基因的转录血管生成，血管重建和葡萄糖代谢。为了应对 HIF-1α，血小板衍生生长因子 β（PDGFβ）内皮释放，从而有利于血管舒张肺动脉平滑肌与血管内皮生长因子（VEGF）参与慢性阻塞性肺疾病组织重塑和血管生成。

生理上对缺氧的适应表现为增加铁的吸收和利用，以及进一步引起代偿性血红蛋白升高，这种模式只在有限比例的 COPD 患者中观察到，而 40%～50% 的 COPD 患者发展为缺铁。慢性缺氧的慢性阻塞性肺疾病患者的红细胞生成素降低要么是肾脏，要么是骨髓。虽然铁、缺氧、炎症和促红细胞生成素之间的相互作用是复杂的，但这种反应可能与全身炎症标志物的增加有关。

痰中鞘磷脂、花生四烯酸、缺氧和能量信号网络的组学数据显示在慢性阻塞性肺疾病患者中，Cer 的上调，以及对缺氧的功能失调反应，影响细胞能量代谢。这可能是通过抑制能量代谢和脂质转运中的介质，如脂肪酸结合蛋白 4 和解偶联蛋白 2 来实现的。在慢性阻塞性肺疾病患者中，氧限制和气道炎症与鞘脂质失衡相关，其主要特征是肺泡内 Cer 的积累。有几项证据表明，增加的 Cer 进一步加重了受损的气道内稳态。最近，Bodas 等发现慢性阻塞性肺疾病患者以及暴露于香烟烟雾中的小鼠的 Cer/Sph 比值升高，加重了慢性阻塞性肺疾病的严重程度。过量的 Cer 会引起肺组织中涉及的气道结构上皮细胞的损伤破坏，并有助于维持肺部炎症。

在机体对缺氧的病理生理适应过程中，铁的作用机制是多种多样的，SPL 通路起着关键作用，正如在病理条件下所描述的，如 HAPE、ARDS、COPD、Hepcidin、Cer、S1P，以及它们在缺氧中的相互作用作为预后因素和治疗靶点正引起越来越多的关注。

（青海市人民医院　马四清）

参 考 文 献

[1] Margolis LM, Wilson MA, Whitney CC, et al. Acute hypoxia reduces exogenous glucose oxidation, glucose turnover, and metabolic clearance rate during steady-state aerobic exercise. Metabolism, 2020, 103: 154030.

[2] N Belosludtsev Konstantin, V Dubinin Mikhail, Yu Talanov Eugeny, et al. Transport of Ca and Ca-Dependent Permeability Transition in the Liver and Heart Mitochondria of Rats with Different Tolerance to Acute Hypoxia. Biomolecules, 2020, 10(1): 114.

[3] Ottolenghi Sara, Zulueta Aida, Caretti Anna.Iron and Sphingolipids as Common Players of (Mal)Adaptation to Hypoxia in Pulmonary Diseases. Int J Mol Sci, 2020, 21(1): 307.

[4] Horscroft James A, Kotwica Aleksandra O, Laner Verena, et al. Metabolic basis to Sherpa altitude adaptation. Proc. Natl. Acad. Sci. USA, 2017, 114(24): 6382-6387.

[5] Woolcott OO, Gutierrez C, Castillo OA, et al. Inverse association between altitude and obesity: A prevalence study among andean and low-altitude adult individuals of Peru. Obesity, 2016, 24(4): 929-937.

[6] Hackett PH, Roach RC. High-altitude illness. N Engl J Med, 2001, 345: 107-114.

[7] Montgomery ST, Mall MA, Kicic A, et al. Hypoxia and sterile inflammation in cystic fibrosis airways: Mechanisms and potential therapies. Eur. Respir J, 2017, 49(1): 1600903.

[8] Lasocki S, Puy H, Mercier G, et al. Hepcidane study group. Impact of iron deficiency diagnosis using hepcidin mass spectrometry dosage methods on hospital stay and costs after a prolonged ICU stay: Study protocol for a multicentre, randomised, single-blinded medico-economic trial. Anaesth. Crit. Care Pain Med, 2017: 36, 391-396.

[9] Guo L, Tan G, Liu P, et al. Three plasma metabolite signatures for diagnosing high altitude pulmonary edema. Sci. Rep, 2015, 5: 15126.

[10] Jenq CC, Tsai FC, Tsai TY, et al. Effect of Anemia on Prognosis in Patients on Extracorporeal Membrane Oxygenation. Artif. Organs, 2018, 42: 705-713.

[11] Spengler D, Winoto-Morbach S, Kupsch S, et al. Novel therapeutic roles for surfactant-inositols and phosphatidylglycerols in a neonatal piglet ARDS model: A translational study. Am J Physiol Lung Cell. Mol. Physiol, 2018, 314: L32-L53.

[12] Huang Z, Liu, H, Zhang X, et al. Transcriptomic analysis of lung tissues after hUC-MSCs and FTY720 treatment of lipopolysaccharide-induced acute lung injury in mouse models. Int. Immunopharmacol, 2018, 63: 26-34.

[13] Sheikh AQ, Saddouk FZ, Ntokou A, et al. Cell Autonomous and Non-cell Autonomous Regulation of SMC Progenitors in Pulmonary Hypertension. Cell Rep, 2018, 23(4): 1152-1165.

[14] Cloonan SM, Mumby S, Adcock IM, et al. The "Iron" -y of Iron Overload and Iron Deficiency in Chronic Obstructive Pulmonary Disease. Am. J. Respir. Crit. Care Med, 2017, 196: 1103-1112.

[15] Bodas M, Pehote G, Silverberg D, et al. Autophagy augmentation alleviates cigarette smoke-induced CFTR-dysfunction, ceramide-accumulation and COPD-emphysema pathogenesis. Free Radic. Biol. Med, 2019, 131: 81-97.

第二十四章　ICU后综合征

第一节　重症相关肌无力的治疗进展

重症相关肌无力是重症患者出现的进行性肌肉功能障碍，并且排除其他病因，是重症患者常见的并发症。重症患者因为基础疾病严重、长期卧床及制动、接受镇痛、镇静等因素都可能会导致重症相关肌无力的发生。重症相关肌无力的发生往往会导致患者脱机时间延长、继发感染、ICU后精神心理障碍，进而影响重症患者的临床预后和远期生存质量。

一、流行病学及危险因素

重症相关肌无力在临床非常常见，Marra等的多中心研究纳入美国5个内科和外科ICU的409例存活患者，结果显示出院后，26%的患者活动能力下降，出院后12个月活动能力下降的患者仍占21%。Sevin等对转出ICU的62例患者进行研究，结果显示运动能力观察显示1/3的患者不能独立行走，6分钟行走距离只有预计值的56%。因此，重症相关性肌无力对重症患者的远期康复有非常巨大的影响。

导致重症患者发生肌无力的高危因素往往与年龄、基础疾病及病情危重程度相关。Pfoh等观察了ARDS患者出院后5年运动能力和体能下降的危险因素。多元回归分析显示，年龄是ARDS后运动能力下降的独立危险因素（$OR=1.34\sim1.69$，$P<0.001$），此外，Charlson基础疾病指数（CCI）和ICU期间的SOFA评分也与肌力减弱和运动能力下降显著相关（$OR=1.10\sim1.18$，$P<0.02$；$OR=1.06$，per 1 point of SOFA score，$P=0.02$）。近期的动物实验研究发现，在肥胖小鼠脓毒症模型中，肥胖的小鼠较对照组会发生更多的脂肪分解、外周脂肪氧化及酮体合成的作用，进而避免骨骼肌的分解，若对于非肥胖小鼠给予输注脂肪制剂，也能够防止肌肉组织的分解，但会影响肝脏的功能。及早识别存在高危因素的患者，积极早期干预有可能避免重症相关肌无力的发生。

二、发生机制

重症相关肌无力与原发病相关能量的消耗、肌肉的降解及后期肌肉合成有关。

1. 能量消耗与生成的失衡　原发病在疾病的早期会引起能量的消耗增加，机体为了代偿总能耗的增加，内源性能量在疾病的早期也会相应地升高，但在疾病的后期总能耗逐渐降低，内源性能量生成也会下降，下降幅度超过总能耗，不能代偿机体能量的消耗，从而导致合成功能下降（图24-1-1）。

2. 肌肉分解增加合成减少　肌肉分解和合成功能在重症患者住院期间及住院后也有不同的变化。在重症患者病情的急性期，由于肌肉机械张力缺失、炎症及细胞因子释放的增加、线粒体功能障碍及能量的应激和疾病引起的去神经化等因素引起肌肉蛋白水解增加和自噬反应的增加，同时患者存在蛋白合成减少进而引起急性肌肉的丢失，但是在慢性恢复期，即使蛋白合成功能和自噬功能正常，由于肌肉增生和再生功能障碍也会引起疾病后期肌肉的持续萎缩。

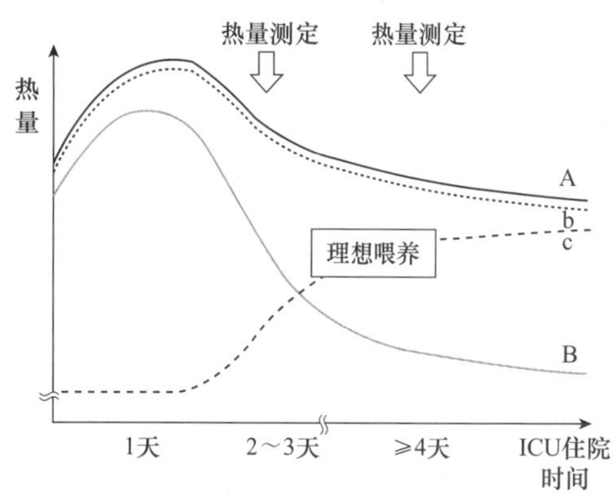

图 24-1-1　重症患者能量代谢及补充的变化

注：A 为总能耗；B 为实际的内源性能量生成；b 为理想的内源性能量产生＋能量补充；c 为理想的能量供给

三、预防与治疗

早期发现、及早活动、康复锻炼、优化肌肉负荷，早期集束化治疗，积极治疗原发病，控制全身炎症反应，制定合理的营养方案，早期肠内营养，促进蛋白的合成是主要的防治方法。

1. 积极原发病的治疗　原发病导致的感染、炎症反应及制动和去神经损伤是导致重症相关肌无力的重要因素，因此，积极纠正原发病是阻断继发性高危因素导致重症相关肌无力发生的基础。

2. 重症相关肌无力的集束化治疗　重症肌无力的治疗也可以将浅镇静、早期活动及营养治疗等方案总结为集束化治疗策略。

A. 清醒（Awake），保持患者清醒可以维持患者的自主意识和活动，从而避免重症相关肌无力的发生。

B. 自主呼吸（Breath），自主呼吸的保留可以维持膈的功能，从而避免呼吸机相关膈功能障碍的发生。

C. 浅镇静（Choose light sedation），对需要镇痛、镇静的患者，依据病情给予浅镇静以维持患者的意识，避免使用苯二氮䓬类药物从而加重谵妄。

D. 控制谵妄（Delirium management），谵妄的发生会影响重症患者的临床预后，因此，避免导致谵妄发生的诱因，及时控制谵妄有助于改善重症相关肌无力的发生。

E. 早期活动（Early），早期活动能够降低重症相关肌无力的发生，Patel BK 等对前期 104 例机械通气患者研究数据进行二次分析，发现早期活动的患者能够明确降低重症相关肌无力的发生，并且减少血糖对胰岛素的依赖。

F. 积极喂养并补充蛋白（Feeding and Early adequate protein），因为重症患者在疾病早期存在总能耗增加，因此，早期补充营养来代偿总能耗的增加希望能够改善临床预后，按照指南推荐在对于无肠内营养禁忌的患者，应在 48 小时内（最好 24 小时内）给予患者肠内营养，对于能量的补充应该渐进性增加，近期的研究建议给予重症患者的营养目标为能量消耗的 70%～80%，避免过度喂养，但针对 894 名重症患者在早期给予滋养型喂养（达到 40%～60% 计算的能量需要）和标准型喂养（达到 70%～100% 计算的能量需要），研究发现两种喂养方式对重症患者的临床预后无影响，但如果将患者进行营养不良风险分层，可以发现对于高营养不良风险患者，与标准型喂养比较，滋养型喂养会增加其病死率，而低营养不良风险患者，即使给予滋养型喂养也不影响其临床预后（图 24-1-2）。

肌肉的合成不仅需要能量的供给还需要蛋白的补充，对于重症患者在损伤的急性期复苏和慢性恢复期应提供更多的蛋白质，而并不是阻断必需的代谢。然而，目前的随机对照及回顾性研究都未能证实对于重症患者补充蛋白能够改善临床预后，其主要原因可能与研究设计、过度喂养等因素相关，但也有可能与为达到蛋白补充的治疗目标有关，指南对于不同患者的蛋白补充量是不同的，对于一般重症患者至少每天 1.3～2g/kg，烧伤患者需要补充每天 1.5～2g/kg，接受血液净化治疗的患者每天可达 2.5g/kg，对于蛋白补充的速度也与能量补充类似，需要渐进性地增加以达到治疗目标（图 24-1-2）。

因此，关注重症患者相关肌无力的发生机制、危险因素及预防措施是避免重症患者相关肌无力发生和发展的重要措施，积极的原发病治疗及集束化治疗能够改善重症患者相关肌无力的预后，但其机制和一些临床治疗措施仍需要研究进一步证实。

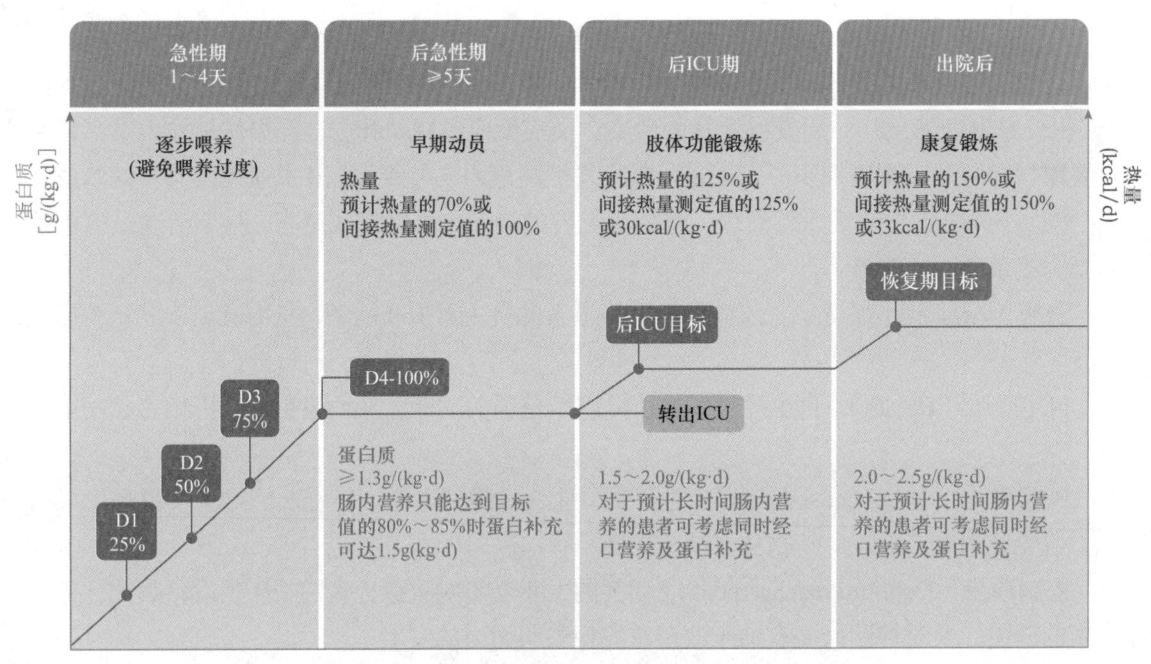

图 24-1-2 重症患者不同病程中能量及蛋白补充

（东南大学附属中大医院 杨 毅）

参 考 文 献

[1] Fan E, Cheek F, Chlan L, et al. An official American Thoracic Society Clinical Practice guideline: the diagnosis of intensive care unit-acquired weakness in adults. Am J Respir Crit Care Med, 2014, 190: 1437-1446.

[2] Doiron KA, Hoffmann TC, Beller EM. Early intervention (mobilization or active exercise) for critically ill adults in the

intensive care unit. Cochrane Database Syst Rev, 2018, 3: CD010754.

[3] Marra A, Pandharipande PP, Girard TD, et al. Co-Occurrence of Post-Intensive Care Syndrome Problems Among 406 Survivors of Critical Illness. Crit Care Med, 2018, 46: 1393-1401.

[4] Dinglas VD, Aronson Friedman L, Colantuoni E, et al. Muscle Weakness and 5-Year Survival in Acute Respiratory Distress Syndrome Survivors. Crit Care Med, 2017, 45: 446-453.

[5] Sevin CM, Bloom SL, Jackson JC, et al.Comprehensive care of ICU survivors: Development and implementation of an ICU recovery center. J Crit Care, 2018, 46: 141-148.

[6] Pfoh ER, Wozniak AW, Colantuoni E, et al. Physical declines occurring after hospital discharge in ARDS survivors: a 5-year longitudinal study. Intensive Care Med, 2016, 42: 1557-1566.

[7] Goossens C, Weckx R, Derde S, et al. Adipose tissue protects against sepsis-induced muscle weakness in mice: from lipolysis to ketones. Crit Care, 2019, 23: 236.

[8] Oshima T, Hiesmayr M, Pichard C. Parenteral nutrition in the ICU setting: need for a shift in utilization. Curr Opin Clin Nutr Metab Care, 2016, 19: 144-150.

[9] Batt J, Herridge M, Dos Santos C. Mechanism of ICU-acquired weakness: skeletal muscle loss in critical illness. Intensive Care Med, 2017, 43: 1844-1846.

[10] Patel BK, Pohlman AS, Hall JB, et al.Impact of early mobilization on glycemic control and ICU-acquired weakness in critically ill patients who are mechanically ventilated. Chest, 2014, 146: 583-589.

[11] van Zanten ARH, De Waele E, Wischmeyer PE. Nutrition therapy and critical illness: practical guidance for the ICU, post-ICU, and long-term convalescence phases. Crit Care, 2019, 23: 368.

[12] Arabi YM, Aldawood AS, Haddad SH, et al.Permissive Underfeeding or Standard Enteral Feeding in Critically Ill Adults. N Engl J Med, 2015, 372: 2398-2408.

[13] Wang CY, Fu PK, Huang CT, et al.Targeted Energy Intake Is the Important Determinant of Clinical Outcomes in Medical Critically Ill Patients with High Nutrition Risk. Nutrients, 2018, 10.

[14] Wischmeyer PE. The evolution of nutrition in critical care: how much, how soon? Crit Care, 2013, 17 Suppl 1: S7.

[15] Caparros T, Lopez J, Grau T. Early enteral nutrition in critically ill patients with a high-protein diet enriched with arginine, fiber, and antioxidants compared with a standard high-protein diet. The effect on nosocomial infections and outcome. JPEN J Parenter Enteral Nutr, 2001, 25: 299-308； discussion 308-299.

[16] Doig GS, Simpson F, Bellomo R, et al. Intravenous amino acid therapy for kidney function in critically ill patients: a randomized controlled trial. Intensive Care Med, 2015, 41: 1197-1208.

[17] Singer P, Blaser AR, Berger MM, et al.ESPEN guideline on clinical nutrition in the intensive care unit. Clin Nutr, 2019, 38: 48-79.

第二节　重症相关肌无力评价与新方法

重症相关肌无力又称为 ICU 获得性肌无力（ICU-acquired weakness ，ICUAW），是危重患者常见的并发症，发病率高（40%～80%），影响患者预后。美国胸科协会将其定义为：除了危重病以外无法用其他病因解释的四肢无力。ICUAW 包括神经性和肌病性以及混合性疾病，其发病机制仍未明确。多数观点认为其发病与以下因素有关：脓毒症、全身炎症反应综合征（systemic inflammatory response syndrome，SIRS）、多器官功能障碍综合征（multiple organ dysfunction syndrome，MODS）、高血糖、低蛋白，镇静、镇痛、肌松药物，激素的使用等。目前观点认为控制危险因素，积极治疗炎症性病变，缩短镇痛、镇静时间，早期康复可能有助于改善预后。早期识别、准确地评估与诊断有益于优化治疗方案，改善预后。因此，如何对重症相关肌无力做评价显得十分重要，其评价指标及方法如下。

一、诊断方法

MRC（muscle strength testing）评分系统 是目前最主要的重症相关性肌无力诊断标准。握力评估可作为辅助诊断方法。

1. 经典评分系统 见表 24-2-1。

表 24-2-1 MRC（muscle strength testing）评分系统

肌群评估	对应分数（总分 60 分）
1. 手腕伸展	0 分，无可见 / 可触到的收缩
2. 肘屈曲	1 分，无肢体可见或可触到的收缩运动
3. 肩外展	2 分，肢体的运动，但不抗重力
4. 背屈足	3 分，抗重力运动
5. 膝盖伸展	4 分，抗重力、阻力运动
6. 髋屈曲	5 分，正常

注：MRC 评分<48 分，ICU 获得性肌无力诊断可成立

MRC 评分特点：①需要患者清醒配合检查；②肌力评分为主观判断，影响因素较多；③不适用儿童 ICUAW 的诊断。

2. 握力评估 使用握力计识别 ICUAW，男性小于 11kg 力，女性小于 7kg 力，即可认为 ICUAW，其辨识度较高，如 Ali 等之前所建议的，这是临床实践中的一个重要发现，与 MRC 检查相比握力测量更容易、更快捷，使用该诊断工具可能节省时间，提高 ICUAW 的认可度。握力评估特点：需要患者清醒配合。

二、重症相关肌肉萎缩的易感性的评估方法

miR-422a 表达的差异：有助于评价肌肉萎缩的易感性。研究显示 *miR-422a* 表达差异与慢性和急性疾病相关，并且这种差异表达可能是由骨骼肌中 TGF-β 信号减少介导的，因此，*miR-422a* 表达的差异可能有助于评价肌肉萎缩的易感性，有待进一步的研究证实。

特点：无须患者配合。

三、预测方法

1. 发生概率预测　见图 24-2-1。

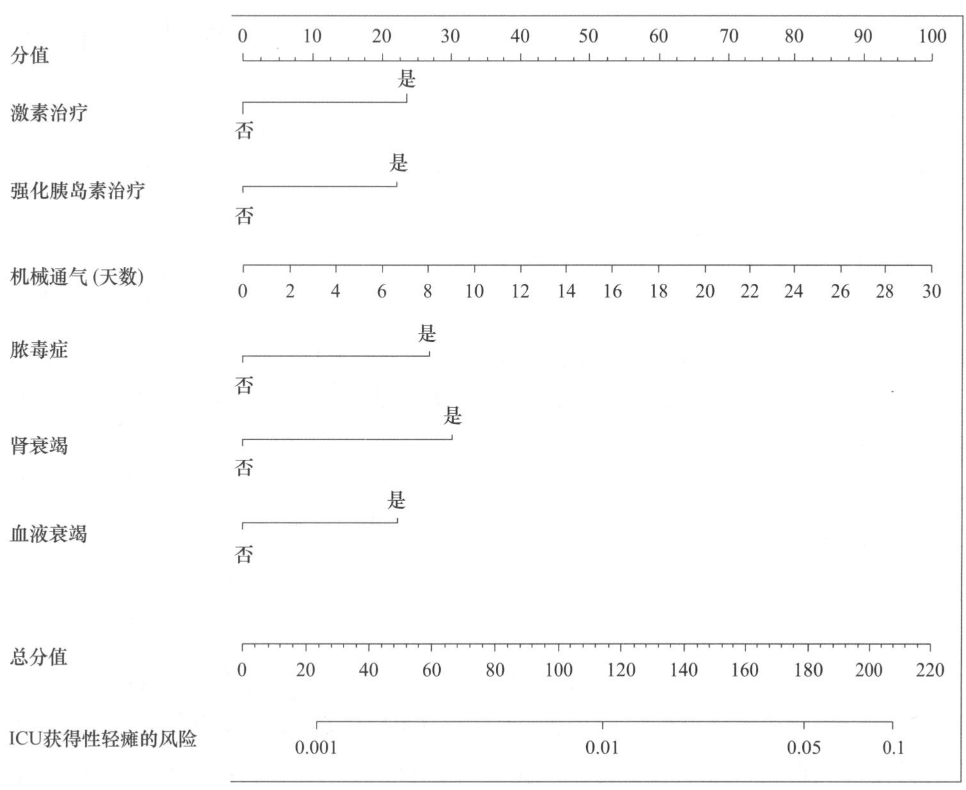

图 24-2-1　诺模图法加权评分系统

注：当患者醒来的第 1 天，采用诺模图法预测重症监护室 - 获得性轻瘫（ICUAP）。为了获得 ICUAP 的预测值，在每个轴上定位患者值。画一条垂直线到“点”轴，以确定变量的点。对所有变量求和，并在“总点”轴上求和。在“重症监护室获得性感染的风险”上画一条垂直线轻瘫的轴，以发现患者的 ICUAP 概率。特点：对发生概率预测具有良好判别力，但强调评分时间为机械通气患者醒来的第 1 天

2. 预后预测

（1）FSS-ICU（Functional Status Score for the ICU）评分和生物电阻抗 BIS（表 24-2-2）。

表 24-2-2　FSS-ICU 评分

项目	对应分数（总分 35 分）	
1. 翻身	0 分，无法尝试 / 完成任务	4 分，最低限度的协助（患者完成 75% 以上的工作）
2. 从仰卧转移到坐位	1 分，完全依赖	5 分，仅监督
3. 从坐位转移到站立	2 分，最大协助（患者仅完成 25% 的工作）	6 分，部分独立
4. 坐在床边	3 分，中等协助（患者完成 26%～74% 的工作）	7 分，完全独立
5. 走路		

注：FSS-ICU 评分有助于预测 ICU 住院时间、转归

特点：FSS-ICU 量表适用于清醒可配合患者，其含有物理功能改变的 5 种状态，能较好地体现物理功能的变化方向。

（2）生物电阻抗：一种通过电阻抗方法对危重症患者身体成分进行分析，可对细胞外水（ECW）、细胞内水（ICW）、脂肪质量（FM）、无脂肪质量（FFM）进行评估。相关研究表明生物电阻抗（bioimpedance spectroscopy，BIS）与肌肉力量和生理功能相关的变量为原始阻抗和 Cole 模型变量，且不依赖于精确的体重或预测模型。也许在预测危重患者的预后有良好的应用前景，但需要进一步研究证实。

特点：无须患者配合。

3．康复训练效果预测（表 24-2-3） CPAx 评分特点：需要患者清醒配合检查，且评分纳入了呼吸功能和握力评估，可动态评估、监测 ICUAW 患者的功能状态，但目前临界值仍未明。

四、病因辅助诊断方法

重症相关肌无力病因辅助诊断方法主要是神经电传导和肌电图。

肌电图、神经电传导检查具有直接功能检测意义系重症多发性神经病（CIP）、重症肌病（CIM）诊断金标准的一部分。

特点：较准确且无须患者配合。

五、超声检测

1．肌肉超声　肌肉超声可以描述肌肉的结构及肌肉萎缩情况，但在 ICUAW 超声诊断方面尚没有统一的标准。研究显示，在危重病脓毒症患者中，7 天内 RF-CSA 变化率与入院 1 周后体力恢复呈中度相关，其变化率可补充描述脓毒症骨骼肌力量或功能。未来的研究需要确定外周肌肉超声定量是否可以用于预测肌无力及功能受限。另有研究显示腓骨运动和腓肠感觉单一 NCS 对可能的 CIPNM 可做出准确的诊断，但肌肉超声检查可以增加预后预测的价值。此外有观点认为，基于患者的基线特征的肌肉结构或连续的肌肉超声改变，理论上可以早期发现 ICU 中 ICUAW 的高危人群。

特点：无创性，低成本，相对可靠且无须患者配合，适用于全部危重病患者。

2．神经肌肉超声（meuromuscular ultrasound，NMUS） 是一种可预期的肌肉疾病和周围神经病变的诊断技术。NMUS 可检测肌肉萎缩以及肌肉结构的变化。肌肉回声强度可能由于脂肪和纤维组织的增加而增加。它可以用计算机软件量化计算肌肉的平均灰度，这比视觉评价更准确客观。神经横截面积和回声强度也可以量化。该方法是否可以用于 ICU-AW 的评估及诊断仍需进一步实验证实。特点同肌肉超声。

综上所述，目前 ICU-AW 诊断标准仍是以 MRC 评分表为主，握力评估为辅。神经电传导、肌电图可作为 ICU-AW 病因辅助诊断方法。*miR-422a* 表达的差异有助于评价肌肉萎缩的易感性。重症相关肌无力预测方法（诺模图法加权评分系统、FSS-ICU 评分和生物电阻抗 BIS、CPAx 评分）对重症相关肌无力的发生、康复效果及预后有一定的预测作用。近年来随着肌肉超声的广泛应用，在协助诊断方面起到重要作用，但目前标准仍未统一，需要进一步临床经验的积累，制定可供参考的临床标

表 24-2-3　CPAx 重症监护物理评估评分

物理性能	0 级	1 级	2 级	3 级	4 级	5 级
呼吸功能	依靠呼吸机，通气由呼吸机控制，患者可能完全镇静和（或）麻痹	依靠呼吸机，通气由呼吸机控制，部分自主呼吸	持续有创或无创呼吸支持下的自主呼吸	间断呼吸机支持或持续高氧（＞15L）的自主呼吸	给氧自主呼吸	没有氧气的自主呼吸
咳嗽	无咳嗽反射，可完全镇静和（或）麻痹	只有深吸或反射引起的咳嗽	无力、无效的自主咳嗽。不能独立清除呼吸道分泌物，例如：需要深部吸痰	微弱的、部分有效的自主咳嗽。有时能清除呼吸道分泌物，例如：需要从口和上呼吸道吸痰	有效咳嗽，用分泌物松动技术清除呼吸道分泌物	持续有效地自主咳嗽，独立清除分泌物
在床上从仰卧到侧卧	不能移动或移动不稳定。可能完全镇静和（或）麻痹	移动需要 2 人或更多人的最大帮助	移动需要 1～2 人适度协助	移动只需要 1 人帮助	独立完成移动，时间≥3 秒	独立完成移动，时间＜3 秒
从躺在床上到坐在床边	无法移动和（或）移动不稳定	移动需要 2 人以上最大帮助	移动需要 1～2 人适度协助	移动需要 1 人帮助	独立完成移动，时间≥3 秒	独立完成移动，时间＜3 秒
动态坐姿（即坐在床边 / 无支撑坐姿）	无法移动和（或）移动不稳定	移动需要 2 人以上最大帮助	移动需要 1～2 人适度协助	坐着时需要有轻微的帮助或一点支撑（最小）	独立的动态坐姿平衡，也就是说，在基础支持下可以改变躯体位置	独立的、完全动态的坐姿平衡，也就是说，可以向前伸展
站立功能和站立平衡	无法移动和（或）移动不稳定	借助倾斜台或类似设备	立式设备 或类似人数≥2 人协助	依赖助行器和（或）身体帮助	独立，无须帮助或身体帮助	独立于辅助设备和完全动态站立平衡，即可以向前伸展
坐到站立（起始位置：屈折度小于 90°）	无法移动和（或）移动不稳定	从坐到站立需要最大帮助，例如需要立式起重机或类似设备	不能独立站起，和（或）需要适度帮助例如：1～2 人	不能独立站起，和（或）最小协助，例如 1 人	借助于手的力量独立完成从坐到站的动作	从坐到站都不用借助于手的力量
从床上转移到椅子上	无法移动和（或）移动不稳定	完全借助起重设备	借助立式起重设备或类似设备	使用辅助设备转移，无法步行移动，和（或）需要身体协助	使用辅助设备站立和有步伐的转移，和（或）身体协助	独立移动（无须设备）
原地踏步和（或）步行	无法移动和（或）移动不稳定	完全借助站立设备	使用辅助装置和 1 人协助（中等协助）	使用辅助设备和 1 人协助（最少协助）	使用辅助设备或 1 人协助	独立行走（无设备）
握力（用最强的手测量年龄和性别的预测平均值）	无法评估	＜20%	＜40%	＜60%	＜80%	≥80%
CPAx 评分导向的康复训练可改善患者身体功能，但未降低 ICU 或住院天数						

准。神经肌肉超声作为一种新的超声模式未来可能对重症相关性肌无力诊断有一定的帮助。

（福建省人民医院　李　玮　林名瑞）

参考文献

［1］Kramer CL.Intensive Care Unit-Acquired Weakness. Handbook of Clinical Neurology, 2017, 35: 723-736.

［2］Fan E, Cheek F, Chlan L, et al. An Official American Thoracic Society Clinical Practice Guideline: The Diagnosis of Intensive Care Unit-acquired Weakness in Adults. American Journal of Respiratory & Critical Care Medicine, 2014, 190: 1437-1446.

［3］Piva S, Fagoni N, Latronico N. Intensive care unit-acquired weakness: unanswered questions and targetsa for future research. F1000Res, 2019 (17), 8: F1000 Faculty Rev-508.

［4］Batt J, Herridge MS, Santos CCd.From skeletal muscle weakness to functional outcomes following critical illness: a translational biology perspective. Thorax, 2019, 74: thoraxjnl-2016-208312.

［5］Hermans G, Van den Berghe G. Clinical review: intensive care unit acquired weakness. Crit Care, 2015 (5), 19: 274.

［6］Bragança R, Ravetti C, Barreto L, et al.Use of handgrip dynamometry for diagnosis and prognosis assessment of intensive care unit acquired weakness: A prospective study. Heart Lung, 2019 Nov - Dec, 48(6): 532-537.

［7］Paul R, Lee J, Donaldson AV, et al. miR-422a suppresses SMAD4 protein expression and promotes resistance to muscle loss. J Cachexia Sarcopenia Muscle, 2018, 9(1): 119-128.

［8］Penuelas O, Muriel A, Frutos-Vivar F, et al.Prediction and Outcome of Intensive Care Unit-Acquired Paresis. J Intensive Care Med, 2018, 33(1): 16-28.

［9］Silva V, Neto J, Júnior G, et al. Brazilian version of the Functional Status Score for the ICU: translation and cross-cultural adaptation. Revista Brasileira de Terapia Intensiva, 2017, 29: 34-38.

［10］Baldwin CE, Fetterplace K, Beach L, et al. Early Detection of Muscle Weakness and Functional Limitations in the Critically Ill: A Retrospective Evaluation of Bioimpedance Spectroscopy. JPEN J Parenter Enteral Nutr, 2019, 3.

［11］Katrine, Astrup, Evelyn, et al. Translation and cross-cultural adaptation of the Chelsea Critical Care Physical Assessment tool into Danish. Physiother Theory Pract, 2018, 30: 1-8.

［12］Astrup K, Corner EJ, Hansen MG, et al.Translation and cross-cultural adaptation of the Chelsea Critical Care Physical Assessment tool into Danish. Physiother Theory Pract, 2018, 30: 1-8.

［13］Kelmenson DA, Held N, Allen RR, et al.Outcomes of ICU Patients With a Discharge Diagnosis of Critical Illness Polyneuromyopathy: A Propensity-Matched Analysis. Crit Care Med, 2017, 45: 2055-2060.

［14］Formenti P, Umbrello M, Coppola S, et al. Clinical review: peripheral muscular ultrasound in the ICU. Ann Intensive Care, 2019, 17, 9(1): 57.

［15］Palakshappa JA, Reilly JP, Schweickert WD, et al. Quantitative peripheral muscle ultrasound in sepsis: Muscle area superior to thickness. J Crit Care, 2018, 47: 324-330.

[16] Kelmenson DA, Quan D, Moss M. What is the diagnostic accuracy of single nerve conduction studies and muscle ultrasound to identify critical illness polyneuromyopathy: a prospective cohort study. Crit Care, 2018, 17, 22(1): 342.

[17] Dhar S, Oropello J, Morris PE. Assessing skeletal muscle dysfunction in sepsis utilizing muscle ultrasound in search for pathways to improve ICU survivor's functional outcomes. J Crit Care, 2018, 47: 322-323.

第三节　重症监护病房后综合征：治疗应由谁来主导

重症疾病以及在重症监护病房（intensive care unit，ICU）中的抢救经历都可能是一种让患者感到痛苦的体验过程，这个过程对重症患者所造成的生理和心理创伤可以远超出原发疾病本身，这种起源于 ICU 并由此产生的一系列长期问题被称为 ICU 后综合征（post-intensive care syndrome，PICS）。PICS 主要表现为病死率上升、创伤后应激障碍、焦虑、抑郁、遗忘症以及多种相关的社会性问题。PICS 将影响重症患者 ICU 后及出院后的生存质量和远期预后，同时也会增加社会及患者家庭成员的负担。

一、ICU 后综合征与 ICU 后服务

在 ICU 中抢救成功的重症患者中，出院后 5 年内的死亡率为 40%～58%，而 19%～22% 的 ICU 幸存者在离开 ICU 后可能会长期遭受 PICS 的困扰。PICS 人群的生活质量往往普遍低于同性别、同年龄段人群的平均水平，虽然研究表明他们的生理功能和生活质量可能会随着时间而逐渐恢复，但他们与普通人群的差异可持续至少 5 年以上，并可能永远回不到他们发病前的基础水平。

当前，PICS 正日益受到关注，以 PICS 人群为服务对象，在医疗保健领域中逐渐形成了一个被称为“ICU 后服务（ICU follow-up services）”的概念。ICU 后服务泛指针对 PICS 人群的各种健康需求而设立的相关服务，以防止他们出现远期的生理、心理和社会问题，其目的主要为 PICS 人群提供附加的医疗保健服务来发现和处理这些纷繁复杂的症状，从而改善他们的生活质量和远期预后。

目前在全球范围内，ICU 后服务的发展水平参差不齐。英国在这方面起步较早，1985 年英国便成立了第一个随访诊所，此后他们在 ICU 患者出院后随访方面也一直有着较大的投入，在 ICU 后服务相关研究领域他们也一直处于中心地位，但英国的 ICU 后服务总体推进速度较为缓慢，目前在英国 ICU 随访诊所也仍然是一个特设的、试验性的工程，而非一个系统性工程，在英国国家医疗服务系统（NHS）信托机构或其他医疗保健系统中，ICU 后服务目前尚未形成一套具体的标准。

在北欧的挪威、丹麦和瑞典等国家，ICU 后服务倡议也可以追溯到 20 世纪 90 年代初，但与英国主要强调身体康复的服务理念不同的是，北欧国家更侧重于以患者为主导的方式，如采用患者日志或对话的方式记录患者的治疗事件。近年，美国的医疗机构也逐渐对 ICU 后服务有了更多的关注并实施了相应的举措，比如在印第安纳大学医学院专门设立了重症康复中心，而在世界其他非发达国家，目前 ICU 后服务的相关报道数据还相对不足。

二、ICU 医师医师应主导 PICS 早期防治

1. 及早发现和处理 PICS 的危险因素　关于 PICS 的危险因素，Minju Lee 等的研究表明，年龄、性别、既往心理健康疾病史、病情严重度、ICU 不良体验、谵妄是发生 PICS 的主要危险因素。在这些危险因素中，大部分为来自患者的客观因素，但是 ICU 医师可通过关注和干预那些可控的危险因素来避免 PICS，比如及时发现和处理患者在 ICU 救治期间的谵妄，改善患者在 ICU 中的不良体验，可减少 PICS 发生的概率。

2. ICU 患者的早期活动与康复　ICU 患者的制动也与 PICS 密切相关。对 ICU 患者进行早期活动与康复可缩短患者的 ICU 住院时间和总住院时间，减少谵妄的发生，并能更快地促使患者恢复独立的肢体功能，提高自理能力，减少再入院和远期死亡率。YoonMi LEE 研究团队报道的 ABCDE 集束化评价方案（即觉醒与呼吸协调、谵妄监测和管理、早期活动）用于预防 PICS，研究表明减少 ICU 患者的深镇静和制动，有助于 PICS 的预防。当然，各医疗机构可根据自身特点制定个性化的 PICS 预防集束化方案并验证其有效性，这些都将是非常有前景和有意义的研究尝试。

3. ICU 患者日志和医疗保健轨迹追踪　ICU 患者日志和医疗保健轨迹追踪也都是近年针对 PICS 新兴的干预措施。ICU 患者日志通常保存在患者床边，工作人员只需使用简单的日常用语记录患者此次入院的原因、患者每日的状态、每天的治疗计划和访视情况。ICU 日志通过对患者在整个住院过程中各种连续事件的清晰描述，可帮助 ICU 幸存者填补他们记忆中的空白，避免幻觉的产生，减少后期出现焦虑、抑郁等 PICS 心理后遗症。

三、ICU 后服务的主导与实施

目前 ICU 后服务为 PICS 人群提供的服务类型可以从非正式的交谈到有组织的会议。非正式的交谈可由医务人员主导，为 PICS 患者提供相关有价值的信息；也可以由 PICS 患者为主导，让他们进行经验的交流和分享。对于有组织的会议，一般由医务人员来主导，可针对 PICS 患者当前所涉及的生理或心理问题进行相应讨论，然后将讨论所反馈的问题交由相应的健康机构实施和管理。

当然，ICU 所收治患者的病种多种多样，严重程度各不相同，且不同的 ICU 中收治的患者也存在着很大异质性，这让 ICU 后服务的实施标准变得复杂化。例如，在 ICU 中住院时间长短不同的患者之间，或在曾发生和未发生过谵妄的患者之间，他们对出院后 ICU 后服务的需求和内容可能完全不同。此外，PICS 人群的社会背景和经济状况也可能对其产生明显影响，因为一个人的社会经济因素可能会影响其生活质量，引发或加剧焦虑和抑郁症状，并进一步影响到他的生理功能。在低收入国家，这一因素甚至还明显影响 PICS 人群死亡率。因此，ICU 后服务的实施应针对某个特定的患者群体制定个性化的恢复计划才显得更有帮助。根据 PICS 患者的具体情况，ICU 后服务的形式可以是多种多样的，可以面对面进行，也可以通过电子终端远程进行；评估病情可使用标准化的调查量表，也可根据每个医疗机构的实际情况制定特定的调查问卷；根据 PICS 患者的病情特征，ICU 后服务内容可以侧重于身体康复，也可以侧重于对认知功能障碍的治疗。

综上所述，如何更科学地治疗 PICS 并决定由谁来主导治疗，应取决于每个患者的具体情况。对 PICS 的干预需要防治并重，ICU 医师应早期对重症患者的病情进行动态评估，PICS 的防治应在患者入住 ICU 时就开始，这需要 ICU 医师重视并及早发现和处理 PICS 的危险因素，同时在患者离开 ICU 后加强针对 ICU 后服务的多学科团队建设，这样才能改善 PICS 人群的生存质量和远期预后。

（南通大学附属医院　赵宏胜）

参考文献

［1］Oeyen SG, Vandijck DM, Benoit DD, et al. Quality of life after intensive care: a systematic review of the literature. Critical care medicine, 2010, 38: 2386-2400.

［2］Kamdar BB, Suri R, Suchyta MR, et al. Return to work after critical illness: a systematic review and meta-analysis. Thorax 2020, 75: 17-27.

［3］Cairns PL, Buck HG, Kip KE, et al. Stress Management Intervention to Prevent Post-Intensive Care Syndrome-Family in Patients' Spouses. American journal of critical care : an official publication, American Association of Critical-Care Nurses, 2019, 28: 471-476.

［4］Schofield-Robinson OJ, Lewis SR, Smith AF, et al. Follow-up services for improving long-term outcomes in intensive care unit (ICU) survivors. The Cochrane database of systematic reviews, 2018, 11: Cd012701.

［5］Haines KJ, McPeake J, Hibbert E, et al. Enablers and Barriers to Implementing ICU Follow-Up Clinics and Peer Support Groups Following Critical Illness: The Thrive Collaboratives. Critical care medicine, 2019, 47: 1194-200.

［6］Prinjha S, Field K, Rowan K. What patients think about ICU follow-up services: a qualitative study. Critical care (London, England), 2009, 13: R46.

［7］Lasiter S, Oles SK, Mundell J, et al. Critical Care Follow-up Clinics: A Scoping Review of Interventions and Outcomes. Clinical nurse specialist CNS, 2016, 30: 227-237.

［8］Jensen JF, Thomsen T, Overgaard D, et al. Impact of follow-up consultations for ICU survivors on post-ICU syndrome: a systematic review and meta-analysis. Intensive care medicine, 2015, 41: 763-775.

［9］Lee M, Kang J, Jeong YJ. Risk factors for post-intensive care syndrome: A systematic review and meta-analysis. Aust Crit Care, 2019.

［10］Hopkins RO, Mitchell L, Thomsen GE, et al. Implementing a Mobility Program to Minimize Post-Intensive Care Syndrome. AACN advanced critical care, 2016, 27: 187-203.

［11］Lee Y, Kim K. Effects of the ABCDE bundle on the prevention of post-intensive care syndrome: A retrospective study, 2019.

［12］Luetz A, Grunow JJ, Morgeli R, et al. Innovative ICU Solutions to Prevent and Reduce Delirium and Post-Intensive Care Unit Syndrome. Seminars in respiratory and critical care medicine, 2019, 40: 673-686.

［13］McIlroy PA, King RS, Garrouste-Orgeas M, et al.The Effect of ICU Diaries on Psychological Outcomes and Quality of

Life of Survivors of Critical Illness and Their Relatives: A Systematic Review and Meta-Analysis. Critical care medicine, 2019, 47: 273-279.

[14] Jouan Y, Grammatico-Guillon L, Teixera N, et al. Healthcare trajectories before and after critical illness: population-based insight on diverse patients clusters. Ann Intensive Care, 2019, 9: 126.

[15] Johansson M, Wahlin I, Magnusson L, Hanson E. Nursing staff's experiences of intensive care unit diaries: a qualitative study. Nursing in critical care, 2019, 24: 407-413.

[16] Haines KJ, Sevin CM, Hibbert E, et al. Key mechanisms by which post-ICU activities can improve in-ICU care: results of the international THRIVE collaboratives, 2019, 45: 939-947.